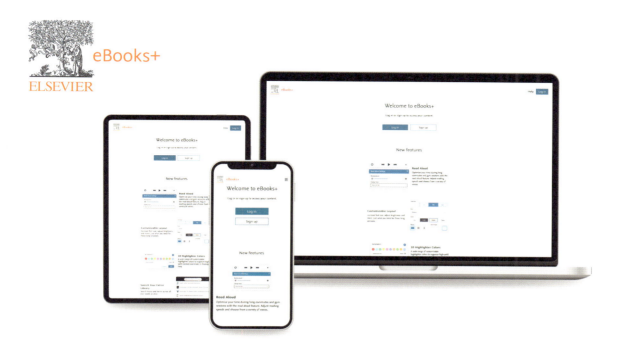

# eBooks+のご利用方法

Elsevier eBooks+ では，コンテンツの閲覧，検索，ノートやハイライトの作成，
コンテンツの音声読み上げが可能です．

1. http://ebooks.health.elsevier.com/ にアクセスします．
2. 左ページのスクラッチを削り，"**Redeem Access Code**" に eBooks+ 用のコードを入力します．
3. "**Redeem**" ボタンをクリックします．

テクニカル・サポート（英語対応のみ）：
https://service.elsevier.com/app/home/supporthub/elsevierebooksplus/

本書を購入することにより，原著（英語版）の電子版（eBooks+）を無料でご利用いただけます．

本書の電子版（eBooks+）の使用は，https://www.elsevier.com/legal/elsevier-website-terms-and-conditions で許諾された譲渡不可の限定ライセンスの条件に従うものとします．eBooks+ へのアクセスは，http://ebooks.health.elsevier.com にて本書の表紙裏側にある PIN コードで最初に eBooks+ の利用登録をした個人に限られ，第三者に譲渡することはできません．事前予告なくサービスを終了することがあります．

# グレイ解剖学

## 原著第5版

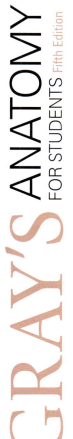
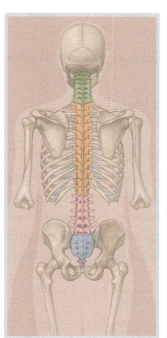
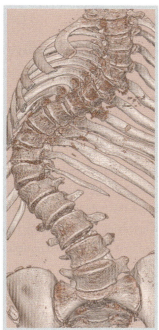
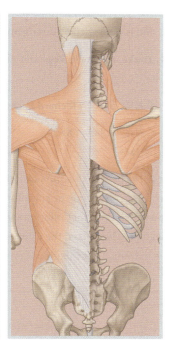

Richard L. Drake, A. Wayne Vogl, Adam W. M. Mitchell

秋田恵一 訳

# ELSEVIER

Higashi-Azabu 1-chome Bldg.
1-9-15, Higashi-Azabu,
Minato-ku, Tokyo 106-0044, Japan

---

GRAY'S ANATOMY FOR STUDENTS

Copyright © 2024 by Elsevier Inc. All rights reserved, including those for text and data mining, AI training, and similar technologies.

Publisher's note: Elsevier takes a neutral position with respect to territorial disputes or jurisdictional claims in its published content, including in maps and institutional affiliations.

Previous editions copyrighted 2020, 2014, 2010, and 2005.

ISBN: 978-0-323-93423-7

---

This translation of *Gray's Anatomy for Students, Fifth Edition* by Richard L. Drake, A. Wayne Vogl and Adam W. M. Mitchell, was undertaken by Elsevier Japan KK and is published by arrangement with Elsevier Inc.

本書，**Richard L. Drake, A. Wayne Vogl and Adam W. M. Mitchell** 著：*Gray's Anatomy for Students, Fifth Edition* は，Elsevier Inc. との契約によって出版されている。

グレイ解剖学　原著第 5 版 by **Richard L. Drake, A. Wayne Vogl and Adam W. M. Mitchell.**

Copyright © 2025, Elsevier Japan KK.
ISBN: 978-4-86034-926-4

All rights reserved. No part of this publication may be reproduced or transmitted in any form or by any means, electronic or mechanical, including photocopying, recording, or any information storage and retrieval system, without permission in writing from the publisher. Details on how to seek permission, further information about the Publisher's permissions policies and our arrangements with organizations such as the Copyright Clearance Center and the Copyright Licensing Agency, can be found at our website: www.elsevier.com/permissions.

This book and the individual contributions contained in it are protected under copyright by the Publisher (other than as may be noted herein).

---

注　意

本翻訳は，エルゼビア・ジャパン株式会社がその責任において請け負ったものである．ここで述べられている情報，方法，化合物，実験の評価や使用においては，医療従事者と研究者は，常に自身の経験や知識を基盤とする必要がある．特に，医学は急速に進歩しているため，診断関係および薬物投与量については独自に検証を行うべきである．Elsevier，出版社，著者，編集者，監訳者，翻訳者は，製造物責任，または過失の有無に関係なく，本資料に含まれる方法，製品，説明，意見の使用または操作による人または財産に対する被害および／または損害に関する責任について，法律の及ぶ最大限の範囲において，一切の責任を負わない．

# GRAY'S ANATOMY FOR STUDENTS

## Fifth Edition

### Richard L. Drake, PhD, FAAA
Professor Emeritus of Surgery
Cleveland Clinic Lerner College of Medicine
Case Western Reserve University
Cleveland, Ohio, USA

### A. Wayne Vogl, PhD, FAAA
Professor of Anatomy and Cell Biology
Department of Cellular and Physiological Sciences
Faculty of Medicine
University of British Columbia
Vancouver, British Columbia, Canada

### Adam W. M. Mitchell, MB BS, FRCS, FRCR
Consultant Radiologist
Director of Radiology
Fortius Clinic
London, United Kingdom

ELSEVIER

To my wife, Cheryl, who has supported me; and my parents, who have guided me.

**Richard L. Drake**


To my family, to my professional colleagues and role models, and to my students—this book is for you.

**A. Wayne Vogl**


To Cathy, Max and Elsa. Always there!

**Adam W. M. Mitchell**

# 謝　辞

はじめに，本書の各版の原稿を校閲していただいた編集協力委員会（Editorial Review Board）委員である世界中の解剖学者，解剖学の教育者，学生等すべての方々に感謝いたします．委員の方々からは，大変貴重な助言をいただきました．

Richard Tibbitts と Paul Richardson に感謝いたします．彼らの手腕により，解剖学的知識を習得するための基盤となるだけでなく，われわれの視覚的アイデアを美しく可視化していただきました．

Madelene Hyde，Jeremy Bowes，Bill Schmitt，Rebecca Gruliow，John Casey ならびに Elsevier のすべての編集チームに感謝いたします．彼らは本書の制作を通じて，われわれを導いてくださいました．

また，イリノイ大学アブラハムリンカーン医学部の Richard A. Buckingham 教授に感謝します．彼には図 8.114B を提供していただきました．最後に，われわれは互いに何千マイルも遠く離れた場所で本書を執筆していましたが，それぞれの場所で支援していただいた次の方々に心から感謝の意を表します．

Leonard Epp 博士，Carl Morgan 博士，Robert Shellhamer 博士，Robert Cardell 博士には，科学者ならびに教育者として，私のキャリアに多大な影響を与えてくださいました．

Richard L. Drake

Sydney Friedman 博士，Elio Raviola 博士，Charles Slonecker 博士には，私に解剖学という学問への情熱，インスピレーションとサポートを与えてくださいました．

Murray Morrison 博士，Joanne Matsubara 博士，Brian Westerberg 博士，Laura Hall 氏，Jing Cui 氏には，頭頸部の章の画像を提供していただきました．

Bruce Crawford 博士，Logan Lee 氏には，上肢の体表解剖の画像を提供していただきました．

Elizabeth Akesson 教授と Donna Ford 博士には，熱心なサポートと貴重な批評をいただきました．

Sam Wiseman 博士には，腹部と頭頸部の章に，外科的ならびにその他の画像を提供していただきました．

Rosemary Basson 博士には，骨盤と会陰の章の「臨床的事項」に“勃起不全”について記述していただきました．

Bradley Little 博士と Arlo Adams 博士には，本文と「臨床的事項」においてノンバイナリーやトランスジェンダーについての情報を提供していただきました．

A. Wayne Vogl

われわれは，さまざまな場面で解剖学の知識を活用しています．すべての医療従事者は，身体にしっかりと解剖学を沁みつかせるようにする必要があります．患者に接する時，われわれはこの解剖学的知識を用いて，何をしているのか，有益性や危険性，どのような合併症があるのかを患者に伝える必要があります．

Sarim Ather 博士と彼の Oxford チームの重要な貢献，画像や質問等による協力に感謝しています．私の素晴らしい同僚である Justin Lee 博士，Andy Williams 博士，James Calder 博士の絶え間ない支援と助言に対し，称賛を送ります．Lucy Ball 氏と Fortius 社のチームの創造性を讃えます．

Adam W. M. Mitchell

# 序　文

　"Gray's Anatomy for Students" の第5版は，第1〜4版の目標と目的を維持しながら，読者の意見を取り入れ，教育環境の進化に合わせて内容を改訂しています．

　第5版の作成にあたって私たちが注力したことの一つは，印刷版の内容と，オンラインコンテンツとの調整でした．私たちは，印刷版の中の**臨床的事項**の数を増やし，初期の版にあった**臨床症例**を印刷版からオンラインコンテンツに移しました．放射線科学の分野における最近の進歩を反映した新しい画像を更新しました．また，トランスジェンダーやノンバイナリーについての説明を，ダイバーシティ(多様性)やインクルージョン(受容)の問題に取り組むために取り上げました．

　オンラインコンテンツに，*Gray's Systemic Anatomy* とよばれる系統解剖学的なコンテンツを載せました．このコンテンツには，心血管系，呼吸器系，消化管系，神経系，泌尿生殖器系およびリンパ系についての章があります．

　また，系統解剖学的なコンテンツに加えて，より詳細な神経系の解剖を学ぶ際に役立つよう，神経解剖学の章も更新しました．

　これまでの版と同様に，復習教材や学習補助教材は，eBooks+ で利用可能です．この中には，解剖学および発生学の自習用教材，臨床医学症例，理学療法の臨床症例，自己評価用問題，対話型の体表解剖学教材等が含まれています．

　私たちは，"Gray's Anatomy for Students" の第5版が，第4版に比べて改良されていること，そしてこの本が学生のための貴重な学習資源であり続けることを願っています．

　[翻訳版編集部注：オンラインコンテンツのうち，臨床症例を除くコンテンツは英語版のみの提供となります(要ユーザー登録)．特に，系統解剖学的コンテンツおよび神経解剖学の章は，本書とはかなり編集方針の異なる関連書籍の内容をアレンジしたものであることから，本書では，本書の特色を守るとともに学習者の使いやすさなどを考慮し，これらのオンラインコンテンツの訳出は行わないこととしました．]

**Richard L. Drake**

**A. Wayne Vogl**

**Adam W. M. Mitchell**

2022年11月

# 訳者序文

"Gray's Anatomy for Students, Fifth Edition"の日本語版が出版されることになりました．初版から第4版まで，多くの教員と学生の方々からの支持を受けてきた本書の第5版の翻訳にかかわることができましたことを本当にうれしく思います．本書は，さまざまな言語に翻訳されており，世界中の学生が学習しています．

本書には，他の本にはない，いくつかの特色があります．

①文章が平易で読みやすく，図が斬新でカラフルである

"Gray's Anatomy"をベースとしていますが，学生が学ぶにあたり必要にして十分な情報が整理されています．さらに，学生の理解が進むように，カラフルな図が豊富に用意されています．図の配色についても，全編において統一されています（臨床症例の一部の図を除く）．

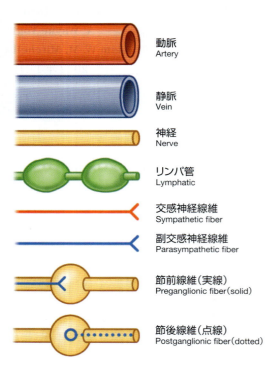

また，類書にはみられないような視点から描かれている図や模式図が用意されており，十分に計画的に作られていることがわかります．

ところどころにペンマーク（図3.3参照）が添えられた模式図があります．これらについては，読者自身が手を動かして描いてみることで，理解が進むはずです．

②重要な事項が繰り返し述べられている

人体の構造は，各部が独立に作られているわけではなく，互いに密接な関係をもっています．それぞれの部位を説明するときには，関連項目についてもある程度説明されなければ理解が十分に進みません．よって，重要となる事項は繰り返し述べられることになります．また，このような厚い教科書を最初から読んで理解するという使い方をすることはほとんどありません．おそらく読者は都度必要となるところを開き，参照することとなるはずです．そのためにも，重要な事項が繰り返し述べられていることは，辞書的に用いるときに役立つはずです．

③豊富な臨床関連事項

臨床関連事項の豊富さが，本書の最大の特徴です．解剖学的事項の羅列は，ともすると非常に無味乾燥で退屈に思われることもあるでしょう．しかも，列挙される事項の重要度を仕分ける場合にその拠り所とするものが見出しにくいかと思います．さらに臨床的事項に関するコラムは，解剖学的事項がどのように応用されるかについて示されており，重要度を推し量るための指標となるはずです．特に，学年が進行し，臨床医学についての理解が深まってくるとその有用度はさらに高まるに違いありません．

④国際的に統一されたフォーマット

本書の章構成をどのように選択したのかについては，「本書の概略」に書かれています．本書はどこから読み始めてもよいようにつくられています．しかしながら，頭頸部は非常に複雑で難しいところであり，学生が学習するうえでは頭頸部以外を十分に理解してから，その特殊性を考慮に入れながら学習してほしいという思いから，最後に配置されています．各章は，それぞれ概観，局所解剖，体表解剖から構成されています．概観のみを全体を通して読むことにより，人体の構造の概略を理解できるとともに，これから学んでいく内容の骨格をとらえることができるはずです．それにより，局所解剖では順にとらわれることなく読むことができます．体表解剖では，実際に臨床現場での診察に臨む時を想定して，局所解剖で学んだ知識を整理することができます．

⑤解剖学的事項を学ぶための豊富な臨床症例

臨床症例を理解し，診断に至るためのプロセスの中で，解剖学の知識は有用不可欠なものではあるのですが，学習者にはど

のように使われるのかということを理解することが難しい場合があります．この臨床症例では時間の経過をたどりながら，どのような解剖学的知識が症状の理解や診断に結びつくのかを丁寧に紐解きながら解説されています．なお，臨床症例は，今版において大幅に追加され，印刷版にすべてを掲載することが困難になったため，原著と同様，オンラインコンテンツ（Elsevier eLibrary）とさせていただきました．

　医学における情報量は年々飛躍的に増加しています．学生が必要とする解剖学の知識は，他の医学の情報と比較して，量がほとんど増加しているようにはみえないかもしれません．しかし，医学の情報が増加している分だけ，より詳細な解剖学的知識を必要としています．また，最新の画像診断機器の解像度の向上により，これまで十分に診ることのできなかったレベルのものまで明らかにすることが可能になっています．解剖学がどのように使われているのかを理解していただければ，学習における重要度を見極め，効率もあがるものと確信しています．
　解剖学が医学の基本であり，その用語を理解することが医学を理解するための礎となることはいうまでもありません．解剖学の学習は用語を覚えることだという誤解もあります．しかし，実際には用語を覚えただけでは使える知識にはなりません．現実にどのように役立ち，応用されているのかということを知ることで生きた使える知識になってくるのです．そのために，臨床的事項に関するコラムを活用し，確認いただきたいと思います．そうすることによって，さまざまな構造が意味をもち，生き生きとしたものとしてみえてくるはずです．

　本書には，eBooks+（英語版電子書籍）が付属しており，原著ならびにさまざまな学習用教材を参照することができます．これらの学習用教材は，印刷版には収載されていない臨床的事項，臨床症例，問題等が多数含まれています．頁数の関係で印刷版に収載することができなかったものですので，応用学習のために役立ていただきたいと思います．ただし，eBooks+ にあるコンテンツはすべて英語で書かれており，翻訳版はついていません．
　また，本書（翻訳版）の Elsevier eLibrary（日本語版電子書籍）も付属しています．タブレットやスマートフォン等で，いつでも確認できますので，解剖学だけではなく，他の教科の学習時や移動中，実習中等に活用していただきたいと思います．
　本書で用いた解剖学用語は，主に日本解剖学会監修『解剖学用語 改訂第13版』（医学書院，2007）を参考にしました．これに加えて各臨床学会で作られた用語集や，臨床で慣習的に使われている用語等も参考にして日本語訳を作成しました．臨床科

ごとに異なる用語があてられている場合もあることから，できるだけ一般的なものを用いるように努力しました．さらに，臨床的な用語の中には翻訳されていない用語や，まださまざまな考え方のある用語が含まれており，原語のままとするか，訳をつけるか悩むところがありました．よって，一部違和感があるかもしれないことをお断りいたします．また，原著には米国における慣習的な単語（英語における一般語）が用いられている場合もみられました．これは，本書の目的の一つである読みやすさの工夫によるものでもありますが，できる限り『解剖学用語』に沿った形になるようにし，それが困難な場合には原文から訳出せざるを得なかった部分もあったこともお断りいたします．さらに，原文にて章ごとに異なる表記法が用いられているところを，統一するように努力はいたしましたが，完全にはできていないところがあることをお詫びいたします．
　今版においては，全体を通じて解剖学特有の表現を置き換えて，わかりやすくすることをめざしました．また，異なる段落間や章の間での書き方をできるだけ統一し，読みやすくなるように工夫しました．
　図内の用語に関しては，下記の方針で整理しています．
①部位や上位となる用語の説明が必要なものについては，〔　〕を用いて説明することとした．
　例…回旋枝〔左冠状動脈〕，長頭〔大腿二頭筋〕
　　　Circumflex branch〔Left coronary artery〕，Long head〔Biceps femoris〕
②同義語は「：」を用いて併記した（本文中の英語についてもこの方法を採用した）．
　例…左房室弁：僧帽弁，踵骨腱：Achilles 腱
　　　Arch of aorta：Aortic arch
③省略可能な用語は［　］を用いて示した．ただし，脳神経を表すローマ数字は［　］で囲むこととした（本文中も同様）．
　例…[坐骨]尾骨筋，ラムダ[状]縫合，眼神経[V₁]
④人名については，原語のスペルをできるだけ使用した．

　このように優れた『グレイ解剖学 原著第5版』の日本語版の出版を企画されたエルゼビア・ジャパン株式会社と，日本語版作成の過程，特に解剖学用語の統一や，本書内での用語の使い方の統一，また記述のわかりやすさを整えるといった非常に困難な作業にあたられた飯塚真一氏をはじめとする同社編集部の方々に心から感謝いたします．

2024 年 11 月
秋田　恵一

# 本書の概略

## 構　想

　初版の構想に至るまでの 20 年ほどの間に，医学部，歯学部，およびその他の医療系学部で学生が人体解剖学を学習する方法に多くの変化が起こり，統合的カリキュラムが取り入れられ，臓器別学習方式が採用されるようになってきた．さらに，学習方法においては，小グループ単位の学習を中心として，自己学習を増やし，生涯にわたって知識を獲得するためのスキルを習得することが目標とされるようになってきた．すべての医学の科目で情報が急増して，学習すべき内容が増加しているにもかかわらず，それに見合うだけの学習時間を確保するのが難しい現実も，カリキュラムが変化せざるを得ない一因である．このような変化の中で，さまざまなカリキュラムに対応し，また厳しい時間的制約の中で学生が効果的に解剖学を学ぶことができる，新たな教科書が必要になってきた．

　われわれは 2001 年の秋から，本書の構成や執筆方法の検討を開始し，最終的に局所解剖学に基づいた構成をとることにした．各章は，4 つの節からなる．本書の作成にあたっては，どこからでも学習を始められること，幅広い分野の入門レベルの学生に適した内容を備えていること，そして，専門性の高い読者を対象とした "Gray's Anatomy" の学生向けの姉妹書とすることを目的とした．まず本文を執筆し，続いて本文を補足・強調するイラストや模式図を作成し，写真を用意した．各章を，草稿段階で解剖学者，解剖学教員，解剖学を学ぶ学生からなる国際的な編集協力委員会の委員に送り，内容についての意見を求めた．最終版作成の過程で彼らの意見も慎重に考慮し，内容の改善に役立てた．

　本書は，必ずしも解剖学のすべてを網羅することを意図したものではない．学生諸君が本書によって人体の構造と機能を正しく理解し，将来専門領域に進んだときにさらに詳細に学ぶための基礎となることを目的としている．本書の作成にあたっては，本文およびイラストの参考文献として主に "Gray's Anatomy" を用いた．"Gray's Anatomy" は，より深い解剖学的知識の学習に最適の書物に違いない．

## Gray's Anatomy for Students

　"Gray's Anatomy for Students" は，臨床との関連を重視した，学生にとって使いやすい人体解剖学の教科書である．本書は，医学部・歯学部の学生をはじめとし，理学療法士，作業療法士等，さまざまな医療専門分野をめざす学生を対象として構想された．本書は，従来型の解剖学カリキュラムや臓器別学習方式，それらを組み合わせたカリキュラム，問題基盤型学習（problem-oriented learning）のいずれにも適した内容を備えている．また，肉眼解剖学の講義や実習の時間が少ない学生にとっても役立つであろう．

## ▶ 構　成

　"Gray's Anatomy for Students" は，局所解剖学に基づいた構成をとっており，読者が各章の内容を学習していくに従って，人体の複雑な構造を論理的に理解できるように組み立てられている．各章は独立した学習単位として用いることができ，どの章から学習を始めても学習の質に影響を与えることはない．本書では体の各部位について，背部，胸部，腹部，骨盤と会陰，下肢，上肢，頭頸部という順に並べることにした．

　人体の構造（総論）の章を最初におき，肉眼解剖学の考え方を概観し，画像診断機器の仕組みや全身の器官系について示す．次に背部の章を配置したのは，学生の解剖学実習が背部から始められることが多いためである．背部の次に胸部としたのは，身体の中央に位置し，心臓，大血管，肺等を含むためである．以降の章は，体腔の方向に従って，腹部，骨盤と会陰と続き，さらに下方へ進んで下肢，そのあとに上肢の章をおいている．最後の章である頭頸部は人体の中で最も複雑な構造を含み，難しい．そのため，頭頸部以外の領域を先に学習することで，この複雑な領域を学習するための強い基盤が形成されているはずである．

## ▶ 内　容

　各章は，それぞれ 4 つの節，すなわち概観，局所解剖，体表解剖および Elsevier eLibrary に収録した臨床症例から構成されている．

　概観では，それに続く 3 つの節の内容を理解するための基礎となる知識がまとめられている．この節は，基本レベルの理解を必要とする学生が，後に続く詳細な内容とは独立して読むことができる．また，局所解剖を学習した後に，重要な概念に関するまとめとして読むこともできる．

　局所解剖では，関連する多くの臨床的要素とともに，詳細な解剖学的要素が述べられている．この節では内容を網羅的に解説するのではなく，その領域の成り立ちを理解するうえで必要

なレベルの知識を記述している．また，この節では，2種類の臨床的題材を盛り込んでいる．一つは本文の解剖学的記載や機能的記載に関連した臨床的記述であり，解剖学的知識が臨床でどのような意義をもつかを，一連の学習過程の中で理解することができる．一方，**臨床的事項**として独立させたコラムでは，学生にとって役立つ重要な臨床的知識が解説され，臨床的問題の解決に解剖学の知識がいかに重要であるかわかるようになっている．これらのコラムは，最も関連の深い解剖学的記載に組み込まれている．

**体表解剖**は，解剖学的構造と体表の特徴との関連を視覚的に理解するための節である．またここでは視診と機能的評価を組み合わせることによって，解剖学的知識を臨床的に応用する方法を，実際の患者の診察に即して示している．

本書のイラストは，解剖学書において重要な位置を占め，本文に生命を与える視覚的イメージを読者に提供し，解剖学的内容を理解するのに役立つものである．また，独創的で色彩が鮮やかであり，その多くが独自のアイデアに基づいたユニークな図である．それぞれのイラストは，本文の記述と密接に関連し，解剖学の内容を新しい手法で提示し，さらに，学生にとって特に難しいと思われる点に焦点をあてつつ，より深い理解のための概念的な枠組みを提示するように意図して描かれている．本書では，各イラストが互いに関連し，学生が一つのイラストから別のイラストを容易に参照できるように，原則としてどの図においても，共通の色を用いている．

各頁におけるイラストの配置と大きさは，各頁のレイアウトをデザインするうえで重要となるので，慎重に検討した．

臨床画像も解剖学を理解するうえで重要な資料であるので，本書には豊富に取り入れている．最先端の臨床画像は，生体内の構造物を視覚的に理解する能力を向上させるうえで有用であり，人体の構造についての理解を深めるものとなる．

## 本書に含まれない事項

"Gray's Anatomy for Students" は，肉眼解剖学に焦点をあてている．現在，多くの医学教育カリキュラムにおいて，解剖学，生理学，組織学，発生学等を統合した方式が増えているが，本書では解剖学とその臨床的応用を理解することに重点をおいている．解剖学の理解を深めるために必要な箇所で発生学に関して短く引用している以外には，他の科目（生理学，組織学等）の内容は含めていない．それらの領域を扱う優れた教科書は他に多くあり，また，1冊の本ですべてをカバーしようとすると，その質と有用性が低下するばかりでなく，ページ数も膨大になるためである．

# 用 語

解剖学の教科書やアトラスにおいて，用語の選択は常に興味

深い問題である．1989年に国際解剖学用語委員会(Federative Committee on Anatomical Terminology：FCAT)が結成され，解剖学領域における公式の用語集を策定する作業を行った．このFCATと国際解剖学会連合(International Federation of Associations of Anatomists：IFAA)に所属する56の学会の共同出版により，"Terminologia Anatomica"（解剖学用語）（第2版，Thieme社，シュツットガルト／ニューヨーク，2011年）が刊行された．本書は，この用語集に収載された用語に準拠している．これは，その他の用語が不正確であるということではなく，国際的に認知された一つの用語集の用語を使用することが最も論理的で妥当であると考えたためである．

解剖学的な位置を示す際には，できる限り解剖学用語を用いているが，ときには「〜の後ろに(behind)」や「〜の前に(in front of)」等といった一般的な表現も用い，本文を読みやすくするよう努めた．こうした場合には，文脈によりその意味を汲み取れるようにしてある．

## 解剖学的な副詞の使用

本書の執筆にあたっては，解剖学的な位置的関係を明確に記述しながら本文の読みやすさを保つか，多くの議論をした．議論の中で常に問題となった点の1つは，"前の(anterior)"，"後の(posterior)"，"上の(superior)"，"下の(inferior)"，"外側の(lateral)"，"内側の(medial)"等の解剖学的な方向を示す用語に"－ly"をつけることにより副詞化した単語の正しい使用法についてであった．結果的に，以下のコンセンサスを得るに至った．

- 「－ly」をつけた副詞(anteriorly, posteriorly等)は，動作や方向について述べられた文章で，動詞を修飾(説明)する場合に用いた．

  例：The trachea passes inferiorly through the thorax.
    気管は胸部を下方に向かって走る．

- 状態を示す副詞(anterior, posterior等)は，解剖学的構造物の固定した位置を示す場合に用いた．

  例：The trachea is anterior to the esophagus.
    気管は食道の前方に位置する．

- 上に挙げた2つの使用法は，同時に1つの文脈中に使用されることもある．

  例：The trachea passes inferiorly through the thorax, anterior to the esophagus.
    気管は，胸部で食道の前を下方に向かって走る．

著者一同は，本書を作成するための協同作業を大いに楽しんできた．読者諸君も，われわれと同じように，本書での学習を楽しんでいただきたい．

**Richard L. Drake**

**A. Wayne Vogl**

**Adam W. M. Mitchell**

# 目　次

## 1　人体の構造

### 解剖学とは何か　2
肉眼解剖学をどのように学ぶか　2
重要な解剖学用語　2
解剖学的体位　2
解剖学的平面　2
位置を表す用語　4
トランス／ノン・バイナリー解剖学用語　4

### 画像診断（イメージング）　6
画像診断法　6
単純X線撮影　6
超音波診断　7
コンピューター断層撮影（CT）　8
磁気共鳴画像法（MRI）　8
拡散強調画像　8
核医学画像診断法　9
陽電子放出断層撮影（PET）　9
単一光子放射断層撮影　10
画像の解釈　10
単純X線撮影　10
胸部X線撮影　10
腹部X線撮影　10
消化管X線造影　10
泌尿器の造影法　11
コンピューター断層撮影（CT）　11
磁気共鳴画像法（MRI）　11
核医学イメージング　11
画像診断の安全性　11

### 器官系　13
骨格系　13
軟骨　13
骨　13
関節　17
滑膜性の連結　17
不動性の連結　19
皮膚と筋膜　22
皮膚　22
筋膜　22
筋組織　22
心臓血管系（循環器系）　23
リンパ系　25
リンパ管　25
リンパ節　25
リンパ本幹とリンパ管　26

神経系　27
中枢神経系　27
脳　27
脊髄　28
髄膜　28
中枢神経系の機能的分類　28
体性神経系　28
皮節（皮膚分節）　30
筋節　30
臓性神経系　34
交感神経系　36
副交感神経系　39
腸神経系　41
神経叢　42
他の器官系　44

## 2　背部

### 概観　46
概要　46
機能　47
支持　47
運動　47
神経系の保護　47
構成要素　48
骨　48
典型的な椎骨　48
筋　50
脊柱管　50
脊髄神経　50
身体の他の領域との関係　50
頭部　50
胸部，腹部，骨盤　50
四肢　52
重要ポイント　52
長い脊柱と短い脊髄　52
椎間孔と脊髄神経　53
背部の神経支配　53

### 局所解剖　56
骨格　56
椎骨　56
典型的な椎骨　58
頸椎　58
胸椎　61
腰椎　62
仙骨　62

尾骨　62
椎間孔　62
椎弓間の後方の間隙　62
関節　69
椎骨の間の関節　69
線維軟骨による椎体間の連結（椎間円板）　69
関節突起間の滑膜性の連結（椎間関節）　70
"鉤椎"関節　70
靱帯　71
前縦靱帯と後縦靱帯　71
黄色靱帯　71
棘上靱帯と項靱帯　72
棘間靱帯　72
背部の筋　75
背部の浅層の筋群　75
僧帽筋　76
広背筋　78
肩甲挙筋　78
小菱形筋と大菱形筋　78
背部の中層の筋群　79
背部の深層の筋群　79
胸腰筋膜　80
棘横突筋　81
脊柱起立筋　81
横突棘筋　83
分節状の筋　83
後頭下筋　85
脊髄　86
血管　87
動脈　87
静脈　89
髄膜　91
［脊髄］硬膜　91
［脊髄］クモ膜　91
クモ膜下腔　91
［脊髄］軟膜　91
脊柱管内の構造の配置　92
脊髄神経　93
脊髄神経の名称　94

## 体表解剖　97
背部の体表解剖　97
脊柱には側弯がない　97
矢状面でみた脊柱の1次弯曲と2次弯曲　97
脊柱以外の骨格にみられる有用な指標　97
特定の椎骨の棘突起の同定　97
脊髄とクモ膜下腔の下端の確認　100
主要な筋の同定　101

## 3　胸部

## 概観　104

概要　104
機能　105
呼吸　105
生命維持にかかわる器官の保護　105
さまざまな構造の通路　105
構成要素　105
胸壁　105
胸郭上口　105
胸郭下口　105
横隔膜　107
縦隔　107
胸膜腔　107
身体の他の領域との関係　108
頸部　108
上肢　108
腹部　109
乳房　109
重要ポイント　109
第4・5胸椎間の高さ　109
左から右への静脈シャント（短絡）　110
胸壁における神経と血管の分節状の分布　111
交感神経系　111
柔軟な胸壁と胸郭下口　113
横隔膜の神経支配　114

## 局所解剖　115

胸筋部　115
乳房　115
動脈　115
静脈　115
神経支配　115
リンパ路　115
男性の乳房　115
胸筋部の筋　117
大胸筋　117
鎖骨下筋と小胸筋　117
胸壁　118
骨格　118
胸椎　118
肋骨　119
胸骨　121
関節　122
肋間隙　123
筋　124
動脈　127
静脈の還流　129
リンパ路　129
神経支配　130
横隔膜　132
動脈　133
静脈　133
神経支配　133
呼吸時の胸壁と横隔膜の動き　133

xiv 目次

**胸膜腔** 134
　胸膜　134
　　壁側胸膜　135
　　臓側胸膜　135
　　胸膜洞　136
　肺　137
　　肺根と肺門　138
　　右肺　138
　　左肺　139
　　気管支樹　140
　　肺区域　141
　　肺動脈　142
　　肺静脈　143
　　気管支動脈と気管支静脈　143
　　神経支配　145
　　リンパ路　146
**縦隔** 149
　前縦隔（縦隔の前部）　150
　中縦隔（縦隔の中部）　150
　　心膜　150
　　心臓　152
　　肺動脈幹　172
　　上行大動脈　172
　　その他の血管　173
　上縦隔（縦隔の上部）　173
　　胸腺　175
　　左腕頭静脈と右腕頭静脈　175
　　左上肋間静脈　176
　　上大静脈　177
　　大動脈弓とその枝　177
　　動脈管索　178
　　気管と食道　178
　　上縦隔の神経　179
　　上縦隔内の胸管　180
　後縦隔（縦隔の後部）　181
　　食道　182
　　胸大動脈　185
　　奇静脈系　185
　　後縦隔内の胸管　186
　　交感神経幹　187

**体表解剖** 189
　胸部の体表解剖　189
　肋骨を数える方法　189
　女性の乳房の体表解剖　189
　第4・5胸椎間の高さにおける解剖学的構造の確認　190
　上縦隔内の構造の確認　190
　心臓の周縁の確認　190
　心音をどこで聴くか　190
　胸膜腔と肺，胸膜洞，肺葉と肺裂の確認　191
　肺の呼吸音の聴診の場所　191

## 4　腹部

**概観** 198
**概要** 198
**機能** 198
　主要な内臓の収納と保護　198
　呼吸　199
　腹腔内圧の変化　199
**構成要素** 199
　腹壁　199
　腹腔　201
　胸郭下口　201
　横隔膜　201
　骨盤上口　203
**身体の他の領域との関係** 203
　胸郭　203
　骨盤　203
　下肢　204
**重要ポイント** 204
　成人における腹部内臓の位置　204
　　前腸の発生　207
　　中腸の発生　207
　　後腸の発生　207
　前腹壁と側腹壁の皮膚と筋および胸部肋間神経　207
　弱い前腹壁の領域である鼠径部　208
　第1腰椎の高さ　208
　消化管とそこに由来する器官に分布する3本の主要な動脈　210
　左から右への静脈シャント　210
　消化器系からのすべての静脈血が通過する肝臓　211
　　[肝]門脈と下大静脈の吻合　211
　　[肝]門脈系あるいはその血管網の循環障害　212
　腹部内臓を支配する大きな椎前神経叢　212

**局所解剖** 214
**体表解剖** 214
　4領域区分法　214
　9領域区分法　214
**腹壁** 216
　浅筋膜　216
　　浅層　216
　　深層　216
　前外側筋群　217
　　扁平な筋　217
　　横筋筋膜　220
　　垂直方向の筋　220
　腹膜外筋膜　221
　腹膜　222
　神経支配　222
　動脈と静脈　224
　リンパ路　224
**鼠径部** 224
　鼠径管　226

深鼠径輪　226
浅鼠径輪　227
前壁　227
後壁　227
上壁　227
下壁　227
鼠径管の内容　228
精索　228
子宮円索　229
鼠径ヘルニア　229
間接鼠径ヘルニア　230
直接鼠径ヘルニア　230
## 腹部内臓　233
腹膜　233
腹膜の神経支配　233
腹膜腔　234
網，腸間膜，靱帯　234
器官　237
腹部食道　237
胃　239
小腸　239
大腸　246
肝臓　255
胆嚢　257
膵臓　257
胆道系　260
脾臓　260
動脈　265
腹大動脈の前側枝　265
静脈　272
[肝]門脈　272
リンパ管　275
神経支配　276
交感神経幹　276
腹部椎前神経叢と神経節　277
副交感神経　278
腸管神経系　280
胃の交感神経による神経支配　280
## 後腹部領域　281
後腹壁　281
骨格　281
内臓　286
腎臓　286
尿管　290
副腎　295
血管系　295
腹大動脈　295
下大静脈　298
リンパ系　300
大動脈前リンパ節と外側大動脈リンパ節または腰リンパ節（大動脈傍リンパ節）　300
後腹部領域の神経系　303
交感神経幹と内臓神経　303

腹部の椎前神経叢と神経節　303
腰神経叢　304

## 体表解剖　308
腹部の体表解剖　308
腹部の体表突起物の同定　308
浅鼠径輪の同定　309
腰椎の高さの同定　310
第1腰椎の高さにある構造の確認　311
主要血管の位置の確認　312
腹部4領域区分法を利用した主要内臓の同定　313
腸からの関連痛を感じる体表面の部位　314
腎臓はどこにあるか　315
脾臓はどこにあるか　315

## 5　骨盤と会陰

## 概観　318
概要　318
機能　318
膀胱，直腸，肛門管，生殖路の収納と支持　318
外生殖器の根　318
構成要素　320
骨盤上口　320
骨盤壁　320
骨盤下口　320
骨盤底　320
骨盤腔　322
会陰　323
身体の他の領域との関係　323
腹部　323
下肢　323
重要ポイント　326
骨盤腔の軸　326
尿管と交差する構造　326
前立腺や子宮と直腸の位置関係　326
会陰の神経支配　326
陰部神経と骨との関係　328
副交感神経による勃起の調節　328
骨盤底および会陰の筋と会陰体　328
男性と女性の尿道の走行　329

## 局所解剖　331
骨盤　331
骨　331
寛骨　331
仙骨　334
尾骨　334
関節　335
腰仙関節　335
仙腸関節　335
恥骨結合　336

位置関係　336
男性と女性の違い　337
小骨盤　338
　骨盤上口　338
　骨盤壁　338
　骨盤下口　340
　骨盤底　342
　会陰体　344
内臓　344
　消化器　344
　泌尿器系　348
　生殖器系　354
筋膜　362
　女性　362
　男性　363
腹膜　364
　女性　364
　男性　364
神経　364
　体性神経の神経叢　364
　臓性神経叢　371
血管　373
　動脈　373
　静脈　376
リンパ　378
会陰　379
境界と上面　379
　下尿生殖隔膜筋膜と深会陰隙　379
坐骨肛門窩とその前陥凹　379
肛門三角　379
尿生殖三角　379
　浅会陰隙の構造　382
　外生殖器の外表の特徴　387
　尿生殖三角の皮下組織（浅会陰筋膜）　388
体性神経　390
　陰部神経　390
　その他の体性神経　390
臓性神経　390
血管　390
　動脈　390
静脈　393
リンパ　394

## 体表解剖　395

骨盤と会陰の体表解剖　395
解剖学的体位における骨盤と会陰の方向　395
会陰の境界の同定　395
肛門三角にある構造の同定　397
女性の尿生殖三角にある構造の同定　397
男性の尿生殖三角にある構造の同定　399

## 6　下肢

## 概観　402

概要　402
機能　402
　体重を支える　402
　運動　403
構成要素　404
　骨と関節　404
　筋　406
身体の他の領域との関係　408
　腹部　408
　骨盤　408
　会陰　409
重要事項　410
　神経支配　410
　骨と神経の関係　412
　浅静脈　412

## 局所解剖　413

下肢帯　413
　骨盤　413
　　腸骨　413
　　坐骨結節　414
　　坐骨恥骨枝と恥骨　414
　　寛骨臼　414
　大腿骨の近位部　415
　　大転子と小転子　415
　股関節　418
　　靱帯　419
　下肢への出入口　420
　　閉鎖管　420
　　大坐骨孔　422
　　小坐骨孔　422
　　鼠径靱帯と寛骨の間隙　422
　神経　423
　　大腿神経　423
　　閉鎖神経　423
　　坐骨神経　424
　　上殿神経と下殿神経　424
　　腸骨鼠径神経と陰部大腿神経　424
　　外側大腿皮神経　425
　　大腿方形筋神経と内閉鎖筋神経　425
　　後大腿皮神経　425
　　貫通皮神経　425
　動脈　425
　　大腿動脈　425
　　上殿動脈，下殿動脈，閉鎖動脈　425
　静脈　425
　リンパ系　425
　　浅鼠径リンパ節　425
　　深鼠径リンパ節　427

目 次　xvii

膝窩リンパ節　427
**深筋膜と伏在裂孔　427**
大腿筋膜　427
腸脛靱帯　428
伏在裂孔　428
**大腿三角　428**
大腿鞘　429
**殿部　430**
筋　430
深層の筋　430
浅層の筋　432
神経　433
上殿神経　433
坐骨神経　433
大腿方形筋神経　433
内閉鎖筋神経　434
後大腿皮神経　434
陰部神経　434
下殿神経　435
貫通皮神経　435
動脈　436
下殿動脈　436
上殿動脈　436
静脈　436
リンパ系　436
**大腿　437**
骨　437
大腿骨体と遠位端　438
膝蓋骨　439
脛骨の近位端　439
腓骨の近位端　441
筋　441
前区画　441
内側区画　443
後区画（屈筋区画）　447
動脈　449
大腿動脈　449
閉鎖動脈　451
静脈　452
大伏在静脈　452
神経　452
大腿神経　453
閉鎖神経　453
坐骨神経　454
膝関節　455
関節面　455
半月　456
滑膜　457
線維膜　458
靱帯　458
固定機構　459
動脈と神経　459
脛腓関節　464

膝窩　464
膝窩の内容　464
膝窩の天井（後壁）　465
**下腿　466**
骨　466
脛骨体と遠位端　466
腓骨体と遠位端　466
関節　467
下腿骨間膜　467
下腿の後区画（屈筋区画）　468
筋　468
動脈　471
静脈　472
神経　472
下腿の外側区画（腓骨筋区画）　473
筋　473
動脈　474
静脈　474
神経　474
下腿の前区画（伸筋区画）　475
筋　475
動脈　476
静脈　477
神経　477
**足　477**
骨　477
足根骨　477
中足骨　481
趾[節]骨　481
関節　482
距腿関節　482
足根間関節　484
足根中足関節　487
中足趾節関節　487
深横中足靱帯　488
趾節間関節　488
足根管，支帯，距腿関節の主要な構造の配置　488
屈筋支帯　488
伸筋支帯　489
腓骨筋支帯　489
足弓　489
縦足弓　489
横足弓　489
靱帯と筋による支持　490
足底腱膜　490
趾の線維鞘　490
趾背腱膜腱帽　491
固有の筋　491
背側部　491
足底　492
動脈　497
後脛骨動脈と足底動脈弓　497
足背動脈　497

静脈　498
神経　499
　脛骨神経　499
　深腓骨神経　500
　浅腓骨神経　500
　腓腹神経　501
　伏在神経　501

## 体表解剖　502
下肢の体表解剖　502
坐骨神経の損傷の回避　502
大腿三角での大腿動脈の同定　502
膝の周辺の構造の同定　503
膝窩の内容の確認　503
足根管(足への通路)の同定　505
距腿関節の周囲と足の中にある腱の同定　506
足背動脈の同定　507
足底動脈弓のおおよその位置の把握　507
主要な浅静脈　507
拍動を触知できる点　509

## 7　上肢

## 概観　512
概要　512
機能　513
　手の位置　513
　運動器としての手　515
　感覚器としての手　515
構成要素　515
　骨と関節　515
　筋　517
身体の他の領域との関係　518
　頸部　518
　背部と胸壁　518
重要ポイント　519
　頸神経と上位胸神経による神経支配　519
　神経と骨の関係　522
　浅静脈　522
　母指の向き　523

## 局所解剖　524
肩　524
　骨　524
　　鎖骨　524
　　肩甲骨　524
　　上腕骨の近位部　525
　関節　526
　　胸鎖関節　527
　　肩鎖関節　527
　　肩関節　527
　筋　532

僧帽筋　532
　三角筋　533
　肩甲挙筋　533
　小菱形筋と大菱形筋　533
肩甲後部　535
　筋　535
　　棘上筋と棘下筋　535
　　小円筋と大円筋　536
　　上腕三頭筋の長頭　537
　肩甲後部への通路　537
　　肩甲上孔　537
　　四角隙　537
　　三角隙　537
　　三角裂　537
　神経　537
　　肩甲上神経　537
　　腋窩神経　537
　動脈と静脈　537
　　肩甲上動脈　538
　　後上腕回旋動脈　538
　　肩甲回旋動脈　538
　　静脈　538
腋窩　538
　腋窩入口　540
　前壁　540
　　大胸筋　540
　　鎖骨下筋　541
　　小胸筋　541
　　鎖骨胸筋筋膜　542
　内側壁　543
　　前鋸筋　543
　　肋間上腕神経　543
　外側壁　543
　後壁　543
　　肩甲下筋　543
　　大円筋と広背筋　544
　　上腕三頭筋の長頭　544
　後壁の通路　545
　　四角隙　545
　　三角隙　545
　　三角裂　545
　腋窩の床　545
　腋窩の内容　545
　　上腕二頭筋　545
　　烏口腕筋　546
　　腋窩動脈　546
　　腋窩静脈　548
　　腕神経叢　550
　　リンパ系　559
　　乳腺の腋窩突起(外側突起)　559
上腕　559
　骨　559
　　上腕骨体と上腕骨の遠位部　560

橈骨の近位端　561
尺骨の近位端　561
筋　562
烏口腕筋　562
上腕二頭筋　562
上腕筋　564
後区画　564
動脈と静脈　565
上腕動脈　565
上腕深動脈　566
静脈　567
神経　567
筋皮神経　567
正中神経　567
尺骨神経　568
橈骨神経　568
**肘関節　568**
**肘窩　572**
**前腕　574**
骨　575
橈骨体と橈骨の遠位端　575
尺骨体と尺骨の遠位端　576
関節　577
下橈尺関節　577
**前腕の前区画　579**
筋　579
浅層の筋　579
中間層の筋　581
深層の筋　581
動脈と静脈　582
橈骨動脈　583
尺骨動脈　583
静脈　584
神経　584
正中神経　584
尺骨神経　585
橈骨神経　585
**前腕の後区画　585**
筋　585
浅層の筋　585
深層の筋　587
動脈と静脈　589
後骨間動脈　589
前骨間動脈　589
橈骨動脈　590
静脈　590
神経　590
橈骨神経　590
**手　591**
骨　591
手根骨　591
中手骨　593
指[節]骨　593

関節　593
橈骨手根関節　593
手根間関節　594
手根中手関節　594
中手指節関節　594
手の指節間関節　595
手根管と手根の構造　595
手掌腱膜　597
短掌筋　597
解剖学的嗅ぎタバコ入れ　597
指の線維鞘　598
指背腱膜腱帽(伸筋腱膜)　599
筋　599
背側骨間筋　600
掌側骨間筋　601
母指内転筋　601
母指球筋　602
小指球筋　603
虫様筋　603
動脈と静脈　604
尺骨動脈と浅掌動脈弓　604
橈骨動脈と深掌動脈弓　605
静脈　606
神経　606
尺骨神経　606
正中神経　608
橈骨神経の浅枝　608

**体表解剖　610**

上肢の体表解剖　610
肩甲後部の骨の指標と筋　610
腋窩の構造と含まれる物および関連構造の同定　610
上腕動脈の位置　611
上腕三頭筋の腱と橈骨神経の位置　612
肘窩(前面)　612
前腕遠位部における腱の同定と主要な血管および神経の
　同定　613
手の正常な外見　614
屈筋支帯と正中神経の反回枝の位置　614
手における正中神経と尺骨神経の運動機能　615
浅掌動脈弓と深掌動脈弓の位置の同定　616
脈拍の触知　616

## 8　頭頸部

**概観　620**

**概要　620**
頭部　620
主要区画　620
解剖学的に定義されるその他の区画　620
頸部　621
区画(コンパートメント)　621

喉頭と咽頭　621

**機能**　622
　保護作用　622
　上気道と上部消化管との関係　622
　コミュニケーション　622
　頭部の位置の調節　622
　頸部は気道と消化管の通路となる　622

**構成要素**　623
　頭蓋　623
　頸椎　623
　舌骨　625
　軟口蓋　626
　頭頸部の筋　626
　　頭部　626
　　頸部　626

**身体の他の領域との関係**　627
　胸部　627
　上肢　627

**重要ポイント**　627
　第3・4頸椎間の高さと第5・6頸椎間の高さ　627
　頸部の気道　627
　脳神経　628
　頸神経　628
　消化と呼吸の通路の機能的な分離　630
　頸三角　632

# 局所解剖　633

**頭蓋**　633
　前面　633
　　前頭骨　633
　　頬骨と鼻骨　634
　　上顎骨　634
　　下顎骨　634
　外側面　634
　　頭蓋冠の外側面　635
　　顔面骨の外側面　636
　　下顎骨　636
　後面　636
　　後頭骨　636
　　側頭骨　637
　上面　637
　下面　637
　　前部　637
　　中間部　638
　　後部　639

**頭蓋腔**　640
　天井(上壁)　640
　内頭蓋底(頭蓋腔の床)　640
　　前頭蓋窩　640
　　中頭蓋窩　641
　　後頭蓋窩　643

**髄膜**　646

[脳]硬膜　646
　硬膜の隔壁　646
　動脈　646
　神経　649
クモ膜　649
軟膜　651
髄膜と間隙の位置関係　651
　硬膜外腔　651
　硬膜下腔　651
　クモ膜下腔　651

**脳とその動脈**　651
　脳　651
　動脈　651
　　椎骨動脈　652
　　内頸動脈　654
　　大脳動脈輪　654
　静脈の還流経路　658
　　硬膜静脈洞　658

**脳神経**　666
　嗅神経[Ⅰ]　666
　視神経[Ⅱ]　666
　動眼神経[Ⅲ]　666
　滑車神経[Ⅳ]　668
　三叉神経[Ⅴ]　668
　　眼神経[$V_1$]　669
　　上顎神経[$V_2$]　669
　　下顎神経[$V_3$]　669
　外転神経[Ⅵ]　669
　顔面神経[Ⅶ]　669
　内耳神経[Ⅷ]　670
　舌咽神経[Ⅸ]　670
　　鼓室神経　670
　迷走神経[Ⅹ]　670
　副神経[Ⅺ]　671
　　副神経[Ⅺ]の延髄根　671
　舌下神経[Ⅻ]　674

**顔面**　674
　顔面の筋(表情筋)　674
　　眼窩の筋　676
　　鼻の筋　676
　　口の周囲の筋　677
　　その他の筋　678
　耳下腺　679
　　重要な相互関係　679
　　耳下腺の動脈　679
　　神経支配　679
　神経支配　681
　　感覚神経の分布　681
　　運動神経支配　682
　血管　684
　　動脈　684
　　静脈　686
　　リンパ系　686

頭皮　687
　頭皮の層　687
　　皮膚　687
　　密性結合組織　687
　　腱膜層　687
　　疎性結合組織　688
　　頭蓋骨膜　688
　神経支配　688
　　耳と頭頂を結ぶ線より前方の領域　688
　　耳と頭頂を結ぶ線より後方の領域　689
　血管　689
　　動脈　689
　　静脈　690
　リンパ系　690
眼窩　691
　骨性眼窩　691
　　上壁　691
　　内側壁　691
　　下壁　692
　　外側壁　692
　　眼瞼　692
　涙器　694
　　神経支配　695
　　血管　696
　眼窩の裂と孔　696
　　視神経管　696
　　上眼窩裂　696
　　下眼窩裂　697
　　眼窩下孔　697
　　その他の開口部　697
　特殊化した眼窩の被膜　697
　　眼窩骨膜　697
　　眼球鞘　697
　　内側直筋と外側直筋の制動靱帯　698
　眼筋　698
　　外眼筋　698
　血管　703
　　動脈　703
　　静脈　704
　神経支配　704
　　視神経　704
　　動眼神経　704
　　滑車神経［Ⅳ］　704
　　外転神経［Ⅵ］　705
　　交感神経節後線維　705
　　眼神経［Ｖ₁］　705
　　毛様体神経節　706
　眼球　707
　　前眼房と後眼房　708
　　水晶体と硝子体　708
　　眼球壁　708
　　血管　708
　　眼球の線維膜（外膜）　708

眼球の血管層　708
眼球の内層　710
耳　712
　外耳　712
　　耳介　712
　　外耳道　714
　　鼓膜　714
　中耳　716
　　境界　716
　　乳突部　717
　　耳管　718
　　耳小骨　719
　　血管　719
　　神経　720
　内耳　720
　　骨迷路　722
　　膜迷路　723
　　血管　724
　　神経　725
　　音の伝達　725
側頭窩と側頭下窩　726
　側頭窩と側頭下窩を構成する骨　727
　　側頭骨　727
　　蝶形骨　727
　　上顎骨　727
　　頬骨　727
　　下顎枝　728
　顎関節　728
　　関節包　729
　　関節包の靱帯　729
　　下顎の運動　729
　咬筋　729
　側頭窩　731
　　構成要素　731
　側頭下窩　732
　　構成要素　733
翼口蓋窩　741
　構成する骨　742
　　蝶形骨　742
　翼口蓋窩の出入口　742
　翼口蓋窩の構成要素　742
頸部　748
　頸部の筋膜　748
　　浅葉　748
　　椎前葉　749
　　気管前葉　749
　　頸動脈鞘　750
　　頸部の筋膜の区画（コンパートメント）　750
　　筋膜の間隙　750
　頸部の浅層の静脈還流　750
　　外頸静脈　751
　　前頸静脈　752
　前頸三角　752

筋　752
　血管　755
　神経　757
　消化器系ならびに呼吸器系の構成要素　759
　甲状腺と副甲状腺　760
　前頸三角内の領域とその内容　764
後頸三角　764
　筋　765
　血管　766
　神経　768
頸基部（頸の付け根）　770
　血管　771
　神経　772
　リンパ系　775
　頸部のリンパ路　775

**咽頭　777**
咽頭を構成する骨　778
　咽頭の外側壁の付着部位　778
咽頭壁　780
　筋　780
筋膜　781
咽頭壁の筋間隙とそこを通過する筋，神経，血管　781
　［咽頭］鼻部　782
　［咽頭］口部　783
　［咽頭］喉頭部　783
扁桃　783
血管　785
　動脈　785
　静脈　785
　リンパ系　785
神経　786
　舌咽神経［IX］　787

**喉頭　787**
喉頭の軟骨　788
　輪状軟骨　788
　甲状軟骨　789
　喉頭蓋　789
　披裂軟骨　789
　小角軟骨　790
　楔状軟骨　790
外喉頭靱帯　790
　甲状舌骨膜　790
　舌骨喉頭蓋靱帯　790
　輪状気管靱帯　790
内喉頭靱帯　791
　喉頭弾性膜　791
喉頭の関節　792
　輪状甲状関節　792
　輪状披裂関節　792
喉頭腔　792
　喉頭腔の3つの領域　793
　喉頭室と喉頭小嚢　793
　喉頭前庭裂と声門裂　793

喉頭筋　793
　輪状甲状筋　793
　後輪状披裂筋　795
　外側輪状披裂筋　795
　横披裂筋　795
　斜披裂筋　795
　声帯筋　796
　甲状披裂筋　796
喉頭の機能　796
　呼吸　797
　発声　797
　努力性声門閉鎖（息こらえ）　798
　嚥下　798
血管　798
　動脈　798
　静脈　798
　リンパ系　798
神経　800
　上喉頭神経　800
　反回神経　801

**鼻腔　801**
外側壁　802
区分　802
神経支配と血管　802
構成する骨　803
　篩骨　803
外鼻　803
副鼻腔　803
　前頭洞　803
　篩骨蜂巣　805
　上顎洞　805
　蝶形骨洞　805
鼻腔の側壁，底，上壁　805
　鼻腔の内側壁　805
　鼻腔底　806
　鼻腔の上壁　807
　鼻腔の外側壁　807
外鼻孔　809
後鼻孔　809
鼻腔の出入口　809
　篩板　810
　蝶口蓋孔　810
　切歯管　811
　鼻腔外側壁の小孔　811
血管　811
　動脈　811
　静脈　812
神経　812
　嗅神経［I］　812
　眼神経［$V_1$］の枝　812
　上顎神経［$V_2$］の枝　813
　副交感神経支配　813
　交感神経支配　813

リンパ系 814
## 口腔 814
口腔を支配する神経 814
口腔を構成する骨 815
上顎骨 815
口蓋骨 815
蝶形骨 815
側頭骨 817
耳管軟骨部 817
下顎骨 817
舌骨 818
口腔の側壁：頬部 818
頬筋 818
口腔底 818
顎舌骨筋 819
オトガイ舌骨筋 820
口腔底の出入口 820
舌 820
舌乳頭 820
舌の下面 820
舌の咽頭部 821
舌筋 821
血管 823
神経 824
リンパ系 826
唾液腺 826
耳下腺 826
顎下腺 826
舌下腺 826
血管 827
神経支配 827

口腔の上壁：口蓋 829
硬口蓋 829
軟口蓋 830
血管 833
神経 834
口裂と口唇 835
口峡峡部 836
歯と歯肉 836
血管 836
神経 839

## 体表解剖 841
頭頸部の体表解剖 841
解剖学的位置と主要な目印 841
第3・4頸椎間の高さと第6頸椎の高さにおける
構造の確認 842
前頸三角と後頸三角の位置の決定 842
正中輪状甲状靱帯の位置の決定 842
甲状腺の位置の決定 843
中硬膜動脈の位置の決定 843
顔の主要な部位 844
眼と涙器 846
外耳 847
動脈の拍動を触知する部位 847

## 索 引

和文索引 849
欧文索引 870

# 臨床的事項目次

## 1　人体の構造

1.1　放射性核種イメージング　　12
1.2　過剰骨と種子骨　　14
1.3　骨年齢の推定　　15
1.4　骨髄移植　　15
1.5　骨折　　16
1.6　無血管性骨壊死　　16
1.7　骨端骨折　　16
1.8　関節の変性疾患　　20
1.9　関節鏡　　21
1.10　関節置換術　　21
1.11　筋膜の重要な機能　　22
1.12　皮膚切開の位置と瘢痕　　22
1.13　筋麻痺　　22
1.14　性同一性障害の治療のためのホルモンによる筋肥大／
　　　筋萎縮　　23
1.15　筋萎縮　　23
1.16　筋の外傷と断裂　　23
1.17　動脈硬化　　24
1.18　静脈瘤　　24
1.19　血管吻合と側副循環　　24
1.20　リンパ節　　27
1.21　皮節と筋節　　33
1.22　関連痛　　44

## 2　背部

2.1　二分脊椎　　63
2.2　椎体形成術　　64
2.3　脊柱側弯症　　65
2.4　後弯症　　66
2.5　前弯症　　66
2.6　椎骨の数の変異　　67
2.7　脊柱とがん　　68
2.8　骨粗鬆症　　68
2.9　背部痛　　70
2.10　椎間板ヘルニア　　70
2.11　関節疾患　　71
2.12　黄色靱帯　　72
2.13　脊柱の骨折　　73
2.14　背部の手術　　74
2.15　背部の浅層の筋群に影響を及ぼす神経障害　　86
2.16　椎間板炎　　90
2.17　環椎や軸椎の骨折　　90
2.18　対麻痺および四肢麻痺　　90

2.19　腰椎穿刺　　93
2.20　帯状疱疹　　94
2.21　背部痛：多様な原因　　96

## 3　胸部

3.1　乳房の腋窩突起　　115
3.2　胸部男性化手術　　116
3.3　乳がん　　117
3.4　頸肋　　124
3.5　胸骨骨髄の採取　　124
3.6　肋骨骨折　　124
3.7　胸部の外科手術　　131
3.8　胸腔チューブの挿入　　131
3.9　肋間神経ブロック　　132
3.10　横隔膜の麻痺　　134
3.11　胸水　　137
3.12　気胸　　137
3.13　COVID-19　　145
3.14　肺の画像診断　　146
3.15　高解像度CT　　147
3.16　気管支鏡検査　　147
3.17　肺がん　　148
3.18　心膜炎　　150
3.19　心嚢液　　152
3.20　収縮性心膜炎（心外膜炎）　　153
3.21　心臓弁の疾患　　162
3.22　冠状動脈の臨床用語　　166
3.23　心臓発作　　166
3.24　心臓の関連痛　　167
3.25　心音の聴診　　167
3.26　先天性心疾患　　168
3.27　心臓発作の古典的症状　　168
3.28　心臓発作の症状の男女差　　168
3.29　刺激伝導系の虚血　　168
3.30　胸腺内の異所性副甲状腺　　175
3.31　中心静脈と透析静脈の確保　　175
3.32　下大静脈への到達のための上大静脈の利用　　176
3.33　大動脈縮窄症　　177
3.34　胸大動脈の病変　　178
3.35　大動脈弓とその異常　　178
3.36　大血管の起始異常　　178
3.37　迷走神経の反回神経，嗄声　　181
3.38　食道がん　　184
3.39　食道破裂　　185

## 4 腹部

4.1 外科的切開　215
4.2 腹腔鏡視下手術　215
4.3 精巣挙筋反射　229
4.4 鼠径部周辺の構造　232
4.5 腹膜　235
4.6 大網　237
4.7 腹部食道と胃の上皮の移行　243
4.8 十二指腸潰瘍　243
4.9 上部ならびに下部消化管の検査　244
4.10 Meckel憩室　245
4.11 消化管の画像診断　246
4.12 胃がん　246
4.13 虫垂炎　249
4.14 消化管の先天異常　251
4.15 腸管閉塞　252
4.16 憩室性疾患　254
4.17 瘻造設術　254
4.18 輪状膵　260
4.19 膵臓がん　262
4.20 肝区域に関する解剖学　262
4.21 胆石　263
4.22 黄疸　264
4.23 脾臓の異常　264
4.24 消化器系への動脈の分布　271
4.25 肝硬変　274
4.26 肥満の外科手術　280
4.27 腰筋膿瘍　285
4.28 横隔膜ヘルニア　285
4.29 食道裂孔ヘルニア　286
4.30 尿路結石　291
4.31 尿路系のがん　292
4.32 腎瘻造設術　293
4.33 腎移植　294
4.34 尿路の検査　295
4.35 腹大動脈ステント移植術　298
4.36 下大静脈フィルター　300
4.37 腹膜後リンパ節手術　301

## 5 骨盤と会陰

5.1 下半身における性別適合手術　329
5.2 骨髄生検　333
5.3 骨盤骨折　335
5.4 仙腸関節によく起きる問題　336
5.5 産科における骨盤計測法　341
5.6 排便　343
5.7 直腸指診　344
5.8 結腸がんと直腸がん　346
5.9 医原性尿管損傷　350
5.10 膀胱結石　350

5.11 恥骨上カテーテル　351
5.12 膀胱がん　351
5.13 膀胱感染　353
5.14 尿道カテーテル法　353
5.15 精巣腫瘍　354
5.16 異所性精巣　354
5.17 精管切除　356
5.18 前立腺の疾患　357
5.19 卵巣がん　359
5.20 卵巣の画像　359
5.21 子宮摘出術　360
5.22 卵管結紮　361
5.23 子宮頸がんと子宮体がん　361
5.24 インターセックス　362
5.25 直腸子宮窩　364
5.26 陰部神経ブロック　370
5.27 前立腺切除と勃起不能　371
5.28 ロボット支援前立腺切除術　372
5.29 坐骨肛門窩の膿瘍　382
5.30 痔　382
5.31 精液の射出と射精　385
5.32 勃起不全　385
5.33 2つの陰茎形成術　388
5.34 外陰形成術と腟形成術　389
5.35 尿道破裂　389

## 6 下肢

6.1 骨盤の骨折　415
6.2 大腿骨頸部骨折　418
6.3 転子間骨折　418
6.4 大腿骨骨幹部骨折　418
6.5 静脈瘤　426
6.6 深部静脈血栓症　427
6.7 下肢への血管アクセス　429
6.8 Trendelenburg徴候　433
6.9 筋肉内注射　435
6.10 コンパートメント症候群　442
6.11 下肢の筋損傷　448
6.12 末梢血管疾患　452
6.13 閉鎖神経損傷　454
6.14 半月(板)損傷　457
6.15 膝の側副靱帯の損傷　461
6.16 十字靱帯の損傷　462
6.17 変形性関節疾患／骨関節炎　462
6.18 膝関節の検査　463
6.19 膝の前外側靱帯　464
6.20 膝窩動脈瘤　465
6.21 踵骨(Achilles)腱の断裂　469
6.22 下腿の神経学的検査　471
6.23 下垂足　477
6.24 総腓骨神経傷害　477

xxvi　臨床的事項目次

| 6.25 | 嘴状変形　482 |
| 6.26 | 距骨骨折　482 |
| 6.27 | 足根の骨折　485 |
| 6.28 | 腱膜瘤　487 |
| 6.29 | 第1足根中足関節の変形性関節症　487 |
| 6.30 | 足底腱膜炎　494 |
| 6.31 | Morton神経腫　500 |
| 6.32 | 内反足　501 |

## 7　上肢

| 7.1 | 上腕骨の近位部骨折　527 |
| 7.2 | 鎖骨骨折と肩鎖関節および胸鎖関節の脱臼　530 |
| 7.3 | 肩関節の脱臼　531 |
| 7.4 | 回旋筋腱板の異常　531 |
| 7.5 | 肩峰下包(三角筋下包)の炎症　532 |
| 7.6 | 四角隙症候群　537 |
| 7.7 | 翼状肩甲(骨)　543 |
| 7.8 | 上肢の血流のイメージング　548 |
| 7.9 | 上肢の動脈の外傷　549 |
| 7.10 | 鎖骨下静脈・腋窩静脈への穿刺　550 |
| 7.11 | 腕神経叢の損傷　558 |
| 7.12 | 乳がん　559 |
| 7.13 | 上腕二頭筋の腱の断裂　562 |
| 7.14 | 血圧測定　566 |
| 7.15 | 上腕における橈骨神経の損傷　568 |
| 7.16 | 上腕における正中神経の損傷　568 |
| 7.17 | 上腕骨の顆上骨折　569 |
| 7.18 | 肘内障　569 |
| 7.19 | 肘頭骨折　570 |
| 7.20 | 肘関節の発達過程　571 |
| 7.21 | 橈骨頭の骨折　572 |
| 7.22 | テニス肘とゴルフ肘(上顆炎)　572 |
| 7.23 | 肘関節炎　572 |
| 7.24 | 肘における尺骨神経の損傷　572 |
| 7.25 | 透析用動静脈瘻の構造　574 |
| 7.26 | 橈骨と尺骨の骨折　575 |
| 7.27 | 橈骨動脈または尺骨動脈の切断　584 |
| 7.28 | 前骨間神経麻痺　585 |
| 7.29 | 舟状骨骨折と舟状骨近位部の虚血性壊死　594 |
| 7.30 | Kienböck病　595 |
| 7.31 | 正中動脈　595 |
| 7.32 | 手根管症候群　595 |
| 7.33 | Dupuytren拘縮　597 |
| 7.34 | 解剖学的嗅ぎタバコ入れ　598 |
| 7.35 | De Quervain病　599 |
| 7.36 | 腱鞘炎　599 |
| 7.37 | ばね指　599 |
| 7.38 | Allen試験　606 |
| 7.39 | 静脈穿刺　606 |
| 7.40 | 尺骨神経損傷　607 |
| 7.41 | 橈骨神経の障害　609 |

## 8　頭頸部

| 8.1 | 頭蓋骨癒合症　644 |
| 8.2 | 頭部の医学的画像診断　645 |
| 8.3 | 頭蓋骨骨折　646 |
| 8.4 | 水頭症　649 |
| 8.5 | 脳脊髄液漏　650 |
| 8.6 | 髄膜炎　650 |
| 8.7 | 脳腫瘍　650 |
| 8.8 | 脳卒中　655 |
| 8.9 | 動脈内膜切除術　657 |
| 8.10 | 脳動脈瘤　657 |
| 8.11 | 頭皮と髄膜　662 |
| 8.12 | 頭部外傷　663 |
| 8.13 | 頭蓋内出血の種類　663 |
| 8.14 | 結核と中枢神経系　664 |
| 8.15 | 導出静脈　664 |
| 8.16 | 脳震盪　664 |
| 8.17 | 頭部外傷患者の臨床的評価　664 |
| 8.18 | 頭部外傷の治療　664 |
| 8.19 | 頭蓋内圧亢進と脳ヘルニア　665 |
| 8.20 | 上矢状洞血栓症　665 |
| 8.21 | 脳神経の障害　671 |
| 8.22 | 脳神経のまとめ　672 |
| 8.23 | 除皺術とボトックス療法　678 |
| 8.24 | 耳下腺　681 |
| 8.25 | 顔面神経[Ⅶ]麻痺(Bell麻痺)　687 |
| 8.26 | 三叉神経痛　687 |
| 8.27 | 頭皮裂創　689 |
| 8.28 | 眼窩骨折　692 |
| 8.29 | Horner症候群　694 |
| 8.30 | 眼の検査　702 |
| 8.31 | H字試験(外眼筋の機能検査)　702 |
| 8.32 | 緑内障　708 |
| 8.33 | 白内障　708 |
| 8.34 | 眼底検査　709 |
| 8.35 | 高解像度光干渉断層撮影　711 |
| 8.36 | 中耳炎　715 |
| 8.37 | 耳の検査　715 |
| 8.38 | スイマーズイヤー(外耳炎)　715 |
| 8.39 | サーファーズイヤー(外耳道外骨腫)　715 |
| 8.40 | 鼓膜の穿孔　716 |
| 8.41 | 乳様突起炎　718 |
| 8.42 | 舌神経の損傷　738 |
| 8.43 | 歯科麻酔　740 |
| 8.44 | 中心静脈カテーテルの挿入　751 |
| 8.45 | 頸静脈の拍動　757 |
| 8.46 | 甲状腺　763 |
| 8.47 | 甲状腺切除　763 |
| 8.48 | 甲状腺の病理　763 |
| 8.49 | 異所性副甲状腺　764 |
| 8.50 | 椎骨動脈　772 |

| 8.51 | 反回神経麻痺 | 773 | 8.56 | 喉頭鏡検査 | 798 |

8.51 反回神経麻痺　773
8.52 頭頸部の臨床リンパドレナージ　778
8.53 輪状甲状靱帯切開術　798
8.54 気管切開　798
8.55 外因性テストステロンと声帯の大きさ　798

8.56 喉頭鏡検査　798
8.57 下垂体への外科的アプローチ　805
8.58 鼻中隔弯曲　806
8.59 頭頸部がん　839

# 1

# 人体の構造

# 解剖学とは何か

解剖学で扱う対象には，**肉眼的**に（拡大することなく）みえる構造と，**顕微鏡的**に（拡大することによって）みえる構造がある．一般に，単に "**解剖学**（Anatomy）" という場合は，顕微鏡を使わずにみえる肉眼的な構造を扱う学問，つまり**肉眼解剖学**（Gross anatomy：Macroscopic anatomy）を意味することが多い．顕微鏡的解剖学は "**組織学**（Histology）" ともよばれ，顕微鏡を使って細胞と組織を研究する学問である．

解剖学は医学の基盤となるもので，医師が患者の理学的診察を行う際や新しい画像診断によって患者の病態を理解する際に，解剖学的な知識は不可欠である．解剖学は，歯科医師，理学療法士を含む，臨床徴候の分析に基づいて患者の治療にあたる人々にとっても重要である．臨床観察の結果は，正確な解剖学的理解を基盤とすることで，はじめて正しく解釈することができる．

学生が解剖学を学ぶとき，目でみて観察することがまず重要である．解剖学は，さまざまな構造の名前を暗記するだけの学問ではない．もちろん，解剖学用語は重要であるが，患者の身体の構造の位置を理解するためには，単なる暗記にとどまらない情報のネットワークが必要である．外頸動脈の多くの枝の名前を知っていることは，頸部から舌に至る舌動脈の走行を視覚的に理解していることと同じではない．軟口蓋の機能を理解して，それが口腔および鼻腔とどのような関係にあるか，また嚥下の際にそれがどのように動くかを理解することは，個々の筋と神経の名前を列挙できることとは別のことである．解剖学を理解するためには，それぞれの解剖学用語がどのような脈絡で使われているかを理解しなければならない．

## ▶ 肉眼解剖学をどのように学ぶか

"解剖学" という語は，"切る" ことを意味するギリシア語 "*temnein*" に由来する．したがって，解剖学は本来，身体を "**解剖**（Dissection）" することと無関係ではありえない．しかし，最近は遺体を学生が解剖することが必ずしも容易でないため，すでに解剖された標本，プラスチックモデル，コンピューターによる教育教材，仮想現実や拡張現実体験等，その他の学習補助教材による解剖学教育プログラム等によって代替されることもある．

解剖学は，アプローチの方法によって，**局所解剖学**（Regional anatomy）と**系統解剖学**（Systemic anatomy）に大別できる．

- 局所解剖学…身体の部位（Region）を別々に学び，その部位のすべての構造を同時に理解するという方法である．例えば，胸部を学ぶ場合には，胸部として定義される部位にあ

るすべての構造，すなわち血管，神経，骨，筋，その他の構造が対象となる．そして，胸部を学んだ後，身体の他の領域，すなわち腹部，骨盤，下肢，上肢，背部，頭頸部も，同様な方法で学ぶことになる．

- 系統解剖学…各**器官系**（Organ system）について，全身にわたって学ぶ．例えば，心臓血管系の場合は，心臓と全身の血管を学ぶ．また，神経系の場合は，脳，脊髄と体内のすべての神経を詳細に学ぶことになる．その他の器官系として，骨格系，筋系，消化器系，呼吸器系，リンパ系，細網内皮系等がある．

上記の2つのアプローチには，それぞれに利点と欠点がある．遺体の解剖を行う場合には局所解剖学が役立つが，それが必ずしも全身の器官系の成り立ちを理解することにはつながらない．逆に，系統解剖学は，身体全体におけるある器官系の全体像を理解するには有用であるが，遺体の解剖に際して局所における各種の構造の相互関係を理解するには直接的に役立ちにくいという短所がある．

## ▶ 重要な解剖学用語

### 解剖学的体位

**解剖学的体位**（解剖学的位置，解剖学的姿勢）（Anatomical position）は，身体の構造の位置や相互の関係を記載する際に基準となる体位である（**図 1.1**）．解剖学的体位のときには，その人は両足をそろえて直立し，両手を身体の側面に置き，顔を前方に向ける．眼窩下縁の骨が外耳道と同じ水平面にあって，口を閉じ，顔は特別の表情を示さない．目は開き，遠方をみる．手掌を前方に向け，手指をそろえてまっすぐにのばし，母指は手掌に対し，90度回転させる．足指（趾）をそろえて前方に向ける．

### 解剖学的平面

身体の断面を表すとき，解剖学的体位に基づいて主に次の3つの面が用いられる（**図 1.1**）．

- **冠状面**（Coronal plane）（**前頭面**（Frontal plane））…身体を前と後に分ける垂直な面である．

- **矢状面**（Sagittal plane）…冠状面に直角な面で，身体を左右に分ける垂直な面である．身体の中心を通り，身体を右半分と左半分に分ける平面を，特に**正中面**（Median plane）という．

- **横断面**（Transverse plane）（**水平面**（Horizontal plane），**軸平面**（Axial plane））…身体を上方と下方に分ける面である．

# 解剖学とは何か ● 重要な解剖学用語　3

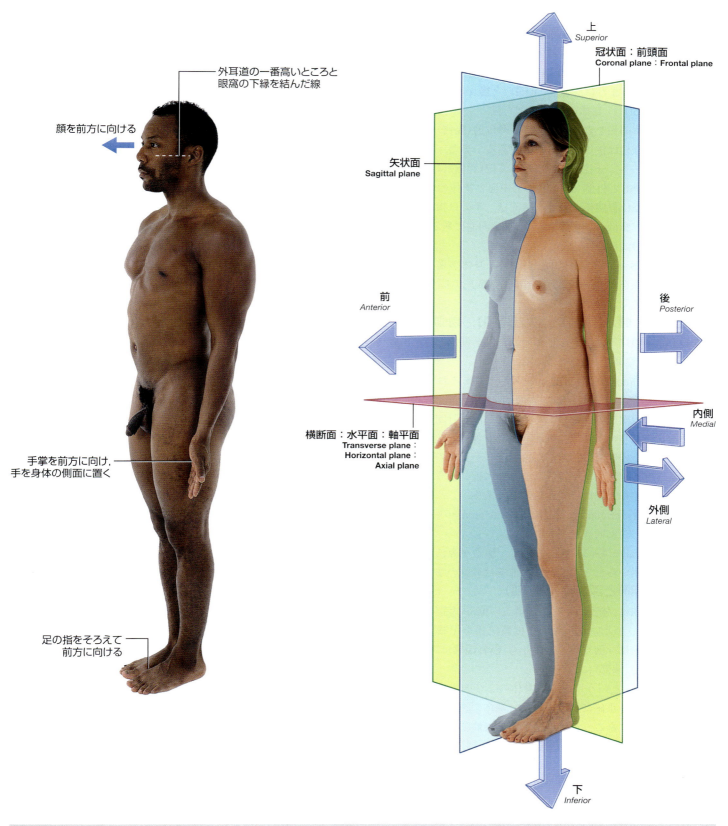

図1.1　解剖学的体位（解剖学的姿勢），位置と方向ならびに断面を示す用語

# 第1章 人体の構造

## 位置を表す用語

### 前(腹側)と後(背側)，内側と外側，上[方]と下[方]

身体の構造の相対的な位置関係を表すときに，これら3組の用語が主に用いられる(図1.1)．

- **前**(anterior)(または**腹側**(ventral))と**後**(posterior)(または**背側**(dorsal))…身体の"前"と"後"に対する構造の相対的な位置関係を表す．例えば，鼻は前(腹側)にある構造であり，脊柱は後(背側)の構造である．また，鼻は耳の前(腹側)にあり，脊柱は胸骨に対して後(背側)にある．
- **内側**(medial)と**外側**(lateral)…正中面と身体の側面に対する相対的な位置関係を表す．例えば，手の母指は小指の外側にある．鼻は，正中面にあり，眼の内側にある．そして，眼は耳介の内側にある．
- **上[方]**(superior)と**下[方]**(inferior)…身体の垂直軸における位置関係を表す．例えば，頭部は肩部より上[方]にあり，膝関節は股関節の下[方]にある．

### 近位と遠位，頭方(頭側)と尾方(尾側)，吻側

位置を表すのに用いられる他の用語には，近位と遠位，頭方(頭側)と尾方(尾側)，吻側等がある．

- **近位**(proximal)と**遠位**(distal)…特に四肢において，構造の起始部により近いか遠いかを表すときに用いる．例えば，手は肘関節の遠位にある．肩関節は，肘関節の近位にある．これらの用語は，気道，血管，神経等，枝分かれしていく構造の中での相対的な位置関係を表すのにも用いられる．例えば，血管や神経系の末梢に近いほうが遠位部であり，起始部に近いほうが近位部である．
- **頭方(頭側)**(cranial)と**尾方(尾側)**(caudal)…しばしば上[方]と下[方]と同義に使われる．
- **吻側**(rostral)…特に頭部において，構造が鼻に近いかを表すときに用いられる．例えば，前脳は後脳の吻側にある．

### 浅(浅層，浅部)と深(深層，深部)

これらの用語は，体表面に対して構造の位置が**浅**(superficial)いか**深**(deep)いかという相対的な位置関係を記載するのに用いられる．例えば，胸骨は心臓よりも浅層(浅部)にあり，胃は腹壁よりも深層(深部)にある．

"浅"と"深"という用語も，身体の2つの主要な領域を定義するため，より正確に用いられる．身体の浅い領域は，深筋膜の外層の外側にある．深い構造とは，深筋膜で囲まれているのである．身体の浅い領域の構造は，皮膚，浅筋膜(皮下組織)，乳腺を含む．深い構造はほとんどの骨格筋と内臓を含む．浅い創傷とは，深筋膜の層より外側のもののことであり，深い創傷とは，この層を貫くものをいう．

[訳注：解剖学では，同じ漢字を用いていても，"がいそく"と"そとがわ"，"ないそく"と"うちがわ"は区別して使われるので，十分に注意が必要である．]

## トランス／ノン・バイナリー解剖学用語

解剖学は一般的に，女性と男性という性二元論で語られるが，こうした分類に当てはまらない人がいる．こうした人々には，**インターセックス**(intersex)，**ノン・バイナリー**(non-binary)，**トランスジェンダー**(transgender)が含まれる．本書では，解剖学的／臨床的に，"シス女性とシス男性"と"トランス女性とトランス男性"を区別している．"シス"とは，性自認が出生時に割り当てられた性と一致する個人を指す．"トランス"とは，性自認が出生時に割り当てられた性と一致しない個人を指す．"ノン・バイナリー"は，性自認が性二元論モデルに当てはまらない個人を指す．トランスジェンダーまたはノン・バイナリーである人の多くは，ホルモン剤や手術等，性を肯定するためのさまざまな治療を受け，解剖学的構造を変える性転換を目指す．本文中の解剖学用語はこれらを反映したものである(例：トランス女性の腟形成術後)．これらの違いは臨床的に重要であり，シスジェンダーとは異なる．

[訳注：インターセックスとは男女両方の身体的特徴をもっている人を指し，シスジェンダーとは生まれもった性別と心の性が一致している人，ノン・バイナリーとは自らを男性・女性のどちらでもないと認識している人，トランスジェンダーとは身体的な性別と自認する性別が一致していない人を指す．]

臨床的には，患者が好む解剖学用語を用いるべきであり，これには古典的な性別の解剖学用語に対する非二元論的用語も含まれる．一般的に，ノン・バイナリー／トランスジェンダー患者とかかわる際には，性別を含む解剖学用語を適切に使用することが必要である．主な例は以下の通りである．

| 推奨される用語 | 一般用語 |
| --- | --- |
| 上半身 | 胸 |
| 勃起組織 | 陰茎／陰核 |
| 性腺 | 精巣／卵巣 |

医師は，患者が自称する性別に基づいて，解剖学的特徴を決めつけてはならない．適切で慎重な診療を行うために，患者の器官の解剖学的履歴を聞き取り，患者にとって適切な用語について考慮すべきである．医師は，診断・評価・治療を適切に行うために，現在の解剖学的特徴に基づいて診療を行うべきである．

本書では，多くの解剖学的特徴については，依然として性二元論(女性と男性)を用いて記述する．解剖学は古典的にこの方法で教えられてきたため，この方法にはいくつかの利点がある．第一に，これらの性別についての用語は，現実をより理解しやすくするための近似的な概念であるが，すべての形態の変異を適切に記述できるものではない．これには，インターセックスにみられる解剖学的変異や，さまざまな程度の性自認の治療を受けている人にみられる生物学的変異が含まれる．第二に，こ

れらの性別についての用語は解剖学的記載で多用されるため，本書でこれらの用語を使用することは，既存の情報との整合性を保つのに役立つ．しかし，これらの用語を使用することは，性二元論に当てはまらない人を排除することを意図したものではない．解剖学的多様性についての理解が進むにつれ，性別に

ついての用語の使用が減少し，"前立腺をもつ個体"とか"子宮をもつ個体"のような性非二元論に基づく用語に取って代わるかもしれない．当面の間，可能な限り，性差に基づく仮定をせずに解剖学的に議論することは，科学的にも臨床的にも最良の方法であろう．

# 画像診断（イメージング）

## 画像診断法

1895年，Wilhelm Roentgenは，陰極線管から出る**X線**（X-rays）を妻の手に照射して，はじめてX線写真を撮影した．これがX線の発見である．近年，コンピューター技術の発展と相まって，生体イメージングの技術が著しく進歩した．

### 単純X線撮影

X線は光子（一種の電磁放射線）であって，陰極線管であるX線管球から発生する（**図1.2**）．X線を照射する際には，散乱線の発生を抑え，必要最小限の照射野が得られるように，鉛が埋め込まれたフィルタであるグリッドを通して，体への照射面積の調節が行われる．X線は人体を通過する間に，組織によって減衰（エネルギーが減少）する．組織を通過したX線が検出器で検知される．

生体内では次の構造によって，さまざまな程度でX線の減衰が起こる．

- 空気…わずかである．
- 脂肪…空気よりも多いが，水に比べると少ない．
- 骨…最も多い．

このような減衰の程度の違いにより，検出器に検知されるX線が少なくなったり，多くなったりする．その結果，骨では検出器に到達するX線が少なくなるため，画像上で白く表示される．一方，空気は検出器に到達するX線がより多くなるため，暗く表示される．画像保存伝送システム（Picture archive and communication system：PACS）を使用すると，画像を電子的に保存し，ネットワーク上で閲覧することができるようになる．画像は放射線科医が画像を取り扱うことができる高解像度モニターに表示される．

画像は，静止画像（例：胸部X線画像）として作成することもできるが，X線の連続的な照射によって，動的画像をリアルタイムで記録することもできる（例：関節の動き，血管造影，透視検査；**図1.3**）．

### 造影剤

腸管や動脈のような構造を抽出するためには，X線をより多く減衰させる物質を腸管や動脈の中に入れて撮影（造影）する必要がある．これらの造影剤は，生体にとって害のないものでなければならない．不溶性の塩である**硫酸バリウム**（Barium sulfate）は，比較的高密度で，人体に無害のため，消化管の検査に非常に有用である．**硫酸バリウム懸濁液**（Barium sulfate suspension）を被験者が飲むと，それがX線を減衰させるので，腸管の内腔を可視化できる（**図1.4**）．バリウムとともに発泡剤を飲ませるか，または注腸造影の場合のように直接空気を腸管に入れることにより，消化管の内腔の状態をより詳細にみることができる．これが，**二重造影法**（Double-contrast study）である．

患者によっては，動脈または静脈内に直接造影剤を注射することが必要になる．この場合には，**ヨウ素**（Iodine）を基礎とする分子が造影剤として用いられる．ヨウ素は比較的高い原子量をもち，X線を著しく減衰させる．さらに，ヨウ素は尿路系から自然に排出される．血管造影は，非常に安全で，大部分の患者では副作用がない．一部の患者はヨード剤に対してアナフィラキシー反応を示すので，検査に先立って患者の皮内反応を調

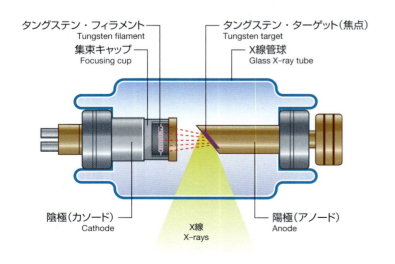

**図1.2　X線を出すための陰極線管**

**図1.3　透視撮影装置**

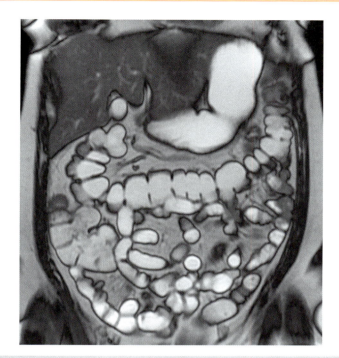

**図1.4 バリウムを用いた腸管の造影像（MRエンテログラフィー）**
［**訳注**：MRエンテログラフィーとは，小腸や大腸を対象として撮像するMRI検査のことである．］

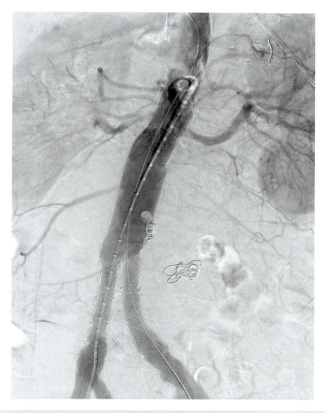

**図1.5 デジタルサブトラクション血管造影像**

べる．血管造影剤は血管を視覚化して調べるためだけではなく，それらが尿路系から排出されることを利用して，腎臓・尿管・膀胱等の尿路系の検査にも用いられる．これが**経静脈性尿路造影**(Intravenous urography)である．

## サブトラクション（減算）血管造影

血管造影をしたときに，血管の影が骨に重なって読影しにくいことがある．そのような場合に，**サブトラクション（減算）血管造影**(Subtraction angiography)の方法が用いられる．その方法を簡単に説明すると，造影前に1，2枚の像を撮影し，写真のポジ画像をネガ画像へ反転するのと同様に，その白黒を反転する．次に，造影剤を入れて血管像を撮影した後，事前に撮影して反転した画像を重ねれば，背景の骨や軟部組織の像を差し引いて（減算），造影された構造だけを明瞭に描出することができる．デジタルイメージングが開発される前は，このようなことは容易ではなかったが，現在はコンピューターを用いることにより，直接，瞬時にこのような画像処理を行うことができる（図1.5）．

## 超音波診断

**超音波検査**(Ultrasonography)は，医療のあらゆる分野で広く使われている．

超音波は，圧電素子（振動子）から発生する高周波の音波で，電磁放射線ではない．圧電素子から発射され，内部器官にあたって跳ね返ってきた音波をプローブ（探触子）が検知し，そのデータを高性能のコンピューターで処理し，リアルタイムでディスプレイ上に表示する．

超音波技術の進歩によって，プローブの大きさが小さくなり，周波数域が広くなったため，身体の広い範囲を超音波で調べることが可能になっている．

従来，超音波検査は腹部や胎児を調べるために用いられてきたが，現在では，眼，頸部，軟部組織や筋骨格系の診断のためにも広く用いられている（図1.6）．また，プローブを内視鏡につけて体内に入れ，食道，胃，十二指腸等の内腔の状態を超音波で調べることもできる．**体腔内超音波診断**(Endocavity ultrasound)は，産婦人科領域で経腟または経直腸的にプローブを入れて撮像するもので，生殖器系の診断に用いられる．男性では，経直腸的な超音波検査は，前立腺肥大や前立腺がんの診断に用いられる．

## 超音波ドップラー

**超音波ドップラー**(Doppler ultrasound)は，単純な超音波技術を使用して，血流とその方向および速度を調べる技術である．音波は，流れている血液にあたり，跳ね返ってくる．周波数の変動の程度によって，対象物が音源のプローブから遠ざかっているか近づいているかを知り，またその速度を測ることができる．この方法によって，血流量や血流速度を正確に測定することができ，そのデータに基づいて血管の障害部位（閉塞や狭窄等）を診断することができる．

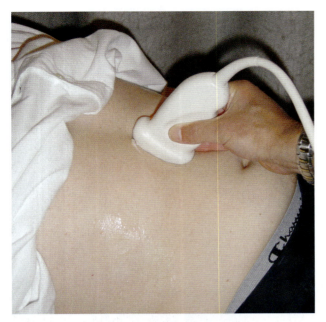

図1.6 腹部の超音波検査

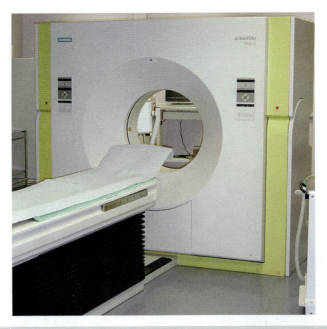

図1.7 CTスキャナー

## コンピューター断層撮影（CT）

コンピューター断層撮影（Computed tomography：CT）は一定の軸に沿って身体の断面像を連続的に撮像する方法である．患者はベッドに横たわり，そのまわりをX線管球が通過する間に，任意の断面像を撮像する（図1.7）．コンピューターでそのデータを数学的に変換し，最終的なイメージ（図1.8）を得る．

## 磁気共鳴画像法（MRI）

磁気共鳴画像法（Magnetic resonance imaging：MRI）は，1946年にはじめて報告され，複雑な分子の構造を決定するのに用いられた．MRIの画像は，水分子に含まれる水素原子の核の自由陽子を捉えたものである．水はほとんどすべての生体組織に存在するので，水素の陽子を画像化するのに理想的な方法といえる．患者の体内の水素の陽子は，腔内で任意の方向を向いた小さい棒磁石とみなしうる．患者を強い磁場に置くと，陽子が一定方向に配列する．電磁波のパルス（振動）が患者の体内を通ると，磁石の向きが変わり，それが元の位置に戻るときに，わずかな電磁波のパルスを発する．そのパルスの強さと周波数，陽子が励起前の状態に戻るまでにかかる時間によって発せられるシグナルが異なるので，それらを高性能コンピューターで解析し，画像がつくられる（図1.9）．

陽子にあてるパルスを変えることによって，陽子の異なる特性を検出することができる．この方法は，MRスキャンの**強調**（weighting）とよばれるものである．パルス・シークエンスとスキャンのパラメーターを変えることによって，T1強調画像（T1-weighted image；図1.10A）とT2強調画像（T2-weighted image；図1.10B）を得ることができる．これらの画像の違いは画像のコントラストの違いとして表れ，これによって異なる

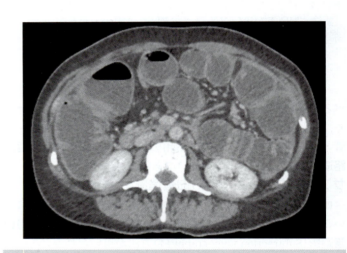

図1.8 L2の高さの腹部のCT横断画像

組織の特徴を強調したり，最適化することができる．

臨床的には，以下の特徴がある．

- T1強調画像…ほとんどの画像で，液体は暗く，脂肪は明るくみえる．例えば，脳内の**脳脊髄液**（Cerebrospinal fluid：CSF）は暗くみえる．
- T2強調画像…液体を明るく，脂肪を中間的な明るさで表示する．例えば，脳内のCSFは白くみえる．

また，MRIで血管内の血液を画像化できるので，身体の末梢や脳の複雑な血管造影にもMRIが用いられる．

## 拡散強調画像

拡散強調画像（Diffusion-weighted imaging）は，さまざまな組織における水分子のブラウン運動の程度を画像化したものである．水分子の拡散は，細胞外空間では比較的自由であり，細胞

画像診断（イメージング） ● 核医学画像診断法　9

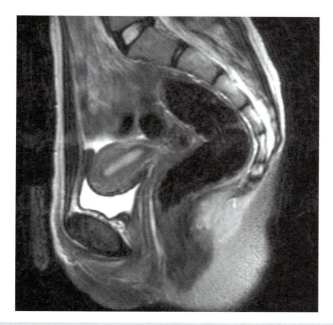

図1.9　女性の下腹部と骨盤のT2強調MR矢状断画像

内空間では制限される．腫瘍および梗塞がおきている組織では，細胞外液に比較して細胞内液の水分子が増加するため，全体として拡散が制限され，正常組織に対して異常組織が同定される．

## ▶ 核医学画像診断法

　核医学（Nuclear medicine）では，もう1種類の電磁放射線であるガンマ線を利用してイメージングを行う．X線は原子に電子があたることによって発生するのに対し，ガンマ線は不安定な核種が崩壊するときに原子の核から放出される．
　データを視覚化するために，患者は次のような条件を満たすガンマ線源を体内に入れなければならない．

- 適切な半減期（例：6～24時間）．
- 測定が容易なガンマ線．
- 患者組織内でのエネルギーの蓄積が可能な限り少ないもの．

　最も一般的に使われる放射性核種（**放射性同位元素**（Radioisotope））は，テクネチウム99m（$^{99m}Tc$）である．これは，テクネチウム塩として注射される場合と，他の分子と結合させて用いる場合がある．例えば，$^{99m}Tc$をメチレンジホスホン酸塩と結合させて放射性医薬品をつくると，この放射性医薬品は体内で骨と特に強く結合するので，骨格の診断に用いられる．同様に，$^{99m}Tc$を他の化合物と結合させると，尿路や脳血流量の検査にも用いることができる．
　放射線医薬品投与後に，それがどのように吸収され，分布し，代謝され，排泄されるかを，ガンマカメラによって画像化する（図1.11）．

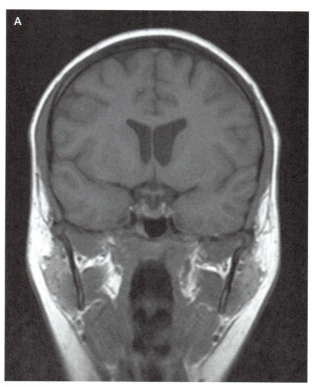

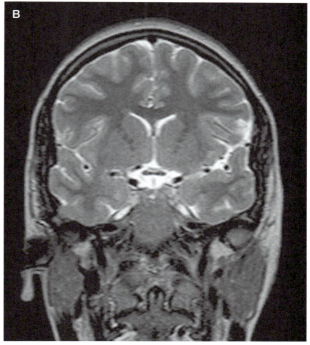

図1.10　頭部のT1強調(A)およびT2強調(B)MR冠状断画像

## 陽電子放出断層撮影（PET）

　陽電子放出断層撮影（Positron emission tomography：PET）は，陽電子を出す放射性核種を検出する画像診断法である．陽電子は，正の荷電をもつ．陽電子は，陽子を多く含む放射性核種が崩壊するときに放出される．この検査に用いる放射性核種は，サイクロトロンでつくられ，半減期が非常に短い．

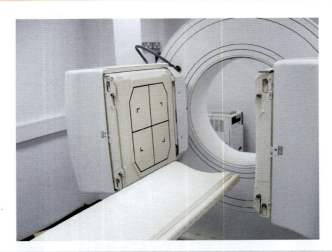

**図 1.11** ガンマカメラ

最もよく使われる PET 用の放射性核種は，フッ素（$^{18}F$，陽電子放出体）で標識された**フルオロデオキシグルコース**（Fluorodeoxyglucose：FDG）である．がんのように代謝が活発な組織はブドウ糖（グルコース）をよくとり込むので，周囲の組織に比べて FDG の濃度が高くなり，多量の陽電子が検出される．このような点を"ホットスポット"という．

PET は，がんの発見ならびにその治療と再発を評価する上で重要な画像診断法になっている．

### 単一光子放射断層撮影

**単一光子放射断層撮影**（Single-photon emission computed tomography：SPECT）は，注射によって体内に入った $^{99m}Tc$，ヨウ素 123（$^{123}I$），またはヨウ素 131（$^{131}I$）等の放射性核種の崩壊により放出されるガンマ線を検出する画像診断法である．放射線は，体のまわりを 360 度回転するカメラによって検出され，3D 画像の構築が可能となる．SPECT は冠状動脈疾患および骨折等，広範囲の疾患の診断に用いることができる．

## 画像の解釈

身体の組織を可視化する画像診断法は，生体内組織の病理学的変化を診断するための方法として，大部分の臨床科において必要となる．画像診断をするとき，何が正常で，何が異常であるかを理解することは，最も大切なことである．どのようにしてその画像が得られたか，何が**正常範囲の変異（破格）**（Normal variation）であるか，ということも重要である．さらに，画像に写る部位の解剖をよく理解していなければ，異常所見をみつけて診断することはできない．

### ▶ 単純 X 線撮影

**単純 X 線撮影**（Plain radiography）は，病院または診療所で最もよく用いられる画像診断法である．読影する前に，その撮像技術と，標準となる正常画像を理解していることが重要である．

胸部撮影を除く多くの場合，X 線管は検出器から 1 m の距離にある．撮影する構造（例：手や足）を，検出器の上に置く．X 線撮影について記述する場合，X 線管に最も近い部分を先に，検出器に近い部分を後に記述する．例えば，前後（AP）撮影では，体のより前の部分が X 線管に近いところにあり，より後ろの部分が検出器に近いところにある．

X 線画像をみるとき，患者の身体の右側が観察者からみて左側になる．すなわち，解剖学的体位にある患者をみるように画像をみることになる．

### 胸部 X 線撮影

**胸部 X 線撮影**（Chest radiography）は，最もよく行われる単純 X 線撮影である．撮影は立位で，患者の後方（背方）から前方（腹方）へ（PA 方向で）X 線を照射する．胸部 PA-X 線撮影では，患者の背中に X 線管が近づくようにして撮影する．

患者の状態が悪く，立位での撮影が困難な場合は，ベッド上で仰臥位になり，前方から後方へ（AP 方向で）X 線を照射して撮影する．AP 像で診断するときには，それが標準的な PA 像とは異なることに注意しなくてはならない．

胸部単純 X 線撮影を行うときには，常に品質管理を十分に行わなければならない．マーカーは，必ず適切な側に置かれなければならない．時として，右胸心（心臓が身体の右側にある異常）等を見落とすことにもなりうる．良質な胸部 X 線画像では，肺，心臓による縦隔の輪郭，横隔膜，肋骨，末梢の軟部組織等を識別できる．

### 腹部 X 線撮影

**腹部 X 線撮影**（Abdominal radiography）は仰臥位 AP 撮影で行う．小腸閉塞が疑われるときには，立位の腹部単純 X 線画像を行うことがある．

### 消化管 X 線造影

食道，胃，小腸，大腸等の消化管の像を得るために，高密度の造影剤を被験者に飲ませて X 線撮影を行う．腸管の二重造影を行うときには，空気（または二酸化炭素）を腸管内に入れる．多くの国では，上部消化管画像診断は内視鏡検査にとって代わられているが，大腸の検査の主流は今も**バリウム注腸二重造影法**（Double-contrast barium enema）である．腸管造影を行うのに先立ち，患者に強力な下剤を投与して腸内容を空にする．検査時に，細いチューブを直腸に入れ，バリウム懸濁液を大腸に注入する．患者には造影剤が大腸全体に広がるように，さまざまな体位変換をさせる．その後，造影剤を排泄させ，大腸内に空気を入れる．腸管壁についたバリウムの薄層が，粘膜表面の状態を明らかにする（**図 1.4** 参照）．その他に，造影剤を用いた大腸 CT 検査がある（**図 1.12**）．

画像診断（イメージング） ● 画像診断の安全性　11

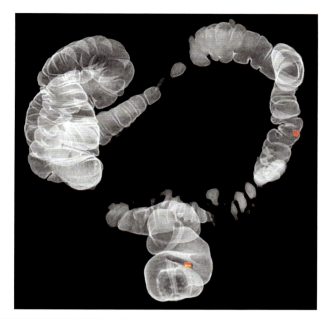

図1.12　CT コロノグラフィー画像（大腸 CT 検査）
2ヵ所の赤い部分はポリープを表す．

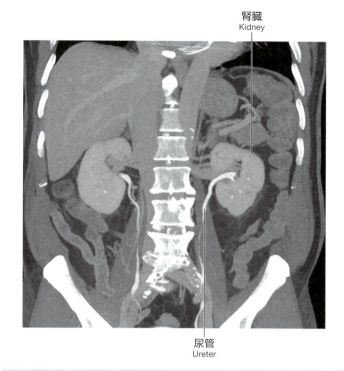

図1.13　造影 CT 画像

## 泌尿器の造影法

経静脈性尿路造影（Intravenous urography）は，尿路を診断するために標準的に用いられる画像診断法である．造影剤を静脈内に注射し，腎臓から排出されるときに尿路の画像を得る．注射直後から，膀胱に造影剤が到達する約 20 分後までの間に断続的に撮影する．

この方法によって，腎臓，尿管，膀胱，および尿管が走行する腹膜後隙の状態を診断することができる．CT 撮影においても造影剤が使われることがある（**図 1.13**）．

## ▶ コンピューター断層撮影（CT）

コンピューター断層撮影（CT）は，英語では Computed tomography と Computerized tomography の 2 つの用語があり，同じように用いられているが，どちらかといえば前者のほうがよく用いられる．

CT 画像がどのように表示されるかを理解することは，学生にとって重要である．多くの場合，CT 画像は身体の横断面を下方から上方へ（足のほうから頭のほうへ）みたように表示される．つまり，以下のようになる．

- 画像の右側…患者の左側になる．
- 画像の上方…患者の前方（腹方）になる．

CT 撮影の際に，腸管を他の腹部器官から区別したり，血管の状態をよく調べるため，経口または静脈内注射で造影剤を投与することがある．静脈内に造影剤を注射後早いタイミングで撮影すると，動脈相の像がよく現れる．注射後少し時間をおいて撮影すると，静脈相あるいは全身の循環系の平衡相の像が得られる．

CT 撮影の大きな長所は，骨，軟部組織，内臓を可視化するためにグレースケールの濃淡を変えられることである．画面の設定を変えることによって，医師は構造に関する具体的な情報を得ることができる．

## ▶ 磁気共鳴画像法（MRI）

磁気共鳴画像法（Magnetic resonance imaging：MRI）が脳と髄膜の画像診断に革命をもたらしたことは疑いがない．さらに，MRI は整形外科領域の医療も大きく変えた．MRI は，身体のどのような断面をも任意に描出することができる．MRI は，一般に CT と同じ方法で表示される．MR 画像の撮影のときにも，組織のコントラストを増強する目的で静脈内造影剤が用いられる．一般に，MRI の造影剤は，常磁性物質（ガドリニウムやマンガン等）を含む．

## ▶ 核医学イメージング

核医学イメージングのほとんどは，機能検査である．画像は通常コンピューターの画面上で直接読影し，所見がある代表的な画像を取り出して臨床目的に用いる．

## 画像診断の安全性

患者が X 線または核医学検査を受けるとき，放射線被曝は避けられない（**表 1.1**）．原則として，診断に必要となる最小限

## 臨床的事項1.1　放射性核種イメージング

放射性核種イメージングは，不安定原子の原子核から放出されるガンマ線を利用する．放射性核種イメージングを得るには，患者に放射性トレーサーを投与し，放出された放射線をガンマカメラで検出する．投与に先立ち，放射性トレーサーは**標識**(Labelling)とよばれる工程によって，目的の臓器に親和性のある分子に結合される．一般的に使用される分子には，骨イメージング用のメチレンジホスホン酸(MDP)や肺灌流イメージング用の粗大凝集アルブミン(MAA)等がある．

最も一般的に使用されるトレーサーは $^{99m}Tc$ であるが，これには撮像に適した，以下のようないくつかの特徴がある．

- 半減期…6時間で撮像には十分な長さであるが，放射線量が許容できないほどにはならない．
- ガンマ線…崩壊する際にガンマ線のみ放出する．ガンマ線は体を通過することができ，アルファ粒子やベータ粒子に比べて局所的な放射線量が少ない．
- 崩壊生成物…放射線を発しない．また，さまざまな分子と結合する多様な化学的性質をもつ．

### 2次元（平面）画像

単一平面画像は，ガンマカメラを解剖学的関心部位に近づけて撮影する．病変部位の位置の特定を行うために，直交面（例：側方からの画像）を撮影することもある．放射性医薬品を注入して1回撮像するという**静的**(Static)な場合がある．また，関心領域内の放射能が急速に変化するときに，異なる時点におけるトレーサー分布を得るために複数回撮像するという**動的**(dynamic)な場合もある（例：腎機能を評価するための $^{99m}Tc$ メルカプトアセチルトリグリシン(MAG3)レノグラム（腎動態シンチグラム））．これらは臨床的適応に応じて選択される．心臓のような動く身体部位を撮像する場合には心電図を使用して同期することができ，心周期の特定のフェーズのみの撮像が可能になる．

### 断層撮影

最新のガンマカメラのほとんどは，患者の周囲を回転させることができる複数の検出器を備えており，トレーサーの体内での活動を，3次元で得ることができる．この技術は**単一光子放射断層撮影**(Single-photon emission computed tomography：SPECT)として知られる．これにより，異なる平面の画像から3次元再構成画像を得ることができる．

**陽電子放出断層撮影**(Positron emission tomography：PET)は，陽電子を放出する放射性トレーサーを使用するガンマ線撮像技術である．陽電子が患者の体内で電子と出合うと，反対方向に進む2本のガンマ線が発生する．

単一の光子の検出に依存するSPECTとは対照的に，PETは，同時に検出器に到達する2本のガンマ線をとらえることによって，より高解像度の画像を作成することができる．PETのもう一つの利点は，フッ素，炭素，酸素等の生物活性のある放射性同位元素を利用でき，代謝や病理学的過程の検査が可能なことである．

最も一般的に使用されているPET放射性核種はフルオロデオキシグルコース(FDG)で，これはフッ素18($^{18}F$)で標識されたグルコースの放射性類似体である．FDGは，がん細胞等の代謝活性の高い組織や感染・炎症部位に取り込まれるため，腫瘍の検出に理想的な物質である．PETはまた，脳の機能地図の作製やアルツハイマー病等の状態の診断にも用いられる．

### 画像の組み合わせ

放射性核種を用いた画像診断は，放射性医薬品の吸収，代謝，排泄の仕方や臓器内のトレーサーの濃度によって分布が決定され，生理機能が反映されるため，**機能的画像診断**(Functional imaging)ともよばれる．しかし，このような画像は空間分解能が低く，基礎となる解剖学的構造を明確に示すことができない．このことを克服するために，機能的イメージング技術は，しばしばPET-CTやSPECT-CTのように，解剖学的構造を明らかにする画像と組み合わせて用いられる．

### 表1.1　種々の検査による放射線被曝量の目安

| 検査 | 一般的な有効線量(mSv) | 同じ線量をバックグラウンド（自然環境等）から受ける場合の期間 |
|---|---|---|
| 胸部X線 | 0.02 | 3日 |
| 腹部X線 | 1.00 | 6ヵ月 |
| 経静脈的尿路造影 | 2.50 | 14ヵ月 |
| 頭部のCTスキャン | 2.30 | 1年 |
| 腹部と骨盤のCTスキャン | 10.00 | 4.5年 |

の線量で行われることが期待される．さまざまな検査で患者が被曝する放射線量は法律で規制されており，また過剰な被曝が起こらないように線量がモニターされる．医師は，放射線診断を行おうとする際には，それが患者にとって必要な検査であること，また患者が受ける放射線量からみて，患者の受ける利益がリスクよりも大きいことを考慮しなければならない．

超音波とMRIは，患者に侵襲がないので理想的な診断法といえる．さらに，超音波画像診断は，胎児の状態を評価するのに有用であり，よく用いられる．

画像診断の装置は高価なため，技術が複雑なほど（例：MRI），経費も高くなる．画像診断は，正確な病歴と検査結果に基づいて，正しく行わなければならない．そのためには，解剖学の理解が不可欠である．

# 器官系

## 骨格系

骨格系は，**軸骨格**（Axial skeleton）と**付属肢骨格**（Appendicular skeleton）に大別される．軸骨格は**頭蓋**（Cranium），**脊柱**（Vertebral column），**肋骨**（Ribs），**胸骨**（Sternum）からなり，付属肢骨格は上肢と下肢の骨からなる（図1.14）．

骨格系は，**軟骨**（Cartilage）と**骨**（Bone）によってつくられる．

### ▶ 軟骨

軟骨は，線維と軟骨基質からなる結合組織で，基質の中に軟骨細胞がある．基質内に含まれる線維の量と種類によって軟骨の種類が決まる．大きな荷重や張力がかかる部位にある軟骨は，コラーゲン線維の量が多く変形しにくい．それに対し，荷重やストレスがそれほど強くない部位の軟骨には弾性線維が多く，コラーゲン線維が少ない．軟骨は，主に以下の3つの機能をもつ．

- 軟部組織を支持する．
- 関節の表面を平滑で滑りやすくする．
- 長骨の発生と成長を担う．

また，軟骨は，次の3種類に分類できる．

- **硝子軟骨**（Hyaline cartilage）…最も多くみられる軟骨で，コラーゲン線維を含む（例：骨の関節面にある関節軟骨等）．
- **弾性軟骨**（Elastic cartilage）…コラーゲン線維と基質を含むが，弾性線維の量が多く弾力に富む（例：外耳の耳介軟骨等）．
- **線維軟骨**（Fibrocartilage）…コラーゲン線維の量が多く，軟骨細胞と基質の量が少ない（例：椎間円板等）．

軟骨組織には血管，リンパ管，神経がなく，周囲の血管からの拡散によって栄養分を受ける．

### ▶ 骨

骨は，生きた硬い結合組織で，骨格系の大部分をつくる．骨の細胞間基質はカルシウムとコラーゲン線維からなり，基質内に数種類の細胞を含む．骨は，次のような役割を担う．

- 身体の支持．
- 内臓の保護．
- カルシウムやリンの貯蔵．
- 筋の作用点．
- 造血細胞の貯蔵．

骨は，**緻密質**（Compact bone）と**海綿質**（Spongy bone）からなる．緻密質は硬い骨組織で，骨の表層で殻のような構造をつく

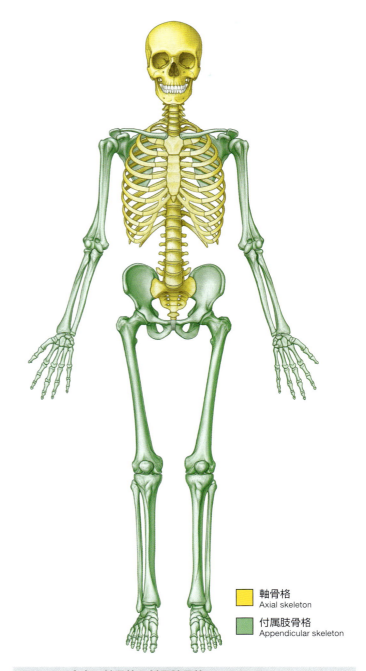

**図1.14　全身の軸骨格と付属肢骨格**

り，その内部に海綿質がある．海綿質は隙間の多い骨で，その腔に造血を行う**骨髄**（Bone marrow）を入れる．骨は，その形によって次のような種類に分けられる．

- **長骨**（Long bone）…管状である（例：上肢の上腕骨，下肢の大腿骨等）．

## 臨床的事項 1.2　過剰骨と種子骨

　過剰骨や種子骨とは，正常骨格として通常見出されないが，多くの人の正常変異として見出される骨をいう．これらの骨は，手首，手，足首，足といったさまざまな場所で見出される（図1.15）．画像診断で，これらの骨を骨折と間違わないようにしなければならない．

　種子骨は，腱の中に埋まるようにして存在し，最大のものは膝蓋骨である．他には，手や足の腱，特に母指や母趾の屈側の腱に多くみられる．

　機械的ストレスを含めた，変性や炎症性の変化によって，過剰骨や種子骨は痛みを引き起こすことがある．このような痛みは，理学療法やステロイド注射によって治療されるが，非常に痛みが強い場合には外科的切除も行われる．

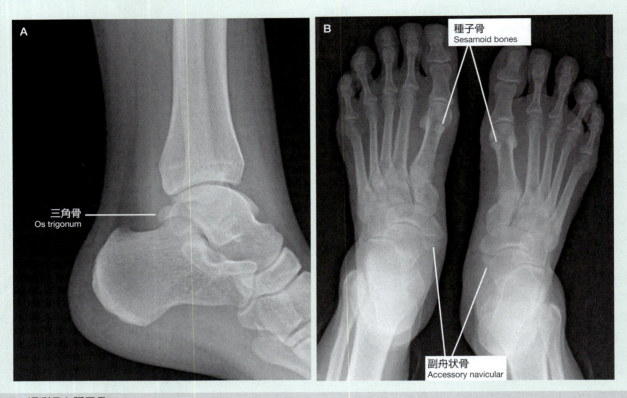

**図1.15　過剰骨と種子骨**
A：足関節領域の**三角骨**（Os trigonum）とよばれる過剰骨のX線画像．B：足にみられる多くの種子骨と，舟状骨の内側にみられる過剰骨（**副舟状骨**（Accessory navicular））のX線画像．

- **短骨**（Short bone）…立方体状である（例：手根骨，足根骨等）．
- **扁平骨**（Flat bone）…2層の緻密質の間に海綿質が挟まれる（例：頭蓋骨等）．
- **不規則骨**（Irregular bone）…さまざまな形をもつ（例：顔面骨等）．
- **種子骨**（Sesamoid bone）…球形や楕円形であり，腱の中にできる．

　骨には，血管と神経が分布している．骨の近くを走る動脈から，通常1個の骨に対して1本の栄養動脈が入る．栄養動脈は，骨の内部に入り，骨髄，海綿質，緻密質の内層に血液を送る．骨の表面は，**関節軟骨**（Articular cartilage）に覆われる関節面を除いて，**骨膜**（Periosteum）という結合組織に包まれる．骨膜には血管が分布し，さらにその枝が緻密骨の表層に分布する．骨膜では新しい骨がつくられ，骨膜が剥がれると，その骨の部分は生きのびることができない．神経は，栄養血管に伴行して骨や骨膜に入る．動脈とともに骨の内部に入る神経は，血流を制御する血管運動神経である．骨組織自体には感覚神経がない．それに対し，骨膜には多数の感覚神経が分布しており，どのような外力に対しても敏感である．

　すべての骨は結合組織から発生する．骨の発生の様式には，結合組織から直接骨ができる**膜内骨化**（Intramembranous ossification）と，いったん軟骨の原型ができてそれが骨に置き換わる**軟骨内骨化**（Endochondral ossification）の2つがある．

器官系・骨格系　15

## 臨床的事項1.3　骨年齢の推定

全身の骨は，年齢に応じて形が変化し，思春期の終わりに成熟した骨格になる．骨格は20〜25歳に成熟するが，その成熟年齢は地域や社会経済的状況によりばらつきがある．また，骨格の成熟度は，遺伝的要因，健康状態によっても決まる．

骨の発生と成長は一定の順序に従って起こり，その状態は，超音波画像，X線画像，MR画像等を用いて調べられる．通常，利き手でない手(左手)をX線撮影し，その写真を標準の写真と比較して**骨年齢**(Bone age)を診断する(図1.16)．従来，この比較は人の目によって行われていたが，最近では機械学習アルゴリズムを採用したソフトウェアによる自動化が行われている．

低栄養状態や甲状腺機能の低下があると，骨の成熟が遅れる．患者の年齢に比べて骨年齢が明らかに遅れている場合には，治療が必要になる．

健康な人では，骨年齢は実際の年齢に一致する．この事実により，骨からその人の年齢を推定できるため，骨年齢は法医学的にも重要である．

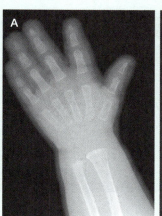 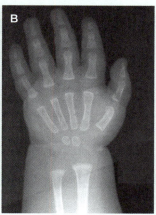 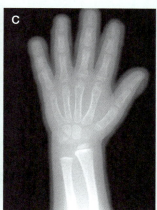 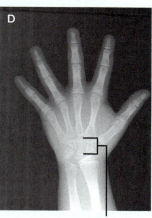

手根骨
Carpal bones

**図1.16　成長に伴う手根骨(手首)の骨化の進行を示すX線画像**
3歳(A)から10歳(D)まで．

## 臨床的事項1.4　骨髄移植

骨髄は，重要な機能を担っている．骨髄は，**赤色骨髄**(Red marrow)と**黄色骨髄**(Yellow marrow)に分けられる．赤色骨髄では赤血球，血小板，ほとんどの白血球がつくられる．黄色骨髄では少量の白血球がつくられるが，黄色骨髄はほとんどが脂肪組織からなるので黄色くみえる(図1.17)．

小児期には全身のほとんどの骨髄が赤色骨髄であるが，加齢とともに，長骨や扁平骨の骨髄が黄色骨髄に順次置き換わっていく．

骨髄には**造血幹細胞**(Hemopoietic stem cell)と**間葉系幹細胞**(Mesenchymal stem cell)が含まれており，前者から白血球，赤血球，血小板が，後者から骨，軟骨，筋をつくる細胞が分化する．

骨髄の疾患には，感染や悪性腫瘍等がある．骨髄の悪性腫瘍(例：白血病)の場合には，化学療法や放射線治療によって骨髄が障害されることがあり，そのようなときにはしばしば，健康な人の骨髄細胞が患者の骨髄に注入される．この治療を，**骨髄移植**(Bone marrow transplantation)という．

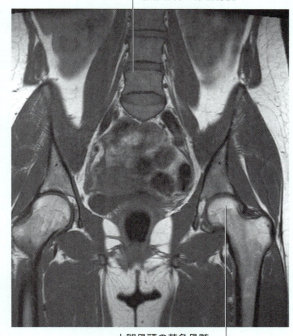

腰椎椎体の赤色骨髄

大腿骨頭の黄色骨髄

**図1.17　骨盤部冠状断面のT1強調MR画像**
大腿骨頭と大腿骨頸近位部の強い(明るい)シグナルは，この部位に黄色骨髄が多いことを示している．脊髄の弱い(暗い)シグナルは，これらの骨に赤色脊髄が多いことを示す．この患者は若くて，脊椎の骨髄に脂肪が少ないため，シグナルは比較的弱い(暗い)．

## 臨床的事項 1.5　骨折

異常な荷重やストレスがかかると，健常な骨に**骨折**（Bone fracture）が起こる（図1.18A）．また，**骨粗鬆症**（Osteoporosis）等で骨が弱くなった場合には，あまり強くない外力やストレスにも耐えられずに骨折が起こることがある．

骨が成長中の小児では，**成長板**（Growth plate）や骨幹で骨折が起こることがある．骨幹の骨折は通常，皮質の部分的破壊を伴い，若い木の枝が折れるのに似ているので，**若木骨折**（Greenstick fracture）とよばれる．

骨折が起こると，骨折部に凝血塊ができてそこへ血管が進入し，ゼリー状の間質がつくられ，コラゲン線維産生細胞が遊走してくる．この軟組織の中で，骨芽細胞がカルシウムハイドロキシアパタイトを分泌し，不溶性の骨基質が形成されていく．さらに骨組織がつくられてくると，骨折の部位に**仮骨**（Callus）が形成される．

骨折の治療には，整復固定が必要である．もし，固定がギプスによって維持できない場合は，スクリューや金属の棒等による内固定または外固定が必要になる（図1.18B）．

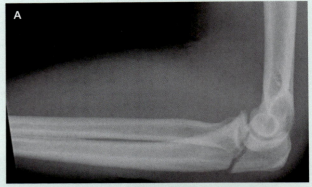

**図1.18　橈骨と尺骨の遠位部の若木骨折を示すX線画像（側面像）**

## 臨床的事項 1.6　無血管性骨壊死

一過性または永続的に骨への血液供給が途絶えると骨の細胞が死滅する．この状態を**無血管性骨壊死**（Avascular necrosis）とよぶ．無血管性骨壊死はさまざまな疾患に合併して起こるが，病因が明らかでないことも多い．高齢者の大腿骨頸部骨折の際に，典型的な無血管性骨壊死が起こる．その場合には，皮質に近い骨髄の血流が途切れ，細網線維よりも深部の血流も悪くなるため，大腿骨頭が虚血になって壊死や崩壊に陥る（図1.19）．このような患者には，人工骨頭または人工関節を用いた大腿骨頭置換術が行われる．

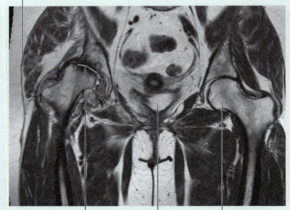

**図1.19　右大腿骨頭の壊死**
大腿骨頭の高さが低くなり，関節軟骨下に囊胞ができている．患者は，股関節に疼痛があってこの関節を使わないため，関節周囲の筋が萎縮している．

## 臨床的事項 1.7　骨端骨折

骨が成長する過程では，7～10歳の頃と思春期後期に特に成長の著しい時期がある．その時期には骨頭と骨幹の間にある成長板で細胞の活動が活発になる．そのため，これらの部位で骨折や脱臼が起こりやすい．時には圧迫によって成長板が破壊され，その部位の骨化が均等に起こらなくなることがある．成長板の骨折は骨の成長を阻害するため，治療は慎重に行わなければならない．

## ▶関節

骨と骨とが連結する部位を**関節**（Joint）という．関節は，一般に次の2つのグループに分けられる（図1.20）．

- **滑膜性の連結**（Synovial joint）…骨と骨が互いに**関節腔**（Articular cavity）によって隔てられている．
- **不動性の連結**（Solid joint）…骨と骨の間に関節腔がなく，結合組織によって連結している．

関節周辺を走る血管と，関節を動かす筋を支配する神経が，その関節に関節枝を出す．

## 滑膜性の連結

滑膜性の連結（狭義の関節）は，連結する骨と骨が互いに狭い関節腔によって隔てられている構造をいう（図1.21）．これらの連結では関節腔をもつことに加えて，その他にも次のような特徴がある．

まず，骨の関節面が軟骨（通常は硝子軟骨）によって覆われている．つまり，通常は，骨の表面どうしが互いに直接接触することはない．関節表面を覆う軟骨は骨よりもX線をよく通すので，正常な滑膜性の連結をX線で観察すると，2つの骨の間に広い間隙があるようにみえる．

滑膜性の連結の第2の特徴は，内層の**滑膜**（Synovial membrane）と外層の**線維膜**（Fibrous membrane）からなる**関節包**（Joint capsule：Articular capsule）をもつことである．

- 滑膜…関節軟骨と骨との境界で関節面の辺縁に付着し，関

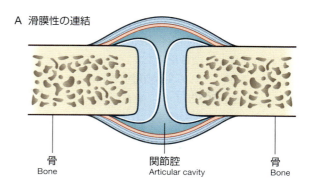

**図1.20　関節**
A：滑膜性の連結．B：不動性の連結．

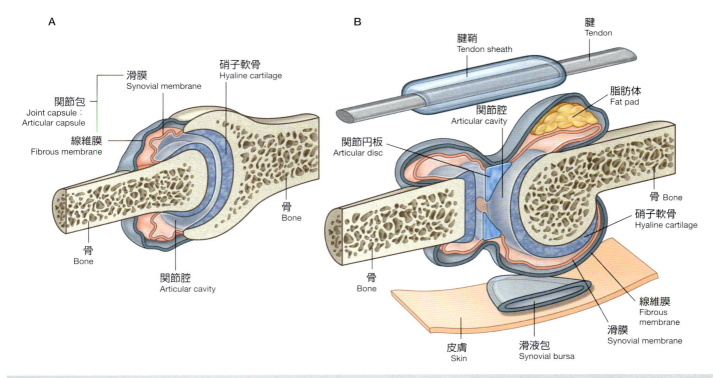

**図1.21　滑膜性の関節**
A：滑膜性の関節の一般的な構造．B：滑膜性の関節にみられる付随構造．

節腔を包む．滑膜は血管に富み，**滑液**(Synovial fluid)を産生する．滑液は関節腔内へ滲出し，関節面がなめらかに滑るための潤滑油の役目を果たす．滑膜の閉じた袋は関節外にもできるが，それらを**滑液包**(Synovial bursa)または**腱鞘**(Tendon sheath)とよぶ．滑液包は，しばしば腱と骨，腱と関節，骨と皮膚の間等にでき，それを挟む2つの構造の間の摩擦を軽減する．腱鞘は，腱をとり囲み，腱が動く際の摩擦を軽減する．

- **線維膜**…緻密結合組織によってできており，関節周囲をとり囲んでそれを安定させる．線維膜は部分的に肥厚して靱帯となることがあるが，これが関節の安定性を増す．関節包の外にある靱帯も，関節の構造を補強する．

滑膜性の連結では，しばしば関節包の中に**関節円板**(Articular disc；一般に線維軟骨からなる)，**脂肪体**(Fat pad)，**腱**(Tendon)等がみられる．関節円板は，関節に加わる圧迫を吸収し，運動の際に起こる関節面の変化に適応して関節の運動可動域を増大させる．脂肪体は通常，滑膜と関節包の間に存在し，運動の際に起こる関節の変化に応じて出入りする．滑膜と線維膜にゆとりがある関節では，大きい運動が可能である．

## 形状と動きに基づく滑膜性の関節の分類

滑膜性の連結は，形状と動きに基づき，いくつかの型に分類される．

- **関節の形状**…滑膜性の連結は，**平面関節**(Plane joint)，**蝶番関節**(Hinge joint)，**車軸関節**(Pivot joint)，**双顆関節**(二軸性顆状関節)(Bicondylar joint)，**顆状関節**(楕円関節)(Condylar joint：Ellipsoid joint)，**鞍関節**(Saddle joint)，**球関節**(臼状関節)(Ball and socket joint：Cotyloid joint)に分けられる．
- **関節の動き**…滑膜性の連結は，**一軸性**(uniaxial)，**二軸性**(biaxial)，**多軸性**(multiaxial)に分類できる．

蝶番関節は一軸性であるが，球関節は多軸性である．

### 滑膜性の連結の種類(図1.22)

- **平面関節**…骨がもう一つの骨の表面を滑るように動く（例：肩鎖関節）．
- **蝶番関節**…骨が関節面で一つの軸の方向に動き，関節の屈曲と伸展を行う（例：腕尺関節）．
- **車軸関節**…骨が他方の骨の軸のまわりを回るように動く（例：環軸関節）．
- **双顆関節**…関節面に2つの顆状突起があり，それが他方の骨の凹んだ面または平らな面と関節をつくる．一軸方向の運動が主であるが，もう一つの軸方向にもわずかな回旋運動を行う（例：膝関節）．
- **顆状(楕円)関節**…楕円形の関節面をもち，楕円の長軸と短軸方向に二軸性の動きをする．関節の屈曲，伸展，内転，

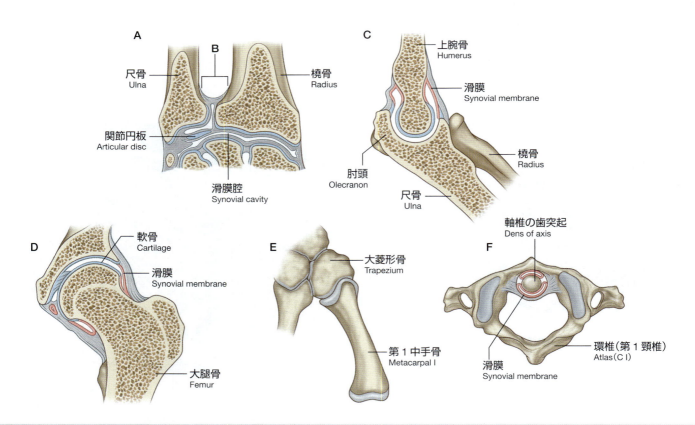

**図1.22　種々の滑膜性の関節**
A：顆状関節(橈骨手根関節)．B：滑走関節(遠位橈尺関節)．C：蝶番関節(腕尺関節)．D：球関節(股関節)．E：鞍関節(母指の手根中手関節)．F：車軸関節(環軸関節)．

外転，わずかな回旋を行う（例：橈骨手根関節）．
- **鞍関節**…馬の鞍のような関節面をもち，直交する二軸方向の動きをする．関節の屈曲，伸展，内転，外転，回旋を行う（例：母指の手根中手関節）．
- **球関節**…片方の骨の関節面が球状で，多軸方向の動きが可能である．関節の屈曲，伸展，内転，外転，回旋を行う（例：股関節）．

## 不動性の連結

不動性の連結は，隣り合う骨どうしが結合組織（線維性結合組織）または軟骨（通常は線維軟骨）によって連結しているものをいう（**図1.23**）．これらの関節は，滑膜性の連結に比べて可動性が小さい．

線維性の連結（Fibrous joint）には，縫合（Suture），釘植

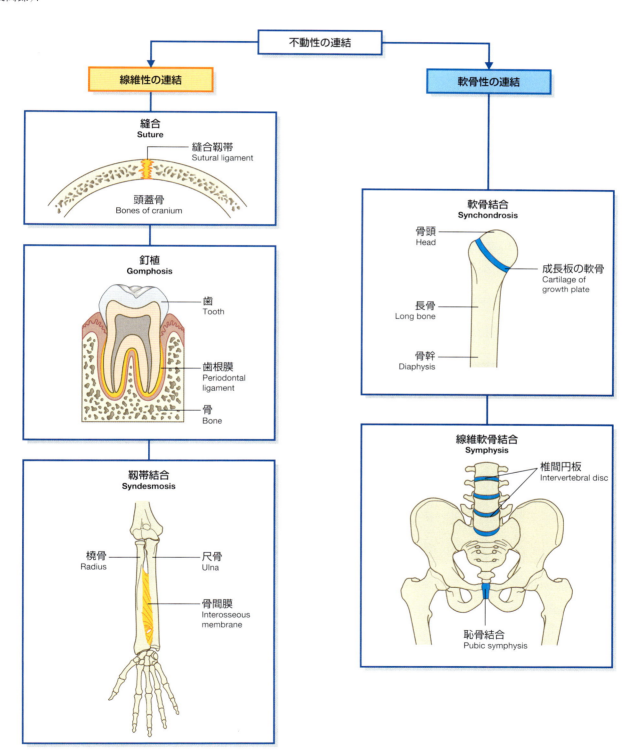

図1.23　不動性の連結

(Gomphosis), 靱帯結合(Syndesmosis)がある.

- 縫合…隣接する骨どうしが縫合靱帯(Sutural ligament)とよばれる結合組織によって連結されたもので,頭蓋骨だけにみられる.
- 釘植…歯と歯槽骨の間のみにみられるもので,歯根膜中の短いコラーゲン線維が両者を連結している.
- 靱帯結合…隣接する2つの骨が靱帯によって連結されたもので,例えば,上下の椎弓を連結する黄色靱帯や,前腕の橈骨と尺骨の間にある骨間膜等がこれに属する.

軟骨性の連結(Cartilaginous joint)には,軟骨結合(Synchondrosis)と線維軟骨結合(Symphysis)がある.

- 軟骨結合…発育中の骨の2つの骨化中心が軟骨の層によって隔てられたもので,例えば,発育中の長骨の骨頭と骨幹の間にある成長板(Growth plate)がこれにあたる.成長板の軟骨は,骨の成長が終わると,完全に骨によって置換される.
- 線維軟骨結合…2つの骨が線維軟骨によって連結されたもので,身体の正中部に多く存在し,左右の骨盤の間の恥骨結合(Pubic symphysis)や椎骨間の椎間円板がこれに属する.

### 臨床的事項1.8　関節の変性疾患

関節の変性疾患は,一般に**変形性関節症**(Osteoarthritis；Osteoarthrosis)とよばれる(図1.24).変形性関節症は,加齢と関連があるが,加齢そのものが原因で起こるのではない.この疾患では,軟骨内の水分やプロテオグリカンの量が減少して,外力による損傷を受けやすくなる.軟骨に亀裂が生じると,その下の骨が傷ついて肥厚する.骨表面にできた割れ目に滑液が入り込み,その部位が大きく膨らみ出し,さらに関節近傍の骨が結節状に隆起する(**骨棘**(Osteophyte；図1.25)).骨棘ができると関節内に変形が起こり,それが異常なストレスの原因になって,さらに関節の変形が進む.

変形性関節症は,かかりつけ医の受診に占める割合が高いため,大きな問題になっている.

変形性関節症の原因については不明な点が多いが,この疾患は,リウマチ様関節炎や関節の感染症に伴って2次的に起こることがある.また,スポーツ等で関節を使いすぎたり異常なストレスがかかったりすると,慢性的な変形性関節症が起こりやすくなる.

変形性関節症の治療法には,減量,適度の運動,抗炎症薬,関節置換術等がある.

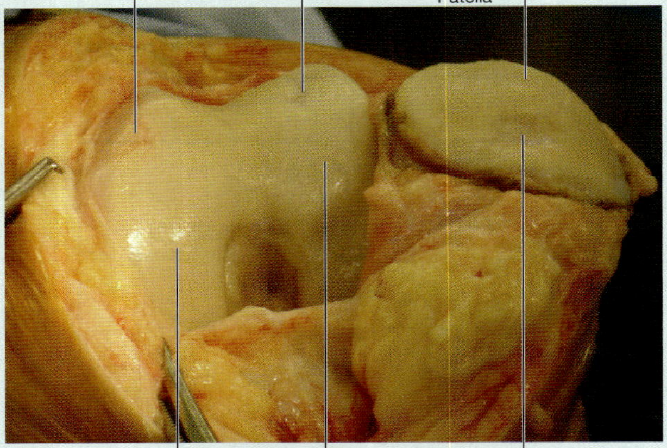

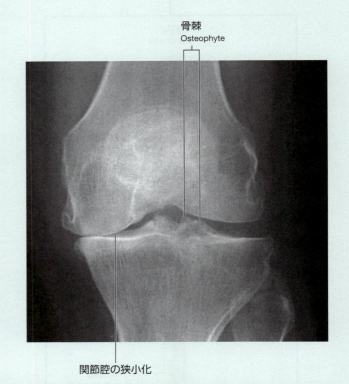

図1.24　膝関節の手術中の写真
大腿骨の関節面と膝蓋骨表面の一部の関節軟骨が消失している.

図1.25　膝関節のX線画像
関節腔が狭くなり,小さい骨棘が認められる.

### 臨床的事項 1.9　関節鏡

**関節鏡**（Arthroscopy）は，皮膚を切開して細い内視鏡を関節腔内に入れ，関節内を調べる検査法である．関節鏡はどの関節にも行うことができるが，膝関節，肩関節，足関節，股関節によく用いられる（図1.26）．

関節鏡によって関節腔内の状態を調べることができる．膝関節では，関節鏡によって関節半月や関節内靱帯を観察することができ，同時に関節内手術器具を用いれば，関節半月を切除したり十字靱帯を手術することも可能である．関節鏡は小さい切開で行うことができるので，患者の負担が少なく，速やかに回復して日常生活に復帰することができる．麻酔も，軽い局所麻酔で十分である．

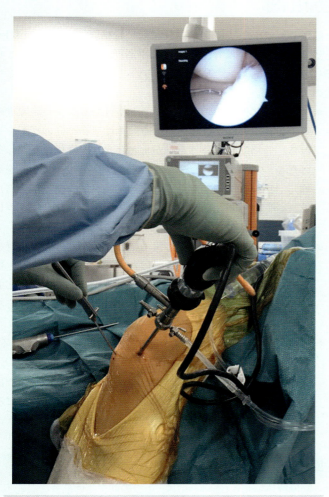

図1.26　膝関節鏡

### 臨床的事項 1.10　関節置換術

関節の変性疾患や損傷，その他さまざまな関節の疾患の治療に**関節置換術**（Joint replacement）が行われることがある．変性が進み，正常に機能しなくなった関節は疼痛が強い．そのような患者は，家から外出できず，ほとんど活動ができないことがある．

股関節，膝関節，肩関節等の大きい関節に変形性関節症が起こりやすい．近年，関節置換術と人工材料が進歩してきたことによって，指のように小さな関節でも置換が可能になっている．

関節置換術では普通，関節の両側を同時に置換する．股関節置換の際には，骨盤の寛骨臼を切除してプラスチックまたは金属製の寛骨臼をその場所に入れ，それに適合する人工骨頭を大腿骨につけて人工の股関節をつくる（図1.27）．

関節置換術によって，多くの患者が苦痛から救われ，日常生活に復帰できるようになった．しかし，金属の寛骨臼や大腿骨に置換した患者の中には，**無菌性リンパ球優位性血管炎関連病変**（Aseptic lymphocyte-dominated vasculitis-associated lesion：ALVAL）を発症するものがいる．これは，おそらく接触している組織に放出される金属イオンに対する過敏症ではないかと考えられる．この患者は，慢性的な疼痛を訴える．このような場合，他の材質の関節への置換が必要なことがある．

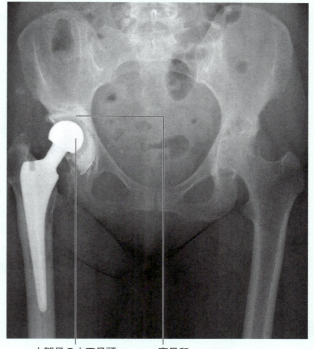

大腿骨の人工骨頭　　寛骨臼
　　　　　　　　　Acetabulum

図1.27　置換した右股関節の人工関節を示すX線画像（前後像）
左の股関節も変性しており，治療が必要である．

# 皮膚と筋膜

## ▶ 皮膚

皮膚(Skin)は身体で最大の器官であり，**表皮**(Epidermis)と**真皮**(Dermis)からなる．表皮は皮膚の表層をつくる重層扁平上皮で，部位によってその厚さが異なる．表皮には血管がない．これに対し，真皮は血管に富む結合組織でできている．

皮膚は，身体を外界から保護し，体温を保つ役割ももっている．皮膚は，外界からの異物に対して免疫反応を起こす器官でもある．

## ▶ 筋膜

**筋膜**(Fascia)は，器官やさまざまな構造の間に存在する結合組織で，それらの構造を支持するとともに，互いを隔て，あるいは連結している．脂肪を含み，器官等が動きやすくするとともに，血管や神経の通路にもなっている．筋膜には，**浅筋膜**(Superficial fascia)と**深筋膜**(Deep fascia)がある．

- 浅筋膜(**皮下組織**(Subcutaneous tissue))…皮膚の真皮に付着しその深部に存在する疎性結合組織で，通常，多量の脂肪を含む．浅筋膜の厚さは部位によって異なり，また個人差も大きい．浅筋膜があるために深部の構造の上で皮膚が動くことができ，また皮膚の血管や神経の通路にもなる．浅筋膜の脂肪は，エネルギーを貯蔵する役割ももっている．
- 深筋膜…浅層は，器官等の構造の表面を包む結合組織で，その表層の浅筋膜に続いている．深層は，個々の筋や血管・神経を包む(**被覆筋膜**(Investing fascia))他，**筋間中隔**(Intermuscular septum)となって筋群を隔てる．関節の近傍では，深筋膜が肥厚して**支帯**(Retinaculum)となり，これが腱を固定して，筋が収縮する際に腱が関節から離れないようにしている．さらに，腹腔の壁側筋膜と腹壁の筋の筋膜(**横筋筋膜**(Transversalis fascia))の間に1層の深筋膜があり，この筋膜を**腹膜外筋膜**(Extraperitoneal fascia)とよぶ．また，胸部にある類似の筋膜を，**胸内筋膜**(Endothoracic fascia)とよぶ．

> **臨床的事項1.11　筋膜の重要な機能**
>
> 筋膜は，感染や悪性腫瘍の浸潤を防ぐ役目も担うため，臨床的に重要である．感染や悪性腫瘍が筋膜の層を越えて広がっている場合は，それらを除去するための郭清手術が必要になることがある．
>
> 臨床的に重要な筋膜の典型例は，腰筋(大腰筋，小腰筋)を覆うものである．脊柱の椎間組織に結核の感染巣があると，その感染が脊柱の外側にある腰筋に広がることがある．その場合，膿は大腰筋を包む**腰筋筋膜**(Psoas fascia)の外には出ず，筋膜に沿って下方に広がっていく．

> **臨床的事項1.12　皮膚切開の位置と瘢痕**
>
> 手術時の皮膚切開は，理想的には真皮のコラーゲン線維の配向に対応する皮膚張力の線(**Langer線**(Langer's lines))に沿うか，その線と平行に行われる．これらの線は，それより深部にある筋線維と同じ方向に走る傾向があり，切開をこの線に沿って行うと，よりよく治癒することができ，より瘢痕が少ない傾向がある．それに対して，これらの線に対して垂直に切開を行うと，瘢痕が生じる可能性が高く，重症の場合には，隆起し，硬く，肥厚性またはケロイド性の瘢痕をもたらすことがある．

## 筋組織

筋系(Muscular system)では，一般に**骨格筋**(Skeletal muscle)を扱うが，身体には骨格筋の他に**平滑筋**(Smooth muscle)と**心筋**(Cardiac muscle)がある．これらの3種類の筋は，それぞれ次のような特徴をもつ．

- 骨格筋…体内の筋の多くを占め，横紋をもつ長い筋線維の束でできている．収縮力が強く，体性運動神経の支配を受ける．骨格筋は，骨等を動かすとともに，身体を支持しその形をつくっている．個々の筋は，筋の形態(例：大菱形筋)，付着部位(例：胸骨舌骨筋)，機能(例：長母指伸筋)，位置(例：掌側骨間筋)，筋線維の方向(例：外腹斜筋)等によって名称がつけられている．
- 心筋…横紋筋であるが，心臓の壁と，心臓に近い大血管の壁にのみ存在する．心筋線維は互いに連絡し，電気的・機械的にまとまった単位として働く．心筋は，骨格筋ほど強くは収縮しないが，疲労しにくいという特徴をもつ．心筋は，内臓運動神経の支配を受ける．
- 平滑筋…筋線維には横紋がなく，長い紡錘形をしている．収縮速度は比較的遅く，収縮した状態を保つことができる．平滑筋は，血管壁の**中膜**(Tunica media)，皮膚の毛包周囲(立毛筋)，消化器・呼吸器・泌尿生殖器の管腔の壁等に存在する．平滑筋は，内臓運動神経の支配を受ける．

> **臨床的事項1.13　筋麻痺**
>
> **筋麻痺**(Muscle paralysis)は，1つの筋または筋群の機能不全であり，しばしば感覚異常等の神経症状を伴う．筋麻痺は，脳，脊髄，末梢神経のいずれかの障害によって起こる．その主な原因には，脳卒中，外傷，急性灰白髄炎(ポリオ)の他，医原性の(医療行為によって起こる)ものがある．
>
> 筋麻痺が長く続くと，その筋のみならずその領域全体の萎縮が起こる．

器官系●心臓血管系（循環器系）　23

### 臨床的事項1.14　性同一性障害の治療のためのホルモンによる筋肥大／筋萎縮

男性化ホルモン療法のためにテストステロンを投与すると，食事，運動，遺伝にもよるが，腕や脚の筋肥大が起き，筋力が増加する．それに対して，女性化ホルモン療法を受けている人は，筋量と筋力が減少する．

### 臨床的事項1.15　筋萎縮

筋萎縮（Muscle atrophy）は，筋がやせて細くなった状態をいう．筋萎縮はさまざまな原因によって起こるが，支配神経の異常や筋を使わないことも大きな原因となる．

長期間寝たきりの患者等では，筋萎縮が重大な問題となり，日常生活に必要な筋力を保つためには適度のリハビリテーションや運動が必要である．

### 臨床的事項1.16　筋の外傷と断裂

筋の外傷や断裂は，特定の筋群に起こる傾向があり，運動等によって筋に急激な張力がかかったときに起こる．スポーツ選手にしばしば起こる．

筋の断裂は，筋膜の断裂のような軽度のものから，筋全体が断裂するものまである（図1.28）．損傷を受けた筋とその重症度を診断することは，治療法と予後，つまり必要なリハビリテーションと日常生活に復帰できるまでの期間を決めるうえで重要である．

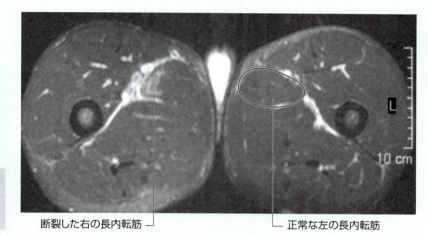

図1.28　脂肪や軟組織のシグナルを抑えたMRの反転回復（Inversion recovery）像
右長内転筋の断裂と筋内および筋周囲の浮腫が描出されている．

断裂した右の長内転筋　　　正常な左の長内転筋

## 心臓血管系（循環器系）

心臓血管系（循環器系）（Cardiovascular system）は，全身に血液を送る**心臓**（Heart）と血液を運ぶ**血管**（Blood vessel）のネットワークからなる．血管には，次の3種類がある．

- **動脈**（Artery）…心臓から末梢へ血液を運ぶ血管．
- **静脈**（Vein）…末梢から心臓へ血液を運ぶ血管．
- **毛細血管**（Capillary）…動脈と静脈を結ぶ細い血管．その壁を通して血液と組織の間で酸素，栄養分，老廃物の交換が行われる．

血管壁は，一般に次の3層からなる．

- **外膜**（Tunica externa）…最も外層にある結合組織．
- **中膜**（Tunica media）…中間にある平滑筋の層（中動脈以上の太い動脈では弾性線維を含む）．
- **内膜**（Tunica intima）…血管の内壁をつくる内皮細胞による層．

動脈は，中膜の平滑筋や弾性線維の量，太さ，機能によって，3種類に分けられる．

- **太い弾性動脈**…中膜には弾性線維が豊富である．心拍に応じて強く収縮・拡張することによって，血行を助ける．大きい血管には，大動脈，腕頭動脈，左の総頸動脈，左の鎖骨下動脈，肺動脈幹等がある．
- **中動脈**…中膜は平滑筋が主である．それによって血管内腔の大きさを保ち，それぞれの部位の血流を調節する．中動脈には，名称がついた大部分の動脈，腋窩動脈，橈骨動脈がある．
- **小動脈と細動脈**…毛細血管への血流を調節し，血圧の調節に関与する．

静脈も3つの種類に分類される．

- **太い静脈**…中膜に平滑筋を含むが，最も厚いのは外膜である．太い静脈には，上大静脈，下大静脈，［肝］門脈等がある．
- **中静脈と小静脈**…中膜に少量の平滑筋を含み，最も厚いのは外膜である．これらの静脈には，上下肢の浅静脈，前腕や下腿の深静脈等がある．
- **細静脈**…最小の静脈で毛細血管からの血流を受ける．

静脈は動脈と共通の構造をもつが，動脈に比べ，静脈には次のような特徴がある．

- 壁の厚さ…薄い．特に中膜が薄い．
- 内径…内径は一般に大きい．
- 末梢の走行…動脈に伴行することが多い．

■ 静脈弁…特に心臓よりも低い位置にある静脈には，静脈弁がある．静脈弁は，一般に2枚の弁でできていて，血液の逆流を防ぐ．

循環器系についての詳細やそれぞれの部位における血管系の詳細と，それらの全身の血管系との関連については，他の章で説明する．

### 臨床的事項1.17　動脈硬化

**動脈硬化**(Atherosclerosis)は，動脈に起こる病態であり，血管壁に慢性的な炎症反応およびコレステロールと脂肪酸結合タンパク質の沈着がみられるのが特徴である．動脈硬化部位に2次的に石灰化が起こると，血管腔が狭くなり，それよりも遠位部の血流が障害される．血管壁に**プラーク(粥腫)**(Plaque)ができると，そこに血小板が沈着しやすくなって，さらにプラークが大きくなる．プラークが血管壁から剥がれ落ちると，血栓となって遠位部の血管に詰まり，それを閉塞することがある．プラーク自身に亀裂が生じると，そこに新たな凝血塊ができ，血管を閉塞することもある．

動脈硬化がどの血管に起こるかによって，臨床的リスクが異なる．頸動脈に動脈硬化が起こると，小さな血栓が脳の血管に詰まって脳梗塞の原因になることがある．心臓の冠状動脈でプラークの亀裂が起こると，そこに塞栓ができて心筋梗塞の原因になる．下肢の動脈内腔が異常に狭くなると，血流が障害されて歩行困難になったり，足趾の**壊疽**(Gangrene；局所の組織が壊死すること)が起こったりすることがある．

### 臨床的事項1.18　静脈瘤

**静脈瘤**(Varix)は異常に拡張した静脈が蛇行したもので，下肢に特に起こりやすいが，上肢の浅静脈やその他の器官に起こることもある．

健康な状態では，歩行等で下肢の筋が収縮すると，それがポンプのような働きをして静脈の血液を心臓のほうへ，また浅静脈から深静脈へ送る．しかし，貫通静脈の弁が損傷すると，静脈血の逆流が起こり，浅静脈の圧が上がって静脈が怒張する(図1.29)．さらに，皮膚に色素沈着や組織の障害が起こりやすくなる．そのような部位では，わずかな傷でも潰瘍化することがある．重症な静脈瘤の場合は，下肢を挙上したり圧迫帯で圧迫したりすることによって症状が軽減する．

静脈瘤の治療は，その部位，大きさ，重症度によって異なる．一般には，静脈瘤を切除して，皮下の静脈血が深静脈へ流れるようにする．

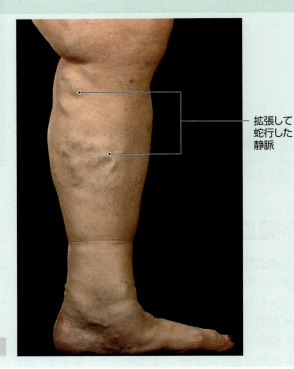

拡張して蛇行した静脈

図1.29　下肢の静脈瘤

### 臨床的事項1.19　血管吻合と側副循環

すべての器官は，動脈から血液を受け，静脈へ血液が戻る．多くの器官では，栄養血管や静脈が詰まった場合に備えて，数本の細い**側副血管**(Collateral vessel)が存在し，その機能を代替する．

上肢に橈骨動脈と尺骨動脈からの枝が分布するように，複数の動脈によって栄養される器官も多く，そのような場合には，1本の動脈が詰まっても血流が途絶することがないので，ただちに重大な症状は起こらない．

太い静脈の血流が阻害された場合には，その血液を心臓へ運ぶ**側副循環**(Collateral circulation)が発達するが，側副静脈は出血のリスクが高い．[肝]門脈の塞栓や閉塞，肝硬変等で[肝]門脈の血流が障害されると，消化器からの静脈血が肝臓を通らずに体循環に入る．

正常な**血管吻合**(Vascular anastomosis)は，生理学的に重要である．例えば，十二指腸は腹腔動脈の枝と上腸間膜動脈の枝から血流を受けるが，それによって，片方の血管が閉塞しても十二指腸への血流が保たれる．脳には複数の太い血管(内頸動脈と椎骨動脈)が分布するが，脳内の細い血管は終動脈であり，側副血行に乏しい．したがって，これらの細い血管が閉塞すると，長期にわたる脳障害が生じる．

# リンパ系

## ▶ リンパ管

リンパ管（Lymphatic vessel）は，全身の組織内にある多孔性で盲端になっている毛細リンパ管として始まり，次第に太い導管となって広範囲で複雑に連絡し合った通路を形成し，最終的に頸部基部の大きな静脈に流入する．

リンパ管は，主に組織内での物質交換の過程で毛細血管床から失われた液体を集め，血管系の静脈側に戻す脈管系である（図1.30）．毛細リンパ管内へ排出される組織液（間質液）には，病原体，リンパ系の細胞，細胞の産生物（ホルモン等），壊れた細胞の断片等も含まれる．

小腸では，小腸上皮から吸収されて処理された脂肪の一部が，タンパク質で覆われた**脂肪滴（カイロミクロン（Chylomicron））**となり，上皮細胞から放出されて組織液に入る．カイロミクロンは，間質液の他の構成要素とともに毛細リンパ管（小腸においては**乳ビ管（Lacteal）**）に吸収され，最終的に頸部基部の静脈系に運ばれる．そのため，リンパ系は腸で吸収された脂肪の主要な輸送路でもある．

リンパ管内を流れる液体は無色透明で，**リンパ（Lymph）**とよばれる．小腸からリンパ管で運ばれるリンパは，カイロミクロンを含むので不透明な乳白色をしており，**乳ビ（Chyle）**とよばれる．

リンパ管はほぼ全身にみられる．中枢神経系にもみられるという報告もある（Louveau A et al., *Nature* 2015; 523: 337-41, Aspelund A et al., *J Exp Med* 2015; 212:991-9; Absinta M et al., *eLIFE* 2017; 6:e29738）．例外は，骨髄や表皮，軟骨のような血管のない組織である．

骨格筋の収縮や動脈の拍動に伴って器官や組織が動くことにより，リンパ管内でリンパの流れが起こる．リンパ管にはところどころに弁があり，それがリンパの逆流を防いでいる．

## ▶ リンパ節

リンパ節（Lymph node）は，リンパ管の途中にある，被膜に覆われた小さな構造（径 0.1〜2.5 cm）で，リンパ球やマクロファージ等の身体の防御機構に関与する細胞を含む．リンパ節はリンパを濾過し，リンパ中の粒状物質を捕捉して貪食する．さらに，リンパで運ばれる異種抗原を検出し，それに対して免疫反応を起こす（図1.30）．

リンパ節は効率のよいフィルタで，その中の流れが緩慢であ

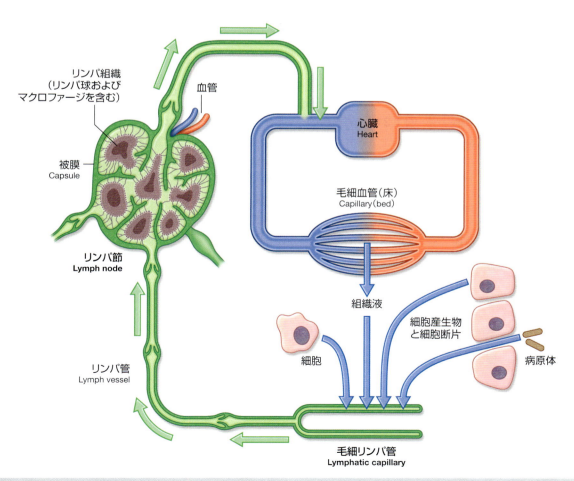

図1.30 　物質交換の過程で毛細血管床から失われた組織液を回収し，血管系の静脈側に戻すリンパ管

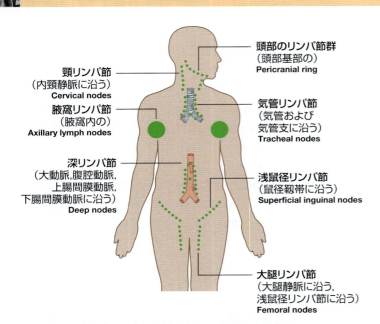

図1.31 リンパ節の集合あるいは特に豊富な領域

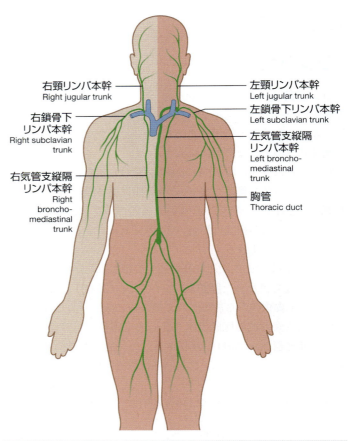

図1.32 主要なリンパ管の走行と静脈への流入部位

るため，原発性腫瘍から転移して(遊走して)リンパ管に入った腫瘍細胞がしばしばリンパ節にとどまり，そこで増殖して続発性腫瘍となる．感染部位あるいはその他の病的な部位からきたリンパを受けると，リンパ節は腫大し，"硬化"や"圧痛"を示す．このような変化は，臨床医が病的変化や病気の広がりを確認するのに利用できる．

身体の多くの部位で，リンパ節が集合していたり，リンパ節が特に豊富にみられたりする箇所がある(図1.31)．これらの部位のリンパ節に，体表，消化器系，呼吸器系からのリンパが集まる．これら3つの部位はすべて，病原体の侵入路となる危険な場所である．

リンパ節は，腋窩部，鼠径部，大腿部，頸部に多数あり，体表から容易に触れることができる．体表から触れることができない深部リンパ節には，胸部の気管や気管支，腹部の大動脈やその枝と関連したものがある．

## ▶ リンパ本幹とリンパ管

すべてのリンパ管は合流して，より太いリンパ本幹あるいはリンパ管を形成し，内頸静脈と鎖骨下静脈が合流して腕頭静脈となる部位で，頸部の静脈系に流入する(図1.32)．

- 頸部右側の静脈…頭頸部の右側，右上肢，胸部の右側からのリンパを運ぶリンパ管が流入する．
- 頸部左側の静脈…その他の領域からのリンパを運ぶリンパ管が流入する．

身体各部のリンパ系の詳細については，他の章で説明する．

### 臨床的事項 1.20　リンパ節

リンパ節は，蜂の巣のようになった細網組織にリンパ球が詰まったもので，フィルタの役目をするとともに，リンパ球が細菌，ウイルス，その他の異物を攻撃して破壊する．身体各領域のリンパはそれぞれ特定のリンパ節に流入し，その領域に感染があると所属リンパ節が活性化する．感染部位のリンパ節は，細胞の急速な増殖と免疫反応によって腫大し，触れると痛みがある．悪性腫瘍をもつ患者では，腫瘍細胞がリンパに乗って移動し，リンパ節に転移する．これらの転移リンパ節は，腫大し炎症を起こすので，症状が出た場合には切除する必要がある．

リンパ節は，全身性疾患（ウイルス感染等）のような場合には全身の多くのリンパ節がびまん性に腫大するが，原発性のリンパ節疾患（悪性リンパ腫等）では局所のリンパ節群が腫大する（図1.33）．

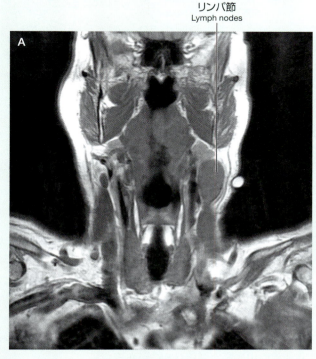 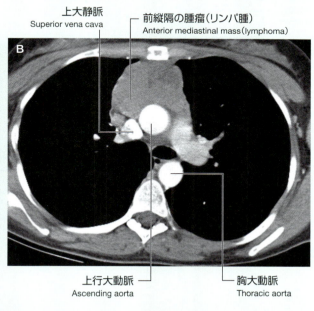

**図1.33　リンパ腫の患者の頸部と胸部の画像**
**A**：頭頸部のT1強調MR画像（冠状面）．リンパ腫によるリンパ節腫大を示す．**B**：胸部横断面のCT造影像．縦隔の前部（前縦隔）に大きなリンパ腫の腫瘤が描出されている．

## 神経系

神経系は，構造と機能によっていくつかの種類に分類される．

- 構造…**中枢神経系**（Central nervous system：CNS）と**末梢神経系**（Peripheral nervous system：PNS）に分けられる（図1.34）．
- 機能…**体性神経**（Somatic nerve）と**臓性神経**（Visceral nerve）に分けられる．

中枢神経系（CNS）は**脳**（Brain）と**脊髄**（Spinal cord）からなり，それらは胚子の**神経管**（Neural tube）から発生する．

末梢神経系は中枢神経系の外にあり，中枢神経系と身体の各部を連絡する．末梢神経系の構成要素は，**神経堤細胞**（Neural crest cell）から発生し，中枢神経系から分かれて発生する．末梢神経系は，脊髄神経と脳神経，**臓性神経**（Visceral nerve；"viscera" は胃腸を表すギリシア語）と（自律神経の）神経叢，そして**腸神経系**（Enteric nervous system）からなる．脊髄神経の詳細な解剖や全体的な構成については第2章で，脳神経については第8章で述べる．身体の各部の神経叢については，他の章で説明する［訳注："Visceral nerve" は，**内臓神経**または**内臓性神経**ともよばれる］．

### ▶ 中枢神経系

#### 脳

脳は，**大脳半球**（Cerebral hemisphere），**小脳**（Cerebellum），**脳幹**（Brainstem）からできている．大脳半球には，神経細胞が存在する外方の**灰白質**（Gray matter），神経路と軸索からなる内方の**白質**（White matter），脳脊髄液（CSF）を入れる**脳室**（Ventricle）がある．

小脳は，**右葉**（Right lobe），**左葉**（Left lobe），**正中部**（Midline

28　第1章　人体の構造

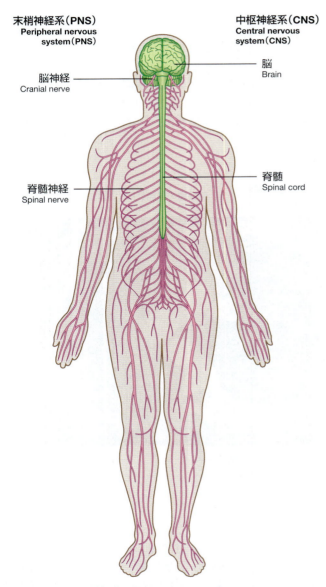

図 1.34　中枢神経系と末梢神経系

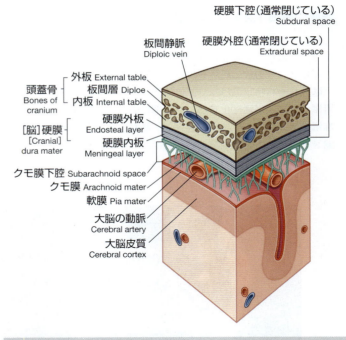

図 1.35　頭蓋腔内の髄膜

portion) からできている．脳幹を構成するのは，間脳 (Diencephalon)，**中脳**(Midbrain：Mesencephalon)，**橋**(Pons)，**延髄**(Medulla) である．しかし，今日一般的に使用される"脳幹"という用語は，中脳，橋，延髄を指す．

脳については，第8章で詳しく述べる．

## 脊髄

脊髄は，脊柱管の上方2/3の中に含まれる中枢神経系の部分である．脊髄は全体としてほぼ円柱形をしており，断面は円形ないし楕円形で，中心に脊髄中心管がある．脊髄の詳細については第2章で述べる．

## 髄膜

髄膜 (Meninges) は3層の結合組織性の膜からなり，頭蓋腔内では脳を，脊柱管内では脊髄を包み，それらを保護する（図1.35）．

- 硬膜 (Dura mater)…髄膜のうち最も厚く，最外層にある．
- クモ膜 (Arachnoid mater)…硬膜の内面に密着する．
- 軟膜 (Pia mater)…脳と脊髄の表面に密着する．

クモ膜と軟膜の間には**クモ膜下腔**(Subarachnoid space) があり，その中に脳脊髄液 (CSF) がある．

脳の髄膜については第8章で，脊髄の髄膜については第2章で詳しく述べる．

### ▶中枢神経系の機能的分類

中枢神経系は，機能的に**体性神経**(Somatic nerve；"soma"は身体を表すギリシア語) と**臓性神経**(Visceral nerve) に分けることができる．

- 体性神経…体節に由来する身体の構造（皮膚と大部分の骨格筋）を支配し，外部環境の情報を中枢へ運び，身体がそれに反応することに関与している．
- 臓性神経…身体の各器官系や内臓の構成要素（平滑筋や腺等）を支配する．それは，主に身体の内部環境の情報を中枢へ伝え，身体がそれに反応することに関与する．

### 体性神経系

体性神経系は，次の神経からなる．
- 身体の末梢の感覚情報を中枢神経系へ伝達する神経．
- 随意筋を支配する神経．

## 器官系・神経系

体性神経は，体節と関連して発生するので分節状の構造をとり，神経管の左右で分節状に配列している（図1.36）．各体節の一部（**皮筋板**(Dermomyotome)）から骨格筋と皮膚の真皮が形成される．皮筋板の細胞が分化するにつれて，それらは身体の前後（背腹）の集団に分かれて遊走する．

- **下分節由来の筋**(Hypaxial muscles)…前方（腹方）へ遊走する細胞群は，四肢と体幹の筋とそれらに付随する真皮に分化する．
- **上分節由来の筋**(Epaxial muscles)…後方（背側）へ遊走する細胞群は，固有背筋とそれに付随する真皮に分化する．

神経管の前方（腹側）部分に発生した神経細胞は，各体節の皮筋板の腹側と背側にある細胞集団の中に突起をのばす．

これと同時に，神経管が形成されるときに**神経ヒダ**(Neural fold)から発生した**神経堤細胞**(Neural crest cell)が，神経管の左右で**ニューロン**(Neuron)に分化し，内側と外側に向かって突起をのばす（図1.37）．

- 内側に向かった神経の突起…後方（背側）から**神経管**(Neural tube)へ入る．
- 外側に向かった神経の突起…その高さ（レベル）で分化しつつある皮筋板の中へ入る．

脊髄の中にある細胞から分化したニューロンは**運動ニューロン**(Motor neuron)であり，神経堤細胞から分化したニューロンは**感覚ニューロン**(Sensory neuron)である．

神経管の横で分節性に構成される**体性感覚ニューロン**(Somatic sensory neuron)と**体性運動ニューロン**(Somatic motor neuron)の神経線維は，すべての脊髄神経と一部の脳神経を構成する．

神経堤細胞に由来する感覚ニューロンの細胞体は，中枢神経系の外で集合し，**感覚神経節**(Sensory ganglion)を形成する．

一般に，感覚の情報を伝達するすべての神経線維は後方（背側）から脊髄に入り，すべての運動神経線維は脊髄の前方（腹側）から脊髄を出る．

体性感覚ニューロンは末梢から中枢神経系へ情報を運び，**体性感覚（求心性）神経線維**(Somatic sensory (afferent) fiber)または**一般体性感覚神経線維**(General somatic afferent fiber：GSA)とよばれる．これらの神経は，温度，疼痛，触覚，固有感覚

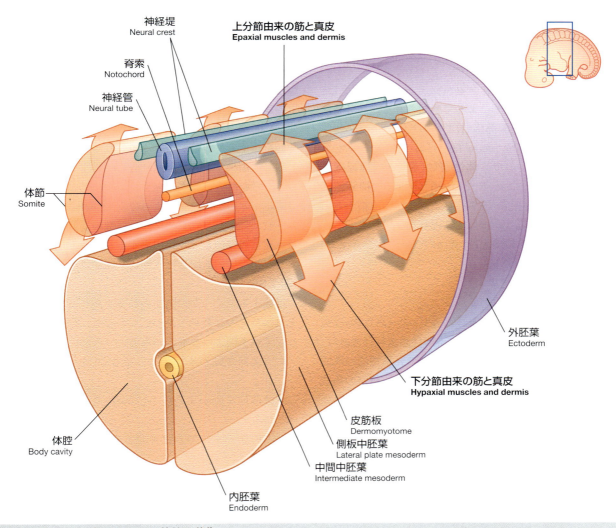

**図1.36　管状の形をした胚子における体節の分化**

30　第1章　人体の構造

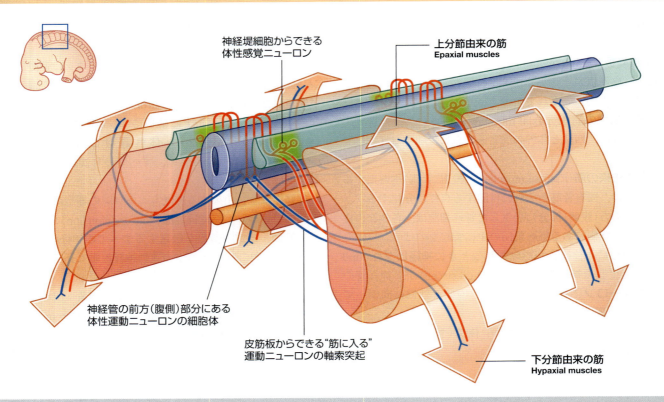

図1.37　体性感覚ニューロン
青い線は運動神経を，赤い線は感覚神経を示す．

(Proprioception)等の感覚情報を中枢へ伝える．固有感覚は，筋や腱の中にある特殊な受容器によって感知される．筋骨格系の位置や動きに関する感覚(深部感覚)である．

**体性運動神経線維**(Somatic motor fiber)は，中枢神経系から骨格筋へ情報を伝えるもので，**体性運動(遠心性)神経線維**(Somatic motor(efferent) fiber)または**一般体性運動神経線維**(General somatic efferent fiber：GSE)とよばれる．末梢からのびてくる体性感覚神経線維と同様，体性運動神経線維も非常に長い．体性運動ニューロンの突起は，脊髄内の細胞体から出て，それが支配する筋細胞に達する．

## 皮節(皮膚分節)

特定の体節に由来する細胞は，身体の各レベル(高さ)の皮膚の真皮になるので，特定の体節に関連する体性感覚神経線維は，特定の高さで後方から脊髄に入り，その高さの脊髄神経の構成成分となる(図1.38)．したがって，各脊髄神経は，特定の領域の体性感覚の情報を中枢へ運ぶ．このように，1本(1分節)の脊髄神経が分布する皮膚の領域を**皮節(皮膚分節)**(Dermatome)とよぶ．

上下の皮節は互いに重なり合う部分がみられるが，通常，各皮節には単一の脊髄神経のみが分布している領域がある．意識のある患者では，単一の神経が分布する皮膚の領域の感覚を調べることにより，損傷された脊髄または脊髄神経の高さ(レベル)を診断することができる．

## 筋節

各体節を支配する体性運動神経は，脊髄の前方(腹側)から出て，同じ高さ(レベル)の感覚神経と一緒になって，1本の脊髄神経をつくる．したがって，各脊髄神経は，その高さで発生した体節に由来する筋(**筋節**(Myotome))を支配する体性運動神経線維を含む．各筋節から発生する骨格筋は，その高さの脊髄から出る1本の脊髄神経によって支配される．

一般に，それぞれの骨格筋は複数の筋節によりつくられるため，複数の脊髄レベルに由来する脊髄神経によって支配されるので，神経学的診断を行う際に，筋節は皮節ほど明確ではない(図1.39)．

近接するいくつかの関節の動きを調べることが，特定の神経または特定の脊髄レベルの病変の診断に役立つことがある．例として以下のようなものがある．

- 肩関節を動かす筋…主に第5・6頸神経(C5・6)に支配される．
- 肘関節を動かす筋…主に第6・7頸神経(C6・7)に支配される．
- 手の筋…主に第8頸神経・第1胸神経(C8・T1)に支配される．

器官系 • 神経系　31

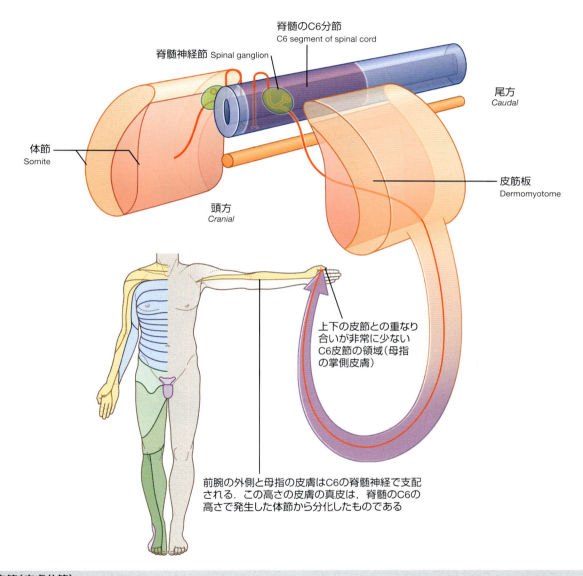

図1.38　皮節（皮膚分節）

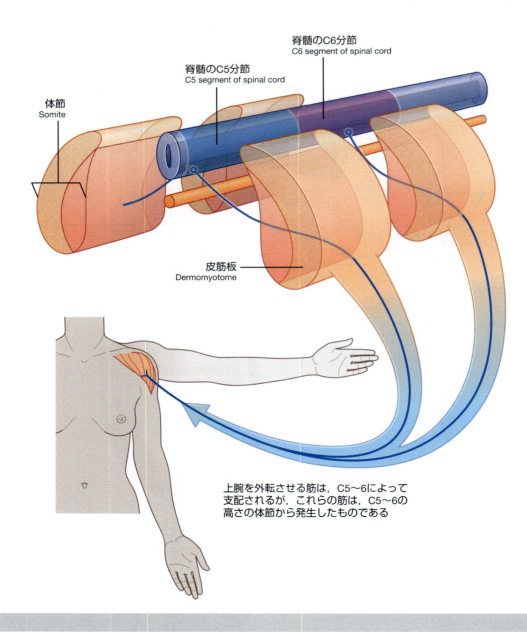

図 1.39 筋節

## 臨床的事項 1.21　皮節と筋節

皮節（皮膚分節）と筋節に関する正しい知識は，臨床で神経学的診断をするときに必須である．標準的な皮節を図 1.40 に示す．

臨床的に，皮節は単一の脊髄神経が分布する皮膚の領域を指す．また，筋節は単一の脊髄神経によって支配される骨格筋の領域を指す．多くの筋は複数の脊髄神経の支配を受けているので，筋節の機能は関節や筋群の動きによって診断される．

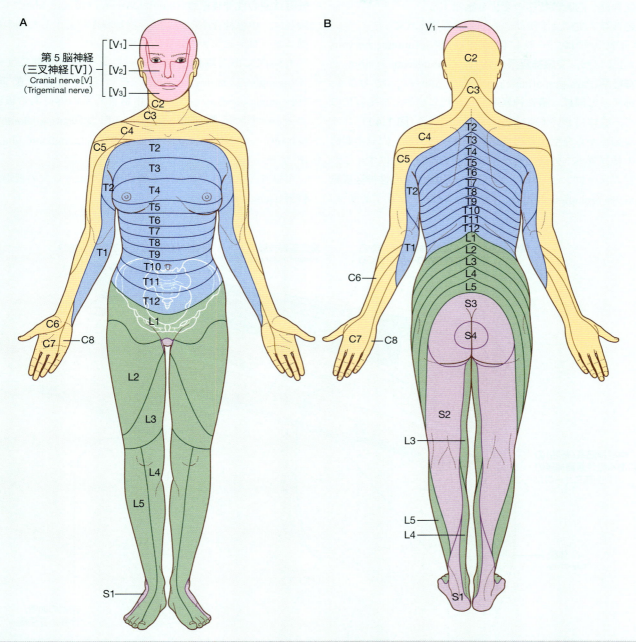

図 1.40　身体前面の皮節（皮膚分節）
A：前面像．B：後面像．

## 臓性神経系

臓性神経系も，体性神経と同様，運動神経線維と感覚神経線維からなる．

- 感覚神経…内臓の状態の変化を感知する．
- 運動神経…主に，平滑筋，心筋，腺を支配する．

臓性運動神経は，一般に**自律神経系**（Autonomic nervous system）とよばれ，**交感神経系**（Sympathetic nervous system）と**副交感神経系**（Parasympathetic nervous system）の2つからなる．

体性神経系と同様，臓性神経系も分節性に発生して平行にのびるので，成体においても分節性を保っている（**図1.41**）．

神経堤細胞から発生する**臓性感覚ニューロン**は，内側の突起を近くの神経管へ，外側の突起を支配する器官へのばす．これらの感覚ニューロンとそれらの突起を**一般臓性求心性神経線維**（General visceral afferent fiber：GVA）とよび，主に化学的受容，機械的刺激の受容，伸展の受容に関与する．これらの感覚ニューロンは内臓痛にも関与する．

神経管の外側部に発生する**臓性運動ニューロン**は，神経管の前方から神経の突起を出す．体性神経とは異なり，これらの**一般臓性遠心性神経線維**（General visceral efferent fiber：GVE）の突起は，中枢神経系の外で神経堤細胞から発生した別の臓性運動ニューロンとシナプスを形成する．

脊髄内にある臓性運動ニューロンを**節前運動ニューロン**（Preganglionic motor neuron），それらの軸索を**節前線維**（Preganglionic fiber）とよぶ．中枢神経系の外にある臓性運動ニューロンは**節後運動ニューロン**（Postganglionic motor neuron），それらの軸索を**節後線維**（Postganglionic fiber）とよぶ．

中枢神経系の外で集合する臓性運動ニューロンの細胞体を**神経節**（Ganglion）という．

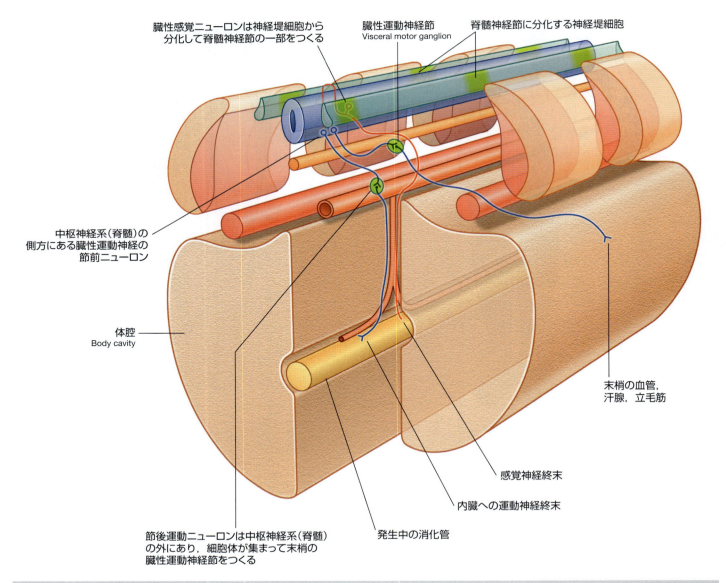

**図1.41　自律神経（臓性神経）の発生**

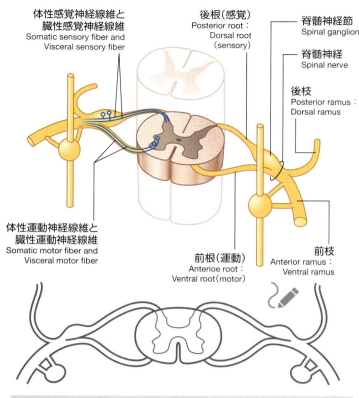

図1.42 胸髄神経の構成

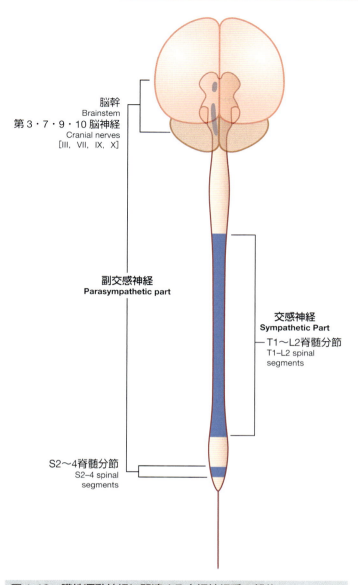

図1.43 臓性運動神経に関連する中枢神経系の部分

臓性運動神経線維と臓性感覚神経線維は，それぞれの高さで体性神経の線維と一緒に中枢神経系に出入りする（図1.42）．臓性感覚神経線維は，体性感覚神経線維とともに，脊髄神経の後根を通して脊髄に入る．臓性運動ニューロンの節前線維は，体性運動ニューロンの線維とともに前根から脊髄の外へ出る．

末梢の内臓に分布する神経の節後線維は，脊髄神経の前枝と後枝の構成成分となって末梢に至る．

内臓に出入りする臓性運動神経線維と臓性感覚神経線維は，体性神経と分かれて別の内臓枝をつくる．これらの神経は一般に神経叢をつくり，そこから内臓枝が出る．

臓性運動神経線維と臓性感覚神経線維は，中枢神経系のあらゆる高さ（レベル）に出入りしているわけではない（図1.43）．

- 脳神経…臓性神経は12対の脳神経のうちの4対（動眼神経［Ⅲ］，顔面神経［Ⅶ］，舌咽神経［Ⅸ］，迷走神経［Ⅹ］）に含まれる．
- 脊髄神経…臓性神経は主に第1胸神経〜第2腰神経（T1〜L2）と第2〜4仙骨神経（S2〜4）の脊髄レベルから出る．第1胸髄〜第2腰髄（T1〜L2）から出る臓性運動神経を**交感神経**（Sympathetic part）とよぶ．これに対し，脳神経と仙骨神経に含まれる臓性運動神経を**副交感神経**（Parasympathetic part）という．
  - 交感神経系…身体の末梢構造と内臓を支配する．
  - 副交感神経系…より限定的であり，内臓のみを支配する．

## 用語

脊髄の交感神経と副交感神経は，頭部の副交感神経とは異なる発生学的また表現型の共通性がある．このことから，すべての臓性運動神経は交感神経であるという研究者がいる（Espinosa-Medina I et al., Science 2016; 354: 893-897）．それに対して，それらの結果は神経細胞が脊髄に起源をもつということを表しているに過ぎないという議論もある（Neuhuber W et al., Anat Rec 2017; 300: 1369-1370）．さらに，仙骨神経は第1胸神経〜第2腰神経（T1〜L2）の臓性運動神経とは異なり，交感神経幹に入ることも脊髄神経の末梢で節後線維をもつこともない．よって，われわれは，第2〜4仙骨神経（S2〜4）の臓性運動神経を副交感神経として分類することとした．"副交感神経（Parasympathetic nerve）"とは，単に"交感神経（Sympathetic nerve）"の両側（上下）にあるという意味であり，その解剖学的構造を正しく表している．

## 36　第1章　人体の構造

### 交感神経系

　自律神経系の交感神経は，第1胸神経〜第2腰神経(T1〜L2)の高さで脊髄神経の体性神経とともに脊髄から出る(**図1.44**)．交感神経は脊椎の両側で，頭蓋底から脊柱下端まで続く**交感神経幹**(Sympathetic trunk)をつくる．左右の交感神経幹の下端が尾骨の前面で一緒になり，**不対神経節**(Ganglion impar)をつくる．左右の交感神経幹は，脊髄神経前枝との間で線維連絡をもち，それを通じて交感神経線維を身体の末梢と内臓に送る．

　臓性運動節前線維は，第1胸神経〜第2腰神経(T1〜L2)の前根の神経線維として脊髄から出る．その神経線維は脊髄神経に入り，前枝を通って交感神経幹に入る．交感神経幹は，脊柱の両側にあって，前枝の前方に位置する．交感神経幹には，節後ニューロンの細胞体が集まった**交感神経節**(Sympathetic

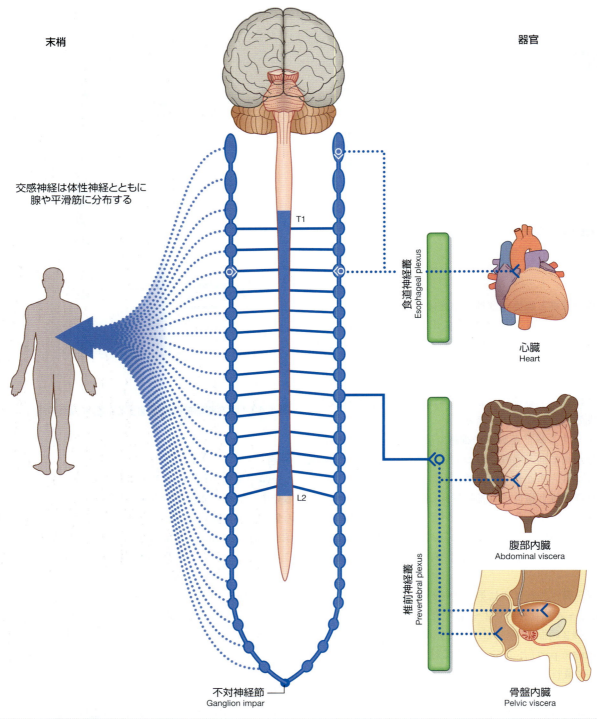

**図1.44　末梢の自律神経の交感神経成分**

ganglion）が分節性に存在し，そこで節前ニューロンが節後ニューロンとシナプスを形成する．各前枝は，交感神経節前線維によって交感神経幹または交感神経節と連絡しているが，この連絡線維は有髄線維であって白くみえるので**白交通枝**（White ramus communicans）とよばれる．

白交通枝を通って**椎傍神経節**（Paravertebral ganglion）または交感神経幹に入る交感神経節前線維は，次の4つの経路を通って標的組織に達する．

#### ①節前線維の起こる高さ（レベル）の交感神経支配

交感神経節前線維は，交感神経節で節後運動ニューロンとシナプスを形成し，その後，節後線維が同じ前枝に入って，その脊髄神経の前枝および後枝の枝とともに末梢に分布する（**図1.45**）．したがって，この交感神経線維は，その高さの脊髄神経によって支配される領域の構造を支配する．交感神経節後線維は，**灰白交通枝**（Gray ramus communicans）によって，交感神経幹または交感神経節と前枝を連結する．節後線維は無髄で灰色にみえるため，この名がつけられている．灰白交通枝は，白交通枝の内側に位置する．

#### ②節前線維の起こる高さ（レベル）より上・下の高さ（レベル）の交感神経支配

交感神経節前線維の一部は上行または下行して，その神経線維が出た高さ（レベル），すなわち第1胸髄～第2腰髄（T1～L2）ではない高さ（レベル）の神経節でシナプスを形成することがある．しかし，その高さ（レベル）の脊髄神経が必ずしも臓性運動神経線維を含んでいるとは限らない（**図1.46**）．

その節後線維は，灰白交通枝を通ってその高さ（レベル）の脊髄神経に入り，前枝と後枝に沿って末梢へ分布する．

交感神経の上行性および下行性の神経線維と交感神経節が，**椎傍交感神経幹**（Paravertebral sympathetic trunk）を形成する．この交感神経幹は，脊柱の全長にわたって存在する．交感神経線維は脊髄の限られた高さ（レベル）（第1胸髄～第2腰髄（T1～L2））からしか出ていないが，左右に交感神経幹があることに

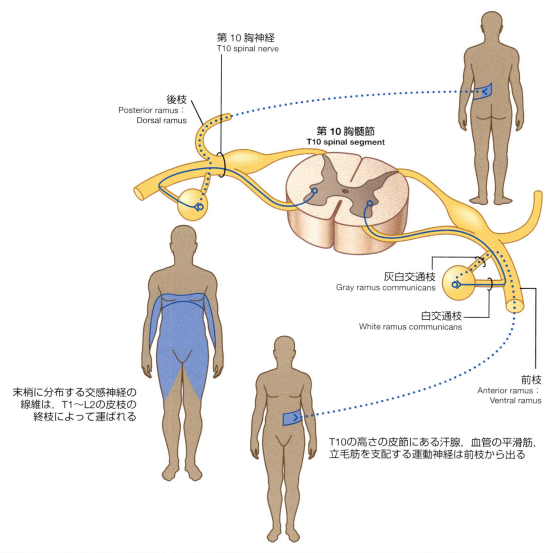

**図1.45 交感神経線維が脊髄外で脊髄神経とともに末梢に分布する経路**

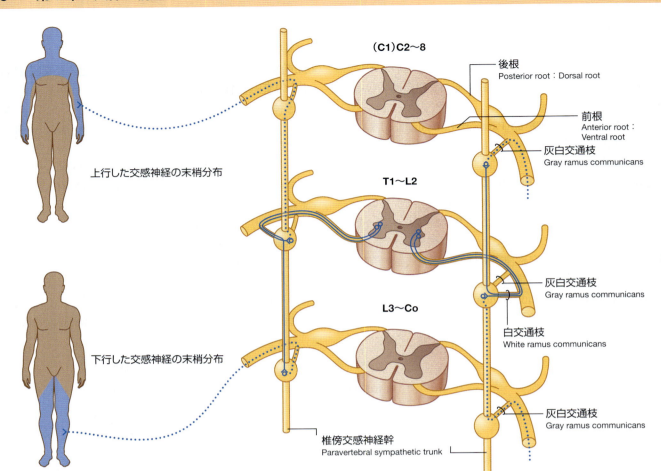

図1.46　交感神経が脊髄を出た高さ（レベル）とは異なる脊髄神経に入って末梢に分布する経路

よって交感神経の臓性運動神経線維が脊髄神経に入り，すべての脊髄神経が支配する領域に分布することができる．

白交通枝は，第1胸神経〜第2腰神経（T1〜L2）の高さの脊髄神経にのみあるが，灰白交通枝はすべての脊髄神経にみられる．

第1〜5胸神経（T1〜5）の高さの脊髄から出る神経線維は主に上行し，第5胸神経〜第2腰神経（T5〜L2）から出る神経線維は主に下行する．頭部に分布する交感神経の節前線維は，すべて第1胸髄（T1）から出て，交感神経幹を上頸神経節（Superior cervical ganglion）まで上行し，そこでシナプスを形成する．節後線維は血管に沿って走行し，頭部の血管，汗腺，上眼瞼や瞳孔括約筋の平滑筋等の標的組織に達する．

③頸部内臓と胸部内臓の交感神経支配

交感神経節前線維の中には神経節で節後運動ニューロンとシナプスを形成し，そこを出て内側に向かい，頸部や胸部の内臓を支配するものがある（図1.47）．また，シナプスを形成する前に交感神経幹を上行し，シナプスを形成した後の節後線維が他の脊髄レベルからの神経線維と一緒になって，臓性神経（心臓神経等）を形成することがある．これらの神経は，しばしば副交感神経の枝と一緒になって標的器官の表面またはその近くで神経叢（心臓神経叢や肺神経叢等）をつくる．そして，神経叢の枝が標的器官を支配する．第1〜5胸神経（T1〜5）の高さ（レベル）の脊髄は，主に頭部・頸部・胸部の内臓を支配する．

④腹部，骨盤，副腎の交感神経支配

交感神経節前線維の中には交感神経幹または椎傍神経節でシナプスを形成せずに通過し，別の脊髄レベルから起こる神経線維とともに，内臓神経（Splanchnic nerve）（大内臓神経（Greater splanchnic nerve），小内臓神経（Lesser splanchnic nerve），最下内臓神経（Least splanchnic nerve），腰内臓神経（Lumbar splanchnic nerves），仙骨内臓神経（Sacral splanchnic nerves））をつくることがある．これらの神経は腹部と骨盤の内臓を支配する（図1.48）．これらの神経の節前線維は，第5胸髄〜第2腰髄（T5〜L2）の高さ（レベル）から出る．

内臓神経は，腹大動脈から分枝する主要な動脈の起始部周辺にある交感神経節と線維連絡をもつ．これらの神経節は，大きな椎前神経叢の一部であり，副交感神経からの入力を受けている．交感神経節後線維は，この神経叢から出て主に動脈に沿って走り，腹部と骨盤の内臓に分布する．

器官系・神経系　39

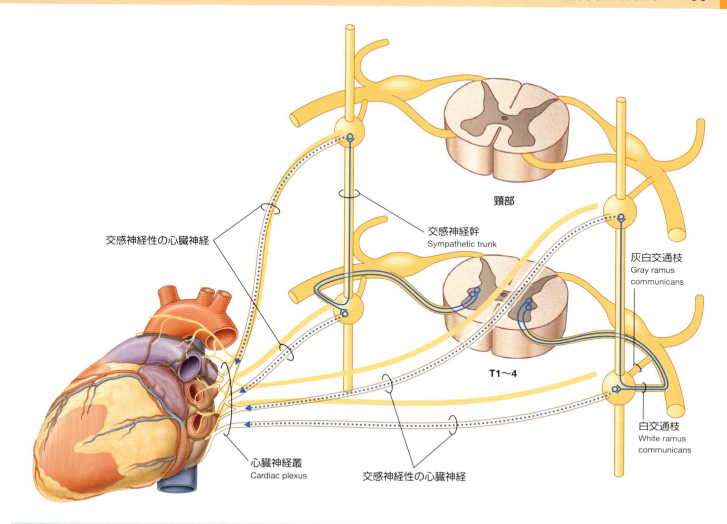

**図1.47　心臓に入る交感神経の経路**

　椎前神経叢の節前線維の一部は，神経叢の交感神経節でシナプスを形成せずに**副腎**（Suprarenal gland：Adrenal gland）に達し，**副腎髄質**（Adrenal medulla）の細胞と直接シナプスを形成する．副腎髄質の細胞は，交感神経の節後ニューロンと相同であり，循環血中にアドレナリンとノルアドレナリンを分泌する．

## 副交感神経系

　頭部および仙骨領域の副交感神経（**図1.49**）は，次のような経路で中枢神経系の外に出る．

- 脳神経…動眼神経[Ⅲ]，顔面神経[Ⅶ]，舌咽神経[Ⅸ]の副交感神経線維は頭頸部の構造のみを支配するのに対し，迷走神経[Ⅹ]の副交感神経線維は胸部内臓と大部分の腹部内臓を支配する．
- 脊髄神経…第2～4仙骨神経（S2～4）の副交感神経線維は，下腹部内臓，骨盤内臓，ならびに会陰の勃起組織の動脈を支配する．

　交感神経の臓性運動神経と同様，副交感神経の臓性運動神経も，一般に2つのニューロンからなる．節前ニューロンは中枢神経系の中にあり，その神経線維は脳神経として外に出る．

### 仙骨部の副交感神経節前線維

　仙骨部では，副交感神経の節前線維が特別な内臓神経（**骨盤内臓神経**（Pelvic splanchnic nerves））をつくる．それは第2～4仙骨神経（S2～4）の前枝から起始し，腹大動脈周辺に形成される大きな椎前神経叢が骨盤に向かう枝に合流する．これらの神経線維は，主に血管に沿って骨盤と腹部の内臓に分布する．節後運動ニューロンは，内臓の壁内にある．消化器系では，節前線維は，その経路の途中では副交感神経の節後運動ニューロンとシナプスを形成せず，腸神経系のニューロンと直接シナプスを形成する．

### 脳神経の副交感神経節前線維

　動眼神経[Ⅲ]，顔面神経[Ⅶ]，舌咽神経[Ⅸ]に含まれる副交感神経節前線維は，それらの神経から分かれた後，節後運動ニューロンを含む4つの神経節のうちの1つに入る．これらの4つの神経節は，三叉神経[Ⅴ]の主要な枝の近傍にある．節後線維は神経節を出た後，三叉神経[Ⅴ]の枝に入り，それとともに標的組織（唾液腺，粘液腺，涙腺，瞳孔括約筋，眼の毛様体筋）

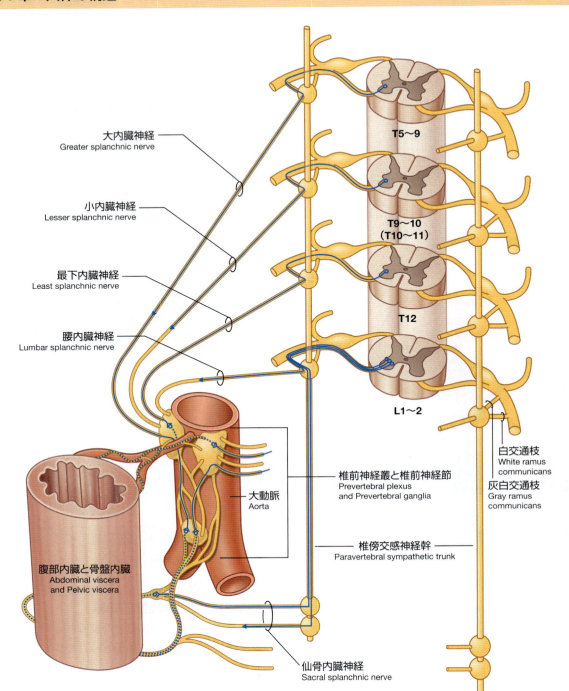

**図 1.48　腹部内臓と骨盤内臓に入る交感神経の経路**

へ達する．

　迷走神経［X］は，その経路の途中で内臓に枝を出す．これらの枝は，胸部内臓に関連する神経叢や腹部と骨盤の大きな椎前神経叢に加わる．これらの神経叢の多くは，交感神経線維を含む．

　これらの副交感神経の節後ニューロンは，標的内臓の壁内にある．

### 臓性感覚神経支配（臓性求心性神経線維）

　臓性感覚神経線維は，一般に臓性運動神経線維に伴行する．

### 臓性感覚神経線維と交感神経線維

　臓性感覚神経線維は，同じ脊髄の高さ（レベル）で脊髄に入る交感神経線維と同じ経路をたどる．しかし，臓性感覚神経線維はまた，遠心性（運動性）神経線維と異なる高さ（レベル）で脊髄に入ることがある．例えば，心臓からの臓性感覚神経線維は，第1胸髄（T1）よりも上の高さ（レベル）にも入ることがある．交感神経線維に伴行する臓性感覚神経線維は，主に痛覚に関係する神経線維である．

器官系●神経系　41

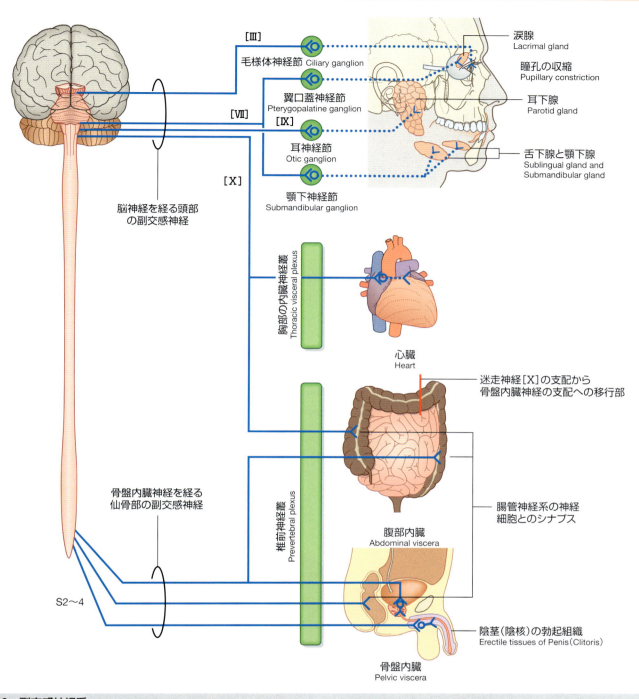

**図1.49　副交感神経系**

## 臓性感覚神経線維と副交感神経線維

　副交感神経線維に伴行する臓性感覚神経線維は，主に舌咽神経[IX]，迷走神経[X]と第2～4仙骨神経(S2～4)とともに末梢へ達する．

　舌咽神経[IX]に含まれる臓性感覚神経線維は，頸部の主要な動脈の壁にある化学受容器と圧受容器ならびに咽頭の受容器からの情報を中枢へ運ぶ．

　迷走神経[X]に含まれる臓性感覚神経線維は，頸部内臓と胸腹部内臓の主要血管からの情報を運ぶ．

　骨盤内臓と大腸遠位部からの臓性感覚神経線維は，第2～4仙骨神経(S2～4)によって運ばれる．

　副交感神経と関連する臓性感覚神経線維は，主に内臓の生理状態と反射活動に関する情報を中枢神経系へ運ぶ．

## 腸神経系

　腸の神経系(**腸神経系**(Enteric nervous system))は，運動ニューロン，感覚ニューロン，それらの支持細胞からなる．それは消化管壁の中で2つの自律神経叢，すなわち**筋層間神経叢**

(Myenteric plexus)(Auerbach神経叢(Auerbach's plexus))と粘膜下神経叢(Submucous plexus)(Meissner神経叢(Meissner's plexus))をつくる(図1.50).これらの神経叢は,次のようなものからできている.

- 神経節…神経細胞体と関連の細胞を含む.
- 神経線維…神経節間または神経節と標的組織を結ぶ.

腸神経系のニューロンは,胚子の後頭部と頸部,ならびに仙骨部から発生する神経堤細胞からできる.興味深いことに,腸神経系には脊髄よりも多くの数のニューロンが含まれているとの報告がある.

腸神経系の感覚ニューロンと運動ニューロンは,消化器の器官内または器官同士の活動を反射的に制御する.これらの反射には,蠕動,分泌,血管緊張性の調整がある.これらの活動は,脳や脊髄とは独立に起こるが,副交感神経節前線維と交感神経節後線維からの入力によっても調節を受ける.

腸神経系からの感覚情報は,臓性感覚神経線維によって中枢神経系へ運ばれる.

## 神経叢

神経叢(Plexus of nerves)は,体性神経と自律神経のいずれにもあり,複数の神経または異なる高さ(レベル)の神経線維によって構成され,そこから特定の標的または特定の方向に向かう新しい神経をつくる(図1.51).腸神経系の神経叢は,中枢神経系とは独立に消化器系の反射運動を制御する.

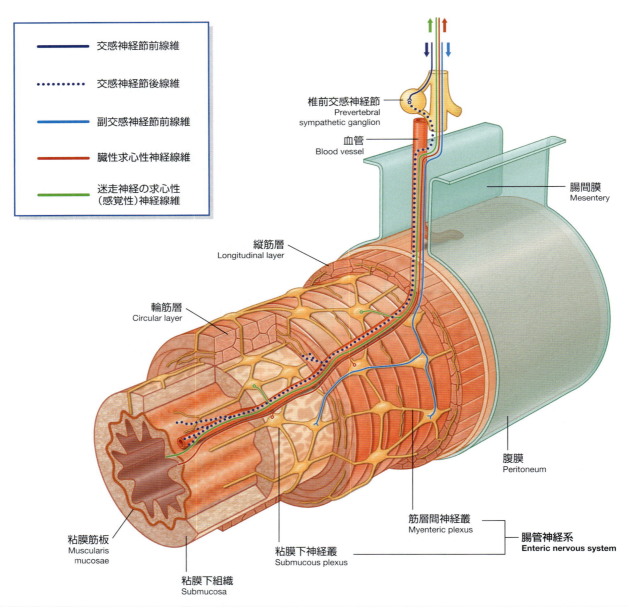

図1.50　腸神経系

器官系・神経系　43

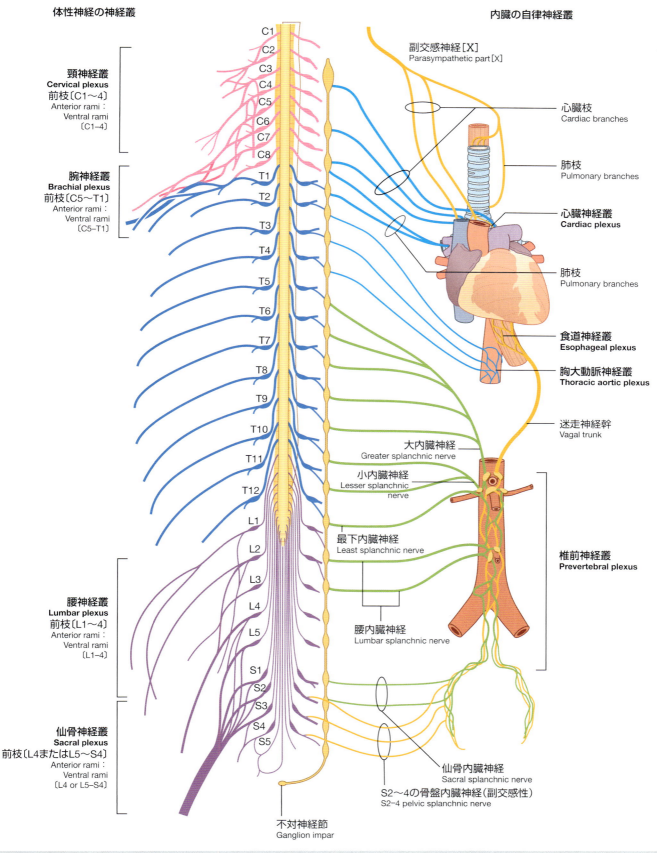

図 1.51　神経叢

## 体性神経の神経叢

脊髄神経前枝によってつくられる主な体性神経の神経叢には，頸神経叢(Cervical plexus；第1～4頸神経(C1～4))，腕神経叢(Brachial plexus；第5頸神経～第1胸神経(C5～T1))，腰神経叢(Lumbar plexus；第1～4腰神経(L1～4))，仙骨神経叢(Sacral plexus；第4腰神経～第4仙骨神経(L4～S4))，尾骨神経叢(Coccygeal plexus；第5仙骨神経～尾骨神経(S5～Co))がある．第1胸神経(T1)以外の胸神経(第2～12胸神経(T2～12))の前枝は，互いの神経線維が独立性を保ちながら走り，神経叢の形成には関与しない．

## 内臓の自律神経叢

内臓の神経叢は，内臓の機能に関連してできたもので，一般に遠心性(運動性)神経線維(交感神経と副交感神経)と求心性(感覚性)神経線維を含む(図1.51)．これらの神経叢には，胸部の心臓神経叢(Cardiac plexus)と肺神経叢(Pulmonary plexus)，ならびに腹部で大動脈の前面から骨盤の側壁にのびる大きな椎前神経叢(Prevertebral plexus)がある．椎前神経叢は，すべての腹部および骨盤の内臓からの求心性と遠心性の情報の入出力を担っている．

## 他の器官系

呼吸器系，消化器系，泌尿生殖器系の構成とそれぞれの器官についての詳細は，他の章で説明する．

---

### 臨床的事項1.22　関連痛

身体のある部位からくる感覚の情報が，同じ高さ(レベル)の脊髄神経によって支配される別の部位の感覚として，脳が誤って解釈することがある．これを**関連痛**(Referred pain)という．一般に，痛覚の求心性(感覚性)神経線維が多くない腸等の痛みが，求心性(感覚性)神経線維がよく発達している皮膚等の痛みとして感じられる．腸管等の求心性(感覚性)神経は，求心性入力の非常に多い皮膚からの求心性(感覚性)神経と同じ脊髄レベルに集中することになる．その結果として，通常，求心性入力が多くない領域からの痛みは，求心性入力の多い領域からきていると解釈されるのである．

ある神経が分布する内臓の痛みは，同じ高さ(レベル)の脊髄神経が分布する別の身体部位の痛みとして感じられることがある．

また，ある体性神経が分布する部位の感覚は，他の部位の感覚として誤って解釈されることがある．例えば，横隔神経が分布する横隔膜の下面の腹膜の炎症による痛みは，同じ高さ(レベル)の脊髄神経(鎖骨上神経)が分布する肩上部の皮膚の痛みとして感じられることがある．

#### 虫垂炎(関連痛の典型例)

虫垂が炎症を起こすと，臓性感覚神経が刺激される．これらの神経線維は，交感神経線維とともに第10胸神経(T10)の高さで脊髄に入る．この疼痛は，第10胸神経の皮節の関連痛として感じられるが，これはちょうど臍部の皮膚にあたる(図1.52)．この疼痛は局所的なものではなく，びまん性である．腸の蠕動波が回盲部を通過するたびに疼痛が繰り返される．断続的に起きるこのような疼痛を疝痛という．

虫垂炎がさらに進行すると，虫垂が右腸骨窩で壁側腹膜に接触し，それを刺激する．壁側腹膜は体性感覚神経によって支配されており，局所の持続的な疼痛を生じる．この痛みは，患者が数時間前に感じていた疝痛よりも強いため，患者はもはやそれを第10胸神経(T10)皮節の関連痛として認識することはない．

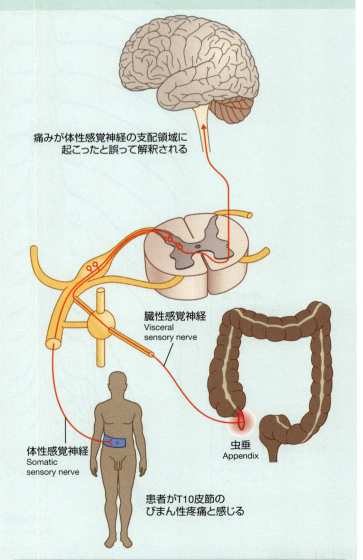

図1.52　炎症を起こした虫垂からの痛みを第10胸神経の皮節(皮膚分節)からの痛み(関連痛)として感じる仕組み

# 2

# 背部

# 概観

## 概要

背部(Back)は，身体の後面を構成し，体幹を支持する筋骨格軸をなす．骨格は主に椎骨によって構成されるが，肋骨の近位部，寛骨の上部と頭蓋底の後方領域も背部の骨格の一部を構成している(**図2.1**)．

背部の筋は，複数の椎骨と肋骨を相互に連結する．また，骨盤および頭蓋骨と連結する．背部には脊髄と脊髄神経の近位部も含まれ，身体の末梢からの情報を受け，また末梢へ情報を送る．

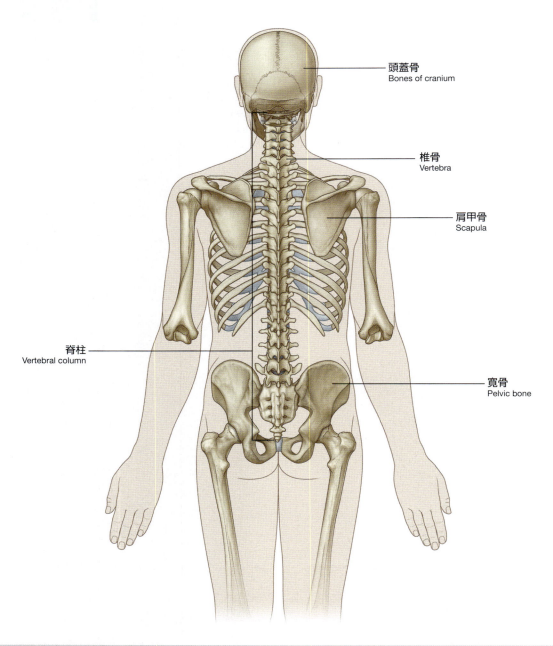

**図2.1 背部の骨格**

## 機能

### ▶ 支持

背部の骨格と筋は，体重を支え，骨盤を介して下肢に力を伝える．また，頭部を動かすとともにそれを正しい位置に保ち，上肢が動く際には上肢帯を固定してそれを助ける．脊柱は，身体の正中部の後方に位置する．側方からみると，脊柱にはいくつかの弯曲が認められる（図2.2）．

- 1次弯曲（Primary curvature）…後方（背側）に凸になった弯曲で，胚子のときの姿勢を反映している．成人では，胸部と仙骨部にこの弯曲が残っている．
- 2次弯曲（Secondary curvature）…前方（腹側）に凸になった弯曲で，頸部と腰部に認められる．これらの弯曲によって，**重心線**（Gravity line）が脊柱のラインに重なり，二足で直立したときに最少の筋エネルギーで脊柱のバランスをとることができる．

背部に対する荷重が頸部から腰部へいくほど大きくなるので，背部では下位であるほどさまざまな障害が起こりやすい．

### ▶ 運動

背部の筋は，**外来の筋**（Extrinsic muscle）と**固有の筋**（Intrinsic muscle）からなる．

［訳注：外来の筋は，広背筋や上・下後鋸筋のように，本来上肢や体幹の筋であったものが背部に移動したと考えられる筋のことである．また，背部の固有の筋は，**固有背筋**（Muscles of back proper）ともよばれる．］

- 外来の筋…上肢と肋骨を動かす．
- 固有の筋…姿勢を維持し，脊柱を動かす．この運動には，**屈曲**（Flexion）（**前屈**（Anterior bending）），**伸展**（Extension），**側屈**（Lateral flexion），**回旋**（Rotation）がある（図2.3）．

連続する上下2個の椎骨の間の可動域には限度があるが，脊柱全体では，それらの動きが加算されるので，大きな動きが可能になる．胸椎部では，運動と伸展の自由度が腰椎部に比べて小さい．脊柱の前方につく筋は，脊柱を前屈させる．

上位の2個の頸椎とそれらに関連する筋は，頭部を支持してその位置を保持するために，特別な形状をしている．人がうなずくときのように頭部が屈曲（前屈），伸展（背屈）するときには，頭部が第1頸椎（C I）の上面を動き，頭部が回旋するときには第2頸椎（C II）の上で第1頸椎が回る（図2.3）．

### ▶ 神経系の保護

脊柱と周囲の軟部組織が，脊髄と脊髄神経近位部をとり囲む（図2.4）．脊髄神経の遠位部は，頭部の一部を含む身体全体に分布する．

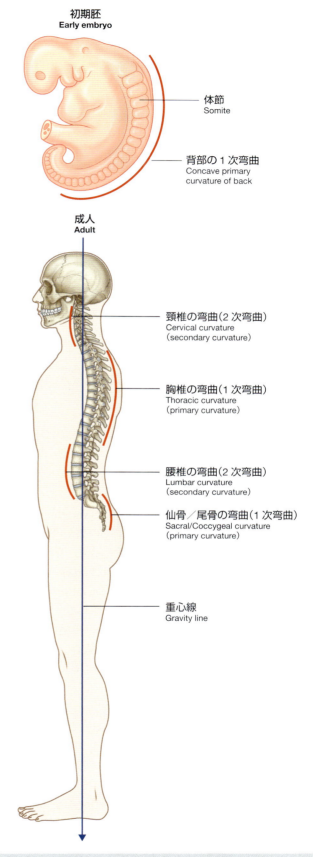

図2.2　脊柱の弯曲

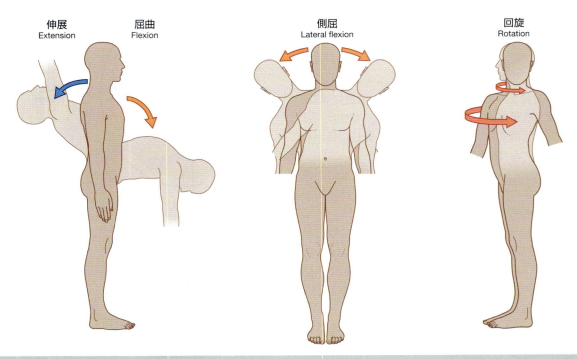

図 2.3　背部の運動

## 構成要素

### ▶骨

　背部を構成する主要な骨は，33個の**椎骨**(Vertebra)である(**図2.5**)．椎骨は脊柱内での高さによってその数が決まっており，また，それぞれの高さに特徴的な形態を示す．脊柱は，7個の**頸椎**(Cervical vertebra)，12個の**胸椎**(Thoracic vertebra)，5個の**腰椎**(Lumbar vertebra)，5個の**仙椎**(Sacral vertebra)と3〜4個の**尾椎**(Coccygeal vertebra)から構成される．5個の仙椎は癒合して1個の**仙骨**(Sacrum)を形づくる．尾椎は痕跡的な骨で，通常3〜4(5)個であるが，しばしば癒合して1個の**尾骨**(Coccyx)となる．

#### 典型的な椎骨

　典型的な椎骨は，**椎体**(Vertebral body)と**椎弓**(Vertebral arch)からなる(**図2.6**)．

　椎体は，椎骨の前部であり，体重を支える椎骨の主部である．椎体は，第2頸椎(C II)から第5腰椎(L V)まで順に大きさが増す．上下の椎骨の椎体間に，線維軟骨からなる**椎間円板**(Intervertebral disc)がある．

　椎弓は，左右2本の**椎弓根**(Pedicle)によって椎体の後面に続いている．椎弓根の後方には左右の**椎弓板**(Lamina)があり，それらは後方の正中部で互いに癒合する．

　椎弓は，第1頸椎(C I)から第5仙椎(S V)までのびる**脊柱管**

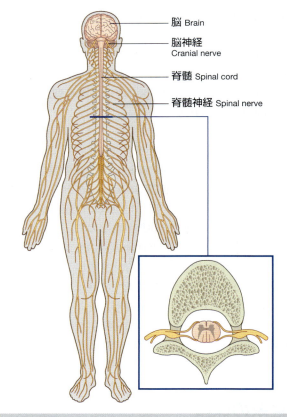

図 2.4　神経系

概観 • 構成要素　49

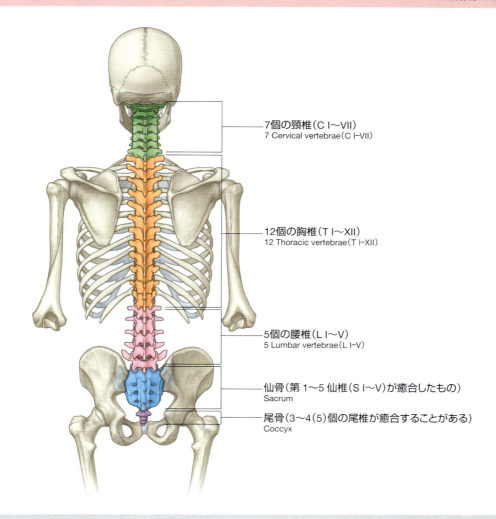

図 2.5　椎骨

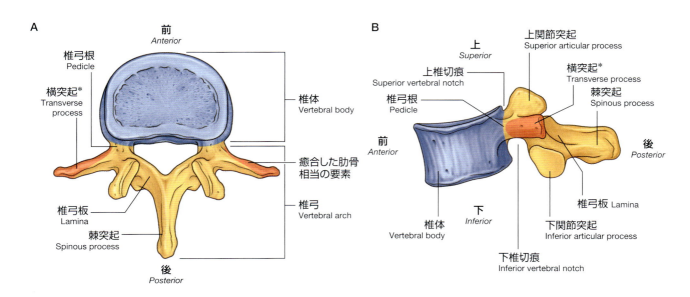

図 2.6　典型的な椎骨
A：上面．B：側面．
＊：[訳注] 腰椎において，横突起としばしば記載されているものは，本来の横突起の要素に肋骨の要素（この図で赤で示した部分）が癒合したものであり，解剖学用語では肋骨突起（Costal process）とされる．ここでは，典型的な椎骨の構造の説明を行うためにこの図が用いられているため，便宜的に横突起としている．

(Vertebral canal)の側壁と後壁を形成する．脊柱管の中には，脊髄とその髄膜，血管，結合組織，脂肪，脊髄神経の近位部が入る．

椎弓には多くの特徴的な突起があり，それらは次のような役割を果たしている．

- 筋や靭帯の付着部．
- 筋が作用するための力点．
- 隣接する椎骨との連結．

**棘突起**(Spinous process)は，椎弓の後方正中部から後方に突出した骨の突起で，一般には下方に向かう．

**横突起**(Transverse process)は，椎弓板と椎弓根の移行部から外側にのびる．同じ部位に，**上関節突起**(Superior articular process)と**下関節突起**(Inferior articular process)があり，これらは隣接する椎骨の関節突起と関節をつくる．

各椎骨は，肋骨に相当する要素を含む．胸部では，これらの肋骨要素が大きく発達して肋骨となり，椎体および横突起と関節をつくる．胸椎以外のすべての椎骨では，肋骨に相当する要素は小さく，横突起の一部となる．胸郭以外の下位の頸椎や上位の腰椎に，肋骨(頸肋，腰肋)が形成されることがある．[訳注：本原著を含め，多くの本で腰椎の側方の突起にTransverse process という名称がつけられている．しかし，国際解剖学用語では，Costal process(肋骨突起)が用いられている．この突起が本来の横突起ではなく，肋骨要素からなるからである．よって本書では**肋骨突起**(Costal process)を用いる．しかし，臨床では肋骨突起のことをしばしば横突起とよぶことがあるため注意が必要である．]

## ▶ 筋

背部の筋は，発生学的な起源と神経支配に基づいて外来の筋と固有の筋(固有背筋)に分けられる(**図2.7**, 47頁の訳注参照)．

外来の筋は，上肢と胸部の運動に関与し，一般に脊髄神経の前枝によって支配される．浅層の筋群は上肢の運動に，中層の筋群は胸郭の運動に関与する．

固有背筋は，すべて深部にあり，脊髄神経の後枝によって支配される．それらは，脊柱を支持するとともにそれを動かし，また頭部の運動にも関与する．一部の固有背筋は，肋骨を椎体に対して動かす．

## ▶ 脊柱管

**脊髄**(Spinal cord)は，一連の椎骨と軟部組織によってつくられる管腔(**脊柱管**(Vertebral canal))の中にある(**図2.8**)．

- 脊柱管の前壁…椎体，椎間円板，およびそれらに付着する靭帯によってつくられる．
- 側壁と後壁…椎弓と靭帯によってつくられる．

脊柱管の中で，脊髄は3層の結合組織性の膜(**髄膜**(Meninges))

に包まれている．

- **軟膜**(Pia mater)…最内層の軟膜である．脊髄の表面に密着している．
- **クモ膜**(Arachnoid mater)…2層目の膜である．**脳脊髄液**(Cerebrospinal fluid：CSF)が入る**クモ膜下腔**(Subarachnoid space)によって軟膜と分けられる．
- **硬膜**(Dura mater)…最外層にあって最も厚い．クモ膜に接しているが，両者は密着していない．

脊柱管内で，硬膜とそれを囲む椎骨との間は，疎性結合組織，脂肪，静脈叢を含む**硬膜外腔**(Extradural space)によって分けられている．

## ▶ 脊髄神経

31対の**脊髄神経**(Spinal nerve)は，分節状に脊髄から出て，上下の椎骨の椎弓根の間を通って脊柱管から外へ出る．脊髄神経は，8対の**頸神経**(Cervical nerve；C1～8)，12対の**胸神経**(Thoracic nerve；T1～12)，5対の**腰神経**(Lumbar nerve；L1～5)，5対の**仙骨神経**(Sacral nerve；S1～5)，および1対の**尾骨神経**(Coccygeal nerve；Co)からなる．各脊髄神経は，**後根**(Posterior root：Dorsal root)と**前根**(Anterior root：Ventral root)によって脊髄とつながっている(**図2.9**)．

脊髄神経は，脊柱管を出た後，次の枝に分かれる．

- **後枝**(Posterior ramus：Dorsal ramus)…後枝は短く，背部の神経支配を司る．
- **前枝**(Anterior ramus：Ventral ramus)…前枝は後枝よりも太くて長く，頭部以外の身体の広い領域を支配する．頭部は，原則として脳神経による支配を受ける．

前枝は，主要な体性神経の**神経叢**(Plexus of nerves)(頸神経叢，腕神経叢，腰神経叢，仙骨神経叢)をつくる．末梢神経系の主要な自律神経成分(交感神経幹と椎前神経叢)も，主に脊髄神経の前枝と線維連絡をもつ．

# 身体の他の領域との関係

## ▶ 頭部

頭部の骨格と筋の大部分は，頸部の背側領域にある．それによって頭部を支え，動かす(**図2.10**)．

脳と脳の髄膜は，頭蓋骨の大後頭孔で脊髄とその髄膜に移行する．左右の椎骨動脈は，頸椎の横突孔の中を上行して大後頭孔から頭蓋内に入り，内頸動脈とともに脳に血液を供給する．

## ▶ 胸部，腹部，骨盤

脊柱の各部位は，胸部，腹部，骨盤の骨格の構成に関与する(**図2.10**)．椎骨はこれらの部位で身体を支持するとともに，

概観 • 身体の他の領域との関係

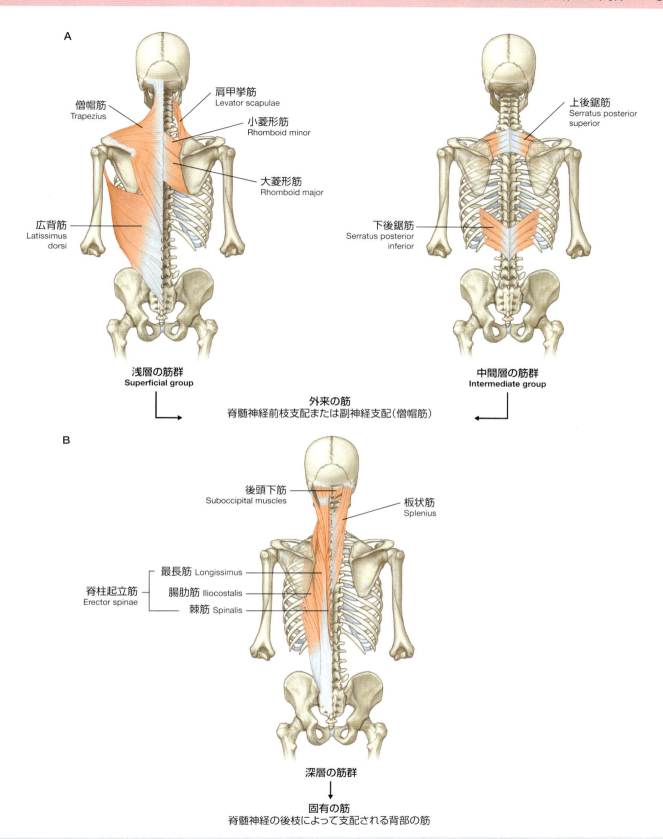

図 2.7 背部の筋
A：外来の筋．B：固有の筋（固有背筋）．

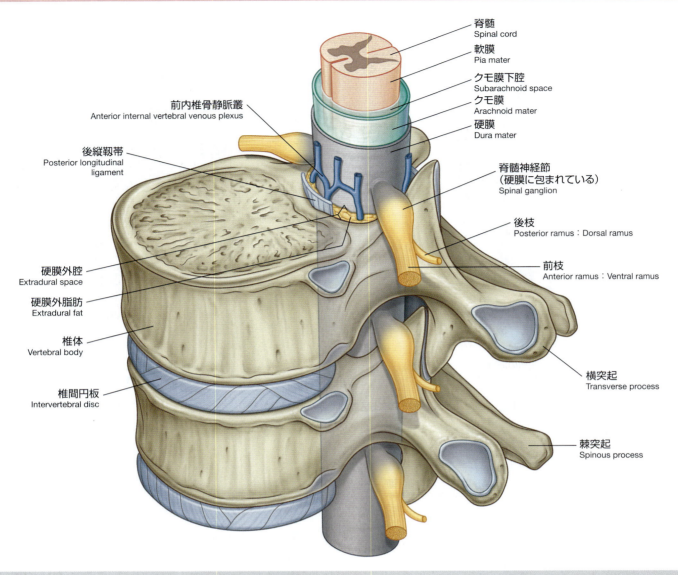

図2.8 脊柱管

筋や筋膜の付着部位となり，さらに椎骨と他の骨との間に関節をつくる．胸部，腹部，骨盤に関連する脊髄神経の前枝は，背部からこれらの部位に入る．

### ▶四肢

背部の骨には，上肢を体幹に連結して上肢を動かす筋群が付着する．上肢とは異なり，下肢の筋は寛骨と仙骨の連結を介して脊柱に連結する．上肢と下肢の筋は，それぞれ脊柱の頸部と腰仙部の高さから出る脊髄神経の前枝によって支配される．

## 重要ポイント

### ▶長い脊柱と短い脊髄

発生の過程で，脊柱は脊髄よりも速くのびる．その結果，脊髄は脊柱管の下端には達しない（図2.11）．

成人では，脊髄下端が一般に脊柱の第1・2腰椎（LⅠ・Ⅱ）の高さにあるが，これには個人差があり，高い場合は第12胸椎（TⅫ）の高さ，低い場合は第2・3腰椎（LⅡ・Ⅲ）の高さにある．

脊髄神経は，第1頸神経（C1）から尾骨神経（Co）まで，下位へいくほど，脊髄を出た後，強い角度で下行する．したがって，下位の神経根ほど長い距離にわたって脊柱管の中を走る．その結果，脊髄神経が脊髄から出る高さとそれぞれの神経に対応する脊椎の高さの差は，下位へいくほど大きくなる．これは，特に腰神経と仙骨神経で特に顕著である．

概観・重要ポイント 53

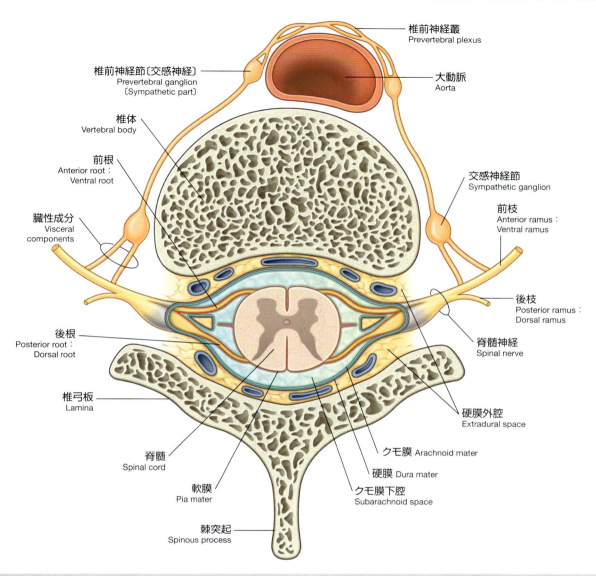

図2.9 脊髄神経（横断面）

## ▶ 椎間孔と脊髄神経

各脊髄神経は，**椎間孔**（Intervertebral foramen）を通って，脊柱管の外へ出る（**図2.12**）．椎間孔は，上下の椎骨の椎弓によってつくられ，椎間関節と密接な関係がある．

- 上縁と下縁…上と下の椎骨の椎弓根にそれぞれみられる下椎切痕と上椎切痕．
- 後縁…上と下の椎骨の関節突起と，それによってつくられる関節．
- 前縁…上と下の椎体の間にある椎間円板．

骨量減少，椎間板ヘルニア，椎間関節（上下の関節突起がつくる関節）のずれ等の病的な状態により，椎間孔の閉塞や狭窄が起こり，そこを通る脊髄神経を圧迫してその機能を障害する．

## ▶ 背部の神経支配

脊髄神経の後枝は，固有の筋とその周辺の皮膚を支配する．後枝の皮神経は，殿部と頭部後面の皮膚にも分布する．脊髄神経の後枝によって支配される皮節（皮膚分節）を**図2.13**に示す．

54　第2章　背部

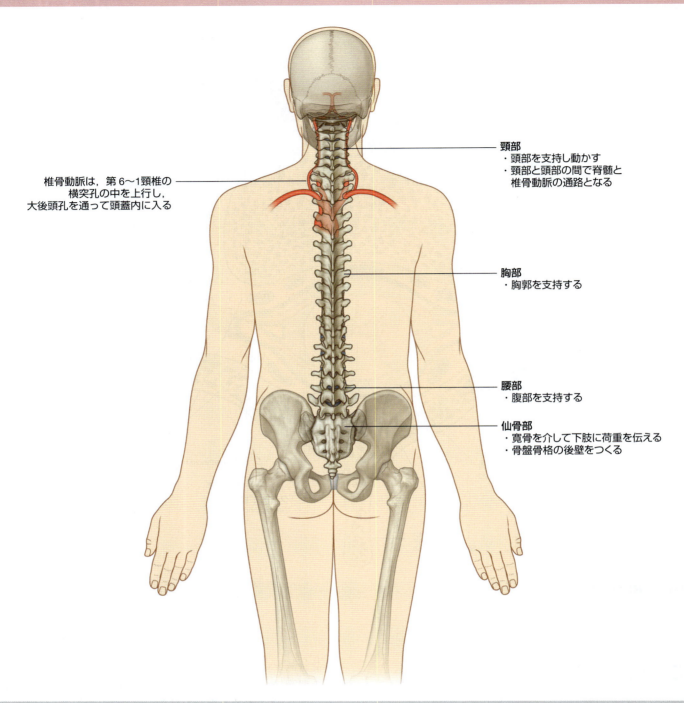

図2.10　背部と他の部位との関係

概観・重要ポイント 55

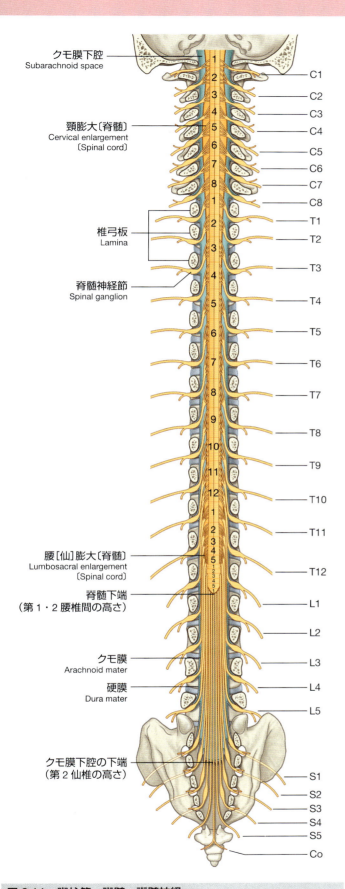

図 2.11 脊柱管，脊髄，脊髄神経

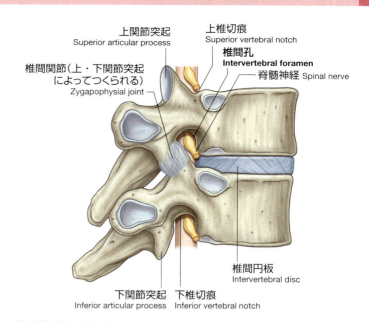

図 2.12 椎間孔

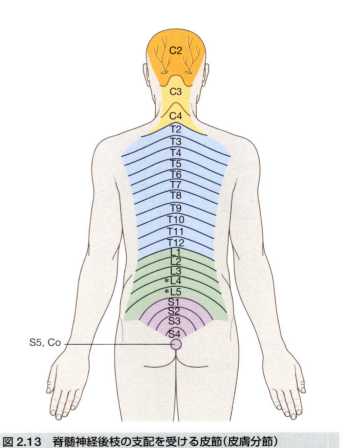

図 2.13 脊髄神経後枝の支配を受ける皮節（皮膚分節）
＊：L4・5の後枝は皮枝をもたないことがあるため，背部の皮節に示されないことがある．

## 局所解剖

### 骨格

背部の骨格は，主として脊椎と椎間円板によって構成される．その他に，頭蓋骨，肩甲骨，骨盤，肋骨も，背部の骨格の構成に関与しており，背部の筋の付着部となる．

### ▶椎骨

脊柱には約33個の椎骨があり，それらは形態と位置によって5つのグループに分けられる（**図2.14**）．

- 頸椎…胸部と頭蓋骨との間にある7個の頸椎は，大きさが小さく，横突起に孔（**横突孔**（Foramen transversarium））があるのが特徴である（**図2.14**，**2.15**）．
- 胸椎…12個の胸椎は，肋骨と関節をつくるのが特徴である（**図2.14**，**2.16**）．すべての椎骨には肋骨に相当する要素があるが，胸椎以外ではこれらの要素が小さく，横突起と合体する．肋骨は胸椎の高さでは，椎骨の椎体および横突起と，滑膜性の関節によって連結する．
- 腰椎…胸椎の下には5個の腰椎がある．後腹壁の支持骨格であり，大きいことが特徴である（**図2.14**，**2.17**）．

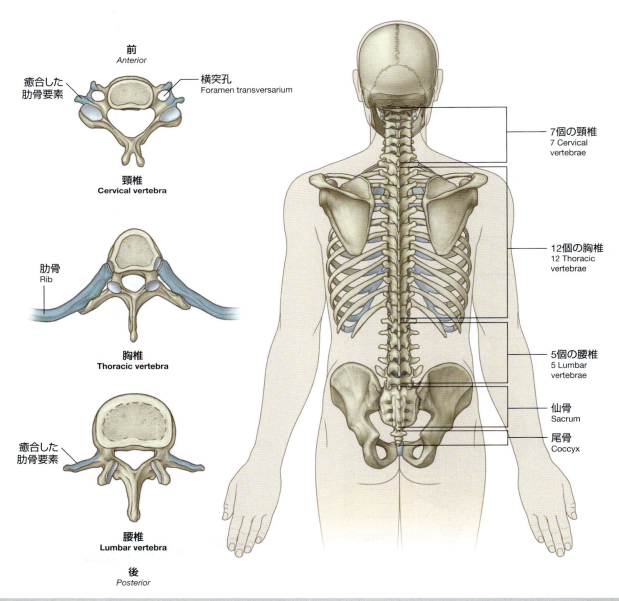

**図2.14** 椎骨

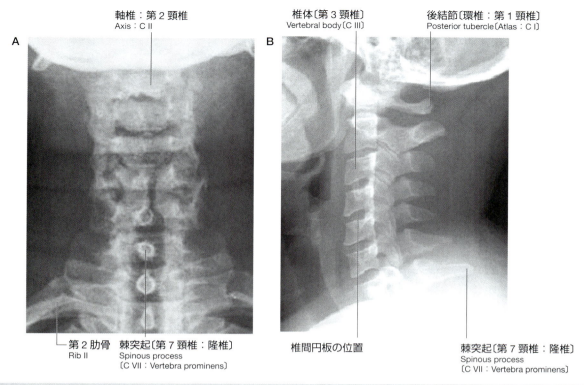

図2.15 頸椎部のX線画像
A：前後像．B：側面像．

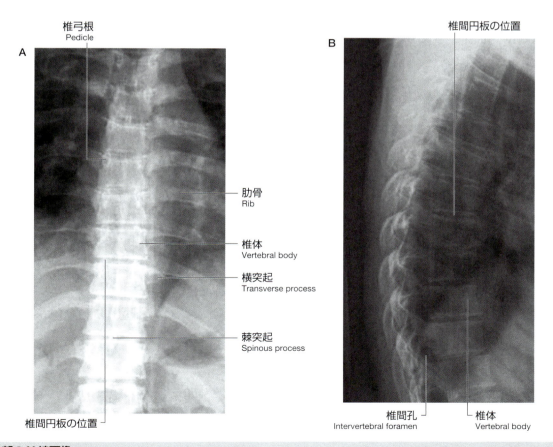

図2.16 胸椎部のX線画像
A：前後像．B：側面像．

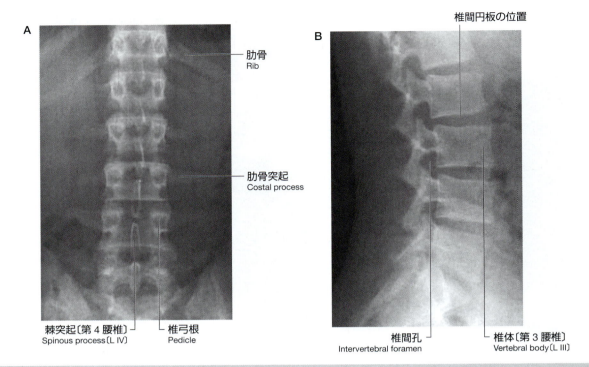

**図2.17　腰椎部のX線画像**
A：前後像．B：側面像．

- 仙椎…5個の**仙椎**(Sacral vertebra)は，癒合して1個の仙骨をつくる．仙骨は両側で寛骨と関節をつくり，骨盤壁を構成する．
- 尾椎…仙骨の下には，数個（通常4個）の尾椎があり，それらは癒合して尾骨とよばれる1個の三角形の骨をつくる．

椎骨は，体節に由来する分節状の**椎板**(Sclerotome)の細胞から形成される（図2.18）．各椎骨は上下2つの体節の構成成分から発生する．すなわち，上の体節の尾側半分とその下の体節の頭側半分が癒合して1個の椎骨がつくられる．脊髄神経も分節状に発生し，形成された上下の椎骨の間を通って脊柱外へ出る．

## 典型的な椎骨

典型的な椎骨は，**椎体**(Vertebral body)とその後方にある**椎弓**(Vertebral arch)からなる（図2.19）．椎弓にはいくつかの突起があり，それらは筋の付着部位になり，また上下の椎骨の対応する突起との間に関節をつくる．

**椎体**は，椎骨の体重を支える部分であり，上下の椎体は**椎間円板**(Intervertebral disc)と靱帯によって連結する．脊柱は下位ほどそこにかかる荷重が大きくなるので，上位の椎骨より下位の椎骨のほうが椎体が大きい．

**椎弓**は，**椎孔**(Vertebral foramen)の側壁と後壁をつくる．すべての椎骨の椎孔は**脊柱管**(Vertebral canal)を形成し，脊髄を含み保護している．脊柱管の上端は，大後頭孔を通って頭蓋腔と連絡する．

各椎骨において，椎弓は**椎弓根**(Pedicle)と**椎弓板**(Lamina)からなる（図2.19）．

- **椎弓根**…椎体に接続する．
- **椎弓板**…椎弓根から後方へのびる平らな骨で，後方正中部で左右の椎弓板が癒合する．

**棘突起**(Spinous process)は，左右の椎弓板が正中で癒合し，そこから後下方へ突き出している．筋と靱帯の付着部となる．

**横突起**(Transverse process)は，椎弓根と椎弓板の移行部から後外側にのびる．筋と靱帯が付着しており，胸部では肋骨と関節をつくる．

椎弓根と椎弓板の移行部からは，**上関節突起**(Superior articular process)と**下関節突起**(Inferior articular process)（図2.19）が突出し，それぞれ上の椎骨の下関節突起および下の椎骨の上関節突起と関節をつくる．

椎体と関節突起の起始部の間で，椎弓根の上面と下面がくぼんでいる．これらを**上椎切痕**(Superior vertebral notch)および**下椎切痕**(Inferior vertebral notch)という．上の椎骨の下椎切痕とその下の椎骨の上椎切痕が**椎間孔**(Intervertebral foramen)をつくる．

## 頸椎

7個の**頸椎**(Cervical vertebra)は，小型であり，横突起に孔のあることが特徴である．典型的な頸椎には，以下の特徴がある（図2.20A）．

- 椎体…高さが低く，上からみると，やや角張った形である．また，椎体の上面がやや凹んで下面がやや凸になる．

局所解剖・骨格　59

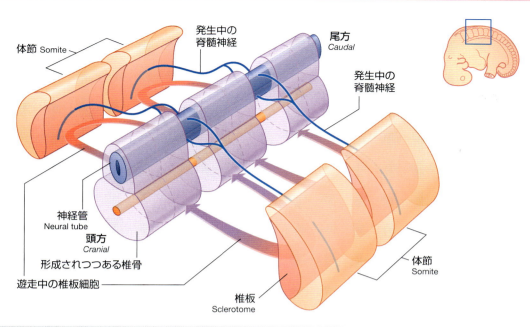

図 2.18　椎骨の発生

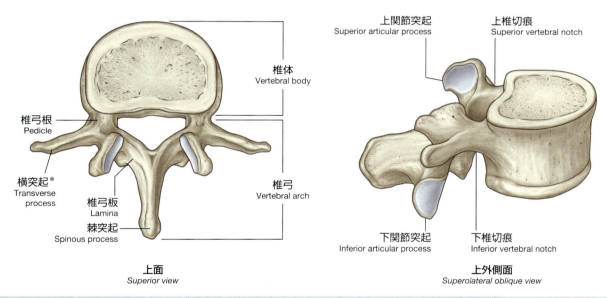

図 2.19　典型的な椎骨
＊：図 2.6 の訳注参照．

- 横突起…溝のような形をしており，丸い横突孔（Foramen transversarium）が開く．
- 棘突起…短く，先端が二分している．
- 椎孔…三角形をしている．

第 1 頸椎（C I）と第 2 頸椎（C II）は，それぞれ環椎（Atlas），軸椎（Axis）とよばれ，頭部の運動を行うために特殊な形をしている．

## 環椎と軸椎

環椎（第 1 頸椎（C I））は頭部（頭蓋骨）と関節をつくる（図2.21）．環椎の最大の特徴は，椎体がないことである（図 2.20B）．上方からみると，環椎は，左右が前弓（Anterior arch）と後弓（Posterior arch）によってつながり，全体が環状になっている．

環椎の外側塊は，上面では後頭骨の後頭顆（Occipital condyle）と，下面では軸椎（第 2 頸椎（C II））の上関節突起と関節をつくる．上関節面（Superior articular surface）は豆形でやや凹み，下関節面（Inferior articular surface）はほぼ円形で平坦である．

環椎後頭関節（Atlanto-occipital joint）によって，脊柱の上で頭蓋骨が動く．それによって，人はうなずくような運動が

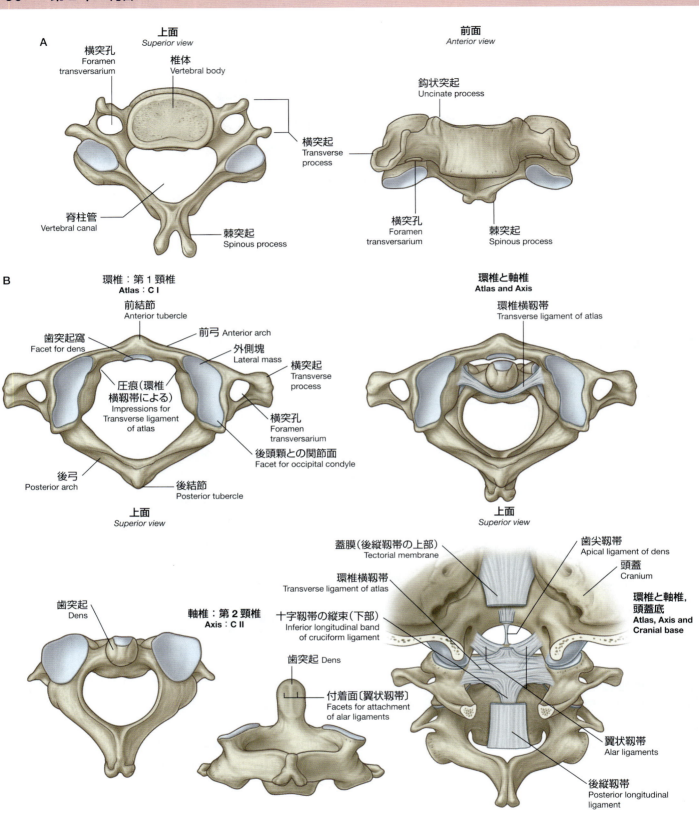

図2.20 さまざまな椎骨
A：典型的な頸椎．B：環椎（第1頸椎（CⅠ））と軸椎（第2頸椎（CⅡ））．

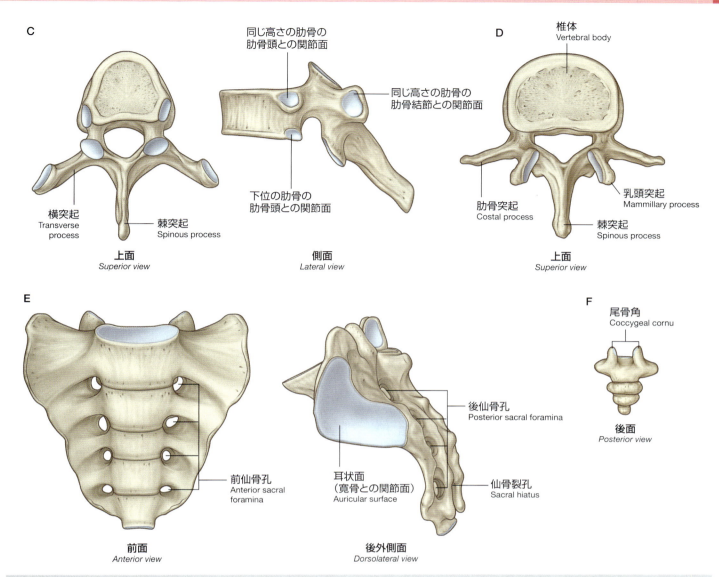

図2.20（続き） C：典型的な胸椎．D：典型的な腰椎．E：仙骨．F：尾骨．

できる．

　環椎の前弓の後面は，軸椎の椎体の上方に突出した**歯突起**（Dens）と関節をつくる．歯突起は，環椎の椎孔の中で，環椎の外側塊の内側面にある卵円形の付着部の間を結ぶ強靱な**環椎横靱帯**（Transverse ligament of atlas）によって，後方から定位置に保持される（図2.20B）．

　歯突起は，環椎とその上方にある頭部が，歯突起を軸にして回転するための役割を果たす．

　環椎の横突起は大きく，他の頸椎の横突起よりも側方に突出しており，筋の作用のための力点の役割をする．**環軸関節**（Atlanto-axial joint）において，特に頭部を動かすときに働く．

　**軸椎**は，椎体から上方へ向かって大きな歯のような形の歯突起が突出するのが特徴である（図2.20B，2.21）．歯突起の前面は，表面が丸くなって，環椎の前弓の後面と関節をつくる．

　歯突起の上部の側面には円形の圧痕があり，ここに強靱な**翼状靱帯**（Alar ligament）が付着する．左右の翼状靱帯が，軸椎と後頭顆の内側面を連結する．これらの翼状靱帯は，頭部と環椎が軸椎に対する過度の回旋を抑制する（図2.20B）．

## 胸椎

　12個の胸椎（Thoracic vertebra）は，すべて肋骨と関節をつくる．典型的な胸椎は，椎体の左右に2つの小さな凹面（**上肋骨窩**（Superior costal facet）と**下肋骨窩**（Inferior costal facet））をもつ．上肋骨窩は椎骨と同じ番号の肋骨の肋骨頭と，下肋骨窩は1つ下の肋骨の肋骨頭と関節をつくる（図2.20C）．上肋骨窩は下肋骨窩よりもはるかに大きい．

　各胸椎の横突起は，椎骨と同じ番号の肋骨の肋骨結節と関節をつくる関節面（**横突肋骨窩**（Transverse costal facet））をもつ．上方からみると，胸椎の椎体はややハート形に近い形をしており，椎孔は円形である．

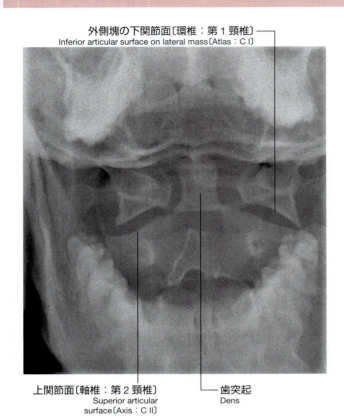

図2.21 環椎（第1頸椎）と軸椎（第2頸椎）のX線画像（開口して前後方向に撮影）

## 腰椎

5個の**腰椎**（Lumbar vertebra）は，非常に大きい．それによって，他の椎骨（頸椎，胸椎等）と区別できる（**図2.20D**）．また，腰椎は，肋骨と関節をつくるための面をもたない．第1〜4腰椎（LⅠ〜Ⅳ）の肋骨突起は薄くて長い．第5腰椎（LⅤ）の肋骨突起は円錐形をしており，そこに**腸腰靱帯**（Iliolumbar ligament）が付着して，腰椎と骨盤を連結する（50頁の訳注参照）．

典型的な腰椎の椎体は円筒形をしており，椎孔は三角形であり，胸椎の椎孔よりも大きい．

## 仙骨

**仙骨**（Sacrum）は，5個の**仙椎**（Sacral vertebra）が癒合して1個の骨になったものである（**図2.20E**）．仙骨は，**仙骨尖**（Apex）が下方となる逆三角形をしており，前面が凹，後面が凸に弯曲している．仙骨は，上面で第5腰椎（LⅤ）と，下方で尾椎と関節をつくる．仙骨の左右の側面には，大きなL字形をした寛骨との関節面がある．

仙骨の後面には4対の**後仙骨孔**（Posterior sacral foramina）が，前面には4対の**前仙骨孔**（Anterior sacral foramina）があり，それぞれ仙骨神経（S1〜4）の後枝と前枝が通る．

仙骨の下端付近では，脊柱管の後壁が完全に形成されていないことが少なくない．

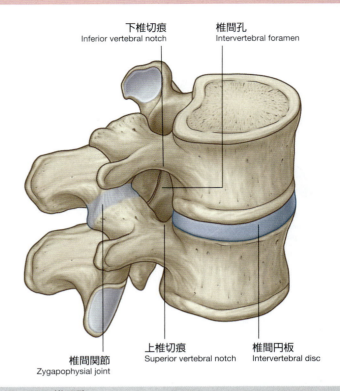

図2.22 椎間孔

## 尾骨

**尾骨**（Coccyx）は，仙骨下端と接合する三角形の骨で，3〜4個の**尾椎**（Coccygeal vertebra）が癒合したものである（**図2.20F**）．尾骨は小さいこと，椎弓を欠くため脊柱管がないことが特徴である．

## ▶ 椎間孔

椎間孔は，上下の椎骨の間で左右にできた孔であり，椎間円板に隣接している（**図2.22**）．椎間孔を通って，脊髄神経や血管が脊柱管に出入りする．

椎間孔は，上の椎骨の下椎切痕と，下の椎骨の上椎切痕によってつくられる．椎間孔の前後の壁は，次の構造による．

- 後壁…上下の椎骨の関節突起によってつくられる椎間関節．
- 前壁…椎間円板とその上下の椎体．

椎間孔は，骨，靱帯と関節によって囲まれた空間である．椎間孔の周囲の構造や筋に病的変化が起こると，椎間孔を通る構造が圧迫されたり障害を受け，さまざまな臨床症状の原因になる．

## ▶ 椎弓間の後方の間隙

脊柱のほとんどの領域では，上下の椎骨の椎弓板と棘突起が重なり合い，ある程度完全な脊柱管の骨性背側壁が形成される．しかし，腰部では上下の椎弓間にやや広い間隙が存在する（図

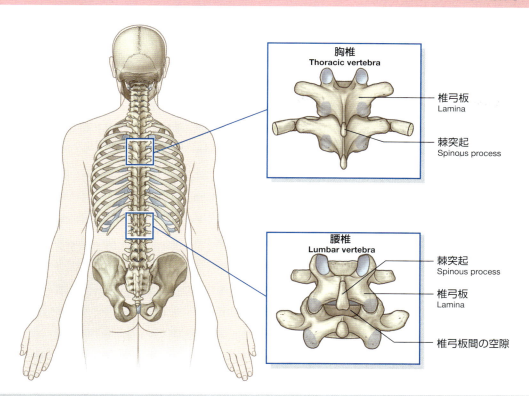

図2.23 腰椎部における上下の椎弓間の間隙

### 臨床的事項 2.1　二分脊椎

　二分脊椎(Spina bifida)は，左右の椎弓が互いに癒合しない異常である．通常，下位の椎骨に起こり，その部位では脊柱管が後方へ"開いたまま"になる(図2.24)．二分脊椎には2つの型がある．

- **潜在性二分脊椎**(Spina bifida occulta)…最も頻度が高い．第5腰椎(LV)または第1仙椎(SI)の椎弓に欠損が起こることが多い．この欠損は，椎弓の後方部が正中で癒合しないために起こるもので，無症状のものも含めると，10%ほどの頻度でみつかる．診察時に棘突起上の皮膚に毛がみられることがあるが，患者は臨床的に無症状である．
- **重症度の高い二分脊椎**…腰仙部で椎弓が癒合せずに後方に広く開いており，髄膜が袋状に突出し(**髄膜瘤**(Meningocele))，脊髄組織も突出する(**脊髄髄膜瘤**(Myelomeningocele))ことがある．これらの異常は，歩行や排尿の障害を含むさまざまな神経学的障害を伴う．

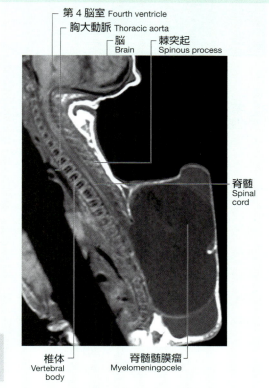

図2.24　腰仙部の脊髄髄膜瘤を示すT1強調MR画像(矢状断面)
病変部では椎弓板と棘突起が欠損している．

2.23)．これらの上下の椎弓板の間ならびに棘突起の間の間隙は，第1腰椎(LI)から第5腰椎(LV)へと下位になるほど広くなる．脊柱を前屈すると，この間隙が広がる．このことを利用して，腰椎の高さで背部から脊柱管内へ注射針を刺入し，腰椎穿刺や腰椎麻酔が行われる．

## 臨床的事項 2.2　椎体形成術

　**椎体形成術**（Vertebroplasty）は，椎体に骨セメント（一般的にはメタクリル酸メチル）を充填する新しい治療法である．この治療法の適応は，腫瘍浸潤により2次的に起こる可能性のある椎体圧潰（圧迫骨折）や椎体の痛みである．この治療法は，骨粗鬆症による楔状骨折に対して最も一般的に行われる．この骨折は，高齢者における病的状態や痛みの主たる原因となりうる．

　骨粗鬆症による楔状骨折（図2.25）は胸椎と腰椎に起こりやすい．椎体形成術は新しい治療法で，方法は比較的容易である．この治療は，鎮静薬投与または軽い全身麻酔下で行う．X線透視下で椎弓根を同定し，椎弓根から金属製のカニューレ（管）を椎体の中へ入れる．カニューレを通して液体の骨セメントを椎体の中へ注入する（図2.26）．骨セメントの機能は2つある．1つは，椎体の強度を増し，身長がそれ以上低くなるのを防ぐことである．もう1つは，骨セメントが固まるにつれて，痛みの神経終末を壊すと考えられるくらいの熱が発生することである．椎骨形成術も同様に，椎体に液体骨セメントを注入することによって，楔状骨折によって失われた椎体の高さの一部またはすべてを回復することを目的とした技術である．

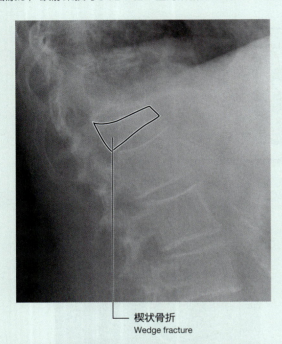

楔状骨折
Wedge fracture

**図2.25　第1腰椎の楔状骨折を示すX線画像**
通常，骨粗鬆症患者にみられる．

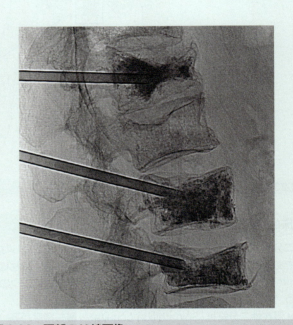

**図2.26　腰部のX線画像**
3本の椎体内注射針が，椎体の中央に挿入されている．注入後に硬化する放射線不透過性の液体骨セメントがみえる．

### 臨床的事項 2.3　脊柱側弯症

**脊柱側弯症**(Scoliosis)は，脊柱が異常に左右へ弯曲した病態をいう(図 2.27)．

真性の脊柱側弯症では，側方への弯曲のみならず，上下の椎骨の間にねじれが加わる．

脊柱側弯症のうち最もよくみられる型は，その原因や発症機序がほとんど不明のものであり，特発性脊柱側弯症とよばれる．椎骨には，初期の体軸方向の回転がいくつかあり，次に椎骨の成長板を介して加えられる機械的圧縮および伸長が起こる位置が変化し，骨成長速度の変化，そして最終的には脊椎の曲率に変化をもたらすと考えられる．この異常は，出生時にはみられず，幼児期または青壮年期に起こる．これらの患者では椎体，椎弓根，椎弓には異常がない．

脊柱側弯症が出生時にみられるとき(先天性脊柱側弯症)，通常は他の発生異常を伴う．これらの患者では，胸壁，泌尿生殖器系，心臓等の異常を合併することが多く，複数の臨床科の専門家による十分な診断と評価が必要である．

まれではあるが重要なものとして，脊柱側弯症が筋ジストロフィーのような筋の異常によって起こることがある．異常な筋は脊柱を正常な位置に保つことができず，その結果として側弯症が起こる．このような疾患を診断するためには，筋生検が必要である．

脊柱の骨腫瘍，脊髄腫瘍，椎間板ヘルニア等によっても脊柱側弯症が起こることがある．

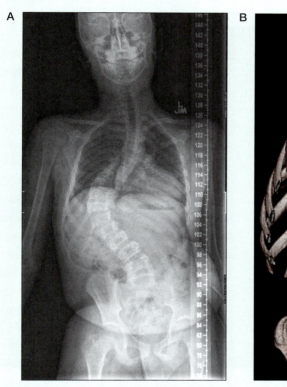 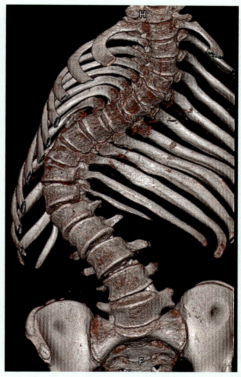

**図 2.27　重症の脊柱側弯症**
**A**：X 線画像(前後像)．**B**：ボリュームレンダリング CT 画像(前方像)．

## 臨床的事項 2.4　後弯症

　**後弯症**(Kyphosis)は，胸部の脊柱が後方へ向かって異常に弯曲するもので，**亀背**(Hunchback)とよばれる症状を示す（図2.28A）．これは，胸椎の椎体の結核感染による2次的なもので，感染部位で脊柱が強く後弯する．抗結核薬が開発される以前にはしばしばみられたもので，**突背**(Gibbus)とよばれる（図2.28B）．

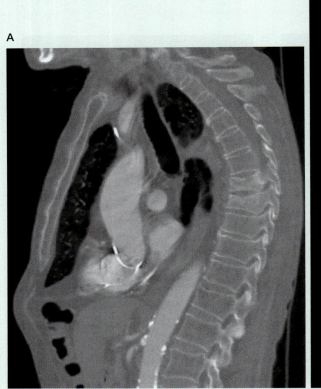
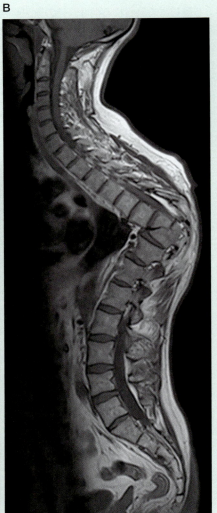

**図2.28　脊柱後弯症**
**A**：脊柱後弯症のCT矢状断画像．**B**：突背のT1強調MR矢状断画像．

## 臨床的事項 2.5　前弯症

　脊柱の**前弯症**(Lordosis)は，腰部の脊柱に起こる異常で，脊柱が前方へ向かって異常に弯曲する病態である．

## 臨床的事項 2.6　椎骨の数の変異

頸椎は通常7個であるが，いくつかの疾患において，これらが互いに癒合することがある．頸椎の癒合（図 2.29A）は，**Klippel-Feil 症候群**（Klippel-Feil syndrome）等の疾患でみられる．この症候群では第1・2頸椎（C I・II）間または第5・6頸椎（C V・VI）間の癒合がみられ，高位肩甲骨（**Spengel 変形**）と心臓異常を伴うことがある．

胸椎の数の変異も，比較的よくみられる．

腰椎で最もよくみられる異常の一つは，第5腰椎（L V）と仙骨の部分的な癒合である（腰椎の仙骨化）．逆に，第1仙椎（S I）が仙骨から分離すること（第1仙椎の腰椎化）が起こることもある（図 2.29B）．通常第5腰椎は，肋骨突起の先端から腸骨稜まで両側にのびる腸腰靱帯によって同定される（図 2.29C）．

椎骨の左右どちらか半分しか形成されない場合は，それを**半椎**（Hemivertebra）という（図 2.29B）．

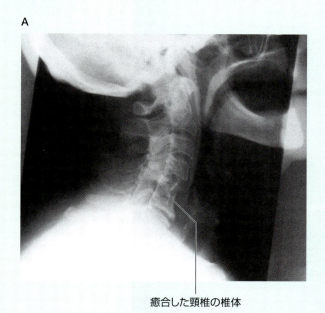

癒合した頸椎の椎体

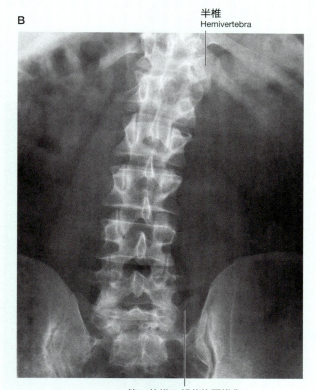

半椎
Hemivertebra

腸腰靱帯
Iliolumbar ligament

第1仙椎の部分的腰椎化

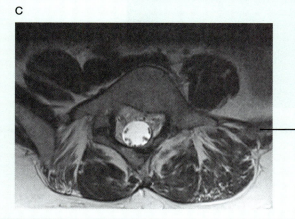

**図 2.29　椎骨数の変異**
**A**：癒合した頸椎の椎体．**B**：半椎．**C**：第5腰椎（L V）の高さの MR 横断画像．腸腰靱帯は，第5腰椎の肋骨突起の先から腸骨稜に向かって走る．

## 臨床的事項 2.7　脊柱とがん

　脊柱は，がんの転移が好発する部位である．がん細胞が椎体とその後方の椎弓等に転移して増殖すると，骨の正常な吸収・増殖が妨げられ，骨の破壊または過形成が起こる．そして，骨の支柱としての機能が損なわれる．その場合，軽い外傷によっても脊柱の破壊につながる可能性がある（図2.30A）．がん細胞は，隣にある正常な骨細胞と比較してはるかに高いグルコース代謝を有する．したがって，これらの転移性がん細胞は，放射性同位元素で標識されたグルコースを患者に投与し，標識されたグルコースが代謝された場所を追跡することによって検出できる（図2.30B1，B2）．椎体にがんが転移すると，腫瘍が脊柱管の中に膨れ出し，そこを走る神経や脊髄を圧迫する．

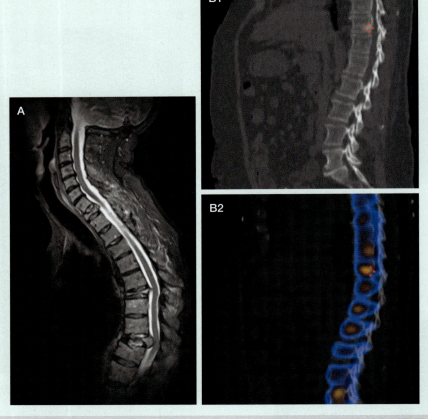

図2.30　骨髄腫のびまん性の転移性浸潤による複数の椎体圧潰を有するMR画像（A）と陽電子放出断層撮影CT（Positron emission tomography CT：PET-CT）（B1とB2）
PET-CTでは，高いグルコース代謝を示す椎体の腫瘍細胞を検出しうる．

## 臨床的事項 2.8　骨粗鬆症

　**骨粗鬆症**（Osteoporosis）は，骨が質的には正常であるが，骨量が不足するために起こる病態生理学的状態である．一般に，女性では50～60歳代に，男性では70歳代に起こる骨の代謝性障害である．しかし，女性化するための性適合術として精巣摘除術を受けた患者（性同一性障害の女性等）が，十分なエストロゲンを投与されなかった場合や，アンドロゲン遮断薬を長期間使用した場合，発症する可能性が高くなる．

　骨粗鬆症の発症には遺伝，運動状態，栄養状態等多くの要因が関係するが，特に女性では，エストロゲンのレベルが重要である．

　骨粗鬆症でよくみられる合併症には，椎体の圧迫骨折，橈骨遠位端や股関節の骨折がある．

　加齢とともに骨質が低下するので，骨折が起こりやすくなる．高齢者では，骨折の治癒も難しく，長期の入院やリハビリテーションが必要になる．

　骨粗鬆症の発症リスクを推定するために，低線量のX線を照射して，骨を通過する光子の量を測定する**二重光子X線吸光光度定量法**（Dual-photon X-ray absorptiometry：DXA）が用いられる．この測定法では，検知される光子数を計測することによって，骨で吸収されるX線量を知り，骨量を算出する．この方法によって，患者が骨粗鬆症による骨折の危険があるか否かを予測することができる．

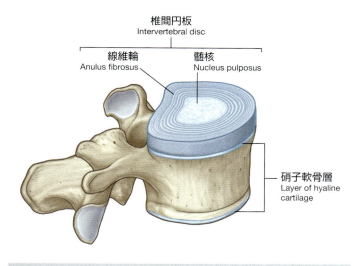

**図 2.31 椎間結合**

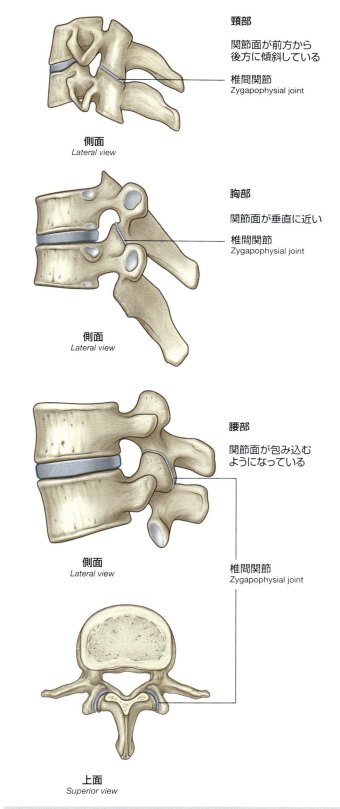

図 2.32 椎間関節

## 関節

### ▶ 椎骨の間の関節

上下の隣り合う椎骨間には，主として次の 2 種類の連結がつくられる．

- 椎体間の連結…線維軟骨による連結（**図 2.31**）．
- 関節突起間の連結…滑膜性の連結（**図 2.32**）．

典型的な椎骨では，上下の椎骨の間に合計 6 つの関節をもつ．これらは 4 つの**滑膜性の連結**（上方の 2 つと下方の 2 つ）と，上下 2 つの線維軟骨による連結である．上下の椎体間の連結は，その中に椎間円板を含む．

上下 2 つの椎体間の可動域は限られているが，脊柱全体では，個々の関節の動きの総和となるので，運動可能な範囲がかなり大きくなる．

脊柱の運動には，屈曲，伸展，側屈，回旋，円を描く運動がある．

特定の部位（頸部，胸部，腰部）の椎骨の動きは，関節突起の関節面の形や向きによって決まっている．

### 線維軟骨による椎体間の連結（椎間円板）

上下の椎体間の連結は，各椎体の上面と下面の硝子軟骨層と，椎体間にある椎間円板によってつくられ，それらが上下の椎体を連結している．

**椎間円板**（Intervertebral disc）は，外方の**線維輪**（Anulus fibrosus）とそれに囲まれた中心部の**髄核**（Nucleus pulposus）により構成される（**図 2.31**）．

- **線維輪**…層状構造の線維軟骨とそれを輪状にとり巻くコラーゲンの層からできている．線維のこのような配列によって，椎体間の回転運動が制限されている．
- **髄核**…椎間円板の中心にあるゼラチン状の構造で，椎体間

にかかる圧を吸収する役目を果たしている．

線維輪に変性が起こると，髄核が脱出して椎間板ヘルニアとなる．後外側へ向かって椎間板ヘルニアが起こると，椎間孔で

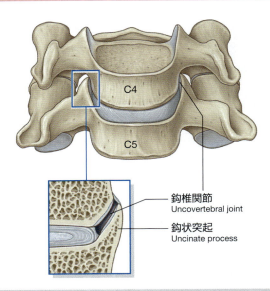

図2.33 鉤椎関節

脊髄神経根を圧迫し，それに伴ってさまざまな神経症状が起こる．

## 関節突起間の滑膜性の連結（椎間関節）

上下の椎骨の関節突起どうしの間にできる滑膜性の連結は，**椎間関節**（Zygapophysial joint）とよばれる（**図2.32**）．関節面の縁に薄い関節包が付着し，関節をとり囲む．

頸部では椎間関節が前方から後方に向かって傾斜しており，この構造が頸椎の屈曲と伸展を容易にする．胸椎では椎間関節面が垂直方向に近いので，この部位の屈曲と伸展が制限されるが，回転運動が容易になる．腰椎では，関節面が曲面になっており，上下の関節突起どうしがはまる．そのため可動域は制限されるが，腰部の主要な運動である屈曲と伸展は十分可能である．

## "鉤椎"関節

下位の頸椎では，椎体上面の側縁が矢状方向に走る隆起（**鉤状突起**（Uncinate process））をつくり，この突起がその上の頸椎の椎体との間に小さな滑膜性の連結をつくる．この連結を"**鉤椎**"関節（"Uncovertebral" joint）とよぶ（**図2.33**）．

### 臨床的事項 2.9　背部痛

**背部痛**（Back pain）は，非常によくみられる障害であり，器質的障害，あるいは椎間板ヘルニアによる神経症状によって起こる．椎間板ヘルニアがあれば，神経を圧迫している椎間円板を切除する必要がある．

患者が訴える疼痛の原因がみつからないことも少なくない．その場合は，変性疾患に起因する器質的障害である可能性がある．治療法の一つとして，関節に針を刺し，局所麻酔薬やコルチコステロイドを注射する方法がある．

### 臨床的事項 2.10　椎間板ヘルニア

上下の椎体は椎間円板で隔てられ，椎間円板は中心部の髄核とそれをとり巻く線維軟骨の線維輪からできている．線維輪に損傷が起こると，髄核が線維輪の裂け目から外へ脱出することがある（**椎間板ヘルニア**（Herniation of intervertebral discs））．これが脊柱管内へ脱出し，あるいは椎間孔に入り込むと，脊髄や脊髄神経を刺激し（**図2.34**），しばしば背部痛の原因となる．椎間円板が後方へ脱出すると，その高さによって，脊髄または腰神経の神経根を圧迫する．また，椎弓根に近い部位で後外側に脱出すると，下行する神経根を圧迫する．

頸部では，脱出した椎間円板がしばしば骨化するが，これは椎間円板の**骨棘**（Osteophyte）とよばれる．

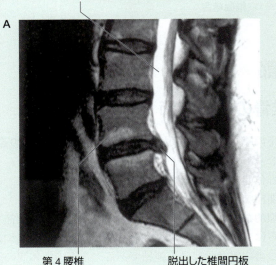

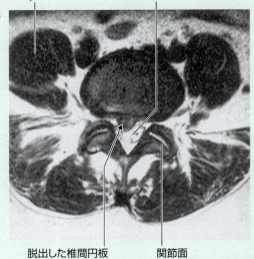

図2.34　椎間板ヘルニア：腰部のT2強調MR画像
A：矢状断面．B：横断面．

## 局所解剖 • 靱帯

> **臨床的事項 2.11　関節疾患**
>
> 関節疾患の中には，線維軟骨結合の関節よりも滑膜性関節に起こりやすいものがある．その典型的な例が**関節リウマチ**（Rheumatoid arthritis）である．これは滑膜性関節と滑膜包に好発し，関節とその周囲組織を破壊する．線維軟骨結合は，一般に関節リウマチの標的とはならない．

# 靱帯

椎骨間の関節は，多数の**靱帯**（Ligament）によって補強され支持される．それらの靱帯は椎体間にあり，また椎弓どうしを連結する．

## ▶ 前縦靱帯と後縦靱帯

**前縦靱帯**（Anterior longitudinal ligament）と**後縦靱帯**（Posterior longitudinal ligament）は，それぞれ椎体の前面と後面にあり，脊柱のほぼ全長にわたってのびる靱帯である（図 2.35）．

前縦靱帯は，上方は頭蓋底に，下方は仙骨前面に付着する．また，脊柱の全長にわたって椎体と椎間円板に付着する．

後縦靱帯は，椎体の後面にあり，脊柱管の前壁をつくる．前縦靱帯と同様に，全長にわたって椎体と椎間円板に付着している．後縦靱帯の上端は第 2 頸椎（C II）と頭蓋底内面を連結しており，これを**蓋膜**（Tectorial membrane）という（図 2.20B 参照）．

## ▶ 黄色靱帯

**黄色靱帯**（Ligamenta flava）は，左右にあって，上下の椎弓板の間に張る（図 2.36）．薄く幅の広い靱帯で，弾性組織が主成分であり，脊柱管の後壁の一部をなす．椎弓後面と，その上の椎骨の椎弓前面に付着する．脊柱の屈曲時に椎弓どうしが離れることに抵抗し，伸展時に解剖学的体位に戻ることを補助する．

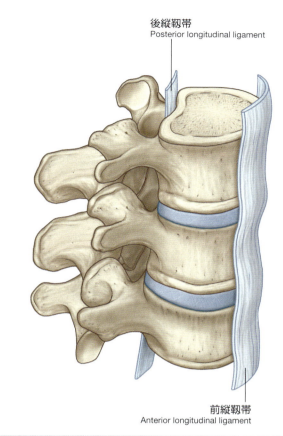

図 2.35　脊柱の前縦靱帯と後縦靱帯

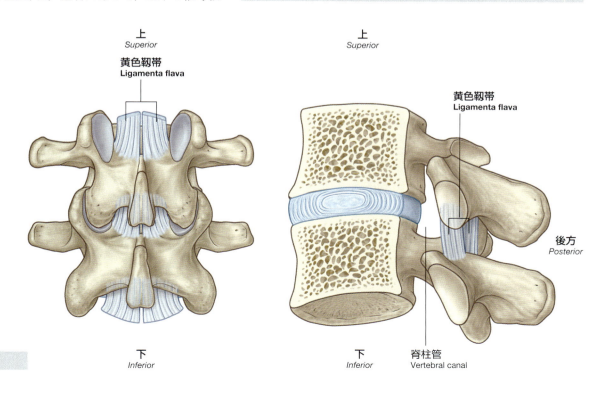

図 2.36　黄色靱帯

## 棘上靱帯と項靱帯

棘上靱帯(Supraspinous ligament)は，第7頸椎(C VII)から仙骨までの棘突起の先端どうしを連結する(図2.37)．第7頸椎から頭蓋骨までの靱帯は，それよりも尾側にある棘上靱帯とは構造的に異なり，項靱帯(Nuchal ligament)とよばれる．

項靱帯は，正中矢状面にある三角形の靱帯である．
- 三角形の底辺…頭蓋骨の外後頭隆起から大後頭孔を結ぶ線．
- 三角形の頂点…第7頸椎(C VII)の棘突起の先端．
- 三角形の深部の辺…環椎(第1頸椎(C I))の後結節から他の頸椎(C II〜VII)の棘突起を結ぶ線．

項靱帯は頭部を支える．この靱帯は頭部の屈曲に抵抗し，頭部を解剖学的体位へ戻すように働く．項靱帯の広い外側面と後縁には，周囲の筋が付着する．

## 棘間靱帯

棘間靱帯(Interspinous ligament)は，上下の椎骨の棘突起間に張る靱帯である(図2.38)．各棘突起の付け根から先端にかけて付着し，後方では棘上靱帯，前方では左右の黄色靱帯の線維と癒合する．

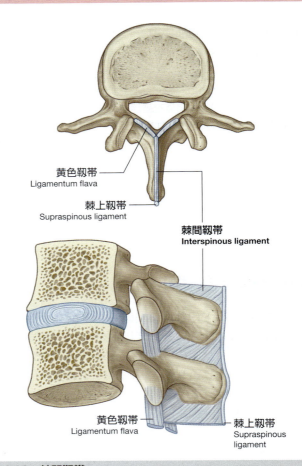

図2.38 棘間靱帯

### 臨床的事項2.12　黄色靱帯

黄色靱帯は脊柱管に関連する重要な構造である(図2.39)．脊柱が変性に陥ると，黄色靱帯が肥厚することがある．その結果，しばしば椎間関節が肥大し，関節炎様の変化を起こす．椎間関節と黄色靱帯の肥厚に軽度の椎間板ヘルニアが合併すると，脊柱管の大きさが減少して，**脊椎管狭窄症**(Spinal stenosis)を生じる．

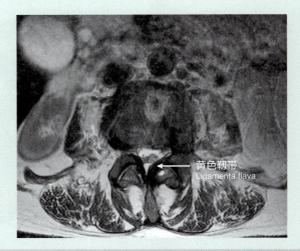

図2.39　黄色靱帯の両側肥大を示す腰椎のMR横断画像

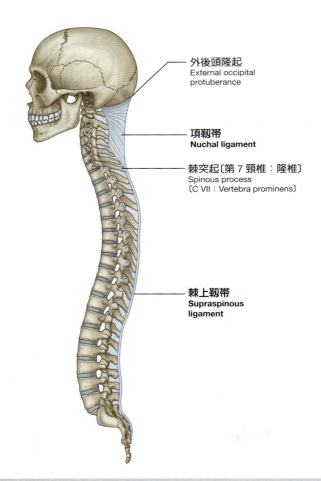

図2.37　棘上靱帯と項靱帯

## 臨床的事項 2.13　脊柱の骨折

脊柱の骨折は，脊柱のどの高さでも起こりうる．多くの場合，脊柱の骨折は適切な処置によって治癒する．骨折時に重症度を左右するのは，骨折そのものの程度ではなく，脊柱管の中の構造と周囲の組織がどれだけ損傷を受けたかである．

脊柱の安定性は，臨床的に想定される3本の"柱"によってつくられる．

- **前方の柱**…椎体と前縦靱帯．
- **中間の柱**…椎体と後縦靱帯．
- **後方の柱**…黄色靱帯，棘間靱帯，棘上靱帯（頸部では項靱帯）．

これらの柱のうちの1本だけが断裂した場合は，安静と適切な鎮痛薬の投与によって治癒することが多い．3本のうち2本の柱が断裂した場合は，脊柱が不安定になるので，動かないように固定する必要がある．3本の柱がすべて断裂した場合には，通常，重篤な神経症状を伴うので，その症状の悪化を防ぐために，脊柱を固定して安定させることが必要となる．

頭蓋と頸椎の移行部は，多数の靱帯によって安定性が保たれる．この部位が外傷により損傷すると，重篤な脊髄損傷が起きる可能性が高い．その結果，四肢麻痺となる．加えて，横隔神経（C3〜5から起始する）の麻痺による呼吸機能の障害，交感神経の中枢性障害による重篤な低血圧等が起きる可能性がある．

中位〜下位の頸椎の異常は，上下肢を含む多様な神経障害を起こす可能性があるが，第5頸椎（CⅤ）以下の高さの障害では，呼吸機能が障害されることは少ない．

脊柱の腰椎部脊柱が損傷を受けることは少ない．腰椎が損傷された場合は，かなり大きな力が加わったと考えられる．よって，その力によって腹部の内臓破裂や他の軸骨格の損傷が起こっていないか，よく調べる必要がある．

椎骨が損傷されると，椎間部にある軟部組織や支持組織も損傷を受けることがある．その代表例は，過度の屈曲による損傷で起こる一側性または両側性の頸椎脱臼である．臨床医は，しばしば背中の部位を解剖学用語ではない用語を使うことがある．例えば，解剖学的には**椎間関節**（Zygapophysial joint）という用語が使われるが，臨床ではFacet jointまたはApophysial jointという用語が使われる．また**脊柱**についてはVertebral columnの代わりにSpinal columnという用語が使われる．

■ 関節間部の骨折

**関節間部**（Pars interarticularis）は，上下の関節突起の関節面によってつくられる関節を示す臨床の用語である（図2.40A）．この部位の損傷は，スポーツ選手に好発する．

ここで骨折が起こると，椎体が前方へ偏位して脊柱管の狭窄を起こすことがある．

この骨折は，第4・5腰椎（LⅣ・Ⅴ）間で最も起こりやすい（図2.40B，C）

関節突起間の骨折がなくても，椎間関節の形態異常，変性変化，関節間部骨折等によって椎体の前方偏位が起こることがある．これを**脊椎すべり症**（Spondylolisthesis）という．

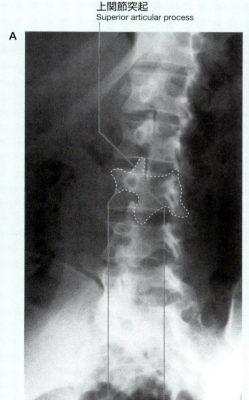

上関節突起
Superior articular process

椎弓根
Pedicle

関節間部
Pars interarticularis

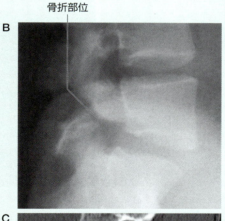

骨折部位

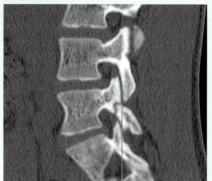

関節間部の骨折

**図2.40　腰部のX線画像（斜位，スコッチテリア像）**
**A**：正常な腰椎部のX線画像（斜位）．この位置で，肋骨突起（犬の鼻），椎弓根（眼），上関節突起（耳），下関節突起（前肢）でできる形が犬の形に似ている．関節間部に骨折があると，犬の頸部に相当する部位に断裂がみられる（スコッチテリアの首輪サイン）．**B**：関節間部の骨折．**C**：腰椎の椎間関節の骨折を示す腰椎CT矢状断画像．

## 臨床的事項 2.14　背部の手術

### ■ 椎間板切除術／椎弓板切除術

椎間板ヘルニアで椎間円板が脱出し，それが髄膜，脊髄，神経根等を圧迫すると，その高さの脊髄神経に関連する症状が出る．脱出した椎間円板が自然に元へ戻ることがあり，その場合は症状も消失するので，特に治療を要しない．疼痛・感覚異常等の症状があって軽快しない場合には，脱出した椎間円板を除去する手術（**椎間板切除術**(Discectomy))が必要になる．

脱出している椎間円板の位置（高さ）を手術前に同定することが重要であり，そのために MR 画像や X 線透視検査が用いられる．手術では，棘突起の右または左から入る正中到達法が最もよく用いられる．場合によっては，椎弓板を切除（**椎弓板切除術**(Laminectomy))して脊柱管の間隙を拡大すると，症状が軽減されることがある．また，黄色靱帯に小さい窓を開けて（開窓術），脊柱管内に到達する手術法もある．髄膜とその中身を傷つけないようにして椎間円板を切除し，神経根と脊柱管への圧迫を除去する．

### ■ 脊椎固定術

脊椎を上下の脊椎と接合させて固定する必要があるときには，**脊椎固定術**(Spinal fusion)が行われる．必要があれば，上下の数個の椎骨を接合することもある．この治療法は，主に骨折，腫瘍の浸潤による脊椎の破壊，椎間円板等による症状が強いときに用いられる．

手術法も多様で，脊柱の後方成分を固定するための後方からのアプローチ，椎間円板切除や椎体固定のための前方からのアプローチがあるが，後方成分と椎体の両方を処置する必要がある場合には 360 度固定術が行われる（図 2.41A，B）．

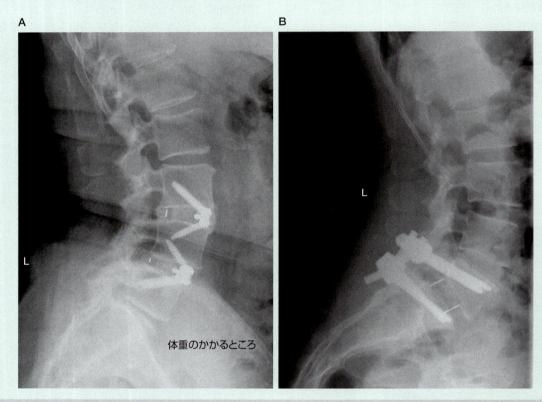

**図 2.41　腰椎固定術**
A：腰椎前方椎体間固定術(Anterior lumbar interbody fusion：ALIF)．B：腰椎後方進入椎体間固定術(Posterior lumbar interbody fusion：PLIF)．

# 背部の筋

背部の筋(Back masculature)は，浅層，中層，深層の3群に分類される．

浅層と中層の筋群は，発生学的に背部に由来しないことから，深層の筋群とは異なる．浅層と中層の筋群は，脊髄神経の前枝によって支配される．

- 浅層の筋群…上肢の運動に関与する．
- 中層の筋群…肋骨に付着し，呼吸運動に関与する．
- 深層の筋群…発生学的に背部に由来するため，背部の固有の筋である(47頁の訳注参照)．脊髄神経の後枝による支配を受け，脊柱と頭部の運動に直接関与する．

## ▶ 背部の浅層の筋群

浅層の筋群は，皮膚と皮下組織の直下にある(図2.42〜2.45)．それらは，上肢および上肢帯の骨格の近位部(鎖骨，肩甲骨，上腕骨)と軸骨格(頭蓋骨，肋骨，脊柱)を連結する．これらの筋は，主として上肢骨格の運動に関与するので，上肢筋ともよばれる．

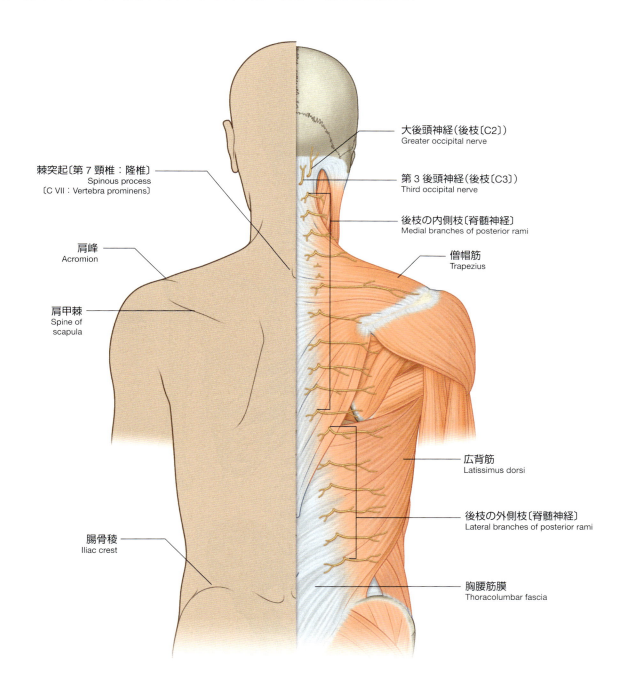

**図2.42　浅層の背筋：僧帽筋と広背筋**

## 76　第2章　背部

浅層の筋群には，僧帽筋，広背筋，大菱形筋，小菱形筋，肩甲挙筋がある．背上部では，大菱形筋，小菱形筋，肩甲挙筋は，僧帽筋より深いところにある．

### 僧帽筋

左右の**僧帽筋**(Trapezius)は，扁平な筋で，起始である脊柱部を底辺とし，停止部である肩先へ向かう三角形をなす（**図2.43**，**表2.1**）．両側の僧帽筋を合わせると四辺形になる．

僧帽筋の上部の筋線維は，頭蓋骨と脊柱上部から起始し，鎖骨の外側部1/3と，肩甲骨の肩峰に停止する．これらの筋線維が収縮すると，肩甲骨を挙上する．さらに，僧帽筋の上部と下部の筋線維は，頭部よりも上方へ上肢を挙上する際に，肩甲骨を回転させてその運動を助ける．

僧帽筋は副神経［XI］による運動神経支配を受けており，それは頸部から下行して，深部から筋に入る（**図2.44**）．僧帽筋の固有感覚の神経線維は，頸神経叢を通り，第3・4頸髄（C3・4）のレベルで脊髄に入る．

僧帽筋は，頸横動脈の浅枝，肩甲上動脈の肩峰枝，肋間動脈の背枝が分布する．

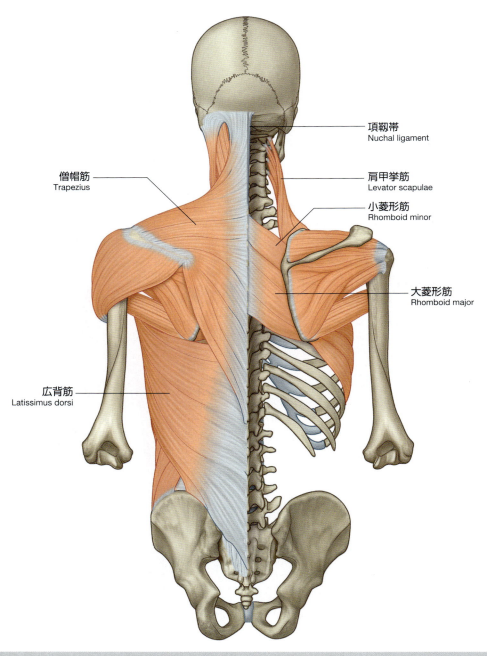

**図2.43　浅層の背筋**
僧帽筋，広背筋，大菱形筋，小菱形筋，肩甲挙筋背部上方では，僧帽筋の深部に大菱形筋，小菱形筋，肩甲挙筋がある．

## 表 2.1　浅層の背筋（上肢筋）

| 筋 | 起始 | 停止 | 神経支配 | 作用 |
|---|---|---|---|---|
| 僧帽筋 | 上項線，外後頭隆起，項靱帯，第7頸椎〜第12胸椎（CⅦ〜TⅫ）の棘突起 | 鎖骨の外側部1/3，肩峰，肩甲棘 | 運動…副神経［XI］固有感覚（C3・4） | 上腕骨が外転して水平位置より上に挙げる 上部の筋線維…肩甲骨を挙上 中部の筋線維…肩甲骨を内転 下部の筋線維…肩甲骨の下制 |
| 広背筋 | 第6胸椎〜第5腰椎（TⅥ〜LⅤ）の棘突起と仙骨，腸骨稜，第10〜12肋骨 | 上腕骨の結節間溝の床 | 胸背神経〔C6〜8〕 | 上腕骨を伸展，内転，内旋する |
| 肩甲挙筋 | 第1〜4頸椎（CⅠ〜Ⅳ）の横突起 | 肩甲骨の内側縁の上部 | 第3・4頸神経（C3・4）と肩甲背神経〔C4・5〕 | 肩甲骨を挙上する |
| 大菱形筋 | 第2〜5胸椎（TⅡ〜Ⅴ）の棘突起 | 肩甲棘と下角との間の肩甲骨の内側縁 | 肩甲背神経〔C4・5〕 | 肩甲骨を内転し，挙上する |
| 小菱形筋 | 項靱帯の下部，第7頸椎・第1胸椎（CⅦ・TⅠ）の棘突起 | 肩甲棘起始部に近い肩甲骨の内側縁 | 肩甲背神経〔C4・5〕 | 肩甲骨を内転し，挙上する |

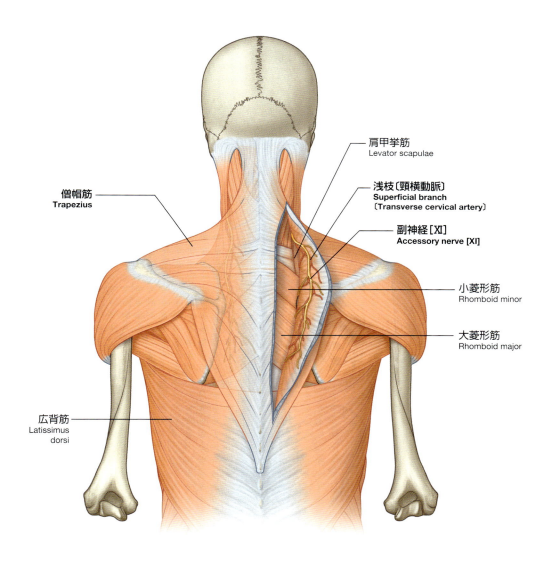

図 2.44　僧帽筋の支配神経と動脈

## 広背筋

広背筋（Latissimus dorsi）は，大きくて扁平な三角形の筋であり，背部の下部から起始して頭方へいくにつれて細くなり，その先端の腱が上腕骨に停止する（図 2.42〜2.45，表 2.1）．その結果，この筋は，上肢の伸展・内転・内旋に関与する．広背筋はまた，肩を下制し，肩が上方への動きを抑制する．

腕神経叢の枝である胸背神経が広背筋を支配する．この筋には胸背神経に伴行する胸背動脈が主に分布する．その他に，肋間動脈と腰動脈の背枝もこの筋に入る．

## 肩甲挙筋

肩甲挙筋（Levator scapulae）は，上位の頸椎の横突起から起始する細長い筋で，肩甲骨の上角の内側縁に停止する（図 2.43，2.45，表 2.1）．この筋は，肩甲骨を挙上するとともに，肩甲骨の外側部を下方に回転させ，他の筋の動きの補助も行う．

肩甲挙筋は，第3・4頸神経（C3・4）の前枝と肩甲背神経の枝によって支配され，頸横動脈と上行頸動脈の枝が分布する．

## 小菱形筋と大菱形筋

2つの菱形筋は，肩甲挙筋の下方にある（図 2.45，表 2.1）．小菱形筋（Rhomboid minor）は，大菱形筋（Rhomboid major）の

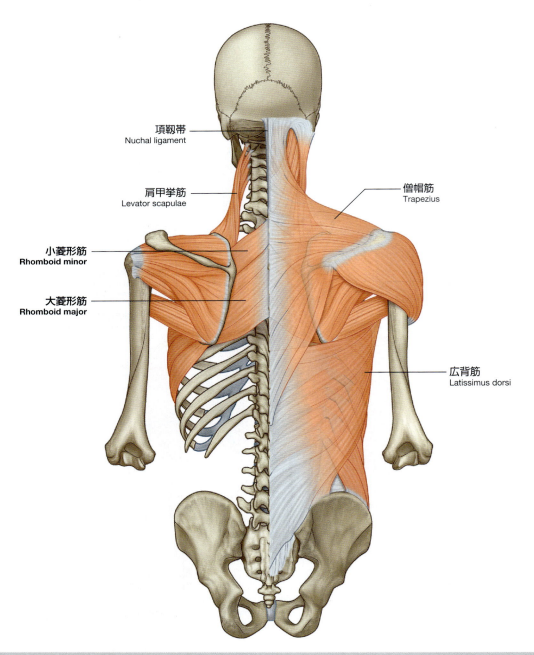

図 2.45　小菱形筋，大菱形筋と肩甲挙筋

上方にある小さな円柱状の筋で，頸部の項靱帯と第7頸椎・第1胸椎（C VII・T I）の棘突起から起始し，肩甲棘の起始部の高さで肩甲骨の内側縁に停止する．

小菱形筋より大きな大菱形筋は，上位の胸椎の棘突起から起始し，小菱形筋より下方で肩甲骨の内側縁に停止する．

2つの菱形筋は，協働して肩甲骨を脊柱のほう（内側）へ引く．また，他の筋と協働して肩甲骨を回転させ，その外側部を下方へ動かす．

腕神経叢の枝である肩甲背神経が，2つの菱形筋を支配する（図2.46）．

### ▶ 背部の中層の筋群

背筋の中層には，浅層の背筋の深部にある上下2つの薄い筋が属する（図2.47，表2.2）．**上後鋸筋**（Serratus posterior superior）と**下後鋸筋**（Serratus posterior inferior）の筋線維は，脊柱から起始して斜めに外側方に向かい，肋骨に停止する．この走行から，後鋸筋が呼吸運動に関与していると考えられ，これらの筋は呼吸筋群に分類される．

上後鋸筋は菱形筋の深部に，下後鋸筋は広背筋の深部にある．上・下後鋸筋は，内側では脊柱とその近辺から起始し，斜めに下行（上後鋸筋）または上行（下後鋸筋）して肋骨に停止する．したがって，上後鋸筋は肋骨を挙上し，下後鋸筋はそれを下制する．

上・下後鋸筋は，肋間神経の前枝による神経支配を受ける．また，肋間神経と同じ分節の肋間動脈の枝が分布する．

### ▶ 背部の深層の筋群

深層の筋群または固有の筋は，骨盤から頭蓋骨にまで及び，脊髄神経後枝により分節的に神経支配を受ける（47頁の訳注参照）．以下の筋が含まれる．

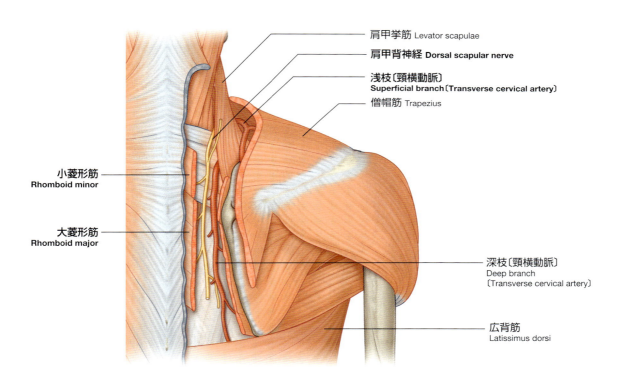

**図2.46** 小菱形筋，大菱形筋の支配神経と動脈

**表2.2 中層の背筋**

| 筋 | 起始 | 停止 | 神経支配 | 作用 |
|---|---|---|---|---|
| 上後鋸筋 | 項靱帯の下部，第7頸椎～第3胸椎（C VII～T III）の棘突起と棘上靱帯 | 肋骨角のすぐ外側の第2～5肋骨上縁 | 上位の胸神経（T2～5）の前枝 | 第2～5肋骨を挙上する |
| 下後鋸筋 | 第11胸椎～第3腰椎（T XI～L III）の棘突起と棘上靱帯 | 肋骨角のすぐ外側の第9～12肋骨下縁 | 下位の胸神経（T9～12）の前枝 | 第9～12肋骨を下制する　横隔膜が収縮するときに下位の肋骨が上昇するのを妨げる可能性がある |

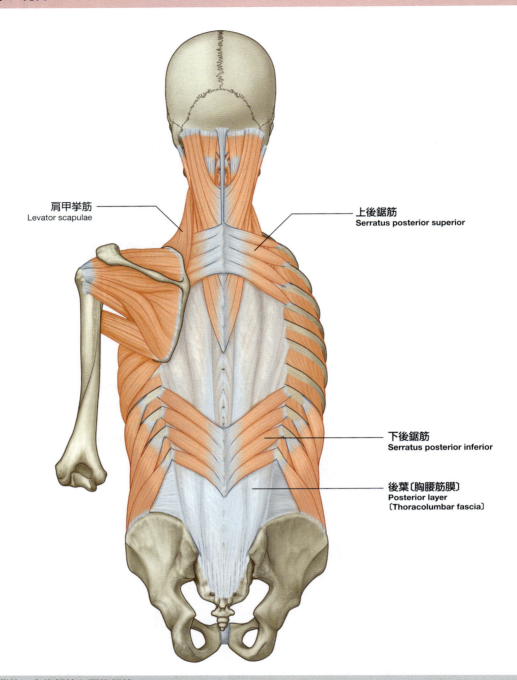

**図 2.47** 中層の背筋：上後鋸筋と下後鋸筋

- 頭頸部の伸展と回旋を行う筋…**頭板状筋**（Splenius capitis）と**頸板状筋**（Splenius cervicis）（棘横突筋群（Spinotransversales muscles））.
- 脊柱の伸展と回旋を行う筋…**脊柱起立筋**（Erector spinae）と**横突棘筋**（Transversospinales）.
- 短い分節状の筋…**棘間筋**（Interspinalis）と**横突間筋**（Intertransversarii）.

これら深層の筋群には，椎骨動脈，深頸動脈，後頭動脈，頸横動脈，肋間動脈，肋下動脈，腰動脈，外側仙骨動脈の枝が分布する．

## 胸腰筋膜

胸腰筋膜（Thoracolumbar fascia）は，背部と体幹の深層の筋群を覆う筋膜である（**図 2.48**）．この筋膜は，背部の筋群の全体を保持するうえで重要である．

- 上方…上後鋸筋の前方（深層）に広がり，頸筋膜の浅葉に続く．
- 胸部…深層の筋群を覆い，深層の筋群と中層および浅層の筋群とを隔てている．
- 内側と外側…内側で胸椎の棘突起に，外側では肋骨角に付着する．

広背筋と下後鋸筋の起始部の内側部は，胸腰筋膜から起始す

る．腰部の胸腰筋膜は3葉からなる．

- **後葉**（Posterior layer）…厚く，腰椎と仙椎の棘突起と，棘上靱帯に付着し，外側へ広がって脊柱起立筋を覆う．
- **中葉**（Middle layer）…内側では腰椎の肋骨突起の先端と横突間靱帯に，下方では腸骨稜に，上方では第12肋骨（Rib XII）の下縁に付着する．
- **前葉**（Anterior layer）（**腰方形筋筋膜**（Quadratus lumborum fascia））…腰方形筋（後腹壁の筋）の前面を覆い，内側では腰椎の横突起に付着する．下方では腸骨稜に付着し，上方では横隔膜が付着する外側弓状靱帯を形成する．

胸腰筋膜の後葉と中葉は，脊柱起立筋の外側縁で癒合する（図2.48）．さらに，後葉と中葉が腰方形筋の外側縁で前葉と癒合し，腹横筋の起始となる腱膜を形成する．

## 棘横突筋

2つの**棘横突筋**（Spinotransversales）が，棘突起と項靱帯から上外方へ向かう（**図2.49**，**表2.3**）．

- **頭板状筋**…後頭骨と側頭骨の乳様突起に起始する幅の広い筋である．
- **頸板状筋**…上位の頸椎の横突起に付着する細い筋である．

棘横突筋は，協働して頭部を後方へ引くことによって頸部を伸展する（後ろへ反らせる）．それぞれの筋が収縮すると，収縮した側に頭部を回転する．

## 脊柱起立筋

**脊柱起立筋**（Erector spinae）は，背部の固有の筋（固有背筋）のうちで最大の筋群である．脊柱起立筋は，脊柱の後外側にあり，横突起と肋骨角の間に位置する．それらは，胸部と腰部で胸腰筋膜に包まれ，下後鋸筋，菱形筋，板状筋に覆われる．脊柱起立筋は，仙骨，腰椎と下部胸椎の棘突起，腸骨稜に付着する幅広く厚い腱が一塊となって起始する（**図2.50**，**表2.4**）．

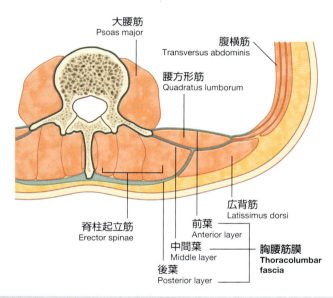

図2.48 胸腰筋膜と深層の背筋（横断面）

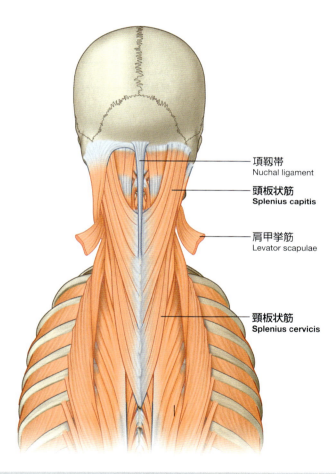

図2.49 深部の背筋：棘横突筋（頭板状筋と頸板状筋）

### 表2.3 棘横突筋

| 筋 | 起始 | 停止 | 神経支配 | 作用 |
|---|---|---|---|---|
| 頭板状筋 | 項靱帯の下半分，第7頸椎～第4胸椎（CVII～TIV）の棘突起 | 乳様突起，上項線の外側部1/3の下方の頭蓋骨 | 中位の頸神経の後枝 | 協働して頭部を後方へ引き，頸部を伸展する 個々の筋は，頭部を左右どちらかへ引いて回転させ，顔を筋が収縮する側に向ける |
| 頸板状筋 | 第3～6胸椎（TIII～VI）の棘突起 | 第1～3頸椎（CI～III）の横突起 | 下位の頸神経の後枝 | 協働して頸部を伸展する 個々の筋は頭部を引いて回転し，顔をその側に向ける |

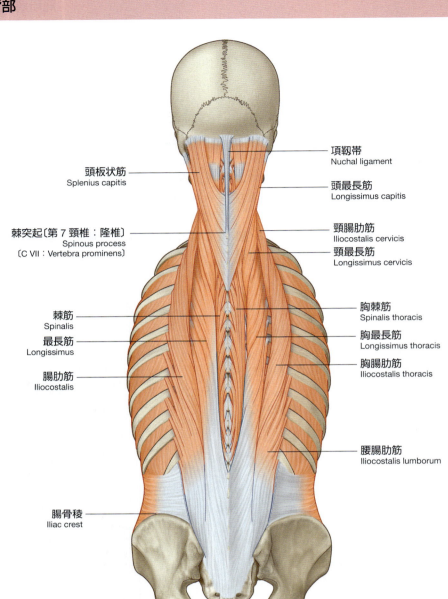

図2.50 深層の背筋：脊柱起立筋

脊柱起立筋は，上腰部で縦走する3つの柱状の筋となり，さらに上方の停止部位によって，腰部，胸部，頸部，頭部の4部に分けられる．

- 最外側に位置する筋…**腸肋筋**(Iliocostalis)．肋骨要素に関連しており，共通の起始腱から起始し，肋骨角と下位の頸椎の横突起に多くの停止をもつ．
- 中間部にある筋…**最長筋**(Longissimus)．この筋は脊柱起立筋のうちで最大のもので，共通の起始腱から，頭蓋底にまでのびる．最長筋の外側に位置する筋束は，その全長にわたって脊柱の横突起の付近を走る．
- 最内側の筋…**棘筋**(Spinalis)．棘筋は脊柱起立筋のうち最

小で，上下の椎骨の棘突起どうしを連結する．棘筋は，胸部には必ず存在するが，頸部では一般に欠ける．脊柱起立筋が頭蓋骨に近づくにつれて，棘筋は，より深部の筋(頭半棘筋)に伴行する．

脊柱起立筋は，脊柱と頭部の主要な伸筋である．両側の脊柱起立筋が協働すると，屈曲位から脊柱を伸展して背部をまっすぐにし，頭部を後方に引く．また，他の筋と協調して緊張または弛緩することにより，脊柱の屈曲に関与する．片側の脊柱起立筋のみが働くと，脊柱は側屈する．さらに，頭部に付着している脊柱起立筋の片側が収縮すると，頭部が収縮した側に回転する．

**局所解剖 ● 背部の筋**

#### 表2.4 背部の脊柱起立筋

| 筋 | 起始 | 停止 |
|---|---|---|
| 腰腸肋筋 | 仙骨，腰椎と下位の胸椎の棘突起およびそれらの棘上靱帯，腸骨稜 | 下位の6～7本の肋骨の肋骨角 |
| 胸腸肋筋 | 下位の6本の肋骨の肋骨角 | 上位の6本の肋骨の肋骨角と第7頸椎（C VII）の横突起 |
| 頸腸肋筋 | 第3～6肋骨の肋骨角 | 第4～6頸椎（C IV～VI）の横突起 |
| 胸最長筋 | 腰椎の肋骨突起（腰部の腸肋筋とともに起始する） | 全胸椎の横突起と下位の9～10本の肋骨の肋骨結節より外側部 |
| 頸最長筋 | 上位の4～5個の胸椎の横突起 | 第2～6頸椎（C II～VI）の横突起 |
| 頭最長筋 | 上位の4～5個の胸椎の横突起と下位の3～4個の頸椎の関節突起 | 乳様突起の後縁 |
| 胸棘筋 | 第10または11胸椎～第2腰椎（T XまたはXI～L II）の棘突起 | 第1～8胸椎（T I～VIII）の棘突起（個体差あり） |
| 頸棘筋 | 項靱帯下部と第7頸椎（C VII）（時に第1・2胸椎（T I・II））の棘突起 | 軸椎（第2頸椎（C II））の棘突起 |
| 頭棘筋 | （通常，頭半棘筋の筋線維とともに起始する） | （頭半棘筋とともに停止する） |

#### 表2.5 背部の横突棘筋

| 筋 | 起始 | 停止 |
|---|---|---|
| 胸半棘筋 | 第10～6胸椎（T X～VI）の横突起 | 上位の4個の胸椎と下位の2個の頸椎の棘突起 |
| 頸半棘筋 | 上位の5～6個の胸椎の横突起 | 第5頸椎～軸椎（第2頸椎（C V～II））の棘突起 |
| 頭半棘筋 | 第6(7)～1胸椎（T VI(VII)～I）および第7頸椎（C VII）の横突起と第6～4頸椎（C VI～IV）の関節突起 | 後頭骨の上項線と下項線との間の内側部 |
| 多裂筋 | 仙骨，脊柱起立筋の起始部，上後腸骨棘，腰椎の乳頭突起，胸椎の横突起と下位の4個の頸椎の関節突起 | 第5腰椎～軸椎（第2頸椎）（L V～C II）の棘突起の基部 |
| 腰回旋筋 | 腰椎の肋骨突起 | 腰椎の棘突起 |
| 胸回旋筋 | 胸椎の横突起 | 胸椎の棘突起 |
| 頸回旋筋 | 頸椎の関節突起 | 頸椎の棘突起 |

## 横突棘筋

横突棘筋（Transversospinales）は，横突起から起始し，上位の椎骨の棘突起へ向かって斜めに走り，横突起と棘突起の間の溝を埋める（**図2.51**，**表2.5**）．横突棘筋は脊柱起立筋の深部にあり，**半棘筋**（Semispinalis），**多裂筋**（Multifidus），**回旋筋**（Rotatores）の3つからなる．

- **半棘筋**…横突棘筋の最も浅層にある．この筋は，下位の胸椎から起始し，頭蓋骨に達する．起始から停止まで，4～6個の椎骨をまたぐ．半棘筋は，胸部と頸部にあり，頭蓋底で後頭骨に付着する．
- **多裂筋**…半棘筋の深部にある横突棘筋の第2の群である．この筋は，脊柱の全長にわたって，外側の起始部から内側方へ上行し，2～4個上位の椎骨の棘突起に停止する．多裂筋は，脊柱の全長にわたってみられるが，腰部で最もよく発達している．
- **回旋筋**…横突棘筋のうち，最も深部にある．回旋筋は，脊柱の全長にわたってみられるが，胸部で最もよく発達している．その筋線維は，横突起から起始し，内側に向かって上行する．**長回旋筋**（Long rotatores）は2個上の椎骨の棘突起に，**短回旋筋**（Short rotatores）は直上の椎骨の棘突起に停止する．

両側の横突棘筋が同時に収縮すると，脊柱起立筋と同様に脊柱を伸展する．一方，片側の筋のみが収縮すると，収縮した側の棘突起を横突起のほうへ引っ張り，体幹を反対側へ向かって回転させる．

横突棘筋群の一つである**頭半棘筋**（Semispinalis capitis）は，頭蓋骨に付着するため，独特の作用をもつ．左右の頭半棘筋が同時に収縮すると，頭部を後方へ引く．片側の筋が収縮すると，頭部を後方へ引くとともに，オトガイは収縮した筋の側を向く．これらの作用は，脊柱起立筋の上部の作用に似ている．

## 分節状の筋

分節状の2つの筋群が背部の深層にあり，脊髄神経の後枝の支配を受ける（**図2.51**，**表2.6**）．

## 84　第2章　背部

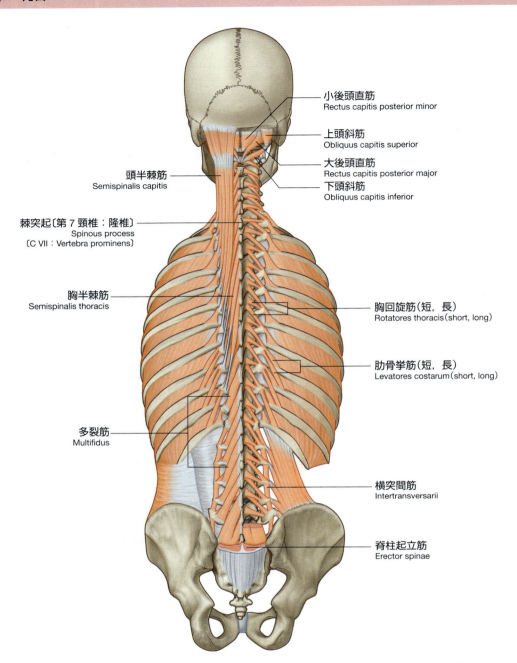

図 2.51　深層の背筋：横突棘筋，分節状の筋，後頭下筋

### 表 2.6　背部の分節状の筋

| 筋 | 起始 | 停止 | 作用 |
|---|---|---|---|
| 肋骨挙筋 | 第7頸椎〜第11胸椎（C VII 〜 T XI）の横突起（短い対になった筋である） | 起始した椎骨より下の肋骨結節付近 | 肋骨を挙上する |
| 棘間筋 | 連続する椎骨の棘突起（短い対になった筋で，棘間靱帯の両側に1つずつある） | | 脊柱が動く際に隣接する椎骨を固定して安定させる |
| 横突間筋 | 連続する椎骨の横突起（横突起間に張る小さい筋である） | | 脊柱が動く際に隣接する椎骨を固定して安定させる |

局所解剖 ● 背部の筋

- 肋骨挙筋（Levatores costarum）…分節状の第1の筋群である．第7頸椎（C VII），第1～11胸椎（T I～XI）の横突起から起始する．肋骨挙筋は，外下方へ向かって斜めに走り，起始部より下位の肋骨の肋骨角に停止する．この筋が収縮すると，肋骨が挙上する．
- 棘間筋（Interspinalis）と横突間筋（Intertransversarii）…分節状の第2の筋群であり，真の分節状の筋といえる．棘間筋は上下の棘突起間，横突間筋は上下の横突起間を結ぶ．これらの筋が上下の椎骨を固定することにより，より大きな筋群が効果的に脊柱を動かすのを助ける．

### ▶ 後頭下筋

上位の頸椎と後頭骨の頭蓋底に付着する小さな深層の筋群が頭部を動かす．この筋群は，環椎と軸椎から起始し，両椎骨ならびに頭蓋底を連結する．その位置から，この筋群は後頭下筋（Suboccipital muscles）とよばれることがある（図2.51，2.52，表2.7）．この筋群に含まれるのは，次の筋である．
- 大後頭直筋（Rectus capitis posterior major）．
- 小後頭直筋（Rectus capitis posterior minor）．
- 上頭斜筋（Obliquus capitis superior）．
- 下頭斜筋（Obliquus capitis inferior）．

後頭下筋が収縮すると，環軸関節で頭部が伸展および回旋する．

#### 表2.7 背部の後頭下筋

| 筋 | 起始 | 停止 | 神経支配 | 作用 |
|---|---|---|---|---|
| 大後頭直筋 | 軸椎（第2頸椎（C II））の棘突起 | 下項線の下の後頭骨の外側部 | 第1頸神経（C1）の後枝 | 頭部の伸展，筋と同側への顔面の回転 |
| 小後頭直筋 | 環椎（第1頸椎（C I））の後結節 | 下項線の下の後頭骨の内側部 | 第1頸神経（C1）の後枝 | 頭部の伸展 |
| 上頭斜筋 | 環椎（第1頸椎（C I））の横突起 | 上項線と下項線の間の後頭骨 | 第1頸神経（C1）の後枝 | 頭部の伸展と同側への屈曲 |
| 下頭斜筋 | 軸椎（第2頸椎（C II））の棘突起 | 環椎（第1頸椎（C I））の横突起 | 第1頸神経（C1）の後枝 | 同側への顔面の回転 |

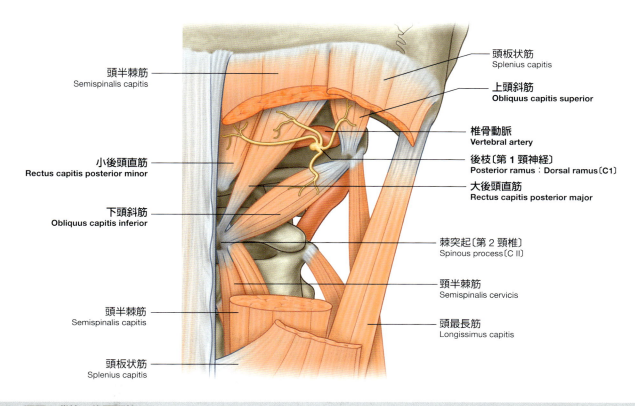

図2.52　深層の背筋：後頭下筋
この図は後頭下三角の境界も示している．

後頭下筋は，第1頸神経(C1)の後枝の支配を受ける．この神経の枝は，椎骨動脈と環椎の後弓の間を通って筋に入る（図2.52）．この領域の筋には，椎骨動脈と後頭動脈の枝が分布する．

後頭下筋の各筋は，重要な構造を含む**後頭下三角**(Suboccipital triangle)の辺縁を形成する（図2.52）．

- 大後頭直筋…内側縁．
- 上頭斜筋…外側縁．
- 下頭斜筋…下縁．

後頭下三角には，次の構造が含まれる．

- 第1頸神経(C1)の後枝．
- 椎骨動脈．
- 椎骨静脈．

> **臨床的事項2.15　背部の浅層の筋群に影響を及ぼす神経障害**
>
> 　副神経［XI］の傷害による僧帽筋の筋力低下により，肩の下垂や，肩甲骨の回転障害のために上腕を頭部より上方に挙上できなくなる．また，肩を挙上するとき（抵抗に逆らって肩をすくめるとき等）の筋力低下が起こる．
> 　胸背神経が傷害されて広背筋の筋力低下や機能不全が起こると，壁を登るときや懸垂をするときに身体を上へ引き上げることができなくなる．
> 　菱形筋を支配する肩甲背神経が傷害されると，患側の肩甲骨が外側へ偏位する．つまり，拮抗する筋が肩甲骨を外側へ引くのを防ぐことができないため，肩甲骨を正常な位置に保つことができなくなる．

# 脊髄

**脊髄**(Spinal cord)は，概ね成人では大後頭孔から第1・2腰椎(L I・II)間の高さの間にある．脊髄の下端の高さは第12胸椎〜第3腰椎(T XII 〜 L III)の間と，個体差がある（図2.53）．新生児においては，脊髄下端がほぼ第3腰椎(L III)の高さにあるが，第4腰椎(L IV)の高さにあることもある．脊髄下端は円錐状をしている（**脊髄円錐**(Conus medullaris)）．脊髄円錐の先端から結合組織（**終糸**(Filum terminale)の軟膜部）が下方へのびている．

脊髄は，全長にわたって太さが一様であるわけではない．脊髄は，上肢と下肢を支配する脊髄神経が出入りする高さで太くなっており，これらの膨らみを脊髄の**膨大**(Enlargement)という．第5頸神経〜第1胸神経(C5〜T1)の高さにある**頸膨大**(Cervical enlargement)は，上肢を支配する脊髄神経が起始する．また，第1腰神経〜第3仙神経(L1〜S3)の高さにある**腰［仙］膨大**(Lumbosacral enlargement)は，下肢を支配する脊髄神経が起始する．

脊髄の表面には，多くの裂と溝がある（図2.54）．

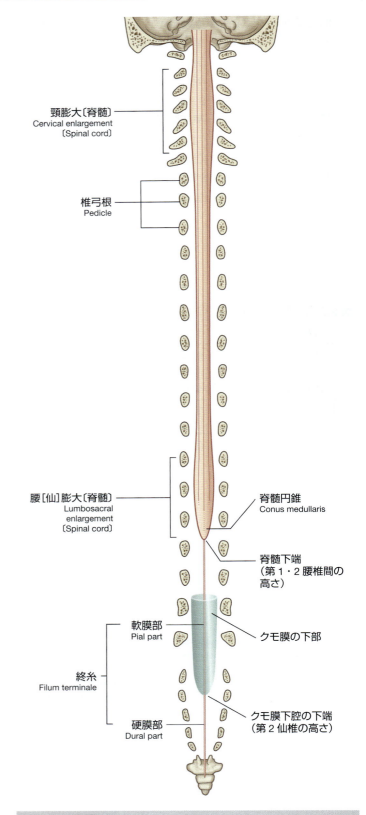

図2.53　脊髄

局所解剖・脊髄 87

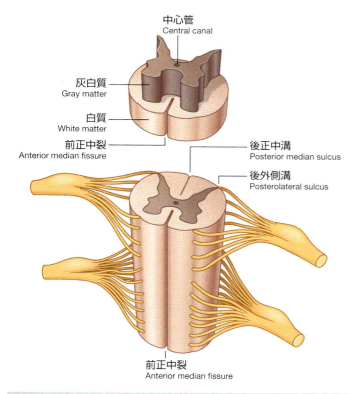

図 2.54 脊髄の構造

- **前正中裂**（Anterior median fissure）…脊髄の前面を縦にのびる．
- **後正中溝**（Posterior median sulcus）…脊髄の後面を縦にのびる．
- **後外側溝**（Posterolateral sulcus）…脊髄の後面の両側にあり，脊髄神経の後根の神経線維が脊髄に入る．

脊髄の中心には，灰白質と白質によって囲まれる細い中心管がある．

- **灰白質**…神経細胞が豊富で，脊髄の全長にわたって縦に走る柱を形成している．横断面では，灰白質は中心管をとり囲み，H 形をしている．
- **白質**…灰白質をとり囲んでおり，神経線維に富む．神経線維の束は，多くの神経路を形成し，異なる高さの脊髄どうしや，脊髄と脳を連絡し，神経の情報を求心性または遠心性に運ぶ．

## ▶ 血管

### 動脈

脊髄には，次の 2 つの動脈が分布する（図 2.55A）．
- 脊髄の表面を縦走する動脈…頸部よりも上方で起始し，下行する．
- 栄養動脈または分節状の脊髄枝…すべての椎間孔を通って脊柱管に入る．頸部は椎骨動脈と深頸動脈，胸部は肋間動

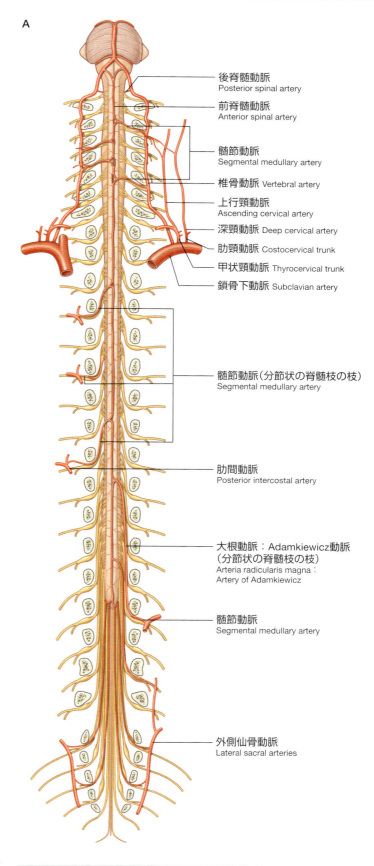

図 2.55 脊髄に分布する動脈
A：脊髄の前面図（分節状の動脈のすべてが図示されているわけではない）．

## 88　第2章　背部

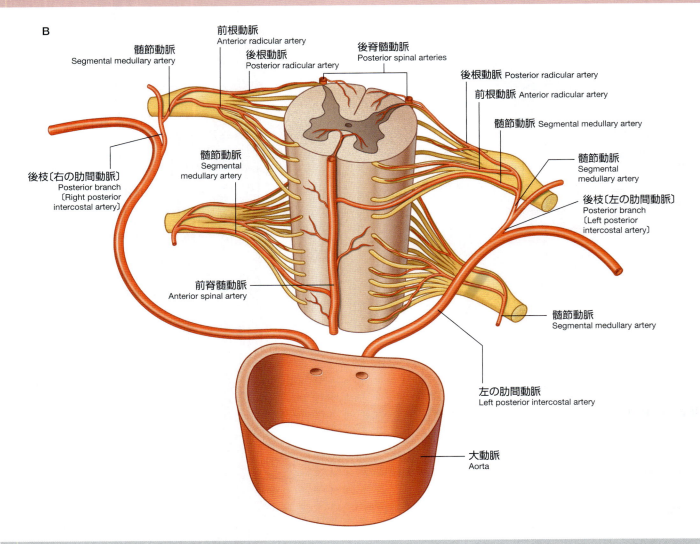

**図 2.55（続き）　B**：脊髄の分節状の動脈の分布．

脈，腰部は腰動脈等の枝である．

分節状の脊髄枝が椎間孔から脊柱管に入った後，**前根動脈**（Anterior radicular artery）と **後根動脈**（Posterior radicular artery）に分かれる（**図 2.55B**）．脊髄枝は，上位から下位までの各椎骨の高さにみられ，前根動脈と後根動脈は脊髄神経の前根と後根にそれぞれ分布する．各椎骨の高さで，分節状の動脈からは**髄節動脈**（Segmental medullary artery）が出る（**図 2.55B**）．これらは縦方向に走る血管につながり，それらを増援する．

脊髄の表面を縦走する動脈は，次の2つである．
- 1本の**前脊髄動脈**（Anterior spinal artery）…頭蓋腔内で起始し，左右の椎骨動脈の枝が正中部で合流して1本の前脊髄動脈となり，ほぼ前正中裂に平行に，脊髄の表面を下行する．
- 2本の**後脊髄動脈**（Posterior spinal artery）…これらの動脈も，頭蓋腔内で起始する．通常，左右の椎骨動脈の終枝（後下小脳動脈）から起始する．左右の後脊髄動脈として脊髄に沿って下行する．後外側溝と脊髄と後根の接合部とを囲むような2本の枝となる．

前脊髄動脈と後脊髄動脈は，他の動脈から起始する8〜10対の分節状の髄節動脈と吻合する（**図 2.55A**）．その中で最大のものは，**大根動脈（Adamkiewicz 動脈）**（Arteria radicularis magna：Artery of Adamkiewicz）である（**図 2.55A**）．通常，この動脈は，下胸部または上腰部の左側に起始する．腰膨大を含む下部脊髄への動脈を増援する．

## 局所解剖・脊髄　89

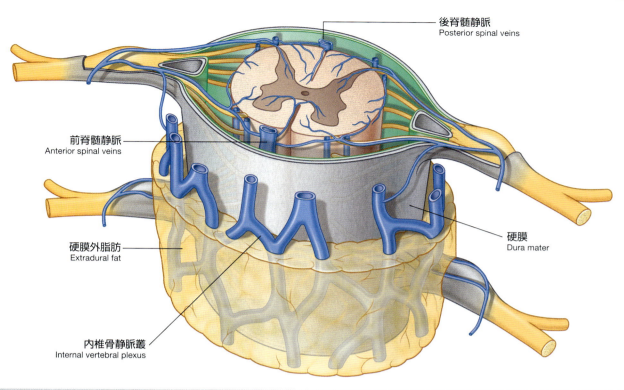

図 2.56　脊髄からの血液を還流する静脈

## 静脈

脊髄からの血液を還流する静脈は，縦方向に走るいくつもの静脈網をつくる（図2.56）．

- 左右にある2対の静脈…後根と前根の脊髄との接合部をとり囲む．
- 前脊髄静脈（Anterior spinal veins）…前正中裂に平行に走る．
- 後脊髄静脈（Posterior spinal veins）…後正中溝に沿って走る．

これらの縦走する静脈の血液は，脊柱管の硬膜外腔に豊富に広がる**内椎骨静脈叢**（Internal vertebral plexus）へ流入する．さらに，その血液は奇静脈等の体循環系へ注ぐ．内椎骨静脈叢は，頭蓋腔内の静脈とも交通する．

## 臨床的事項 2.16　椎間板炎

椎間板には血管が十分に発達していない．しかしながら，感染は，椎体の骨端内の脊椎の動脈の末梢枝から，隣接する椎間板に血流によって広がる可能性がある（図 2.57）．一般的な感染源は，肺と尿路である．

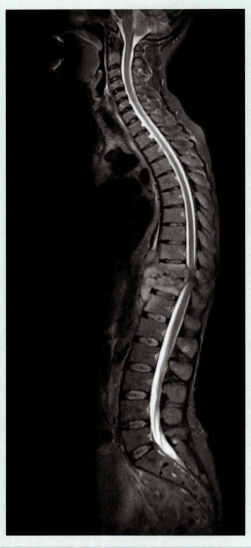

図 2.57　脊椎の MR 画像
隣接する椎体の骨端の破壊を伴う第 10・11 胸椎（T X・XI）の椎間円板の炎症がみられる．前脊椎膿瘍および脊髄に突出する硬膜外膿瘍もみられる．

## 臨床的事項 2.17　環椎や軸椎の骨折

環椎（第 1 頸椎（C I））および軸椎（第 2 頸椎（C II））の骨折は，心臓や呼吸中枢を含む脳幹の損傷による死亡および麻痺を含む最悪の種類の脊髄損傷をもたらす危険性がある．環椎は，椎体のない輪状の骨である．浅瀬に飛び込んで底に頭を打ったり，自動車事故で車の天井に頭をぶつけたりする等の体軸方向の損傷は，輪状の骨が複数箇所で破損する"破裂型"の骨折を引き起こす可能性がある（図 2.58）．

軸椎の骨折は，通常，過度の伸展や屈曲が原因で起こり，歯突起の先端，歯突起の基部，または環椎とともに骨折する可能性がある．

上頸部損傷の多くの場合，環椎や軸椎の骨折がなくても，環椎や軸椎の靱帯に損傷がある可能性がある．これは頸部を不安定にし，脳幹および脊髄上部に深刻な危険をもたらす可能性がある．

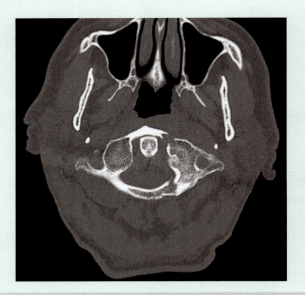

図 2.58　環椎（第 1 頸椎（C I））の高さの CT 像
軸方向の荷重による環椎の 2 箇所の骨折がみられる．

## 臨床的事項 2.18　対麻痺および四肢麻痺

頸椎における脊髄損傷は，四肢における知覚および運動機能のさまざまな程度の機能障害（麻痺）をもたらしうる．これを**四肢麻痺**（Quadriplegia：Tetraplegia）という．上位の頸椎損傷は，横隔膜の神経支配を失うために死に至ることがある．第 1 胸髄（T1）の高さ以下の脊髄損傷は，下肢における運動機能および感覚機能におけるさまざまな程度の障害（麻痺）をもたらしうる．これを**対麻痺**（Paraplegia）という．

## ▶ 髄膜

### [脊髄]硬膜

[脊髄]硬膜（[Spinal] dura mater）は，脊髄の髄膜のうち最外層の膜で，頭蓋骨の大後頭孔で脳の硬膜に続いている（図2.59）．硬膜は，硬膜外腔によって脊柱管の骨から隔てられている．第2仙椎（S II）の下縁以下の高さでは，硬膜の袋は狭くなり，脊髄の終糸の軟膜を覆う．終糸の硬膜の下端は，索状に下方へのびて尾骨の椎体の後面に付着する．

脊髄神経とその根が，外側に出ていく部位では，筒状の袖のようにのびた硬膜で覆われ，それは神経の外層の被膜（**神経上膜（Epineurium）**）に移行する．

### [脊髄]クモ膜

[脊髄]クモ膜（[Spinal] arachnoid mater）は，硬膜の内面に接するように存在する薄い繊細な膜であるが，硬膜の内面に癒着してはいない（図2.59）．クモ膜は，クモ膜下腔によって軟膜から隔てられる．クモ膜は，第2仙椎（S II）の高さで終わる（図2.53参照）．

### クモ膜下腔

クモ膜と軟膜との間にある**クモ膜下腔（Subarachnoid space）**は，脳脊髄液（CSF）で満たされる（図2.59）．脊髄周囲のクモ膜下腔は，大後頭孔で，脳をとり囲むクモ膜下腔に続く．尾方では，クモ膜下腔は，ほぼ第2仙椎（S II）の下縁の高さで終わる（図2.53参照）．

クモ膜下腔の中でのびるクモ膜組織の微細な突起（**クモ膜小柱（Arachnoid trabecula）**）は，軟膜とクモ膜に続き，両者を連結する．太い血管はクモ膜小柱と同じ組織に覆われ，クモ膜下腔の中に吊り下げられる．この組織は血管を覆う連続的な外套を形成する．

クモ膜下腔は，脊髄下端よりさらに尾方まで広がっている．脊髄は，ほぼ第1・2腰椎（L I・II）間の椎間円板の高さで終わるが，クモ膜下腔は第2仙椎（S II）の高さあたりまでのびている（図2.53参照）．クモ膜下腔は，脊髄下端の尾方にある馬尾を囲む領域で最も広くなる．したがって，下腰部の高さでは，脊髄を傷つけることなくクモ膜下腔から脳脊髄液（CSF）を採取することができる．

### [脊髄]軟膜

[脊髄]軟膜（[Spinal] pia mater）は，脊髄表面に密着し，血管に富む膜である（図2.59）．軟膜は，前正中裂の中まで入り込み，脊髄神経の前根と後根がクモ膜下腔を通るところでは，それらに引っ張られるように左右に広がる．神経根がクモ膜下腔

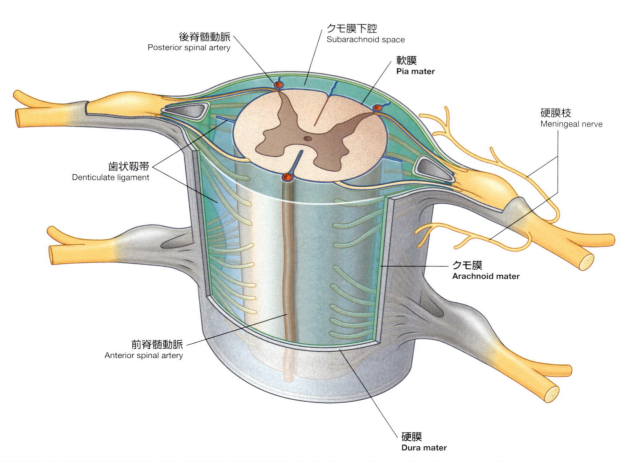

**図2.59　髄膜と歯状靱帯**

を出る部位では，軟膜が引っ張られて袖のように突出する．

脊髄の左右で，側方へ引っ張られた三角形の軟膜の突起(**歯状靱帯**(Denticulate ligament))が頭尾方向に連なり，クモ膜と硬膜にまで達する(図2.59)．

- 歯状靱帯の内側部…前根糸と後根糸の間で脊髄の表面に付着する．
- 歯状靱帯の外側部…自由縁に沿って三角形の延長部を形成し，それぞれの延長部はクモ膜を貫いて硬膜に固定される．

歯状靱帯の外側の付着は，前根と後根の出口の間にある．この靱帯の役目は，脊髄がクモ膜下腔の中央に位置するように保持することである．

## ▶ 脊柱管内の構造の配置

脊柱管は，次の構造が境界となる(図2.60)．

- 前方…椎骨の椎体，椎間円板，後縦靱帯．
- 側方…椎弓根と椎間孔．
- 後方…椎弓板と黄色靱帯，正中部は棘間靱帯と椎骨の棘突起．

脊柱管の壁と硬膜の間には**硬膜外腔**(Extradural space)があり，そこには椎骨静脈叢を含む脂肪性結合組織がある．

椎骨の棘突起は，胸部から腰部の高さで，背部の正中部を触診することによって体表から触れることができる．皮膚と棘突起の間には浅筋膜の層がある．腰部では，腰椎の棘突起と椎弓板が上下で互いに重なり合わないため，その間に間隙ができる．

**腰椎穿刺**(Lumbar puncture：Spinal tap)を行うときは，上下の棘突起の間から注射針を刺入し，棘上靱帯と棘間靱帯を貫いて硬膜外腔へ針を入れる．針先はさらに硬膜とクモ膜を貫き，脳脊髄液のあるクモ膜下腔に達する．

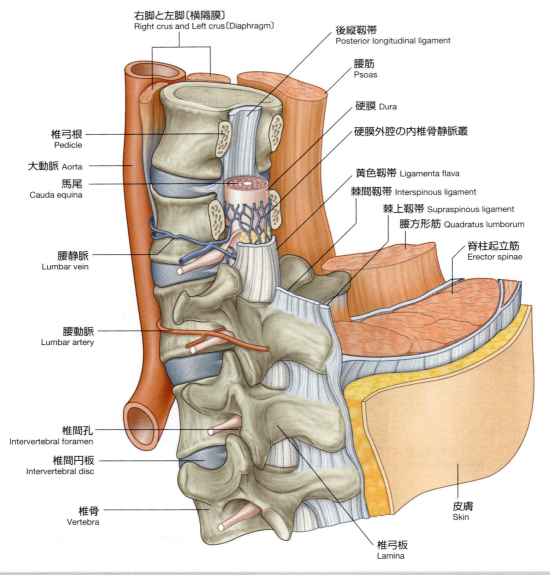

**図2.60** 脊柱管と背部の構造の位置関係(腰椎部)

### 臨床的事項 2.19　腰椎穿刺

腰椎穿刺は，脳脊髄液を採取するために行う検査である．また，この方法は，クモ膜下腔の脳脊髄液内に抗生物質，化学療法薬，麻酔薬等を注入するときにも用いられる．

成人では，脊髄下端が第1・2腰椎（L I・II）間の高さで終わるので，腰部で穿刺を行うことにより，脊髄を傷つけずにクモ膜下腔に到達できる．クモ膜下腔は，第2仙椎（S II）の下縁の高さにまで達している．この高さでは，腰神経と仙骨神経の根が走るが，脊髄がなく，脳脊髄液に満たされた広い腔（クモ膜下腔）がある．

腰椎穿刺を行う際には，患者は**側臥位**（Lateral position）または**腹臥位**（Prone position）の体位をとる．注射針を，正中部で棘突起間から硬膜外腔へ刺入する．さらに針を進めて，硬膜とクモ膜を貫きクモ膜下腔に達する．注射針は馬尾神経を損傷しないので，患者は苦痛を受けることがない．針先がクモ膜下腔に達すると脳脊髄液を採取することができる．場合によっては，脳脊髄液の圧を測定することが重要となる．

局所麻酔を行う場合には，硬膜外腔またはクモ膜下腔に麻酔薬を注入して，腰神経と仙骨神経の根を麻酔する．そのような麻酔は，全身麻酔の必要がない骨盤や下肢の手術を行う際に用いられる．腰椎麻酔を行ったときは，患者を臥位や**頭低位**（Head-down position）の体位にせず，頭高位にする必要がある．患者が側臥位をとると，片側のみ麻酔される可能性がある．腰椎麻酔を施した患者を頭低位に置くと，麻酔薬が頭方へ移行して呼吸機能を抑制することがある．

麻酔科医は，**硬膜外麻酔**（Extradural anesthesia）を選択することがある．この場合，硬膜外麻酔針が皮膚，棘上靱帯，棘間靱帯，黄色靱帯を貫き，硬膜外の脂肪組織に刺入される．麻酔薬は脊柱管に広がり，神経根を麻酔する．またクモ膜下腔にも広がる．針をより側方から皮膚と筋を通すようにして刺入することで，特定の神経に麻酔をすることができる（図2.61）．

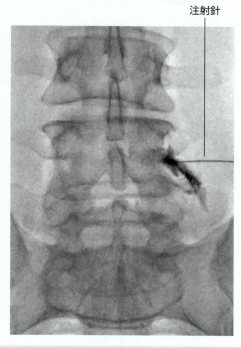

図2.61　硬膜外麻酔
特定の神経に麻酔をするために，針をより側方から皮膚と筋を通すようにして刺入している．

## 脊髄神経

各脊髄神経は，**後根**（Posterior root : Dorsal root）と**前根**（Anterior root : Ventral root）によって脊髄につながる（図2.62）．

- **後根**…末梢の情報を**中枢神経系**（Central nervous system : CNS）へ運ぶ感覚ニューロンの突起を含む．発生学的に神経堤細胞に由来する感覚ニューロンの細胞体は，後根の遠位にある**脊髄神経節**（Spinal ganglion）に集まり，通常，椎間孔の中にある．
- **前根**…中枢神経系（CNS）から末梢へ信号を伝える運動神経線維を含む．1次運動ニューロンの細胞体は脊髄の前部にある．

前根と後根は，脊髄に近いところでは細い**前根糸**（Anterior rootlet）と**後根糸**（Posterior rootlet）に分かれる．

1組の前根と後根の神経線維に対応する脊髄の領域が**脊髄分節**（Spinal segment）である．前根と後根の神経線維は脊髄の左右で癒合し，1本の脊髄神経をつくる．

各脊髄神経は，椎間孔から出た後，短い**後枝**（Posterior ramus : Dorsal ramus）と，より長い**前枝**（Anterior ramus : Ventral ramus）に分かれる（図2.62）．

- **後枝**…固有背筋（上分節由来の筋）と，背中の狭い帯状の皮膚のみを支配する．
- **前枝**…固有背筋以外の体幹と四肢の筋（下分節由来の筋），皮膚の大部分（頭部の一部を除く）を支配する．

前枝と後枝の分岐点の近くで，各脊髄神経は2～4本の反回する細い硬膜枝が出る（図2.59）．これらの枝は，椎間孔に再び入り，硬膜，靱帯，椎間円板，血管に分布する．

体性神経の主要な神経叢（頸神経叢，腕神経叢，腰神経叢，仙骨神経叢）は，すべて前枝によってつくられる．

脊髄の長さが脊柱のそれよりもかなり短いため，頸部から尾骨部までの高さで，脊髄神経の根は脊髄を出た後，脊柱管の中を斜め下方に走ってから椎間孔を出る（図2.63）．

成人では，脊髄は第1・2腰椎（L I・II）間の高さで終わるが，これには個体差があり，脊髄の下端の高さは人によって第12胸椎（T XII）から第2・3腰椎（L II・III）までの幅がある．下位の脊椎の椎骨の間から出ている脊髄神経の後根および前根は，より上位の脊椎の高さで脊髄と接続する．

脊髄下端よりも下位のレベルでは，腰神経，仙骨神経，尾骨神経の神経線維は束のようになって脊柱管の中を下行する．これを**馬尾**（Cauda equina）という．

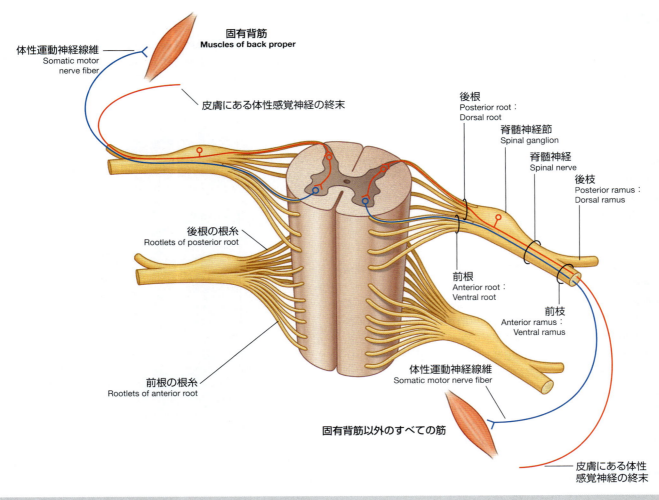

図2.62 脊髄神経の基本的な構成

## 脊髄神経の名称

脊髄神経（**図2.63**）はほとんどの場合31対であり，それぞれが通過する椎骨の高さによって名称がつけられる．

- 頸神経（Cervical nerve；C1～8）…8対．
- 胸神経（Thoracic nerve；T1～12）…12対．
- 腰神経（Lumbar nerve；L1～5）…5対．
- 仙骨神経（Sacral nerve；S1～5）…5対．
- 尾骨神経（Coccygeal nerve；Co）…1対．

第1頸神経（C1）は，頭蓋骨と第1頸椎（CⅠ）の間で脊柱管から出る（**図2.64**）．したがって，第2～7頸神経（C2～7）は，それぞれ同じ番号の頸椎の上から外へ出る．頸椎の数は7個なので，第8頸神経（C8）が第7頸椎（CⅦ）と第1胸椎（TⅠ）の間の椎間孔から出る．第1胸神経（T1）以下のすべての脊髄神経は，同じ番号の椎骨の下方で脊柱管から出る．

### 臨床的事項2.20 帯状疱疹

帯状疱疹（Herpes zoster）の原因は，小児に水痘を起こすウイルスである．一部の患者では，このウイルスが脊髄神経節の細胞内に潜伏しており，何らかの状況下でウイルスが活性化すると，ウイルスがその神経に沿って支配領域（皮節（皮膚分節））に広がる．その結果，支配領域の皮膚に帯状に発疹が起こり，特徴的な強い痛みを伴う．皮節（皮膚分節）に沿ってこのような症状が起こるのが，帯状疱疹の特徴である．

局所解剖・脊髄　95

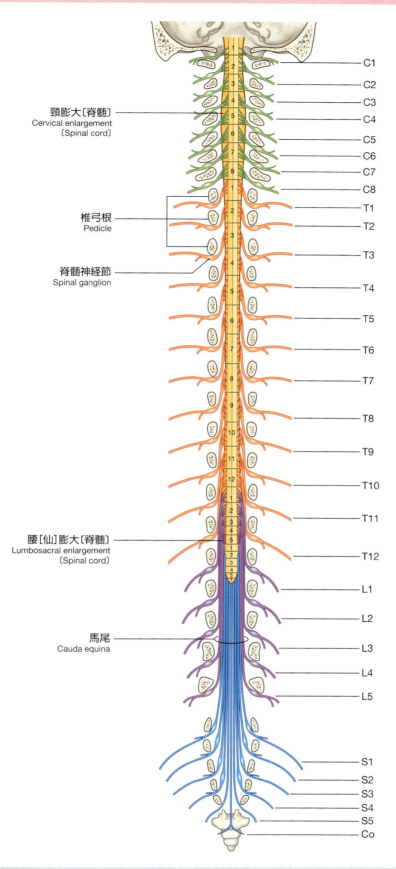

図 2.63　脊柱管の中の脊髄神経の走行

96　第2章　背部

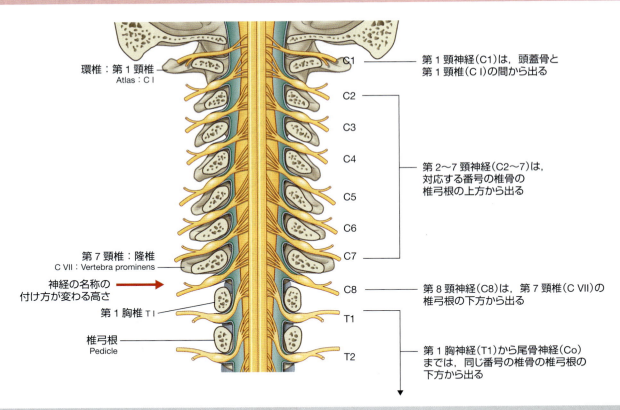

図2.64　脊髄神経の命名法

### 臨床的事項2.21　背部痛：多様な原因

　背部痛（Back pain）はよくみられる症状であり，誰でも経験することがあるといってよい．背部痛の原因が脊柱にあるのか，あるいはそれ以外の原因によって起こっているのかを診断することが重要である．

　背部痛はさまざまな原因によって起こるので，関与している原因を見逃すと重大な結果につながることがある．背部痛は腹膜後器官の異常によって起こることがあり，中でも膵臓がんや膵炎の主要な症状の一つである．尿路系の結石や腎臓腫瘍の痛みも背部痛として感じられることがある．背部痛は片側性に起こることが多いが，背部の中央の痛みとして起こることもある．大動脈の前あるいは周囲のリンパ節が腫大すると背部の中央の痛みとして現れることがあるが，その場合には悪性腫瘍，感染，Hodgkinリンパ腫が疑われる．さらに，腹部大動脈が拡張した場合（腹部大動脈瘤等）には，破裂しなくても背部痛が起こる．さらに大動脈瘤が破裂すると，まず急激な背部痛が起こる．したがって，背部痛の原因を正しく診断して必要な処置を行うことは，救命の観点からも非常に重要である．

　背部痛を訴える患者をみる場合には，脊柱だけではなく，その症状を起こす可能性のある胸腹部の器官についても注意深く調べなければならない．

# 体表解剖

## ▶ 背部の体表解剖

背部の体表の特徴は，末梢神経の検査を行うための筋群の位置や脊椎の部位の特定，脊髄下端の位置の推定に用いられる．また，胸部や腹部の後方にある器官の同定にも用いられる．

## ▶ 脊柱には側弯がない

後方からみると，正常な脊柱は側方に弯曲していない．左右の背筋群の間で，背部の正中部にはまっすぐな皮膚の溝ができる（図2.65）．

## ▶ 矢状面でみた脊柱の1次弯曲と2次弯曲

側面からみると，正常な脊柱は，胸部と仙骨／尾骨部に1次弯曲が，頸部と腰部に2次弯曲がある（図2.66）．1次弯曲は，前方に向かって凹形をしている．これに対し，2次弯曲は，後方に向かって凹形をしている．

## ▶ 脊柱以外の骨格にみられる有用な指標

体表から触診できるさまざまな骨の特徴は，筋や脊柱に付随する構造の位置や状態を判断するのに役立つ．外後頭隆起，肩甲骨，腸骨稜等がその例である（図2.67）．

外後頭隆起は，頭髪の生え際よりやや上方の頭部の正中線上に，骨の隆起として触れることができる．

肩甲骨の肩甲棘，内側縁，下角は，しばしば体表から形をみることができ，また容易に触れることができる．

腸骨稜の前方端は前腹壁の下外側部にある上前腸骨棘，後方端は背部の下端に近い上後腸骨棘であり，腸骨稜の全長を体表から触れることができる．上後腸骨棘の位置は，正中線のやや外側で"くぼみ"として認められることがある［訳注："くぼみ"は"ヴィーナスのえくぼ"という別名がある］．

## ▶ 特定の椎骨の棘突起の同定

椎骨の棘突起を特定することにより，脊柱の高さを判断することができ，深部にある構造，例えば脊髄やクモ膜下腔の下端の位置等を推定することができる（図2.68A）．

背部の正中線上で頭蓋骨のやや下方の深いところの触診によ

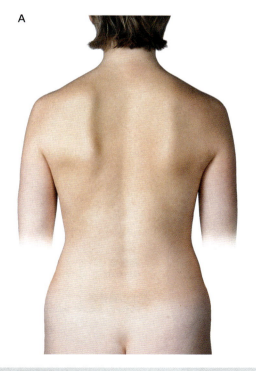
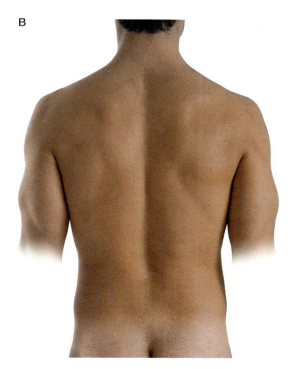

図2.65　背部の正常所見
**A**：女性．**B**：男性．

**98　第2章　背部**

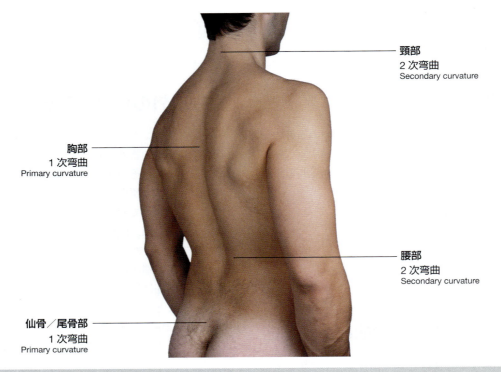

**図 2.66　正常な脊柱の弯曲**

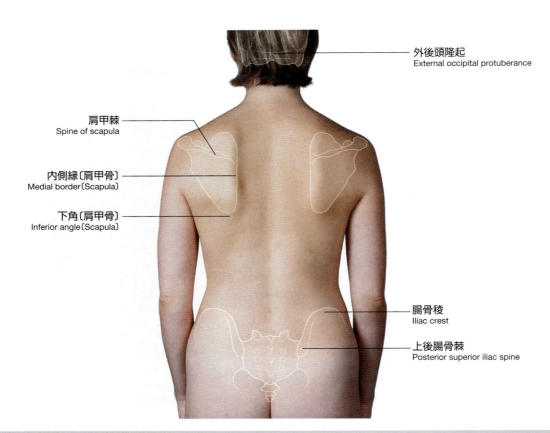

**図 2.67　女性の背部の触診可能な骨の輪郭を記した図**

り，軸椎（第2頸椎（C II））の棘突起（頭蓋骨の下方で最初に触れる骨の突起）に触れることができる．

他の頸椎は，第7頸椎（C VII）を除き，その棘突起が軟組織に覆われているので，体表から触れるのが難しい．

第7頸椎（C VII）の棘突起は，頸部の付け根の正中線上で目立った隆起としてみえることが多い（図2.68B）．特に首を屈曲したときに顕著となる．このため，第7頸椎は隆椎（Vertebra prominens）とよばれる．

第7頸椎（C VII）と外後頭隆起の間の全長にわたって項靱帯があり，これは頸部を屈曲（前屈）したときに縦方向に走る隆起として体表から認められる（図2.68C）．

第7頸椎（C VII）の棘突起の下にある第1胸椎（T I）の棘突起も正中部の隆起が，第7頸椎の棘突起より目立つことも少なくない（図2.68A, B）．

肩甲棘の基部は第3胸椎（T III）の棘突起と同じ高さに，肩甲骨の下角は第7胸椎（T VII）の棘突起と同じ高さにある（図2.68A）．

第12胸椎（T XII）の棘突起は，肩甲骨の下角の高さと腸骨稜の高さのちょうど中間点にある（図2.68A）．

左右の腸骨稜の最も高い点を結ぶ水平線は，第4腰椎（L IV）の棘突起の高さを通る．第4腰椎の棘突起の上方と下方で，第3～5腰椎（L III～V）の棘突起をそれぞれ触診することができる（図2.68A）．

上後腸骨棘の位置を示す"くぼみ"は，第2仙椎（S II）の棘

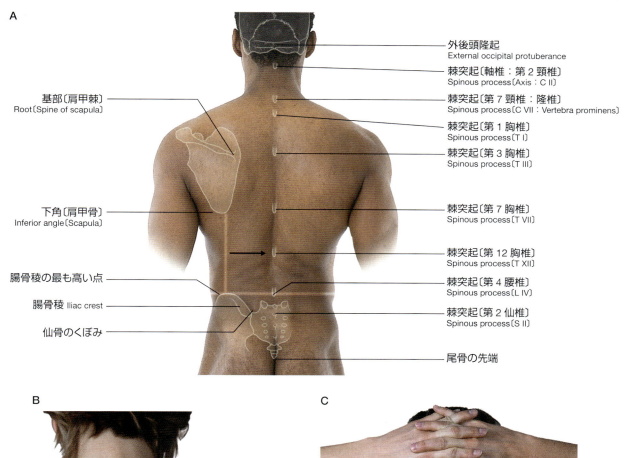

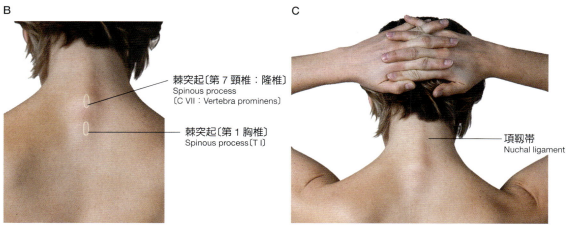

図2.68　背部に椎骨の棘突起とそれらに付随する構造の位置を示した図
A：男性．B：頸を屈曲（前屈）した女性．特に目立つ第7頸椎（C VII）と第1胸椎（T I）の棘突起に印をつけてある．C：項靱帯を強調するために女性の頸を屈曲（前屈）している．

突起の高さにある(図2.68A).

尾骨の先端は，殿部の間にある脊柱の下端で触れることができる(図2.68A).

棘突起の先端が，必ずしもその椎体と同じ高さにあるとは限らない．胸部では，胸椎の棘突起が下方へ長くのび，先端がその下の椎体の高さに達している．たとえば，第3胸椎(T III)の棘突起の先端は，第4胸椎(T IV)の高さにある．

腰椎と仙骨の棘突起は，胸椎の棘突起よりも短く，傾きが小さい．そのため，腰椎と仙骨では，棘突起の先端がその椎体と同じ高さにある．すなわち，第4腰椎(L IV)の棘突起はほぼ第4腰椎の椎体の高さにある．

## ▶ 脊髄とクモ膜下腔の下端の確認

脊髄は，脊柱管の全長を占めるわけではない．成人では，脊髄下端は第1・2腰椎(L I・II)間の椎間円板の高さで終わる．しかし，下端が高い場合には第12胸椎(T XII)の高さ，低い場合には第2・3腰椎(L II・III)間の高さになることがある．クモ膜下腔は，ほぼ第2仙椎(S II)の高さで終わる(図2.69A).

下腰部では脊髄を傷つけることなくクモ膜下腔に針を刺入できるので，各腰椎の棘突起の位置を同定することが重要である．第4腰椎(L IV)の棘突起は，左右の腸骨稜の最も高い点を結んだ水平線の高さにある．腰部では，棘突起の先端がその椎体と

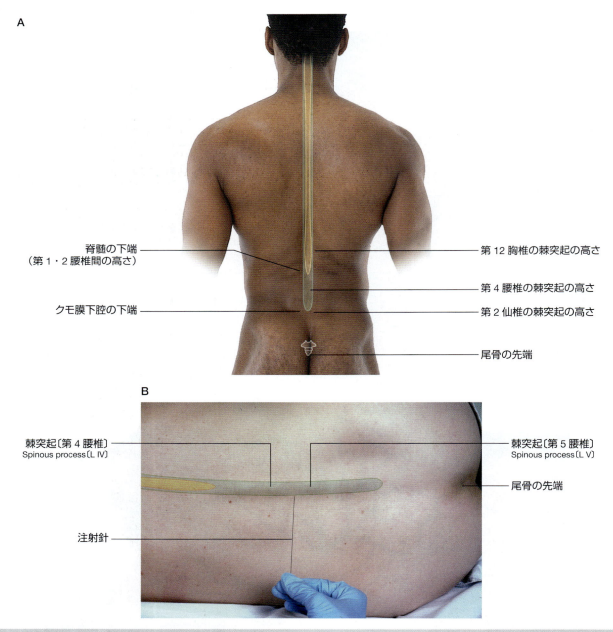

**図2.69　背部に脊髄とクモ膜下腔の下端の位置を示した図**
A：男性の背部に脊髄とクモ膜下腔の下端の位置を示した図．B：この女性は側臥位で前屈姿勢をとっており，それによって腰椎の棘突起が強調され，上下の椎弓間が広く開いている．腰部の下部では，脊髄を損傷することなく，クモ膜下腔から脳脊髄液を採取することができる．

同じ高さにある．第3・4腰椎（L Ⅲ・Ⅳ）間，または第4・5腰椎（L Ⅳ・Ⅴ）間から，脊髄を損傷することなくクモ膜下腔に達することができる（図2.69B）．クモ膜下腔は，後上腸骨棘の位置に相当する"くぼみ"がある第2仙椎（S Ⅱ）の高さで終わる．

## ▶ 主要な筋の同定

固有背筋ならびにその他の背筋の多くは，容易に観察し触診することができる．これらの筋の中で最大のものが，僧帽筋と広背筋である（図2.70A，B）．肩甲骨を正中方向へ動かすと，僧帽筋の深部にある菱形筋が強調される（図2.70C）．脊柱起立筋は，背部正中溝の両側に縦方向の柱として認められる（図2.70A）．

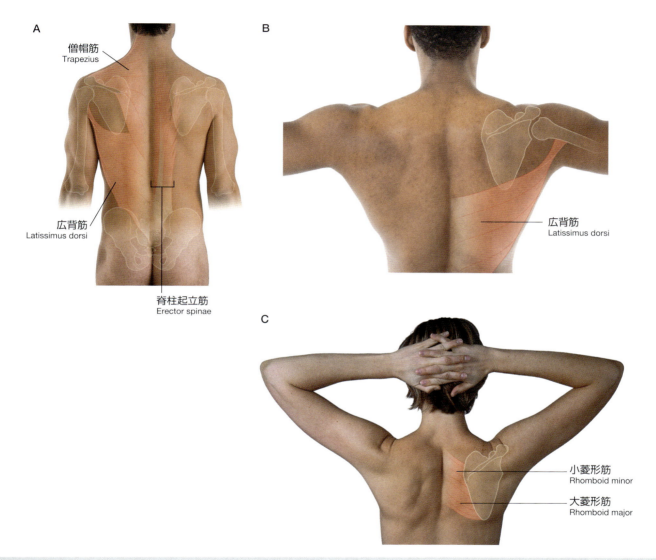

**図2.70 背部の筋**
A：広背筋，僧帽筋，脊柱起立筋を示す（男性）．B：広背筋の外側縁を強調するために上腕を外転している（男性）．C：肩甲骨を外後方へ動かし，菱形筋が強調されている（女性）．

# 3

# 胸部

## 概観

### 概要

胸郭(Thorax)は，不規則な円筒形をした領域で，上方に狭い胸郭上口(Superior thoracic aperture)と，下方に比較的広い胸郭下口(Inferior thoracic aperture)という開口部をもつ(図3.1)．胸郭上口の上方は頸部に続いており，胸郭下口は横隔膜によって閉ざされる．

骨と筋からなる胸郭の壁(胸壁)は，分節状に配列した脊椎，肋骨，筋，胸骨から構成され，可動性に富む．

胸腔(Thoracic cavity)は，胸壁と横隔膜で囲まれた腔で，次の3つの主要な区画に分けられる．

- 左右の胸膜腔(Pleural cavity)…肺をとり囲む．
- 縦隔(Mediastinum)．

縦隔は，正中矢状面で縦方向に長い，厚くて柔軟な軟部組織の領域である．縦隔の中には，心臓，食道，気管，主要な神経や血管が存在する．

左右の胸膜腔は，縦隔によって互いに隔てられる．したがって，一方の胸膜腔に起こった異常がただちに他側の胸膜腔に影

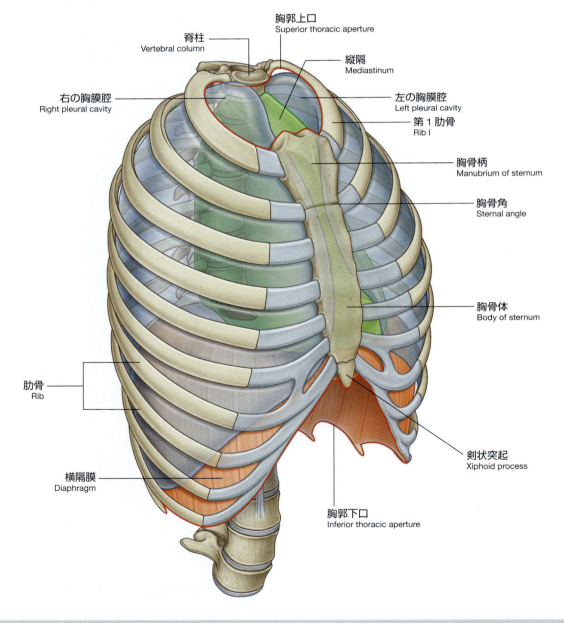

図3.1 胸壁と胸腔

響することはない．また，胸膜腔を開かなくても外科的に縦隔へ到達できることを意味する．

胸膜腔のもう一つの重要な特徴は，第1肋骨の上方にまで広がることである．左右の肺尖部は頸部の下部にまで達する．したがって，頸部の基部の病変が隣接する胸膜や肺に波及することがある．また，胸膜と肺の病変が頸部に影響を与えることがある．

# 機能

## ▶ 呼吸

胸部の最も重要な機能の一つが，呼吸である．胸部は単に肺を入れているだけではなく，肺に効率よく空気を出し入れするために必要な機構，すなわち横隔膜，胸壁，肋骨等の構造を備える．

横隔膜の上下運動，肋骨の動きによって生じる胸壁の外方および前方への運動が胸腔の容積を変化させる．そのことが，呼吸のための重要な要素となる．

## ▶ 生命維持にかかわる器官の保護

胸郭の中には心臓，肺，大血管が収められ，胸郭はそれらを保護する．横隔膜が上方に円蓋状の形をしているので，胸郭は一部の重要な腹部臓器も保護する．

肝臓の大部分は横隔膜右側の円蓋の下方に位置し，胃と脾臓は左側の円蓋の下方にある．腎臓上極の後面は横隔膜に接し，右腎では第12肋骨の前，左腎では第11・12肋骨の前に位置する．

## ▶ さまざまな構造の通路

縦隔は，身体のある部位から他の部位へと向かうために胸郭を通過する構造の通路となる．また，胸郭の器官と他の身体の部位とを連絡する構造の通路にもなる．

腹部と頸部の間を走る食道，迷走神経，胸管は，縦隔内を通過する．

頸部に起始する横隔神経は，縦隔を通過して，横隔膜を支配する．

胸郭の主要な器官に出入りする気管，胸大動脈，上大静脈等も，縦隔の中を通る．

# 構成要素

## ▶ 胸壁

胸壁（Thoracic wall）は，骨と筋からなる（**図3.1**）．

- 後方…12個の胸椎と，それらの間に介在する椎間円板からなる．
- 外側…左右それぞれ12本の**肋骨**（Rib）と，上下の肋骨の間である肋間隙に張る3層の扁平な筋によってつくられる．肋間筋は，肋骨を動かし，肋間隙を支える．
- 前方…胸骨（Sternum）によってつくられる．胸骨柄，胸骨体，剣状突起からなる．

**胸骨柄**（Manubrium of sternum）は**胸骨体**（Body of sternum）との結合部である**胸骨柄結合**（Manubriosternal joint）から後方に屈曲し，**胸骨角**（Sternal angle）を形成する．これが，体表から胸部の理学的検査を行う際の重要な指標となる．

各肋骨の前端（遠位端）には**肋軟骨**（Costal cartilage）があり，胸壁に可動性と弾力性を与える．

すべての肋骨は，後方で胸椎と関節をなす．多くの肋骨（第2〜9肋骨）は，脊柱との間に3つの関節をつくる．すなわち，各肋骨頭は，同じ高さの椎体およびその上位の椎体と関節をつくる（**図3.2**）．また，各肋骨は後方にカーブして，その高さの椎骨の横突起と関節をつくる．

前方では，第1〜7肋軟骨が胸骨と関節をつくる．

第8〜10肋軟骨はそれぞれの上位の肋軟骨下縁と結合する．第11・12肋骨は，他の肋骨，肋軟骨，あるいは胸骨との間に関節をつくらないので，**浮遊肋**（Floating rib）とよばれる．それらの肋骨の肋軟骨は短く，各肋骨の先端を覆うだけである．

胸壁の骨格は，広範囲にわたって頸部，腹部，背部，上肢の筋の付着部となる．

多くの筋は，肋骨に付着して補助呼吸筋として働く．そのうちのいくつかは第1肋骨と第12肋骨の位置を安定させる．

## ▶ 胸郭上口

**胸郭上口**（Superior thoracic aperture）は，骨格要素によって周囲を囲まれ，後方は第1胸椎（TⅠ）の椎体，左右は第1肋骨の内側縁，前方は胸骨柄からなる．

胸骨柄の上縁は，第2・3胸椎（TⅡ・Ⅲ）の間の椎間円板とほぼ同じ水平面にある．

第1肋骨は，後方の第1胸椎（TⅠ）との関節から前方の胸骨柄への付着部に向かって，下方に傾斜する．したがって，胸郭上口の面も，前方にやや傾斜する．

胸郭上口では，縦隔への入口の左右に肺を覆う胸膜腔の上部がある（**図3.3**）．

上肢と胸部の間を走る構造は，縦隔に出入りする際に第1肋骨と胸膜腔の上を通過する．頭頸部と胸部の間を走る構造は，胸郭上口をほぼ垂直方向に通る．

## ▶ 胸郭下口

**胸郭下口**（Inferior thoracic aperture）は大きく，拡張性に富ん

## 第3章 胸部

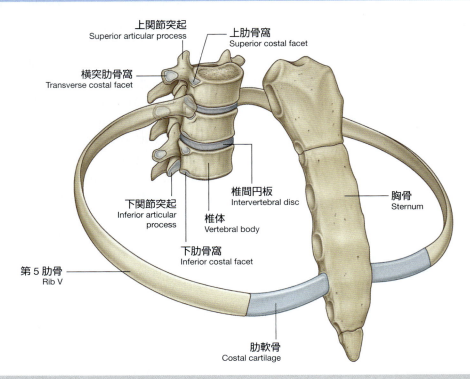

図3.2 肋骨と椎骨の間の関節

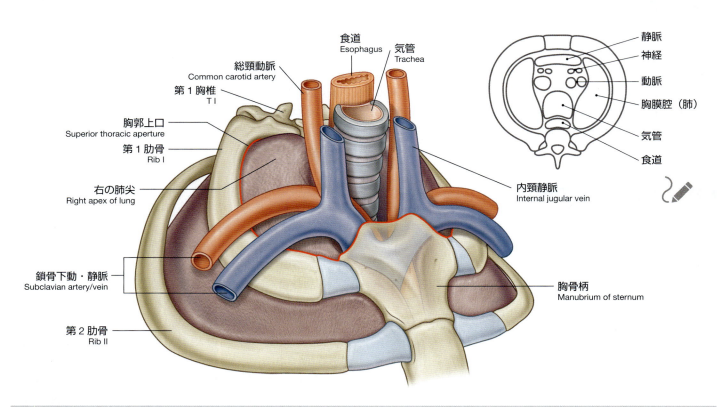

図3.3 胸郭上口

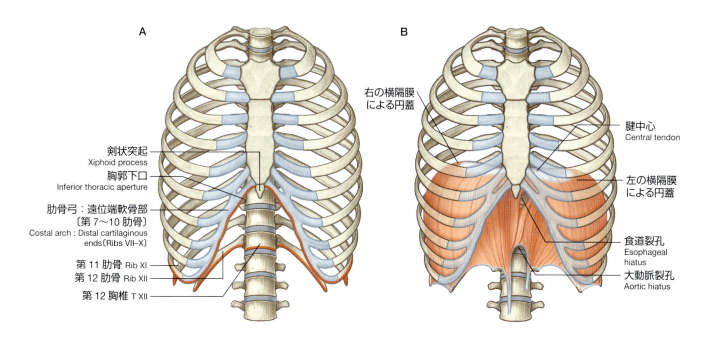

**図 3.4　胸郭下口と横隔膜**
A：胸郭下口．B：横隔膜．

でいる．骨，軟骨，靱帯がその周縁を形成する（図 3.4A）．

胸郭下口は横隔膜で閉じられ，腹部と胸部の間を通過する構造は，横隔膜を貫通するか，またはその後方を通る．

胸郭下口の骨格要素は次の構造からなる．

- 後方…第 12 胸椎（T XII）の椎体．
- 後外側方…第 12 肋骨と第 11 肋骨の遠位端．
- 前外側方…肋骨弓．第 7〜10 肋骨の遠位端の軟骨部からなる．
- 前方…剣状突起．

肋骨弓と胸骨の連結部は，第 9・10 胸椎（T IX・X）の間の椎間円板とほぼ同じ高さにある．すなわち，胸郭下口の後縁は前縁よりも下方にある．

前方からみると，胸郭下口は上方に傾く．

## ▶横隔膜

横隔膜（Diaphragm）は筋と腱からできており，胸郭下口を閉じる（図 3.4B）．

横隔膜の筋線維は胸郭下口の周縁から起始し，横隔膜の大きな腱中心（Central tendon）に収束する．

胸郭下口が傾斜しているため，横隔膜の後方の付着部は前方の付着部よりも下方に位置する．

横隔膜は平らではなく，左右両側で上方に円蓋状に膨らんでいる．右側の円蓋は左側より高く，第 5 肋骨の高さに達する．

横隔膜が収縮すると円蓋は低くなり，胸腔の容積が増加する．

食道と下大静脈は，横隔膜を貫通し，大動脈は横隔膜の後方を通過する．

## ▶縦隔

縦隔（Mediastinum）は，前方の胸骨から後方の胸椎まで，また上方の胸郭上口から下方の胸郭下口まで広がる，正中の幅広い領域である．

胸骨角と第 4・5 胸椎（T IV・V）間の椎間円板を通る水平面によって，縦隔は上部と下部に区分される（図 3.5）．下部はさらに，心臓周囲の心膜腔を囲む心膜により前・中・後縦隔に区分され，心膜と心臓が中縦隔を構成する．

前縦隔は胸骨と心膜の間に，後縦隔は心膜と胸椎の間にある．

## ▶胸膜腔

2 つの**胸膜腔**（Pleural cavity）が，縦隔の左右にある（図 3.6）．

それぞれの胸膜腔は，**胸膜**（Pleura）とよばれる中皮の膜で囲まれた閉じた腔である．

発生中に，肺は縦隔から胸膜腔内へ成長し，その結果，肺の表面が胸膜で覆われる．

左右の肺は，気管支，肺の血管，リンパ組織，神経からなる肺根部によって縦隔に付着する．

胸膜腔を裏打ちする胸膜は**壁側胸膜**（Parietal pleura）といい，肺根部の縦隔から肺の表面を覆う胸膜は**臓側胸膜**（Visceral

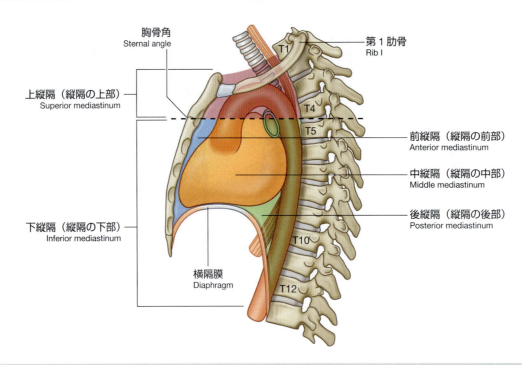

図 3.5　縦隔の区分

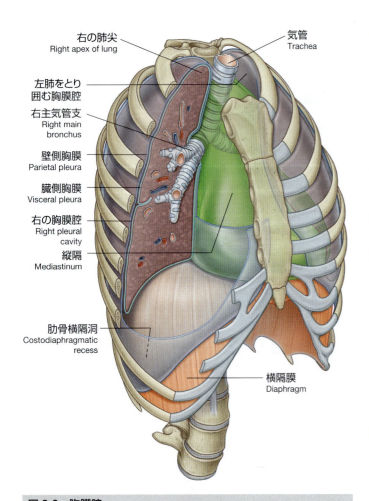

図 3.6　胸膜腔

pleura）とよぶ．肺の表面の臓側胸膜と胸膜腔の壁を裏打ちする壁側胸膜の間には，潜在的な腔がある．

肺は胸膜腔の潜在的な腔を完全に満たしているのではない．胸膜腔の一部は肺で満たされておらず，呼吸の際，肺の容積の変化に対応するための間隙としての重要な役割を果たしている．下方にある**肋骨横隔洞**（Costodiaphragmatic recess）は胸壁と横隔膜の間にあり，この種の陥凹としては最大のもので，臨床的にも重要である．

# 身体の他の領域との関係

## ▶頸部

胸郭上口は，頸部の基部（付け根）に通じる（図 3.7）．

胸腔の上部は，第 1 肋骨および第 1 肋軟骨よりも 2 〜 3 cm 上方の頸部にまで広がる．このような左右の胸膜拡張部の間には，頸部と上縦隔の間を通る主要な構造がある．正中では，気管が食道のすぐ前方にある．主要な血管と神経は，胸郭上口の前方と外側方を通って胸部に出入りする．

## ▶上肢

**腋窩入口**（Axillary inlet）または上肢への通路は，胸郭上口の両側に位置する．左右の腋窩と胸郭上口は，上方で頸部基部に通じる（図 3.7）〔訳注：腋窩入口（Axillary inlet）は，腋窩（Axilla）

## 概観・重要ポイント

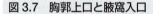

図3.7 胸郭上口と腋窩入口

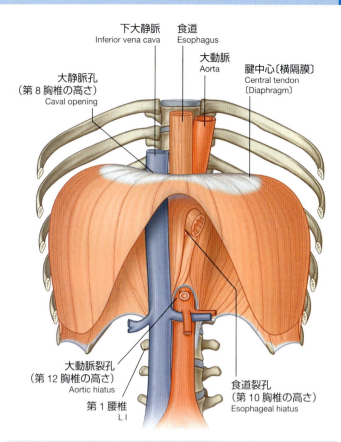

図3.8 腹部と胸部の間を行き来する主な構造

の頂点の領域である].

腋窩入口は，次の構造によって構成される.
- 後方…肩甲骨の上縁.
- 前方…鎖骨.
- 内側…第1肋骨の外側縁.

腋窩入口の三角形の頂点は外側を向き，肩甲骨の上縁から前方へのびる烏口突起の内側縁によってつくられる.

腋窩入口の三角形の底辺は，第1肋骨の外側縁である.

腋窩入口と胸郭上口の間を通る太い血管は，第1肋骨の上を通過する.

腕神経叢の近位部も，腋窩入口を通って頸部から上肢へ入る.

### ▶腹部

横隔膜は，胸部と腹部を隔てる．胸部と腹部の間を通る構造は，横隔膜を貫くか，またはその後方を通る（図3.8）.
- 下大静脈…横隔膜の腱中心を貫き，第8胸椎（T Ⅷ）の高さで縦隔の右側に入る.
- 食道…横隔膜の筋性部を貫いて縦隔から出て，第10胸椎（T Ⅹ）の高さで正中線のやや左で腹部へ入る.
- 大動脈…第12胸椎（T ⅩⅡ）の高さで，正中部で横隔膜の後側を通る.
- その他の構造…胸部と腹部の間を通る構造は，横隔膜を貫くか，その後方を通る.

### ▶乳房

乳房（Breast）は，乳腺（Mammary gland），浅筋膜およびその浅層を覆う皮膚からなり，前胸壁の両側の**胸筋部**（Pectoral region）にある（図3.9）.

乳房に関連する血管，リンパ管および神経は，次の通りである.
- 内胸動脈の枝…胸骨の両側で前胸壁を貫いて胸壁の前面に分布し，同名の静脈がその部位の血液を還流する．第2～4肋間隙の肋間動脈も，乳房の前内側部に分布し，また同名の肋間静脈がそれらを還流する.
- 乳房の内側部のリンパ管…貫通動脈に伴行し，胸壁深層の胸骨傍リンパ節へ流入する.
- 乳房の外側部の血管およびリンパ管…上肢の**腋窩部**（Axillary region）から始まるか，またはそこに還流する.
- 第4～6肋間神経の外側枝と前枝…乳房の皮膚からの一般感覚を伝える.

## 重要ポイント

### ▶第4・5胸椎間の高さ

患者を診察するとき，医師は患者の身体の各部位にある重要

110　第3章　胸部

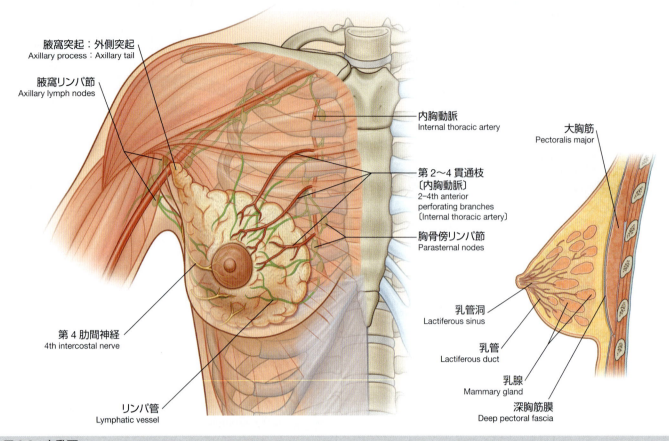

図3.9　右乳房

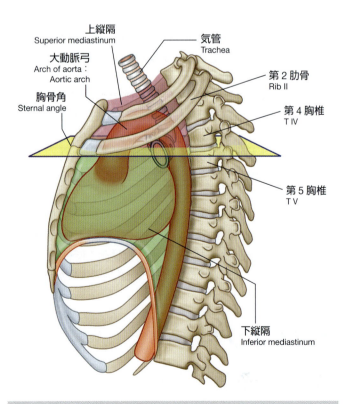

図3.10　第4・5胸椎間の高さ

な構造の位置を同定するために椎骨の高さを指標として用いる．

第4・5胸椎（T IV・V）間の椎間円板を通る水平面は，身体で最も重要な面の一つである（図3.10）．この平面には，以下の構造がある．

- 胸骨角…前方にある胸骨角は，胸骨と第2肋軟骨の間の関節の高さを通るため，肋骨を数えるための基準点として第2肋骨の位置を同定するのに用いられる（第1肋骨は鎖骨と重なるため，体表から触れることができない）．
- 心膜の上端．
- 上縦隔と下縦隔の境界．
- 大動脈弓の起始部と終端．
- 上大静脈が心膜を貫通して心臓に入る部位．
- 気管の左右の主気管支への分岐．
- 肺動脈幹の上端．

▶左から右への静脈シャント（短絡）

右心房（Right atrium）には，全身から還流してきた酸素の少ない血液が流れ込む．右心房は正中線より右側にある．そこに注ぎ込む上大静脈（Superior vena cava）と下大静脈（Inferior

概観・重要ポイント 111

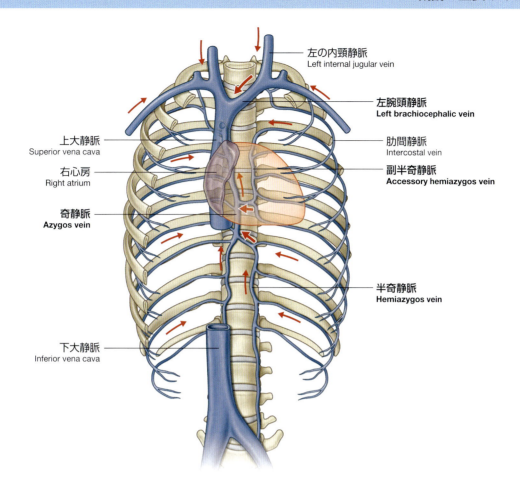

図 3.11　左から右への静脈シャント

vena cava）も，正中線より右側にある．血流が身体の右側に向かうには，左側からのすべての血液が正中線を越えなければならない．この左と右のシャント（短絡）は，多くの重要な静脈によって，一部は大きな静脈によって行われ，そのうちのいくつかは胸郭にある（図 3.11）．

成人では，左腕頭静脈が胸骨柄のすぐ後方で正中線を越えて，頭部と頸部の左側，左上肢，そして左胸壁の一部からの血液を上大静脈へ導く．

半奇静脈と副半奇静脈は左胸壁の後部と外側部の静脈血を集め，胸椎の椎体のすぐ前方を通って右側にある奇静脈へ注ぎ，この奇静脈が上大静脈へ流入する．

## ▶ 胸壁における神経と血管の分節状の分布

胸壁に分布する血管と神経の配列は，胸壁の分節状の構築を反映する．胸壁に分布する動脈は次の2つの動脈の枝である．
- **胸大動脈**（Thoracic aorta）…後縦隔にある．
- 左右の**内胸動脈**（Internal thoracic artery）…前胸壁の深部で胸骨の両側に沿って走る．

肋間動脈と内胸動脈の前肋間枝は，これらの動脈から分節的に枝を出し，主に各肋骨の下縁に沿って胸壁を外側に向かって走る（図 3.12A）．胸壁とそれに関連する壁側胸膜，ならびに対応する皮膚を支配する肋間神経（胸神経前枝）がこれらの血管に伴行する．これらの神経と血管の肋骨に対する位置は，例えば胸腔内チューブ等を胸壁に通す際には考慮しなければならない．

胸部の皮節（皮膚分節）は，胸神経の分節状の構成を反映する（図 3.12B）．例外は第1胸神経（T1）の皮節で，その支配領域は体幹ではなく，上肢の皮膚である．

体幹の前上部は，頸神経叢の鎖骨上神経を経由して，第4頸神経（C4）の前枝からの枝を受ける．

前胸壁の最も上方の皮節は第2胸神経（T2）であり，これは上肢へものびている．正中線上では，剣状突起の上の皮膚は第6胸神経（T6）によって支配される．

第7〜12胸神経（T7〜12）の皮節は，前腹壁上で肋骨の形に沿って分布する（図 3.12C）．

## ▶ 交感神経系

交感神経系のすべての節前線維は，脊髄から出た後，第1胸

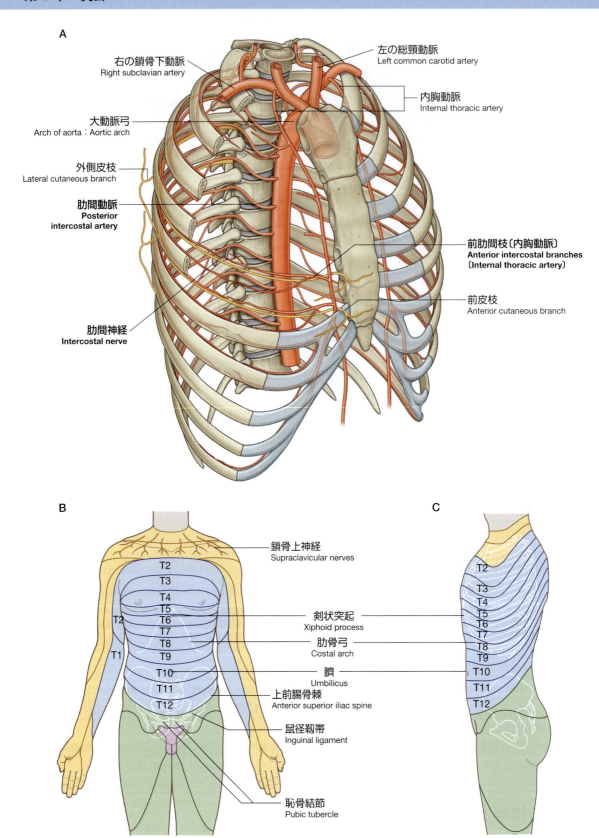

図 3.12　胸壁の動脈と神経
A：胸壁の動脈と神経の分節状の分布．B：胸神経に関連する胸部皮節（皮膚分節）の前面図．C：胸神経に関連する皮節の側面図．

概観・重要ポイント 113

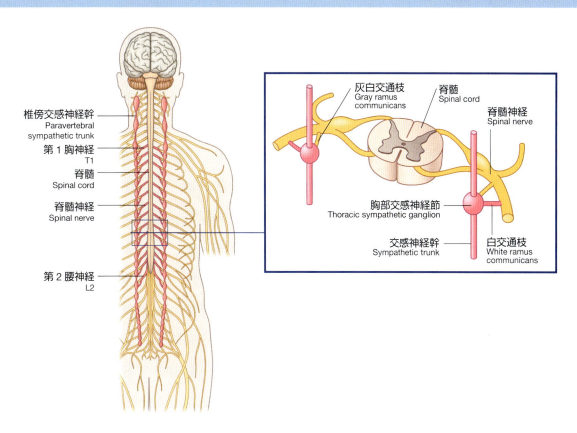

図3.13 交感神経幹

神経〜第2腰神経（T1〜L2）にのって末梢に分布する（図3.13）．すなわち，身体の至るところにある交感神経線維は，これらの脊髄神経の構成要素として脊髄から出る．頭部へ向かう交感神経節前線維は，第1胸神経（T1）の高さの脊髄から運ばれる．

## ▶ 柔軟な胸壁と胸郭下口

多くの肋骨は，可動性をもつ関節によって他の胸壁構成要素（胸椎，胸骨）と連結しており，また，肋骨の形状と方向が，胸壁が拡張することを可能にする（図3.14）．

肋骨の後方での連結（関節）は，前方での連結（関節）よりも上方にある．そのため，肋骨が挙上されると，前胸壁が後胸壁に対して前方へ向かって動く．また，各肋骨の中間部は，その前後端よりも下方にあるので，肋骨の中間部が挙上すると，胸壁は外側へ拡張する．さらに，横隔膜は筋性なので，その筋が収縮すると垂直方向の胸郭の容積が増加する．

このような前方，外側方，垂直方向への胸腔の変化は，呼吸のために重要である．

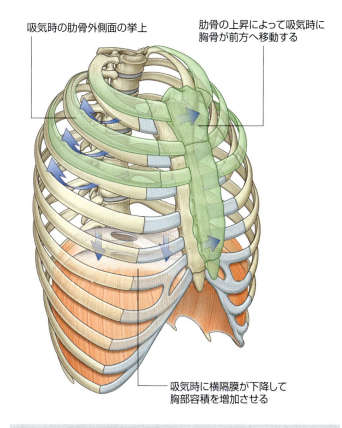

図3.14 柔軟な胸壁と胸郭下口

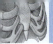

## ▶ 横隔膜の神経支配

横隔膜は，頸部の頸神経叢の枝として起始した左右の**横隔神経**(Phrenic nerve)により支配される(図3.15)．これらは第3～5頸神経(C3～5)の前枝として起始し，第4頸神経(C4)の要素が最大である．

横隔神経は，頸部，胸郭上口，縦隔内を垂直に下行し，脚部(横隔膜を上部腰椎に付着させる筋性の延長部)を含む横隔膜全体の運動支配を行う．縦隔では，横隔神経は肺根の前方を通る．

横隔膜の原基は，胚子において頭屈が始まる前の発生段階に胚盤の前部から発生する．このことを理解すれば，横隔膜を支配する神経が頸部から起始している理由がわかる．すなわち，横隔膜の原基は，成人における横隔膜の位置よりもずっと上方(頭方)に発生したものである．

横隔神経の起始部よりも下位で起こった脊髄損傷は，横隔膜の運動に影響を与えない．

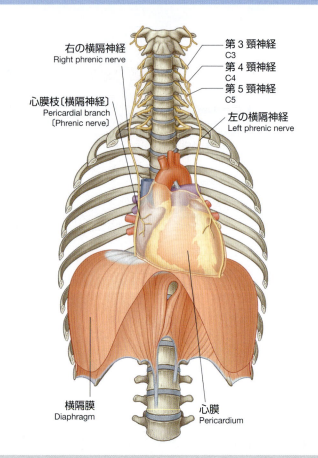

図3.15 横隔膜の神経支配

# 局所解剖

円筒形の胸郭は次の構造からなる.
- 胸壁.
- 左右の胸膜腔.
- 肺.
- 縦隔.

胸部は心臓と肺を収納し,頸部と腹部の間を通過する構造の通路となり,呼吸のための主要な役割を果たす.さらに,胸壁は心臓と肺を保護し,上肢の支点となる.前胸壁に付着する筋群は上肢を支持し,関連する結合組織,神経,血管,その上を覆う皮膚,筋膜とともに胸筋部をつくる.

## 胸筋部

胸筋部は前胸壁の外側(そとがわ)にあり,上肢を体幹に固定するのを助ける.これは次の構造からなる.
- 浅層部…皮膚,浅筋膜,乳房を含む.
- 深部…筋とその関連構造を含む.

浅層部の神経,血管,リンパ管は,胸壁,腋窩,頸部からこの部位に達する.

### ▶ 乳房

乳房(Breast)は,乳腺とそれに関連する皮膚および結合組織からなる.乳腺(Mammary gland)は,前胸壁と胸筋群の前方にある浅筋膜内の汗腺が変化したものである(図3.16).

乳腺は,一連の導管とそれに連なる分泌小葉からなる.これらは集まって15～20本の乳管(Lactiferous duct)になり,乳頭(Nipple)に個別に開口する.乳頭は,乳輪(Areola)とよばれる色素に富む円形の皮膚で囲まれる.

乳腺の導管と小葉の周囲を,よく発達した結合組織がとり囲む.一部ではこの結合組織が凝集し,はっきりとみえる乳房提靱帯(Suspensory ligament of breast:Suspensory retinaculum of breast)を形成する.この靱帯は,皮膚の真皮につながり,乳房を支える.乳がんによって,この靱帯が引っ張られることにより,皮膚にくぼみが生じる.

授乳していない女性の乳房の主要な構成要素は脂肪であり,授乳中の女性では腺組織が発達する.

乳房は,大胸筋とその周囲の筋群を含む深筋膜の上にある.疎性結合組織(乳房後隙(Retromammary space))が乳房を深筋膜から隔てているため,乳房の深筋膜の上でかなりの可動性がある.

乳房の基底部あるいは付着面は,第2～4肋骨まで縦方向に広がり,胸骨から中腋窩線まで横方向に広がる(図3.40参照).

### 動脈

乳房は,胸壁および上肢に関連する構造と関係があるため,血管はさまざまな経路によって出入りする(図3.16).
- 外側方で腋窩動脈からの枝…上胸動脈,胸肩峰動脈,外側胸動脈,肩甲下動脈.
- 内側方で内胸動脈の枝.
- 第2～4肋間動脈の枝…胸壁とその上を覆う筋を貫く.

### 静脈

乳房からの静脈は,動脈に沿って走り,腋窩静脈,内胸静脈,肋間静脈へ流入する.

### 神経支配

乳房には,第2～6肋間神経の前皮枝と外側皮枝が分布する.乳頭には,第4肋間神経が分布する.

### リンパ路

乳房のリンパの流れは次の通りである.
- 腋窩リンパ節(Axillary lymph nodes)…約75%のリンパは,外側方と上方のリンパ管を経て流入する(図3.16).
- 胸骨傍リンパ節…残りの大部分のリンパは,前胸壁の深部で,内胸動脈に沿って走り,流入する.
- 肋間リンパ節…一部のリンパは,肋間動脈の外側枝に沿うリンパ管を経て,肋骨頭と肋骨頸付近で流入する.

腋窩リンパ節からは鎖骨下リンパ本幹へ,胸骨傍リンパ節からは気管支縦隔リンパ本幹へ,肋間リンパ節からは胸管あるいは気管支縦隔リンパ本幹へ流入する.

### 男性の乳房

男性の乳房は痕跡的で,細胞索からなる短い導管のみによって構成され,ほとんどが乳輪の範囲にとどまる.乳がんは男性でも発症することがある.

---

**臨床的事項 3.1　乳房の腋窩突起**

乳房の病理的な検査を行う際には,臨床医が乳房の上外側領域が大胸筋の外側縁を回って腋窩の中へと突出することを,念頭におくことが重要である.腋窩突起は,深筋膜を貫き腋窩の頂部にまで広がることがある.

116　第3章　胸部

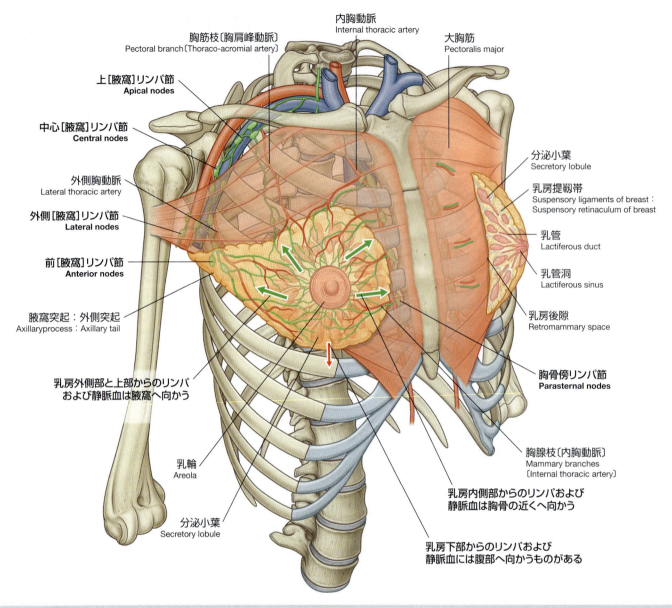

図3.16　乳房

---

### 臨床的事項3.2　胸部男性化手術

胸部男性化手術(Chest masculinization Surgery；Top surgeryとして知られる)の目的は，皮膚と乳房組織を切除することであり，自然な外観の男性化した胸部を実現することである．多くの場合，乳頭移植術と組み合わされる(図3.17)．これは，シスジェンダーの女性の乳がんに対する乳房切除術とは異なる．執刀医，患者の希望，乳房下垂の程度や皮膚の質など術前の解剖学的状態によって，術式が異なる．乳頭移植を希望する場合と希望しない場合がある．乳頭は通常，形を整え，大きさを変え，位置を変える必要がある．この手術で起こりうる合併症には，血腫や漿液腫の形成，乳頭感覚の低下，乳頭移植片の喪失等がある．

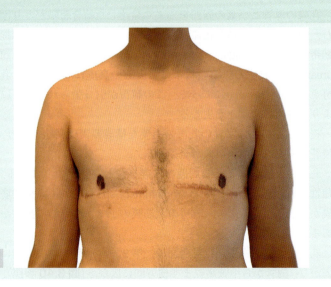

図3.17　胸部男性化手術後のトランス男性

局所解剖 • 胸筋部　117　**3**

#### 臨床的事項 3.3　乳がん

　乳がん（Breast cancer）は，女性に最も多い悪性腫瘍の一つである．乳がんは，腺房，乳管，および乳腺小葉の細胞から発生する．乳がんの成長と拡大の程度は，乳がんがどの細胞から由来したかに関係する．この要因は，外科的療法，放射線療法，および化学療法に対するがん細胞の反応に影響を及ぼす．乳がんは，リンパ性，静脈性に転移，あるいは周囲組織への直接の浸潤によって拡大する．

　患者が乳房に小さなしこりをみつけた場合，生検と病理組織学的検査によって乳がんの診断がなされる．診断が確定したら，医師は乳がんの病期（ステージ）を判定しなければならない．

　乳がんの病期は，次の項目によって判定される．

- 原発巣の大きさ．
- 原発巣の正確な位置．
- リンパ節転移の数と位置．
- 転移している器官．

　全身の CT 画像検査を行い，肺転移，肝転移，あるいは骨転移の有無を検査する．

　さらに，骨転移したがん細胞に取り込まれやすい放射性同位元素を用いて，全身を走査する画像診断法もある．**陽電子放出断層撮影／CT**（Positron emission tomography/CT：PET/CT）検査は，全身の転移巣を明らかにすることができる［訳注：PET/CT 検査は，PET 検査と CT 検査を組み合わせた検査法である］．

　乳房のリンパ流路は複雑で，リンパ管は腋窩リンパ節，鎖骨上リンパ節，胸骨傍リンパ節に流入する．そして，腹部リンパ節にも流入することがある．また対側の乳房にも達する．リンパ節転移のある乳がんは，多くのリンパ節群に広がっている可能性があるため，治療は非常に困難である．

　皮下のリンパ管の閉塞と乳がんの増殖により，乳房内の結合組織が引っ張られ，その結果，乳房の皮膚がオレンジの皮のような外観を呈するようになる（**橙皮状皮膚**（Peau d'orange））．さらに，乳がんが皮下転移すると，皮膚に板状の結節を生じることがある（**鎧状がん**（Cancer en cuirasse））．

　**乳房切除術**（Mastectomy）には，乳腺組織の外科的切除が含まれる．腋窩内では，腋窩の内側壁から乳腺組織を除去しなければならない．腋窩の内側壁に沿って長胸神経が走行しているので，乳房切除の際にこの神経が損傷されると，前鋸筋が麻痺し，特徴的な翼状肩甲がみられる．また，乳房切除術は広背筋を支配する胸背神経を損傷する可能性もあり，その場合には上腕骨の伸展，内旋，内転が障害される．

　胸部男性化手術を受けた患者（トランスジェンダーの男性等）は，すべての乳房組織を切除していない可能性がある．胸壁に不整が触知された場合には，臨床的に乳房の病変を疑い，検査する必要がある．男性化した胸部の乳房 X 線検査は技術的に困難であるため，超音波検査が望ましい．リンパ管は無傷のままであるため，乳房の悪性腫瘍は依然として胸郭や腋窩に転移する可能性がある．女性化ホルモン剤を使用している患者（トランスジェンダーの女性等）では，エストロゲンとプロゲステロンが乳房組織の成長を刺激する．女性化ホルモンの投与期間が長くなると，乳がんのリスクが高まる可能性がある．

#### 表 3.1　胸筋部の筋

| 筋 | 起始 | 停止 | 神経支配 | 作用 |
|---|---|---|---|---|
| 大胸筋 | 鎖骨内側半と胸骨前面，第 1〜7 肋軟骨，外腹斜筋の腱膜 | 上腕骨近位部（結節間溝外側縁） | 内側および外側胸筋神経 | 肩関節における上腕骨の内転，内旋，屈曲 |
| 鎖骨下筋 | 第 1 肋骨と肋軟骨の結合部 | 鎖骨中部 1/3 の下面の溝 | 鎖骨下神経 | 鎖骨を内方へ引き，胸鎖関節を安定させる 肩峰の下制 |
| 小胸筋 | 第 3〜5 肋骨の前面，およびそれらの肋間腔を覆う深筋膜 | 肩甲骨烏口突起 | 内側胸筋神経 | 肩峰の下制 肩甲骨を前方に引く |

## ▶ 胸筋部の筋

　左右の胸筋部には，**大胸筋**（Pectoralis major），**小胸筋**（Pectoralis minor），**鎖骨下筋**（Subclavius）がある（**図 3.18，表 3.1**）．これらの筋はすべて前胸壁から起始し，上肢の骨に停止する．

## 大胸筋

　**大胸筋**は，胸筋部の筋のうちで最大の筋で，最も浅層にある．この筋は乳房の直下にあり，深筋膜と乳房後隙の疎性結合組織によって，乳房と隔てられている．

　大胸筋は，鎖骨，胸骨，およびそれに関連する肋軟骨の内側半の前面にわたる広い領域から起始する．筋線維は収束して平らな腱を形成し，上腕骨の結節間溝の外側唇に停止する．

　大胸筋は，上腕を内転，屈曲，内旋させる．

## 鎖骨下筋と小胸筋

　**鎖骨下筋**と**小胸筋**は，大胸筋の深層にある．

- 鎖骨下筋…小さく，第 1 肋骨の前中部から起始して外側へ向かい，鎖骨の下面へ停止する．
- 小胸筋…第 3〜5 肋骨の前面から起始し，肩甲骨の烏口突起に停止する．

　鎖骨下筋と小胸筋は，ともに肩の先端を下方に引く．

　広い深筋膜でできた**鎖骨胸筋筋膜**（Clavipectoral fascia）は，鎖骨下筋と小胸筋を包み，上方は鎖骨に，下方は腋窩床に付着する．

118　第 3 章　胸部

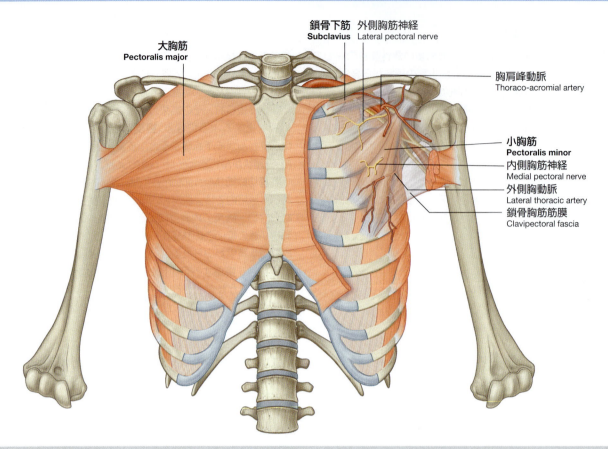

図 3.18　胸部の筋と筋膜

　胸筋部の筋群は，腋窩の前壁をつくり，その部位を上肢と頸部の間を走る重要な構造が通る．胸筋部と腋窩の間を通る神経，血管，リンパ管は，鎖骨下筋と小胸筋の間で鎖骨胸筋筋膜を貫くか，または大胸筋と小胸筋の下縁を通る．

## 胸壁

　胸壁は分節状にできており，骨格要素と筋からなる．胸壁は次の構造の間に広がる．

- 胸郭上口…第 1 胸椎（T I），第 1 肋骨，胸骨柄によってつくられる．
- 胸郭下口…第 12 胸椎（T XII），第 12 肋骨，第 11 肋骨の肋骨端，肋骨縁，胸骨の剣状突起によってつくられる．

### ▶ 骨格

　胸壁の骨格要素は，胸椎，椎間円板，肋骨，胸骨からなる．

### 胸椎

　12 個の**胸椎**（Thoracic vertebra）があり，それぞれが肋骨と関節をなす．

### 典型的な胸椎

　典型的な胸椎の**椎体**（Vertebral body）は，ハート形で横径と前後径がほぼ等しく，長い棘突起をもつ（図 3.19）．**椎孔**（Vertebral foramen）の形は円形に近く，**椎弓板**（Lamina）は幅広くて下位の椎弓板と重なる．**上関節突起**（Superior articular process）は扁平で，ほぼまっすぐに後方を向いた関節面をもつ．一方，**下関節突起**（Inferior articular process）は椎弓板から突出し，その関節面は前方を向く．**横突起**（Transverse process）は，棍棒状で，後外側に突出する．

### 肋骨との関節

　典型的な胸椎は，左右それぞれ 3 ヵ所で肋骨と関節をつくる．

- 隣接する肋骨頭と関節をつくるために，椎体の上下面に 2 つの半関節面（部分関節面）がある．**上肋骨窩**（Superior costal facet）は同じ分節レベルの肋骨頭と関節をつくり，**下肋骨窩**（Inferior costal facet）はすぐ下位の分節レベルの肋骨頭と関節をなす．
- 横突起の先端に楕円形の関節面（**横突肋骨窩**（Transverse costal facet））があり，ここは同じ分節レベルの肋骨の肋骨結節と関節をつくる．

　すべての椎骨が同じように肋骨と関節をつくっているわけではない（図 3.20）．

- 第 1 胸椎（T I）…椎体にある上肋骨窩は，それだけで第 1

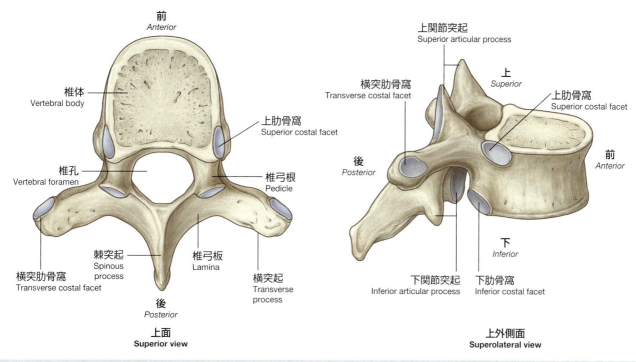

図 3.19　典型的な胸椎

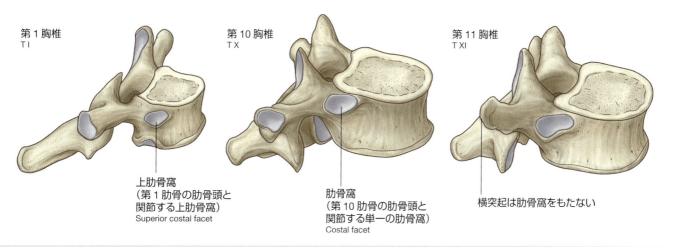

図 3.20　非典型的な胸椎

肋骨の肋骨頭にある単一の関節面と関節をつくる．すなわち，第1肋骨の肋骨頭は，第7頸椎（C VII）とは関節をつくらない．
- 第10胸椎（T X）（しばしば第11胸椎（T XI））…同じ分節レベルの肋骨とのみ関節をつくる．そのため，椎体には下肋骨窩を欠く．
- 第11・12胸椎（T XI・XII）…同じ分節レベルの肋骨の肋骨頭とのみ関節をつくる．これらの胸椎は横突肋骨窩を欠き，各椎体の両側にそれぞれ1個の関節窩をもつのみである．

## 肋骨

**肋骨**（Rib）は12対あり，それぞれ前方で肋軟骨に移行する（**図3.21**）．
すべての肋骨が脊柱と関節をつくる．上位7対の肋骨の肋軟骨のみが直接胸骨と関節をつくる（**真肋**（True ribs））．残りの5対の肋骨は，胸骨と関節をつくらない（**仮肋**（False ribs））．
- 第8〜10肋軟骨…前方でその上位の肋軟骨と関節をつくる．
- 第11・12肋骨…他の肋骨あるいは胸骨と前方では結合せず，特に**浮遊肋**（Floating ribs）とよばれる．

一般に肋骨は，骨幹部が弯曲し，前端と後端をもつ（**図3.22**）．前端は肋軟骨に続く．後端は脊柱と関節をつくり，**肋骨頭**

120　第3章　胸部

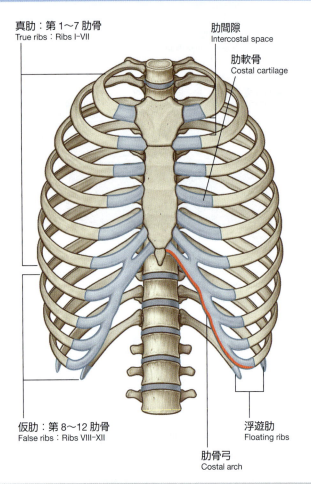

図 3.21　肋骨

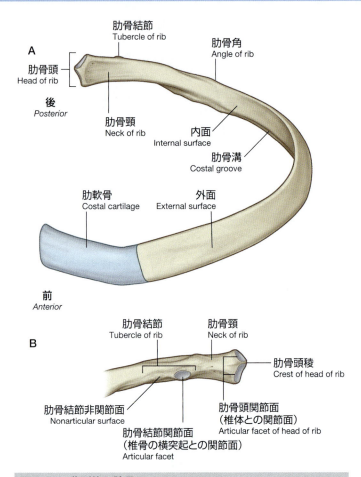

図 3.22　典型的な肋骨
A：前面．B：肋骨近位端の後面．

(Head of rib)，**肋骨頸**(Neck of rib)，**肋骨結節**(Tubercle of rib) がある．

**肋骨頭**はやや幅広く，**肋骨頭稜**(Crest of head of rib)により分けられる2つの関節面をもつ．やや小さな上関節面は，その上位の分節レベルの胸椎の椎体の下肋骨窩と関節をつくる．やや大きな下関節面は同じ分節レベルの椎骨の上肋骨窩と関節をつくる．

**肋骨頸**は，肋骨頭と肋骨結節の間にある，短く扁平な領域である．

**肋骨結節**は，肋骨頸と肋骨体との移行部から後方へ突出し，関節部と非関節部の2部からなる．

- 関節部…内側にあり，卵円形の肋骨結節関節面が，同じ分節レベルの椎骨の横突起にある関節面と関節をつくる．
- 非関節部…靱帯が付着するため，隆起しており，表面は粗い．

**肋骨の骨幹**は，薄く扁平で，内面と外面をもつ．上縁は平滑で丸いが，下縁は鋭い．肋骨体は，結節のすぐ前方の**肋骨角**(Angle of rib)で前方へ弯曲する．また，肋骨は長軸に沿って緩やかにねじれており，そのため，肋骨体の前方部の内面は後方部に比べてやや上方を向く．内面の下縁には，明瞭な肋骨溝(Costal groove)がみられる．

## 上位肋骨と下位肋骨の特徴

上位肋骨と下位肋骨の間には，それぞれ異なった特徴がある(図3.23)．

### 第1肋骨

**第1肋骨**(Rib I)は，水平面に対して扁平で，幅広い上面と下面をもつ．第1肋骨は，第1胸椎(T I)との関節から下方へ向かい，胸骨柄との結合部に至る．肋骨頭は第1胸椎の椎体とのみ関節をつくる．そのため，ただ1個の関節面をもつ．他の肋骨と同じく，肋骨結節には横突起と関節をつくる関節面がある．肋骨の上面には著明な結節である**前斜角筋結節**(Scalene tubercle)があり，これが肋骨体のほぼ中央を横切る2つのなめらかな溝を隔てる．前方の溝は鎖骨下静脈により，後方の溝は鎖骨下動脈によりつくられている．これらの溝の前後は，筋と靱帯が付着するため，表面が粗になる．

### 第2肋骨

**第2肋骨**(Rib II)は第1肋骨と同様に扁平であるが，約2倍長い．他の多くの肋骨と同様に，脊柱との間に典型的な関節をつくる．

局所解剖・胸壁 121

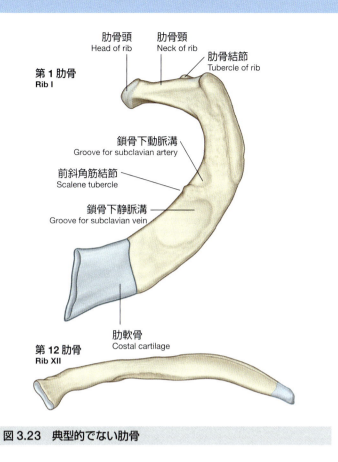

図3.23 典型的でない肋骨

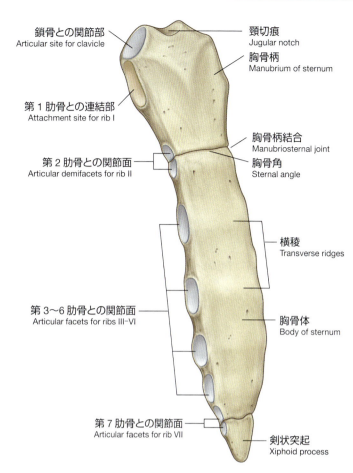

図3.24 胸骨

### 第10肋骨
第10肋骨(Rib X)の肋骨頭は，同じ高さの椎骨と関節をつくるための関節面を1つだけもつ．

### 第11・12肋骨
第11肋骨(Rib XI)と第12肋骨(Rib XII)は，それぞれ同じ高さの椎体とのみ関節をつくり，肋骨結節も肋骨頸ももたない．この2つの肋骨は短く，やや弯曲して先端が前方を向く．

## 胸骨
成人の胸骨(Sternum)は3つの主要な要素からなる．それらは，上方にあり幅広い**胸骨柄**(Manubrium of sternum)，幅が狭く縦方向に長い**胸骨体**(Body of sternum)，および下方の小さな**剣状突起**(Xiphoid process)である（図3.24）．

### 胸骨柄
胸骨柄は，頸部と胸部の骨格の一部を形成する．

胸骨柄の上面は外方へ突出しており，正中線上に著明で体表から触診可能なくぼみである**頸切痕**(Jugular notch)（**胸骨上切痕**(Suprasternal notch)）をつくる．この切痕の両側には，鎖骨との関節面である大きな卵円形のくぼみがある．この関節窩直下の胸骨の側面には，第1肋軟骨との関節面がある．外側面の下端には，第2肋軟骨の前端の上半部と関節をつくるための半関節面がある．

### 胸骨体
胸骨体は扁平である．

胸骨体の前面には，発生過程で**胸骨分節**(Sternebra)とよばれる分節状の原基が癒合したことを示す横線がしばしばみられる．

胸骨体の外側縁には，肋軟骨との関節面がある．上端部の両外側縁には，第2肋軟骨の下部と関節をつくる関節面がある．この関節面の下方に，第3〜6肋軟骨と関節をつくる4つの関節面がある．

胸骨体下端の左右には，第7肋軟骨の上関節面と関節をつくるための関節面がある．胸骨体の下端には剣状突起が付着する．

### 剣状突起
**剣状突起**は，胸骨の最小部である．その形状は一様ではなく，幅が広いもの，薄いもの，先が尖ったもの，分岐したもの，弯曲したもの，孔をもつもの等がある．はじめは軟骨として発生するが，成人では骨化している．その上外側縁の両側には，第7肋軟骨の下端部と関節をつくるための関節面がある．

## 122　第3章　胸部

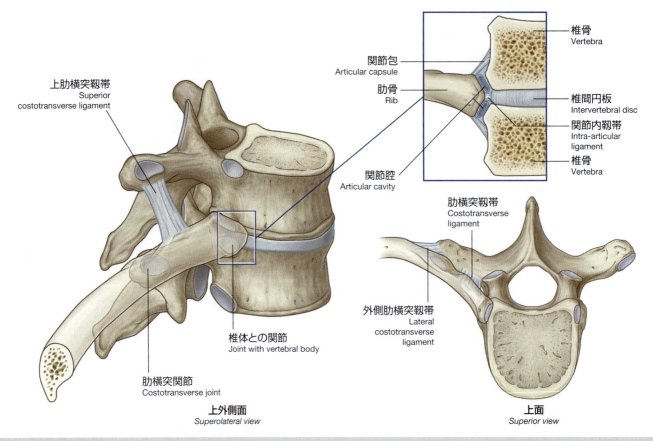

図 3.25　肋椎関節

## 関節
### 肋椎関節
典型的な肋骨は，次の構造と関節をつくる．
- **肋骨頭関節**(Joint of head of rib)…隣接する椎体と肋骨頭の関節．
- **肋横突関節**(Costotransverse joint)…関連する椎骨の横突起との関節(図 3.25)．

肋横突関節と周囲の靱帯は協調して，主に上位の肋骨ではその長軸のまわりで肋骨頭を回転し，下位の肋骨では脊柱に対して肋骨頭が上下するような動きをする．脊柱の上で起こる肋骨の動きは，全体として呼吸時に胸部の容積を変化させるのに重要な役割を果たす．

### 肋骨頭との関節
肋骨頭の2つの関節面は，その高さの椎体の上関節面およびその上位の椎体の下関節面と関節をつくる．この関節は，隣接する椎間円板の辺縁に付着して肋骨頭の2つの関節面を分ける関節内靱帯によって，2つの滑膜腔に分けられる．これら2つの滑膜腔とその間に介在する靱帯は，肋骨頭と脊柱の間にできた複合関節面の外縁に付着する単一の関節包に包まれる．

### 肋横突関節
肋横突関節は，肋骨結節と椎骨の横突起の間にできた滑膜性関節である(図 3.25)．これらの関節を覆う関節包は薄い．関節は，その内側と外側で横突起と肋骨の間に張る次の2つの強靱な関節包外靱帯によって安定を保つ．

- **肋横突靱帯**(Costotransverse ligament)…関節の内側で肋骨頸と横突起に付着する．
- **外側肋横突靱帯**(Lateral costotransverse ligament)…関節の外側にあり，横突起先端から肋骨結節の非関節部の粗面につく．

第3の靱帯である**上肋横突靱帯**(Superior costotransverse ligament)は，肋骨頸の上面からその上位の椎骨の横突起に付着する．

肋横突関節では，わずかに滑り運動が起こる．

### 胸肋関節
**胸肋関節**(Sternocostal joint)は，上位7対の肋軟骨と胸骨の間の関節である(図 3.26)．

第1肋骨と胸骨柄の間の関節は滑膜性関節ではなく，胸骨柄と肋軟骨の間は線維軟骨結合でできている．第2～7肋軟骨と胸骨の間にできる関節は滑膜性で，薄い関節包がその周囲の胸肋靱帯によって補強される．

第2肋軟骨と胸骨の間の関節は，関節内靱帯によって2つの関節腔に分けられる．この靱帯は，第2肋軟骨を胸骨柄と胸骨体との連結部に付着する．

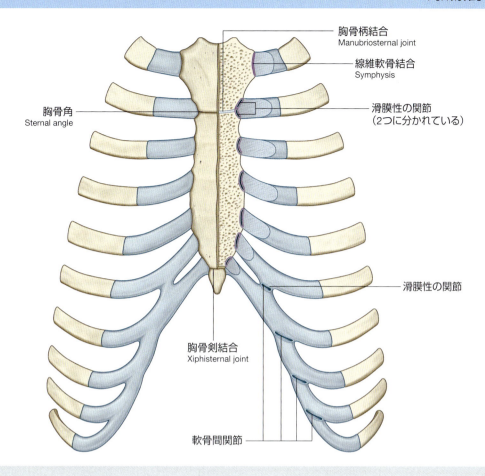

図3.26 胸肋関節

## 軟骨間関節

軟骨間関節（Interchondral joint）は，主として第7〜10肋軟骨で，上下の肋軟骨どうしを連結する．時に第5肋軟骨や第6肋軟骨が含まれる（図3.26）．

軟骨間関節は，下位の肋骨を胸骨へ間接的に連結するとともに，肋骨弓をつくるのに役立つ．ほとんどの場合，これらは滑膜性関節で，薄い線維性関節包は軟骨間靱帯で補強される．

## 胸骨柄結合と胸骨剣結合

**胸骨柄結合**（Manubriosternal joint）（胸骨柄と胸骨体との間の関節）および**胸骨剣結合**（Xiphisternal joint）（胸骨体と剣状突起間との関節）は，多くの場合，**線維軟骨結合**（Symphysis）である（図3.26）．呼吸時に胸骨柄結合がわずかに動く．胸骨剣結合は，しばしば加齢とともに骨化する．

臨床的に役立つ胸骨柄結合の特徴は，それが体表から容易に触診できることである．これは通常，胸骨柄が胸骨体に対し後方に屈曲し，**胸骨角**（Sternal angle）とよばれる盛り上がった特徴をつくるからである．この部位は，第2肋骨と胸骨が関節をつくる位置に相当する．第1肋骨は鎖骨の深部にあって体表からは触れることができないので，胸骨角のすぐ外側に触れる第2肋骨が肋骨を数えるときの基準点として用いられる．

さらに，胸骨角は，第4・5胸椎（TⅣ・Ⅴ）間の椎間円板を通る水平面の高さにある（図3.10参照）．この水平面は，上縦隔と下縦隔の間，心膜の上縁の高さに相当する．この水平面はまた，上行大動脈の終わり，大動脈弓の始まり，胸大動脈の始まり，気管分岐部，ならびに肺動脈幹直上の高さを通る（図3.88参照）．

## ▶ 肋間隙

**肋間隙**（Intercostal space）は，上下の肋骨の間にあり，肋間筋により塞がれる（図3.27）．

肋間神経と肋間動・静脈は，その上位の肋骨の下縁に沿った**肋骨溝**（Costal groove）にあり，内肋間筋と最内肋間筋の間を通る．

各肋間隙では，神経と動・静脈のうち，静脈が最も上位にある．そのため肋骨溝の中で最も高い位置を走る．動脈は静脈の下方，神経は動脈の下方にあり，しばしば肋骨溝の外を走る．したがって，肋間隙の上部で穿刺すると，肋間神経が最も損傷されやすい．肋間神経と肋間動・静脈の細い側副枝が，しばしば下位の肋骨の上縁に沿って走る．

肋間隙と肋骨の深部には，壁側胸膜との間に脂肪を含む**胸内筋膜**（Endothoracic fascia）とよばれる疎性結合組織の層がある．

肋間隙の浅層には深筋膜，浅筋膜，皮膚がある．上肢と背部

に関連する筋群は肋間隙の浅層にある．

## 筋

胸壁の筋は，肋間を塞ぎ支持する筋，胸骨と肋骨の間を走る筋，数本の肋骨を横切って付着する筋からなる（表3.2）．

胸壁の筋は，椎骨と肋骨の間にある後方の筋（**肋骨挙筋**（Levatores costarum），**上後鋸筋**（Serratus posterior superior），**下後鋸筋**（Serratus posterior inferior）等）と協働し，肋骨と胸骨を動かし，呼吸の際に胸腔の容積を変化させる．また，これらの筋は胸壁を補強する．

### 肋間筋

**肋間筋**（Intercostal muscle）は，上下の肋骨に付着し，各肋間にある3つの扁平な筋である（図3.28）．それぞれの筋はその位置と深さによって名称がつけられている．

- **外肋間筋**（External intercostal muscle）…最も浅層にある．
- **内肋間筋**（Internal intercostal muscle）…外肋間筋と最内肋間筋との間の層にある．
- **最内肋間筋**（Innermost intercostal muscle）…3つの筋の中で最も深層にある．

肋間筋群は，それぞれの対応する肋間神経に支配されている．肋間筋群は，呼吸時に協働して肋間隙を支持するとともに，肋骨を動かす．

### 外肋間筋

11対の**外肋間筋**は，肋骨下縁（肋骨溝の外側縁）からその下位の肋骨の上面にのびる．胸壁を側面からみると，この筋の線維は前下方に向かって斜めに走る（図3.28）．この筋は肋骨結節から肋軟骨まで胸壁に沿ってのび，そこから前方の**外肋間膜**（External intercostal membrane）とよばれる結合組織性の腱膜に続く．外肋間筋は，吸気時に最も働く．

### 内肋間筋

11対の**内肋間筋**は，上位の肋骨の肋骨溝の最下外側縁と下位の肋骨の上面の間にある．これらの筋は，上下の肋軟骨間にある胸骨傍周辺領域から後方の肋骨角までの範囲にある（図3.28）．この筋は，内側では**内肋間膜**（Internal intercostal

### 臨床的事項 3.4　頸肋

頸肋（Cervical rib）は人口の約1％にみつかる．

頸肋は第7頸椎（C VII）と関節をつくる過剰肋骨で，その前端は第1肋骨の前面の上縁に付着する．

単純X線画像では，頸肋は小さな"角のような構造"としてみえる．

しばしば線維索が短い頸肋の前端から第1肋骨へのびて，X線画像ではみえない**頸索**（Cervical band）を形成しているが，医師でもこれに気づかないことがある．頸肋と頸索をもつ患者では，正常では第1肋骨の上を通る構造（図3.7参照）が頸肋と頸索でもち上げられ，それらの上を通る．

**胸郭出口症候群**（Thoracic outlet syndrome）は，腋窩から上肢へ向かう腕神経叢が第1肋骨の上を通るときに異常に圧迫されるために生じた症状を指す．第1胸神経（T1）の前枝が胸郭上口から上方に向かい，腕神経叢に入り，その一部となる．腕神経叢の下部が頸索や頸肋の上を通る際に，下方から圧迫されると，胸郭出口症候群の原因の一つになる．

### 臨床的事項 3.5　胸骨骨髄の採取

胸骨が皮下にあるため，経皮的に硬い骨質を通って骨髄腔へ注射針を刺入することができる．注射針が骨髄腔に達すると，骨髄を吸引することができる．顕微鏡下に骨髄液を検鏡することにより，白血病等の血液疾患を診断することができる．

### 臨床的事項 3.6　肋骨骨折

肋骨骨折は強い疼痛を伴うが，1本の肋骨が骨折しただけでは大きな影響はほとんどない．

重症な外傷では，2本あるいはそれ以上の肋骨が折れることがある．多数の肋骨が骨折した場合には，胸郭の一部が異常に動く**動揺胸郭**（Flail chest）の状態になる．患者が深く息を吸うと，胸郭の遊離部は胸壁の動きとは逆の方向へ動き，肺の拡張を妨げる．胸壁が広範囲に損傷を受けると呼吸が障害され，肋骨骨折が治癒するまで補助呼吸が必要になることがある．

### 表3.2　胸壁の筋

| 筋 | 上方付着部 | 下方付着部 | 神経支配 | 作用 |
|---|---|---|---|---|
| 外肋間筋 | 上位の肋骨下縁 | 下位の肋骨の上面 | 肋間神経（T1〜11） | 吸気時に最も活発に働く<br>肋間隙を支持する<br>肋骨を上方に動かす |
| 内肋間筋 | 上位の肋骨の肋骨溝外側縁 | 下位の肋骨の上面で外肋間筋付着部の深部 | 肋間神経（T1〜11） | 呼気時に最も活発に働く<br>肋間隙を支持する<br>肋骨を下方に動かす |
| 最内肋間筋 | 上位の肋骨の肋骨溝内側縁 | 下位の肋骨の上面内方 | 肋間神経（T1〜11） | 内肋間筋とともに働く |
| 肋下筋 | 胸郭下部の肋骨の内面（肋骨角近く） | 2〜3本下位の肋骨の内面 | （筋のあるところに）対応する肋間神経 | 肋骨を下へ引くと考えられる |
| 胸横筋 | 第2〜6肋骨の下縁と内面 | 胸骨体の深部面下方，剣状突起，第4〜7肋軟骨 | （筋のあるところに）対応する肋間神経 | 肋軟骨を引き下げる |

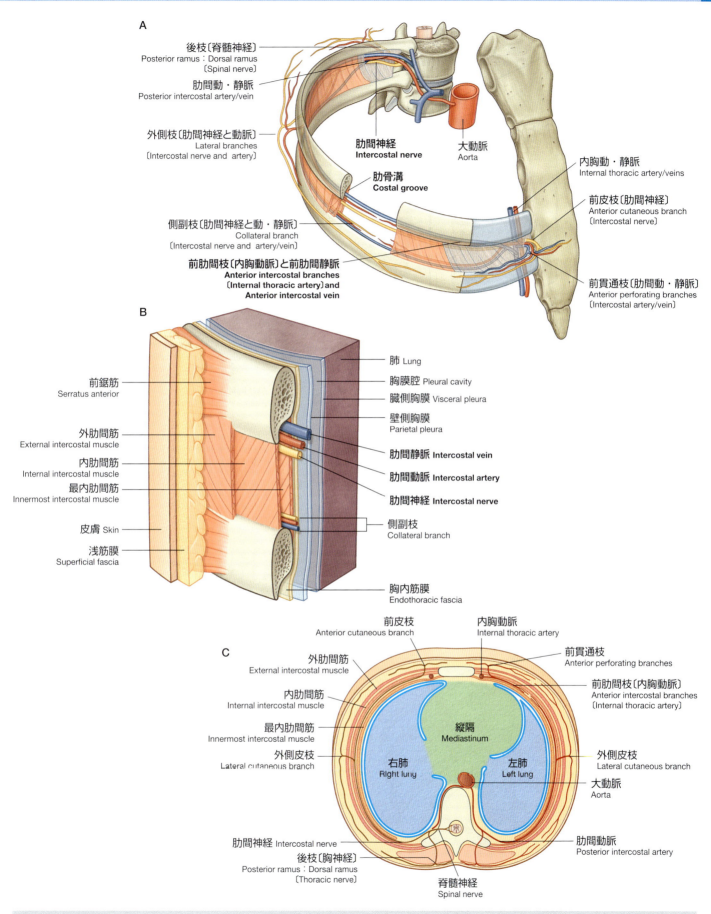

図 3.27 肋間隙
A：前外側からみたところ．B：肋間隙の細部と各構造の関係．C：横断面．

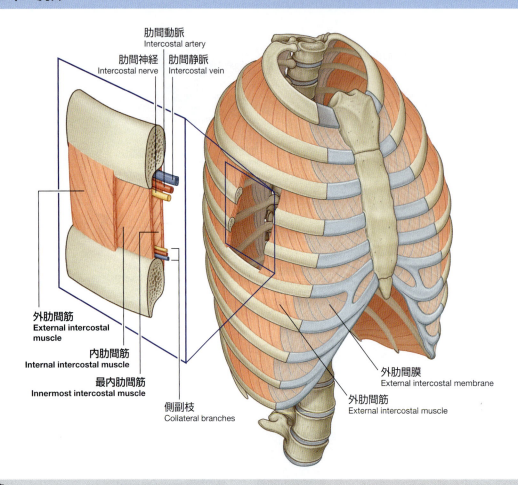

図 3.28　肋間筋

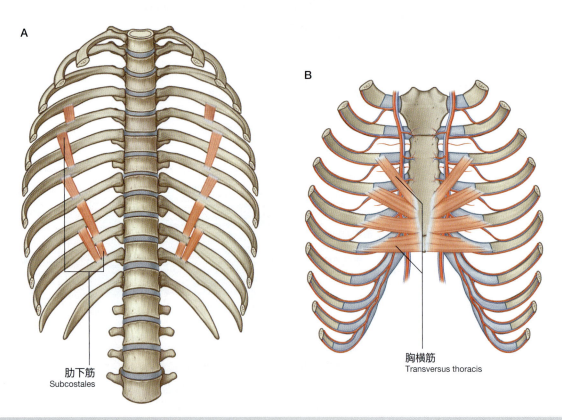

図 3.29　肋下筋と胸横筋
A：肋下筋．B：胸横筋．

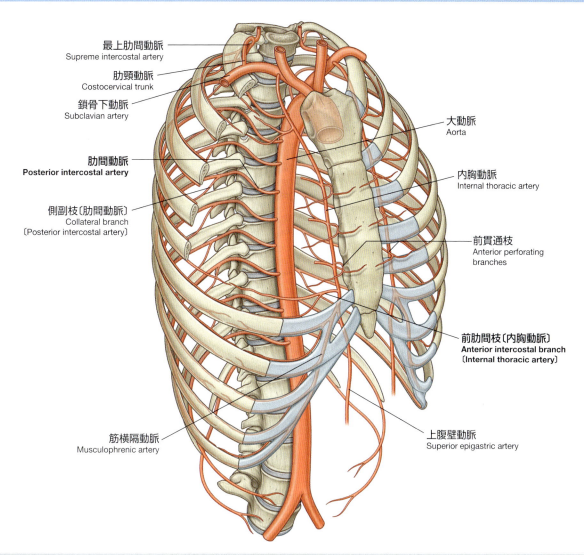

図 3.30　胸壁の動脈

membrane）として脊柱まで続く．この筋の線維は，外肋間筋の筋線維とは逆方向に走る．すなわち，胸壁を外側からみると，内肋間筋の筋線維は後下方へ向かって斜めに走る．内肋間筋は呼気時に最も働く［訳注：特に強制呼気時に働く］．

### 最内肋間筋

最内肋間筋は，肋間筋群の中で最も目立たない筋で，筋線維は内肋間筋と同じ方向に走る（図 3.28）．この筋は，外側の胸壁で最も明瞭に認められる．この筋は肋間溝の内側縁に沿って，上下の肋骨の内面に付着する．肋間にある神経血管束は，最内肋間筋と内肋間筋の間の層にある肋骨溝内を走る．

### 肋下筋

肋下筋（Subcostales）は最内肋間筋と同じ面にあり，複数の肋骨間に張っており，主として後部胸壁の下部にみられる（図 3.29A）．この筋は，ある肋骨の内面から 2 〜 3 本下位の肋骨の内面へのびる．その筋線維は，内肋間筋の走向と平行に走り，肋骨角から内側へ向かって，下位の肋骨に付着する．

### 胸横筋

胸横筋（Transversus thoracis）は，前胸壁の内面にあり（図 3.29B），最内肋間筋と同じ面にある．

胸横筋は，剣状突起の後面，胸骨体の下部，これらに隣接する下位真肋の肋軟骨から起始し，上外側へ向かって走り，第 3 〜 6 肋軟骨の下縁に停止する．この筋は，これらの肋軟骨を下方へ引き出していると考えられる．

胸横筋は内胸動・静脈の深部にあり，これらの動・静脈を胸壁に固定する．

### 動脈

胸壁を栄養する動脈は，主に肋間隙の中を胸壁に沿って走る**肋間動脈**（Posterior intercostal artery）と**内胸動脈の前肋間枝**（Anterior intercostal branches）である（図 3.30）．これらの動脈は，大動脈と内胸動脈から起始し，内胸動脈は頸基部にある鎖骨下動脈から起始する．これらの肋間の動脈は，全体として胸壁を籠状にとり囲む動脈系を形成する．

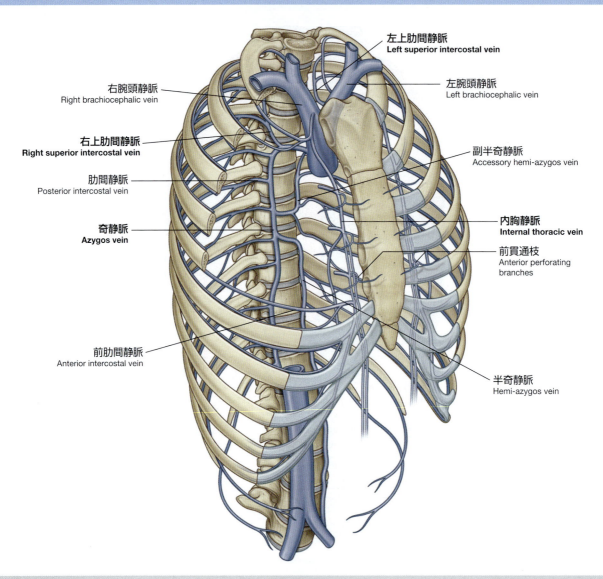

図 3.31　胸壁の静脈

## 肋間動脈

　肋間動脈は，後胸壁に関連する動脈から起始する．上位2対の肋間動脈は，頸部の肋頸動脈の枝として胸部へ下行してきた**最上肋間動脈**(Supreme intercostal artery)の枝である．**肋頸動脈**(Costocervical trunk)は，鎖骨下動脈の後方の枝である（図3.30）．

　残りの9対の肋間動脈は，胸大動脈の後面から左右に起始する．大動脈は脊柱の左側にあるので，右の肋間動脈は椎体の前で正中線を越えて右側の胸壁に達する．そのため右側の肋間動脈は，左側の対応する肋間動脈よりも長い．

　胸壁のさまざまな構成要素に供給する多数の動脈の枝に加えて，肋間動脈の枝には肋間神経の外側皮枝に伴行して皮下に達する枝がある．

## 内胸動脈の前肋間枝

　**内胸動脈の前肋間枝**(Anterior intercostal branches)は，内胸動脈から直接あるいは間接に外側へ向かう枝として始まる（図3.30）．

　左右の**内胸動脈**(Internal thoracic artery)は，頸部で鎖骨下動脈の主要な枝の一つとして起始する．これは頸部で胸膜頂の上を前方へ向かい，胸郭上口を通り，前胸壁の内面に沿って垂直に下行する．左右それぞれの側で，内胸動脈は上位6本の肋軟骨の後側で胸骨の約1 cm外側を走る．ほぼ第6肋間隙の高さで，この動脈は次の2本の終枝に分かれる．

- **上腹壁動脈**(Superior epigastric artery)…下方の前腹壁に向かう（図3.30）．
- **筋横隔動脈**(Musculophrenic artery)…肋骨弓に沿って走行し，横隔膜を貫通して最下肋間隙の近くに終わる．

　上位6つの肋間隙を走る内胸動脈の前肋間枝は，内胸動脈の外側への枝として起始する．それより下位の肋間隙への動脈の枝は，筋横隔動脈から起始する．

　内胸動脈の前肋間枝は，各肋間隙で通常2本の枝を出す．

- 上位の肋骨の下縁を通る枝…肋間動脈と吻合する．

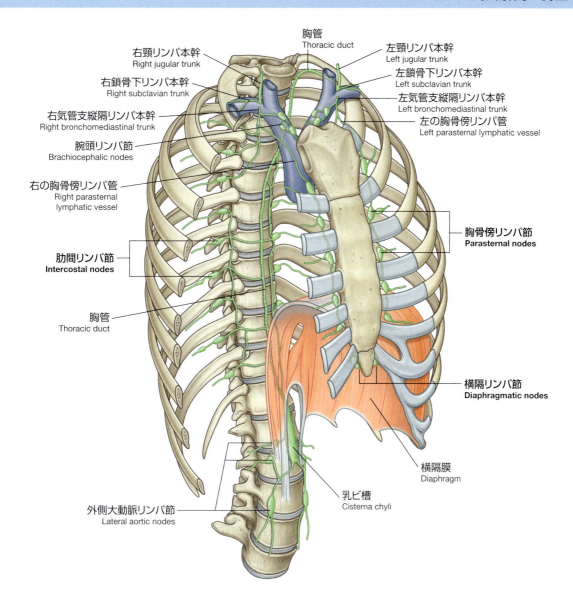

図 3.32 胸壁の主要なリンパ管とリンパ節

- 下位の肋骨の上縁を通る枝…肋間動脈の側副枝と吻合する.

内胸動脈の前肋間枝と肋間動脈の分布は重複しており，吻合を形成する．内胸動脈の前肋間枝は，一般に肋間動脈よりも細い．

内胸動脈の前肋間枝とそれ以外の多くの枝に加えて，内胸動脈は肋軟骨の間を通って直接前方へ向かい，胸壁の外にある構造に分布する貫通枝を出す．これらの枝は，肋間神経の前皮枝に伴行する.

## 静脈の還流

胸壁からの血液を還流する静脈は，一般に動脈に伴行する（図 3.31）．

中心部では，**肋間静脈**（Posterior intercostal vein）は最終的に奇静脈系へ入るか，あるいは頸部で**腕頭静脈**（Brachiocephalic vein）につながる**内胸静脈**（Internal thoracic veins）へ注ぐ.

左側の上位の肋間静脈は，合流して**左上肋間静脈**（Left superior intercostal vein）となり，これが左腕頭静脈へ注ぐ.

同様に，右側の上位の肋間静脈は，合流して**右上肋間静脈**（Right superior intercostal vein）となり，**奇静脈**（Azygos vein）へ注ぐ.

## リンパ路

胸壁のリンパ管は，主に内胸動脈に関連するリンパ節（**胸骨傍リンパ節**（Parasternal nodes）），肋骨頭と肋骨頸に関連するリンパ節（**肋間リンパ節**（Intercostal nodes）），横隔膜に関連するリンパ節（**横隔リンパ節**（Diaphragmatic nodes））に流入する（図 3.32）．横隔リンパ節は，剣状突起の後方で横隔神経が横隔膜を貫通するところにある．また，横隔膜が脊柱に付着している領域にもある.

130　第3章　胸部

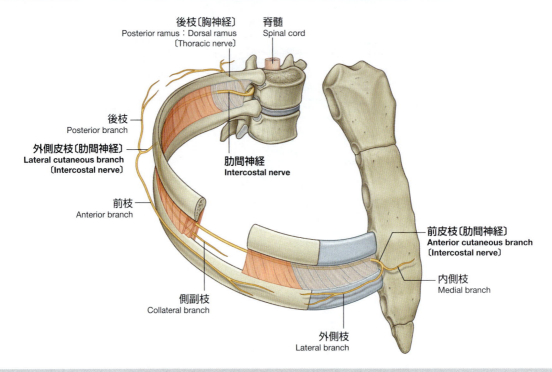

図 3.33　肋間神経

　胸骨傍リンパ節は，**気管支縦隔リンパ本幹**(Bronchomediastinal trunk)に流入する．上部の肋間リンパ節も気管支縦隔リンパ本幹に流入し，下部の肋間リンパ節は**胸管**(Thoracic duct)に流入する．
　横隔膜のリンパ節は，胸骨傍リンパ節，椎前リンパ節，食道傍リンパ節，**腕頭リンパ節**(Brachiocephalic nodes；上縦隔の腕頭静脈の前方)，**外側大動脈リンパ節**(Lateral aortic nodes；腹腔内)と相互につながっている．
　胸壁の浅層領域からのリンパは，主に腋窩にある**腋窩リンパ節**(Axillary lymph nodes)あるいは胸骨傍リンパ節に流入する．

## 神経支配
### 肋間神経
　胸壁は，第 1～11 胸神経(T1～11)の前枝で肋間隙を走る**肋間神経**(Intercostal nerves)による神経支配を受ける．第 12 胸神経(T12)の前枝(**肋下神経**(Subcostal nerve))は第 12 肋骨の下方にある(図 3.33)．
　典型的な肋間神経は，肋間隙で胸壁のまわりを外方へ向かって走行する．最大の枝は**胸外側皮枝**(Lateral cutaneous branch)であり，これは胸壁を貫き，前枝と後枝に分かれて，表層の皮膚に分布する．
　肋間神経は**胸前皮枝**(Anterior cutaneous branch)となって終わり，胸骨傍部では上下の肋軟骨の間から，あるいは前腹壁では正中線の外側で皮下へ現れ，その高さの皮膚に分布する．
　これらの主要な枝の他に，肋間隙で下位の肋骨の上縁に沿って走行する短い側副枝がみられる．

　胸部では，肋間神経は以下の神経要素を含む．
- 体性運動神経線維…胸壁の筋(肋間筋，肋下筋，胸横筋)への神経．
- 体性感覚神経線維…皮膚と壁側胸膜からの神経．
- 交感神経節後線維…末梢に向かう神経．

胸壁の上部を覆う皮膚には，頸部の頸神経叢から下行してくる皮枝(鎖骨上神経)が分布する．
胸壁の神経支配の他に，肋間神経は次の領域に分布する．
- 第 1 胸神経(T1)の前枝…腕神経叢に加わる．
- 第 2 肋間神経の外側皮枝(**肋間上腕神経**(Intercostobrachial nerves))…上腕内側面の皮膚に分布する．
- 下位の肋間神経…腹壁の筋，皮膚，腹膜に神経線維を送る．

## 臨床的事項 3.7　胸部の外科手術

胸郭は籠状で硬く，柔軟性がないので，外科的に胸部に入っていくのは容易ではない．さらに，どの器官を手術するか，横隔膜下または頸部の器官とその器官の関係がどうかによっても手術時のアプローチが違ってくる．

最も一般的なのは，正中胸骨切開術と外側開胸術である．

正中胸骨切開術は，胸骨の頸切痕から剣状突起の遠位端まで垂直に切開を行うことである．この際には，血管，特に腕頭静脈を傷つけないように注意する必要がある．内胸動脈の枝から出血が起こる可能性もあるので注意が必要である．胸骨を開くとき，上位の肋骨が強く牽引され，肋骨骨折が起こることがある．部分的胸骨切開術は，胸骨の頸切痕から胸骨柄結合の直下くらいまでの切開を行うことである．正中胸骨切開術は，冠状動脈および心臓の弁，心膜，大血管，前縦隔，胸腺に加えて気管の下部等，心臓への到達を可能にする．胸骨後部の甲状腺腫の除去または食道切除術の際にも用いられる．切開を鎖骨上部にまで外側方にのばすことで，鎖骨下動脈や頸動脈にも達することができる．

外側開胸術では，開胸した側の胸郭内およびそこに含まれる肺，縦隔，食道に達することができる（図3.34）．左の外側開胸術では心臓に達することができる．しかしながら，外側開胸術は胸壁の筋を切開するため，術後の激しい疼痛を伴う．これは，肺機能を制限することになるので，それを回避するためにも十分に注意することが必要である．切開は前腋窩線から始め，肩甲骨下角の下を通過し，後正中線と肩甲骨の内側縁との間で上方にのばす．胸膜腔には，肋間隙を通じて入る．高齢の患者や骨粗鬆症の患者では，肋骨骨折のリスクを最小限に抑えるため，肋骨の短い部分を切除することがある．

低侵襲胸部手術（**ビデオ補助下胸部手術**（Video-assisted thoracic surgery：VATS））は，肋間隙に小切開（1cm）を施してそこから小さなカメラを取り付けた内視鏡を挿入し，それで観察しながら，別の小切開部から胸腔内の手術用機器を操作するものである．このような方法により，肺葉切除，肺生検，食道切除等，多くの外科手術が行われる．

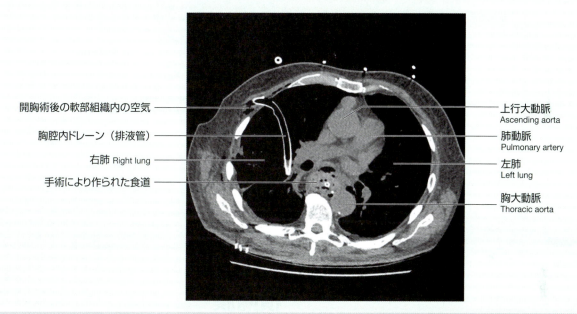

**図3.34　右の外側開胸術による食道がん手術後のCT画像**
胸腔内に大口径ドレーンが入っている．この症例では，食道は胃を用いてつくられている．

## 臨床的事項 3.8　胸腔チューブの挿入

**胸腔チューブ**（Chest tube）の挿入はよく行われる臨床的手法で，肺と胸壁（胸膜腔）の間の胸腔に溜まった空気や液体を排出させるときに行われる．この手法は気胸，血胸，血気胸，悪性胸水，肺気腫，乳ビ胸等の治療や，胸部外科手術後に行われる．

胸腔チューブの挿入位置は，通常前腋窩線と中腋窩線の間で，第4または第5肋間隙である．この領域で，肋骨の位置に明確に印をつける．肋骨の上縁と肋間隙の下部に，上下の肋骨と肋間隙も含めて麻酔を行う．神経血管束が肋間隙の上部（肋骨直下）を通っているので，チューブは肋骨上縁（すなわち肋間隙の最下部）に挿入する．

胸腔チューブの挿入は，現在では超音波ガイド下で行われるのが一般的である．この操作により，医師は，貯留する胸水の量や部位を知ることができ，そして胸膜腔に挿入するための最も安全な部位を選択することができる．気胸の一部の症例，特に胸膜腔内の空気と肺の大きな**囊胞**（bulla）とを区別することが困難であるような肺疾患を有する患者においては，胸腔ドレーンは，コンピューター断層撮影（CT）ガイド下に挿入する．

# 第3章 胸部

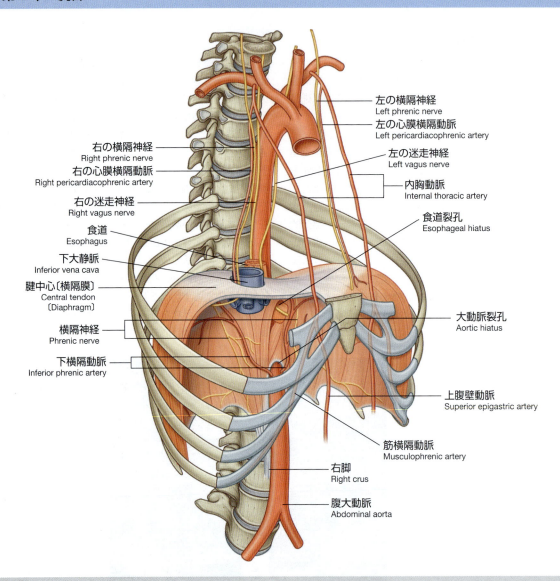

図 3.35 横隔膜

## 臨床的事項 3.9　肋間神経ブロック

肋間神経の局所麻酔は，胸部外傷の患者に対する優れた手技である．また，開胸，乳房切除術，上腹部の外科手術が必要な患者にも用いられる．

神経血管束の中で，肋間神経は肋骨下縁の下に位置している．神経血管束は，内・外肋間筋群の深部に位置している．

神経ブロックは，ガイドなしで行う場合と，画像によるガイド下で行う場合がある．

肋骨に処置を行うためには，患者を適切な姿勢にさせる．通常，超音波ガイド下で，局所麻酔の注射を行った後に肋骨溝の領域に針を進める．使用する麻酔薬の種類によって，鎮痛作用の長さを短くも長くもできる．

神経血管束が肋骨溝を走ることから，壁側胸膜の貫通，ならびにそれによる気胸という合併症が起こる可能性がある．手技を行っている間に動脈または静脈が傷害されると，出血が起こることがある．

## 横隔膜

横隔膜（Diaphragm）は，胸郭下口いっぱいに張る薄い筋腱性の構造で，胸腔と腹腔を隔てる（図 3.35，第4章参照）．横隔膜の周縁部は次の構造に付着する．

- 胸骨の剣状突起．
- 胸壁の肋骨縁．
- 第 11・12 肋骨の遠位端．
- 後腹壁の構造を横断して張る靱帯．
- 腰椎．

以上の周縁部から起始した筋線維が，収束して腱中心に集まる．心膜が腱中心の中央部に付着する．

矢状面では，横隔膜はほぼ第 8・9 胸椎（T VIII・IX）間の高さの剣状突起への付着部から後方へ向かって傾斜し，第 12 胸椎（T XII）の高さで大動脈の前を横切って，後方で**内側弓状靱帯**（Medial arcuate ligament）に付着する．

横隔膜あるいは横隔膜とその付着部の間を通って胸腔と腹腔の間を交通する構造には，以下のようなものがある．
- 下大静脈…ほぼ第8胸椎(T VIII)の高さで腱中心を貫通する．
- 食道…ほぼ第10胸椎(T X)の高さで正中線のすぐ左側の横隔膜筋性部を貫通する．
- 迷走神経…食道とともに横隔膜を貫通する．
- 大動脈…第12胸椎(T XII)の高さで横隔膜の後方付着部の後方を通る．
- 胸管…大動脈とともに横隔膜の後方を通る．
- 奇静脈と半奇静脈…大動脈裂孔あるいは横隔膜脚を通り抜ける．

大動脈裂孔の外側で，横隔膜の後部付着部の外を通るその他の構造として，交感神経幹がある．大内臓神経，小内臓神経，最下内臓神経は横隔膜脚を貫通する．

### ▶ 動脈

横隔膜には，その上方と下方の動脈が分布する(図3.35)．上方からは，心膜横隔動脈と筋横隔動脈が横隔膜に分布する．これらの動脈は，内胸動脈の枝である．胸大動脈の下部から直接起始する**上横隔動脈**(Superior phrenic artery)と肋間動脈の細い枝も，横隔膜に分布する．横隔膜に最も広く分布する動脈は，横隔膜の下方に起始する**下横隔動脈**(Inferior phrenic artery)である．下横隔動脈は，腹大動脈から直接起始する枝である．

### ▶ 静脈

横隔膜の静脈の還流は，一般に動脈と伴行する静脈によって行われる．静脈の還流路は以下の通りである．
- 頸部の腕頭静脈．
- 奇静脈系の静脈．
- 腹部の静脈(左副腎静脈と下大静脈)．

### ▶ 神経支配

横隔膜は，**横隔神経**(Phrenic nerve)〔C3〜5〕によって神経支配される．この神経は，横隔膜を貫通して腹腔面から横隔膜を支配する．

横隔膜が収縮すると横隔膜が平らになり，胸部の容積が増す．横隔膜の動きは，正常な呼吸を行うために不可欠である．

## 呼吸時の胸壁と横隔膜の動き

胸壁と横隔膜の主要な機能の一つは，胸部の容積を変化させ，それによって肺に空気を出し入れすることである．

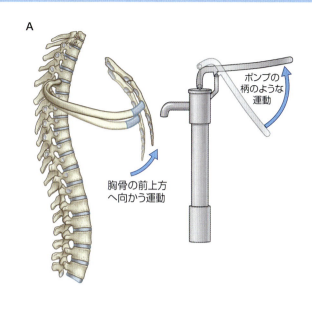

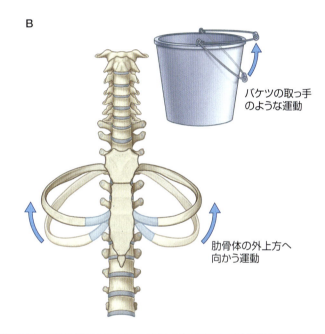

**図3.36 呼吸時の胸壁の動き**
**A**：肋骨と胸骨の"ポンプの柄のような運動"．**B**：肋骨の"バケツの取っ手のような運動"．

呼吸時に，肺の大きさは垂直方向，外側方向，前後方向に変化する．横隔膜の上昇と下降によって，胸部の垂直方向の長さが大きく変わる．横隔膜の筋線維が収縮すると横隔膜が下降し，筋線維が伸展すると横隔膜が上昇する．

前後方向と外側方向の胸部の変化は，肋骨の上昇と下降によって起こる(図3.36)．肋骨の後端は脊柱と関節をつくっており，ほとんどの肋骨の前端は胸骨ならびに上下の肋骨と関節をつくる．

肋骨の前端は，後端よりも下方にあるので，肋骨が上昇すると胸骨が上方および前方へ動く．また，胸骨体および胸骨柄と肋骨の間の角度がやや大きくなる．肋骨が下がると胸骨が下方

134　第3章　胸部

### 臨床的事項 3.10　横隔膜の麻痺

横隔神経麻痺が起こると，横隔膜の麻痺が起こり，患側の横隔膜が上昇する（図3.37）．見逃してはいけない横隔神経麻痺の最も重要な原因は，肺がんの神経への浸潤である．他の原因としては，ウイルス（特に水痘帯状疱疹ウイルスに関連する）感染後の神経障害，外傷，胸部手術中の医原性損傷，頸椎の変性による第3～5頸神経根（C3～5）の圧迫等がある．

片側性の横隔膜の麻痺は，ほとんどの患者では無症候性で治療を必要としないが，労作時に息切れを訴える人もいる．横隔膜の両側性麻痺はまれに起こり，重大な呼吸困難を引き起こす可能性がある．

横隔膜の外科的ヒダ形成術は，呼吸機能が低下した症例で行われることがあり，腹腔鏡下に行われることが多い．外科医は，麻痺側の横隔膜にヒダをつくって縫合し，横隔膜の可動性を低下させる．それによって，通常，手術後の肺機能，運動負荷試験，および息切れの改善がみられる．

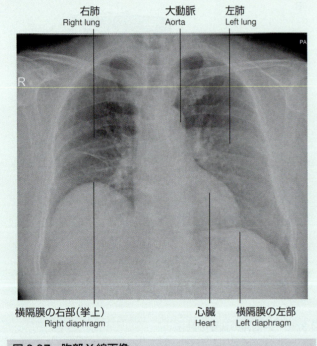

図3.37　胸部X線画像
右の横隔神経の麻痺によって右側の横隔膜が上昇している．

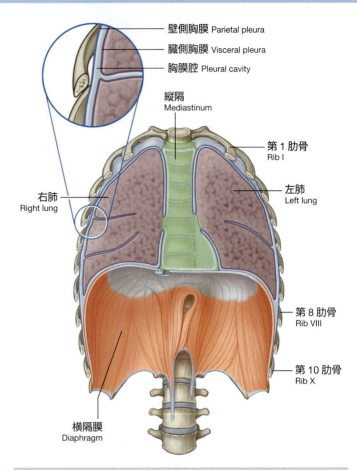

図3.38　胸膜腔

## 胸膜腔

2つの**胸膜腔**（Pleural cavity）が縦隔の左右にあり，それぞれが肺をとり囲む（**図3.38**）．

- 上方…第1肋骨より上の頸基部にまで広がる．
- 下方…横隔膜の肋骨縁のすぐ上の高さまで広がる．
- 内側壁…左右の胸膜腔は縦隔と接する．

### ▶胸膜

胸膜腔は，単層の扁平細胞でできている中皮と，これを支持する結合組織の層によって囲まれており，これらが**胸膜**（Pleura）を形成する．

胸膜は，その位置によって2つに分けられる．

- **壁側胸膜**（Parietal pleura）…胸膜腔壁を裏打ちする（**図3.38**）．
- **臓側胸膜**（Visceral pleura）…胸膜腔の内側壁から反転し，肺の表面に付着して覆う（**図3.38**）．

左右の胸膜腔は，臓側胸膜と壁側胸膜で囲まれた潜在的な腔である．通常，その間に非常に薄い漿液の層がある．これによって，臓側胸膜で覆われた肺の表面が，胸壁に付着する壁側

および後方へ動く．この"ポンプの柄のような運動"によって，胸腔の大きさを前後方向に変化させる（図3.36A）．

肋骨の前端が後端よりも低く，また肋骨体の中央部が肋骨両端の高さよりも低くなる．肋骨体が上昇すると，骨幹の中央部が外側に向かって動く．この"バケツの取っ手のような運動"によって，胸部の外側の大きさが増加する（図3.36B）．

肋骨に付着するいずれの筋も，ある肋骨を他の肋骨に対して動かす作用があり，そのため補助呼吸筋として働く．頸部と腹部の筋群には，それぞれ上位および下位の肋骨の位置の固定や動かす作用がある．

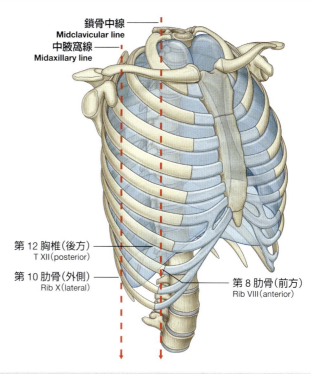

図 3.40 胸膜反転部

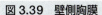

図 3.39 壁側胸膜

胸膜と接する面で自由に滑ることができる．

## 壁側胸膜

壁側胸膜は，関連する胸壁の部位に対応した名称がつけられる（図 3.39）．

- 肋骨部（Costal part）…肋骨と肋間隙の内面を覆う．
- 横隔部（Diaphragmatic part）…横隔膜を覆う．
- 縦隔部（Mediastinal part）…縦隔を覆う．
- 頸部胸膜（Cervical pleura）（胸膜頂（Dome of pleura：Pleural cupola））…胸膜腔の頸部への突出部を覆う壁側胸膜の円蓋部である．

頸部胸膜の上面を，円蓋状の膜である**胸膜上膜**（Suprapleural membrane）が覆う（図 3.39）．この結合組織性の膜は，外側は第 1 肋骨の内側縁に，後方は第 7 頸椎（C VII）の横突起に付着する．この膜は，上方で頸部の深部の筋（斜角筋群）から筋線維を受け，これが膜をしっかりと保つ役目をする．胸膜上膜は，頸基部で胸膜腔に対してその上端の保持を行う．

第 5 ～ 7 胸椎（T V ～ VII）の高さで，縦隔胸膜は，肺と縦隔の間を通る構造（気道，血管，神経，リンパ管）を袖状に覆うように縦隔から反転する．この胸膜に包まれる構造が**肺根**（Root of lung）を形成する．肺根は，**肺門**（Hilum of lung）で肺の内側面に続く．ここで，縦隔胸膜が臓側胸膜に移行する．

壁側胸膜は，体性求心性神経で支配される．肋骨胸膜は肋間神経からの枝が分布するので，その部位の痛覚が胸壁の痛みとして感じられることがある．横隔胸膜と縦隔胸膜は主に第 3 ～ 5 頸神経（C3 ～ 5）レベルからくる横隔神経により支配されるので，これらの胸膜の痛覚が第 3 ～ 5 頸神経の皮節（頸部外側領域および肩の鎖骨上領域）で，関連痛として感じることがある．

### 周辺の胸膜反転部

壁側胸膜の末梢の反転部は，胸膜腔の範囲を示す（図 3.40）．

上方では，胸膜腔は第 1 肋軟骨の上方に 3 ～ 4 cm 突出するが，第 1 肋骨の肋骨頸より上方には広がらない．これは，胸骨柄と関節をつくるために第 1 肋骨が前方に傾斜するからである．

胸膜腔は前方では，胸骨上部の後方で左右の胸膜腔が接近する．しかし，胸骨下部の後方では中縦隔が心膜と心臓ともに左側に突出しているので，左側の壁側胸膜は右側ほど正中線に近づかない．

下方において，肋骨胸膜は肋骨弓の上の横隔膜で反転している．胸膜腔の下端は，鎖骨中線ではほぼ第 8 肋骨の高さまで広がる．中腋窩線では第 10 肋骨の高さまで広がる．ここから胸膜腔の下縁はやや水平に経過し，第 11 肋骨や第 12 肋骨を横切って第 12 胸椎（T XII）に達する．鎖骨中線から脊柱までの間で，胸膜の下端は，第 8 肋骨，第 10 肋骨，第 12 胸椎を結ぶ線を走る．

## 臓側胸膜

臓側胸膜は，種々の構造が肺に出入りする肺門で壁側胸膜に移行する．臓側胸膜は，肺の表面に密着し，肺葉を分けている肺の裂の中にも入り込む．

臓側胸膜には，気管支動・静脈に伴行する臓性求心性神経が

分布する．一般に臓側胸膜は痛覚をもたない．

## 胸膜洞

胸膜腔の前方と後方には，肺が下端にまで完全に入り込んでいない箇所がある（図3.41）．これらの部位を**胸膜洞**（Pleural recess）といい，ここでは壁側胸膜の2葉が互いに接している．この間隙にまで肺が入り込んでいくのは，おおむね強制吸気のときだけである．胸膜洞はまた，漿液が溜まり，そこから漿液が吸収されるような潜在的な腔となる．

### 肋骨縦隔洞

前方にある**肋骨縦隔洞**（Costomediastinal recess）は，肋骨胸膜が縦隔胸膜に接する部位で，左右の胸膜腔にできる．肋骨縦隔洞が最大となるのは，心臓を覆っている左側の部位である（図3.41）．

### 肋骨横隔洞

**肋骨横隔洞**（Costodiaphragmatic recess）は，肋骨胸膜と横隔胸膜の間にできる最大の胸膜洞であり，臨床的に最も重要である（図3.41）．肋骨横隔洞は，肺の下縁と胸膜腔下端の間にできる領域で，強制呼気時に最も深くなり，強制吸気時に最も浅くなる．

安静呼吸時に，肺の下縁は，鎖骨中線では第6肋骨の高さ，中腋窩線では第8肋骨の高さにあり，そこからほぼ水平に移行して第10胸椎（T X）に達する．このように鎖骨中線から胸壁を回って脊柱に達するまでの間に，肺の下縁はほぼ第6肋骨，第8肋骨，第10胸椎を通る線の高さにある．胸膜腔の下端は，これらの点では，それぞれ第8肋骨，第10肋骨と第12胸椎（T XII）の高さにある．肋骨横隔洞は，肺の下縁と胸膜腔の下端の間にできる領域である．

呼気時には，肺の下縁が上昇し，肋骨横隔洞が大きくなる．

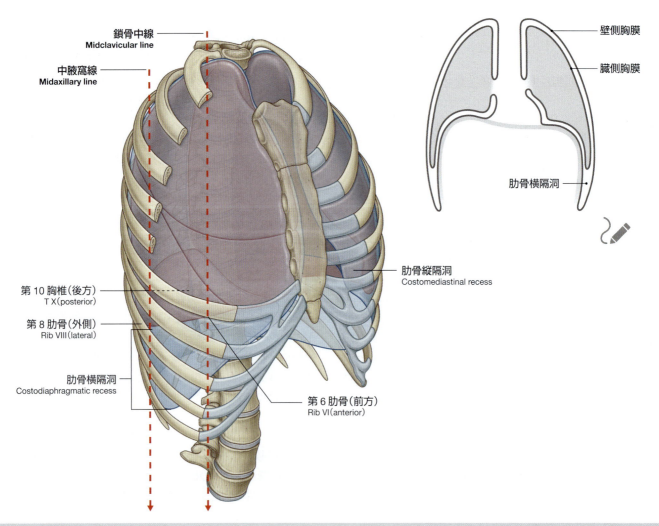

図3.41　壁側胸膜の反転部と胸膜洞

### 臨床的事項 3.11　胸水

**胸水**（Pleural effusion）は，胸膜腔に液体が過剰に貯留することで生じる．液体が胸膜腔内に貯留すると肺に障害が起きる．液体の量が増加すると肺が虚脱する．胸水と診断されると，感染症，悪性腫瘍，心不全，肝疾患，肺塞栓といった原因を特定するために，胸水を吸引して調べる必要がある．胸水の量が多い場合には，吸引し，虚脱した肺を再拡張させて呼吸を改善する必要がある（図3.42）．

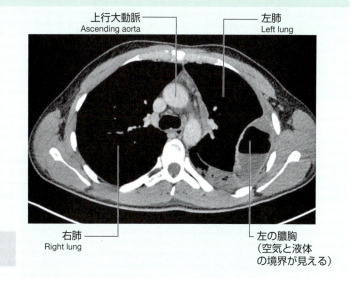

図3.42　CT画像
左の胸膜腔の滲出液がみられる．

### 臨床的事項 3.12　気胸

**気胸**（Pneumothorax）とは，胸膜腔にガスまたは空気が溜まることである（図3.43）．空気が胸膜腔に入ると，肺実質の組織の弾性により肺が虚脱し，肺機能を損なうことになる．時として，胸膜腔内のガスは縦隔を反対側に押しやることになり，他側の肺を障害することがある．これは**緊張性気胸**（Tension pneumothorax）とよばれ，緊急の治療を必要とする．

ほとんどの気胸（原因不明であり，肺疾患もみられないような場合）は自然に起こる．また，気胸は外傷，炎症，喫煙，その他の肺疾患に付随して起こることがある．骨肉腫のような場合の肺転移では，化学療法後に自然気胸が起きることがある．気胸の発生はがんの治療を妨げ，死亡率の増加につながる．

気胸の症状は，多くの場合，空気の漏れの程度や，ガスの蓄積による肺の虚脱の程度によって決まる．深刻な場合には，痛み，息切れおよび心肺の虚脱がみられる．

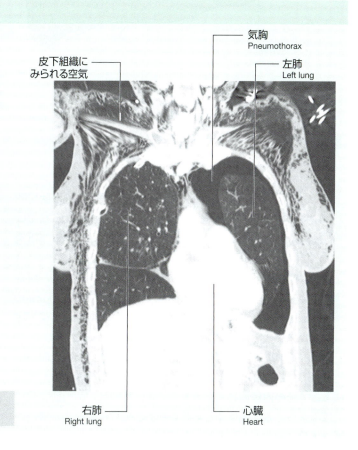

図3.43　気胸
皮下気腫を伴っている．

## ▶ 肺

左右の**肺**（Lung）は，縦隔の両側にある呼吸器官で，左右の胸膜腔に囲まれている．空気は，気管の枝である主気管支を経て，肺へ出入りする．

肺動脈は，酸素の少ない血液を心臓の**右心室**（Right ventricle）から肺へ送る．肺でガス交換を受けて酸素を多く含む血液は，肺静脈を通って左心房へ戻る．

縦隔の中央部には心臓があり，これが左側に膨らんでいるので，右肺は左肺に比べてやや大きい．

左右の肺は半円錐形で，**肺底**（Base of lung），**肺尖**（Apex of lung），2つの面，3つの縁をもつ（図3.44）．

- **肺底**…横隔膜の上にのる．
- **肺尖**…第1肋骨の上方の頸基部に突出する．

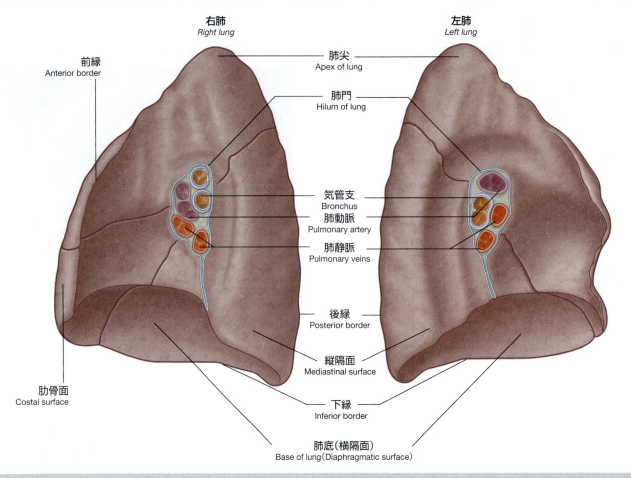

図 3.44　肺

- 2つの面…肋骨面(Costal surface)は，肋骨と胸壁の肋間隙に接している．縦隔面(Mediastinal surface)は，前方では縦隔に，後方では脊柱に面しており，肺にさまざまな構造が出入りするコンマ(•)の形をした肺門がある．
- 3つの縁…下縁(Inferior border)は鋭く，肺底を肋骨面から分ける．前縁(Anterior border)と後縁(Posterior border)は，肋骨面を内側面から分けている．鋭い前縁および下縁とは異なり，後縁はなめらかで丸くなる．

肺は，その周囲にある構造と直接接しており，肺の表面が圧迫されてくぼむ．心臓と主要血管は縦隔から膨らみ出し，それによって肺の内側面にくぼみをつくる．肋骨は，肺の肋骨面にくぼみをつくる．腫瘍やその他の病的状態は，関連する構造の形を変化させることがある．

## 肺根と肺門

左右の肺の肺根(Root of lung)は，縦隔と肺を連結する構造が集まった短い筒状の領域である(図3.45)．これは肺の表面へ反転する袖状の縦隔胸膜によって覆われる．肺の内側面で，反転したこの胸膜によって囲まれる領域が肺門(Hilum of lung)であり，そこを通っていくつかの構造が肺へ出入りする．

胸膜のヒダが，肺根から下方へ向かって，肺門から縦隔へ薄い刃のようにのびる．この構造を肺間膜(Pulmonary ligament)という．肺間膜は下葉の位置を安定させ，呼吸時に肺根の構造が上下に動きやすくする．

縦隔では，迷走神経が肺根のすぐ後方を通り，横隔神経は肺門のすぐ前方を通る．

左右の肺の肺根内にあり，肺門に位置する構造は，以下の通りである．
- 1本の肺動脈．
- 2本の肺静脈．
- 主気管支．
- 気管支動・静脈．
- 神経．
- リンパ管．

一般に肺門内で，肺動脈は上方に，肺静脈は下方にあり，気管支はやや後方に位置する．

左肺では上葉気管支は肺内で分枝するが，右肺では上葉気管支は肺根内で主気管支から分枝し，肺動脈の上方に位置する．

## 右肺

右肺(Right lung)は，3つの葉(Lobe)と2つの裂(Fissure)をもつ(図3.46A)．正常の肺では，各肺葉の間には臓側胸膜が

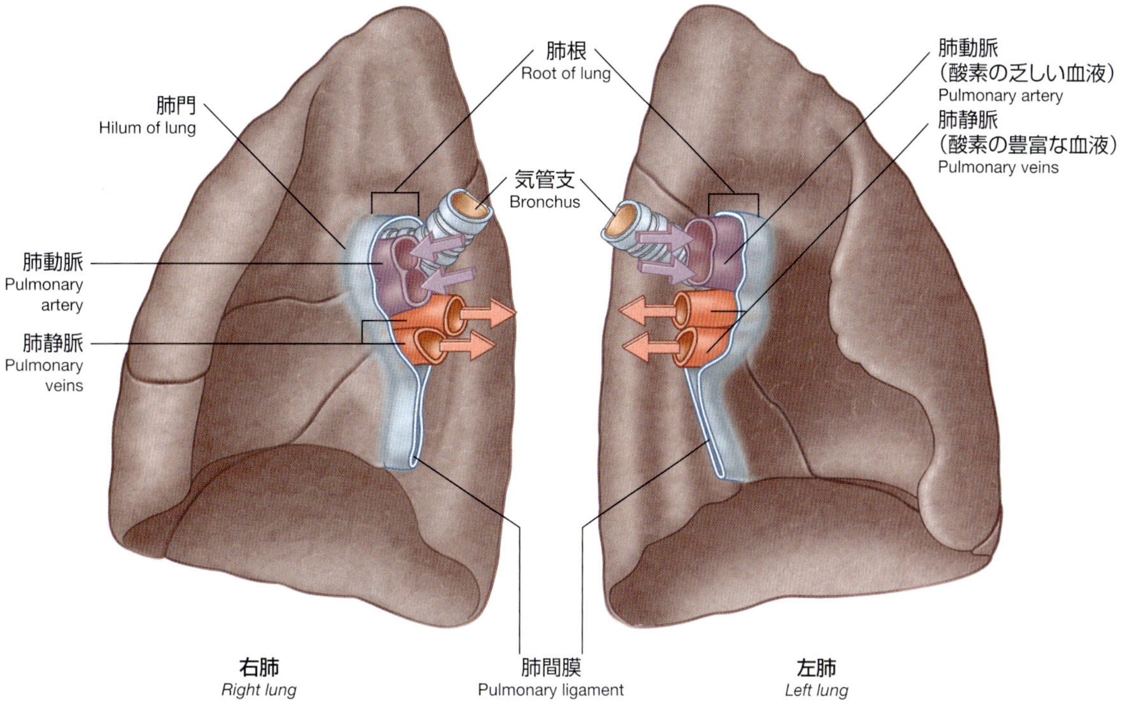

局所解剖 ● 胸膜腔　139　3

図 3.45　肺根と肺門

肺門近くまで入り込んで肺葉を互いに分離しているので，肺葉どうしが自由に動くことができる．これらの臓側胸膜の進入部は肺の裂を形成する．

- **斜裂**(Oblique fissure)…右肺の**下葉**(Inferior lobe)と，**上葉**(Superior lobe)ならびに**中葉**(Middle lobe)を隔てる．
- **水平裂**(Horizontal fissure)…上葉と中葉を隔てる．

安静に呼吸をしている状態では，斜裂は脊柱のほぼ第4胸椎(T IV)の棘突起のところで始まり，第5肋間隙を外側に向かって斜めに横切り，前方では第6肋骨に沿って走る(**図3.114**，**3.115** 参照)．

水平裂は，胸骨から第4肋間に沿って走り，第5肋骨を横切るところで斜裂と出合う．

斜裂と水平裂の位置により，医師が各肺葉の呼吸音を聴診すべき位置が決まる．

上葉の最大の面は，胸腔の前外側壁の上部に接しており，この葉の頂は頸部基部に突出する．中葉の面は，主に胸腔下方の前外側壁に接する．下葉の肋骨面は，後壁と下壁に接する．

各肺葉の呼吸音を聴診するときには，それぞれの肺葉の位置に対応する胸壁に聴診器をあてることが重要である(**図3.116** 参照)．

右肺の内側面は，縦隔と頸基部の多くの重要な構造に接する(**図3.46B**)．右肺の内側面に接する構造には次のようなものがある．

- 心臓．
- 下大静脈．
- 上大静脈．
- 奇静脈．
- 食道．

右の鎖骨下動・静脈は，右肺上葉に接する頸部胸膜の円蓋の上を乗り越えて弓状に走り，腋窩に向かう．

## 左肺

**左肺**(Left lung)は，右肺よりも小さく，**斜裂**(Oblique fissure)により隔てられた上下2葉からなる(**図3.47A**)．左肺の斜裂は，右肺の斜裂よりもやや傾斜が強い．

安静呼吸時に，左肺の斜裂のおおよその位置は，第3・4胸椎(T III・IV)の棘突起の間に始まり，外側に向かって第5肋間を横切り，前方では第6肋骨に沿って走る(**図3.114**，**3.115** 参照)．

右肺と同じく，斜裂の位置は，各肺葉の肺音をどこで聴診するかを決めるために重要である．

上葉の最大の面は，胸腔の前外側壁の上部に接しており，この葉の頂は頸部基部へ突出する．下葉の肋骨面は，胸腔の後壁と下壁に接する．

各肺葉の肺音を聴診するときは，肺葉の位置に対応した胸壁の領域に聴診器をあてなければならない(**図3.116** 参照)．

左肺内側面の下方は，中縦隔から左の胸膜腔へ心臓が膨出しているため，右肺とは異なるくぼみがある．

上葉の下部の前面には，舌状の肺の伸展部(**小舌**(Lingula))が心臓の膨隆部の上を覆う．

140　第3章　胸部

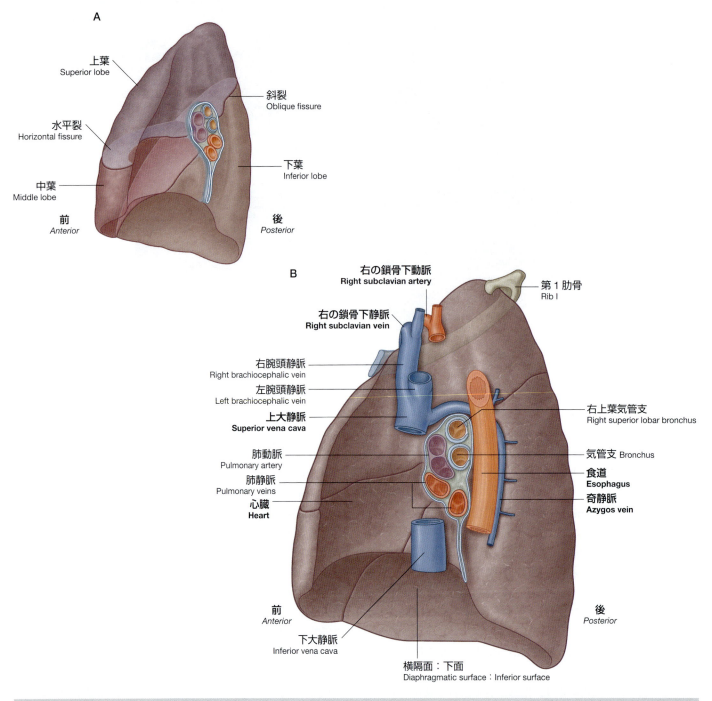

**図3.46　右肺**
A：右肺．B：右肺に接する主な構造．

　左肺の内側面は，縦隔と頸基部にある多くの構造に接している（図3.47B）．左肺の内側面に接する構造には次のようなものがある．
- 心臓．
- 大動脈弓．
- 胸大動脈．
- 食道．

　左の鎖骨下動・静脈は，左肺の上葉の上をアーチ状に走り，頸部胸膜の籠の上を越えて腋窩へ向かうときに左肺の上葉に接して走る．

## 気管支樹

　気管（Trachea）は，たわみやすい管で，頸部の第6頸椎（C VI）の高さから第4・5胸椎（T IV・V）間の高さの縦隔までのび，その高さで左右の主気管支に分岐する（図3.48）．気管壁では，C字状の軟骨が気管をとり囲むように存在するが，後方には軟骨がない．気管の後壁は，主に平滑筋によって形成される．
　左右の主気管支は，肺根に入り，それぞれの肺の肺門を通っ

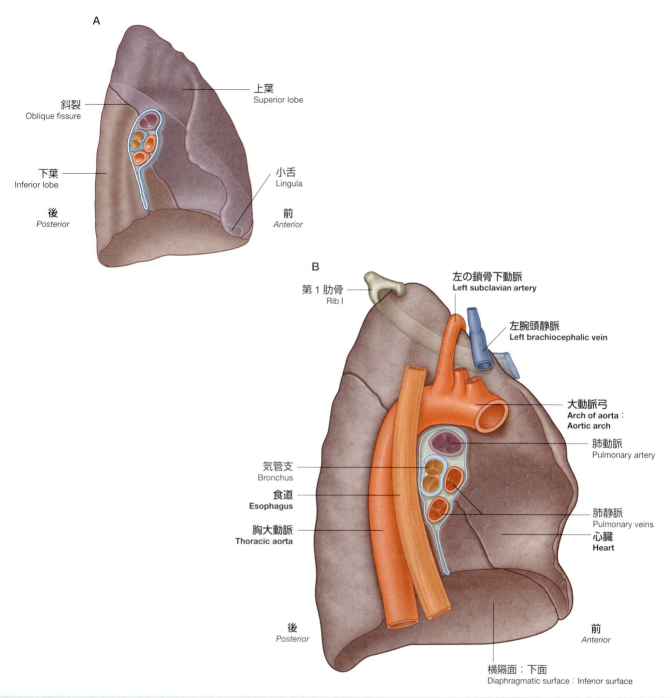

**図 3.47 左肺**
A：左肺．B：左肺に接する主な構造．

て肺に入る．**右主気管支**（Right main bronchus）は**左主気管支**（Left main bronchus）よりも太く，肺根と肺門を通るときに，左よりも垂直に近い方向をとる（**図 3.48A**）．そのため，吸引された異物は，左より右の気管支に溜まりやすい傾向がある．

主気管支は，肺内で**葉気管支**（Lobar bronchus）（2 次気管支（Secondary bronchus））に枝分かれし，各肺葉へ向かう．右肺では，上葉への葉気管支は肺根内で分かれる．

葉気管支は，さらに**区域気管支**（Segmental bronchus）（3 次気管支（Tertiary bronchus））に枝分かれし，**肺区域**（Bronchopulmonary segment）に向かう（**図 3.48B**）．

各肺区域内で，区域気管支は数回分枝を繰り返し，最終的には**細気管支**（Bronchioles）となり，さらに枝分かれしてガス交換のための呼吸面をつくる．気管支の壁は，不連続な軟骨板により閉じないようになっているが，細気管支の壁には軟骨は存在しない．

## 肺区域

肺区域は，区域気管支とそれに伴行する肺動脈によって支配

# 142　第3章　胸部

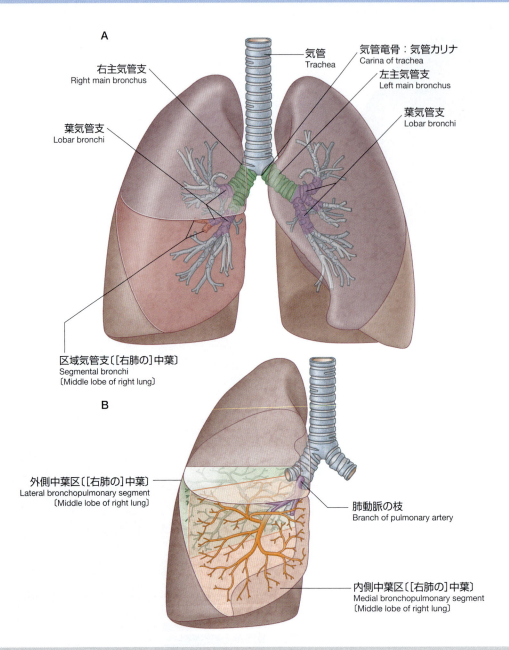

**図3.48　気管支枝と肺区域**
A：気管支枝．B：肺区域．

される肺の領域をいう．
　肺静脈の支流は，肺区域どうしの間あるいはその周辺を走る．
　各肺区域は，区域気管支の起始部を頂点とし，肺表面にまでのびる末梢部を底面とする不規則な円錐形である．
　肺区域は，肺の最小の機能単位で，互いに独立しているので，隣接する領域に影響を与えずに切除できる．
　左右の肺に10の肺区域があり（**図3.49**），左肺ではそのいくつかが互いに癒合している．

## 肺動脈

　左右の肺動脈は，**肺動脈幹**（Pulmonary trunk）から起始する．右心室から肺へ，酸素の少ない血液を運ぶ（**図3.50**）．

肺動脈幹は，第4・5胸椎（T IV・V）間の高さのすぐ下の正中線の左で，左右に分岐する．肺動脈幹の分岐部は，気管分岐部の左前下方である．

### 右肺動脈

　**右肺動脈**（Right pulmonary artery）は，左肺動脈よりも長く，水平に縦隔を横切る（**図3.50**）．右肺動脈は次の部位を通る．
- 気管分岐部の前方やや下方で，右主気管支の前方．
- 上行大動脈，上大静脈，右上肺静脈の後方．

　右肺動脈は，肺根に入ってから，肺の上葉に向かう太い枝を出す．肺門を通った肺動脈は，上葉に向かう第2の枝（反回枝）を出した後，中葉枝と下葉枝に分かれる．

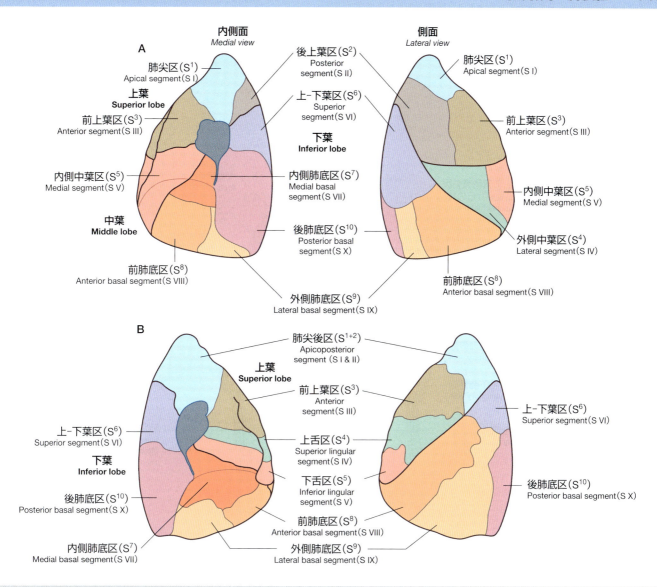

図 3.49 肺区域(肺区域には番号と名前がつけられている)
A：右肺．B：左肺．

## 左肺動脈

左肺動脈(Left pulmonary artery)は右肺動脈よりも短く，下行大動脈の前，上肺静脈の後方にある(図 3.50)．左肺動脈は，肺根と肺門を通った後，肺内で枝分かれする．

## 肺静脈

左右の上肺静脈(Superior pulmonary vein)と下肺静脈(Inferior pulmonary vein)は，肺から心臓へ酸素に富んだ血液を送る(図 3.50)．これらの静脈は肺門で始まり，肺根を通ってすぐに左心房へ注ぐ．

## 気管支動脈と気管支静脈

気管支動脈(図 3.50)と気管支静脈は，肺組織(気管支壁と気管支腺，大血管壁，臓側胸膜)を栄養する血管系である．気管支動脈と気管支静脈の血管は，肺内で肺動脈および肺静脈の枝と互いに連絡する．

気管支動脈は，胸大動脈あるいはその枝の一つから起始する．

- 右の気管支動脈(Right bronchial branch)…第 3 肋間動脈から起始する(上左の気管支動脈(Superior left bronchial branch)から起始することもある)．
- 左の気管支動脈(Left bronchial branches)…胸大動脈の前面から直接起始する．上左の気管支動脈は第 5 胸椎(T V)の高さで始まり，下左の気管支動脈(Inferior left bronchial branch)は左気管支の下方で起始する．

気管支動脈は，気管支の後面を走り，肺内で枝分かれして肺組織に分布する．

気管支静脈(Bronchial veins)は，次のところに流入する．
- 肺静脈または左心房．
- 右側は奇静脈，左側は上肋間静脈または半奇静脈．

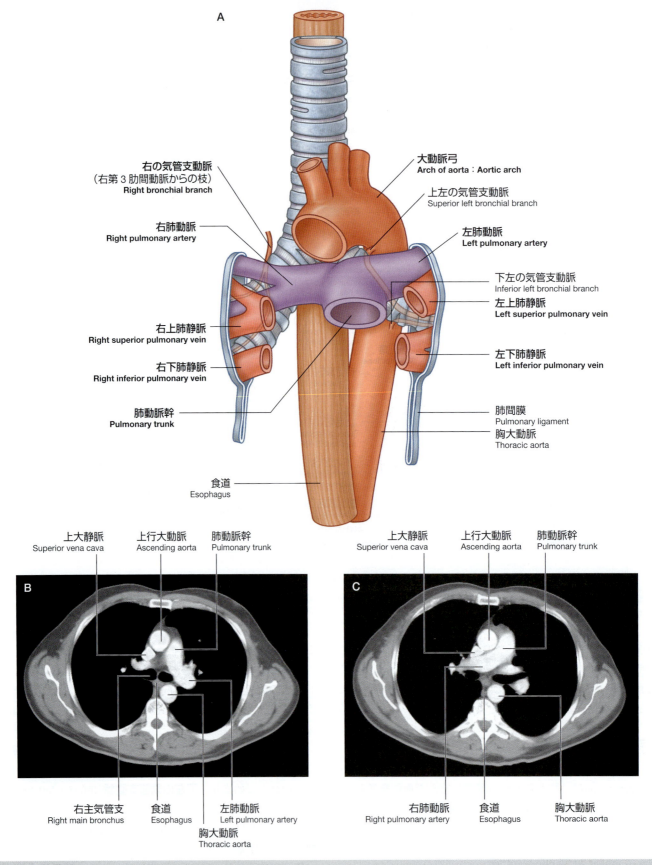

図 3.50　肺動脈
A：前面．B：肺動脈幹から分かれた左肺動脈を示す CT 画像．C：肺動脈幹から分かれた右肺動脈を示す CT 画像（B の真下）．

## 局所解剖・胸膜腔　145

### 臨床的事項 3.13　COVID-19

COVID-19は重症急性呼吸器症候群コロナウイルス2（SARS-CoV-2）によって引き起こされる．このウイルスは，発熱・咳・頭痛，場合によっては味覚や嗅覚の喪失等，インフルエンザに似た症状を引き起こす．ほとんどの人では軽度から中等度の症状を示す程度である．しかし，重症化して人工呼吸器による補助が必要となり，死亡することもある．この場合の多くは，呼吸不全が主たる重篤な症状や徴候である（図3.51）．

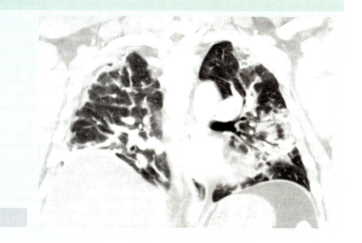

図3.51　呼吸不全のCOVID-19患者の肺を示す冠状断CT画像

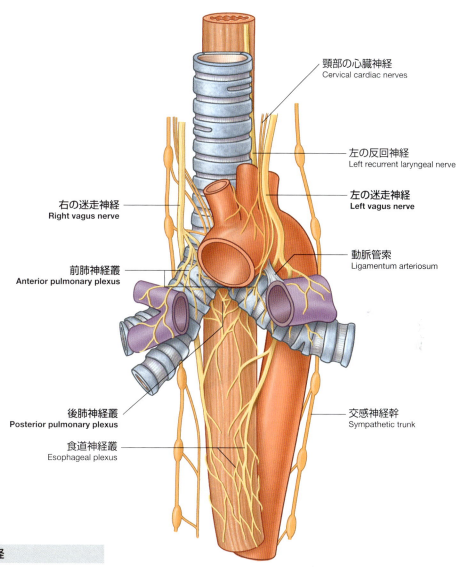

図3.52　肺の支配神経

## 神経支配

臓側胸膜ならびにその他の肺の構造は，**前肺神経叢**と**後肺神経叢**からの線維によって構成される臓性求心性神経線維と臓性遠心性神経線維により支配される（図3.52）．これらの神経叢は，それぞれ気管分岐部と主気管支の前方と後方にある．前肺神経叢は後肺神経叢に比べてかなり小さい．

## 146　第3章　胸部

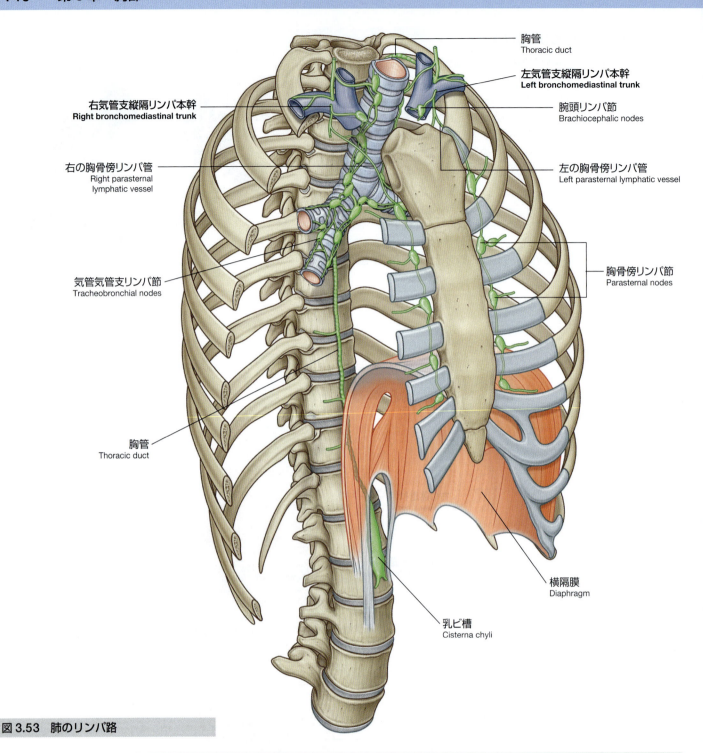

図 3.53　肺のリンパ路

### 臨床的事項 3.14　肺の画像診断

　肺は身体の中で最も病気が起こりやすい器官の一つであるため，肺の医学的画像診断は重要である．肺は，安静時には毎分5Lの換気を行うので，病原体や有毒物質（アレルゲン等）が入る可能性が高い．肺の画像診断技術は，単純肺X線撮影から肺内の病変の局在を正確に同定できる高解像度CTまでいろいろある．

　交感神経幹と迷走神経からの神経線維でつくられたこれらの神経叢の枝は，気道と血管の枝に沿って分布する．
　臓性遠心性神経は，以下の機能をもつ．
- 迷走神経…細気管支を収縮させる．
- 交感神経系…細気管支を拡張させる．

### リンパ路

　肺の浅層あるいは胸膜下，および深層のリンパ管は，葉気管支と主気管支の起始部の周囲，ならびに気管に沿って存在する**気管気管支リンパ節**（Tracheobronchial node）に流入する（図3.53）．これらのリンパ節群は，肺内から肺根および肺門を

## 臨床的事項 3.15　高解像度 CT

**高解像度 CT**（High resolution CT）は，肺の状態を診断するのに用いられるが，特に肺の間質の疾患を診断するのに有用である．これにより，1～2 mm 間隔の薄い横断面の画像を得ることができる．内科医や放射線科医は，このような画像診断法を用いて，肺の病変の形状や病巣の範囲を視覚的に確認する．この方法によって，肺気腫（**図 3.54**），塵肺症（炭坑労働者の塵肺症），アスベストによる中皮腫等を容易に発見することができるようになった．高解像度 CT は，間質性肺疾患の患者の病状の経過観察にも用いられる．

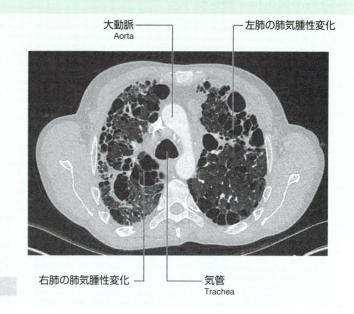

図 3.54　肺気腫の患者の高解像度 CT 画像

## 臨床的事項 3.16　気管支鏡検査

気管支内に病変のある患者に対しては，気管とその主要な枝の**気管支鏡検査**（Bronchoscopy）を行うことがある（**図 3.55**）．気管支鏡は，鼻から咽頭口部を通り，さらに遠隔操作によって声帯を経て気管内へ到達する．気管支を検査し，必要な場合にはそこから生検で小さな組織片を採取する．気管支鏡検査は，**超音波気管支鏡**（Endobronchial ultrasound：EBUS）と組み合わせて使用することもある．超音波プローブを気管支鏡を通じて挿入し，気道壁およびそれに隣接する構造を視覚化することができる．超音波気管支鏡は，病変の正確な位置の特定を可能にし，より高い診断率を提供することができる．縦隔リンパ節および肺門リンパ節の採取，あるいは肺結節の経気管支生検を補助するために利用できる．

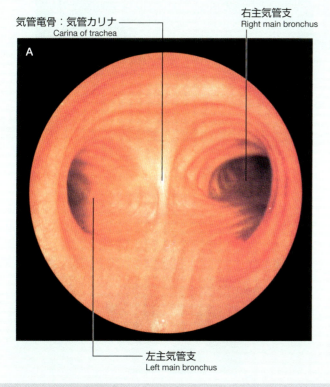
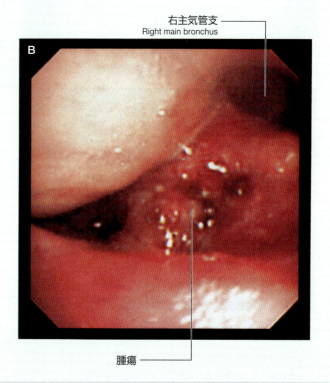

図 3.55　気管支鏡検査
A：気管下端と主気管支の気管支鏡による診断．B：気管竜骨（気管カリナ）（Carina of trachea）の腫瘍を示す気管分岐部の気管支鏡による診断．

### 臨床的事項 3.17　肺がん

肺がん(Lung cancer)の治療は，その進行段階(ステージ)に基づいて行われるので，がんの進行段階を診断することが重要である．

肺内にみつかったがんが小さな場合は，それを切除して予後も良好であることもある．しかし，がんがみつかった時点で，すでに縦隔内の構造や胸膜に浸潤していたり転移していることが多い．そのような場合には手術はできず，放射線療法と化学療法による治療が行われる．

肺がんは，肺門，縦隔，頸部基部のリンパ節へとリンパ行性に広がる．

肺がんの予後と治療効果を左右する主な要因は，遠隔転移の有無である．がんの広がりは，単純X線撮影(図3.56A)，CT(図3.56B, C)，MRI等の画像診断法によって調べられる．近年，フルオロデオキシグルコースの取り込みをみる陽電子放出断層撮影(FDG PET, 図3.56D)が次第に用いられてきている．

FDG PETではガンマ線放出核種をブドウ糖分子に結合させ，患者に投与する．腫瘍病変等のために代謝活性が上昇している部位ではFDGの取り込みが亢進するので，それをガンマカメラによって記録する．

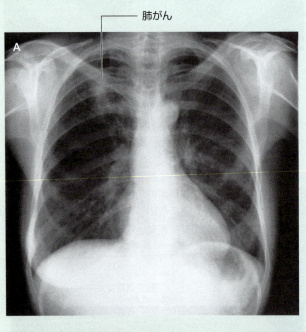

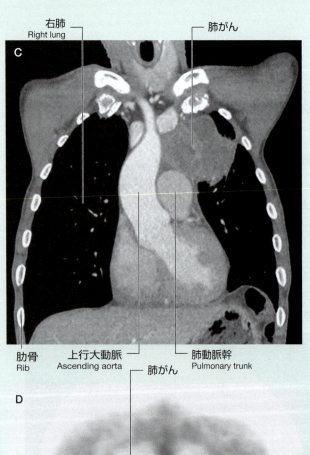

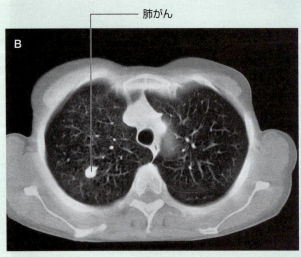

図3.56　肺のX線画像
A：標準的な胸部前後像．右上肺部にがんが認められる．B：胸部CT画像．右の肺がんを示す．C：肺の冠状CT画像．縦隔に浸潤する左の肺がんを示す．D：FDG PETを用いた放射性核種検査．右の肺がんを示す．

通って後縦隔まで連なる．

これらのリンパ節から出た求心性のリンパ管は，上縦隔の腕頭静脈の前方にある胸骨傍リンパ節および腕頭リンパ節と合流し，気管に沿って上方に向かい，**右気管支縦隔リンパ本幹**(Right bronchomediastinal trunk)および**左気管支縦隔リンパ本幹**(Left bronchomediastinal trunk)を形成する．これらのリンパ本幹は，頸部基部の深静脈に直接注ぐか，あるいは右リンパ本幹または胸管に流入する．

## 縦隔

縦隔(Mediastinum)は，左右の胸膜腔を隔てている中央部の幅広い領域である(図3.57)．縦隔は以下の領域に広がる．
- 胸骨から脊椎の椎体まで．
- 胸郭上口から横隔膜まで(図3.58)．

縦隔は，胸腺，**心嚢**(Pericardial sac；心臓を包む心膜)，心臓，気管，主要な動・静脈を含む．

さらに胸部から腹部へ向かう食道，胸管，太い動脈，神経等の通路となる．

縦隔は，小領域に区分される．胸骨角(胸骨柄と胸骨体との結合部)と第4・5胸椎(T IV・V)間の椎間円板を通る横断面によって，縦隔は次の領域に分けられる．
- **上縦隔**(Superior mediastinum；縦隔の上部)．

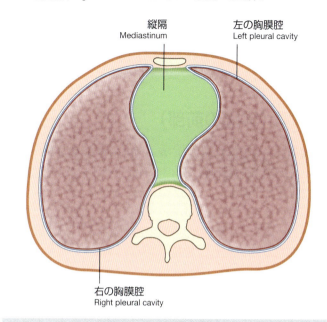

図3.57　胸部の横断面における縦隔の位置

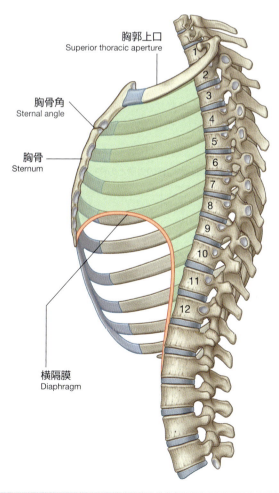

図3.58　縦隔の側面像

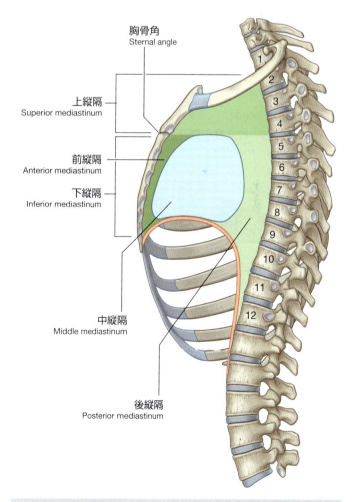

図3.59　縦隔の区分

- **下縦隔**(Inferior mediastinum；縦隔の下部)…これはさらに心囊によって，**前縦隔**(Anterior mediastinum；縦隔の前部)，**中縦隔**(Middle mediastinum；縦隔の中部)，**後縦隔**(Posterior mediastinum；縦隔の後部)に分けられる．

心囊の前，胸骨体の後方にある領域が，前縦隔である．心囊と横隔膜の後方で，脊椎の椎体の前にある領域が後縦隔である．心囊とその内容を含む中央の領域が中縦隔である(**図 3.59**)．

## ▶前縦隔(縦隔の前部)

前縦隔は，胸骨体の後方，心囊の前方にある(**図 3.59**)．
- **上方の境界**…胸骨角と第 4・5 胸椎(T IV・V)間の椎間円板を通る水平面で，この面が上縦隔と分ける．
- **下方の境界**…横隔膜である．
- **外側**…両側とも壁側胸膜の縦隔部が境界となる．

前縦隔内の主な構造は，前述のように，胸腺の一部である(**図 3.60**)．さらに，脂肪，結合組織，リンパ節，内胸動・静脈の縦隔枝，胸骨体の後面から線維性心膜へ向かう胸骨心膜靱帯が前縦隔内に存在する．

## ▶中縦隔(縦隔の中部)

中縦隔は，胸腔の中央部に位置する．ここには心膜，心臓，大血管起始部，さまざまな神経，小血管が入る．

### 心膜

**心膜**(Pericardium)は，心臓と大血管の起始部を包む袋であり，これは外層の**線維性心膜**(Fibrous pericardium)と内層の**漿膜性心膜**(Serous pericardium)からなる(**図 3.61**)．

線維性心膜は丈夫な結合組織性の膜で，中縦隔の境界をなす．
漿膜性心膜は薄く，次の 2 層からなる．
- **壁側板**(Parietal layer)…線維性心膜の内面を裏打ちする．
- **臓側板**(Visceral layer)(**心外膜**(Epicardium))…心臓の表面に密着し，それを覆う．

漿膜性心膜の壁側板と臓側板は，大血管の起始部で連続する．漿膜性心膜の 2 層の間には少量の液体を含む狭い間隙があり，これを**心膜腔**(Pericardial cavity)とよぶ．この潜在的な腔により，心臓が自由に動くことができる．

### 線維性心膜

線維性心膜は円錐形の袋であり，底面が横隔膜の上にあり，頂点が大血管の**外膜**(Adventitia)に続く(**図 3.61**)．底部は，横隔膜の腱中心と横隔膜左側の小さな筋部に密着する．前方は，**胸骨心膜靱帯**(Sternopericardial ligament)により胸骨の後面に接

---

**臨床的事項 3.18　心膜炎**

**心膜炎**(Pericarditis)は，心膜の炎症である．最も多い原因は，ウイルス性または細菌性の炎症，全身性疾患(慢性腎不全等)，心筋梗塞後の炎症である．

心膜炎は，心筋梗塞とは治療法と予後がまったく異なるので，両者を鑑別しなければならない．心筋梗塞の患者と同様に，心膜炎の患者は胸部中央部に持続性の痛みを訴え，それが一方あるいは両方の腕に放散することがある．しかし，心筋梗塞とは異なり，心膜炎の痛みは前かがみに座ることにより軽減される．心電図(ECG)がこの 2 つの疾患を鑑別診断するのに用いられる．通常，広範な ST 上昇がみられる．臨床的または X 線画像で心膜液貯留が疑われた場合，心超音波検査も用いられる．

---

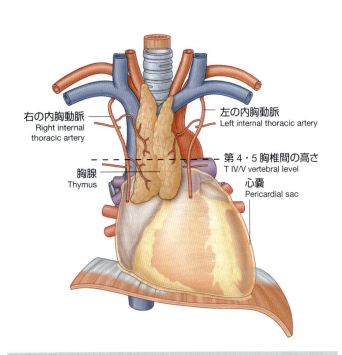

**図 3.60　胸腺**

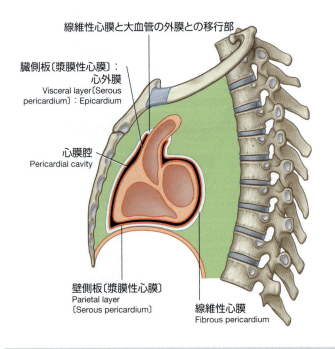

**図 3.61　心膜の矢状断面**

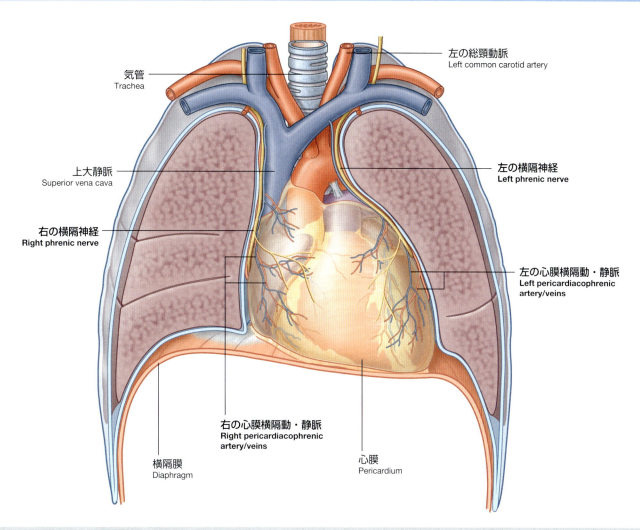

**図 3.62 横隔神経と心膜横隔動・静脈**

着する．これらの接着部は，心臓を胸腔内の正しい位置に保持するのに役立つ．心囊はまた，心臓の拡張を制限する働きももつ．

第 3 ～ 5 頸神経（C3 ～ 5）から起始して横隔膜を支配する横隔神経は，起始部から末梢部へ向かう途中で線維性心膜を貫き，線維性心膜を支配する（図 3.62）．線維性心膜内でのこの神経の位置は，横隔膜の発生部位と，発生中に起こるその位置変化（下方移動）に関連する．同じく，**心膜横隔動・静脈**（Pericardiacophrenic artery/veins）も，線維性心膜内を走り，胸腔を通過する間に線維性心膜に分布する．

### 漿膜性心膜

漿膜性心膜の壁側板は，大血管起始部の周囲で漿膜性心膜の臓側板に続いている．このような漿膜性心膜の反転は次の 2 ヵ所でみられる（図 3.63）．

- 上方…動脈，つまり大動脈と肺動脈幹の周囲．
- 後方…静脈，上・下大静脈，肺静脈の周囲．

静脈のまわりの反転部位は "J" の字のようになっている．左心房後方の，"J" の字の中に形成される盲端を**心膜斜洞**（Oblique pericardial sinus）という［訳注："J" の字は，図 3.63 において，180°回転させてみるとわかりやすい］．

漿膜性心膜が反転する上記 2 ヵ所の間に，**心膜横洞**（Transverse pericardial sinus）がある．心膜横洞は，上行大動脈と肺動脈幹の後方で，上大静脈の前，左心房の上方にある．

手術の際，心膜を前方から開けて，心膜横洞に指を入れると，動脈と静脈を分けることができる．また，心尖部の下に置いた手を上方に移動すると心膜斜洞に達する．

### 血管と神経

心膜は，内胸動脈，心膜横隔動脈，筋横隔動脈，下横隔動脈，胸大動脈からの枝が分布する．

心膜からの静脈は，奇静脈系，内胸静脈，上横隔静脈に注ぐ．

心膜に分布する神経は，迷走神経［X］，交感神経幹，横隔神経の枝である．

壁側心膜からの体性感覚（痛覚）は，横隔神経の体性求心性神経線維により伝達されることに注意する．なぜなら，心膜の問題に起因する"痛み"が，肩あるいは外側頸部の鎖骨上部，脊髄の第 3 ～ 5 頸髄（C3 ～ 5）の皮膚分節の関連痛として感じられるからである．

152　第3章　胸部

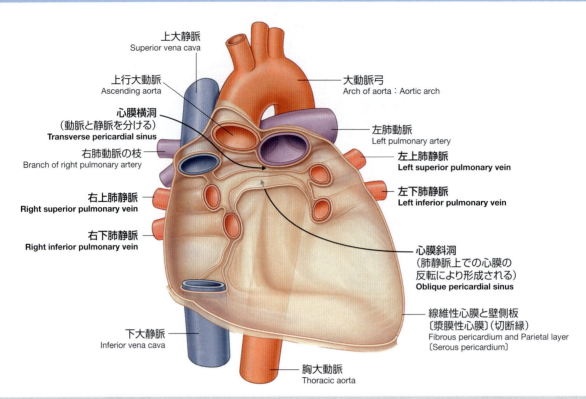

**図3.63　心嚢(心臓を包む心膜)の後部**
心膜の反転を示す.

### 臨床的事項3.19　心嚢液

正常状態では，漿膜性心膜の臓側板と壁側板の間に少量の液体が存在する．ある種の病的状態では，この間隙に過剰量の液体(**心嚢液**(Pericardial effusion))が充満することがある(図3.64).
線維性心膜は容易に拡張できない比較的しっかりした構造であるため，心膜腔内に急速に過剰な液体が溜まると，心臓が圧迫され(**心タンポナーデ**(Cardiac tamponade))，両心室不全が起こる．このような場合には，心膜腔に注射針を刺して液体を抜くと，症状を和らげることができる.

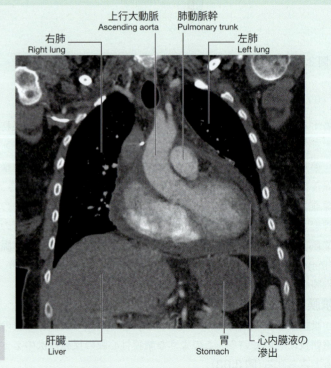

**図3.64　CT冠状断画像**
心嚢内の滲出液を示す.

## 心臓
### 心臓の位置

心臓(Heart)の一般的な形と向きは，錐体が傾き，その一面が横たわっているようにみえる．胸腔内では，この錐体の頂点は前方，下方，左方に向き，底面は頂点の反対側で，後方に向く(図3.65).　心臓の側面は次のように構成される.

- **横隔面**(Diaphragmatic surface；下面(Inferior surface))…錐体がのる.

### 臨床的事項 3.20　収縮性心膜炎（心外膜炎）

心膜の異常な肥厚（**収縮性心膜炎（心外膜炎）**（Constrictive pericarditis））は，心臓を圧迫し，心機能を障害して心不全の原因となることがある．このような肥厚は，通常，壁側心膜のみにみられるが，臓側心膜にもみられることがある．一般に急性に現れるが，フィブリン沈着物を伴って肥厚した心膜が心膜炎を引き起こし，慢性的な瘢痕化および心膜石灰化をもたらす場合には，緩徐に進行することがある．結果として，心周期の拡張期の充満が激しく制限されることになる．この疾患は，頸部の頸静脈波を検査することにより診断される．健康な人では，頸静脈波は吸気時に低下する．しかし，収縮性心膜炎の患者ではこれと逆になる（**Kussmaul 徴候**（Kussmaul's sign））．治療のために，しばしば心嚢を外科的に開放することが必要となる．

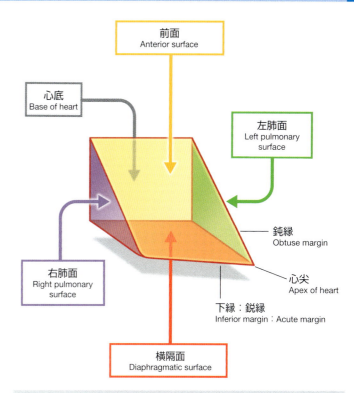

図 3.65　心臓の方向，面，縁を示す図

- **胸肋面**（Sternocostal surface；前面（Anterior surface））…前方に向く．
- **右肺面**（Right pulmonary surface）…右肺に接する．
- **左肺面**（Left pulmonary surface）…左肺に接する．

### 心底（後面）と心尖

**心底**（Base of heart）は四辺形で，後方を向く．これは次の構造からなる（図 3.66）．
- 左心房．
- 右心房の一部．
- 大静脈（上・下大静脈と肺静脈）の近位部．

大静脈は心底部に入る．すなわち肺静脈は左心房の右側と左側に入り，上大静脈と下大静脈は右心房の上端と下端に入るので，心底部は後方で心膜壁に固定されており，第 5～8 胸椎（TV～VIII）の椎体（立位では第 6～9 胸椎（T VI～IX）の椎体）に面する．食道は心底のすぐ後方にある．

心臓は，心底から前方，下方，そして左側に突き出し，**心尖**（Apex of heart）に終わる．心尖は，**左心室**（Left ventricle）の下外側部により形成され（図 3.67），胸骨中線から 8～9 cm 左の第 5 肋間隙に位置する．

### 心臓の表面

心臓の前面は前方に向き，その大部分は右心室からなる．前面の右側は右心房の一部，左側は左心室の一部からなる（図 3.67）．

解剖学的体位では，後室間溝により隔てられた左心室と右心室の小部分からなる横隔面が下方にくる（図 3.68）．この面は下方に向いて，横隔膜の上にのり，冠状溝によって心底から隔てられる．横隔面は，心尖部まで達する．

**左肺面**は，左肺に面し，広く凸状になっており，左心室および左心房の一部からなる（図 3.68）．

**右肺面**は，右肺に面した広い凸面で，右心房からなる（図 3.68）．

### 縁と境界

心臓の位置を一般的に記載するのに，**右縁**（Right margin），**左縁**（Left margin），**下縁**（Inferior margin）（**鋭縁**（Acute margin）），**鈍縁**（Obtuse margin）という用語を用いる．

- **左縁と右縁**…それぞれ心臓の左肺面および右肺面と同じである．
- **下縁（鋭縁）**…心臓の前面と横隔面の間の鋭角の縁をいう（図 3.65，図 3.67）．これは，主として右心室と心尖部近くの左心室の一部によって形成される．
- **鈍縁**…前面と左肺面の間にある（図 3.65）．丸く左心耳から心尖部へのび（図 3.67），大部分は左心室，上方は左心房の一部によって形成される．

放射線学的評価のためには，心臓の境界を決める構造を十分に理解しておくことが重要である．標準的な前後像では，心臓の右の境界は上大静脈，右心房，下大静脈からなる（図 3.69A）．また，左の境界は大動脈弓，肺動脈幹，左心耳，左心室からなる．さらに，下方の境界は右心室と，心尖部では左心室とからなる．側面 X 線画像では，右心室が前方に，左心房が後方にみえる（図 3.69B）．

### 外部の溝

内部の隔壁が心臓を 4 つの腔（2 つの心房と 2 つの心室）に分け，心臓の表面に溝とよばれるくぼみをつくる．

- **冠状溝**（Coronary sulcus）…心臓をとり巻き，心房と心室を分ける（図 3.70）．この溝が心臓を囲み，溝の中を右冠状動脈，小心臓静脈，冠状静脈洞，左冠状動脈の回旋枝が走る．
- **前室間溝**（Anterior interventricular sulcus）と**後室間溝**（Posterior interventricular sulcus）…左右の心室を分ける溝

## 154 第3章 胸部

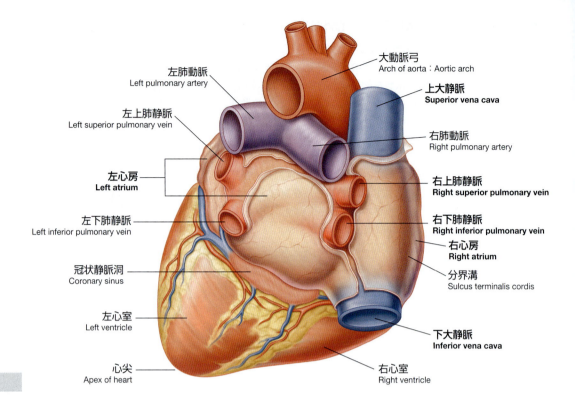

図 3.66 心底

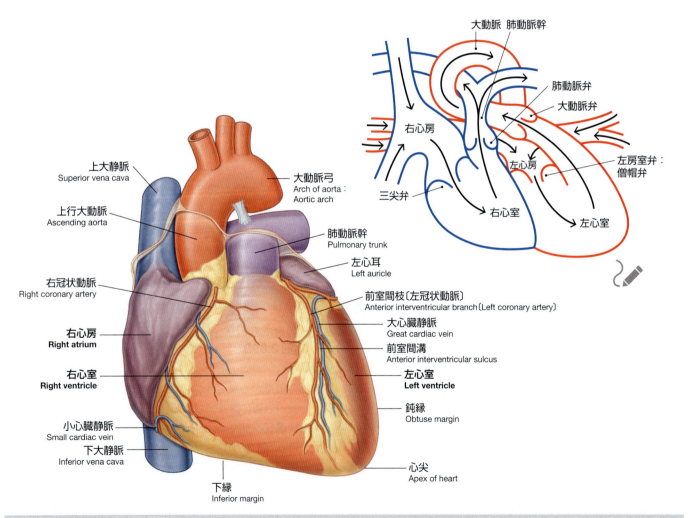

図 3.67 心臓の前面

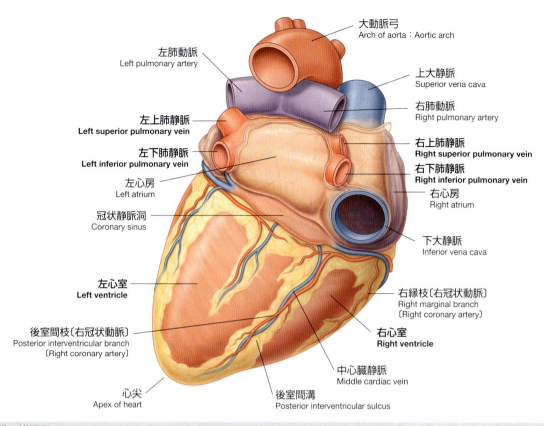

図 3.68　心臓の横隔面

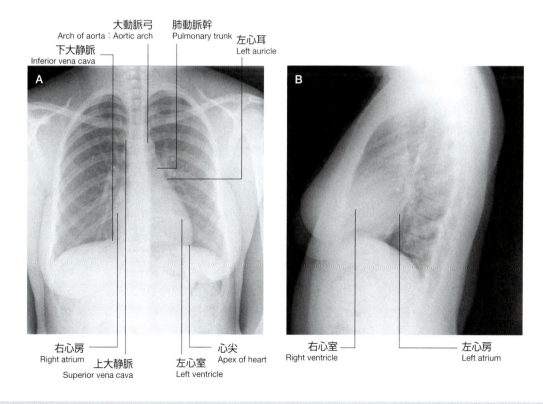

図 3.69　胸部 X 線画像
A：胸部前後像．B：心臓の側面像．

156　第3章　胸部

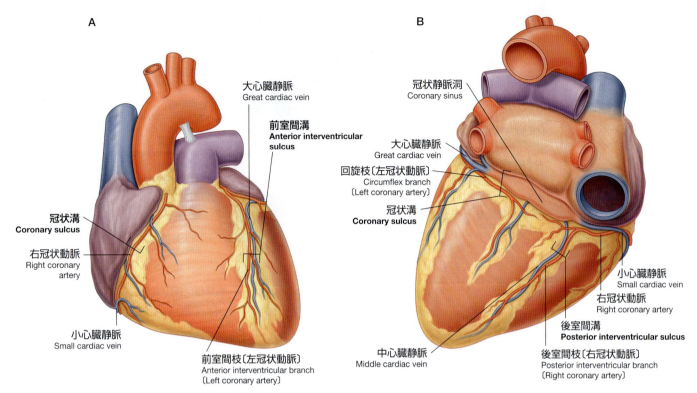

**図 3.70　心臓の溝**
A：心臓の前面．B：心臓の横隔面と底面．

である．前室間溝は，心臓の前面にあって左冠状動脈の前室間枝と大心臓静脈を含む．後室間溝は心臓の横隔面上にあり，右冠状動脈の後室間枝と中心臓静脈を含む．

これらの溝は，下方へ向かい，心尖の右側まで続く．

### 心臓の腔

心臓は，機能的にみると，隔壁によって分けられた2つのポンプからなる（図3.71A）．右のポンプは，全身からの酸素の少ない血液を受け，それを肺へ送る．左のポンプは，肺から酸素の多い血液を受け，それを全身へ送る．左右のポンプは，いずれも心房と心室からなり，心房と心室は互いに弁で仕切られる．

壁が薄い心房は心臓に入ってくる血液を受け入れ，比較的壁が厚い心室は心臓から血液を送り出す．

全身へ血液を送り出すには，肺へ送り出すよりも強い力が必要なので，左心室の筋の壁は右心室の壁よりも厚い．

心房間，心室間，房室間の隔壁が心臓を4つの腔に分けている（図3.71B）．各心腔の内部の解剖を知ることは，その機能を理解するためにきわめて重要である．

### 右心房

解剖学的体位では，心臓の右縁は**右心房**（Right atrium）によって形成される．また，右心房は心臓の前面の右側を占める．

右心房へ戻る血液は，次の3本の血管を通って入る．

- 上大静脈と下大静脈…ともに全身からの血液を心臓へ運ぶ．
- 冠状静脈洞…心臓の壁から血液が戻る．

上大静脈は右心房の後上部から入り，下大静脈と冠状静脈洞は右心房の後下部から入る．

右心房からの血液は，**右房室口**（Right atrioventricular orifice）を通って右心室へ入る．この開口部は，前内側方を向いており，心室の収縮時に三尖弁によって閉じられる．

右心房の内部は連続する2つの領域に分けられる．心臓の外面では，この境界部が浅い縦方向の溝である**分界溝**（Sulcus terminalis cordis）として認められる．これは上大静脈の開口部の右側から下大静脈の開口部の右側までのびる．右心房の内部では，上大静脈開口部のすぐ前から下大静脈の前唇までの側壁にできた筋性の隆起である**分界稜**（Crista terminalis）が，2つの領域の境界に相当する（図3.72）．

分界稜よりも後方の腔は**大静脈洞**（Sinus of venae cavae）で，発生学的には静脈洞の右角に由来する．右心房のこの腔は平滑な薄い壁をもち，上・下大静脈がこの腔に開く．

分界稜よりも前方の腔は，**右心耳**（Right auricle）を含み，時に**固有心房**（Atrium proper）とよばれる．この用語は，この部位が発生学的に原始心房に由来することに基づく．この腔の壁は，**櫛状筋**（Pectinate muscles）とよばれる筋線維束の隆起によって覆われ，"櫛の歯"のように分界稜から扇形に広がる．このような筋稜は右心耳にもみられる．右心耳は，上行大動脈を外方から包む耳のような形をした円錐形の筋性の袋である．

右心房には，この他に**冠状静脈口**（Opening of coronary sinus）がある．ここは，心臓の静脈からの血液の大部分が集まり，**下大静脈の開口部**（Opening of inferior vena cava）の内側に

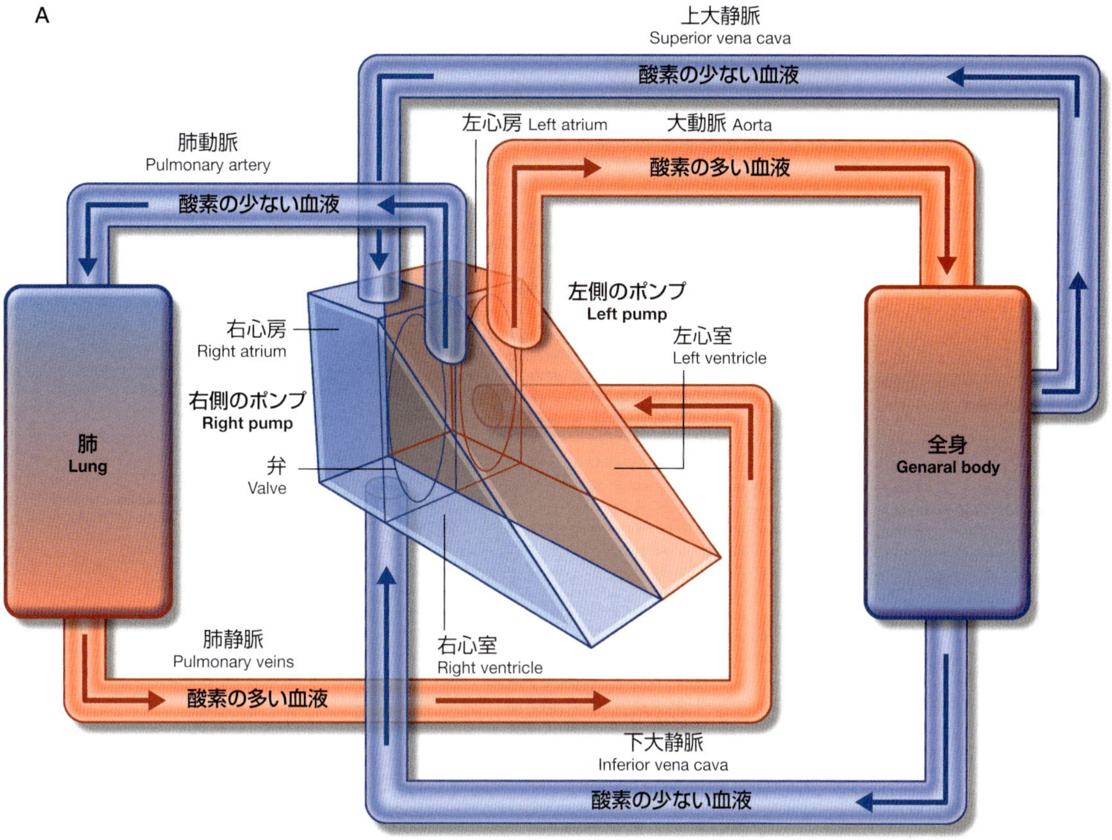

A

上大静脈
Superior vena cava

酸素の少ない血液

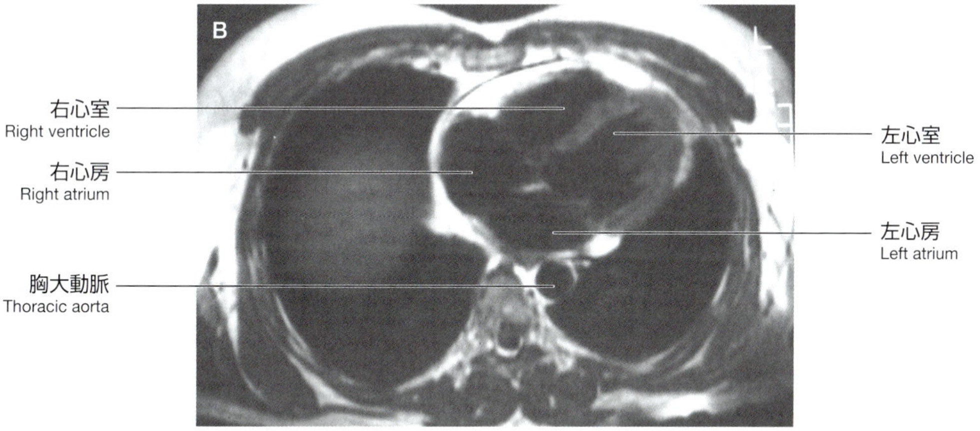

肺動脈
Pulmonary artery

左心房 Left atrium

大動脈 Aorta

酸素の多い血液

酸素の少ない血液

右心房
Right atrium

左側のポンプ
Left pump

左心室
Left ventricle

右側のポンプ
Right pump

肺
Lung

弁
Valve

全身
Genaral body

肺静脈
Pulmonary veins

右心室
Right ventricle

下大静脈
Inferior vena cava

酸素の多い血液

酸素の少ない血液

B

右心室
Right ventricle

左心室
Left ventricle

右心房
Right atrium

左心房
Left atrium

胸大動脈
Thoracic aorta

**図 3.71　心臓と4つの腔**
**A**：2つのポンプとしての心臓を示す模式図．**B**：4つの心臓の腔と中隔を示す MR 画像．

開口する．これらの開口部には，胚子の静脈洞弁に由来する小さなヒダ（**冠状静脈弁**（Valve of coronary sinus）と**下大静脈弁**（Valve of inferior vena cava））が存在する．胎生期には，下大静脈弁が，下大静脈から戻ってきた酸素の多い血液が卵円孔を通って左心房に入るのを助ける．

　右心房と左心房を隔てているのが**心房中隔**（Interatrial septum）で，左心房が右心房の左後方にあるので，中隔は前方かつ右側に向いている．中隔には，下大静脈の開口部のすぐ上方にくぼみがみられる．これが**卵円窩**（Fossa ovalis：Oval fossa）で，明瞭な**卵円窩縁**（Border of oval fossa）をもつ．

　卵円窩は，胎児循環において重要となる胎生期の**卵円孔**（Foramen ovale）があった位置に相当する．卵円孔は，下大静脈を通って右心房に入ってきた酸素の多い血液を，出生前には機能していない肺を迂回して，直接左心房へ送る役目を果たす．

　最後に，多数の小さな孔である**細小静脈孔**（Openings of smallest cardiac veins）が右心房の壁のところどころに散在する．これらは，心筋からの血液を直接右心房に導く細い静脈である．

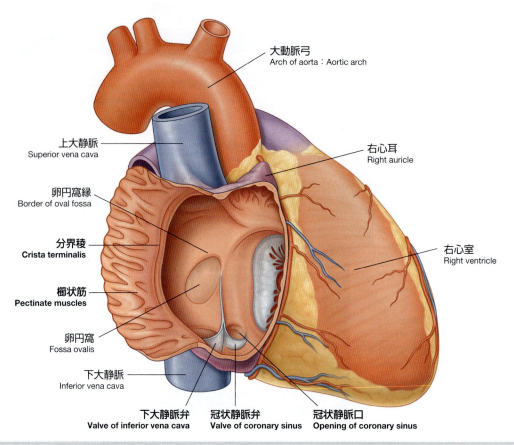

図 3.72　右心房の内面

### 右心室

　解剖学的体位では，**右心室**（Right ventricle）は心臓の前面の大部分と横隔面を形成する．右心房は右心室の右にあり，右心室は右房室口の前方左側に位置する．そのため，右心房から右心室に入る血液は，水平方向で前方に向かって流れる．

　肺動脈幹へ入る右心室の流出路は，**動脈円錐**（Conus arteriosus）（**漏斗**（Infundibulum））である．この領域はなめらかな壁をもち，胎生期の心球に由来する．

　右心室の血液流入部の内壁には不規則な筋性構造が多数あり，これらは**肉柱**（Trabeculae carneae）とよばれる（図 3.73）．これらの大部分は，その全長が心室壁に付着して隆起を形成するか（筋稜），両端が壁に付着し，橋状を呈する（筋橋）．

　一部の肉柱（**乳頭筋**（Papillary muscle））は，一端が心室壁に接着し，他端には腱様の線維性索（**腱索**（Chordae tendineae））があって，それが三尖弁の尖端の自由縁に付着する．

　右心室には 3 種類の乳頭筋がある．これらは，心室の内腔表面の起始部に基づいて名づけられ，**前乳頭筋**（Anterior papillary muscle），**後乳頭筋**（Posterior papillary muscle），**中隔乳頭筋**（Septal papillary muscle）とよばれる．

- **前乳頭筋**…ほぼすべての人にみられ，乳頭筋のうち最大のものであり，心室の前壁から起始する．
- **後乳頭筋**…1〜3 個の筋であり，腱索が心室壁から直接起始することもある．
- **中隔乳頭筋**…最も不規則な乳頭筋であり，小さいかあるいは欠損しており，中隔壁から腱索から直接起始することもある．

　**心室中隔**（Interventricular septum）の下部と前乳頭筋基部の間に，1 本の特殊な肉柱である**中隔縁柱**（Septomarginal trabecula）（**調節帯**（Moderator band））がある．中隔縁柱の中を，心臓刺激伝導系の一部である房室束の右束が右心室の前壁に向かって走る．

### 三尖弁

　心室収縮時に，右房室口は**三尖弁**（Tricuspid valve）（**右房室弁**（Right atrioventricular valve））によって閉じられる．この弁は 3 つの弁尖からなるので，このようによばれる（図 3.73）．各弁尖の基部は，房室口を囲む線維輪にしっかりと固定される．この線維輪は弁口の形を維持するのに役立つ．弁尖は，基部近くの**交連**（Commissure）とよばれる部位で互いに連続する．

　三尖弁の 3 つの弁，すなわち**前尖**（Anterior cusp），**中隔尖**（Septal cusp），**後尖**（Posterior cusp）という名称は，右心室における相対的な位置に基づいてつけられている．弁の自由縁には，乳頭筋の先端に始まる腱索が付着する．

　右心室に血液が流入して充満する間は，三尖弁は開いて，弁尖が右心室内に突出する．

　制御する機構がないならば，心室の筋が収縮すると，心室内の圧が上昇し，3 つの弁は右心房へ戻ろうとする血液によって

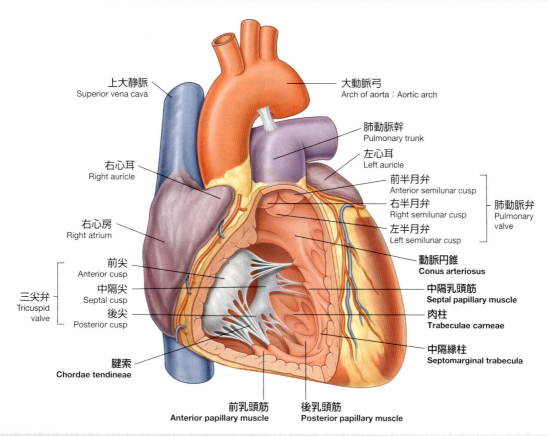

**図 3.73　右心室の内面**

上方へ押し上げられる．しかし，腱索によって弁に付着している乳頭筋が収縮することにより，弁が右心房のほうに反転することを防ぐ．

簡単にいえば，乳頭筋とそれに付随する腱索は，心臓が収縮して心室の大きさが劇的に変化するときに三尖弁を閉じた状態に保つ役割を果たす．

さらに，各弁には，2つの乳頭筋からくる腱索が付着する．これにより，心室が収縮するときに弁どうしが分離するのを防ぐ．三尖弁が閉鎖することによって，血液が右心室から出て肺動脈幹へ送られる．

心筋梗塞（心臓発作）によって乳頭筋が壊死に陥ると，対応する房室弁が逸脱することがある．

### 肺動脈弁

右心室の流出路である動脈円錐の先端に肺動脈幹への開口部があるが，ここは**肺動脈弁**（Pulmonary valve）によって閉じられる（図 3.73）．肺動脈弁は3つの**半月弁**（Semilunar cusp）でできており，それらの弁の自由縁は肺動脈幹の管腔内へ上向きに突出する．各半月弁の自由縁の中央部に肥厚した部分があり，これを**半月弁結節**（Nodules of semilunar cusp）といい，その両側の薄い部分を**半月弁半月**（Lunules of semilunar cusp）という（図 3.74）．

3つの半月弁をそれぞれ**左半月弁**（Left semilunar cusp），**右半月弁**（Right semilunar cusp），**前半月弁**（Anterior semilunar cusp）とよぶ．これらの名称は，胎生期に心臓流出路が回転す

る前の位置に対応している．各半月弁はポケット状のくぼみ（肺動脈洞（Pulmonary sinus））を形成する（図 3.74）．これは肺動脈幹の起始部の壁が拡張したものである．心室の収縮直後に血液の反動流がこれらの肺動脈洞を満たし，半月弁を閉ざすことによって，肺動脈幹の血液が右心室へ逆流するのを防ぐ．

### 左心房

**左心房**（Left atrium）は，心底あるいは心臓後面の大部分を形成する．

右心房と同様に，左心房は発生学的に2つの部分からなる．

- 後半部あるいは流入部…4本の肺静脈を取り込んだものである（図 3.75）．その部位の内壁はなめらかで，発生の過程で左心房壁に取り込まれた肺静脈近位部に由来する．
- 前半部…左心耳に続く．この部位は櫛状筋をもち，胚子の原始心房に由来する．右心房の分界稜とは異なり，左心房の前半部と後半部を隔てる明確な構造はない．

心房中隔は，左心房前壁の一部である．中隔の薄い領域あるいは陥凹部は卵円孔の弁で，右心房の卵円窩の対側にあたる．

胎生期には，**卵円孔弁**（Valve of foramen ovale）が，左心房から右心房へ血液が逆流するのを防ぐ．成人において，この弁が完全に癒着しない場合があり，右心房と左心房の間にプローブが通るくらいの細い通路が残ることがある．

### 左心室

**左心室**（Left ventricle）は左心房の前方にある．左心室は，心臓の前面，横隔面，左肺面をつくり，心尖を形成する．

160 第3章 胸部

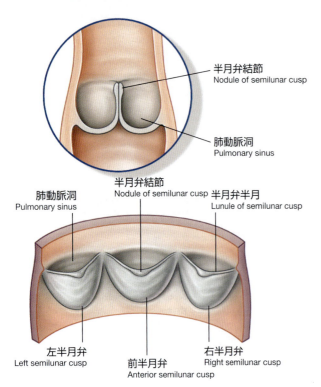

図 3.74　肺動脈弁の後面
[訳注]肺動脈を開いてある．

血液は，**左房室口**（Left atrioventricular orifice）を通って左心房から左心室へ入り，心尖へ向かって前方へ流れる．左心室自体は円錐形で，右心室よりも長く，厚い**心筋層**（Myocardium）がある．流出路（**大動脈前庭**（Aortic vestibule））は，右心室の漏斗の後方でなめらかな壁をもち，胚子の心球に由来する．

左心室の**肉柱**（Trabeculae carneae）は，右心室の肉柱とは対照的に，繊細で精巧である．筋稜や筋橋からなる肉柱の概観は，右心室のものとよく似る（図 3.76）．

また，乳頭筋と腱索がみられ，それらの構造は右心室で説明したのと同様である．**前乳頭筋**（Anterior papillary muscle）と**後乳頭筋**（Posterior papillary muscle）の 2 つの乳頭筋が左心室でもみられ，右心室のものより大きい．

解剖学的体位では，左心室は右心室のやや後方にある．そのため，心室中隔は左心室の前壁と右側壁の一部を形成する．心室中隔は次の 2 部からなる．

- **筋性部**（Muscular part）．
- **膜性部**（Membranous part）．

筋性部は厚くて中隔の主要な部分を形成し，膜性部は薄く中隔の上部をなす．中隔の第三の部分は，三尖弁の中隔尖よりも上方にあるので，**房室中隔**（Atrioventriculat septum）ともよばれる．この領域は，左心室と右心房の間の中隔である．

### 僧帽弁

左房室口は，左心室上部の後方右側に開口する．ここは，心室の収縮時には**僧帽弁**（Mitral valve）（**左房室弁**（Left atrioventricular

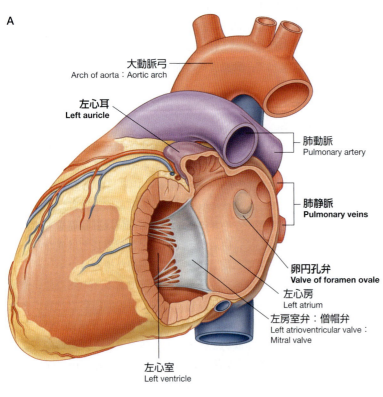

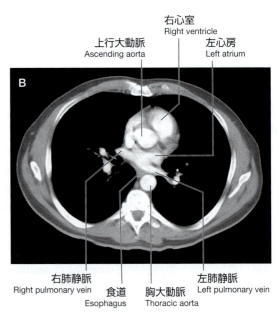

図 3.75　左心房
A：内面．B：左心房へ入る肺静脈を示す CT 画像．

局所解剖・縦隔　161

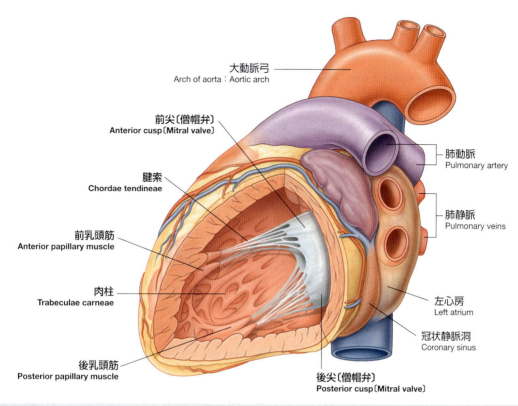

図 3.76　左心室の内面

valve))によって閉じられる．この弁は，**前尖**(Anterior cusp)と**後尖**(Posterior cusp)の2つの尖弁をもつので，二尖弁ともよばれる(**図 3.76**)．尖弁の基部は開口部を囲む線維輪に固定され，尖弁どうしは互いに交連により連続している．乳頭筋と腱索の働きは右心室で説明した通りである．

### 大動脈弁

　大動脈前庭あるいは左心室の流出路は，上方で上行大動脈につながる．左心室から大動脈への開口部は，**大動脈弁**(Aortic valve)で閉じられる．この弁の構造は肺動脈弁に似て3枚の**半月弁**(Semilunar cusp)からなり，それぞれの弁の自由縁は上行大動脈の管腔内へ上向きに突出する(**図 3.77**)．

　半月弁と上行大動脈の壁の間にはポケット状の洞があり，これらを**右大動脈洞**(Right aortic sinus)，**左大動脈洞**(Left aortic sinus)，**後大動脈洞**(Posterior aortic sinus)という．左右の冠状動脈は，それぞれ左・右大動脈洞から起始する．したがって，後大動脈洞と後大動脈弁は，それぞれ**非冠状動脈洞**(Noncoronary sinus)と**非冠状動脈弁**(Noncoronary cusp)とよばれることがある．

　大動脈弁の機能は，肺動脈弁の機能と似ている．すなわち，心室収縮後，血液が逆流して大動脈洞を満たす．このとき，大動脈弁が閉じて，左・右大動脈洞の血液が冠状動脈へ押し出される．

### 心臓骨格

　**心臓骨格**(Cardiac skeleton)は，心房と心室の間の面にある，

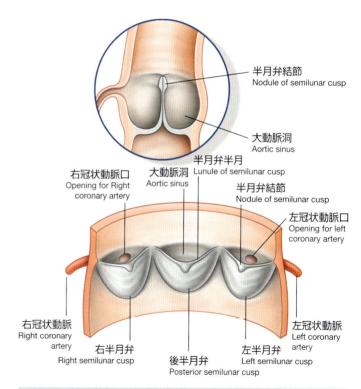

図 3.77　大動脈弁の前面図
[訳注]大動脈を開いてある．

互いに連絡する4つの輪状の緻密な線維性結合組織の集合をいう．心臓骨格の4つの輪は，左右の房室口，大動脈口，肺動脈幹口を囲んでおり，**線維輪**(Anulus fibrosus)とよばれる．線維

## 162　第3章　胸部

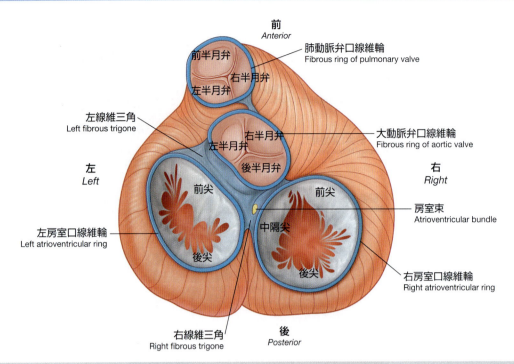

**図3.78　心臓骨格**
心房を除去してある．

---

### 臨床的事項3.21　心臓弁の疾患

心臓の弁に起こる問題は，次の2つのタイプに分けられる．
- **閉鎖不全**(Incompetence, Insufficiency)…弁の機能不全によって起こる．
- **狭窄**(Stenosis)…弁が完全に開かないことによって開口部が狭くなる．

僧房弁疾患は，狭窄と機能不全との混合型であり，普通そのどちらかが優勢である．狭窄も閉鎖不全も，ともに弁の機能不全と，それに伴って起こる次のような心臓の変化をもたらす．
- 左心室肥大（僧房弁狭窄の患者では，さほど顕著ではない）．
- 肺静脈圧の上昇．
- 肺浮腫．
- 左心房の拡大（拡張）と肥大．

僧帽弁狭窄症は，先天性または後天性に起こる．後者の最も一般的な原因はリウマチ熱である．弁の狭窄は，通常，リウマチ性心内膜炎の急性発症から数十年後に起こる．

大動脈弁疾患（大動脈弁狭窄症と大動脈弁閉鎖不全症（逆流））は重篤な心不全を引き起こす．大動脈弁狭窄症は，心臓弁膜症で最も一般的であり，弁尖の石灰化を引き起こすアテローム性動脈硬化症から生じる．また，炎症後やリウマチ熱後にも起きる．感染性心内膜炎，変性弁疾患，リウマチ熱，または外傷は，大動脈弁閉鎖不全症の原因となる可能性がある．

心臓の右側の弁疾患（三尖弁または肺動脈弁の異常）は，感染に起因することが多い．静脈内薬物投与，アルコール依存症，カテーテルの留置，広範囲の火傷は，心臓の弁，特に三尖弁の感染の原因となりうる．弁機能不全のため，右心房と右心室の内圧が異常に変化し，その結果，心不全が起きる可能性がある．

---

輪は，次の領域で連続する．
- **右線維三角**(Right fibrous trigone)…大動脈輪と右房室輪の間の厚い結合組織の領域である．
- **左線維三角**(Left fibrous trigone)…大動脈輪と左房室輪の間の厚い結合組織の領域である（図3.78）．

心臓骨格は，それが囲む開口部を維持するのに関与し，弁の付着部となる．また，心房の筋と心室の筋を隔てる．心房の心筋層は線維輪の上縁から始まり，心室の心筋層は線維輪の下縁から始まる．

心臓骨格はまた，電気的に心房と心室を絶縁する緻密結合組織の隔壁となる．心房と心室の心筋群を結ぶ唯一の連絡路は，線維輪を通過する房室束である．

### 冠状血管系

2本の冠状動脈が，上行大動脈の起始部にある大動脈洞から起始し，心臓の筋とその他の組織を養う．これらの動脈は冠状溝を走って，心臓をとり囲むように周辺への枝（縁枝）と室間枝を出して心尖部へ向かう（図3.79）．

心臓から戻る静脈血は，心臓静脈を通り，大部分は冠状静脈洞に入る．この太い冠状静脈洞は，心臓後面の左心房と左心室の間の冠状溝にある．冠状静脈洞は，下大静脈の開口部と右房室口の間で右心房に開く．

### 冠状動脈

#### 右冠状動脈

**右冠状動脈**(Right coronary artery)は，上行大動脈の右大動脈洞から起始する．この動脈は，前方へ向かい，右心房と右心

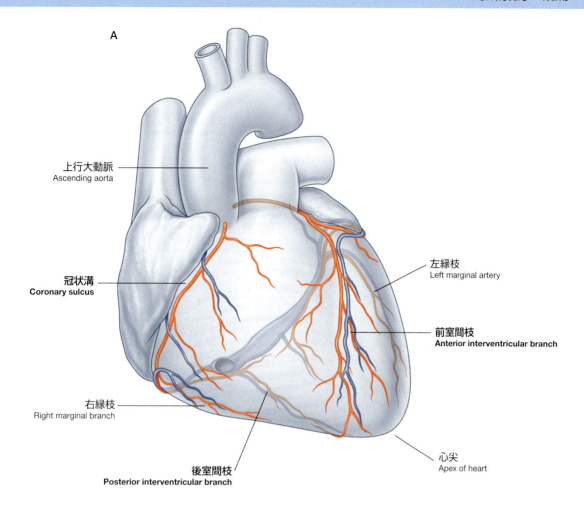
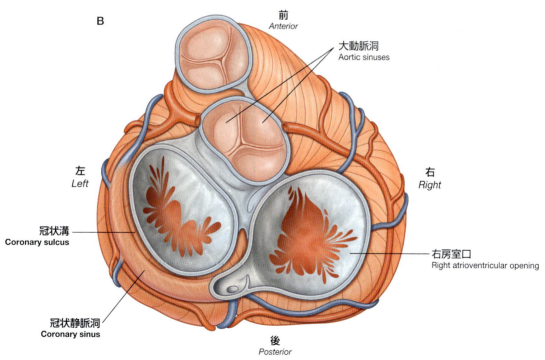

図 3.79 心臓の血管
A：前面．B：上面．心房を除去してある．

164　第3章　胸部

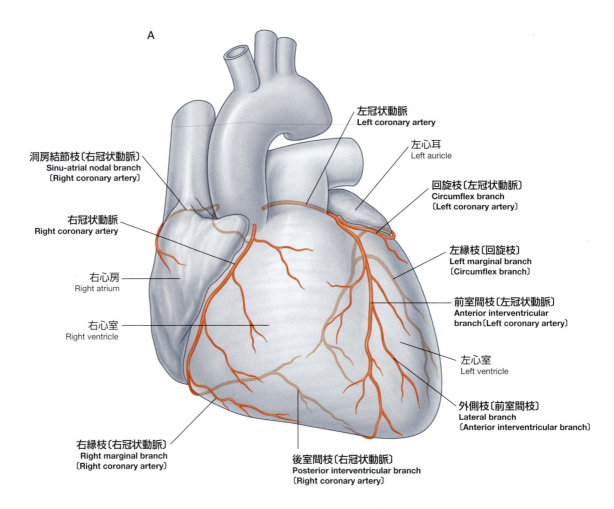
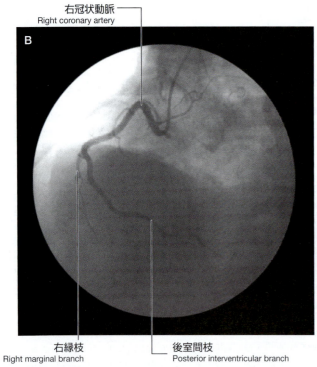
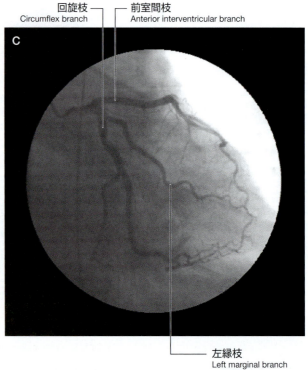

図3.80　冠状動脈
A：冠状動脈の前面図．B：右冠状動脈の左前斜面像．C：左冠状動脈の右前斜面像．

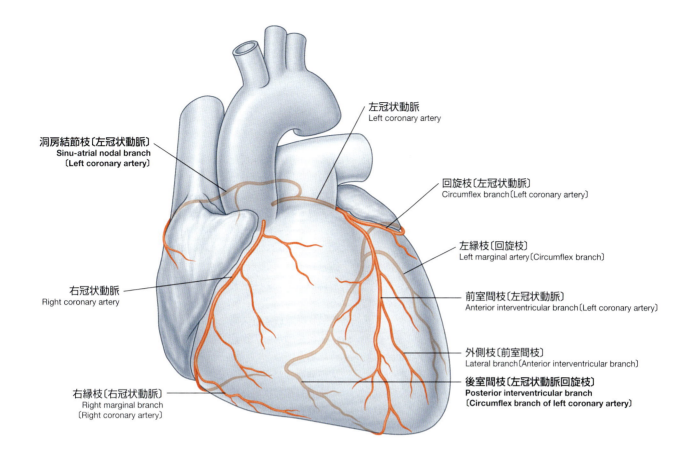

**図 3.81 左冠状動脈**

室の間の冠状溝の中を垂直に下行する（図 3.80A）．心臓の下縁に達すると後方へ曲がり，横隔面と心底部の溝の中に続く．この経過中に数本の枝を主幹から出す．

- **心房枝**（Atrial branch）…右心耳と上行大動脈の間の溝の中を通り，近位部で**洞房結節枝**（Sinuatrial nodal branch）を出す（図 3.80A）．この枝は，上大静脈を回って後方へ向かい，洞房結節に分布する．
- **右縁枝**（Right marginal branch）…右冠状動脈が下縁（鋭縁）に近づいたところでこの枝を出し，下縁（鋭縁）に沿って心尖部へと向かう（図 3.80A，B）．
- **後室間枝**（Posterior interventricular branch）…右冠状動脈が心底と横隔面を走る間に房室結節枝を出し，後室間溝の中を走る最終の主要な枝である（図 3.80A）．

右冠状動脈は，右心房，右心室，洞房結節と房室結節，心房中隔，左心房の一部，心室中隔の後下部 1/3，左心室の後方の一部に分布する．

左冠状動脈

　**左冠状動脈**（Left coronary artery）は，上行大動脈の左大動脈洞から始まる．これは冠状溝に入る前に，肺動脈幹と左心耳の間を通る．肺動脈幹の後方で，この動脈は次の2本の終枝に分かれる（図 3.80A）．

- **前室間枝**（Anterior interventricular branch）…肺動脈幹の左側を回り，前室間溝の中を斜めに心尖の方向へ下行する（図 3.80A，C）．その経過中に，1～2本の太い枝を出し，左心室の前面を横切って斜めに下行する（**対角枝**（Diagonal branch））．
- **回旋枝**（Circumflex branch）…冠状溝から心底および横隔面を左方へ向かい，多くは後室間溝へ達する前に終わる（図 3.80A，C）．1本の太い**左縁枝**（Left marginal artery）が回旋枝から起始し，心臓の鈍縁を越えてのびる．

左冠状動脈は，左心房と左心室の大部分，ならびに房室束とその枝を含む心室中隔の大部分に分布する．

冠状動脈の分布様式の破格（変異）

冠状動脈の基本的な分布様式には，いくつかの大きな変異がみられる．

- 右冠状動脈優位…後室間枝が右冠状動脈から起始する．上記の左・右冠状動脈の分布様式であり，最も一般的なものである．右冠状動脈は左心室後壁の大部分に分布し，左冠状動脈の回旋枝は比較的小さい．
- 左冠状動脈優位…後室間枝は太い回旋枝から起始し，左心室の後壁の大部分に分布する（図 3.81）．
- 他の変異型…多くの場合，洞房結節と房室結節には右冠状動脈の枝が分布する．しかし，左冠状動脈の回旋枝の枝が分布することもある．

### 臨床的事項 3.22　冠状動脈の臨床用語

臨床では，冠状血管を表すのに解剖学用語とは異なる名称を用いることがある．短い左冠状動脈は，**左主幹動脈**(Left main stem artery)とよばれる．その主要な枝の一つである前室間枝は**左前下行枝**(Left anterior descending branch：LAD)，同様に，右冠状動脈の終枝である後室間枝は**後下行枝**(Posterior descending artery：PDA)とよばれる．

### 臨床的事項 3.23　心臓発作

心臓発作は，心筋への循環が組織の代謝に対して不十分であるときに起こるものであり，不可逆性の組織の障害をもたらす．最も一般的な原因は，冠状動脈の主枝の完全閉塞による．

■冠状動脈疾患

冠状動脈の主枝の閉塞は，通常アテローム性動脈硬化症より，心筋の一部の領域への酸素の供給不足ならびに細胞死をもたらす(図3.82)．重症度は，その動脈の供給領域の大きさと位置ならびに完全閉塞か否か，さらに他の動脈からの側副路があるかどうかによる．重症度によって，患者は狭心症または心筋梗塞を引き起こす．

■経皮的冠動脈形成術

**経皮的冠動脈形成術**(Percutaneous coronary intervention)は，カテーテルを大腿部から，大腿動脈，外腸骨動脈，総腸骨動脈，腹大動脈に挿入する手技である．カテーテルを，胸大動脈を通じてさらに上行させ，冠状動脈の起始部にまで到達させる．冠状動脈には，橈骨動脈または上腕動脈を経由して到達することもできる．細いワイヤをさらに冠状動脈に通していき，狭窄部位を通過させる．その後，細いバルーンをワイヤの上に通し，閉塞部で膨らませて狭窄部位を広げるのである．このことを血管形成術という．さらに一般的には，閉塞部位が閉じないように，精細な網状の筒(**ステント**(Stent))の設置を追加する．他の経皮的血管形成術としては，冠状動脈の塞栓の吸引除去や冠状動脈の回転式粥状斑切除(**ロータリーアブレーション**(Rotary ablation))が行われる．

■冠状動脈バイパス術

冠状動脈疾患の範囲が経皮的血管形成術を行うには広すぎるような場合には，冠状動脈バイパス術が必要となる．下肢では，大伏在静脈が移植に用いられる．大伏在静脈は，数本に分けられ，それぞれを冠状動脈の主枝のバイパスに用いられる．内胸動脈や橈骨動脈も使われることがある．

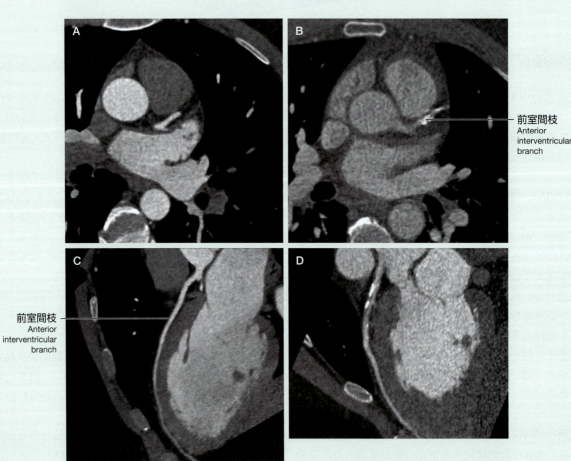

図3.82　心臓のCT 横断像を最大値投影法で示したもの(A，B)と心臓の垂直長軸方向のCT 多断面再構成像(C，D)
**A**：正常の前室間枝．**B**：狭窄(石灰化)した前室間枝(左前下行枝)．**C**：正常の前室間枝．**D**：狭窄(石灰化)した前室間枝．

## 臨床的事項 3.24　心臓の関連痛

　心筋梗塞(Myocardial infarction)によって心細胞が壊死すると，痛覚線維(内臓求心性)が刺激される．これらの内臓感覚線維は，心臓を支配する交感神経線維の経路をたどり，脊髄の第1～4胸髄(T1～4)レベルの間に入る．このレベルでは，第1～4胸神経(T1～4)からの体性求心性神経も後根を介して脊髄に入る．内臓性および体性の求心性神経は介在ニューロンとシナプスをつくる．介在ニューロンは，脊髄を通過した後，第1～4胸髄レベルに相当する脳の体性感覚領域に達する第二ニューロンとシナプスをつくる．脳は内臓感覚分布と体性感覚分布を明確に区別できないため，痛みが内臓器官(心臓等)ではなく体性感覚領域から生じていると解釈してしまう(図3.83)．

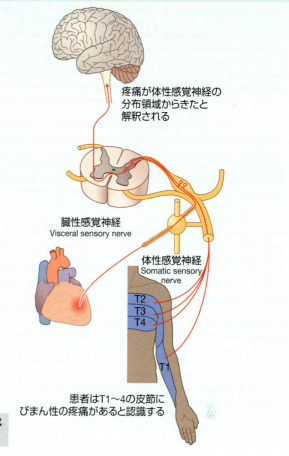

図 3.83　第1～4胸髄(T1～4)レベルの皮膚分節で心臓の痛みを感じるメカニズム

## 臨床的事項 3.25　心音の聴診

　心音の聴診によって正常な心臓周期がわかり，それにより医師は心拍，心拍のリズムと規則性を調べることができる．さらに，心臓周期の相に特徴的な心雑音があれば，聴取することができる(図3.84)．

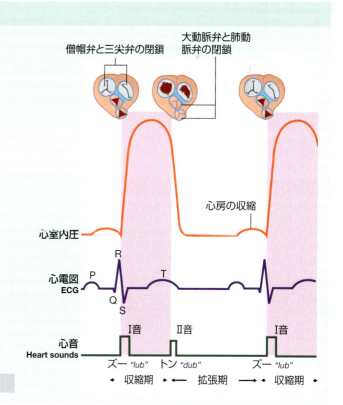

図 3.84　心音と弁の開閉，心電図(ECG)，心室内圧の関係

### 臨床的事項 3.26　先天性心疾患

　生まれつきの異常（先天異常）のうち最も頻度が高いのは，心房中隔および心室中隔の形成不全によって起こる先天性心疾患である．

　心房中隔の形成異常があると，血液が圧の高い心臓の部屋から圧の低い心臓の部屋へ流れる．これは臨床的に**短絡（シャント）**(Shunt) といわれる．**心房中隔欠損**(Atrial septal defect：ASD) では，左-右シャントの結果として，酸素濃度の高い血液が左心房（圧が高い）から心房中隔の欠損部を通って右心房（圧が低い）へ流れ，右側の循環に負荷がかかる．心房中隔欠損をもつ患者は症状を示さないことも少なくない．しかし，患者によっては症状があり，外科的あるいは血管内処置により開存部を閉じる必要がある．長年にわたって右心房へ流入する血液量が異常に増加すると，右心房や右心室の肥大，肺動脈幹の拡張をきたし，肺動脈高血圧症を起こす．そのような場合，患者は息切れ，易疲労感，動悸，失神発作および心不全を示すことがある．心房中隔欠損は，左心室は，還流する血液量の増加による影響を受けないので拡張しない．

　先天性心疾患のうちで最も多いのは，心室中隔が完全には形成されない**心室中隔欠損**(Ventricular septal defect：VSD) である．この疾患は，心室中隔の膜性部に最も高頻度に起こり，そのため血液は左心室（より圧が高い）から右心室（より圧が低い）へ流れ，体循環と肺循環との間の異常な交通ができる．これは，右心室肥大，肺血流の増大，肺動脈圧の上昇，ならびに左心室に還流する血液量の増加をもたらし，左心室の拡張の原因となる．多くの重症例では，肺高血圧が肺水腫の原因となる．大きな心室中隔の欠損部を放置すると重篤な臨床的問題を引き起こすので，外科的な処置が必要となる．

　**Fallot 四徴症**(Tetralogy of Fallot) は，出生直後に最も多く診断されるチアノーゼ性先天性心疾患であり，肺動脈狭窄，心室中隔欠損，（程度の差はあるが）大動脈騎乗，および右心室肥大という 4 つの異常が古くから知られている．右心室の発達不良ならびに肺動脈狭窄により，肺への血流が減少し，結果として心臓に戻る酸素を含んだ血液の量が減少する．心室中隔欠損により酸素を含む血液と酸素を含まない血液が混合する．混合した血液は，大動脈から主要臓器に運ばれ，酸素不足やチアノーゼを引き起こす．乳児は出生時または哺乳時や泣いたりしたときにチアノーゼを起こすことがある．本疾患のほとんどの乳児は外科的介入を必要とする．人工心肺が使用されるようになり，手術結果は非常に満足しうるものになった．

　時に，左肺動脈と大動脈弓の下部を連絡する**動脈管**(Ductus arteriosus) が，出生時に閉鎖しないことがある．この異常を**動脈管開存**(Patent/Persisitent ductus arteriosus：PDA) という．動脈管が閉鎖しないと，大動脈弓（より圧が高い）の酸素濃度の高い血液が左肺動脈（より圧が低い）へ流れ，肺高血圧症を起こし，左心房と左心室が肥大する．動脈管開存の患者においては，外科的閉鎖後の後遺症はほとんどなく，予後はきわめて良い．

　上記の心奇形は，左から右へのシャントを生じ，心臓の右側の酸素濃度の低い血液が肺循環へ向かう前に，心臓の左側の高酸素濃度の血液と混じることになる．このようなシャントは日常生活で問題が生じることは少ないが，外科的治療あるいは血管内治療が必要となることもある．

　まれに，シャントが右から左に起こることがある．この型のシャントはしばしば他の奇形と合併し，酸素濃度の低い血液が肺循環と体循環へ戻る．このような異常を放置すると致命的となる．

### 臨床的事項 3.27　心臓発作の古典的症状

　典型的な症状は，激しく 20 分以上続く胸の重苦しさまたは締めつけ感があり，しばしば発汗がある．胸部痛（"胸の上に象が乗っているよう" と表現するか，握った拳を胸の上に置いて痛みを表現する (Levine sign)）は，しばしば（一般的に右よりも左の）腕に放散し，吐き気を催すことがある．虚血と梗塞の重症度は，閉塞または狭窄の程度ならびに側副血行路が形成されるか否かに依存する．

### 臨床的事項 3.28　心臓発作の症状の男女差

　男性も女性も，激しい胸痛，冷や汗，左腕の痛みといった典型的な症状を経験することになるが，女性は男性より症状が微妙で認識しにくいことが多い．腹痛，顎や背中の痛み，吐き気，息切れ，または単なる疲労といったものが含まれる．このような症状が起こるメカニズムについてはまだわかっていないが，幅広い症状から心虚血を考慮することが重要である．

### 臨床的事項 3.29　刺激伝導系の虚血

　刺激伝導系は，冠状動脈疾患により影響を受けることがある．刺激伝導系への動脈血の供給が阻害されると，心臓の正常な拍動が障害される可能性がある．拍動の不整が，心拍や心室の収縮順序に影響を及ぼすと，心不全や死に至ることがある．

## 心臓の静脈

　**冠状静脈洞**(Coronary sinus) には，4 つの主要な支流が注ぐ．それらは，**大心臓静脈**(Great cardiac vein)，**中心臓静脈**(Middle cardiac vein)，**小心臓静脈**(Small cardiac vein)，**後心臓静脈**(Posterior cardiac vein) である．

### 大心臓静脈

　大心臓静脈は，心尖に始まる（**図 3.85A**）．これは前室間溝の中を上行し，そこでは前室間動脈に沿って走るので，しばしば**前室間静脈**(Anterior interventricular vein) ともよばれる．冠状溝に達すると，大心臓静脈は左へ曲がり，心底と横隔面で左冠状動脈の回旋枝に伴行する．さらに，冠状溝の中をその動脈に沿って走り，大心臓静脈は徐々に太くなって冠状静脈洞をつくり，右心房へ入る（**図 3.85B**）．

### 中心臓静脈

　中心臓静脈（**後室間静脈**(Posterior interventricular vein)）は，

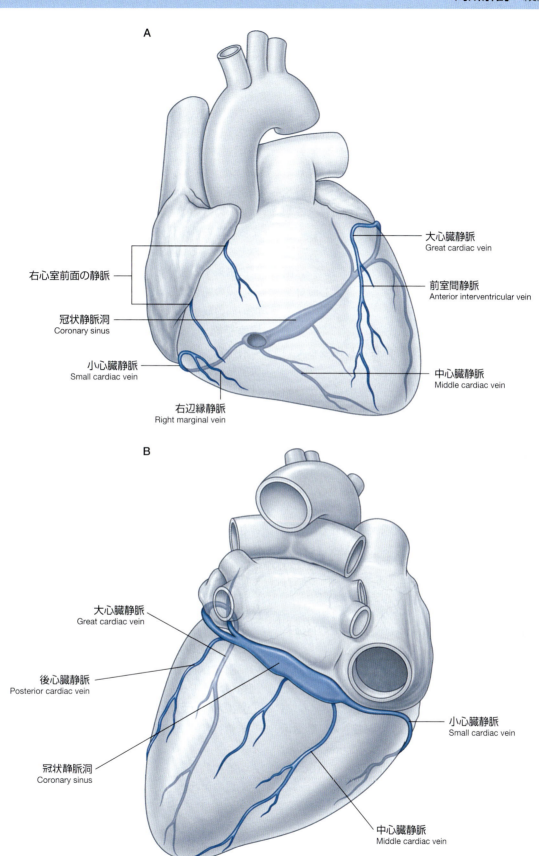

図 3.85　主要な心臓の静脈
A：主要な心臓の静脈の前面図．B：主要な心臓の静脈の後下面図．

心尖の近くで始まり，後室間溝の中を静脈洞に向かって上行する（図3.85B）．これは全経路にわたって，右冠状動脈あるいは左冠状動脈の後室間枝に伴行する．

### 小心臓静脈
小心臓静脈は，右心房と右心室の間の冠状溝の前下方部で始まる（図3.85A）．この溝の中を走って心底と横隔面へ向かい，その心房端で冠状静脈洞へ注ぐ．その全経路にわたって右冠状動脈に伴行し，**右辺縁静脈**（Right marginal vein）を受け入れる（図3.85A）．この小さな静脈は，心臓の鋭縁に沿って右冠状動脈の右縁枝に伴行する．右辺縁静脈が，小心臓静脈に合流しない場合には，直接右心房へ入る．

### 後心臓静脈
後心臓静脈は，左心室の後面で中心臓静脈のすぐ左にある（図3.85B）．これは，直接冠状静脈洞に流入するか，大心臓静脈に合流する．

### 他の心臓の静脈
この他に2群の心臓の静脈が心臓の静脈還流に関与している．

- **前心臓静脈**（Anterior cardiac vein）…右心室の前面から始まる小さな静脈である（図3.85A）．冠状溝を越えて右心房の前壁に入り，右心室の前部の血液を環流する．右辺縁静脈が小心臓静脈に流入しない場合は，この静脈に流入する．
- **最小心臓静脈**（Venae cordis minimae）**Thebesius静脈**（Veins of Thebesius））…冠状静脈洞ではなく，直接心腔内へ流入する多数の静脈である．右心房と右心室にみられる．左心房にもみられることがあるが，まれに左心室にもみられる．

### 冠状リンパ管
心臓のリンパ管は，冠状動脈に伴行し，主に次のリンパ節に流入する．

- **腕頭リンパ節**（Brachiocephalic nodes）…腕頭静脈の前方にある．
- **気管気管支リンパ節**（Tracheobronchial nodes）…気管の下端にある．

### 刺激伝導系
心房と心室の筋は，自発的に収縮することができる．**刺激伝導系**（Conducting system of heart：Cardiac Conduction system）は，心筋の収縮を開始し，心臓の動きを調律する．刺激伝導系は，結節と特殊心筋細胞のネットワークからなり，次の4つの基本的な要素に分けられる．

- **洞房結節**（Sinu-atrial node）．
- **房室結節**（Atrioventricular node）．
- **房室束**（Atrioventricular bundle）と**左脚**（Left bundle）および**右脚**（Right bundle）．
- **Purkinje線維**（Purkinje fiber）（刺激伝導細胞の心内膜下叢（Subendocardial plexus of conduction cells））．

刺激伝導系の特有の分布によって，心筋の重要な一方向性の興奮・収縮が可能になる．その走行中，刺激伝導系の大きな枝は結合組織によって周囲の心筋から隔離されている．これによって心筋線維への不適切な刺激や，それによる収縮を防ぐ．心内膜下のネットワークでは，刺激伝導路と心筋の間に多くの機能的接点ができる．

こうして興奮と収縮の一方向性の波が起こり，乳頭筋や心室の尖端から始まった心筋の動きが，動脈の流出路へと伝えられる．

### 洞房結節
心臓の律動は，心臓のペースメーカーである洞房結節から始まる．この細胞集団は上大静脈と右心房の接合部である分界稜の上端にある（図3.86A）．これはまた，右心房の胚子の静脈洞に由来する部分と固有心房との境界でもある．

心臓の興奮刺激は，洞房結節で発生し，心房壁に広がって心房の筋の収縮をもたらす．

### 房室結節
同時に，心房の興奮波は**房室結節**に伝わり，これを刺激する．房室結節は，冠状静脈洞の開口部付近，三尖弁中隔尖の付着部付近，房室中隔内に位置する（図3.86A）．

房室結節は刺激伝導系の始まりを形成する特殊な細胞集団であるが，房室束は興奮刺激をすべての心筋に広げる刺激伝導系である．

### 房室束
**房室束**は，房室結節に直接続いている（図3.86A）．これは，心室中隔膜性部の下縁に沿って走り，左右の脚に分かれる．

右脚は，心室中隔の右面を右心室の尖端方向へ向かう．中隔から中隔縁柱に入り，前乳頭筋の基部に達する．ここで分かれて，刺激伝導系の最終要素である心室の心内膜下叢（Purkinje線維）に続く．この特殊化した細胞のネットワークは，心室全体に分布し，乳頭筋を含む心室の筋に広がる．

左脚は，筋性心室中隔の左側を通り，左心室の尖端まで下行する（図3.86B）．この経過中に分枝し，最終的に刺激伝導系の細胞の心内膜下叢（Purkinje線維）へ続く．右側と同様，特殊細胞のネットワークが心室全体へ興奮を広げる．

### 心臓の神経支配
末梢神経系の自律神経要素が，心臓の次の働きを調節している．

- 心拍数．
- 収縮の強さ．
- 心拍出量．

副交感神経系と交感神経系の枝が，**心臓神経叢**（Cardiac plexus）を形成する．この神経叢は，大動脈弓の下で大動脈弓と肺動脈幹の間にある**浅部**（Superficial part；図3.87A）と，大動脈弓と気管分岐部との間にある**深部**（Deep part；図3.87B）からなる．

心臓神経叢から出る枝は，交感神経と副交感神経からなる混合神経で，心臓を支配する．これらの枝が刺激伝導系の結節と

局所解剖 • 縦隔　171

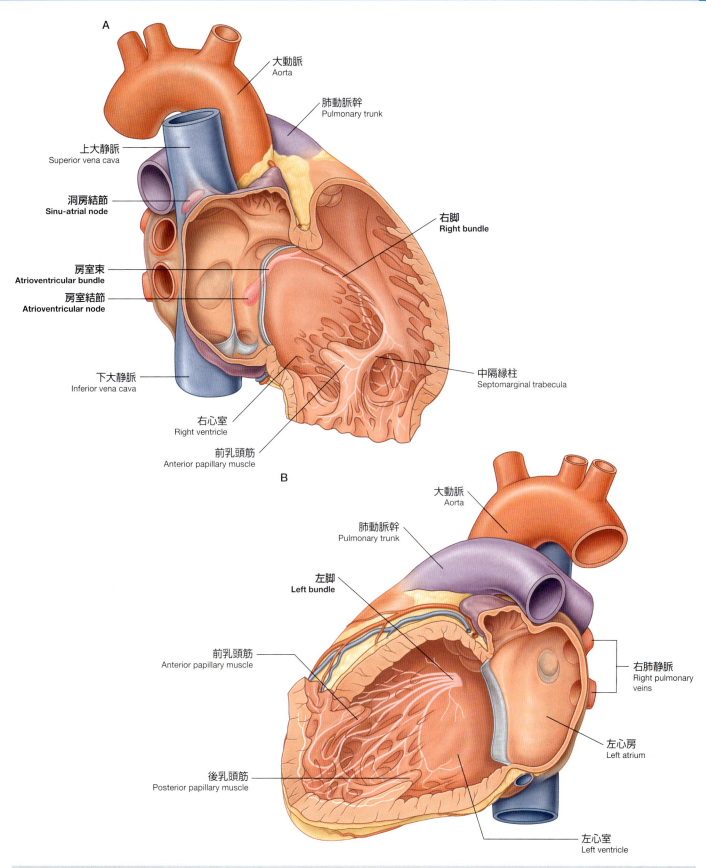

図 3.86　心臓の刺激伝導系
A：右の心腔．B：左の心腔．

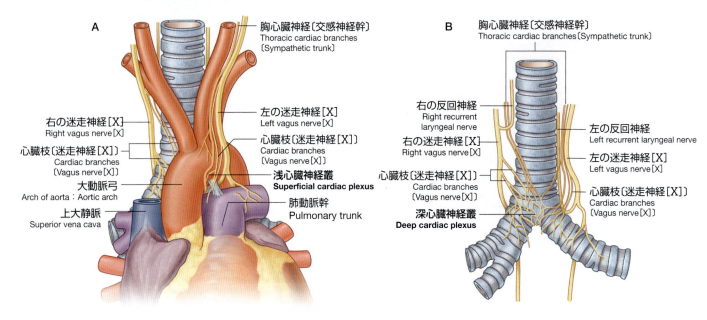

図 3.87　心臓神経叢
A：浅部．B：深部．

その他の要素，冠状血管，心房と心室の筋を支配する．

#### 副交感神経支配
副交感神経系が刺激されると，次のことが起こる．
- 心拍数の減少．
- 収縮力の低下．
- 冠状動脈の収縮．

副交感神経節前線維は，左右の迷走神経から胸心臓枝として心臓に達する．これらの神経は心臓神経叢に入り，神経叢内あるいは大動脈壁内にある神経節内で節後線維に接合する．

#### 交感神経支配
交感神経系が刺激されると，次のことが起こる．
- 心拍数の増加．
- 収縮力の増大．

交感神経線維は，交感神経幹から胸心臓神経を経て心臓に達する．胸髄の上位4～5分節からの交感神経節前線維が入り，交感神経幹を通って走る．これらは頸部と胸部の上位の交感神経節内でシナプスをつくり，節後線維は交感神経幹から両側性の枝として心臓神経叢へ入る．心臓神経叢からは，交感神経線維と副交感神経線維の両方の線維を含む小さな枝を出し，これが心臓を支配する．

#### 臓性求心性神経線維
心臓からの臓性求心性神経線維もまた，心臓神経叢の構成要素の一つである．これらの神経線維は，心臓神経叢を経由し，交感神経幹からの胸心臓神経と迷走神経の胸心臓枝を通り，中枢神経系へ向かう．

迷走神経の胸心臓枝とともに走る求心性神経線維は，迷走神経［X］に戻る．これらは，血圧や血液化学成分等のいろいろな感覚を伝え，主に心臓反射に関係する．

交感神経幹からの胸心臓神経とともに走る求心性神経線維は，交感神経幹の頸部あるいは胸部領域に戻る．これらが交感神経幹の頸部領域にある場合には，求心性神経線維が胸部領域へ下行し，交感神経幹の胸部領域からの求心性神経線維とともに，胸髄の上位4～5分節に再び入る．交感神経系とともに走る臓性求心性神経線維は，心臓の組織障害（虚血等）の際に細胞レベルで感知される心臓の痛みを伝達する．この痛みは，しばしば同じ脊髄レベルで支配されている皮膚領域の痛みとして感じられ，関連痛（Referred pain）とよばれる（臨床的事項3.24参照）．

### 肺動脈幹
心囊内に含まれる肺動脈幹（Pulmonary trunk）は，漿膜性心膜の臓側板に覆われ（図3.88），上行大動脈と共通の鞘に包まれて伴行する．肺動脈幹は，大動脈口のやや前方の肺動脈幹口で右心室の動脈円錐から起始して上行し，左後方へ向かう．最初は上行大動脈の前にあるが，やがてその左に位置するようになる．肺動脈幹は，ほぼ第5・6胸椎（TV・VI）間の椎間円板の高さにあり，胸骨左縁，左の第3肋軟骨の後方で，左右の肺動脈に分かれる．
- 右肺動脈…上行大動脈と上大静脈の後方を右へ向かい，右肺に入る．
- 左肺動脈…大動脈弓の下ならびに下行大動脈の前方を通り，左肺に入る．

### 上行大動脈
上行大動脈（Ascending aorta）は，心囊の中にあり，肺動脈幹とともに漿膜性心膜の臓側板で覆われる（図3.88A）．

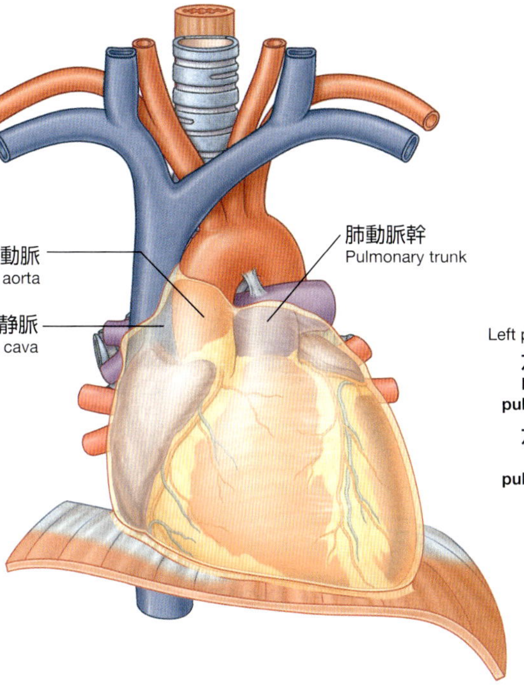

局所解剖 • 縦隔　173　3

A

上行大動脈
Ascending aorta

上大静脈
Superior vena cava

肺動脈幹
Pulmonary trunk

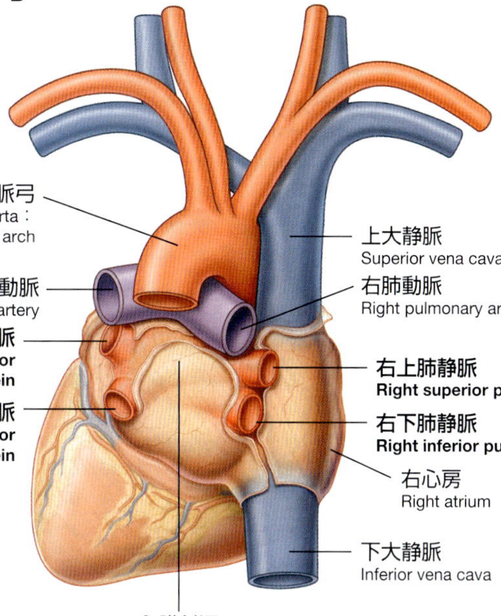

B

大動脈弓
Arch of aorta：
Aortic arch

左肺動脈
Left pulmonary artery

左上肺静脈
**Left superior
pulmonary vein**

左下肺静脈
**Left inferior
pulmonary vein**

上大静脈
Superior vena cava

右肺動脈
Right pulmonary artery

右上肺静脈
**Right superior pulmonary vein**

右下肺静脈
**Right inferior
pulmonary vein**

右心房
Right atrium

下大静脈
Inferior vena cava

心膜斜洞
Oblique pericardial sinus

図 3.88　中縦隔内の主要な血管
**A**：前面. **B**：後面.

上行大動脈の起始部は，左心室底にある大動脈口で，これは左第3肋軟骨下縁の高さ，胸骨の左半分の後方にあたる. 上方へ向かうにつれて，やや右前方へ移動する. 上行大動脈は，右第2肋軟骨の高さで上縦隔に入り，ここから**大動脈弓**（Arch of aorta：Aortic arch）とよばれる.

上行大動脈が左心室から起始する部位のすぐ上方に，大動脈弁の半月弁に対応する3つの小さな外向きの膨らみがある. これらが後・右・左の**大動脈洞**（Aortic sinus）である. 左・右の冠状動脈は，それぞれ左・右の大動脈洞から起始する.

## その他の血管

**上大静脈**（Superior vena cava）の下半分は，心囊内にある（**図3.88B**）. 上大静脈は，ほぼ第2肋軟骨の高さで線維性心膜を通過し，第3肋軟骨下縁の高さで右心房に入る. 心囊内では，その後面の小さな領域を除いて漿膜性心膜で覆われる.

**下大静脈**（Inferior vena cava）は，横隔膜を通過した後，ほぼ第8胸椎（T VIII）の高さで線維性心膜の中に入る. この血管の短い部分は，右心房に入る前に心囊内を通る. 心囊内では後面の小さな領域を除いて漿膜性心膜で覆われる（**図3.88B**）.

左右の肺静脈の一部も心囊内にある. これらの静脈は，通常，左右の肺からそれぞれ2本ずつが線維性心膜を通って左心房の後面上部に入る. 心囊内では，これらの静脈は，後面の一部を除いて漿膜性心膜で覆われる. さらに，左・右の肺静脈の間にある**心膜斜洞**（Oblique pericardial sinus）が心囊内にある（**図3.88B**）.

## ▶ 上縦隔（縦隔の上部）

**上縦隔**（Superior mediastinum）は，胸骨柄の後方で，上位4胸椎の椎体の前方にある（**図3.59** 参照）.

■ 上方の境界…頸静脈切痕から上後方へ向かい，第1胸椎（T I）の上縁を通る斜めの面である.

■ 下方の境界…胸骨角から第4・5胸椎（T IV・V）間の椎間円板を通る水平面で，これが上縦隔と下縦隔を分ける.

■ 外側方の境界…左右とも壁側胸膜の縦隔部である.

上縦隔は，上方は頸部へ，下方は下縦隔へと続いている.

上縦隔内にみられる主な構造は次の通りである（**図3.89**，**図3.90**）.

■ 胸腺.
■ 右および左腕頭静脈.
■ 左上肋間静脈.
■ 上大静脈.
■ 大動脈弓と3本の太い枝（腕頭動脈，左の総頸動脈，左の鎖骨下動脈）.
■ 気管.
■ 食道.
■ 横隔神経.
■ 迷走神経.
■ 左の迷走神経の反回神経.
■ 胸管.
■ その他の小さな神経，血管，リンパ管.

## 174 第3章 胸部

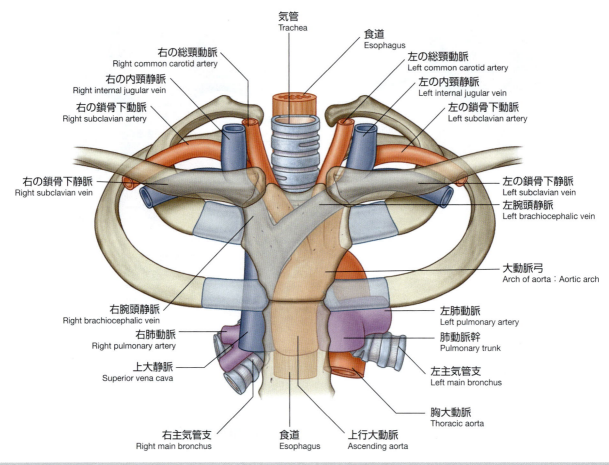

図3.89 上縦隔内の構造

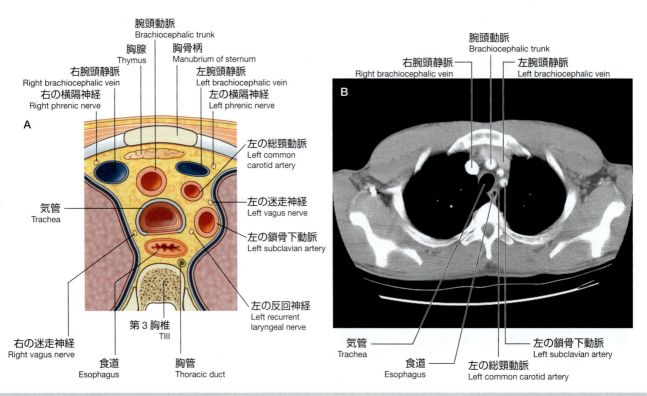

図3.90 第3胸椎の高さで上縦隔を通る横断面
A：模式図． B：CT画像．

局所解剖・縦隔 175

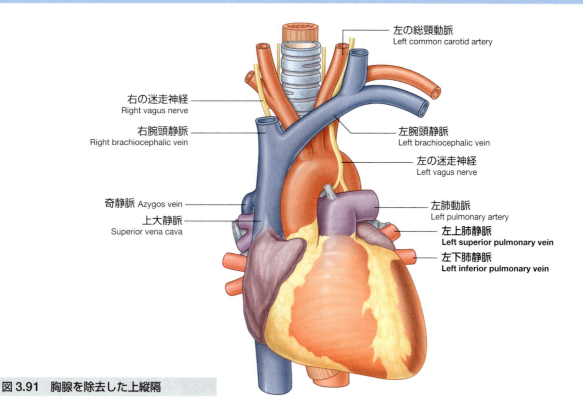

図 3.91　胸腺を除去した上縦隔

## 胸腺

　胸腺（Thymus）は，上縦隔の最も前方にある器官で，胸骨柄のすぐ後方にある．これは，非対称な2葉からなる（図 3.60 参照）．

　胸腺の上部は頸部の甲状腺の高さに達することもあり，下部は一般に前縦隔の中で心嚢の上にまで広がる．

　胸腺は，免疫系の初期の発生に関与するので，小児では大きいが，思春期以降に萎縮し始め，成人における大きさはさまざまである．高齢者では，胸腺は萎縮して，器官としてかろうじて認められる程度で，大部分は脂肪組織からなり，時に2葉の脂肪組織として認められる．

　胸腺への動脈は，内胸動脈から起始する細い枝である．静脈は，腕頭静脈に入るが，内胸静脈に注ぐこともある．

　リンパ管は，次の場所にある1つあるいはそれ以上のリンパ節に入る．

- 内胸動脈に沿った（胸骨傍）リンパ節．
- 気管分岐部の（気管気管支）リンパ節．
- 頸部基部のリンパ節．

## 左腕頭静脈と右腕頭静脈

　左腕頭静脈（Left brachiocephalic vein）と右腕頭静脈（Right brachiocephalic vein）は，胸腺のすぐ後方に位置する．左・右の腕頭静脈は，内頸静脈と鎖骨下静脈が合流して形成される（図 3.89）．左腕頭静脈は，正中線を越えて右腕頭静脈と合流し，上大静脈を形成する（図 3.91）．

- **右腕頭静脈**…右鎖骨内側端の後方で始まり，垂直に下行して左腕頭静脈と合流し，上大静脈になる．右腕頭静脈には，椎骨静脈，第1肋間静脈，内胸静脈が注ぐ．下甲状腺静脈と胸腺静脈が注ぐこともある．
- **左腕頭静脈**…左鎖骨内側端の後方で始まる．これはやや下行しながら正中線を越えて右側へ移り，右胸骨縁に近い右第1肋軟骨下縁の後方で右腕頭静脈と合流して上大静脈を

### 臨床的事項 3.30　胸腺内の異所性副甲状腺

　副甲状腺は，第3咽頭弓から発生するが，胸腺もここからできる．そのため胸腺には異所性副甲状腺がみられることがあり，その場合は胸腺が異所性の副甲状腺ホルモンの産生部位になる．

### 臨床的事項 3.31　中心静脈と透析静脈の確保

　太い静脈は，大量の液体（輸液），薬剤，血液を投与するための中心静脈路として用いられる．これらの輸液チューブ（小口径のチューブ）が，多くの場合，静脈穿刺によって腋窩静脈，鎖骨下静脈，内頸静脈に挿入される．輸液チューブの先端は，縦隔内の主要な静脈を経由して，上大静脈の遠位端から右心房内に留置される．

　透析の場合にも，同様のチューブが腎不全患者の体内に入れられ，一方の管から大量の血液を吸引し，もう一方の管で再注入する．

# 176　第3章　胸部

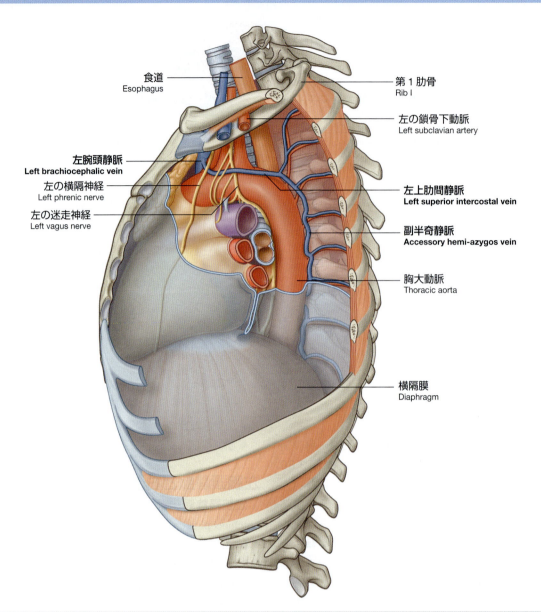

**図3.92　左上肋間静脈**
第1肋間静脈は示していない．

形成する．左腕頭静脈は，椎骨静脈，第1肋間静脈，左上肋間静脈，下甲状腺静脈，内胸静脈が注ぐ．胸腺静脈と心膜の静脈が注ぐこともある．左腕頭静脈は，成人では胸骨柄の後で正中線を越える．幼児や子どもでは，左腕頭静脈は胸骨柄の上端よりも上方にあり，骨によって保護されないため，外力等の影響を受けやすい．

## 左上肋間静脈

　左上肋間静脈（Left superior intercostal vein）には，上位の2～3本，時に4本の左の肋間静脈，左の気管支静脈，時に左の心膜横隔静脈が注ぐ．これは大動脈弓の左，左の迷走神経の外側，左の横隔神経の内側を通り，左腕頭静脈に注ぐ（図3.92）．下方では**副半奇静脈**（Accessory hemi-azygos vein）に合流することもある．

### 臨床的事項3.32　下大静脈への到達のための上大静脈の利用

　上・下大静脈は同じ垂直線上に位置しているので，ガイドワイヤ，カテーテル，輸液管を上大静脈から右心房を経て下大静脈へ通すことができる．これは，次のような処置を行うために用いられる．

- 経頸静脈肝生検（Transjugular liver biopsy）．
- 経頸静脈肝内門脈系シャント（Transjugular intrahepatic portasystemic shunt：TIPS）．
- 下大静脈フィルター（Inferior vena cava filter）…深部静脈血栓（Deep vein thrombosis：DVT）の患者等の，下肢や骨盤内の静脈から剥がれた血栓を捕捉するために挿入される．

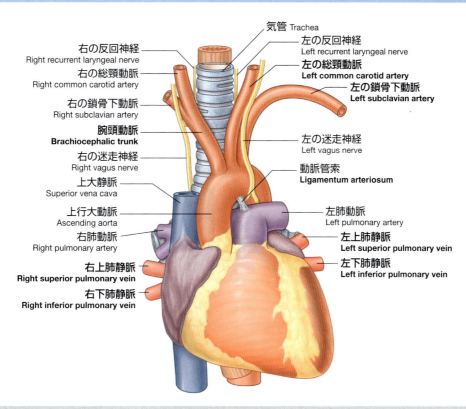

図 3.93 胸腺と静脈系を除去した上縦隔

## 上大静脈

垂直方向に走る**上大静脈**(Superior vena cava)は，右第1肋軟骨下縁の後方で，左右腕頭静脈が合流して始まり，右第3肋軟骨の下端で右心房に入るところで終わる(図 3.89 参照)．

上大静脈の下半部は心嚢内にあるため，中縦隔に含まれている．

上大静脈が心嚢に入る直前に奇静脈が注ぐ．また心膜の静脈と縦隔の静脈が注ぐこともある．

上大静脈は，縦隔の右上外側縁の一部を形づくるので，胸部X線画像で容易に観察することができる(図 3.69A 参照)．

## 大動脈弓とその枝

胸郭にある大動脈は，**上行大動脈**(Ascending aorta)，**大動脈弓**(Arch of aorta：Aortic arch)，**胸大動脈**(Thoracic aorta)(**下行大動脈**(Descending aorta))に分けられる．このうち大動脈弓のみが上縦隔内にある(図 3.89 参照)．大動脈弓は，上行大動脈が心嚢から出たところに始まり，上縦隔の中を上方，後方，左方へと向かい，第4・5胸椎(T Ⅳ・Ⅴ)間の左側で終わる．大動脈弓は，高い位置では胸骨柄の中ほどの高さまで達し，はじめは気管の前にあるが，最終的に気管の外側に位置するようになる．

大動脈弓の上縁から3本の枝が起始する．それら3本の動脈の起始部の前を左腕頭静脈が横切る．

### 第1の枝

大動脈弓の第1の枝は，右側に起始する**腕頭動脈**(Brachiocephalic trunk)である(図 3.93)．これは3本の枝のうち最大の枝で，胸骨柄の後方にあるこの動脈の起始部は他の2本の枝よりもやや前方にある．腕頭動脈はやや後方，右方向へ向かって上行する．右の胸鎖関節上端の高さで，腕頭動脈は次の2本の動脈に分岐する．

- **右の総頸動脈**(Right common carotid artery)．
- **右の鎖骨下動脈**(Right subclavian artery；図 3.89 参照)．

右の総頸動脈は，主として右側の頭部と頸部に，右の鎖骨下動脈は主として右上肢に分布する．

---

### 臨床的事項 3.33　大動脈縮窄症

**大動脈縮窄症**(Coarctation of aorta)は一種の先天異常で，左の鎖骨下動脈起始部のすぐ遠位で大動脈の内腔が狭窄している．この部位で大動脈がかなり狭くなるため，腹部と下肢への動脈血の供給が減少する．時間の経過とともに胸壁と腹部のまわりに側副血管が発達し，下半身に動脈血を供給できるようになる．胸大動脈に流れるためにバイパスとなる肋間動脈は拡張し，蛇行する．この動脈は，肋骨下縁を侵食することがある．経過の長い症例では，胸部X線画像で肋骨下縁の侵食像として認識できる．大動脈縮窄症は，心臓にも影響を及ぼし，末梢への動脈血の供給を維持するために心臓が高い圧で血液を拍出しなければならないことから，心不全をきたすことがある．

### 臨床的事項 3.34　胸大動脈の病変

胸大動脈のびまん性粥状動脈硬化症は，血管疾患をもつ患者に起こることがあるが，症状を呈するのはまれである．しかし，この大動脈の病変が生命を脅かすような臨床的状況が2つある．

#### ■外傷
大動脈は次の3つの点で固定される．
- 大動脈弁．
- 動脈管索．
- 横隔膜の内側弓状靱帯より後方で腹腔に入る部位．

大動脈のこれら以外の部位は縦隔の他の構造とは連結をもたず，比較的自由に動くことができる．重篤な傷害（交通事故等）によって，これらの固定点で大動脈が損傷されることがある．

#### ■大動脈解離
重篤な動脈疾患のような状況では，大動脈の壁が長軸方向に裂けて偽腔をつくることがある．この偽腔が遠位で本来の血管腔と再交通することもある（図3.94）．この**大動脈解離**(Aortic dissection)は，内膜と中膜の間の層で血管の長軸に沿って起こる．これが上行大動脈または大動脈弓で起こると，冠状動脈と脳動脈の血流が障害されることがあり，心筋梗塞や脳卒中の原因になる．また，それによって，腹部では内臓血管の循環が障害されることがあり，そのような場合には腸や腎臓が虚血に陥る．

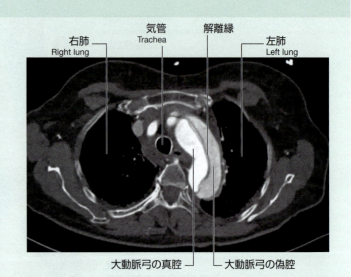

図 3.94　横断 CT 画像
大動脈解離を示す．

### 臨床的事項 3.35　大動脈弓とその異常

正常の大動脈弓は気管の左側を走り，左主気管支を乗り越える．**右側の大動脈弓**(Right-side arch of aorta)は気管の右側を走り，右主気管支を乗り越える．右側の大動脈弓はまれに生じる異常であるが，無症状であることもある．**右胸心**(Dextrocardia；心臓が右側に位置する)や**内臓逆位**(Situs inversus；身体の器官が左右逆転する)を伴うこともある．このような異常は，大動脈の分枝異常を伴い，特に左の鎖骨下動脈に異常がみられることがある．

### 臨床的事項 3.36　大血管の起始異常

しばしば大血管の起始の異常には次のようなものがある．
- 腕頭動脈と左の総頸動脈の共同起始．
- 左椎骨動脈の大動脈弓からの起始．
- 右の鎖骨下動脈の大動脈弓の遠位部からの起始．右上肢に分布する右の鎖骨下動脈が，大動脈弓の遠位部から起始し，食道の後方を通ることがある．その結果，大きな動脈が気管と食道のまわりに血管輪を形成し，嚥下困難の原因となることがある．このような異常は，大動脈弓によくみられる変異の一つである．

---

時に，腕頭動脈は甲状腺に分布する小さな**最下甲状腺動脈**(Thyroid ima artery)を出すことがある．

### 第2の枝

大動脈弓の第2の枝は，**左の総頸動脈**(Left common carotid artery)である（図3.93）．腕頭動脈のすぐ左，やや後方から起始し，気管の左側に沿って上縦隔内を上行する．

左の総頸動脈は，頭部と頸部の左側に分布する．

### 第3の枝

大動脈弓の第3の枝は，**左の鎖骨下動脈**(Left subclavian artery)である（図3.93）．これは左の総頸動脈のすぐ左，やや後方で大動脈弓から起始し，気管の左側に沿って上縦隔内を上行する．

左の鎖骨下動脈は，左上肢に分布する主要な動脈である．

## 動脈管索

**動脈管索**(Ligamentum arteriosum)も上縦隔内にある．胎生期には，これは閉じていない血管(**動脈管**(Ductus arteriosus))であり，胎生期の循環に重要である．胎生期には，動脈管は肺動脈幹と大動脈弓を連絡し，肺に向かう血液を大動脈へ迂回させるバイパスの役目を果たす（図3.93）．この血管は出生後間もなく閉鎖し，成人においては索状の動脈管索になる．

## 気管と食道

**気管**(Trachea)は，正中部にある構造で，上縦隔に入るところで，頸静脈切痕で体表から触れることができる．その後方には**食道**(Esophagus)があり，食道は脊柱のすぐ前方にある（図3.95；図3.89, 3.90 参照）．上縦隔内では，これらの器官は垂直方向にかなり可動性がある．嚥下と呼吸に伴って気管と食道の位置は変化する．疾患時や特別な器具をこれらの器官に入

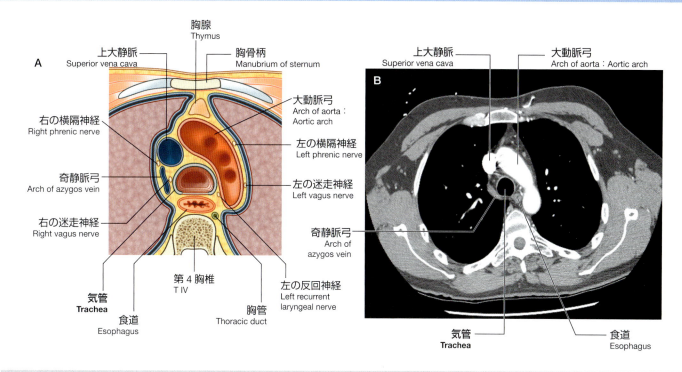

図 3.95　第 4 胸椎の高さで上縦隔を通る横断面
A：模式図．B：CT 画像．

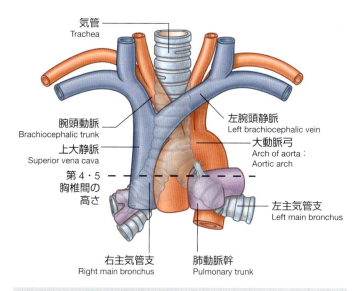

図 3.96　上縦隔内の気管

れる場合にも同様に動くことがある．
　上縦隔内を気管と食道が通過する際，右側では奇静脈が，左側では大動脈弓が，横切る．
　食道は後縦隔へ続くのに対し，気管は胸骨角と第 4・5 胸椎（T IV・V）間の高さを通る水平面の高さ，あるいはそのすぐ下方で，左右の主気管支に分岐する（図 3.96）．

## 上縦隔の神経
### 迷走神経
　迷走神経[X]（Vagus nerve[X]）は，腹腔へ向かう途中に上縦隔と後縦隔を通る．これらが胸部を通るときに，副交感神経線維を胸部内臓へ与え，胸部内臓からの臓性求心性神経線維を運ぶ．
　迷走神経の臓性求心性神経線維は，正常な生理的状況と反射についての情報を中枢神経系に伝える．これらの神経線維は痛覚を伝達しない．
### 右の迷走神経
　右の迷走神経（Right vagus nerve）は，上縦隔へ入り，右腕頭静脈と腕頭動脈の間を通る．これは気管へ向かって後方へ下行し（図 3.97），気管の外側でこれと交差し，右肺根の後方を通って食道に達する．食道のすぐ前で奇静脈弓と交差する．
　右の迷走神経は，上縦隔を通る間に，食道，心臓神経叢，肺神経叢に枝を出す．
### 左の迷走神経
　左の迷走神経（Left vagus nerve）は，左腕頭静脈の後方，左の総頸動脈と左の鎖骨下動脈の間を通って，上縦隔に入る（図 3.98）．上縦隔を通過するとき，この神経は壁側胸膜の縦隔部の深部に位置し，大動脈弓の左側を横切る．さらに後方へ下行し，左肺根の後方を通って，後縦隔内の食道に達する．
　左の迷走神経が上縦隔を通過する間に，食道，心臓神経叢，肺神経叢に枝を出す．
　左の迷走神経はまた，大動脈弓の下縁，動脈管索のすぐ外側

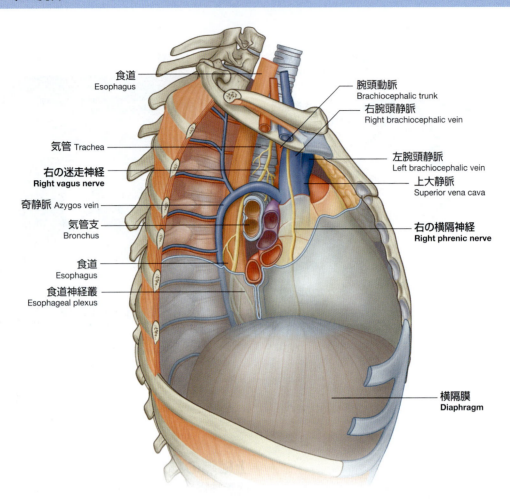

図 3.97 上縦隔を通る右の迷走神経

で左の反回神経(Left recurrent laryngeal nerve)を出す．左の反回神経は，大動脈弓の下をくぐってから大動脈弓の内側を上方へ向かう．左の反回神経は気管と食道の間の溝に入って上方へ向かい，頸部へ達して喉頭に達する(図 3.99)．

### 横隔神経

横隔神経(Phrenic nerve)は，主として第 4 頸髄(C4)から起始するが，第 3・5 頸髄(C3・5)から起始する神経線維も含む．

横隔神経は，胸部を下行し，横隔膜とそれに関連する膜の運動ならびに感覚神経支配を司る．この神経が胸部を通過するときに，縦隔胸膜，線維性心膜，漿膜性心膜臓側板に体性求心性神経線維を出す．

### 右の横隔神経

右の横隔神経(Right phrenic nerve)は，右の迷走神経の外側，右腕頭静脈の起始部の外側やや後方で上縦隔に入る(図 3.97)．この神経は，右腕頭静脈の右側，さらに上大静脈の右側に沿って下方へ続く．

中縦隔に入ると，右の横隔神経は心嚢の右側に沿って走り，右肺根の前方の線維性心膜内を下行する．この神経が胸部を通るとき，そのほとんどの部位で，心膜横隔動・静脈が伴行する

(図 3.62 参照)．右の横隔神経は，下大静脈とともに横隔膜を貫通して胸部から出る．

### 左の横隔神経

左の横隔神経(Left phrenic nerve)は，右の横隔神経と同様の経路を通って上縦隔に入る．この神経は，左の迷走神経の外側で，左腕頭静脈起始部の外側やや後方に位置し(図 3.92 参照)，大動脈弓の左外側面を横切って下行し続け，左の迷走神経と左上肋間静脈の浅層を通る．

中縦隔に入ると，左の横隔神経は，左肺根の前で心嚢左側の線維性心膜内を走り，心膜横隔動・静脈が伴行する(図 3.62 参照)．左の横隔神経は，心尖部の近くで横隔膜を貫通して胸部から出る．

## 上縦隔内の胸管

胸管(Thoracic duct)は，主要なリンパ管であり，後縦隔から上縦隔の後部を通る(図 3.90, 3.95 参照)．胸管は，次のように走行する．

- 後縦隔…第 4・5 胸椎(T Ⅳ・Ⅴ)間の高さで下方から上縦隔に入る．後縦隔を離れる直前に，正中線のやや左へ移動す

局所解剖 • 縦隔　181　3

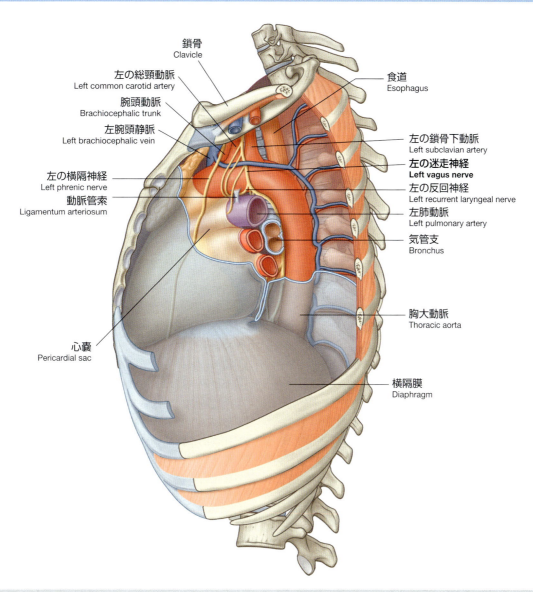

図3.98　上縦隔を通る左の迷走神経

る．
- 上縦隔…上縦隔では大動脈弓の後方を，また食道と壁側胸膜の左縦隔部の間では左の鎖骨下動脈の起始部の後方を上行する．

## ▶ 後縦隔（縦隔の後部）

後縦隔（Posterior mediastinum）は，心嚢と横隔膜の後方で，中位および下位胸椎の前方にある（図3.59 参照）．
- 上方の境界…胸骨角と第4・5胸椎（T Ⅳ・Ⅴ）間の椎間円板を通る水平面である．
- 下方の境界…横隔膜である．
- 外側の境界…両側とも壁側胸膜の縦隔部である．
- 上方…上縦隔へ続く．

後縦隔内にある主な構造は以下の通りである．
- 食道および関連の神経叢．

### 臨床的事項3.37　迷走神経の反回神経，嗄声

左の反回神経は左の迷走神経の枝である．左の反回神経は，臨床的には**大動脈肺動脈窓**（Aortopulmonary window）として知られる肺動脈と大動脈の間を通る．そのため，この領域に病理的な腫瘍等がある患者では，左の反回神経が圧迫されることがある（図3.99）．この圧迫により，声帯の左側が麻痺し，声がかれる．肺がんの転移によって起こるリンパ節の腫脹は，この神経を圧迫する原因として最も多い．そのため，通常，嗄声を示すすべての患者に，胸部X線撮影を行う．

さらに上方の頸の付け根において，右の迷走神経が右の反回神経を出し，胸膜頂の上を走るとともに，右の鎖骨下動脈に引っかかるように回る．患者が嗄声を呈し，喉頭鏡検査で右の反回神経麻痺がみられる場合は，右の肺尖部のがん（**Pancoast 腫瘍**（Pancoast's tumor））の有無を調べるために，肺尖部の胸部X線撮影を実施しなければならない．

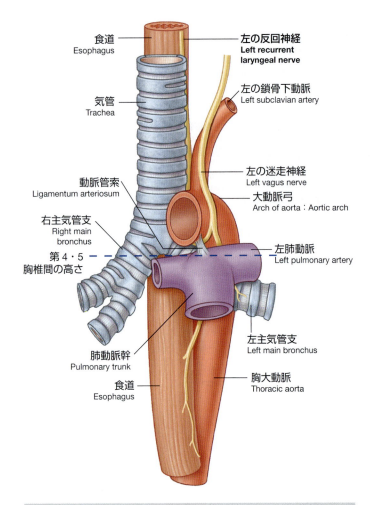

図3.99　上縦隔を通る左の反回神経

### 後縦隔内の重要な構造との関係

後縦隔内では，食道が多くの重要な構造と関連する．食道の右側は壁側胸膜縦隔部に接する．

食道の後方で，下方では胸管がその右側にあるが，上方になるにつれて食道と交差して左側に移る．また，食道の左に胸大動脈がある．

食道の前方には，気管分岐部の高さより下方に，右肺動脈と左主気管支がある．重要なことは，食道が左心房のすぐ後方を通り，両者が心膜のみによって隔てられるということである．左心房より下方では，食道と横隔膜が接する．

食道の後方には，胸管以外に，半奇静脈と右の肋間動・静脈の一部，そして横隔膜の近くに胸大動脈がある．

食道は柔軟な筋性の管で，次の4ヵ所で周囲の構造によって圧迫されたり狭められたりする（図3.101）［訳注：以下の②と③が比較的近接していることから，生理的狭窄部を3ヵ所とする考えもある］．

①頸部における食道と咽頭の接合部．
②上縦隔内における食道と大動脈弓の交差部．
③後縦隔内における左主気管支により圧迫される部．
④後縦隔内における横隔膜の食道裂孔部．

これらの生理的狭窄部は，臨床上重要な意義がある．例えば，嚥下物はこれらの狭窄部のいずれかにつまりやすい．摂取した有害な物質は狭窄部をよりゆっくりと移動するので，食道の他の部位に比べて，これらの部位はより障害を受けやすい．また，検査や治療のための医療器具が通りにくい部位でもある．

### 動脈，静脈，リンパ管

後縦隔内にある食道の動脈と静脈の還流には，多くの血管が関与する．食道の動脈は，胸大動脈，気管支動脈，腹部の左胃動脈の上行枝から起始する．

静脈は，奇静脈，半奇静脈の小血管，ならびに腹部の左胃静脈のからの血管が関与する．

後縦隔内の食道からのリンパ管は，後縦隔リンパ節と左胃リンパ節に入る．

### 神経支配

食道の神経支配は複雑である．食道枝は迷走神経と交感神経幹から起始する．

食道上部の横紋筋線維は胚子の鰓弓に由来する．したがって迷走神経からの鰓弓性遠心性神経により支配される．

食道の平滑筋線維は，自律神経系の脳神経の副交感神経要素，すなわち迷走神経からの臓性遠心性神経により支配される．これらは節前線維であり，食道壁の筋層間神経叢と粘膜下神経叢内でシナプスを形成する．

食道の感覚性神経支配は，迷走神経，交感神経幹，内臓神経からの臓性求心性神経線維が関与する．

迷走神経の臓性求心性神経線維は，正常な生理的状況と反射についての情報を中枢神経系に伝える．これらの神経線維は，

- 胸大動脈とその枝．
- 奇静脈系．
- 胸管および関連のリンパ節．
- 交感神経幹．
- 胸内臓神経．

### 食道

**食道**（Esophagus）は，頸部の咽頭と，腹部の胃の間を結ぶ筋性の管である．第6頸椎（C Ⅵ）の高さの輪状軟骨の下縁，第11胸椎（T ⅩⅠ）の高さの胃の噴門で終わる．

食道は椎体の前方を下行し，一般に胸部を通過中は正中線上に位置する（図3.100）．横隔膜に近づくと，前方および左寄りに移動し，胸大動脈の右側を横切り，最終的にその前方にくる．さらに，第10胸椎（T Ⅹ）の高さで，横隔膜筋性部の開口部である食道裂孔を通って腹腔に入る．

食道は，胸部の脊柱の弯曲に沿って，わずかに前方から後方へ曲がり，上部は咽頭との接合によって，下部は横隔膜との付着によって固定される．

局所解剖 • 縦隔　183

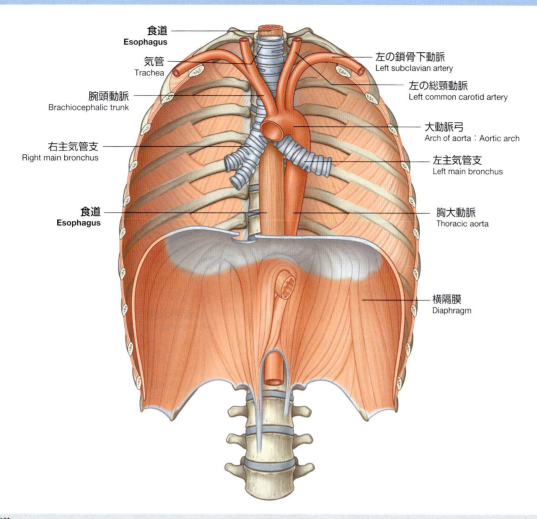

**図 3.100　食道**

痛覚の伝達をしない．

　交感神経幹と内臓神経を通る臓性求心性神経線維は，食道の痛みを感知し，中枢神経系のさまざまなレベルにこの情報を伝達する．

### 食道神経叢

　左右の迷走神経は，肺根の後方を通った後，食道へ近づく．食道の表面へ達すると，これらの神経は数本の枝に分かれて食道の表面に分布し，**食道神経叢**（Esophageal plexus）を形成する（**図 3.102**）．この神経叢の横隔膜に近い下部では，左右の迷走神経からの線維が互いに混合している．横隔膜のすぐ上で，神経叢の線維が集まって，次の 2 本の神経となる．

- **前迷走神経幹**（Anterior vagal trunk）…主に左の迷走神経の神経線維からなり，食道の前面を走る．
- **後迷走神経幹**（Posterior vagal trunk）…主に右の迷走神経の神経線維からなり，食道の後面を走る．

迷走神経幹は，食道の表面に沿って横隔膜を通過し，腹部へ入る．

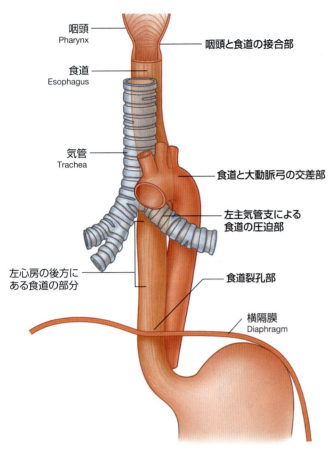

図 3.101　食道の生理的狭窄部

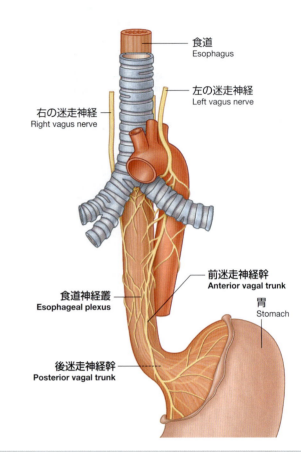

図 3.102　食道神経叢

### 臨床的事項 3.38　食道がん

患者が**食道がん**（Esophageal cancer）を発症したときには，食道のどの部位にがんがあるかが重要である．がんの発症部位によって，広がる方向が異なるからである（図 3.103）．

食道がんは，リンパ行性に頸部と腹腔動脈周囲のリンパ節へ転移する．その場所を確認するために，内視鏡検査あるいはバリウムによる食道造影が行われる．CT と MRI は，がんの進行度を評価するのに用いられることがある．

食道がんの進行度と大きさを確認したら，それに基づいて治療計画が立てられる．

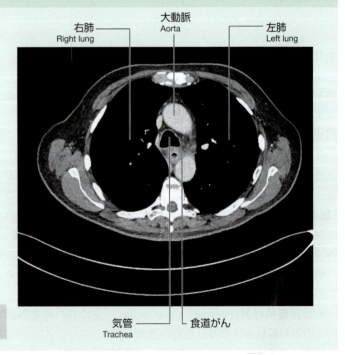

図 3.103　横断 CT 画像
食道がんを示す．

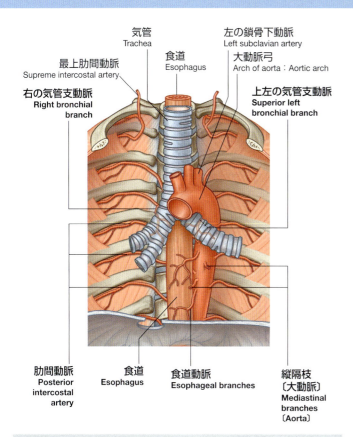

図3.104 胸大動脈とその枝

## 胸大動脈

胸部の下行大動脈(**胸大動脈**(Thoracic aorta))は，大動脈弓の続きで，第4胸椎($T\,IV$)の下端の高さで始まる．第12胸椎($T\,XII$)の下端より前方で終わり，横隔膜後方の大動脈裂孔を通過する．上方では脊柱の左に位置するが，下方では正中線に近づき，下位胸椎の高さでは椎体の直前に位置する(図3.104)．その経過中に，表3.3に示すように多くの枝を出す．

## 奇静脈系

奇静脈系は，身体の左右にある一連の縦方向に走る血管からなり，体壁からの静脈血を集めて上方の上大静脈へ運ぶ．一部の胸部内臓からの血液もこの静脈系へ入ることがあり，また腹部の静脈間の吻合もある．

縦方向の血管は連続的である場合もあれば，非連続的である場合もあり，その経過中のさまざまな箇所で左右が互いに交通する(図3.105)．

奇静脈系は下大静脈の血流が障害された場合に，下半身からの血液を心臓へ戻すための重要な側副循環路として働く．

奇静脈系の重要な静脈は以下の通りである．
- 右側の**奇静脈**(Azygos vein)．
- 左側の**半奇静脈**(Hemi-azygos vein)と**副半奇静脈**(Accessory hemi-azygos vein)．

これらの静脈の起始，経過，支流，吻合，終止には，かなりの変異(個体差)がある．

### 表3.3 胸大動脈の枝

| 枝 | 起始と走行 |
| --- | --- |
| 心膜枝 | 心嚢の後面へ向かう数本の細い血管 |
| 気管支動脈 | 数，太さ，起始はさまざまである．通常，胸大動脈からの2本の左の気管支動脈と，第3肋間動脈または上左の気管支動脈からの1本の右の気管支動脈 |
| 食道動脈 | 胸大動脈の前面から4～5本の血管が出る．これらは連続的な吻合網を形成し，この吻合は，上方では下甲状腺動脈の食道枝，下方では左下横隔動脈と左胃動脈の食道枝を含む |
| 縦隔枝 | 後縦隔内のリンパ節，血管，神経，周囲の組織に分布する数本の細い枝 |
| 肋間動脈 | 通常，胸大動脈の後面から9対の枝が起始し，下位9つの肋間腔に分布する(上位2つの肋間腔には肋頸動脈の枝である最上肋間動脈が分布する) |
| 上横隔動脈 | 胸大動脈の下部から出る細い枝で，横隔膜上面の後部に分布する．これらは筋横隔動脈および心膜横隔動脈と吻合する |
| 肋下動脈 | 胸大動脈から出る動脈のうちで最下位の1対で，第12肋骨の下方に位置する |

### 臨床的事項3.39 食道破裂

食道破裂は，食道の下部1/3に好発する．輪状喉頭筋がうまく弛緩しなくなると，2次的に嘔吐が起こり，その結果，食道内腔圧が異常に亢進する．食道破裂は左側に起こることが多いので，その場合は，しばしば胃の内容物を含む大量の液体が左胸腔内に貯留する．皮下気腫がみられることもある．

食道破裂に対しては，緊急外科治療が最善の治療法である．

## 奇静脈

**奇静脈**は，第1腰椎($L\,I$)または第2腰椎($L\,II$)の前で**右の上行腰静脈**(Right ascending lumbar vein)と**右の肋下静脈**(Right subcostal vein)が合流して始まる(図3.105)．奇静脈は，下大静脈から直接の枝として始まることもあり，その場合には，右の上行腰静脈と右の肋下静脈が合流してできた静脈がこれに注ぐ．

奇静脈は，横隔膜の大動脈裂孔を通って胸部へ入るか，あるいは横隔膜の右脚またはその後方を通って胸部に入る．通常，胸管の右で後縦隔内を上行する．ほぼ第4胸椎($T\,IV$)の高さで右肺根の上を前方へ曲がり，上大静脈が心嚢に入る前に上大静脈に合流する．

奇静脈に注ぐ支流には，次のものがある．
- **右上肋間静脈**(Right superior intercostal vein)…第2～4肋間静脈の合流によってできる静脈である．なお，右第1肋間静脈は直接，右腕頭静脈または椎骨静脈に流入する．
- 右の第5～11肋間静脈．
- 半奇静脈．
- 副半奇静脈．

# 186　第3章　胸部

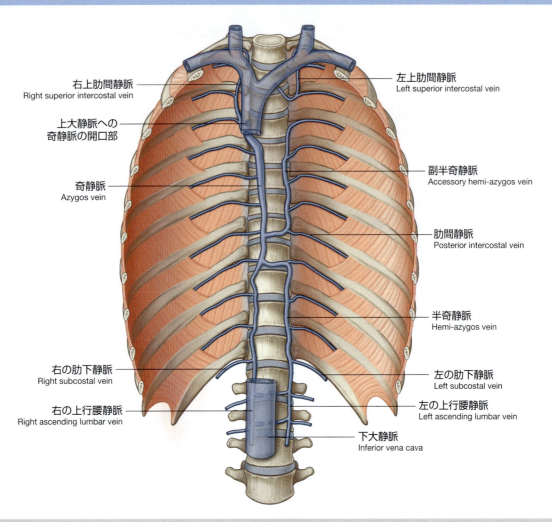

**図 3.105　奇静脈系**

- 食道静脈．
- 縦隔静脈．
- 心膜静脈．
- 右気管支静脈．

### 半奇静脈

半奇静脈（Hemi-azygos vein）は，通常，**左の上行腰静脈**（Left ascending lumbar vein）と**左の肋下静脈**（Left subcostal vein）が合流して始まる（**図 3.105**）．ただし，これらの静脈がどちらか一方のみから生じることもあり，左の腎静脈と連絡をもつこともある．

半奇静脈は，横隔膜の左脚を通って胸部に入るが，大動脈裂孔を通ることもある．半奇静脈は後縦隔内の左側を，ほぼ第9胸椎（T IX）の高さまで上行し，胸大動脈，食道，胸管の後方で脊柱を横切って奇静脈に入る．

半奇静脈に注ぐ支流には次のものがある．

- 最下位4～5本の左の肋間静脈．
- 食道静脈．
- 縦隔静脈．

### 副半奇静脈

副半奇静脈（Accessory hemi-azygos vein）は，後縦隔の上部からその左側をほぼ第8胸椎（T VIII）の高さまで下行する（**図 3.105**）．ここで脊柱を横切り，奇静脈または半奇静脈へ合流するか，あるいはそれら両静脈と連絡をもつ．通常，上方で**左上肋間静脈**（Left superior intercostal vein）とも連絡する．

副半奇静脈に流入する血管には，次のものがある．

- 左の第4～8肋間静脈．
- 時に左の気管支静脈．

### 後縦隔内の胸管

胸管は，リンパが身体の大部分から静脈系へ戻る主要な経路である．これは腹部にあるいくつかのリンパ本幹の合流部から始まり，ここは時に腹部内臓と腹壁，骨盤，会陰，下肢からのリンパが集まる**乳ビ槽**（Cisterna chyli）とよばれる球形嚢状の拡張部を形成する．

胸管は，第2腰椎から頸基部までのびる．

胸管は，大動脈の後方で横隔膜の大動脈裂孔を通って胸部に入ると，左側の胸大動脈と右側の奇静脈に挟まれて，正中線の右で後縦隔内を上行する（**図 3.106**）．胸管は，横隔膜と食道の後方，椎体の前方に位置する．

第5胸椎（T V）の高さで，胸管は正中線の左に移動し，上縦

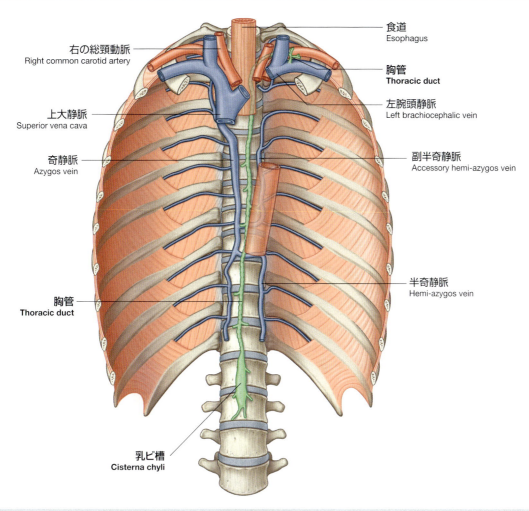

**図 3.106　胸管**

隔に入る．さらに，上縦隔の中を頸部まで上行する．

多くの場合，頭頸部の左側からのリンパを運ぶ**左頸リンパ本幹**（Left jugular trunk）と上肢からのリンパを運ぶ**左鎖骨下リンパ本幹**（Left subclavian trunk）が胸管に合流した後，胸管は左の鎖骨下静脈と左の内頸静脈の合流部に注ぐ．

胸管は，通常，次の部位からのリンパを受ける．
- 腹部のいくつかのリンパ本幹の集合．
- 両側の下位 6～7 肋間隙から下行する胸リンパ本幹．
- 左の上位 5～6 肋間隙からのリンパ本幹．
- 後縦隔リンパ節からのリンパ管．
- 後横隔リンパ節からのリンパ管．

## 交感神経幹

交感神経幹は，自律神経系の交感神経の重要な構成要素であり，胸部を通過する神経は後縦隔の構成要素の一つである．

胸部の交感神経幹は，平行する左右 2 本の神経の束からできていて，それぞれ 11～12 個の断続的な**神経節**（Ganglion）をもつ（図 3.107）．各神経節は，**白交通枝**（White ramus communicans）および**灰白交通枝**（Gray ramus communicans）によって隣接する胸神経と連絡しており，関連する胸神経に従って番号がつけられている．

後縦隔の上部では，交感神経幹は肋骨頭の前方にある．下方では，それらが次第に内側方に移動し，最終的に椎体の外側面に接するようになる．交感神経幹は横隔膜の後方を通って内側弓状靱帯の下を通過するか，横隔膜の脚を貫通して胸部から出る．交感神経幹は，胸部では壁側胸膜に覆われる．

### 神経節からの枝

交感神経節から出る内側枝は，2 種類に分けられる．
- 第 1 のタイプ…上位 5 つの神経節から出る．
- 第 2 のタイプ…下位 7 つの神経節から出る．

第 1 のタイプは，上位 5 つの神経節からの枝で，主に交感神経節後線維からなり，各種の胸部内臓を支配する．これらの枝は比較的細く，また臓性求心性神経線維を含む．

第 2 のタイプは，下位 7 つの神経節からの枝で，主に交感神経節前線維からなり，さまざまな腹部と骨盤内臓を支配する．これらの枝は太く，臓性求心性神経線維を含み，**大内臓神経**（Greater splanchnic nerve），**小内臓神経**（Lesser splanchnic nerve），**最下内臓神経**（Least splanchnic nerve）とよばれる 3 つの胸内臓神経を形成する（図 3.107）．
- **大内臓神経**…通常，第 5～9（10）胸神経節から起始する．

188　第3章　胸部

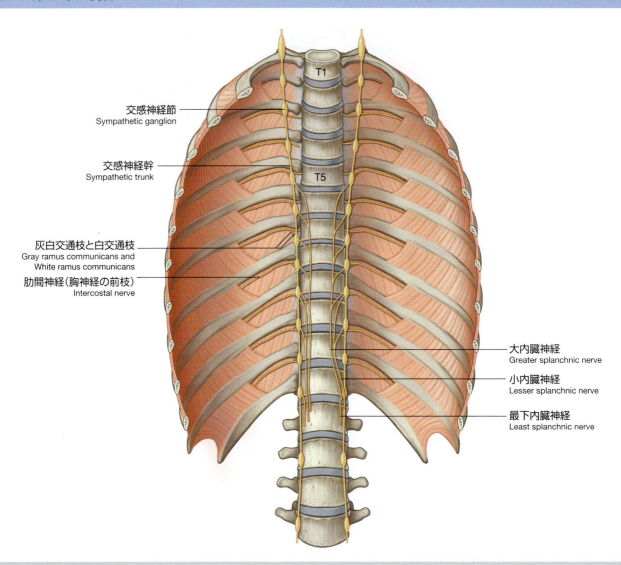

**図3.107　胸部の交感神経幹**

これは内側方向へ向かって椎体を横切り，横隔膜脚を通って腹部に入り，腹腔神経叢に終わる．

- **小内臓神経**…通常，第9・10胸神経節または第10・11胸神経節から起始する．これは内側方向へ向かい，椎体を横切って下行する．そして横隔膜の脚を通って腹部へ入り，大動脈腎動脈神経節に終わる．

- **最下内臓神経**…通常，第12胸神経節から起始する．これは下行し，横隔膜脚を通って腹部へ入り，腎神経叢に終わる．

# 体表解剖

## ▶ 胸部の体表解剖

胸部の構造が，体表の特徴とどのような位置関係にあるかについて視覚的に理解することは，理学的診察の基本である．身体表面の指標（目印）は，深部構造の位置を知り，聴診と打診によって機能を評価するために役立つ．

## ▶ 肋骨を数える方法

肋骨ごとにその深部にある構造が異なるので，肋骨の順番を数える方法を理解することが重要である．特定の肋骨の位置を同定するために，まず，胸骨柄の上方にある頸切痕（Jugular notch）を触診する．そこから胸骨に沿って指を下方へ移動すると，骨の隆起部に触れる．この隆起が，胸骨柄と胸骨体の間の関節にあたる胸骨角である．この位置で第2肋軟骨が胸骨と関節をつくっている．第2肋骨が同定できれば，そこから下方に順に肋骨を数えていき，外側にたどることができる（図3.108）．

## ▶ 女性の乳房の体表解剖

乳房（Breast）の大きさは人によってさまざまであるが，乳房は通常，第2肋骨から第6肋骨までの胸壁に付着しており，大胸筋の上にある．乳房は大胸筋の下縁周辺から上外方へ広がり，腋窩にのびる（図3.109）．これが乳房の腋窩突起（外側突

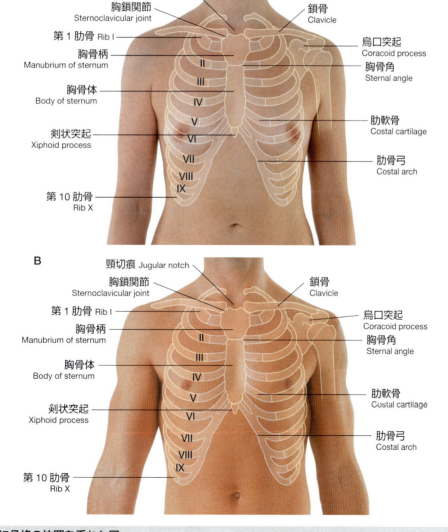

図3.108　胸壁の前面に骨格の位置を重ねた図
A：女性．乳頭のある肋間隙の位置は乳房の大きさによって異なり，また，左右の乳房は必ずしも対称的ではない．B：男性．乳頭の位置は第4肋間隙にある．

起)である．胸壁に対する乳頭と乳輪の位置は，乳房の大きさによって異なる．

### ▶第4・5胸椎間の高さにおける解剖学的構造の確認

第4・5胸椎（T IV・V）間の高さは，前胸壁の胸骨角と第4・5胸椎間の椎間円板を通る水平面である．胸骨柄と胸骨体の間の関節が骨性の隆起として触診できるので，この平面の位置を決めるのは容易である（図3.110）．第4・5胸椎間の高さには，以下の構造がある．

- 第2肋軟骨と胸骨の関節．
- 上縦隔と下縦隔の境界．
- 上行大動脈の終端と大動脈弓の始端．
- 大動脈弓の終端と胸大動脈の始端．
- 気管の分岐．

### ▶上縦隔内の構造の確認

成人の上縦隔にある多くの構造の位置は，体表から触診できる骨格を指標として知ることができる（図3.111）．

- 腕頭静脈…左右とも胸鎖関節近くの鎖骨内側端の後方で，内頸静脈と鎖骨下静脈が合流してできる．
- 左腕頭静脈…胸骨柄の後方を左から右へ横切る．
- 上大静脈…右第1肋軟骨の下縁後方で，左右の腕頭静脈が合流してできる．
- 大動脈弓…前方は胸骨角，後方は第4・5胸椎（T IV・V）間の高さを通る横断面の高さに始まり，終わる．大動脈弓は，胸骨柄の中ほどまで達することがある．

### ▶心臓の周縁の確認

体表の指標によって，心臓の輪郭を知ることができる（図3.112）．

- 上縁…胸骨の右側では第3肋軟骨，胸骨の左側では第2肋間隙の高さ．
- 右縁…右の第3〜6肋軟骨の範囲．
- 左縁…左の第2肋間隙から外側下方へ向かい，鎖骨中線付近の第5肋間隙にある心尖の位置．
- 下縁…右の第6肋軟骨の胸骨端から左の鎖骨中線付近の第5肋間隙にある心尖の位置．

### ▶心音をどこで聴くか

心臓の弁の音を聴くためには，弁を通過する血流の下流に聴診器をあてるのがよい（図3.113）．

- 三尖弁…胸骨左縁付近の第5肋間隙．

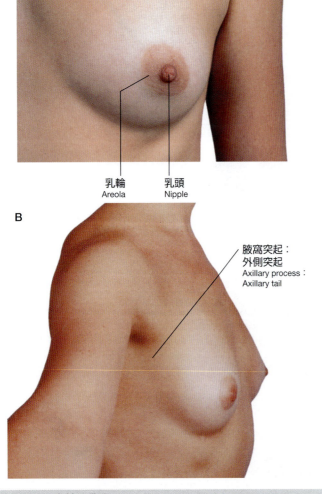

図3.109　女性の乳房
A：乳房の乳頭とその周囲の乳輪の拡大図．B：乳房の腋窩突起（外側突起）を示す女性の胸壁の側面図．

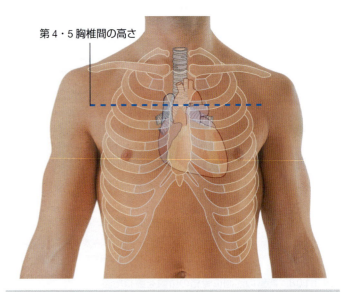

図3.110　第4・5胸椎間の高さに関連する構造の位置を示す男性の胸壁の前面図

体表解剖 191

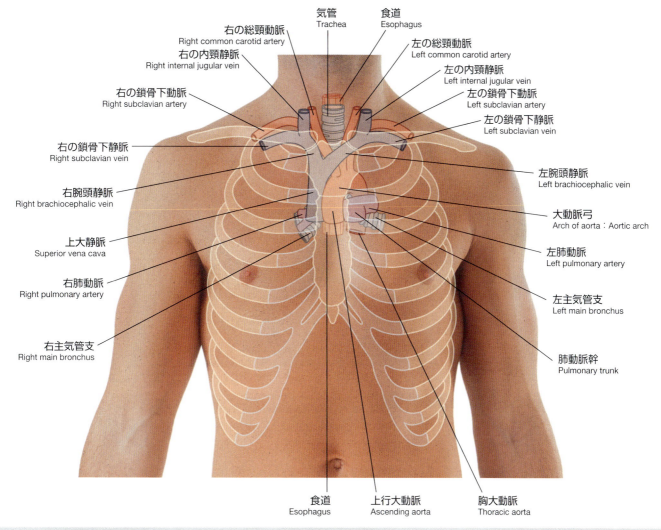

図3.111　上縦隔内の各種構造の位置と骨格との関係を示す男性の胸部前面図

- 僧帽弁…左の鎖骨中線上にある第5肋間隙の心尖部.
- 肺動脈弁…左の第2肋間隙の内側端.
- 大動脈弁…右の第2肋間隙の内側端.

### ▶ 胸膜腔と肺，胸膜洞，肺葉と肺裂の確認

触診可能な体表の指標によって，胸膜腔と肺の正常な輪郭の位置を知り，肺葉と肺裂の位置を同定する.

上方では，壁側胸膜が第1肋軟骨より上方に突出している．前方では，肋骨胸膜が胸骨の上部後方で，正中線に近づく．胸骨下部の後方では，左側の壁側胸膜は，右側ほど正中線に近づかない．これは，心臓が左側に寄っているからである（図3.114A）.

下方で，胸膜は肋骨弓に付着する横隔膜上で折り返す．その線は鎖骨中線では第8肋骨，中腋窩線では第10肋骨，後方では第12胸椎（TXII）の高さを通って胸壁をとり囲む．

肺は胸膜腔によって囲まれる領域，特に前方と下方では完全に満たしているわけではない.

- 肋骨縦隔洞…前方にあり，特に心隆起との関係で左側が発達している.
- 肋骨横隔洞…下方にあり，肺の下縁と胸膜腔下縁の間にある.

安静呼吸時では，肺の下縁は鎖骨中線では第6肋骨，中腋窩線では第8肋骨，後方では第10胸椎（TX）の高さを通って胸壁をとり囲む．

後方からみると，両肺の斜裂は正中線近くで第4胸椎（TIV）の棘突起の高さにある（図3.114B，3.115A）．これは，外側下方へ向かって移行し，第4・5肋間隙を横切り，外側では第6肋骨に達する．

側方からみると，右肺の水平裂は第4肋骨とその肋軟骨に沿い，また両肺の斜裂は第6肋骨とその肋軟骨に沿う（図3.115B）.

### ▶ 肺の呼吸音の聴診の場所

肺の呼吸音を聴くために，聴診器をあてる位置を図3.116に示す.

192　第3章　胸部

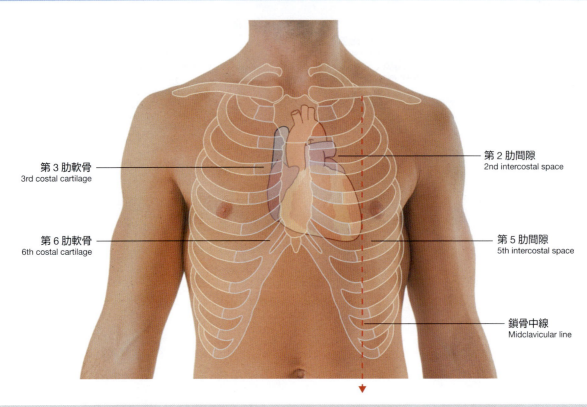

図3.112　骨格と心臓を体表に投影した男性の胸部前面図

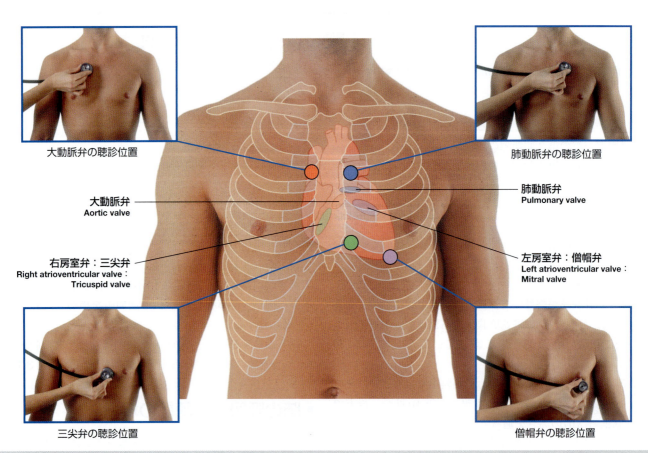

図3.113　骨格，心臓，心臓弁の位置と聴診部位を示す男性の胸壁前面図

体表解剖 193

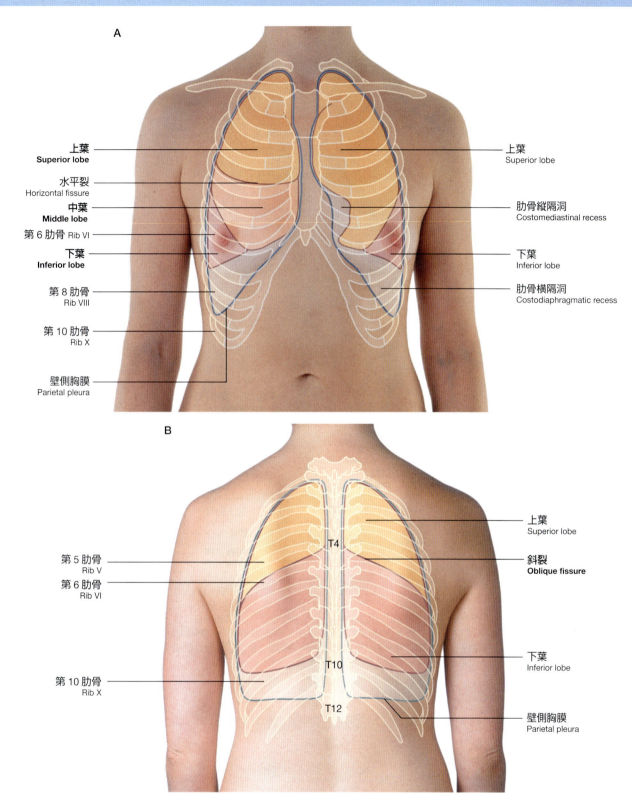

図 3.114　肺葉と肺葉間裂を体表に投影した胸壁の図
A：女性の前面図．右側に上葉・中葉・下葉が，左側に上葉と下葉が描かれている．B：女性の後面図．左右とも，上葉と下葉が描かれている．右側の中葉はこの向きではみえない．

194　第3章　胸部

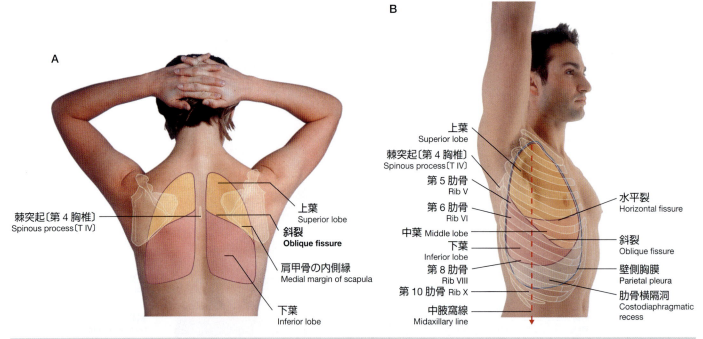

**図3.115　胸壁の図**
**A**：上腕を外転し，両手を頭部の後ろに置いた女性の後面図．左右に，肺の上葉と下葉が描かれている．肩甲骨をこの位置に回転すると肩甲骨の内側縁が斜裂と平行になり，肺の上葉と下葉の位置を体表から決める目安となる．**B**：右上腕を外転した男性の側面図．右肺の上葉，中葉，下葉が描かれている．斜裂は後方で第4胸椎（T IV）の棘突起の高さで始まり，第4肋骨，第4肋間隙，第5肋骨を横切るようにして下方へ向かう．これは中腋窩線で第5肋間隙を越え，第6肋骨の輪郭に沿って前方へ続く．水平裂は，中腋窩線で第5肋骨を横切り，第4肋間隙を越え，第4肋骨とその肋軟骨の輪郭に沿って前方へ続く．

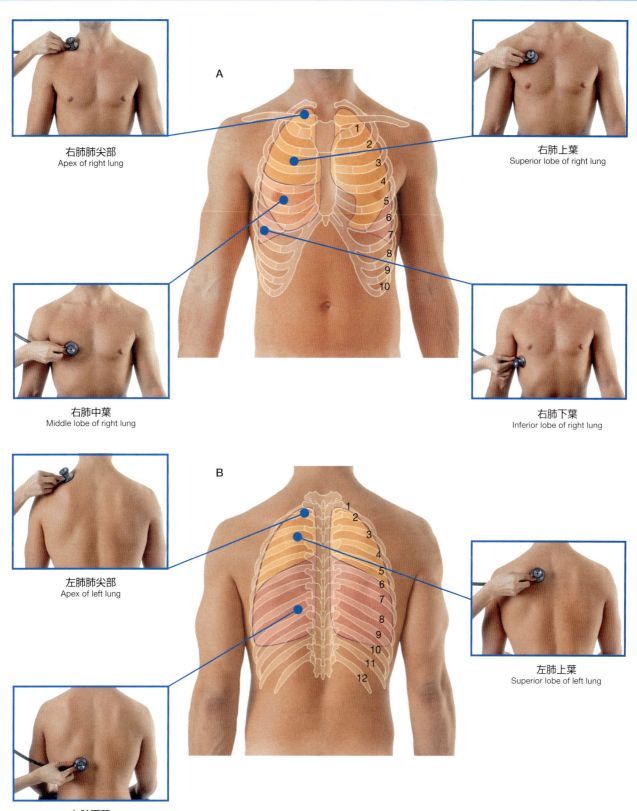

図 3.116 肺葉の呼吸音を聴診するために聴診器をあてる位置を示す男性の胸壁図
A：前面．B：後面．

# 4

# 腹部

# 概観

## 概要

腹部(Abdomen)は，胸部の下縁から骨盤と下肢の上縁まで広がる，ほぼ円筒形の領域である(図4.1A)．

胸郭下口(Inferior thoracic aperture)が腹部の上方の境界となり，横隔膜で閉鎖される．下方では，深部の腹壁が骨盤上口(Pelvic inlet)で骨盤壁へと続く．体表では，腹壁の下縁が下肢の上縁にあたる．

腹壁に囲まれた腹腔には，大きな腹膜腔(Peritoneal cavity)があり，これが骨盤腔に続く．

腹部内臓は，腹膜腔内で腸間膜によってつり下げられるか，腹膜腔と筋骨格性の腹壁との間に位置する(図4.1B)．

腹部内臓は，次の器官によって構成される．

- 食道下部，胃，小腸，大腸，肝臓，膵臓，胆嚢等の消化器系の主要部．
- 脾臓．
- 腎臓，尿管等の泌尿器系．
- 副腎．
- 主要な神経と血管．

## 機能

### ▶ 主要な内臓の収納と保護

腹部は，消化器系の主要な器官ならびに脾臓と泌尿器系の一部をその中に収納する(図4.2)．

肝臓の大部分，胆嚢，胃，脾臓，結腸の一部は，横隔膜の下方に位置するが，胸壁の肋骨下縁よりも上方に突出する．この部分の腹部内臓は胸壁によって保護される．また，腎臓の上極は，下位肋骨の深部に位置する．

横隔膜の円蓋の下に位置しない内臓は，主として腹部の筋性の壁に支えられ，保護される．

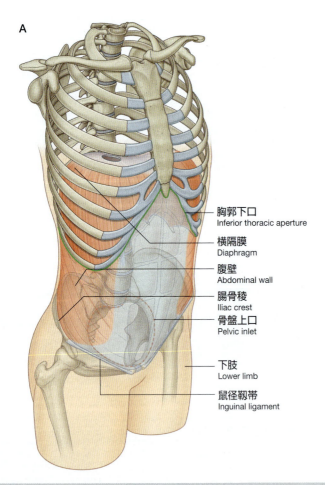
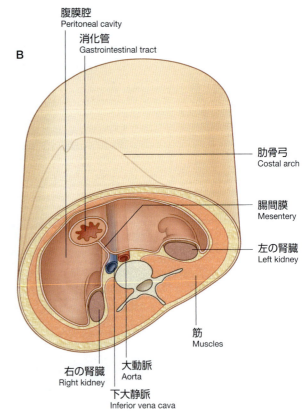

図4.1 腹部
A：境界．B：腹部内臓の配置．下方からみた図．

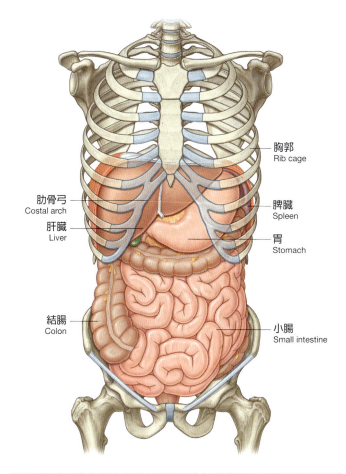

図 4.2 腹部内臓
腹部は腹部内臓を収納し，保護する．

### ▶呼吸

腹壁の最も重要な役割の一つは，呼吸の補助である．
- 吸気時…腹壁が弛緩して，胸腔の拡張と横隔膜の収縮に伴う腹部内臓の下方移動を助ける（**図 4.3**）．
- 呼気時…腹壁が収縮して横隔膜の上昇を助け，それによって，胸腔の容積が減少する．

咳やくしゃみのように，腹筋を使って強制的に息を吐き出すことにより，気道から痰や異物等を排出することができる．

### ▶腹腔内圧の変化

横隔膜が固定されているときに腹壁の筋が収縮すると，腹腔内圧が急激に上昇する（**図 4.4**）．喉頭腔を閉鎖すると，肺に空気を保持し続けられる．このようにして生じる腹腔内圧の上昇が，排尿や排便，また分娩を助ける．

## 構成要素

### ▶腹壁

腹壁（Abdominal wall）の一部は骨によるが，ほとんどは筋によって構成される（**図 4.5**）．腹壁の骨格要素は以下の通りである．

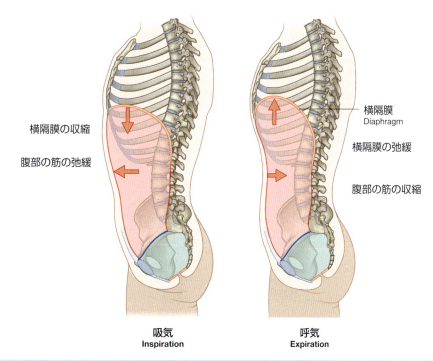

図 4.3 呼吸時の腹壁の筋の動き
腹部は呼吸を補助する．

## 200　第4章　腹部

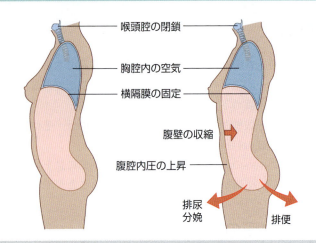

図4.4　排尿，排便，分娩を補助する腹腔内圧の上昇

- 5つの腰椎と，それらの間にある椎間円板．
- 骨盤の上方への突出部．
- 肋骨弓，第12肋骨，第11肋骨遠位端，剣状突起を含む下部胸壁の骨格要素．

骨格要素以外の腹壁は，筋によってつくられる（**図4.5B**）．

- 脊柱の外側部…腰方形筋，大腰筋，腸骨筋が後壁を補強する．大腰筋と腸骨筋の遠位端は大腿にまで達し，股関節の主要な屈筋となる．
- 腹壁の外側部…主に腹横筋，内腹斜筋，外腹斜筋の3層の筋で形成される．これらの筋は，胸部の3層の肋間筋と同じ方向に走る．
- 腹壁の前部…左右にある分節状の腹直筋が，下部胸壁と骨盤の間に張る．

腹壁の後部，外側部，前部は，後方の厚い筋膜と，外側壁の筋に由来する平らな腱状の膜様組織（腱膜）によって連続性が保たれる．厚さの異なるこれらの筋膜が，腹腔をとり囲む腹膜と腹壁とを分ける．

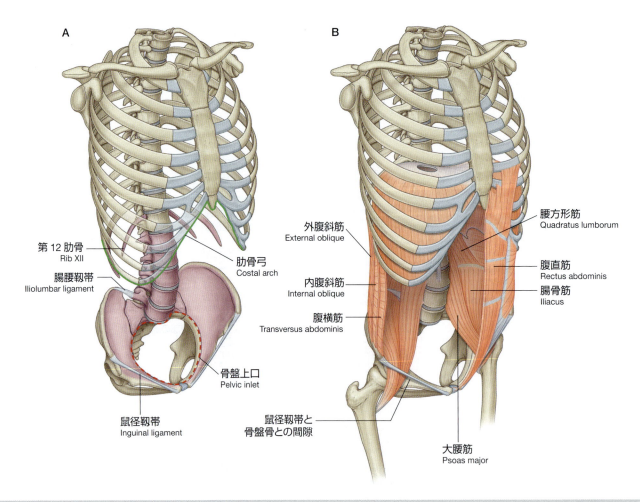

図4.5　腹壁
**A**：骨格要素．**B**：筋．

## ▶腹腔

腹腔(Abdominal cavity)は，中央の胃腸管が薄いシート状の組織(腸間膜(Mesentery))によって，後腹壁から，一部は前腹壁からつり下げられる(図4.6)．

- 腹側(前)腸間膜(Ventral mesentery)…胃腸管の近位部にある．
- 背側(後)腸間膜(Dorsal mesentery)…胃腸管の全長にわたる．

これらの2つの腸間膜の各部位は，それらがつり下げる，あるいはそれらが接する器官によって名前がつけられている．

腸間膜によって腹腔内につり下げられていない腎臓を主とする内臓器官は，腹膜と腹壁の間に存在する．

腹腔は，中皮(Mesothelium)という単層の上皮で構成される腹膜(Peritoneum)と，結合組織の支持層で囲まれる．腹膜は，胸部の胸膜や漿膜性心膜と同様のものである．

腹膜は，腹壁から反転して，内臓をつり下げる腸間膜の構成要素にもなる．

- 壁側腹膜(Parietal peritoneum)…腹壁を裏打ちする．
- 臓側腹膜(Visceral peritoneum)…つり下げられた器官の表面を覆う．

正常では，消化管の各部とそこから発生した構造が腹腔を完全に満たしており，これによって腹膜腔が潜在的な空隙(実際には隙間がない)となる．器官側の臓側腹膜と腹壁側の壁側腹膜は，互いに自由に滑る．

腹部内臓は，腹膜内(Intraperitoneal)か，あるいは腹膜後(Retroperitoneal)にある．

- 腹膜内器官(Intraperitoneal organ)…消化器系のような器官は，腸間膜によって腹壁からつり下げられる．
- 腹膜後器官(Retroperitoneal organ)…壁側腹膜と腹壁の間にある器官は，腹膜の後方に位置する．

腹膜後器官には腎臓と尿管も含まれるが，これらは腹膜と腹壁の間に発生し，成人になってもその位置にとどまる．

小腸や大腸のような器官は，発生中は腸間膜によって腹腔内につり下げられるが，一部が後に腹壁と癒合することによって2次的に腹膜後器官となる(図4.7)．

大血管，神経，リンパ管は，身体の正中線に沿って後腹壁に接するが，この部位では，腹膜が発生中に背側腸間膜として腹壁から反転し，発達する腸管を支える．その結果，消化器系に向かう神経・血管の枝は対をなさない．神経・血管の前面から起始して腸間膜の中を通過するか，もしくは腸間膜が2次的に腹壁と癒合する部位で，腹膜の後方を通って標的器官に達する．

一般に，腹壁と腹膜後器官へ向かう血管，神経，リンパ管は，中央の神経・血管系から外側に向かって枝を出し，左右1本ずつ対になる．

## ▶胸郭下口

腹部上口は，胸郭下口に相当し，横隔膜によって閉ざされる(図3.4 参照)．胸郭下口の下縁は，第12胸椎(T XII)，第12肋骨，第11肋骨の遠位端，肋骨弓，胸骨の剣状突起を通る．

## ▶横隔膜

筋と腱からなる横隔膜(Diaphragm)が，腹部を胸部から隔てる．

横隔膜は，胸郭下口の下縁に付着するが，後方の付着は複雑で，脊柱の腰部領域にまでのびる(図4.8)．横隔膜の左右の脚が，右側では第3腰椎(L III)まで，左側は第2腰椎(L II)まで下行して，横隔膜を脊柱の前外側面にしっかりと固定する．

肋骨弓は後方まで完全には連続しないため，骨と介在する軟部組織の間にかかるアーチ状の靱帯(弓状靱帯)によって横隔膜が固定される．

- 内側弓状靱帯(Medial arcuate ligament)と外側弓状靱帯(Lateral arcuate ligament)…後腹壁の筋と交差し，脊柱，

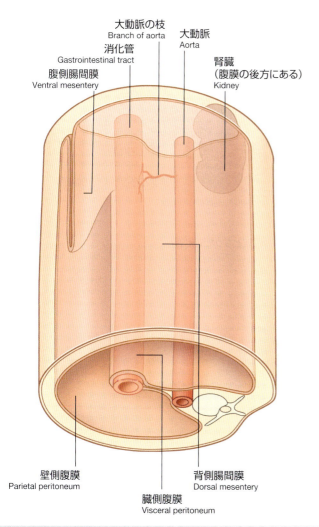

図4.6 腸管と腸間膜
腸管は腸間膜によってつり下げられる．

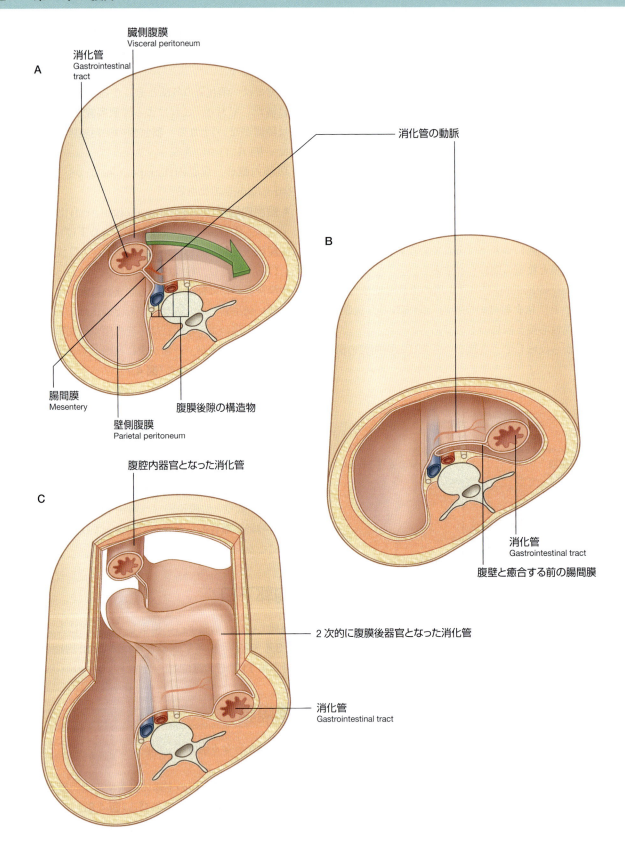

図4.7 腹腔内器官から2次的に腹膜後器官となる過程（A → B → C）

概観 • 身体の他の領域との関係 203

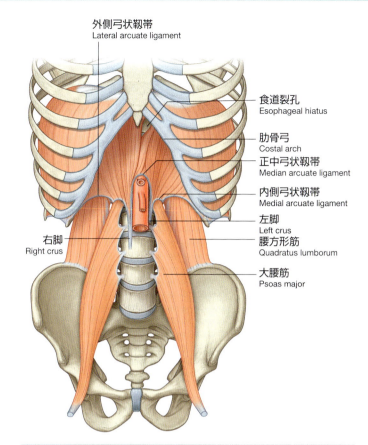

図4.8 胸郭下口と横隔膜

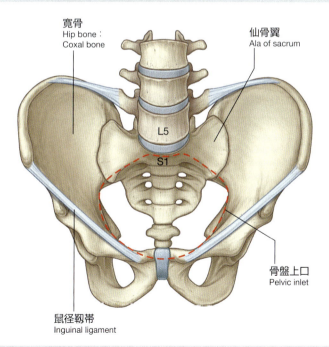

図4.9 骨盤上口

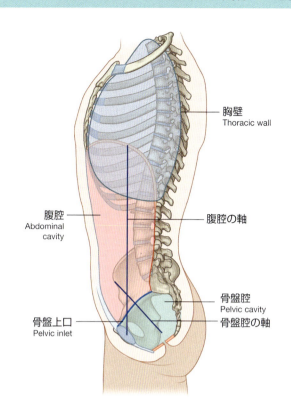

図4.10 腹腔と骨盤腔の向き

## ▶骨盤上口

腹壁は骨盤上口で骨盤壁に続いており，腹腔は骨盤腔に続く．骨盤上口の周縁は，すべて骨で形成される．
- 後方…仙骨．
- 前方…恥骨結合．
- 外側方…左右の寛骨の上縁（図4.9）．

仙骨と連結する寛骨が，脊柱に対して後方へ傾くので，骨盤腔は腹腔と同じ垂直面に向いていない．その代わり，骨盤腔は後方に突出し，骨盤上口は前方やや上方に向く（図4.10）．

# 身体の他の領域との関係

## ▶胸郭

腹部は，横隔膜によって胸郭から隔てられる．胸郭と腹部の間を通過する構造は，横隔膜を貫通するか，あるいはその後方を通過する（図4.8）．

## ▶骨盤

骨盤上口は腹部に直接開くので，腹部と骨盤の間を通る構造は骨盤上口を通過する．

腹腔をとり囲む腹膜は，骨盤腔の腹膜に連続する．そのため，

---

第1腰椎（LI）の肋骨突起，第12肋骨に付着する．
- 正中弓状靭帯（Median arcuate ligament）…大動脈と交差し，右脚と左脚に続く．

横隔膜の後方の付着部は，前方の付着部よりも下方までのびる．したがって，横隔膜は後腹壁の重要な構成要素である．

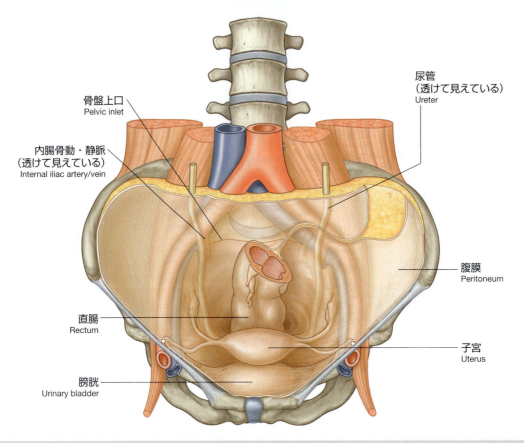

図4.11 腹腔に続く骨盤腔

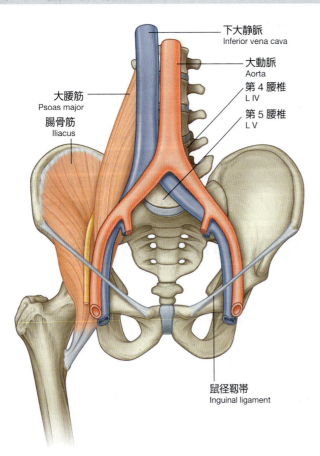

図4.12 腹腔と大腿の間を通過する構造

腹腔は完全に骨盤腔に続く（図4.11）．したがって，1つの領域に感染が生じると，容易に他の領域にも広がる．

膀胱は，拡張すると骨盤腔から上方へ向かって腹腔内へ広がり，子宮は，妊娠中に上方へ向かって骨盤腔から腹腔内へ大きく拡張する．

### ▶下肢

腹部は，腹壁の下縁（鼠径靱帯が目印となる）と骨盤骨の間に形成される開口部を通じ，大腿部と直接連絡する（図4.12）．この開口部を通る構造には次のものがある．

- 下肢の主要な動・静脈
- 大腿神経…大腿四頭筋を支配し，膝を伸展する．
- リンパ管．
- 大腰筋と腸骨筋の遠位端…股関節を屈曲する．

血管は，鼠径靱帯を越えると名称が変わる．腹部の外腸骨動・静脈は，それぞれ大腿動・静脈となる．

## 重要ポイント

### ▶成人における腹部内臓の位置

腹部の内臓と腸間膜の構成を理解するためには，消化管の発

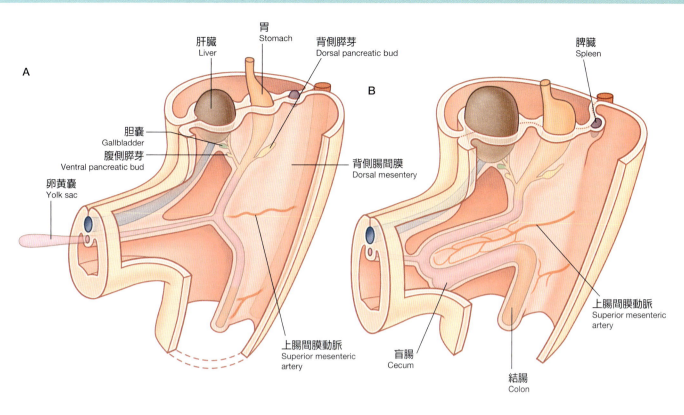
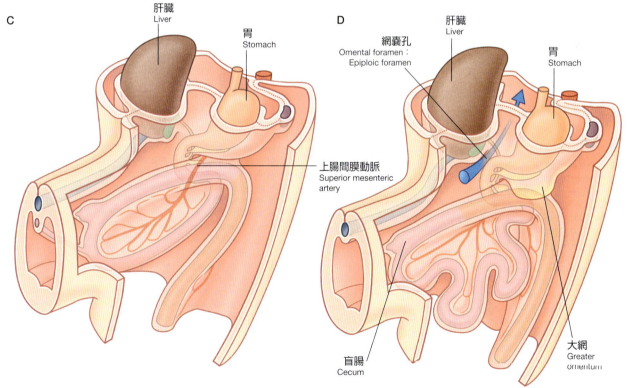

#### 図 4.13 腸管と腸間膜の発生過程(A → H)

生に関する基本的な知識が必要である(**図 4.13**).

発生初期の消化管は,体腔内で縦軸方向に位置しており,大きな背側腸間膜と比較的小さな腹側腸間膜によって体腔壁からつり下げられる.

背側腸間膜と腹側腸間膜の上方は,横隔膜に付着する.

原始腸管は,**前腸**(Foregut),**中腸**(Midgut),**後腸**(Hindgut)からなる.腸管が頭尾方向へ大きくのび,腸管の一部が腹腔内で回転し,一部の器官とそれらに関連する腸間膜が2次的に体壁へ癒合することにより,成人の腹部器官の配置が決まる.

206 第4章 腹部

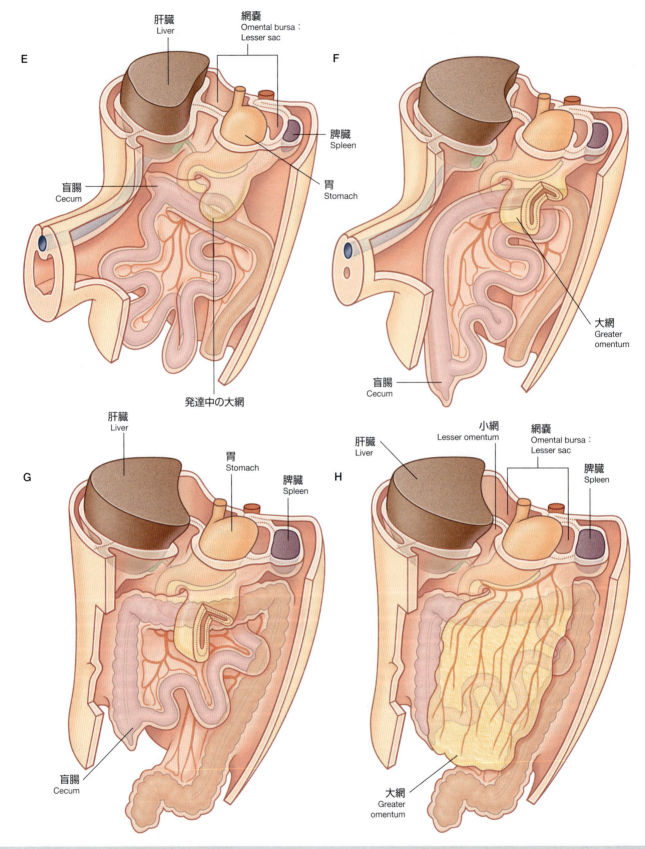

図4.13 腸管と腸間膜の発生過程（A → H）（続き）

## 前腸の発生

腹部領域では，**前腸**から食道の遠位部，胃，十二指腸の近位部が生じる．前腸は，消化管の中で唯一，腹側腸間膜と背側腸間膜の両方によって体壁からつり下げられる．

前腸の前面から膨れ出した憩室は，腹側腸間膜内で発達して肝臓と胆嚢をつくり，さらに膵臓の腹側部（腹側膵）が生じる．

膵臓の背側部（背側膵）は，前腸が背側腸間膜内へ膨れ出した部分から発生する．脾臓は，背側腸間膜内で，体壁と将来の胃との間の領域に発生する．

前腸では，発生中の胃が腸管の軸を中心として時計回りに回転し，その部位の背側腸間膜は脾臓を入れたまま左方へ移動して大きく伸展する．この過程で，腸間膜の一部が体壁の左側に偏位し，2次的に体壁と癒着する．

同時に，十二指腸はその背側腸間膜と膵臓の大部分とともに右方へ移動し，体壁に癒着する．

十二指腸と体壁は2次的に癒合し，腹側腸間膜内で肝臓が大きく成長して肝臓の上面が横隔膜に癒合する．それらに囲まれた小さな開口部が，風船状に左側へ膨らんだ背側胃間膜に囲まれた腔間への入口となる．この狭い開口部が，**網嚢孔**（Omental foramen：Epiploic foramen）である．

拡張した背側胃間膜によって囲まれ，胃の後方にある腹膜腔の部分を**網嚢**（Omental bursa：Lesser sac）という．腹膜腔の残りの部分である**大[腹膜]嚢**（Greater sac）から網嚢へ連絡する通路は，腹側腸間膜自由縁の下方にある網嚢孔を通る．

**小網**（Lesser omentum）の一部を形成していた背側腸間膜の一部は下方へ大きく垂れ下がり，2枚の腸間膜の相対する面が互いに癒合して，エプロン様の構造（**大網**（Greater omentum））を形成する．大網は，胃の大弯からつり下げられ，腹腔内の他の器官の上を覆うため，外科手術の際，前方から開腹したときに最初に観察される．

## 中腸の発生

中腸からは，十二指腸の遠位部，空腸，回腸，上行結腸，横行結腸の近位2/3が発生する．発生中の中腸から，小さな卵黄嚢が臍帯内に突出している．

消化器系が急速に発育するため，中腸ループは一時的に腹腔から臍帯内に突出し，そこで長く成長する．身体が大きくなり，卵黄嚢との連絡がなくなると，中腸は腹腔内へ戻る．この過程で，中腸ループの2つの脚部が，それらの中心軸のまわりを前方からみて反時計回りに回転するため，盲腸になる部位が腹腔の右下方へと移動する．中腸に分布する上腸間膜動脈が，この回転の軸となる．

盲腸は腹膜腔内に残り，上行結腸は体壁と癒合して2次的に腹膜後器官となり，横行結腸は背側腸間膜によってつり下げられたままの状態になる．大網は横行結腸と結腸間膜を越えて下方に垂れ下がり，通常，横行結腸や結腸間膜と癒合する．

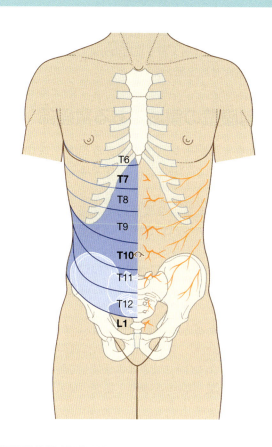

**図 4.14** 前腹壁の神経支配

## 後腸の発生

横行結腸の遠位1/3，下行結腸，S状結腸，直腸の上部が，後腸から発生する．

後腸の近位部は，身体の左側へ移動して下行結腸とS状結腸になる．下行結腸と背側腸間膜は体壁と癒合するが，S状結腸は腹膜腔内に残る．S状結腸は骨盤上口を通って，第3仙椎（SⅢ）の高さで直腸に移行する．

## ▶ 前腹壁と側腹壁の皮膚と筋および胸部肋間神経

第7～12胸神経（T7～12）の前枝は，肋骨が外側下方へ向かって傾斜するのに沿って走り，その後，肋骨弓を越えて腹壁に達する（**図 4.14**）．第7～11胸神経（T7～11）の肋間神経は，第12胸神経（T12）の肋下神経と同じく腹壁の皮膚に分布し，筋を支配する．さらに，第5・6胸神経（T5・6）の肋間神経は，腹壁の外腹斜筋の上部を支配し，第6胸神経（T6）の肋間神経は剣状突起の上の皮膚にも分布する．

腹壁の鼠径部および恥骨上部（下腹部）の領域の皮膚と筋には，第1腰神経（L1）が分布し，胸神経は分布しない．

前腹壁の皮節（皮膚分節）を**図 4.14**に示す．正中線上では，胸骨下角の上の皮膚には第6胸神経（T6）が，臍周辺の皮膚には第10胸神経（T10）が分布する．第1腰神経（L1）は，鼠径部

と恥骨上部（下腹部）の領域の皮膚に分布する.
　腹壁の筋は，その表層を覆う皮節の分布パターンを反映して，一般に分節的な神経支配を受ける.

## ▶ 弱い前腹壁の領域である鼠径部

　発生の過程で，性腺は後腹壁におけるそれぞれの原基の発生部位から，女性では骨盤腔内へ，男性では発生中の陰嚢内に下降する（図4.15）.
　性腺が下降する前，前腹壁内を走る索状の組織（**導帯**（Gubernaculum））が，左右の性腺の下極と，陰唇陰嚢隆起（男性では陰嚢の皮膚，女性では大陰唇）をつなぐ.
　左右の導帯に沿って，腹膜腔の管状の突出部（**鞘状突起**（Processus vaginalis））とその浅層にある前腹壁の筋層が陰唇陰嚢隆起内にのびる.
　男性では，精巣とその神経，血管，およびその輸出管（**精管**（Ductus deferens））が，鞘状突起とそれに随伴する腹壁由来の構造の間を，導帯に引きこまれるようにして陰嚢の中に下降する．導帯の残りは，精巣の尾側極と陰嚢に付着する結合組織性の遺残物となる.
　**鼠径管**（Inguinal canal）は，鞘状突起によってつくられた前腹壁内の通路である．**精索**（Spermatic cord）は，腹壁の層が管状に陰嚢内にのびたものであり，精巣と腹部の間を通るすべての構造がこの中を通る.
　左右の精索の遠位部にある袋状の終端部は，精巣とそれに随伴する構造，腹膜腔から分離された腔（**精巣鞘膜**（Tunica vaginalis）の腔）が含まれる.
　女性では，性腺は骨盤腔内の位置まで下降し，前腹壁を通過することはない．その結果，女性では，鼠径管中を通過する唯一の主要な構造は，導帯から分化した**子宮円索**（Round ligament of uterus）である.
　男女両性とも，鼠径部は腹壁の弱い領域で（図4.15），鼠径ヘルニアの発生部位となる.

## ▶ 第1腰椎の高さ

　胃の幽門の高さを通る水平面（幽門平面）は，第1腰椎（L I）の下面を通る（図4.16）．この面は，次の構造と交差する.

- 両側の肋骨弓…ほぼ第9肋軟骨の高さで，頸切痕と恥骨結合の間のほぼ中間に位置する.
- 胃から十二指腸への開口部（幽門口）…第1腰椎（L I）の椎体の右側である．ここから十二指腸は後腹壁で特徴的なC字状のループをつくり，正中線を越えて第2腰椎（L II）椎体の左側で空腸に移行する．膵頭部は十二指腸のループに囲まれ，膵体部は正中線を越えて左方へのびる.
- 膵体部…幽門平面に沿ってのびる.
- 左の腎門の下部と右の腎門の上部…左の腎臓が右の腎臓よりやや高い位置にある.

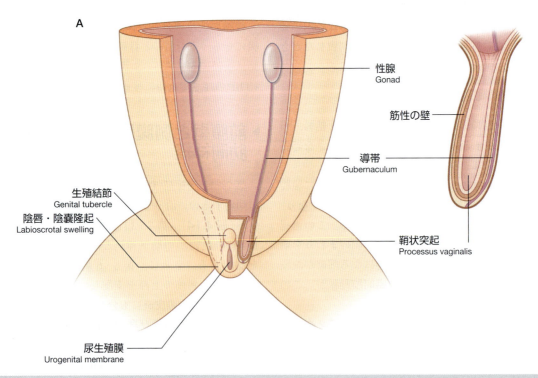

**図4.15　鼠径部**
**A**：発生.

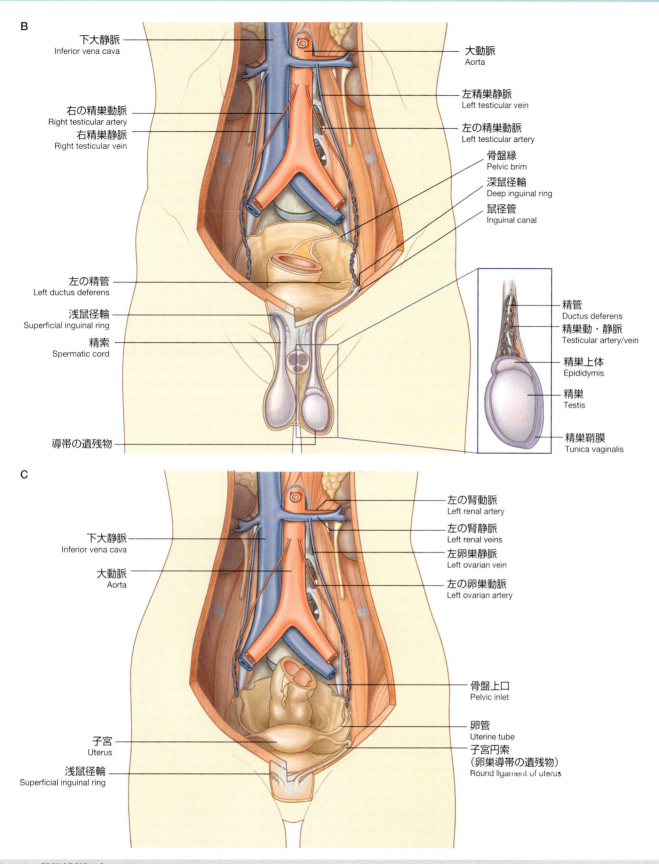

図 4.15　鼠径部（続き）
B：男性．C：女性．

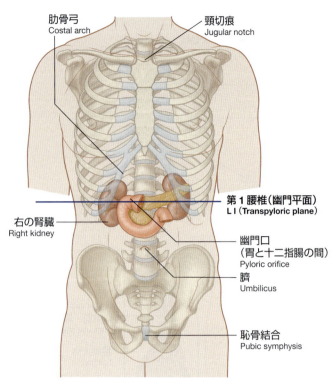

図 4.16　第 1 腰椎の高さを通る平面

## 消化管とそこに由来する器官に分布する 3 本の主要な動脈

　3 本の不対動脈が，腹大動脈の前面から起始し，腹部にある消化管と，発生中にこの消化管から生じるすべての器官（肝臓，膵臓，胆嚢）に分布する（図4.17）．これらの動脈は，背側腸間膜と腹側腸間膜の中を通って，標的器官に達する．そのため，これらの動脈は，腸間膜中に発生する脾臓とリンパ節等にも分布する．これら 3 本の動脈は，以下の通りである．

- 腹腔動脈（Celiac trunk）…第 1 腰椎（L I）の上面の高さで腹大動脈から起始し，前腸に分布する．
- 上腸間膜動脈（Superior mesenteric artery）…第 1 腰椎（L I）の下面の高さで腹大動脈から起始し，中腸に分布する．
- 下腸間膜動脈（Inferior mesenteric artery）…ほぼ第 3 腰椎（L III）の高さで腹大動脈から起始し，後腸に分布する．

## 左から右への静脈シャント

　身体の肺以外の領域から心臓に戻るすべての血液は，右心房に流入する．下大静脈は，腹部主要な体静脈で，骨盤，会陰，両下肢からの血液が流入する（図4.18）．

　下大静脈は脊柱の右側に位置し，ほぼ第 8 胸椎（T VIII）の高さで横隔膜の腱中心を貫通する．正中線を越えて，身体の左側からの血液を下大静脈に運ぶ静脈には次のものがある．

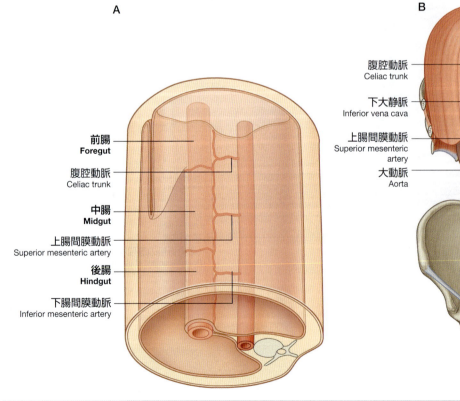
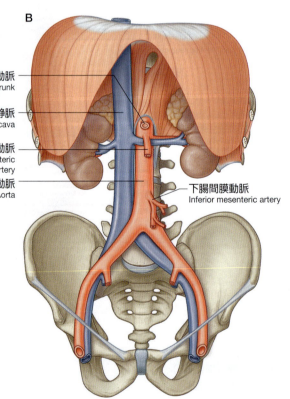

図 4.17　腸の血管
**A**：腸および腸間膜と血管の関係．**B**：前面像．

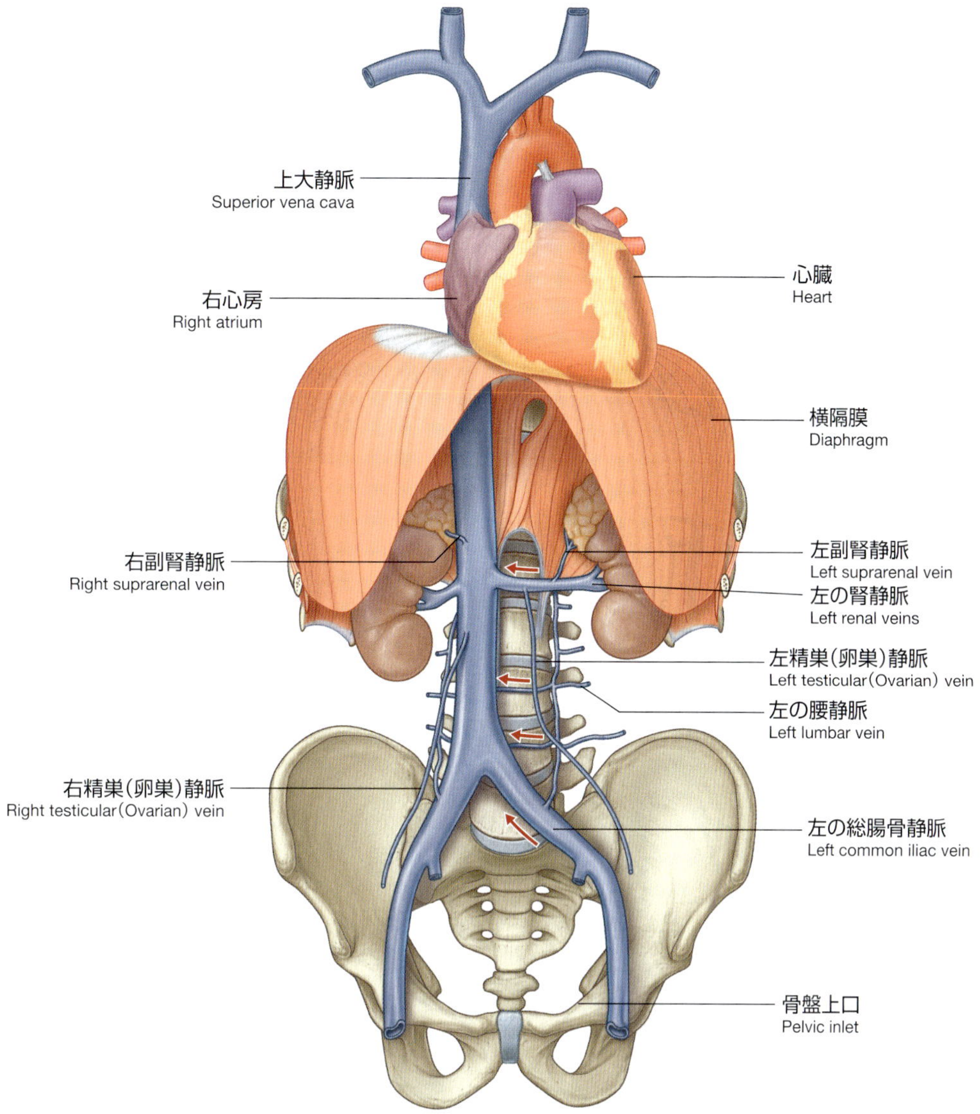

概観 ● 重要ポイント　211　4

図 4.18　左から右への静脈シャント

- 左の腎静脈…最も重要な静脈の一つであり，左の腎臓，副腎，性腺からの血液が流入する．
- 左の総腸骨静脈…ほぼ第5腰椎（LV）の高さで正中線を越え，右の総腸骨静脈と合流して下大静脈を形成する．下肢，骨盤，会陰，腹壁からの血液が流入する．
- 左の腰静脈等の静脈…正中線を越え，左側の背部と後腹壁からの血液を運ぶ．

## ▶ 消化器系からのすべての静脈血が通過する肝臓

　腹部の消化器系と脾臓からの血液は，心臓に戻る前に肝臓内の第2の毛細血管床を通過する（図4.19）．

　消化管，膵臓，胆囊，脾臓からの静脈血は，太い[肝]門脈（Hepatic portal vein；門静脈ともいう）を経て，肝臓の下面に達する．この静脈は，動脈と同様に細かく枝分かれして，内皮で囲まれた肝臓の類洞となり，肝臓内での物質交換にあずかる．

　肝洞を通った血液は，多くの短い肝静脈（Hepatic veins）に集まり，下大静脈が横隔膜を通過する前に下大静脈に流入する．

　通常，[肝]門脈系の血管は，細い静脈を通して体循環系の血管と連絡をもつので，上大静脈あるいは下大静脈と交通をもつことになる．

## [肝]門脈と下大静脈の吻合

　[肝]門脈系と下大静脈系の分布が重なる領域のうち，臨床的に最も重要なものは，腹部の消化器系の両端にある次の血管系である．

- 食道下部周辺の静脈系．
- 直腸下部周辺の静脈系．

　閉鎖した臍静脈（肝円索（Round ligament of liver））に伴行する細い静脈が，門脈と下大静脈のもう1つの吻合を構成する．

　肝円索は，前腹壁の臍と肝臓に達する[肝]門脈の左枝と連絡

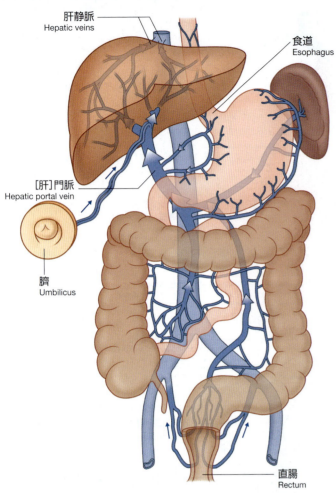

図4.19　［肝］門脈系

### ▶腹部内臓を支配する大きな椎前神経叢

腹部内臓は，主に大動脈の前面と外側面に沿って走る大きな椎前神経叢によって支配される（図4.20）．ここから出る神経は，腹大動脈から起始する動脈に沿って標的組織に分布する．

椎前神経叢は，交感神経，副交感神経，臓性感覚神経の線維を含む．

- 交感神経線維…第5胸髄〜第2腰髄レベル（T5〜L2）から起始する．
- 副交感神経線維…迷走神経［Ⅹ］と第2〜4仙髄レベル（S2〜4）から起始する．
- 臓性感覚神経…一般に運動神経に伴行する．

する．この靱帯に伴行する細い静脈は，［肝］門脈系と腹壁の臍周囲領域の血管を連絡し，体循環系の静脈に［肝］門脈の血液を流す．

［肝］門脈系と下大静脈系が互いに連絡をもつその他の部位には，次のものがある．

- 肝臓の無漿膜野…肝臓が横隔膜と接する．
- 大腸と小腸の腹膜後領域…消化管壁が腹膜後領域と直接接する．
- 膵臓の後面…膵臓の大部分は2次的な腹膜後器官である．

### ［肝］門脈系あるいはその血管網の循環障害

［肝］門脈系あるいはその血管網に循環障害が生じると，腹部の消化器系からの静脈還流に影響を与えることがある．その場合，［肝］門脈と下大静脈を連絡する血管が大きく拡張して蛇行し，それらが［肝］門脈系の支流にある血液を，肝臓を迂回して下大静脈へと運び，心臓に戻す．門脈圧亢進が生じると，食道静脈瘤や痔が発生し，また，臍傍静脈から放射状に拡張した体循環系の血管が腹壁上からみえるようになり，**メズサの頭**（Caput Medusae）とよばれる症状をきたすことがある．

概観・重要ポイント 213

交感神経性入力　　　　　　　　　　　　　　　　　副交感神経性入力

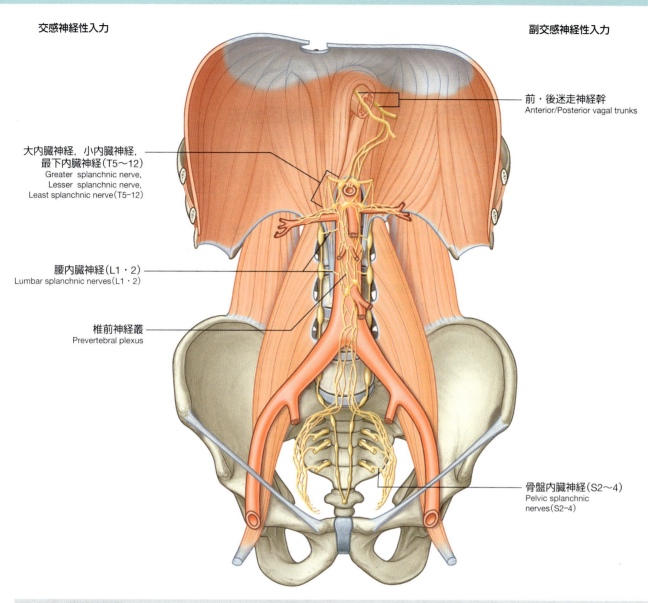

- 前・後迷走神経幹 Anterior/Posterior vagal trunks
- 大内臓神経，小内臓神経，最下内臓神経（T5〜12） Greater splanchnic nerve, Lesser splanchnic nerve, Least splanchnic nerve (T5-12)
- 腰内臓神経（L1・2） Lumbar splanchnic nerves (L1・2)
- 椎前神経叢 Prevertebral plexus
- 骨盤内臓神経（S2〜4） Pelvic splanchnic nerves (S2-4)

図 4.20　椎前神経叢

# 局所解剖

腹部は，胸部の下方にある体幹部である（図4.21）．膜状の筋でできた壁は，大きな腔（**腹腔**（Abdominal cavity））をとり囲み，上方の境界は横隔膜，下方の境界は骨盤上口である．

腹腔は，上方は第4肋間隙の高さにまで広がることがあり，下方は骨盤腔まで広がる．腹腔内には，**腹膜腔**（Peritoneal cavity）と腹部内臓がある．

## 体表解剖

腹部の局所解剖学的な区分は，腹部器官の位置や腹部の問題に起因する疼痛の部位を記載するのに用いられる．以下の2つの区分方法が用いられる．

- 4領域区分法（Four-quadrant pattern）．
- 9領域区分法（Nine-region pattern）．

### ▶ 4領域区分法

4領域区分法では，臍と第3・4腰椎（L III・IV）間の椎間円板を通る水平面と，正中面との交差によって，腹部を4つの領域（右上腹部，左上腹部，右下腹部，左下腹部）に分ける（図4.22）．

### ▶ 9領域区分法

9領域区分法は，2つの水平面と2つの垂直面に基づく（図4.23）．

- 上水平面（**肋骨下平面**（Subcostal plane））…肋骨弓のすぐ下方を通る．これは第10肋軟骨下縁の高さに相当し，後方では第3腰椎（L III）の椎体を通る．時に，頸切痕と恥骨結合の中間，あるいは臍と胸骨体下端の中間の高さで，後方では第1腰椎（L I）の椎体の下縁を通り，第9肋軟骨遠位端で肋骨縁と交差する横断面（**幽門平面**（Transpyloric plane））を用いることがある．

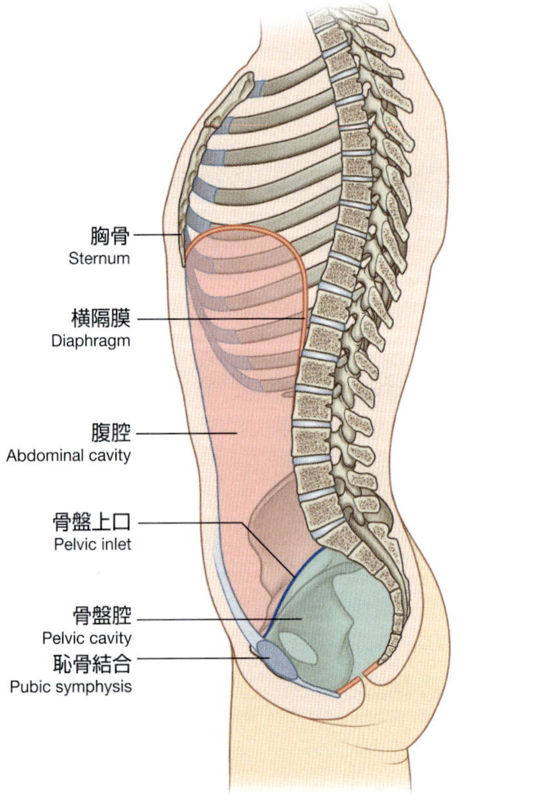

図4.21　腹腔の境界

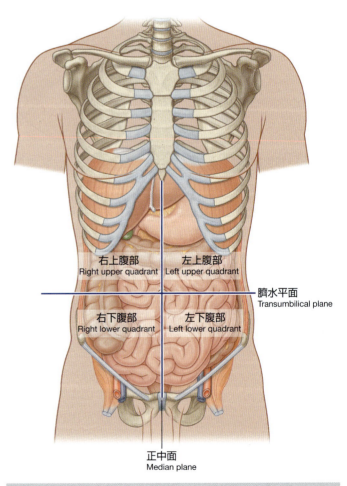

図4.22　4領域区分法

局所解剖 • 体表解剖　215

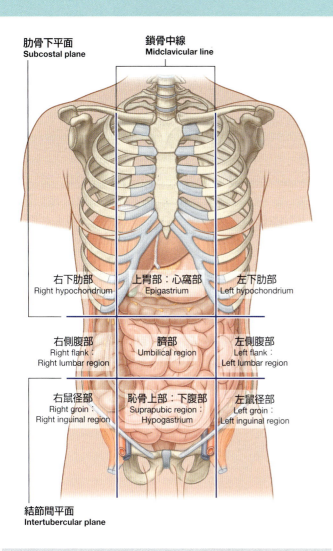

図 4.23　9 領域区分法

- 下水平面（**結節間平面**（Intertubercular plane））…上前腸骨棘の後方 5 cm の部位で触診できる左右の腸骨結節を結び，第 5 腰椎（L V）の椎体の上部を通る．
- 垂直面…上方は鎖骨の中点，下方は上前腸骨棘と恥骨結合の中間点を通る．

これらの 4 つの面が，腹部を 9 つの領域に区分する．各領域に次の名称がつけられている．上方は右下肋部（Right hypochondrium），上胃部（心窩部）（Epigastrium），左下肋部（Left hypochondrium），中間は右側腹部（Right flank：Right lumbar region），臍部（Umbilical region），左側腹部（Left flank：Left lumbar region），下方は右鼠径部（Right groin：Right inguinal region），恥骨上部（Suprapubic region）（下腹部（Hypogastrium）），左鼠径部（Left groin：Left inguinal region）である（**図 4.23**）．

## 臨床的事項 4.1　外科的切開

　腹部とその内容に達するには，一般に前腹壁を切開する．伝統的に，切開は手術が必要な部位やその周辺で行われてきた．これらの切開により，うまく腹腔に達し，最適な視野を得るのに十分な大きさが確保されてきた．麻酔が進歩し，筋弛緩剤が広く用いられるようになったことに伴い，腹壁切開はより小さくなってきた．

　一般に最もよく用いられる腹壁切開法は，剣状突起から恥骨結合に至る正中切開で行われる．腹部内臓のすべてに広く到達でき，患部を探索することができる（**開腹術**（Laparotomy））．

## 臨床的事項 4.2　腹腔鏡視下手術

　**腹腔鏡視下手術**（Laparoscopic surgery）は，低侵襲手術や鍵穴手術としても知られるが，長さ 1～2 cm 以下の数本の小さな切開によって手術操作が行われる．従来の開腹手術よりもはるかに切開が小さいので，患者の術後の疼痛は少なく，回復に要する時間は短くなった．また，傷痕も小さく，美容的にも良好な結果をもたらす．虫垂切除，胆嚢切除，ヘルニア修復ならびに多くの整形外科的，泌尿器科的，婦人科的手術は，今では鏡視下で行うのが一般的である．

　腹腔鏡として知られるカメラは，手術中に外科医がみるモニターに，拡大された術野を映し出す．カメラは，ポータルとよばれる小さな切開（通常は臍）を通じて腹腔内に挿入される．十分な手術操作のための空間を確保するため，ガス（通常は二酸化炭素）によって，腹壁を膨らませ，挙上させる．他の細い手術器具が，追加したポータルから術者である外科医によって導入される．これらのポータルの配置は，術野への最適な到達のために慎重に計画される．

　腹腔鏡視下手術は，外科用ロボットの使用によってさらに発展した．このようなシステムを用いることによって，外科医は小さな切開口から挿入されたロボットアームを操作することで間接的に動かすことができる．ロボット支援手術は，現在では世界中で日常的に行われるようになった．それによって，外科医の技術を高め，腹腔鏡視下手術における限界を克服するのに役立ってきた．ロボットシステムは精緻であり，外科医に術野を立体的に提供し，手術器具の旋回性や操作性を高めることができる．前立腺切除および胆嚢摘出術のようないくつかの手技が，現在この方法で行うことができる．

　単孔式腹腔鏡視下手術は，先端的な腹腔鏡視下手術である．この方法は，通常は臍を用いた，単一の切開からいくつかの手術器具を導入するものである．ロボットに補助されることもある．この方法を用いることにより，術後の疼痛が少なく，回復時間が短く，さらに従来の腹腔鏡視下手術よりも美容的に優れる．

# 腹壁

腹壁（Abdominal wall）は，広い領域を覆う．すなわち，上方は剣状突起と肋骨弓，後方は脊柱，下方は寛骨の上部に至る．腹壁の層は，皮膚，浅筋膜（皮下組織），筋とそれらに関連する深筋膜，腹膜外筋膜，壁側腹膜からなる（図4.24）．

## ▶ 浅筋膜

腹壁の**浅筋膜**（Superficial fascia；腹部の皮下組織）は，脂肪に富む結合組織である．これは，身体の他の領域に広がる浅筋膜と連続する．しかし，前腹壁の臍より下方の領域では，浅層の**脂肪組織**と深層の**膜様組織**の2層に分かれる．

### 浅層

浅筋膜の浅層の脂肪組織（**Camper筋膜**（Camper's fascia））は，脂肪を含み，厚さがさまざまである（図4.25，4.26）．この筋膜は鼠径部を越え，大腿の浅筋膜，会陰の同様の層に続く．

男性では，この浅層は陰茎を越え，脂肪を失って浅筋膜の深層と癒合した後，陰嚢に入って平滑筋線維を含む特徴的な筋膜層（**肉様膜**（Dartos fascia））を形成する．女性では，この浅層はある程度脂肪を含み，大陰唇の構成要素となる．

### 深層

浅筋膜の深層（**Scarpa筋膜**（Scarpa's fascia））は，薄い膜様組織で，わずかに脂肪を含むか，あるいはまったく脂肪を含まない（図4.25）．下方は大腿部に続き，鼠径靱帯のすぐ下方で，大腿の深筋膜と癒合する（**大腿筋膜**（Fascia lata），図4.26）．Scarpa筋膜は，正中線では白線と恥骨結合にしっかりと付着する．さらに会陰の前部に続き，坐骨恥骨枝，会陰膜の後縁に付着する．ここでは，**会陰皮下層**（Subcutaneous tissue of perineum）（**Colles筋膜**（Colles' fascia））とよばれる．

男性では，浅筋膜の膜様の深層は，陰茎を越えるところで浅層とともに陰茎の浅筋膜を形成し，陰嚢で肉様膜を形成する（図

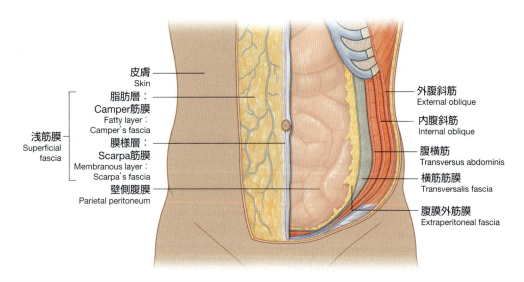

図4.24　腹壁の層

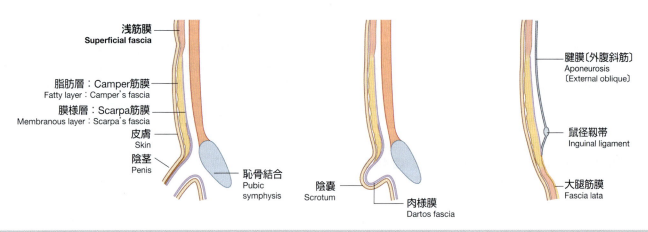

図4.25　浅筋膜

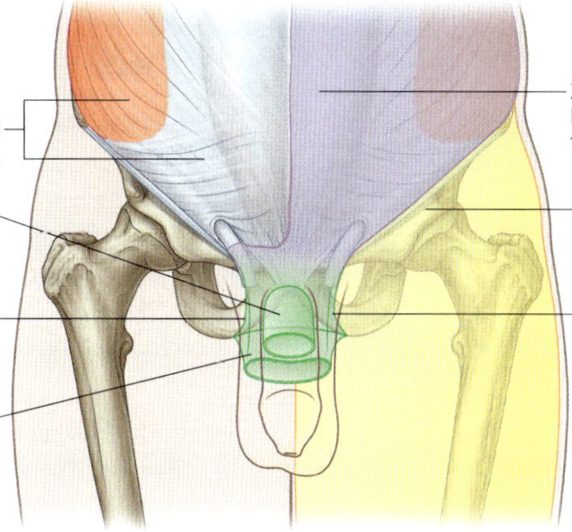

図 4.26 浅筋膜深層（膜様層）の広がり

4.25）．また，恥骨結合に付着した浅筋膜の深層は，陰茎の背部と外側へ向かい，**陰茎ワナ靱帯**（Fundiform ligament of penis）を形成する．女性では，浅筋膜の膜様の深層は，大陰唇ならびに会陰前方部へと続く．

## ▶ 前外側筋群

腹壁筋の前外側筋群には 5 つの筋がある．

- **外腹斜筋**（External oblique），**内腹斜筋**（Internal oblique），**腹横筋**（Transversus abdominis）…3 つの扁平な筋の筋線維は後外側で起始して，前方へ向かい，筋が正中線に近づくにつれて腱膜に変わる．
- **腹直筋**（Rectus abdominis），**錐体筋**（Pyramidalis）…正中線に近くにあるこれら 2 つの垂直な筋は，扁平な腱膜によってつくられる腱鞘に包まれる．

5 つの筋は，それぞれ特徴的な作用をもつが，協働して多くの生理的機能の維持に重要な役割を果たす．それぞれの位置で，しっかりとした，しかし柔軟性に富んだ腹壁を形成し，腹腔内の腹部内臓を保持して損傷から器官を保護し，直立位では重力に抗して内臓の位置を保つ．

さらに，これらの筋は安静時の呼気や強制呼気のときに収縮し，弛緩した横隔膜をさらに胸腔へ押し上げるのを助けることで，内臓も上方へ押し上げる．また咳や嘔吐を助ける．

これらすべての筋は，出産，排尿，排便等の際に腹腔内圧を上昇させる役目も果たす．

### 扁平な筋
#### 外腹斜筋

腹壁の筋群のうち，前外側の 3 つの扁平な筋の最外層に位置するのが外腹斜筋で，浅筋膜のすぐ深部にある（図 4.27，表 4.1）．この筋の筋線維は下内側に向かい，その大きな腱膜成分が腹壁の前部を正中線まで覆う．正中線に近づくと左右の腱膜

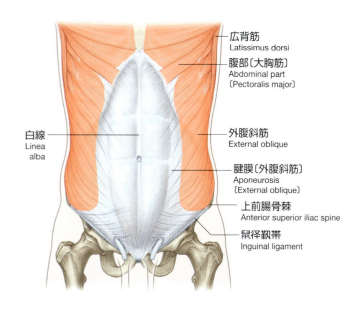

図 4.27 外腹斜筋とその腱膜

が互いに癒合して，剣状突起から恥骨結合までのびる**白線**（Linea alba）を形成する．

### 関連する靱帯

外腹斜筋の下縁は，左右の**鼠径靱帯**（Inguinal ligament）を形成する（図 4.27）．この外腹斜筋の腱膜の自由縁は補強されて厚くなり，外側の上前腸骨棘と内側の恥骨結節の間に張る（図 4.28）．これは，下方で折りたたまれて樋のような形をつくり，鼠径管の形成に重要な役割を果たす．

また，鼠径靱帯の内側端から伸展した線維によって他のいくつかの靱帯が形成される．

- **裂孔靱帯**（Lacunar ligament）…鼠径靱帯の内側端で線維が三日月形にのびてできたもので，後方で恥骨上枝の**恥骨櫛**（Pecten pubis）に付着する（図 4.28，4.29）．
- **恥骨櫛靱帯**（Pectineal ligament）（**Cooper 靱帯**（Cooper's

## 表4.1　腹壁の筋

| 筋 | 起始 | 停止 | 神経支配 | 作用 |
|---|---|---|---|---|
| 外腹斜筋 | 下位8対の肋骨（第5～12肋骨）の外面 | 腸骨稜外唇<br>白線で停止する腱膜 | 下位6対の胸神経（T7～12）の前枝 | 腹部内容を押さえる<br>両側の筋で体幹を屈曲する<br>片側の筋は同側に体幹を曲げ，腹部の前部を対側に向ける |
| 内腹斜筋 | 胸腰筋膜<br>外腹斜筋と腹横筋の起始部の間の腸骨稜<br>鼠径靱帯の外側2/3 | 下位3～4対の肋骨の下縁<br>白線で停止する腱膜<br>恥骨稜と恥骨筋線 | 下位6対の胸神経（T7～12）とL1の前枝 | 腹部内容を押さえる<br>両側の筋で体幹を屈曲する<br>片側の筋は体幹を曲げ，腹部の前部を同側に向ける |
| 腹横筋 | 胸腰筋膜<br>腸骨稜内側唇<br>鼠径靱帯の外側1/3<br>下位6対の肋骨（第7～12肋骨）の肋軟骨 | 白線で停止する腱膜<br>恥骨稜および恥骨筋線 | 下位6対の胸神経（T7～12）とL1の前枝 | 腹部内容を押さえる |
| 腹直筋 | 恥骨稜，恥骨結節，恥骨結合 | 第5～7肋軟骨<br>剣状突起 | 主に下位6対の胸神経（T7～12）の前枝 | 腹部内容を押さえる<br>脊柱を屈曲する<br>腹壁を緊張させる |
| 錐体筋 | 恥骨と恥骨結合の前面 | 白線 | T12の前枝 | 白線を緊張させる |

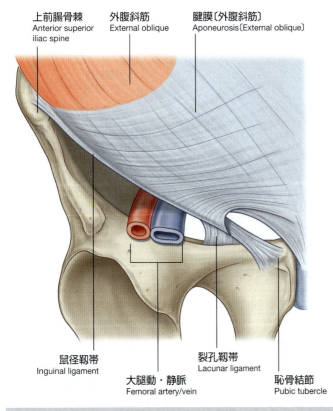

図4.28　外腹斜筋の腱膜から形成される靱帯

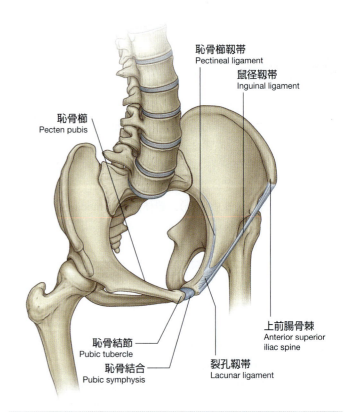

図4.29　鼠径部の靱帯

ligament)）…裂孔靱帯から恥骨上枝の恥骨櫛に沿ってのびる線維がつくる．

### 内腹斜筋
外腹斜筋の深層には，第2の扁平な筋である内腹斜筋がある（図4.30，表4.1）．この筋は，外腹斜筋より小さくて薄く，ほとんどの筋線維が上内側へ向かう．外側の筋要素は，前方で腱膜となり，正中線で白線に停止する．

### 腹横筋
内腹斜筋の深層に腹横筋があり（図4.31，表4.1），筋線維の方向から，このようによばれる．これは前方で腱膜となって終わり，正中線で白線に停止する．

局所解剖・腹壁

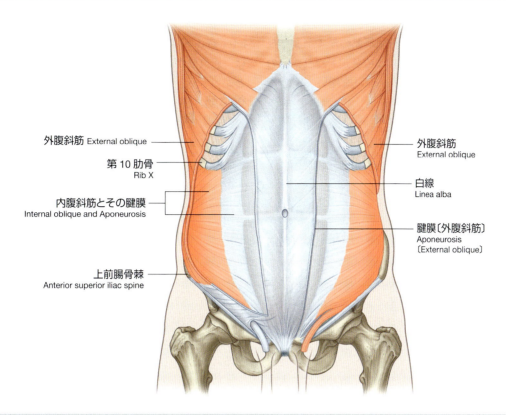

図4.30　内腹斜筋とその腱膜

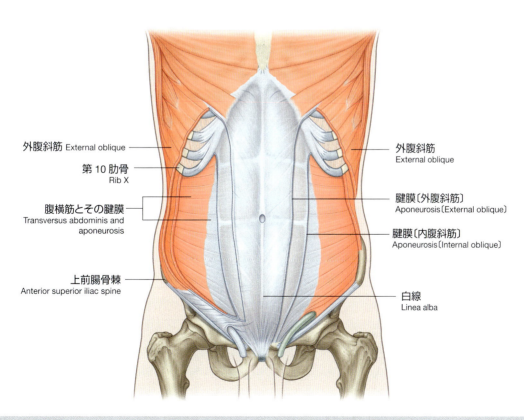

図4.31　腹横筋とその腱膜

## 横筋筋膜

3つの扁平な筋はそれぞれ，腹部の被包筋膜の層で前面と後面を覆われる．一般に，これらの筋膜はよく発達した腹横筋の深層にある層(**横筋筋膜**(Transversalis fascia))を除いて明瞭ではない．

横筋筋膜は，腹腔を囲み骨盤腔へと続く，一続きの筋膜層である．これは前方の正中線を越えて対側の横筋筋膜と一緒になり，横隔膜下面の筋膜へ続く．後方は後腹壁の筋を覆う深筋膜に続き，胸腰筋膜に付着する．

腸骨稜に付着した後，横筋筋膜は恥骨の上部領域に関連する筋を覆う筋膜および骨盤腔の筋を覆う同様の筋膜に癒合する．ここから，**壁側骨盤筋膜**(Parietal pelvic fascia)(または**骨盤内筋膜**(Endopelvic fascia))とよばれる．

したがって，腹腔の周囲の深筋膜に連続した層は，ある部分では厚く，ある部分では薄く，癒合するところとそうでないところがある．それにより，腹壁の特殊な構造が形成される．

## 垂直方向の筋

腹壁の筋のうち，前部の両側にある2つの垂直な筋は，大きな**腹直筋**(Rectus abdominis)と小さな**錐体筋**(Pyramidalis)である(図4.32, 表4.1)．

### 腹直筋

腹直筋は，長く扁平な筋で，前腹壁の全長にわたってのびる．これは左右1対の筋で，白線によって互いに分けられており，恥骨結合から肋骨弓まで上方へいくにつれて，幅広くそして薄くなる．筋腹は，3〜4つの線維性の帯である**腱画**(Tendinous intersection)によって分けられる(図4.32)．分けられた筋腹は，腹直筋がよく発達した人では腹壁の体表から容易にみることができる．

### 錐体筋

垂直方向の筋の2つ目は**錐体筋**である．この小さな三角形の筋は，欠如することもあるが，存在すれば腹直筋の前方に位置し，恥骨を底辺にして，頂点は上内側の白線に付着する(図4.32)．

### 腹直筋鞘

腹直筋と錐体筋は，外腹斜筋，内腹斜筋，腹横筋の腱膜によってできた特殊な鞘(**腹直筋鞘**(Rectus sheath))に包まれる(図4.33)．

腹直筋鞘は，腹直筋の上3/4を完全に包み，筋の下1/4の前面を覆う．腹直筋の下1/4の後面は筋鞘で覆われないため，腹直筋は横筋筋膜に直接接する．

腹直筋の上3/4を囲む腹直筋鞘の構成は，次のような様式をとる．

- 腹直筋鞘の**前葉**(Anterior layer)…外腹斜筋の腱膜と内腹斜筋の腱膜の半分(前葉)からなる．後者は，腹直筋の外側縁で分離する．
- 腹直筋鞘の**後葉**(Posteior layer)…内腹斜筋の腱膜の残り半分の腱膜(後葉)と腹横筋の腱膜からなる．

すべての腱膜は，臍と恥骨結合の中間点(腹直筋の下部1/4の上縁に相当する)で，腹直筋の前方へ移行する．この移行部

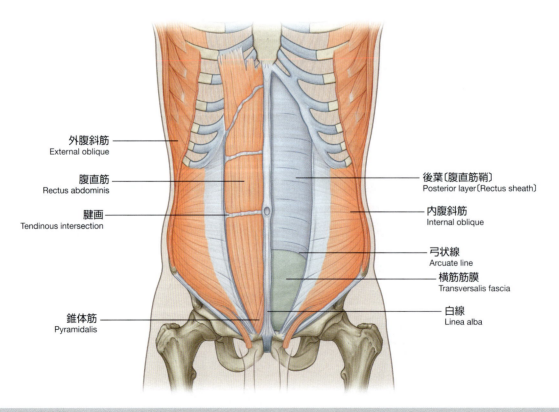

**図4.32 腹直筋と錐体筋**

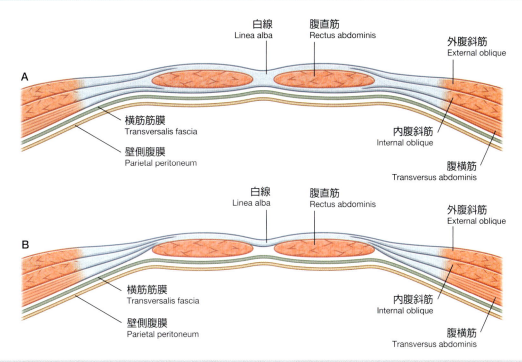

**図 4.33　腹直筋鞘の構成**
A：腹直筋鞘の上 3/4 を通る横断面．B：腹直筋鞘の下 1/4 を通る横断面．

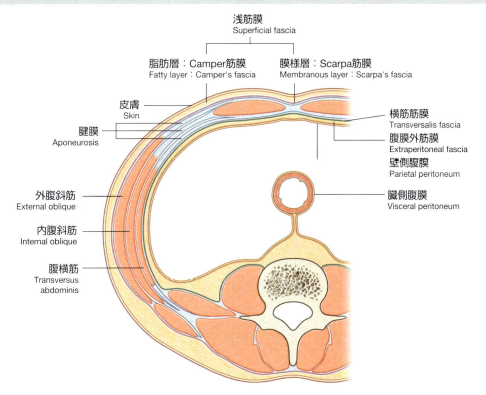

**図 4.34　腹壁の層構造を示す横断面**

から腹直筋鞘の後葉がなくなり，腹直筋鞘の前葉は外腹斜筋の腱膜，内腹斜筋の腱膜，腹横筋の腱膜からなる．したがって，この移行部より下方では，腹直筋が横筋筋膜に直接接する．この移行部を示すのが，弓状の線維である（**弓状線**(Arcuate line)，**図 4.32**）．

### ▶ 腹膜外筋膜

　横筋筋膜の深層には，結合組織の層である**腹膜外筋膜**（Extraperitoneal fascia）があり，これが横筋筋膜と腹膜を分ける（**図 4.34**）．この層に含まれる脂肪の量は部位によって異なり，この層は腹腔を囲むだけでなく，骨盤腔を囲む類似の層に

続く．これは，後腹壁，特に腎臓の周囲で厚く，腹膜が反転して覆う器官の上に続き，血管がこの層にあるために血管とともに腸間膜の中にのびる．腹膜外筋膜内にある器官を，**腹膜後器官**(Retroperitoneal organ)という．

具体的な外科的手技を記載する場合，腹膜外筋膜を表す用語は，解剖学とは異なる．身体の前方にある筋膜は**腹膜前筋膜**(Preperitoneal fascia：Properitoneal fascia)と記述され，身体の後方にある筋膜は**腹膜後筋膜**(Retroperitoneal fascia)と記述される(**図4.35**)．これらの用語は，例えば，腹膜前脂肪と鼠径管内脂肪の連続性というときや，鼠径ヘルニアの経腹壁腹膜前腹腔鏡下手術というときに用いられる．

## ▶ 腹膜

腹膜外筋膜の深層に**腹膜**(Peritoneum)がある(**図4.6**，**4.7**参照)．この薄い漿膜は腹腔を囲み，多くの場所で折れ返り，完全にあるいは部分的に腹部内臓を覆う．腹壁を裏打ちする腹膜は**壁側腹膜**(Parietal peritoneum)で，内臓を覆う腹膜は**臓側腹膜**(Visceral peritoneum)である(**図4.34**)．

壁側腹膜が腹壁を連続的に裏打ちし，1つの囊を形成する．これは，男性では閉じた腔であるが，女性では2つの開口部をもつ卵管が外部への通路となる．この壁側腹膜で囲まれた囊状の腔を**腹膜腔**(Peritoneal cavity)という．

## ▶ 神経支配

前外側腹壁の皮膚，筋，壁側腹膜には，第7胸神経〜第1腰神経(T7〜L1)が分布する．これらの脊髄神経の前枝は，身体の後方から前方へ向かい，下内側方向へ走る(**図4.36**)．そし

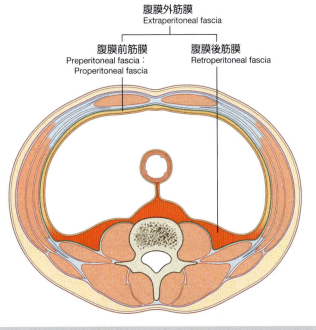

図4.35　腹膜外筋膜の区分

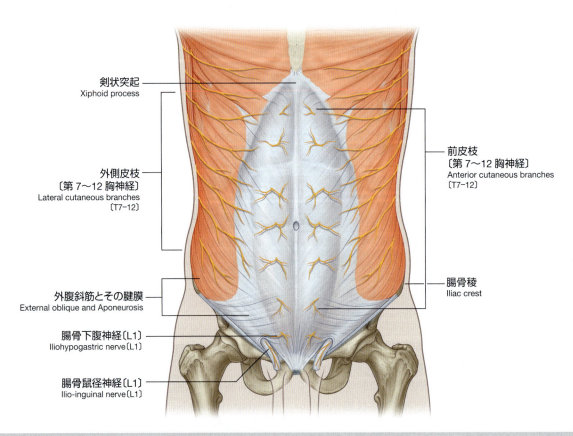

図4.36　前外側腹壁の神経支配

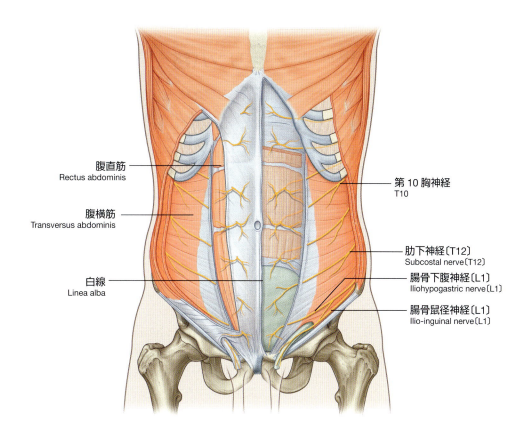

図 4.37　前外側腹壁を支配する神経の経路

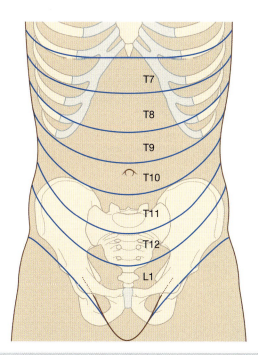

図 4.38　前外側腹壁の皮節（皮膚分節：デルマトーム）

てこれらの神経は，途中で外側皮枝を出し，前皮枝となる．

第 7〜11 胸神経（T7〜11）の肋間神経は，肋間腔を出て肋軟骨の深層を通り，内腹斜筋と腹横筋の間を通って前外側腹壁に出る（**図 4.37**）．腹直筋鞘の外側縁に達すると，腹直筋鞘に入り，腹直筋外側面の後方を走行する．正中線に近づくと，前皮枝は腹直筋と腹直筋鞘の前壁を貫き，皮膚に分布する．

第 12 胸神経（T12）（**肋下神経**（Subcostal nerve））は，肋間神経に似た経路をとる．第 1 腰神経（L1）の枝である**腸骨下腹神経**（Iliohypogastric nerve）と**腸骨鼠径神経**（Ilio-inguinal nerve））は，腰神経叢から起始し，最初は肋間神経とよく似た経路をとるが，標的組織の近くでそのコースから外れる．

第 7 胸神経〜第 1 腰神経（T7〜L1）は，走行の途中で前外側腹壁の筋群に枝を出す．これらの神経はすべて皮膚に終わる．

- 第 7〜9 胸神経（T7〜9）…剣状突起から臍のすぐ上までの皮膚に分布する．
- 第 10 胸神経（T10）…臍周辺の皮膚に分布する．
- 第 11 胸神経〜第 1 腰神経（T11〜L1）…臍のすぐ下から恥骨領域を含めた下腹部の皮膚に分布する（**図 4.38**）．
- 腸骨鼠径神経（第 1 腰神経（L1）の枝）…陰嚢の前面あるいは大陰唇に分布し，大腿部に細い皮枝を出す．

## 動脈と静脈

多数の血管が前外側腹壁を走る．浅層の動脈は以下の通りである．

- 腹壁上部…**内胸動脈**（Internal thoracic artery）の終枝である**筋横隔動脈**（Musculophrenic artery）の枝が分布する．
- 腹壁下部…ともに大腿動脈の枝である，内側の**浅腹壁動脈**（Superficial epigastric artery）と外側の**浅腸骨回旋動脈**（Superficial circumflex iliac artery）が分布する（図 4.39）．

深層の動脈は以下の通りである．

- 腹壁上部…内胸動脈の終枝である**上腹壁動脈**（Superior epigastric artery）が分布する．
- 腹壁外側部…**第10 肋間動脈**（10 th intercostal artery），**第11 肋間動脈**（11 th intercostal artery），**肋下動脈**（Subcostal artery）が分布する．
- 腹壁下部…**外腸骨動脈**（External iliac artery）の枝である内側の**下腹壁動脈**（Inferior epigastric artery）と外側の**深腸骨回旋動脈**（Deep circumflex iliac artery）が分布する．

上・下腹壁動脈は，ともに腹直筋鞘に入る．これらは腹直筋の後方を走り，互いに吻合する（図 4.40）．

上・下腹壁静脈は，同名の動脈に伴行する．

## リンパ路

前外側腹壁のリンパの経路は，リンパ系の基本原則に従う．

- 臍より上方の浅層のリンパ…上方へ向かって**腋窩リンパ節**（Axillary lymph nodes）に流入する．
- 臍より下方の浅層のリンパ…下方へ向かって**浅鼠径リンパ節**（Superficial inguinal nodes）に流入する．
- 深層のリンパ…深動脈に伴行し，内胸動脈に伴行する**胸骨傍リンパ節**（Parasternal nodes），腹大動脈に伴行する**腰リンパ節**（Lumbar nodes），外腸骨動脈に伴行する**外腸骨リンパ節**（External iliac nodes）に流入する．

## 鼠径部

鼠径部（Groin：Inguinal region）は，前腹壁から大腿部へ移行する領域である．この領域では，発生中に起こる変化によって腹壁が弱く，そのため腹膜の囊あるいは憩室がそこから突出し，鼠径ヘルニアをつくることがある．ヘルニア囊の中に腹部内臓

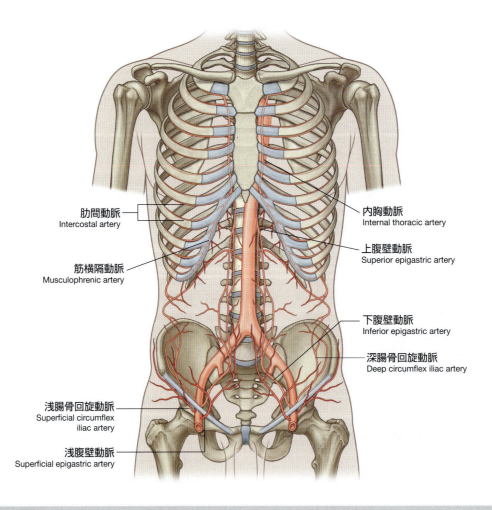

図 4.39　前外側腹壁の動脈

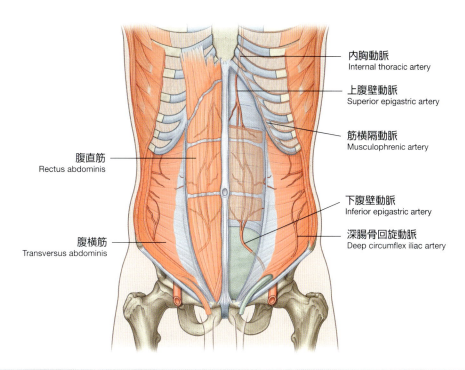

図 4.40　上腹壁動脈と下腹壁動脈

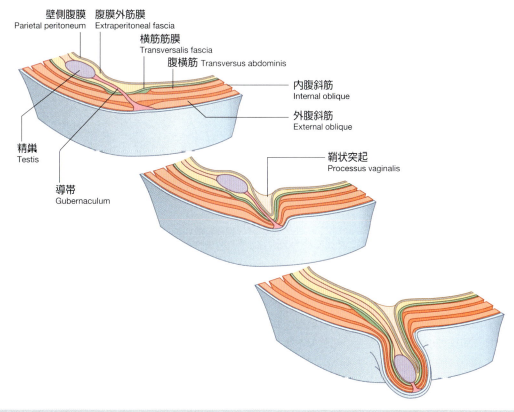

図 4.41　受精後第 7 週から出生までに起こる精巣の下降

を含む場合と，そうでない場合がある．鼠径ヘルニアは男女ともに起こるが，男性のほうが頻度が高い．

　鼠径部の前腹壁の脆弱性は，性腺の発生によって起こる変化によって生じる．もともと後腹壁で高い位置に発生した精巣と卵巣が下降する前に，腹膜の突出部である鞘状突起が形成され，それが前腹壁を通過した結果，鞘状突起は次の構造によって覆われる（図 4.41）．

- 横筋筋膜…最も深い層である．
- 内腹斜筋…第 2 層目の構造である．鞘状突起は，腹横筋のアーチ状線維の下を通るため，腹横筋には覆われない．

226　第 4 章　腹部

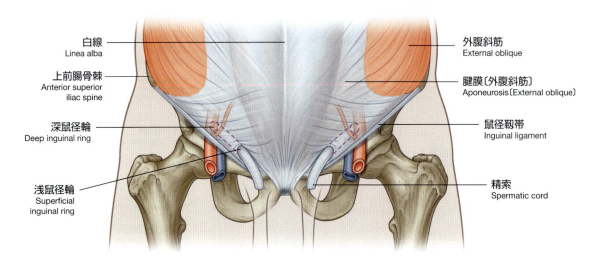

図 4.42　鼠径管

- 外腹斜筋の腱膜…最も浅い層である［訳注：最も浅い層は，外腹斜筋の腱膜に加えて，その筋膜も含まれる］

鞘状突起は，腹壁筋の弓状線維の下方を通るため，腹横筋には覆われない．この結果，鞘状突起は前腹壁のいくつかの層によって覆われた管状構造に変わり，これが**鼠径管**（Inguinal canal）の基本構造を形成する．

性腺の発生の最終段階で，精巣が陰嚢内へ，卵巣が骨盤腔内へ下降する．この過程は，発生中の性腺の下端から陰唇・陰嚢隆起にのびる導帯によって起こる（**図 4.41**）．

鞘状突起は，鼠径管内では導帯のすぐ前方にある．

男性では，精巣が下降する際に，精巣動・静脈，精管，神経が一緒に鼠径管を通るため，それらも腹壁と同じ筋膜に覆われる．精巣の下降により，男性では精索の形成が完了する．

女性では，卵巣が骨盤腔内へ下降し，発生中の子宮に近づく．そのため，鼠径管内に残る唯一の構造は，卵巣導帯の遺残物である子宮円索である．

この発生過程は，両性とも鞘状突起の閉鎖によって終わる．これが閉鎖しなかったり，閉鎖が不完全であったりすると，前腹壁に潜在的な脆弱部が残り，そこから鼠径ヘルニアが発生する可能性がある．男性では，精巣鞘膜の近位部のみが閉鎖する．遠位部は拡張し，陰嚢内で精巣を囲むようになる．言い換えれば，男性の鞘状突起は，腹膜腔の突出部が発生の過程で本来の腹膜腔から分離されて独立の腔となったものである．

## ▶ 鼠径管

**鼠径管**（Inguinal canal）は，鼠径靱帯の下半分のすぐ上方で，それに平行して下内側方へのびるスリット状の通路である．これは深鼠径輪で始まり，約 4 cm 続き，浅鼠径輪で終わる（**図 4.42**）．鼠径管の内容は，陰部大腿神経の陰部枝と，男性では**精索**（Spermatic cord），女性では**子宮円索**（Round ligament of uterus）である．さらに，両性とも腸骨鼠径神経が鼠径管の一

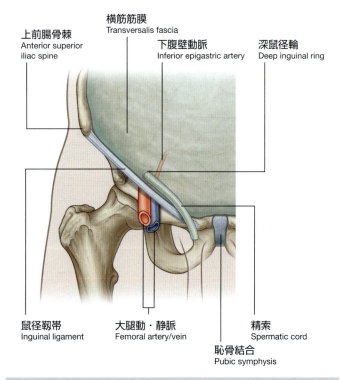

図 4.43　深鼠径輪と横筋筋膜

部を通り，他の構造とともに浅鼠径輪から出る．

## 深鼠径輪

**深鼠径輪**（Deep inguinal ring）は，鼠径管の起始部で上前腸骨棘と恥骨結合の中間点にある（**図 4.43**）．これは鼠径靱帯のすぐ上方で，下腹壁動脈のすぐ外側にある．深鼠径輪は横筋筋膜の欠損部または開口部といわれることがあるが，実際は，ここは男性では精索，女性では子宮円索を覆う横筋筋膜の管状突出部の起始となるところである．横筋筋膜に続く膜は，男性では**内精筋膜**（Internal spermatic fascia）とよばれる．

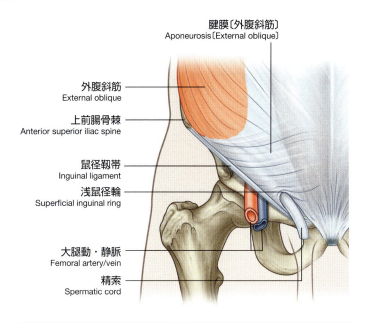

図 4.44　浅鼠径輪と外腹斜筋の腱膜

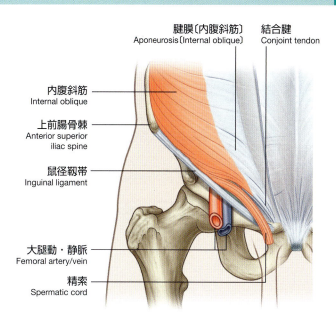

図 4.45　内腹斜筋と鼠径靱帯

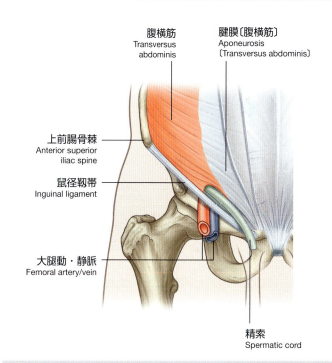

図 4.46　腹横筋と鼠径管

## 浅鼠径輪

　浅鼠径輪（Superficial inguinal ring）は鼠径管の遠位端で，恥骨結合の上方にある（図 4.44）．これは外腹斜筋の腱膜の三角形の開口部で，その頂点は上外側を向き，底辺は恥骨稜で形成される．三角形の他の2辺（**内側脚**（Medial crus）と**外側脚**（Lateral crus））はそれぞれ恥骨結合と恥骨結節に付着する．2つの脚は，三角形の頂点で，交差（脚間）線維によって結びつけられており，浅鼠径輪がさらに広がるのを防ぐ．
　深鼠径輪と同様に，浅鼠径輪は鼠径管を通って浅鼠径輪から現れる構造を覆う外腹斜筋の腱膜の管状突出部の起始となる．精索の周囲を覆う連続したこの組織は**外精筋膜**（External spermatic fascia）とよばれる．

## 前壁

　鼠径管の前壁は，その全長にわたり，外腹斜筋の腱膜によって形成される（図 4.44）．また，内腹斜筋下部の線維が鼠径靱帯の外側 2/3 から起始するため，前壁は内腹斜筋の線維によって補強される（図 4.45）．これが，前腹壁の潜在的な脆弱点である深鼠径輪の上を付加的に覆う．さらに，内腹斜筋が深鼠径輪を覆うため，その続きが**精巣挙筋**（Cremaster）を含む**精巣挙筋膜**（Cremasteric fascia）として鼠径管を通る構造の被膜の一つとなる．

## 後壁

　鼠径管の後壁は，その全長にわたり，横筋筋膜によって形成される（図 4.43）．その内側 1/3 は，**結合腱**（Conjoint tendon）（**鼠径鎌**（Inguinal falx））によって補強される（図 4.45）．この腱は，恥骨稜と恥骨筋線に停止する腹横筋と内腹斜筋の共通の停止腱である．

　内腹斜筋が深鼠径輪を補強するのと同様に，浅鼠径輪の後方にある結合腱は，前腹壁の潜在的脆弱点を補強する．

## 上壁

　鼠径管の上壁は，腹横筋と内腹斜筋の弓状線維によって形成される（図 4.45, 4.46）．これらの線維は，外側で鼠径靱帯に始まり，一緒に結合腱となって内側に付着する．

## 下壁

　鼠径管の下壁は，鼠径靱帯の内側半によって形成される．こ

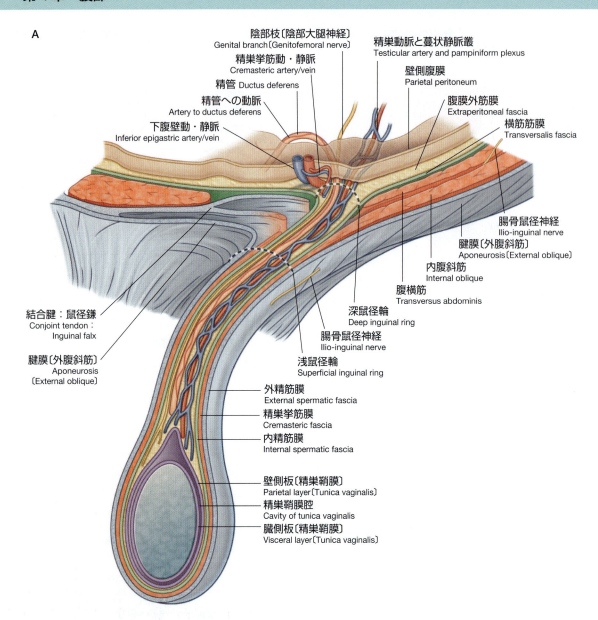

図 4.47　精索(A：男性)と子宮円索(B：女性)

こで下方を巻き込むような形になった外腹斜筋の腱膜の最下部の自由縁は，鼠径管の内容が通る溝あるいは樋のような構造をなす．裂孔靱帯が，この溝の内側部の大部分を補強する．

## 鼠径管の内容

鼠径管の内容は次の通りである．
- 男性…精索と陰部大腿神経の陰部枝．
- 女性…子宮円索と陰部大腿神経の陰部枝．

これらの構造は，深鼠径輪を通って鼠径管に入り，浅鼠径輪から出る．

さらに，腸骨鼠径神経(第1腰神経(L1))も鼠径管の一部を通る．この神経は，腰神経叢の枝で，後方から腹横筋の内面を貫通して腹壁に入る．そして，内腹斜筋を貫通して前腹壁の層の間へ入って下内方へ向かい，鼠径管へ達する．鼠径管内を下行し，浅鼠径輪から出る．

## 精索

精索(Spermatic cord)は，近位部が深鼠径輪で形成され，腹腔および骨盤腔から精巣へ向かう構造からなり，これらは3層の筋膜で覆われる(図 4.47)．

3層の筋膜は，精索内に次のような構造を含む．
- 精管．
- 精管への動脈…下膀胱動脈から起始する．
- 精巣動脈…腹大動脈から起始する．
- 蔓状静脈叢(精巣静脈)．
- 精巣挙筋動・静脈…精巣挙筋膜に分布する小血管である．
- 陰部大腿神経の陰部枝…精巣挙筋を支配する．
- 交感神経および臓性求心性神経線維．

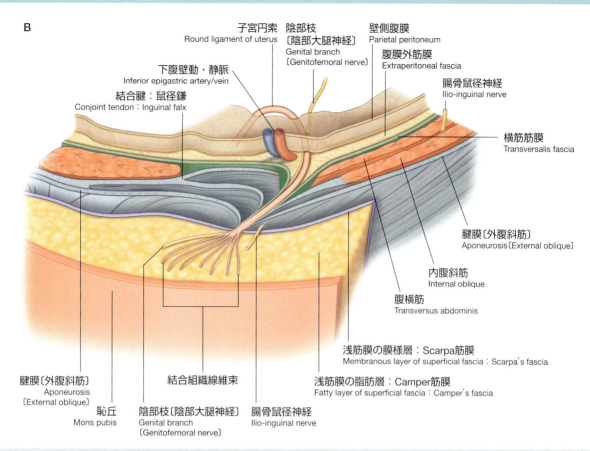

**図4.47 精索（A：男性）と子宮円索（B：女性）（続き）**

- リンパ管．
- 鞘状突起の遺残物．

これらの構造は，深鼠径輪へ入って鼠径管内を下行し，浅鼠径輪から出る．その経過中に3層の筋膜で覆われる．これらの構造と筋膜は一緒に陰嚢内へ入り，精索内を通ってきた構造は，精巣およびそれを包む筋膜と連絡を保つ．

精索の内容をとり囲む筋膜には，次のようなものがある（**図4.47A**）．

- 内精筋膜…最深層の内精筋膜は，横筋筋膜に始まり，深鼠径輪の周縁に付着する．
- 精巣挙筋膜…内腹斜筋に起始する精巣挙筋に関連する，精巣の中間の筋膜層である．
- 外精筋膜…最も浅層にある外精筋膜は，外腹斜筋の腱膜に始まり，浅鼠径輪の周縁に付着する［訳注：最外層の外精筋膜は，外腹斜筋の腱膜とそれを包む筋膜に由来するとされる］．

## 子宮円索

子宮円索（Round ligament of uterus）は，索状構造で，子宮から深鼠径輪へ向かい，鼠径管に入る（**図4.47B**）．鼠径管内を下行し，浅鼠径輪から出る．ここで，索状構造から数本の線維性組織の束に変わり，大陰唇の結合組織に付着する．子宮円索は，鼠径管内では男性の精管と同様に筋膜に覆われる．浅鼠径

### 臨床的事項 4.3　精巣挙筋反射

男性では，精巣挙筋と精巣挙筋膜が精索の筋膜の中間層すなわち第2の層を形成する．この筋と筋膜は，陰部大腿神経（L1，2）の陰部枝によって支配される．反射弓の刺激によってこの筋が収縮し，結果として精巣を挙上する．大腿の上部内側面の皮膚に軽く触れると，腸骨鼠径神経の感覚神経線維が刺激される．これらの感覚神経線維が第1腰髄（L1）の高さで脊髄に入るので，この高さで感覚神経線維が陰部大腿神経陰部枝に向かう運動神経線維を刺激し，精巣挙筋を収縮し，精巣を挙上する．

精巣挙筋反射（Cremasteric reflex）は小児でより強く，年齢とともに減弱する傾向がある．男性の第1腰髄（L1）のレベルの脊髄の機能検査に用いられるが，臨床で用いられることは限定的である．

輪を出た子宮円索は，筋膜と区別がつきにくい．

子宮円索は，胎生期に卵巣から陰唇・陰嚢隆起へのびた導帯の長い末梢部である．子宮円索は子宮に付着した後，短い導帯の近位部から発生する卵巣靱帯として卵巣に続く．

## ▶ 鼠径ヘルニア

鼠径ヘルニア（Inguinal hernia）は，鼠径部の腹壁の脆弱部を通って腹膜嚢が突出あるいは通過する状態をいい，その中に腹

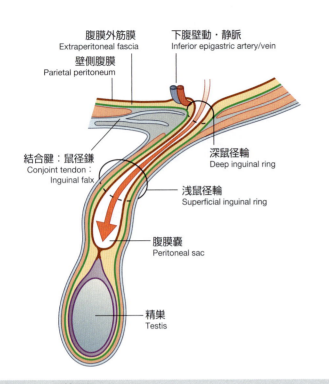

図 4.48　間接鼠径ヘルニア

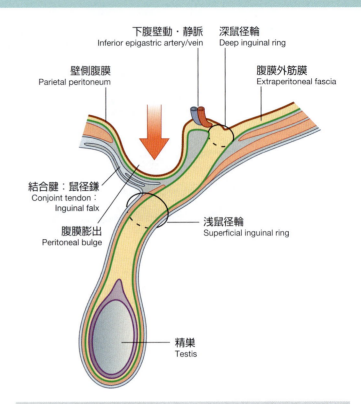

図 4.49　直接鼠径ヘルニア

部内容を伴う場合と伴わない場合がある．鼠径ヘルニアは腹膜嚢が鼠径管に入ることによって起こる．

鼠径ヘルニアは間接型と直接型の2つの型に分類される．
- 間接型…腹膜嚢が深鼠径輪を通って鼠径管に入る．
- 直接型…腹膜嚢が鼠径管の後壁を通って鼠径管に入る．

## 間接鼠径ヘルニア

間接鼠径ヘルニア(Indirect inguinal hernia)は，2種類の鼠径ヘルニアのうち，より頻度の高い型で，女性より男性にはるかに多くみられる（図4.48）．この型の鼠径ヘルニアは，発生過程にできた鞘状突起の一部あるいは全部が開存しているために起こる．そのため，この鼠径ヘルニアは先天性といわれる．

突出した腹膜嚢は，下腹壁血管の外側で，深鼠径輪から鼠径管に入る．鞘状突起の開存の程度によって，鼠径管がどの程度下行するかが決まる．鞘状突起が全長にわたって開存していると，腹膜嚢が鼠径管内を下行して浅鼠径輪から脱出し，男性では陰嚢の中に，女性では大陰唇の中にまで達することがある．この場合，突出した腹膜嚢（ヘルニア嚢）は，男性では精索，女性では子宮円索と同様に，3層の被膜に覆われる．

## 直接鼠径ヘルニア

直接鼠径ヘルニア(Direct inguinal hernia)は，腹膜嚢が脆弱な後壁を通って直接鼠径管の内側端に突出している状態をいう（図4.49）．これは腹壁の筋が弱くなったときに発症し，一般に成年男性にみられるので，通常，後天性といわれる．ヘルニア嚢の膨出は，下腹壁動・静脈の内側にある**鼠径三角**（Inguinal triangle）（**Hesselbach三角**（Hesselbach's triangle））に起こる．この三角は，次の構造によって囲まれる（図4.50）．
- 外側…下腹壁動脈．
- 内側…腹直筋．
- 下方…鼠径靱帯．

鼠径部の内部には，横筋筋膜の肥厚（**腸骨恥骨靱帯**（Iliopubic tract））が鼠径靱帯の走行に沿ってみられる（図4.50）．

直接鼠径ヘルニアは，鼠径管の全長は通らないが，浅鼠径輪から脱出することがある．このような場合には，腹膜嚢は外精筋膜に覆われたまま，間接鼠径ヘルニアのように陰嚢内に達することもある．

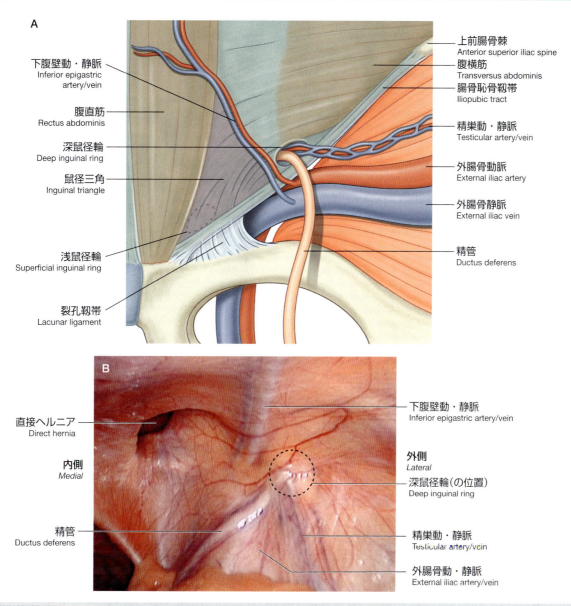

図 4.50 右の鼠径三角
A：内面．B：壁側腹膜がその領域を覆っていることを示す内視鏡画像．

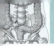

## 臨床的事項 4.4　鼠径部周辺の構造

鼠径部周辺には，多くの解剖学的構造が複雑に集まる．この部位に腫瘤がみられた場合には，それを注意深く診察し，正しい解剖学的知識に基づいて，腫瘤がどのような構造によってできるかを診断しなければならない．鼠径部にみられる腫瘤のうち，最も多いのはヘルニアである．

鼠径部を診察する際には，鼠径靱帯の位置を同定することが重要である．鼠径靱帯は，外側の上前腸骨棘と内側の恥骨結節との間に張る．鼠径ヘルニアは鼠径靱帯の上方に膨出し，通常，立位でより明瞭になる．鼠径靱帯の解剖学的指標に留意し，腫瘤を注意深く観察し，診断することが必要である．

男性では，陰嚢に腫瘤がないかを調べるのがよい．異常な腫瘤があり，その上端を触診できない場合には，その腫瘤が鼠径管から起こる可能性があり，ヘルニアの疑いがある．腫瘤の上に手を置いて患者に咳をさせると，腫瘤が外へ膨隆する．

腫瘤の上に圧を加えて腫瘤が小さくなるかを調べる必要がある．腫瘤が縮小する場合には，手を離したとき，再び膨隆するかを注意深く観察する．

鼠径部の異常腫瘤の恥骨結節との位置関係が非常に重要である．発熱と疼痛が悪化するような場合には，ヘルニアの絞扼または感染の初期徴候である可能性がある．

次の原則がある．

- **鼠径ヘルニア**（Inguinal hernia）…恥骨結節と恥骨稜の上方で，浅鼠径輪を通って現れる．
- **大腿ヘルニア**（Femoral hernia）…恥骨結節の下外側で，大腿管を通って現れる．

ヘルニアは，正常あるいは異常な開口部から，内臓の一部あるいは全部が脱出する状態である．脱出した内臓は通常，ヘルニア嚢を囲む壁側腹膜に覆われる．ヘルニアで起こりうる問題の1つは，腸と脂肪がヘルニア嚢内で固定されて，動かなくなることである．これは強い疼痛と腸閉塞を引き起こすことがあり，緊急手術を要する．ヘルニアで起こりうるもう1つの問題は，ヘルニアの**絞扼**（Strangulation）である．この場合は，ヘルニア嚢の頸部で腸への動脈血の供給が断たれて腸が虚血に陥り，腸が穿孔を起こしやすくなる（図4.51）．

**■鼠径ヘルニア**

一部の患者では，鼠径ヘルニアが出生時からみられる（先天性）．これらの患者では鞘状突起が開存するため，鼠径管を通って内臓が脱出してくる．後天性のヘルニアは高齢の患者にみられ，腹部内圧の亢進（肺疾患に伴う反復性の咳等），前腹壁の神経の障害（外科切開等），鼠径管壁の脆弱化等の原因により生じる．

**間接鼠径ヘルニア**（Indirect inguinal hernia）のヘルニア嚢は，深鼠径輪を通って鼠径管の中を通る．十分に大きなヘルニアの場合には，ヘルニア嚢が浅鼠径輪から現れる．男性では，そのようなヘルニアが陰嚢内に達することがある（図4.52）．

**直接鼠径ヘルニア**（Direct inguinal hernia）のヘルニア嚢は，浅鼠径輪のすぐ後方で，鼠径管の後壁から前方へ突出する．ヘルニアは，下腹壁動・静脈の内側で，浅鼠径輪から直接前方へ膨出する．

間接および直接鼠径ヘルニアの鑑別は手術中になされ，その場

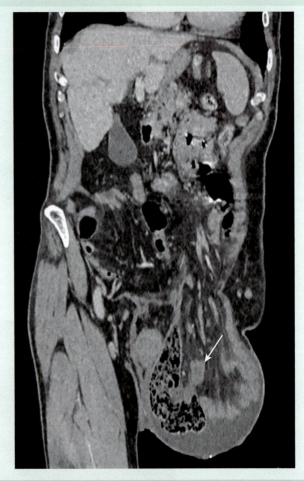

図4.51　大腸と小腸（矢印）を含む男性の左側の大きな鼠径ヘルニア（冠状断CT画像）

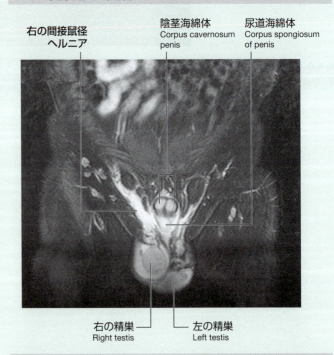

図4.52　右の間接鼠径ヘルニア（患側鼠径部の前頭面のT2強調MR画像）

### 臨床的事項 4.4　鼠径部周辺の構造（続き）

合，深鼠径輪の内側縁にある下腹壁動・静脈との関係が重要である．

- 間接鼠径ヘルニア…ヘルニア嚢が下腹壁動・静脈の外側を通る．
- 直接鼠径ヘルニア…ヘルニア嚢が下腹壁動・静脈の内側を通る．

鼠径ヘルニアは，女性よりも男性で多く発症する．おそらく，男性の鼠径管が女性の鼠径管よりも太いためであろう．

■ 大腿ヘルニア

**大腿ヘルニア**（Femoral hernia）は，鼠径靱帯の下にある大腿管を通って大腿前内側面に生じる．大腿管は，大腿動脈，大腿静脈，リンパ管を含む大腿鞘の内側端に位置する．大腿管の頸部は非常に狭いため，腸がヘルニア嚢内に捕捉されやすい．そのため，ヘルニア嚢が元へ戻れなくなり，腸が絞扼されることがある．大腿ヘルニアは，通常後天性で，先天性ではなく，中年から高齢の人に最も好発する．さらに，一般に女性の骨盤は男性のそれよりも幅が広いので，大腿ヘルニアは女性により多くみられる．

■ スポーツヘルニア

鼠径部は，正中線付近の体幹と下肢の境界領域であるとおおまかに定義することができる．ここでは，体幹の腹筋が大腿の内転筋群と癒合する．鼠径靱帯の内側端は恥骨結節に付着し，恥骨結合では左右の恥骨が付着する．そして，浅鼠径輪が形成される．多くの運動競技やスポーツ活動において，その領域ならびにその周囲にかなりの力がかかることになる．鼠径部や恥骨領域の痛みは，恥骨結合に炎症性変化，腹直筋や長内転筋の停止部の傷害，鼠径ヘルニア等，多くの原因による．

■ 臍ヘルニア

**臍ヘルニア**（Umbilical hernia）はまれである．時に先天性のこともあり，発生中に小腸が臍帯内から腹腔へ戻らないために起こる．臍の閉鎖が不完全な場合には，出生後に臍ヘルニアが起こる可能性がある．これらのヘルニアは生後1年ほどで自然に閉鎖することが多いため，すぐには外科的修復を行わないことが多い．

**臍周囲ヘルニア**（Para-umbilical hernia）は，成人の臍またはその周囲に起こるもので，しばしばヘルニアの頸部が小さく，外科的治療を必要とする．

■ 切開創ヘルニア

**切開創ヘルニア**（Incisional hernia）は，過去の腹部手術によってできた瘢痕組織の欠損部に起こる．通常，これらのヘルニアの頸部が大きいため，その中に含まれる内臓を絞扼することはない．

■ その他のヘルニア

**Spigel ヘルニア**（Spigelian hernia）は，弓状線より上では，腹直筋鞘後葉の外側縁に発生する．これは片側の前腹壁下部に圧痛を伴うしこりとして現れることがある［訳注：Spigel ヘルニアとは，腹横筋線維が腹直筋鞘外側縁で内側方に向かって腱膜に移行する境界線（半月線（Semilunar line））に起こるヘルニアをいう］．

**腹骨盤腔ヘルニア**（Abdominopelvic cavity hernia）は，骨盤壁の閉鎖管，大坐骨孔，梨状筋の上下等の部位に発生するヘルニアである．

# 腹部内臓

## ▶ 腹膜

薄い膜である**腹膜**（Peritoneum）が腹腔の壁を裏打ちし，また，多くの内臓の表面を覆う．壁側腹膜が腹腔の壁を裏打ちし，臓側腹膜が内臓を覆う．壁側腹膜の層と臓側腹膜の層の間には，潜在的な腔（腹膜腔）がある．腹部内臓は，腹膜のヒダ（**腸間膜**（Mesentery））によって腹膜腔内につり下げられるか，あるいは腹膜腔の外にある．腹膜腔内でつり下げられた臓器を**腹膜内器官**（Intraperitoneal organ）といい，腹膜腔外の臓器で，片面のみあるいは片面の一部のみが腹膜で覆われるものを**腹膜後器官**（Retroperitoneal organ）という（図4.53）．

## 腹膜の神経支配

腹壁の内表面を覆う壁側腹膜は，相当するレベルの脊髄神経の枝である体性求心性神経が分布する．それゆえ，局所的な痛みに対して非常に敏感である．一方，臓側腹膜は，自律神経（交感神経と副交感神経）に随伴して中枢神経に伝達する内臓求心性神経が分布する．これらの神経線維が刺激されると，あまり局在性のない不快感と反射的な内臓運動が起こる．

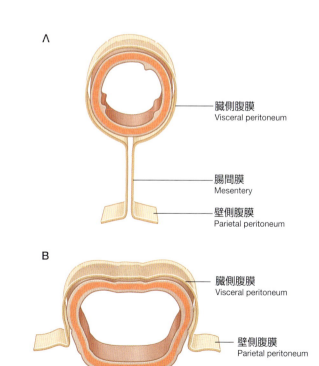

**図 4.53　腹膜内器官と腹膜後器官**
A：腹膜内器官．B：腹膜後器官．

## ▶腹膜腔

腹膜腔（Peritoneal cavity）は，大[腹膜]嚢（Greater sac）と網嚢（Omental bursa；図4.54）に分けられる．

- 大[腹膜]嚢…腹膜腔のほとんどを占め，上方の横隔膜から下方の骨盤腔まで広がる．壁側腹膜を切開すると大[腹膜]嚢に達することができる．
- 網嚢…胃と肝臓の後方にある，腹膜腔の小さな領域であり，網嚢孔（Omental foramen：Epiploic foramen）という開口部を通して大嚢と交通する（図4.55）．

網嚢孔の周囲には，腹膜で覆われた多数の構造がある．これらの構造は，前方に[肝]門脈，固有肝動脈，総胆管，後方に下大静脈，上方に肝臓の尾状葉，下方に十二指腸の第1部がある．

### 網，腸間膜，靱帯

腹膜腔中にある多数の腹膜ヒダが，器官どうし，あるいは器官と腹壁とを結びつける．これらのヒダ（網，腸間膜，靱帯）は，胎生期に消化管を体腔につり下げていた背側腸間膜と腹側腸間膜から発生したものである．腹膜ヒダの一部は内臓に分布する血管と神経を通し，残りは内臓の位置を保持するのを助ける．

### 網

網（Omentum）は2層の腹膜からなり，胃と十二指腸上部から他の内臓へのびる．これには次の2つがある．

- 大網（Greater omentum）…背側腸間膜に由来する．
- 小網（Lesser omentum）…腹側腸間膜に由来する．

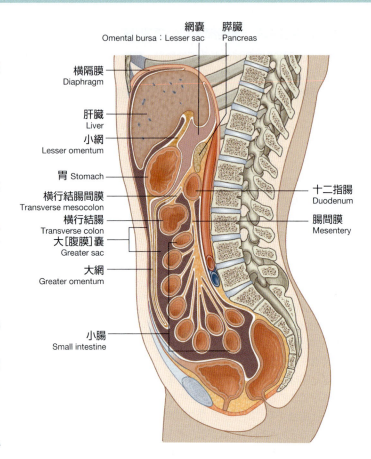

図4.54 腹腔の大嚢と網嚢

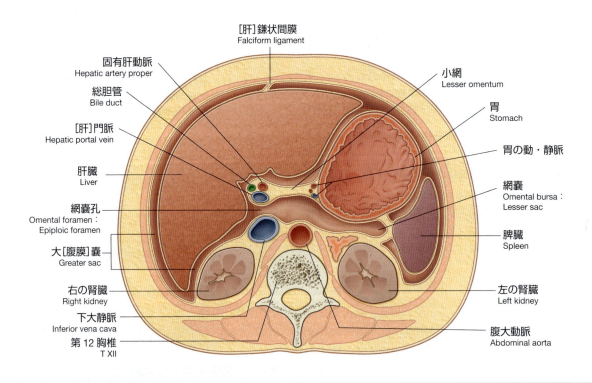

図4.55 第12胸椎を通る腹部の横断面
大嚢と網嚢が網嚢孔を通じて交通していることを示す．

### 臨床的事項 4.5　腹膜

腹腔内では，腹膜腔内にある少量の液によって，腹膜腔内につり下げられた内臓がなめらかに動く．腹膜は，超音波検査やCT画像のような画像検査では検出できない．さまざまな病理学的状態（例：肝硬変，急性膵炎，心不全等）では，腹膜腔内の液量が増加することがあり，腹水として知られる．腹水が大量にみられる場合，顕著な腹部膨満がみられることがある（**図 4.56**）．

腹膜腔の表面積が大きいため，疾患が起こると腹膜腔内で腸管や器官の表面に広がりやすい．逆に，腹膜腔のこの大きな表面積を利用して，ある種の治療や処置を施すことができる．

#### ■脳室腹腔シャント術

閉塞性水頭症（脳室内の脳脊髄液の過剰な貯留）の患者では，脳室内の液体を持続的に排出する必要がある．そのために，細いカテーテルを頭蓋に開けた穴を通じて脳室内に挿入し（**図 4.57A**），頭蓋外のカテーテルは頭皮と頸部ならびに胸壁の皮下に留置し，腹壁から先端を腹膜腔内に挿入する（**図 4.57B**）．脳脊髄液はこの管を通って腹膜腔へ排出され，そこで吸収される．

#### ■透析と腹膜透析

腎不全の患者は，生存するために透析が必要である．これには2つの方法がある．

第1の方法（**血液透析**（Hemodialysis））は，体循環から血液を体外に導き，合成の人工膜を通して透析した後，身体に戻す方法である．過剰な体液を除去し，電解質を交換し，有害な代謝産物を除去するために，高速で血液を流す必要がある．このため，外科的に動・静脈吻合を形成し（通常，上肢で動脈から静脈への連絡が十分となるのに約6週間を要する），透析のつど患者に管を接続するか，あるいは太い管を右心房内に留置して血液を吸引して透析後に戻す必要がある．

第2の方法（**腹膜透析**（Peritoneal dialysis））は，腹膜を透析膜として用いるものである．腹膜腔は表面積が大きいので，体液の除去や電解質の交換を行うためには理想的な透析膜である．透析を行うには，細い管を腹壁から挿入して，透析液を腹腔内に注入する．電解質と分子が腹膜を介して透析液と血液の間で交換される．透析が完了すると，腹腔内の透析液を排出する．

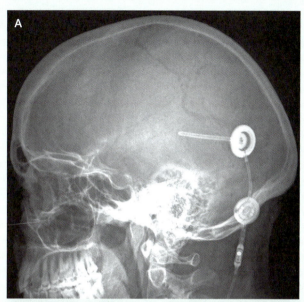
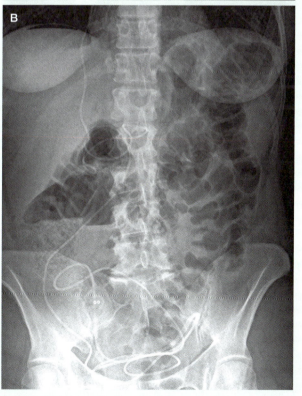

図 4.57　脳室腹腔短絡術
A：脳室内のカテーテルを示す頭部側面X線画像．B：腹腔内のカテーテルの遠位端を示す腹部X線画像．

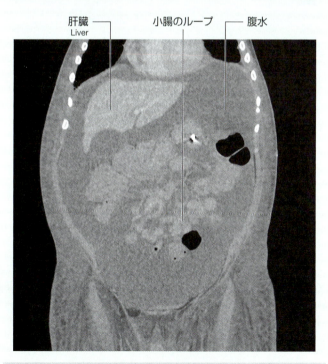

図 4.56　腹腔内に腹水が貯留した症例（冠状断CT画像）
（肝臓 Liver／小腸のループ／腹水）

## 臨床的事項 4.5 腹膜（続き）

### ■腹膜転移

腹膜腔は表面積が大きいため，感染や悪性疾患が容易に腹部全体に広がりやすい（図4.58）．例えば，大腸がんや卵巣がん等の悪性細胞が直接浸潤して腹膜腔に入ると，そこで急速に広がることがある．同様に，外科医が悪性腫瘍を切除する際に，腹膜腔へ悪性細胞をとりこぼすと，患者の予後がかなり悪くなる可能性がある．感染も，腹腔内で大きく広がることがある．

腹膜腔はまた，疾患に対する防壁として，あるいは病気の容器としての機能をもつ．そのため，腹腔内に生じた感染は他の体腔へは広がらず，横隔膜の下方にとどまる傾向がある．

### ■腸管の穿孔

十二指腸潰瘍等によって腸管が穿孔すると，しばしばガスが腹膜腔へ入り込む．この腹膜ガスは，立位の胸部X線画像で容易に確認でき，非常に少量のガスでも横隔膜の下方でガス像としてみえる．強い腹痛と横隔膜下にガスが認められた患者には，開腹手術が必要となる（図4.59）．

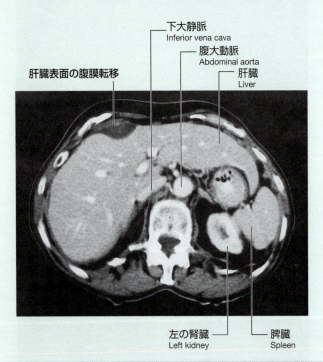

図4.58　肝臓表面のがんの腹膜転移（上腹部のCT横断画像）

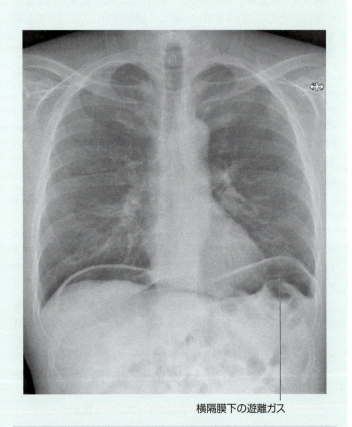

図4.59　横隔膜下の遊離ガス（X線画像）

### 大網

大網は大きなエプロン状をしており，胃の大弯と十二指腸上部に付着する（図4.60）．横行結腸と空腸，回腸の腸ループの上を覆い，下方へ垂れ下がる（図4.54参照）．後方へ反転して上行し，後腹膜に達する前に横行結腸上面の腹膜と横行結腸間膜に癒着する．

大網は薄い膜で，常に脂肪の蓄積が認められ，人によってはそれがかなりの量になることがある．さらに，胃の大弯の下方で，2層のエプロン状の大網の間に，2本の動脈とそれらに伴行する静脈，すなわち**右胃大網動・静脈**（Right gastro-omental artery/vein：Right gastro-epiploic artery/vein）と**左胃大網動・静脈**（Left gastro-omental artery/vein：Left gastro-epiploic artery/vein）がある．

### 小網

もう1つの2層性の腹膜の網が小網である（図4.61）．これは，胃の小弯と十二指腸上部から肝臓の下面に広がる（図4.62；図4.54参照）．

胃と十二指腸上部の前面および後面を覆う腹膜に続く薄い膜である小網は，次のように分けられる．

- **肝胃間膜**（Hepatogastric ligament）…内側にあり，胃と肝臓との間をつなぐ．
- **肝十二指腸間膜**（Hepatoduodenal ligament）…外側にあり，十二指腸と肝臓との間をつなぐ．

肝十二指腸間膜の外側は自由縁で終わり，網嚢孔の前縁となる（図4.55参照）．この自由縁が，固有肝動脈，総胆管，［肝］門脈を覆う．さらに，左胃動・静脈，右胃動・静脈は，胃の小弯近辺の小網の2層の間を走る．

### 腸間膜

腸間膜（Mesentery）は，後腹壁に内臓を固定する2葉の腹膜である．若干の可動性があり，血管，神経，リンパ管が器官に

局所解剖・腹部内臓　237

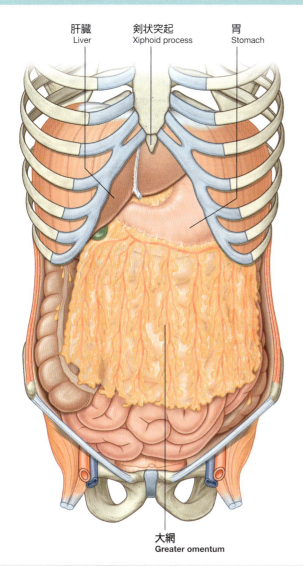

図4.60　大網

### 臨床的事項4.6　大網

開腹手術を行って腹膜腔を開けたとき，通常最初にみられる構造が大網である．脂肪と血管に富むこの2重の膜は，胃の大弯からエプロン状となって横行結腸を越えて垂れ下がり，腹膜腔内でぶら下がる．大網は，炎症のある部位へ遊走して，その器官の周辺に炎症を閉じ込める能力をもつため，しばしば"腹部の警察官"とよばれる．腸の一部の領域が炎症を起こすと，腸の蠕動が止まる．この無蠕動の状態を，局所性麻痺性イレウスとよぶ．炎症を起こしていない腸の残りの領域が蠕動を続けることにより移動し，無蠕動の領域を大網が"マッサージ"する．局所の炎症反応が大網に広がると，それが腸の病変部に癒着する．

大網はまた，転移性腫瘍が広がるうえでも重要な組織である．卵巣がんが体腔内に広がるときには，直接大網に沿って広がるのが一般的である．大網内にがんが広がると，極端に大網の厚さが増す．

CT断層像や開腹時の所見では，肥厚した大網は**大網ケーキ**（Omental cake）とよばれる．

達するための通路となる．次のものがある．
- [小]腸間膜…小腸に付着する．
- 横行結腸間膜…横行結腸に付着する．
- S状結腸間膜…S状結腸に付着する．

これらはすべて背側腸間膜に由来する．

### [小]腸間膜

[小]腸間膜（Mesentery proper）は，空腸と回腸を後腹壁に付着させる大きな扇状をした2葉の腹膜である（図4.62）．その上方の付着部は，十二指腸空腸移行部で上位腰椎の左側にあたる．腸間膜はここから斜め右下方に向かい，右仙腸関節の上端近くにある回盲部で終わる．腸間膜の2枚の腹膜層の間にある脂肪層の中を，空腸と回腸へ向かう動脈，静脈，神経，リンパ管が走る．

### 横行結腸間膜

横行結腸間膜（Transverse mesocolon）は，横行結腸を後腹壁に結合する腹膜のヒダである（図4.62）．その2層の腹膜は，膵臓の頭部と尾部の前面で後腹壁を離れ，横行結腸をとり囲む．間膜の2層の間には，横行結腸に関係する動脈，静脈，神経，リンパ管がある．横行結腸間膜の前方の層は，大網の後方の層と癒着する．

### S状結腸間膜

S状結腸間膜（Sigmoid mesocolon）は，S状結腸を腹壁へ付着させる逆V字形をした腹膜ヒダである（図4.62）．V字の頂点は左の総腸骨動脈が内腸骨動脈と外腸骨動脈に分岐する点の近くにあり，V字の左脚は左の大腰筋の内側縁に沿って下行し，右脚は骨盤内を下行して第3仙椎（S III）の高さで終わる．S状結腸動・静脈と上直腸動・静脈は，S状結腸に関連する神経とリンパ管とともに，S状結腸間膜の中を通る．

### 腹膜の間膜

腹膜の間膜（Ligament）は，器官どうしを互いに連絡したり，器官を体壁へ付着させる2層の腹膜から構成されており，大網の一部を形成することもある．間膜の名称は，付着する器官に由来する．例えば，**脾腎ヒダ**（Splenorenal ligament）は，左腎と脾臓を連絡し，**胃横隔間膜**（Gastrophrenic ligament）は胃と横隔膜を連絡する[訳注：解剖学用語ではヒダ状にのびた間膜をヒダとよんでいる]．

## ▶器官

### 腹部食道

腹部食道（Abdominal esophagus）は，腹腔内にある食道の短い遠位部をいう．通常，第10胸椎（T X）の高さで食道裂孔を通って横隔膜の右脚を通過し，正中線のすぐ左方で胃の噴門に続く（図4.63）．

迷走神経は，食道とともに腹腔へ入り，**前迷走神経幹**（Anterior vagal trunk）と**後迷走神経幹**（Posterior vagal trunk）になる．

238　第4章　腹部

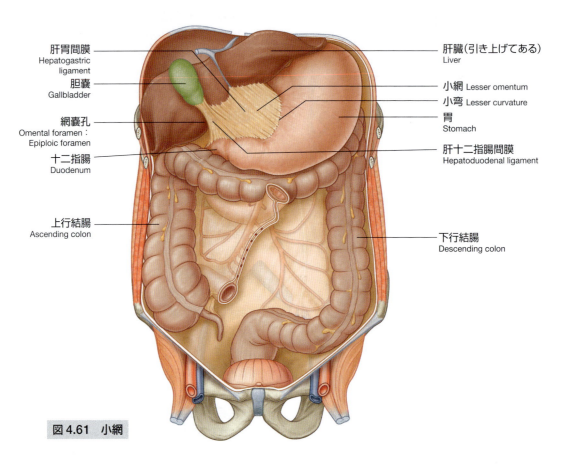

図4.61　小網

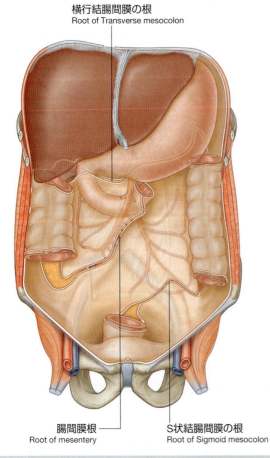

図4.62　腹膜のヒダ（間膜），腸間膜の形成，後腹壁の輪郭

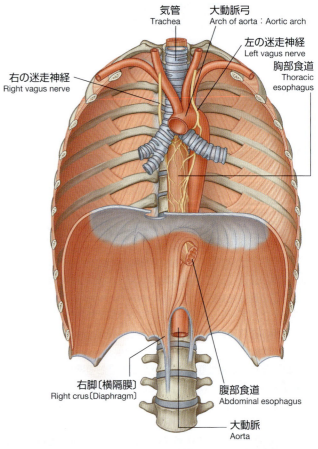

図4.63　腹部食道

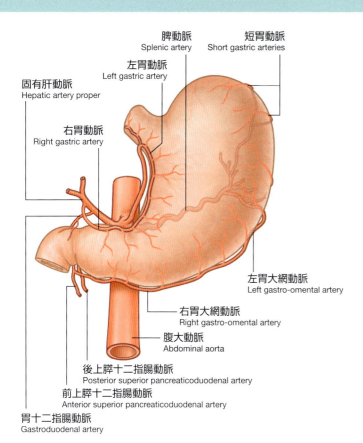

**図 4.64 腹部食道と胃への動脈**

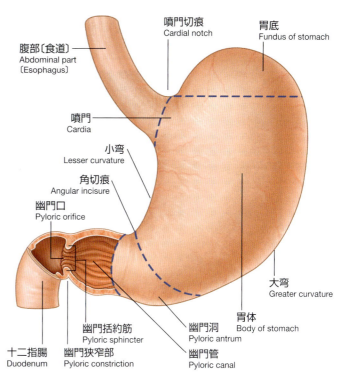

**図 4.65 胃**

- **前迷走神経幹**…細い数本の神経幹からなり，その神経線維は主に左の迷走神経から起始する．発生中に腸管が回転するのに伴って，左の迷走神経が食道の前面に移動したものである．
- **後迷走神経幹**…単一の神経幹からなり，その神経線維は主に右の迷走神経から起始する．発生中に腸管が回転するのに伴って，右の迷走神経が食道の後面に移動したものである．

腹部食道には次の動脈が分布する（図 4.64）．
- **左胃動脈の食道枝**…左胃動脈は腹腔動脈に由来する．
- **左の下横隔動脈の食道枝**…下横隔動脈は腹大動脈に由来する．

## 胃

胃（Stomach）は，消化管の中で最も拡張した部位であり，J字形をしている（図 4.65, 4.66）．腹部食道と小腸の間に位置し，腹部の上胃部（心窩部），臍部，左下肋部に位置する．

胃は，次の4つの領域に分けられる．
- **噴門**（Cardia）…食道から胃への開口部をとり囲む胃の領域である．
- **胃底**（Fundus of stomach）…噴門より上方にある領域である．
- **胃体**（Body of stomach）…胃の最大の領域である．
- **幽門部**（Pyloric part）…胃の遠位端の領域であり，幽門洞（Pyloric antrum）と幽門管（Pyloric canal）に分かれる．

胃の幽門部の最遠位部は幽門（Pylorus）である．幽門は幽門狭窄部（Pyloric constriction）があるため，胃の表面からも著明にわかり，肥厚した胃の輪状筋（**幽門括約筋**（Pyloric sphincter））によって幽門口（Pyloric orifice）の周囲が囲まれる（図 4.65, 4.66B）．幽門口は，ちょうど第1腰椎（L1）下端を通る面（幽門平面（Transpyloric plane））で，正中線のすぐ右に位置する．

その他，胃に特徴的な部位は次の通りである．
- **大弯**（Greater curvature）…胃脾間膜と大網の付着部である．
- **小弯**（Lesser curvature）…小網の付着部である．
- **噴門切痕**（Cardial notch）…食道から胃に入る部位にできる上方の角である．
- **角切痕**（Angular incisure）…小弯上にある屈曲部である．

胃には，次の動脈が分布する（図 4.64）．
- **左胃動脈**…腹腔動脈から起始する．
- **右胃動脈**…総肝動脈または固有肝動脈から起始する．
- **右胃大網動脈**…胃十二指腸動脈から起始する．
- **左胃大網動脈**…脾動脈から起始する．
- **後胃動脈**…脾動脈から起始する．変異があり，常に存在するとは限らない．

## 小腸

小腸（Small intestine）は，消化管の中で最も長い領域で，胃の幽門口から回盲部までのびる．この中空性の管の長さは約

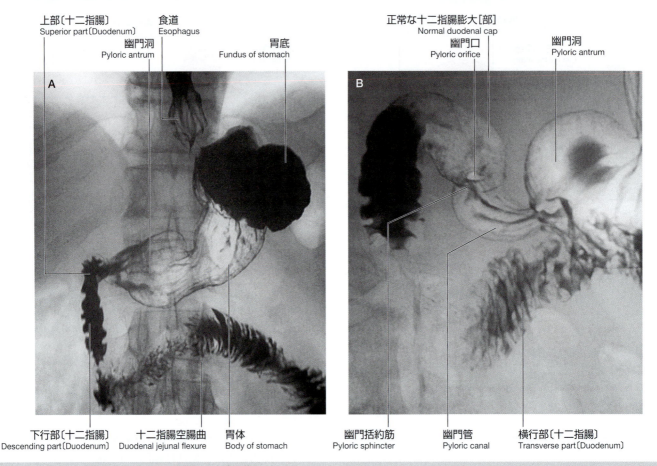

**図4.66 バリウムで造影した胃と十二指腸のX線画像**
A：胃のX線二重造影．B：十二指腸球部を示すX線二重造影．

6～7mあり，管の径は下部へいくほど狭くなり，**十二指腸**（Duodenum），**空腸**（Jejunum），**回腸**（Ileum）からなる．

## 十二指腸

十二指腸は，小腸の最初の領域である．このC字状の器官は，膵頭に隣接し，長さは20～25cmで，臍よりも上方にある．管腔は，小腸の中で最も広い（図4.67）．小網の一部である肝十二指腸間膜によって肝臓とつながる近位部以外は腹膜の後方にある．

十二指腸は，次の4部に分けられる（図4.67）．

- **上部**（Superior part；第1部）…幽門口から胆嚢頸部までをいい，第1腰椎（LⅠ）の椎体のすぐ右にあり，総胆管，胃十二指腸動脈，[肝]門脈，下大静脈の前方を通る．十二指腸の始まりであるこの上部は，臨床的には膨大部または十二指腸球部ともいわれ，十二指腸潰瘍が最も好発する部位である．
- **下行部**（Descending part；第2部）…正中線のすぐ右にあり，胆嚢頸部から第3腰椎（LⅢ）の下縁までをいう．その前面を横行結腸が横切り，後方には右の腎臓，内側には膵臓の頭部がある．十二指腸のこの部分には，総胆管と膵管の共通の開口部である**大十二指腸乳頭**（Major duodenal papilla）と，副膵管の開口部である**小十二指腸乳頭**（Minor duodenal papilla）がある．なお，大十二指腸乳頭のすぐ下方は，胎生期の前腸と中腸の移行部にあたる．
- **横行部**（Transverse part；第3部）…十二指腸の中で最も長く，下大静脈，大動脈，脊柱を横切る（図4.66B，4.67）．この部は，前方にある上腸間膜動・静脈と交差する．
- **上行部**（Ascending part；第4部）…大動脈の上を左上方へ向かい，ほぼ第2腰椎（LⅡ）の上縁の，**十二指腸空腸曲**（Duodenojejunal flexure）に達する．

十二指腸空腸曲は，**十二指腸提筋**（Suspensory muscle of duodenum；Suspensory ligament of duodenum）（**Treitz靱帯**（Ligament of Treitz））とよばれる筋線維を含んだ腹膜のヒダによって囲まれる．

十二指腸には，次の動脈が分布する（図4.68）．

- 胃十二指腸動脈の枝．
- 十二指腸上動脈（胃十二指腸動脈の枝）．
- 前上膵十二指腸動脈（胃十二指腸動脈の枝）の十二指腸枝．
- 後上膵十二指腸動脈（胃十二指腸動脈の枝）の十二指腸枝．
- 前下膵十二指腸動脈（上腸間膜動脈からの下膵十二指腸動脈）の十二指腸枝．
- 後下膵十二指腸動脈（上腸間膜動脈からの下膵十二指腸動脈）の十二指腸枝．

局所解剖 ● 腹部内臓 241

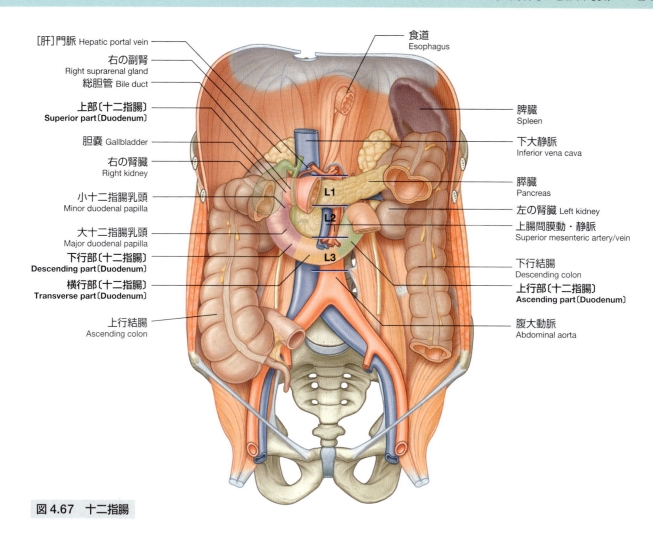

図 4.67 十二指腸

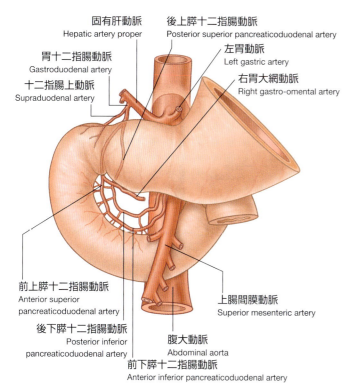

図 4.68 十二指腸への動脈

■ 空腸動脈（上腸間膜動脈の枝）の第1枝．

## 空腸

空腸と回腸は，小腸の最後の2部を構成する（図4.69）．空腸は，小腸の近位約2/5を占める．主に左上腹部にあり，回腸よりも太く，壁が厚い．さらに空腸の内層の粘膜層は内腔を円形に囲む多数の**輪状ヒダ**（Circular folds）という著明なヒダをもつのが特徴である．回腸ほど動脈弓（Arcade）の形成は著明でなく，**直動脈**（Vasa recta）という直線状の血管が長いという特徴がある（図4.70）．

空腸へは，空腸動脈を含む上腸間膜動脈の枝が分布する．

## 回腸

回腸は，小腸の遠位約3/5を占め，主に右下腹部にある．回腸は，空腸に比べて壁が薄く，直動・静脈が短く，輪状ヒダは少なくて空腸ほどは目立たない．腸間膜の脂肪が多く，動脈弓が長い（図4.70）．

回腸が大腸へと続くところに盲腸と上行結腸がある．大腸の管腔に突き出た2枚のヒダ（**回盲ヒダ**（Ileocecal fold））がその開口部（**回腸口**（Ileal orifice））を囲む（図4.71）．回盲ヒダの2枚のヒダは，両端で接合して隆起を形成する．回腸からの筋が各ヒダの中に入り，括約筋を形成する．回盲ヒダは，盲腸から回

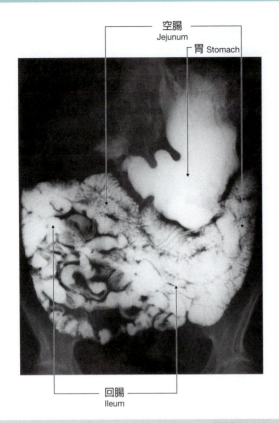

図 4.69　バリウムで造影した空腸と回腸の X 線画像

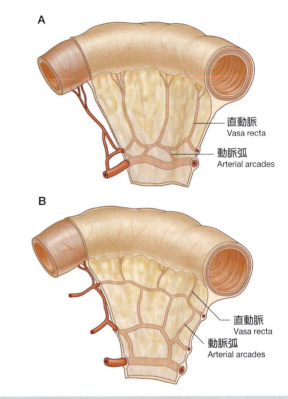

図 4.70　部位による小腸への動脈の違い
A：空腸．B：回腸．

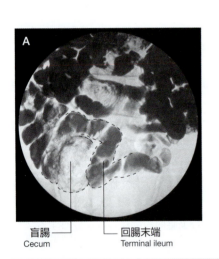
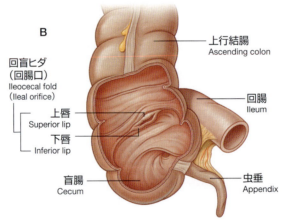
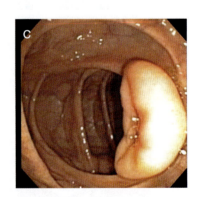

図 4.71　回盲部
A：回盲部を示す X 線画像．B：回盲部と回盲ヒダ（回盲口）を示す図．C：回盲ヒダ（回盲口）の内視鏡像．

腸への内容物の逆流を防ぎ，回腸から盲腸への通過を制御していると考えられる．

回腸には上腸間膜動脈の枝である次の動脈が分布する(図4.72)．

- 回腸動脈(Ileal artery)．
- 回結腸動脈(Ileocolic artery)の回腸枝．

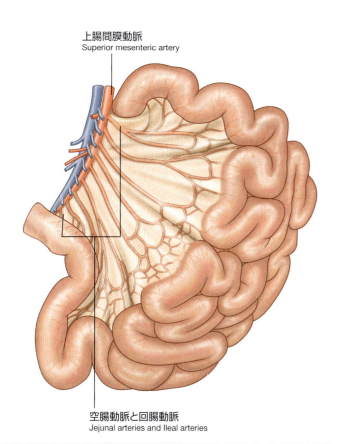

図4.72 回腸への動脈

## 臨床的事項 4.7　腹部食道と胃の上皮の移行

食道から胃への移行部に生理的狭窄部があり，ここで内腔の上皮は角化していない重層扁平上皮から単層円柱上皮へと変わる．一部の人では，この組織学的接合部が，解剖学的な食道胃接合部ではなく，食道の下方 1/3 のあたりにあることがある．このことが，これらの人々が食道潰瘍になる可能性を高め，また腺がんの危険性を増大させる一つの要因になる．胃食道逆流のような状態では，食道の重層扁平上皮が化生し，下部食道の上皮が円柱上皮に置き換わることがあり，**Barrett 食道**(Barrett's esophagus)とよばれる．Barrett 食道は，食道の悪性腫瘍(腺がん)の発症の素因となる．

## 臨床的事項 4.8　十二指腸潰瘍

**十二指腸潰瘍**(Duodenal ulcer)は，通常，十二指腸上部に発生する．50 年前に比べてかなり減少しているが，当時は治療法がなく，出血や腹膜炎で死亡することがあった．外科的手技の発達に伴って，十二指腸潰瘍の患者に，潰瘍の再発を予防するために広範囲にわたる上部消化管手術が施行された時期もあったが，この手術は一部の患者には危険であった．胃酸分泌機序に対する知識と理解の進展によって，酸刺激と分泌を間接的に抑える薬(ヒスタミン $H_2$ 受容体拮抗薬)が開発され，この疾患の罹患率と死亡率が大幅に減少した．現在，薬物療法としては，例えばプロトンポンプ阻害薬によって胃酸を産生する細胞を直接阻害することができる．また，患者は**ヘリコバクター・ピロリ**(Helicobacter pylori)の検査を受け，抗生物質で除菌することによって，十二指腸潰瘍の形成を大幅に減少させることができるようになった．

十二指腸潰瘍は，解剖学的には，前壁あるいは後壁に生じる．後壁に生じる十二指腸潰瘍は，胃十二指腸動脈あるいは後上膵十二指腸動脈に直接達して激しい出血をきたすことがあり，これが致命的となることがある．治療には，広範な上腹部手術によって血管を結紮するか，放射線科医が非常に細いカテーテルを大腿動脈から腹腔動脈へ，逆行性に挿入する血管内治療が行われる．総肝動脈と胃十二指腸動脈に動脈カニューレを挿入し，小さなコイルで出血部位を塞いで出血を止めることもある．

前壁に生じる十二指腸潰瘍は，腹膜腔に穿孔すると腹膜炎が生じる．これによって起こる激しい炎症反応と局所的腸閉塞(イレウス)が，穿孔を閉鎖しようとする大網の癒着を促進する．胃と十二指腸は，通常かなりの量のガスを含んでいるので，これが腹膜腔に入ると，立位の胸部 X 線画像で横隔膜下のガス像として確認できる．十二指腸潰瘍の穿孔はほとんどの場合，外科的に治療される．

## 臨床的事項 4.9　上部ならびに下部消化管の検査

疾患の有無を調べるため，食道，胃，十二指腸，空腸近位部，結腸を検査することが多い．病歴を聴取して患者を診察した後，医師は出血，炎症，腫瘍の有無を調べるために，一連の簡単な血液検査を行う．次に，腸管のループを構成する3要素，つまり管腔や管壁，ならびに腸管を圧迫または侵食する可能性のある腸管外の腫瘤を調べる．

### ■腸管腔の検査

患者に硫酸バリウムを飲ませ，X線造影像透視検査によって腸を検査する．腸管腔の内面のポリープや腫瘍の有無を検査し，蠕動波を評価する．続いて患者に炭酸ガス発泡顆粒を飲ませることにより，バリウムが薄く粘膜を覆い，粘膜像が詳細に描出される（二重造影法）．この方法は比較的簡便で，食道，胃，十二指腸，小腸を描出するのに用いられる．大腸造影のためには，結腸への注腸バリウムが用いられる．大腸内視鏡検査および大腸CT検査（大腸3D-CT検査）も用いられる．

### ■腸管壁と外因性腫瘤の検査

内視鏡検査（Endoscopy）は低侵襲診断法で，体内に内視鏡を挿入して器官の内面を観察するのに用いられる．内視鏡は庭の散水用ホースより細く，柔軟な管の末端に光源とレンズが取り付けられる．内視鏡の主管には小さな手術器具を挿入することができ，異常な部位の生検を行ったり，小手術（ポリープを除去する等）を行うことができる．

消化器医療において，内視鏡を用いて食道，胃，十二指腸，近位小腸の検査を行う（図 4.73 ～ 4.76）．内視鏡は軽い鎮静下で患者に挿入されるため，患者は容易に耐えることができる．

肛門から直腸へ長いしなやかな内視鏡を挿入し，大腸の検査を行うことができる．内視鏡は，結腸内を盲腸にまで，時には末端回腸まで進められる．患者は，大腸全体を良好に観察することができるように，検査前に準備を行う．腸の糞便をきれいに取り除くために，特別に調合された液を服用する．よりよく観察するために，検査中に送気，注水，および吸引が行われる．生検，ポリープ除去，出血点の焼灼，およびステント留置も，内視鏡に設けられた特別な開口部を通して送り込まれる追加の器具を用いられる．

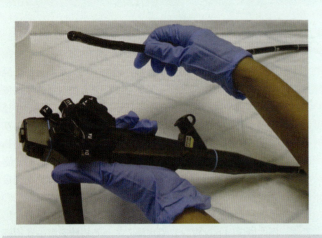

**図 4.73　内視鏡**
内視鏡は，近位端から操作できるしなやかなプラスチックのチューブ状の構造である．側口から種々の装置を挿入することができ，内視鏡でみながら生検試料を採取したり，ポリープの切除等の腸内小手術を行ったりできる．

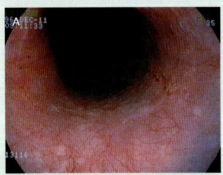
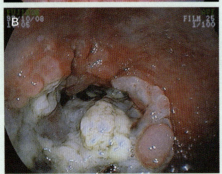

**図 4.74　食道・胃移行部の内視鏡画像**
A：正常像．B：食道・胃移行部の食道がん．

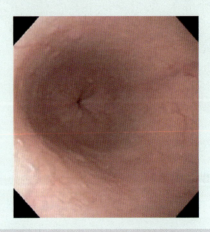

**図 4.75　幽門の方をみた幽門洞の内視鏡画像**

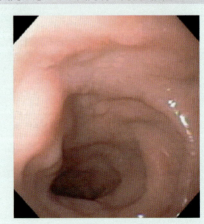

**図 4.76　十二指腸下行部の正常な状態を示す内視鏡画像**

## 臨床的事項 4.9　上部ならびに下部消化管の検査（続き）

　腸の内腔や壁を評価するためには，CT や MRI を用いた断層撮影法も用いられる．MRI は，腸の膨張および運動性の動的な評価を可能にし，分節性または連続的な腸壁の肥厚および腸壁や粘膜の潰瘍形成を良好に視覚化できる．また，小腸間膜の血流の増加を明らかにすることができる（図 4.77）．このような検査は，クローン病等の炎症性腸疾患の患者に行われる．

### ■大腸 CT 検査

　大腸 CT 検査（仮想大腸内視鏡検査ともいう）は，ヘリカル CT を使用して，大腸の高解像度 3 次元構築画像を生成し，結腸のポリープや狭窄等の異常病変を可視化するものである．これまでの大腸内視鏡検査より侵襲的ではないが，良質の画像を得るためには，患者は腸洗浄を確実にし，結腸に $CO_2$ を送り込む必要がある．腫瘍が存在する場合は（図 4.78），CT と MRI の両方を用いて局所病変（MRI），異常リンパ節（MRI，CT），遠隔転移（CT）が評価される．

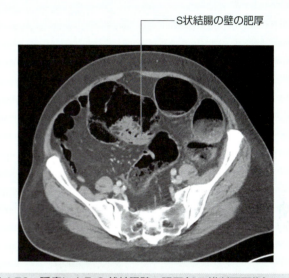

図 4.77　小腸（MR 冠状断面画像）

図 4.78　腫瘍による S 状結腸壁の肥厚（CT 横断面画像）

## 臨床的事項 4.10　Meckel 憩室

　Meckel 憩室（Meckel's diverticulum；図 4.79）は，胎生期の卵黄茎（卵黄管）近位部の遺残物であり，これは胚子では回腸の腸間膜の反対側にあって臍帯内にのびる．それが腸の盲端となって管状に成長した構造としてみられる．Meckel 憩室は人口の約 2% にみられるが，症状が起こるのは一部の患者だけであるので，診断時には Meckel 憩室の存在の可能性を念頭に置くことは重要である．Meckel 憩室には胃粘膜の細胞が含まれる可能性があり，そのために潰瘍形成および出血が生じる可能性がある．また，他の典型的な合併症には，腸重積，憩室炎，および腸閉塞がある．

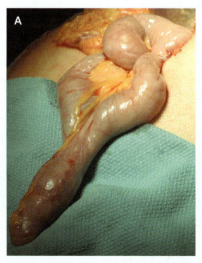
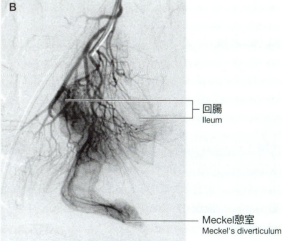

図 4.79　Meckel 憩室周囲の血管分布
A：Meckel 憩室の外科標本．
B：デジタルサブトラクション血管造影．

### 臨床的事項 4.11　消化管の画像診断

**■ CT と MRI**

これらの画像診断技術により，バリウム検査や内視鏡検査では得られない腸管壁の重要な情報を得ることができる．腸管壁に肥厚がみられる場合は，炎症性変化あるいは腫瘍の可能性を疑う必要がある．腫瘍と診断された場合には，局所における腫瘍拡散の他にリンパ節転移や浸潤による拡散の有無を調べる．

**■ 先進的画像診断法（Advanced imaging method）**

**超音波内視鏡検査**（Endoscopic ultrasound：EUS）は，内視鏡の先端に小型の超音波検査装置がついたものであり，上部消化管の検査に用いられる．これは，粘膜と粘膜下層を高性能画像で描出することができ，腫瘍が切除可能かどうかを判断する際に有用である．また，臨床医が生検を行う際のガイドにもなる．

### 臨床的事項 4.12　胃がん

**胃がん**（Stomach cancer）は，消化器系に好発する悪性腫瘍の一つである．慢性胃炎，悪性貧血，ポリープは，胃がんの素因となる．患者は，がんがかなり進行してから診断されることが多い．症状は，漠然とした上腹部痛，摂食時早期の膨満感，出血による慢性貧血，消化管の閉塞である．

診断は，バリウムを用いた X 線造影や内視鏡によって行われるが，内視鏡検査では，同時に生検も行うことができる．肝臓への転移を調べるために超音波検査が行われ，これが陰性の場合には，外科的切除の可能性を評価するために CT が実施される．胃がんが早期に診断された場合には，外科的切除によって治療することが可能である．しかし，ほとんどの患者はがんがかなり進行してから来院するため，5 年生存率は 5～20％であり，平均生存期間は 5～8 ヵ月である［訳注：これは米国のデータである］．

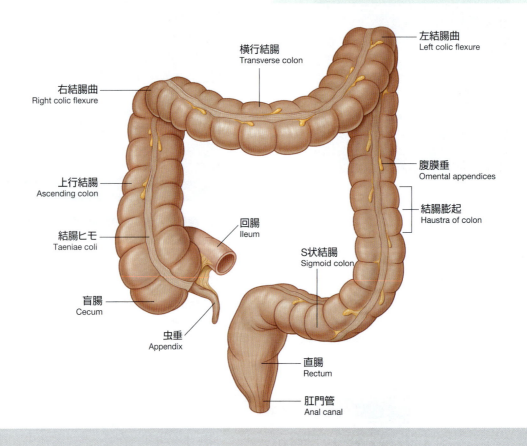

図 4.80　大腸

## 大腸

**大腸**（Large intestine）は，回腸遠位端から肛門までの腸管で，成人では長さが約 1.5 m ある．大腸は，腸の内容物から液体と塩類を吸収し，糞便を形成する．**盲腸**（Cecum），**虫垂**（Appendix），**結腸**（Colon），**直腸**（Rectum），**肛門管**（Anal canal）からなる（図 4.80，4.81）．

右鼠径部で，虫垂を伴った盲腸として始まり，**上行結腸**（Ascending colon）として上方へ向かい，腹部の右方を経て右下肋部へ続く（図 4.82）．肝臓の直下で左へ屈曲して**右結腸曲**（Right colic flexure）（**肝弯曲**（Hepatic flexure））を形成し，**横行結腸**（Transverse colon）として腹部を横切り，左下肋部に至る．脾臓の直下で大腸は下方へ屈曲して**左結腸曲**（Left colic flexure）（**脾弯曲**（Splenic flexure））を形成し，**下行結腸**（Descending colon）となって腹部の左方を下行し，左鼠径部へ

局所解剖 • 腹部内臓　247

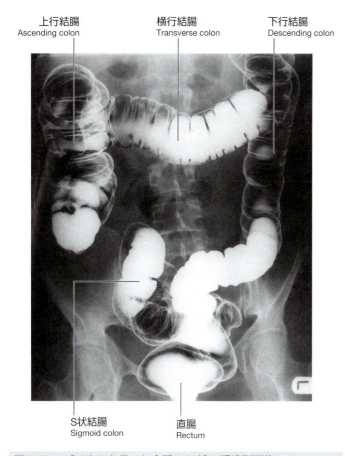

図 4.81　バリウムを用いた大腸の X 線二重造影画像

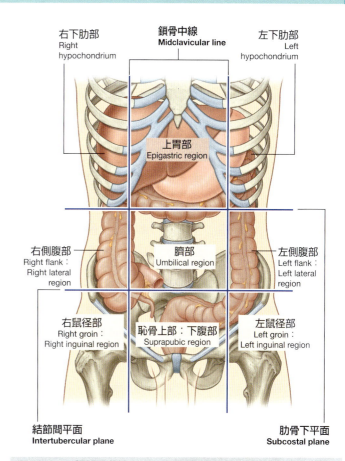

図 4.82　9 領域区分法による大腸の位置

到達する．

　ここで S 状結腸（Sigmoid colon）となって骨盤腔の上部へ入り，直腸として骨盤腔の後壁に沿って下行して，肛門管として終わる．

　大腸の大部分は，次のような一般的特徴をもつ（図 4.80）．
- 内径…小腸と比べて大きい．
- 腹膜垂（Omental appendices）…腹膜で覆われた脂肪の集まりである．結腸にみられる．
- 結腸ヒモ（Taenia coli）…大腸壁の縦走筋が集まって，縦に走る 3 本の幅の狭い帯状構造となる．主に盲腸と結腸でよく発達しており，直腸では目立たない．
- 結腸膨起（Haustra of colon）…結腸の膨らみである．

### 盲腸と虫垂

　盲腸は，大腸の最初の領域である（図 4.83）．これは回盲口の下方で，右の腸骨窩に位置する．通常，腸間膜によって腹膜腔内につり下げられるわけではないが，その可動性のため一般に腹腔内臓器と考えられる．

　盲腸は，回腸口の高さで上行結腸へ移行し，通常，前腹壁に接する．盲腸は骨盤上口を越えて小骨盤内に入ることもある．虫垂は，回腸遠位端のすぐ下方で，盲腸の後内側壁に付着する（図 4.83）．

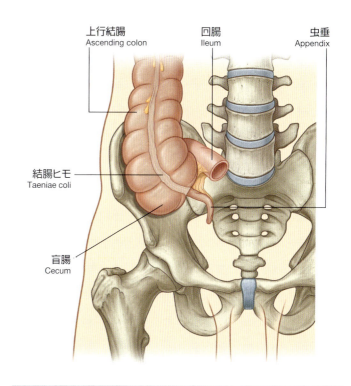

図 4.83　盲腸と虫垂

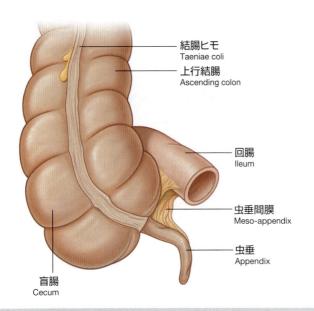

図 4.84 虫垂間膜と虫垂

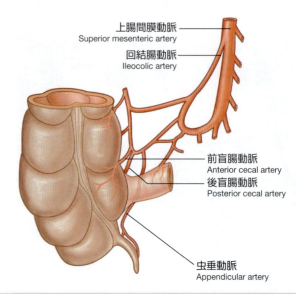

図 4.86 盲腸と虫垂への動脈

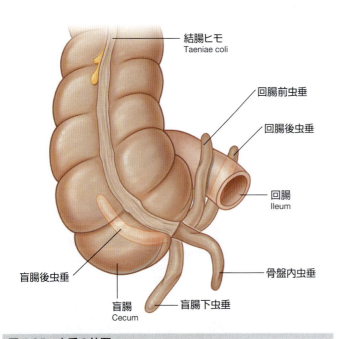

図 4.85 虫垂の位置

　虫垂は盲端で終わる細い中空性の管で，盲腸と連絡する．壁内に集合リンパ組織をもち，**虫垂間膜**(Meso-appendix)によって回腸遠位端からつり下げられている(図 4.84)．虫垂間膜の中を**虫垂動・静脈**(Appendicular artery/vein)が走る．虫垂の起始部は盲腸表面の**自由ヒモ**(Free taenia)に続くが，虫垂の残りの部分の形や位置は多様である(図 4.85)．

- 盲腸後あるいは結腸後虫垂…盲腸あるいは下部上行結腸の後方，もしくは両者の後方にある．
- 骨盤位あるいは下行位虫垂…骨盤上口を越えて骨盤内に下垂する．
- 盲腸下虫垂…盲腸よりも下の位置にある．
- 回腸前あるいは回腸後虫垂…回腸遠位端の前方で体壁に接するか，あるいは回腸遠位端の後方にある．

　体表からみると，虫垂基部の位置は，上前腸骨棘と臍を結ぶ線の外側 1/3 の点にある(**McBurney 点**(McBurney's point))．虫垂に異常がある人は，この付近に疼痛を訴えることが多い．

　盲腸と虫垂には，上腸間膜動脈の枝である回結腸動脈の枝が分布する(図 4.86)．

- 前盲腸動脈(Anterior cecal artery)．
- 後盲腸動脈(Posterior cecal artery)．
- 虫垂動脈(Appendicular artery)．

## 臨床的事項 4.13　虫垂炎

**急性虫垂炎**(Acute appendicitis)は，緊急処置を要する腹部の疾患である．通常，虫垂が糞石あるいはリンパ節の腫大によって閉塞されたときに発症する．閉塞された虫垂内で細菌が繁殖し，虫垂壁へ侵入して，虫垂が圧迫壊死に陥る．虫垂炎は，自然に寛解することもあるが，炎症性変化が続くと，穿孔して局所的あるいは広汎性の腹膜炎が生じることがある（**図 4.87，4.88**）．

ほとんどの急性虫垂炎患者は，右鼠径部に局所の圧痛を訴える．初期には，臍周辺の疝痛性疼痛が起こり，ときどき強くなる．6〜10時間後には，痛みが右の腸骨窩に限局して持続する．患者は，発熱，悪心，嘔吐をきたす．虫垂炎の痛みの発生原因については，**臨床的事項 1.22** を参照．

虫垂炎の治療は，虫垂切除術である．

## 結腸

結腸は，盲腸から上方へのび，上行結腸，横行結腸，下行結腸，S状結腸からなる（**図 4.89**）．上行結腸と下行結腸は（2次的に）腹膜後隙に，横行結腸とS状結腸は腹膜腔内にある．

上行結腸と横行結腸の移行部は右結腸曲で，肝右葉の直下にある（**図 4.90**）．横行結腸と下行結腸の移行部の屈曲（左結腸曲）は，これよりもやや鋭角である．この屈曲は脾臓の直下にあり，右結腸曲よりも位置が高く，やや後方にあって，横隔結腸間膜によって横隔膜に付着する．

上行結腸と下行結腸のすぐ外側には，それぞれ**右の結腸傍溝**（Right paracolic gutter）と**左の結腸傍溝**（Left paracolic gutter）

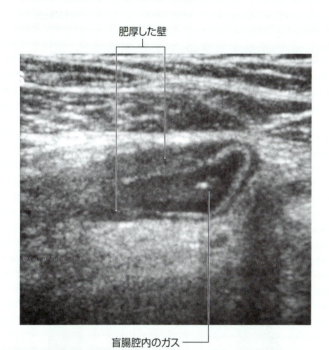

図 4.87　炎症を起こした虫垂（超音波画像）

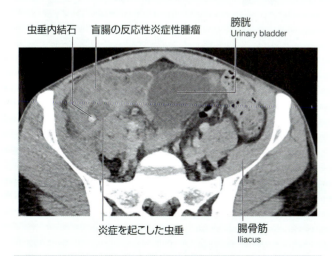

図 4.88　炎症を起こした虫垂（CT 横断面画像）

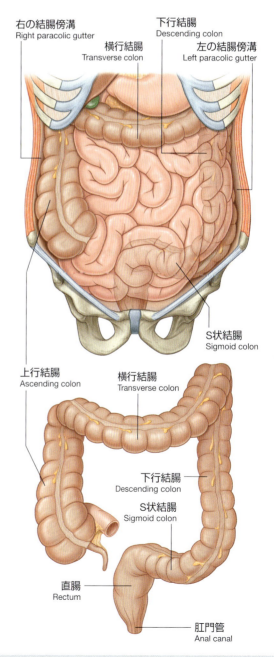

図 4.89　結腸

250　第4章　腹部

がある（図4.89）．これらの陥凹は，上行結腸と下行結腸の外側縁と後外側腹壁の間に形成され，腹膜腔の中で物質が通過できる溝である．主要な血管とリンパ管は上行結腸と下行結腸の内側あるいは後内側にあるので，これらの外側結腸傍溝に沿って腹膜を切開することによって，比較的少ない出血で上行結腸と下行結腸を動かすことができる．

　結腸の最終部（S状結腸）は，骨盤上口の上方で始まり，第3仙椎（S III）の高さで直腸に続く（図4.89）．このS字状の器官は，下行結腸に連絡する起始部を除いて可動性があり，その遠位端で直腸に続く．その全長にわたってS状結腸間膜によってつり下げられる．

　上行結腸には，次の上腸間膜動脈の枝が分布する（図4.91）．
- 回結腸動脈の結腸枝．
- 回結腸動脈の枝の前盲腸動脈．
- 回結腸動脈の枝の後盲腸動脈．
- 右結腸動脈．

横行結腸には，次の上腸間膜動脈の枝が分布する（図4.91）．
- 右結腸動脈．
- 中結腸動脈．
- 左結腸動脈．

下行結腸には，下腸間膜動脈の枝の左結腸動脈が分布する（図4.91）．

　S状結腸には，下腸間膜動脈の枝のS状結腸動脈が分布する（図4.91）．

　結腸の動脈間の吻合は，上行結腸，横行結腸，および下行結腸に沿う**結腸辺縁動脈**（Marginal artery）を形成する（図4.91）．

## 直腸と肛門管

　S状結腸から続くのが，直腸である（図4.92）．直腸とS状結腸の移行部は，通常，第3仙椎（S III）の高さ，あるいは，直腸が腹膜後器官であるために，S状結腸間膜の端にあたると記載される．

　肛門管は，直腸下方に続く大腸の領域である．

　直腸と肛門管には，次の動脈が分布する（図4.93）．
- 上直腸動脈…下腸間膜動脈の枝．
- 中直腸動脈…内腸骨動脈の枝．
- 下直腸動脈…内腸骨動脈の枝である内陰部動脈の枝．

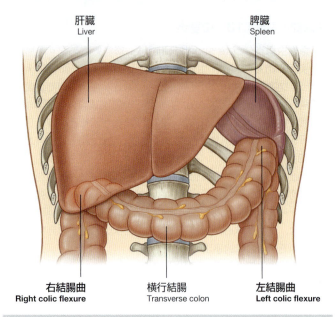

図4.90　右結腸曲と左結腸曲

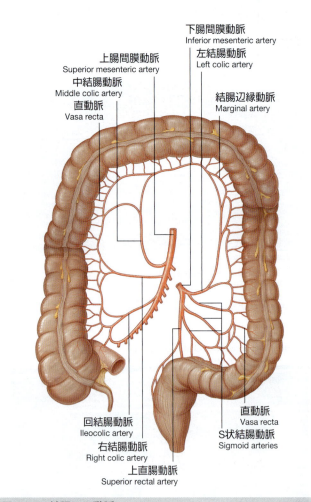

図4.91　結腸への動脈

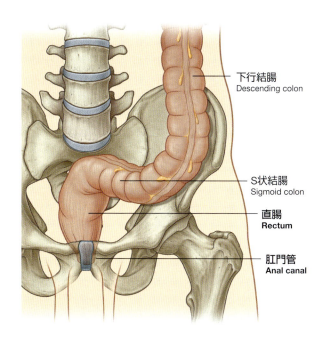

図4.92 直腸と肛門管

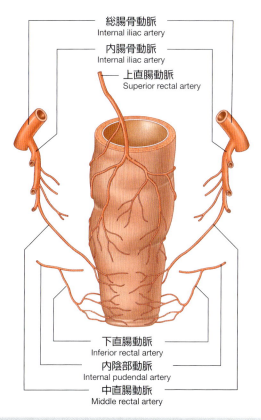

図4.93 直腸と肛門管への動脈（後方からみた図）

## 臨床的事項 4.14　消化管の先天異常

発生の過程で腸管が一連の複雑な回転運動を行い，また器官が腹腔内で成長する結果，腹部内臓の正常の位置が決まる（図4.13参照）．腸管の発生中に多くの発生異常が起こる．それらの多くは新生児や幼児にみられ，外科的な救急処置が必要な場合もある．しかし，そのような異常が，成人でもみつかることがある．

### ■回転異常と中腸の軸捻

腸管の**回転異常**（Malrotation）は，中腸が臍帯内から腹腔へ戻った後の，中腸の不完全な回転と固定によって起こる（図4.94，4.95）．小腸間膜の近位付着部は**十二指腸提筋**（Suspensory muscle of duodenum）（**Treitz 靱帯**（Ligament of Treitz））の部位に始まり，これが十二指腸と空腸の移行部の位置を決定する．小腸の腸間膜は，腹部の右下腹部にある回盲部の高さで終わる．この腸間膜を固定する長い線が，腸管の偶発的なねじれを防止する．

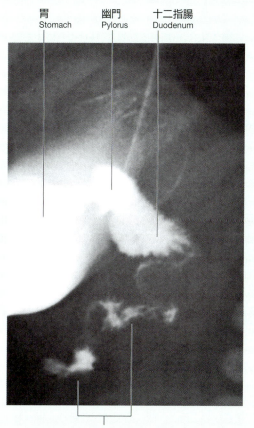

図4.94 小腸の回転異常と軸捻（バリウムによる胃，十二指腸，空腸上部のX線造影画像）

## 臨床的事項 4.14　消化管の先天異常（続き）

　発生中に十二指腸空腸曲あるいは盲腸が正常の位置まで回転しない場合には，小腸間膜が短くなり，上腸間膜動脈を軸として小腸軸捻が起こることがある．一般に，腸管の異常なねじれは**軸捻**（Volvulus）といわれ，小腸軸捻は腸管の血流減少と梗塞が生じることがある．

　盲腸が中腹部にとどまる患者がいる．この場合，盲腸と結腸の右方から一連の腹膜ヒダが発生し，肝臓の右下方までのびて十二指腸を圧迫する．その結果，小腸軸捻や十二指腸閉塞が起こることがある．このヒダを切離するためには緊急手術が必要となる．

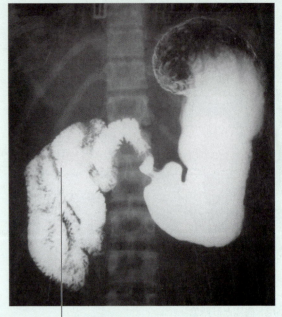

図 4.95　小腸の回転異常（バリウムによる胃，十二指腸，空腸のX線造影画像）

空腸
Jejunum

## 臨床的事項 4.15　腸管閉塞

　腸管閉塞は，機能的なものか，真の閉塞であるかを鑑別する必要がある．機械的な閉塞は，管腔内，壁内あるいは2次的に異物となる外因性の物体により起こり，壁内の腫瘍や癒着による圧迫や，発生異常による帯状構造によっても閉塞が起こる（**図 4.96**）．

　機能的な閉塞は，多くの原因によって生じる腸管蠕動運動不全が原因であることが多く，また，手術中に過剰に腸に触りすぎると術後に起こることがある．さらに，ナトリウムやカリウム等の電解質の異常が起こると，それが正常に回復するまで腸管の麻痺が生じる．

　閉塞の徴候や症状は，閉塞がどこに起こったかによって異なる．初期症状は腹部中央部の間欠性の疝痛で，これは蠕動波により閉塞部位を越えて腸の内容物を送ろうとすることによって起こる．遠位の腸管で閉塞が起こると，それよりも近位の腸管に液が満ち，腹部膨満が起こる．なお，近位の小腸が閉塞しても，腹部膨満は起こらない．

　腸管閉塞が起こると，嘔吐や便秘が続発し，腸内ガスも通らなくなる．

　多量の液体や電解質が再吸収されないで腸管内にあると，脱水症状や電解質異常が起こるので，早期の診断が重要である．さらに腸管が膨張し続けると，腸管壁への血液供給が障害され，腸管の虚血や穿孔を誘発する．どの部位に閉塞が生じるかによって，徴候や症状が異なる．

　小腸閉塞は以前に受けた外科手術の癒着によって生じることが多いので，手術や腹部の治療処置（虫垂切除術等）の病歴を詳しく聴取しなければならない．他の原因としては，腸管のヘルニア嵌頓（鼠径ヘルニアの嵌頓等）や腸の軸捻転がある．ヘルニアの部位の検査は腸管閉塞の患者には必須である（**図 4.97**）．

　大腸閉塞は，腫瘍によるものが最も多い．他の原因としては，ヘルニアとS状結腸の憩室の炎症性疾患がある（**図 4.98**）．

　治療法としては，輸液や電解質の静注，鎮痛剤投与，閉塞の軽減等がある．鼻孔から胃へ管を入れて，胃から液を吸引することができる．小腸閉塞は一般には2次的癒着で，手術をしなくても治まる．大腸閉塞では，閉塞の原因となる病変を緊急手術で切除するか，一時的にバイパス術（結腸造瘻術等）が必要となる（**図 4.99**）．

## 臨床的事項 4.15　腸管閉塞（続き）

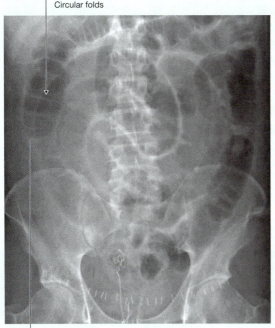

**図 4.96　多数の拡張した小腸のループ（腹部の X 線画像（前後像））**
小腸は，壁から壁へのびる輪状ヒダによって見分けられる．大腸は拡張していない．小腸の拡張の原因は，骨盤内手術後の癒着である．

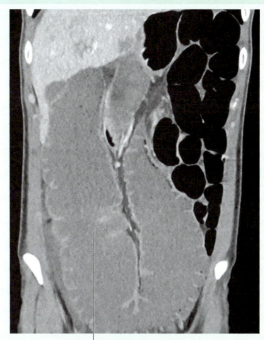

**図 4.98　拡張した上行結腸と横行結腸（腹部冠状 CT 断面画像）**
大腸の閉塞を伴い，液が充満している．

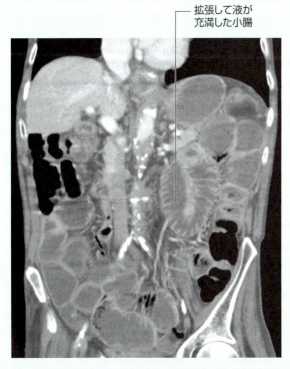

**図 4.97　拡張した小腸（腹部冠状 CT 断面画像）**
小腸の閉塞も伴い，液が充満している．

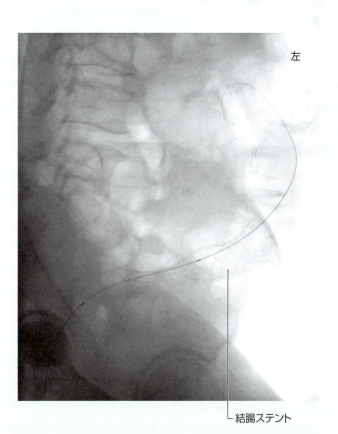

**図 4.99　腸管の閉塞の軽減のために手術前に挿入された結腸ステント（斜位 X 線画像）**

## 臨床的事項 4.16　憩室性疾患

憩室性疾患は，主にS状結腸の至るところに多発性の**憩室**（Diverticulum）が発生する疾患で，それが結腸全体に及ぶこともある（図4.100）．S状結腸は結腸中で内径が最も小さく，したがって内腔の圧が最も高くなりやすい．繊維の少ない食事と肥満が，憩室性疾患の発症と関連する．

多発性の憩室があることが，必ずしも患者に治療が必要であることを意味するものではなく，特に徴候や症状を示さない患者も多い．
憩室の頸部が糞便により閉塞されて感染が起こると症状が出る．炎症は腸管壁に沿って広がり，腹痛が起こる．S状結腸に炎症が生じると（憩室炎），腹痛と発熱が起こる（図4.101）．
S状結腸の位置に関連するさまざまな合併症が生じる．憩室が穿孔して骨盤内に膿瘍を形成すると，炎症性産物の塊が左の尿管を閉塞する．また，炎症が膀胱に広がると，S状結腸と膀胱との間に瘻が形成されることがある．このような状態になると，患者は尿路感染を起こし，まれに糞便やガスが尿道から出る．
診断は臨床検査としばしばCTが用いられる．最初は抗生剤投与によって治療するが，症状が持続すれば病変部の外科的切除が必要になる．

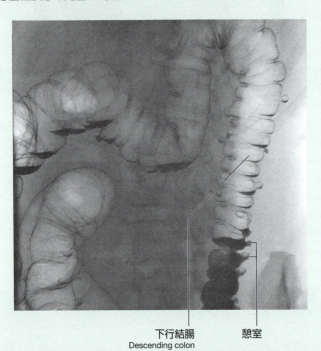

**図4.100　大腸の遠位部（バリウム注腸二重造影画像）**
主に下行結腸とS状結腸に，外に膨れ出した小さい小嚢が多数みられる．これらの小さな膨出小嚢は憩室で，ほとんどの場合，無症状のまま経過する．

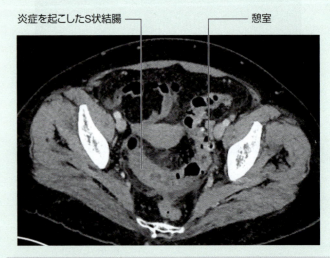

**図4.101　憩室炎を起こしたS状結腸（横断CT画像）**

## 臨床的事項 4.17　瘻造設術

外科的に腸管を前腹壁につけ，そこから排泄させる必要が生じることがある．腸管を外部に開口させることは，患者の管理上重要である．こうした人工的バイパス形成術は，患者の生命を救うことができる．

■**胃瘻設置術**
　**胃瘻設置術**（Gastrostomy）は，胃を前腹壁に付着させ，経皮的に管を胃内に設置する．これは，患者が経口的に食事や飲み物を摂ることができないとき（複雑な頭頸部がん等で），患者に栄養を摂らせるために行う．胃瘻の設置は，外科的に行うか，鎮静剤を投与して前腹壁に穿刺して行う．

■**空腸瘻造設術**
　同様に，空腸を前腹壁にもってきて固定する方法がある．この**空腸瘻造設術**（Jejunostomy）では，前腹壁を通して栄養管を小腸の近位部へ入れる．

■**回腸瘻造設術**
　**回腸瘻造設術**（Ileostomy）は，小腸の内容物が遠位の腸管を通らないようにするために行われる．回腸瘻造設術は，手術後に結腸等，遠位の吻合部を保護するためにしばしば行われる．

■**結腸瘻造設術**
多くの症例で，**結腸瘻造設術**（Colostomy）が必要となる．多くの場合，これは手術後に大腸の遠位部を保護するために行われる．さらに，穿孔を伴う大腸の閉塞では，腸管とその内容物を減圧するために結腸瘻造設術が必要となる．患者の状態が不良で広範囲の腸管手術を行えない場合に，この手術は安全で比較的簡単に行えるので，合併症や死亡のリスクを避けるために実施される．
　患者が腫瘍等で直腸と肛門の切除術を受けた場合には，結腸瘻の造設が必要になる．

■**回腸導管造設術**
　**回腸導管造設術**（Ileal conduit diversion）は，腫瘍のために膀胱を摘出した後に行われる．この場合，腸間膜をつけたまま小腸を20cm切除する．この取り出した小腸を回腸導管として用いる．残りの小腸は，上下の断端を縫合してつなぐ．分離した腸管の近位部に尿管をつなぎ，遠位部は前腹壁に開口させる．尿は腎臓から尿管を通り，つないだ小腸の短い管を通って前腹壁に排泄される．
　患者が回腸瘻造設術，結腸瘻造設術，あるいは回腸導管術を受けた場合，排泄物を入れる袋を前腹壁につける必要がある．大抵の患者にとってこれは思ったほど大きな苦痛にならず，ほとんど正常に近い健康的な生活を送ることができる．

局所解剖・腹部内臓 255

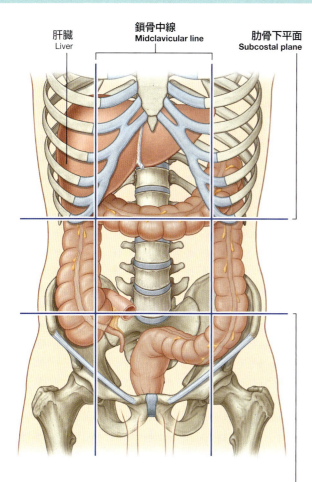

図 4.102　腹部における肝臓の位置

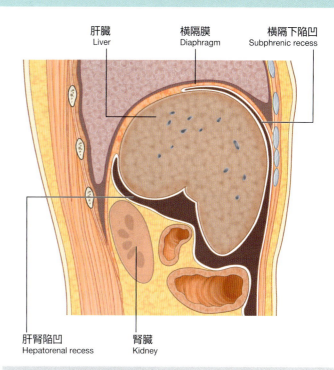

図 4.103　肝臓の表面と肝臓に関連する腹膜腔の陥凹

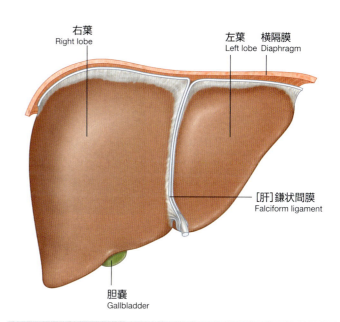

図 4.104　肝臓の前面

## 肝臓

　肝臓（Liver）は人体で最大の器官で，主として右下肋部と上胃部（心窩部）にあり，左下肋部にも広がる（あるいは右上腹部にあり左上腹部に広がる：図 4.102）．

　肝臓には次の2つの面がある（図 4.103）．
- 横隔面（Diaphragmatic surface）…前方，上方，後方．
- 臓側面（Visceral surface）…下方．

### 横隔面

　肝臓の横隔面は，平滑で円蓋状になっており，横隔膜の下面に接する（図 4.104）．これによって，腹腔の**横隔下陥凹**（Subphrenic recess）と**肝腎陥凹**（Hepatorenal recess）ができる（図 4.103）．
- 横隔下陥凹…肝臓の横隔面を横隔膜から隔てる，胚子の腹側腸間膜によってつくられる．**[肝]鎌状間膜**（Falciform ligament）によって右側と左側の領域に分けられる．
- 肝腎陥凹…右側の腹膜腔の一部であり，肝臓と右の腎臓および右の副腎の間にある．

　横隔下陥凹と肝腎陥凹は前方で交通する．

### 臓側面

　肝臓の臓側面は，**胆嚢窩**（Fossa for gallbladder）内と**肝門**（Porta hepatis；肝臓への通路）を除いて臓側腹膜で覆われる（図 4.105）．肝臓の臓側面に接する器官は次の通りである（図 4.106）．
- 食道．
- 胃の右前部．
- 十二指腸の上部．
- 小網．
- 胆嚢．
- 右結腸曲．
- 右の横行結腸．

256 第4章 腹部

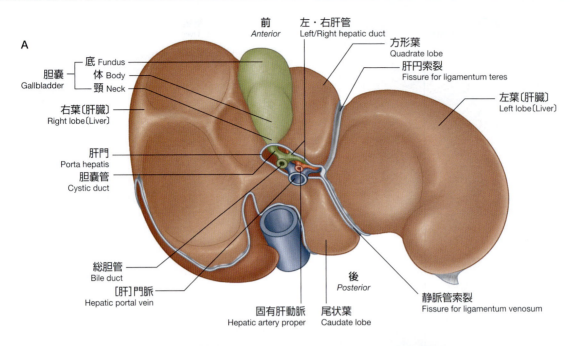

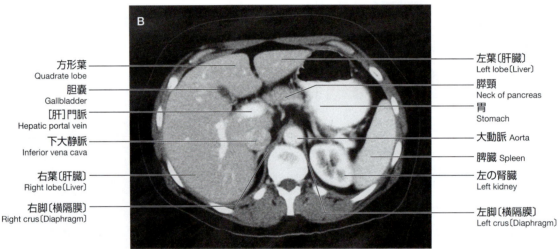

図 4.105　肝臓の臓側面
A：模式図．B：腹部造影 CT 画像．

- 右の腎臓．
- 右の副腎．

肝門は，肝動脈と[肝]門脈の入口，肝管の出口となる（図 4.105）．

### 肝臓に関連する間膜

肝臓は，[肝]鎌状間膜（Falciform ligament）によって前腹壁に付着し，横隔膜に密着した肝臓の小領域（無漿膜野（Bare area））を除いて，臓側腹膜によってほぼ完全に表面を覆われる（図 4.106）．その他の腹膜のヒダによって，肝臓は，胃（肝胃間膜（Hepatogastric ligament）），十二指腸（肝十二指腸間膜（Hepatoduodenal ligament）），横隔膜（右三角間膜（Right triangular ligament）と左三角間膜（Left triangular ligament），[肝]冠状間膜の前葉（Anterior layer of coronary ligament）と[肝]冠状間膜の後葉（Posterior layer of coronary ligament））につながる．

肝臓の無漿膜野は，肝臓の横隔面の一部で，肝臓と横隔膜の間の腹膜に覆われない領域である（図 4.106）．

- 無漿膜野の前縁…[肝]冠状間膜の前葉である．腹膜の反転によってできる．
- 無漿膜野の後縁…[肝]冠状間膜の後葉である．腹膜の反転によってできる．
- 右および左三角間膜…[肝]冠状間膜の前葉と後葉が合流する部位の外側部である．

### 肝葉

肝臓は，前上方に走る肝鎌状間膜と，臓側面にある静脈管索裂と肝円索により，右葉（Right lobe）と左葉（Left lobe）に分けられる（図 4.105）．肝臓の右葉は単一の大きな葉であり，肝臓の左葉はより小さい．方形葉（Quadrate lobe）と尾状葉

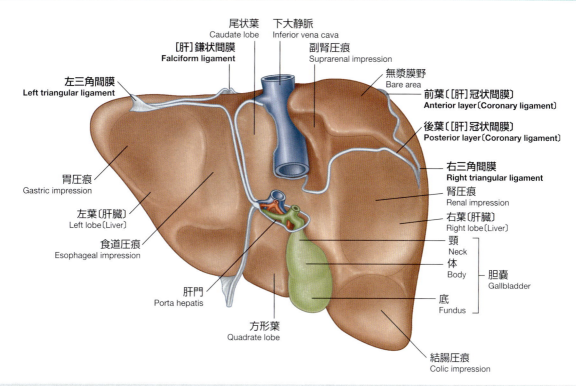

図4.106 肝臓の無漿膜野と関連の間膜を後下方からみた図

(Caudate lobe)は右葉から生じたと記載されることがあるが，機能的には右葉とはまったく区別される．

- **方形葉**…肝臓の臓側面の前方にある．左方は肝円索裂によって，右方は胆嚢窩によって境界がつくられる．機能的には肝臓の左葉の一部である．
- **尾状葉**…肝臓の臓側面の後方にある．左方は静脈管索裂によって，右方は下大静脈溝によって境界がつくられる．機能的には肝臓の右葉や左葉とは区別される．

肝臓には総肝動脈（腹腔動脈の枝）の枝が分布する．
- 固有肝動脈の右枝．
- 固有肝動脈の左枝．

## 胆嚢

胆嚢（Gallbladder）は，肝右葉臓側面の下方にあり，右葉と方形葉の間のくぼみに位置する西洋梨形の嚢状の器官である（図4.105）．

- **胆嚢底**（Fundus of gallbladder）…丸い遠位端部であり，肝臓の下縁から突出することがある．
- **胆嚢体**（Body of gallbladder）…胆嚢窩にある主部は，横行結腸や十二指腸上部に接することがある．
- **胆嚢頸**（Neck of gallbladder）…狭い領域であり，内腔にらせん状の粘膜ヒダをもつ．

胆嚢には，固有肝動脈の右枝の枝である胆嚢動脈が分布する（図4.107）．

胆嚢は，肝臓から分泌された胆汁を濃縮して貯蔵する．

## 膵臓

膵臓（Pancreas）の大部分は，胃の後方に位置する（図4.108，図4.109）．膵臓は右方の十二指腸から左方の脾臓までの範囲で，後腹壁に横たわる．

膵臓は，小さな尾部を除いて（2次的に）腹膜後隙にあり，膵頭，鉤状突起，膵頸，膵体，膵尾からなる．

- **膵頭**（Head of pancreas）…十二指腸のC字状部に入り込む．
- **鉤状突起**（Uncinate process）…膵頭の下部から突出する．上腸間膜動・静脈の後方に位置する．
- **膵頸**（Neck of pancreas）…上腸間膜動・静脈の前方にある．膵頸の後方で，上腸間膜静脈と脾静脈が合流して［肝］門脈を形成する．
- **膵体**（Body of pancreas）…膵頸と膵尾の間の細長い領域である．
- **膵尾**（Tail of pancreas）…脾腎ヒダの層の間にある．

［主］膵管（［Main］pancreatic duct）は，膵尾に始まる（図4.110）．これは膵体内を右方へ向かい，膵頭に入った後に下方へ曲がる．［主］膵管は，膵頭の下部で胆管と合流する．これら2本の管の接合部は，**胆膵管膨大部**（Hepatopancreatic ampulla）を形成し，**大十二指腸乳頭**（Major duodenal papilla）（Vater乳頭（Papilla of Vater））で十二指腸下行部に開口する．膨大部をとり囲む**膨大部括約筋**（Sphincter of ampulla）（**Oddi括約筋**（Sphincter of Oddi））があり，ここに平滑筋が集合する．

副膵管（Accessory pancreatic duct）が，大十二指腸乳頭のすぐ上方にある**小十二指腸乳頭**（Minor duodenal papilla）で十二指腸に開口する（図4.110）．副膵管を小十二指腸乳頭から膵頭

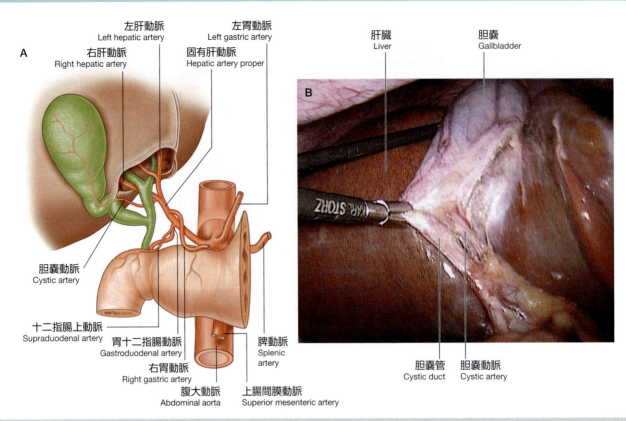

図 4.107 肝臓と胆嚢への動脈
A：模式図．B：腹腔鏡手術でみた胆嚢管と胆嚢動脈．

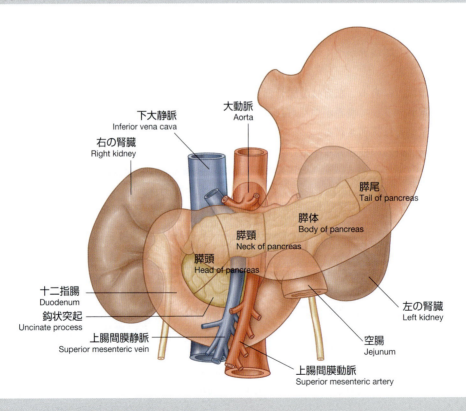

図 4.108 膵臓

に向かってたどると，[主]膵管との分岐点がみつかる．
- 第1の枝…膵頭の中を左方へ向かい，[主]膵管が下方へ曲がる部位で交通する．
- 第2の枝…[主]膵管の前方を膵頭の下方へ向かい，鉤状突起内に終わる．

[主]膵管と副膵管の間は，通常，互いに交通する．これら2

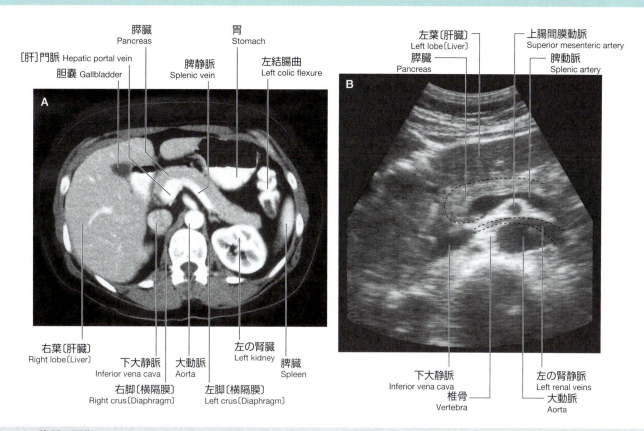

図 4.109　腹部の画像
A：腹部造影 CT 画像（横断面）．B：腹部超音波画像．

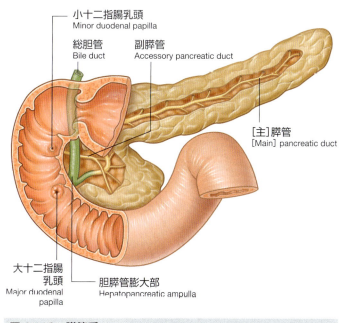

図 4.110　膵管系

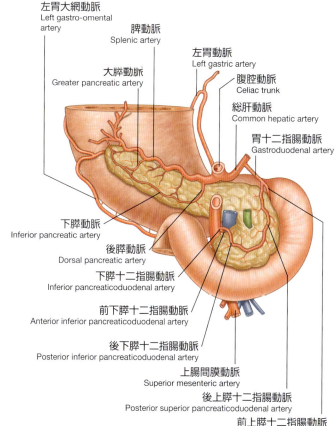

図 4.111　後方からみた膵臓への動脈

つの導管が存在するのは，膵臓が**背側膵芽**（Dorsal pancreatic bud）と**腹側膵芽**（Ventral pancreatic bud）が癒合してできるという膵臓の発生学的起源を反映する．

　膵臓に分布する動脈には次のようなものがある（図 4.111）．

- 胃十二指腸動脈…総肝動脈（腹腔動脈の枝）の枝である．
- 前上膵十二指腸動脈…胃十二指腸動脈の枝である．

- 後上膵十二指腸動脈…胃十二指腸動脈の枝である．
- 後膵動脈と大膵動脈…脾動脈の枝である．この2本の吻合枝は下膵動脈につながる．
- 前下膵十二指腸動脈…下膵十二指腸動脈（上腸間膜動脈の枝）の枝である．
- 後下膵十二指腸動脈…下膵十二指腸動脈（上腸間膜動脈の枝）の枝である．

## 胆道系

胆汁が通過するための導管は，肝臓からのびて胆嚢と連絡し，十二指腸下行部に開口する（図4.112）．胆汁の導管は肝実質内で合流し，**右肝管**（Right hepatic duct）と**左肝管**（Left hepatic duct）を形成する．これらはそれぞれ肝右葉と肝左葉からの胆汁を排出する．

2本の肝管は合流して**総肝管**（Common hepatic duct）を形成し，肝臓に近い小網の自由縁内を固有肝動脈および［肝］門脈とともに走行する．

総肝管は下行し，胆嚢からの**胆嚢管**（Cystic duct）と合流して**総胆管**（Bile duct）を形成する．ここでは，総胆管は固有肝動脈の右方にあり，小網の自由縁内で［肝］門脈の右前方に位置する．これらの構造の後方に**網嚢孔**（Omental foramen）がある．

総胆管は十二指腸上部の後方を通って下行し，膵管と合流した後，大十二指腸乳頭で十二指腸下行部に開口する（図4.112）．

## 脾臓

**脾臓**（Spleen）は，胎生期に胃を体壁からつり下げている背側腸間膜内で血管系の一部として発生する．成人では，脾臓は第9・10肋骨の高さで，横隔膜に接する（図4.113）．そのため，脾臓は腹部の左上腹部あるいは左下肋部に位置する．

脾臓はいずれも大網の一部によって，次の構造と連絡する．
- 胃の大弯…胃脾間膜を介して連絡する．この間膜の中に短胃動・静脈と胃大網動・静脈を含む．
- 左の腎臓…脾腎ヒダを介して連絡する．このヒダの中に脾動・静脈を含む（図4.114）．

### 臨床的事項4.18　輪状膵

膵臓は，前腸から憩室様にできる腹側と背側の2つの膵芽から発生する．背側膵芽は，膵頭の大部分，膵頸，膵体を形成する．腹側膵芽は胆管の周囲を回転し，膵頭の一部と鉤状突起を形成する．腹側膵芽が2つに分かれると，十二指腸の周囲をとり囲むことがある．そのため，十二指腸が膵臓の組織によって絞扼され，さらに重度の場合は閉塞されることもある．このような場合，出生後，乳児の発育が障害されることがあり，また，胃の内容物がうまく排出されずに嘔吐してしまうことがある．

このような**輪状膵**（Annular pancreas）は，超音波検査によって出生前に診断されることがある．十二指腸が閉塞されると，胎児は十分に羊水を飲むことができず，胎児を包む羊膜嚢内の羊水量が異常に増加することがある（**羊水過多**（Polyhydramnios））．

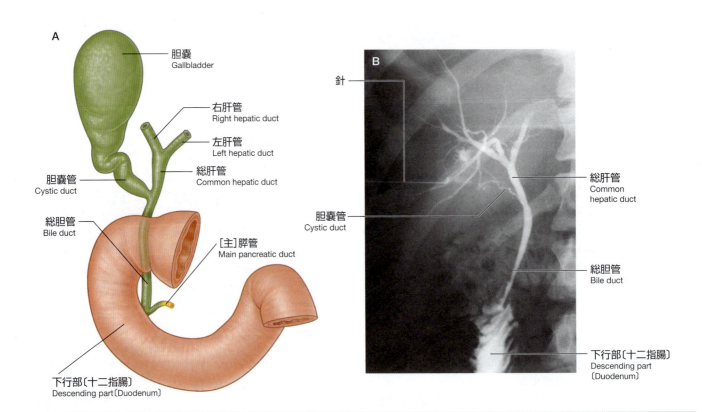

図4.112　胆汁の排出
A：胆道系．B：経皮経肝胆道造影による胆道系の描出．

## 局所解剖・腹部内臓

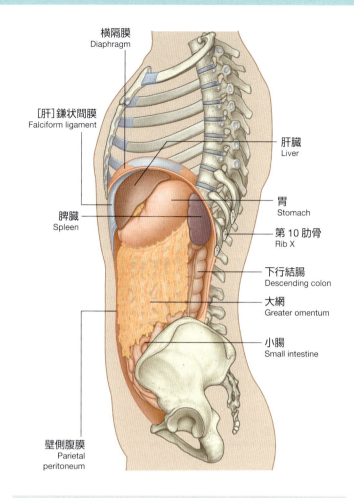

図 4.113 脾臓

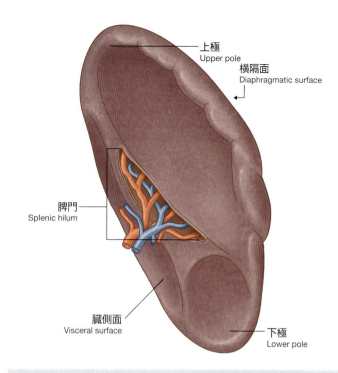

図 4.115 脾臓の表面と脾門

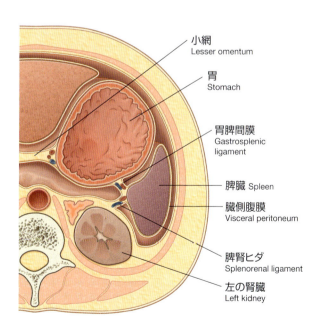

図 4.114 脾臓の間膜と関連の血管

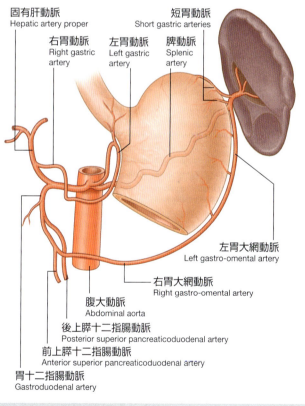

図 4.116 脾臓への動脈

脾臓は，その内側面の**脾門**（Splenic hilum）を除き，臓側腹膜に包まれる（**図 4.115**）．脾門は脾動・静脈が出入りする部位で，膵尾部がここまで達することがある．

脾臓には，腹腔動脈の枝である脾動脈が分布する（**図 4.116**）．

## 臨床的事項 4.19　膵臓がん

**膵臓がん**（Pancreatic cancer）は，死亡数が多く，しばしば"サイレントキラー"とよばれる．膵臓の悪性腫瘍は，膵臓内のどこにでも発生しうるが，膵頭および膵頸部に最も頻繁に発生する．膵臓がんの患者においては多くの非特異的な所見がみられる．上腹部痛，食欲不振，および体重減少といったものである．がんの部位によっては胆管が閉塞されることがあり，閉塞性黄疸が引き起こされることがある．手術は治癒が期待される患者に行われるが，発見されたがんの多くは［肝］門脈や上腸間膜動・静脈に浸潤して広がる．さらに，肝門部にまで広がることがある．リンパ節転移もよくみられ，これらの要因も根治手術を妨げることになる．

膵臓の位置的な問題ゆえに，外科的切除は複雑となる．十二指腸の一部と膵臓腫瘍の領域の切除を伴い，それらの複雑なバイパス処置を必要とする．

## 臨床的事項 4.20　肝区域に関する解剖学

長年にわたり，肝区域に関する解剖学は，あまり重要視されてこなかった．しかしながら肝切除の発展にともない，肝臓の大きさや形，ならびに肝区域に関する解剖学は，肝転移した腫瘍の切除を行うため，臨床的にきわめて重要となってきた．詳細な肝区域に関する解剖学的知識があると，腫瘍の肝転移のある患者に対して，効果的に肝切除を行うことができる．

肝臓は，**主平面**（Principal plane）によって，ほぼ同じ大きさの2部に分けることができる．この面は，胆嚢から，下大静脈によってつくられる後方の切痕に至る想像上の矢状傍線によって定義される面で，肝臓を解剖学的に左右に二分する（この分け方は肝臓の右葉および左葉とは異なる）［訳注：矢状傍線はCantlie線またはRex-Cantlie線ともよばれる］．ちょうどこの面を中肝静脈が走る．重要なことは，この主平面によって，肝臓の左半側と右半側が分けられることである．左右の肝葉は大きさが同じではなく，外科的解剖学とはあまり関連性がない．

肝臓は，さらに肝動脈，［肝］門脈，総胆管の分岐パターンに基づいて，8つの区域に細分される（図4.117）．

尾状葉（後区域）は，区域Ⅰと定義され，残りの区域は，時計回りに区域Ⅷまで番号がつけられる．これらの特徴は，個体差がみられない．

外科的には，右肝切除術は肝臓を主平面で分割し，区域Ⅴ～Ⅷを切除するが，区域Ⅰ～Ⅳは残しておく．

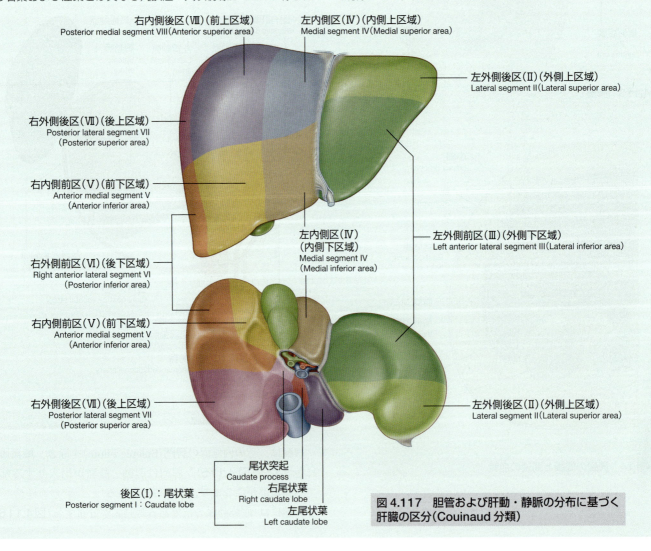

図4.117　胆管および肝動・静脈の分布に基づく肝臓の区分（Couinaud分類）

## 臨床的事項 4.21　胆石

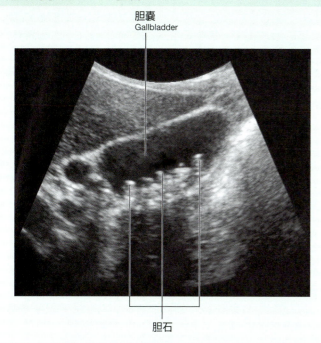

図 4.118　多数の胆石をもつ胆嚢（超音波画像）

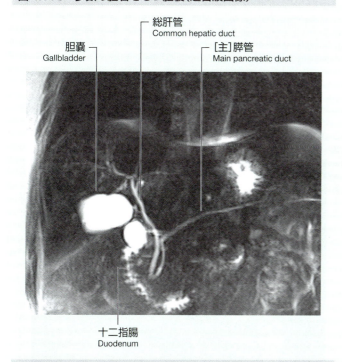

図 4.119　MRCP（MR 胆管膵管撮影）冠状断画像

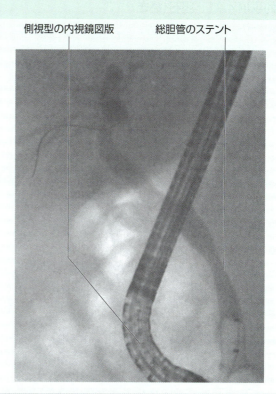

図 4.120　胆道系の内視鏡的逆行性胆道膵管造影（ERCP）

者には 6 時間食べることを控えさせる．それにより，胆嚢に接する腸のガスによる影がほとんどなくなる．超音波検査は，胆管拡張や胆嚢炎についても診断しうる．**MR 胆管膵管撮影**（Magnetic resonance cholangiopancreatography：MRCP）も，胆嚢と胆道系を画像化するための方法である．MRCP は，胆管内や膵管内にある水分を造影剤のように利用することによって，結石を明らかにしたり，胆嚢内や肝内，肝外の胆道系の腫瘍を見出すのに使われる．胆管の狭窄を示すことができるとともに，肝臓および膵臓の解剖学的構造を視覚化することもできる（図 4.119）．

　胆石は，しばしば胆嚢頸の丸く膨らんだ部位に入り込むことがある．胆石がこの領域に嵌頓すると，胆嚢内の胆汁が排出されず，胆嚢収縮時に激しい痛みが生ずる．これが持続すると，**胆嚢切除術**（Cholecystectomy；胆嚢の除去）が必要となることがある．

　胆嚢では，**胆嚢炎**（Cholecystitis）が起こることがある．胆嚢の炎症が近くの横隔膜の壁側腹膜に及ぶと，痛みが右上腹部だけでなく，右肩にも放散することがある．この関連痛は，肩の皮膚に分布する第 3 〜 5 頸髄（C3 〜 5）のレベルの神経線維が，横隔膜の臓側腹膜にも分布するために起こる．この場合，鈍い感覚の体性感覚領域（横隔膜）からの痛みが，別の鋭い感覚の体性感覚領域（皮節）からの痛みであるかのように感じられる．

　しばしば，小さな胆石が総胆管へ出て，膨大部の括約筋領域に引っかかり，十二指腸への胆汁の排出を止めることがある．この場合には，黄疸が生じる．

### ■内視鏡的逆行性胆道膵管造影

　内視鏡的逆行性胆管膵管造影（Endoscopic retrograde cholangiopancreatography：ERCP）は，胆管を閉塞する胆石を

**胆石**（Gallstone）は，40 歳以上の人の約 10％にみられ，女性により多い．胆石はさまざまな成分からできるが，コレステロールと胆汁色素の混合物によってできるものが多い．これらは，石灰化すると単純 X 線画像でみることができる．胆石は，腹部超音波検査や単純 X 線画像で偶然みつかることがある（図 4.118）．

　胆石の存在を確認する最も簡単な方法は，空腹時に胆嚢の超音波検査を実施することである．胆嚢を十分に膨らませるため，患

## 臨床的事項 4.21　胆石（続き）

取り除くために行われる．この手技は，胆管および膵管の問題を診断し治療するために，内視鏡検査と蛍光透視法を組み合わせて行うものである．側視鏡を有する内視鏡を食道および胃を通して前進させ，十二指腸の第2部に到達させる．そこで，膵管と総胆管が収束する場所である大十二指腸乳頭（Vater 乳頭）を特定する．大十二指腸乳頭では，まず考えうる異常（結石または悪性腫瘍）について調べ，必要に応じて生検が行われる．その後，胆管または膵管にカニューレを挿入し，少量の放射線不透過性の造影剤を注入し，胆管（胆道造影）または膵管（膵管造影）の造影を行う（図4.120）．結石がある場合，バスケットまたはバルーンを使って除去することができる．通常，結石除去の前に括約筋切開術が行われ，胆管の遠位部を通過するのを容易にする．

良性または悪性腫瘍による胆管閉塞の場合，狭窄した部位を開くために，総胆管または主な肝管の一つにステントを挿入することができる．新しく挿入されたステントによって狭窄部位が開通したかは，ステントを通る造影剤が自由に流れるかをみることにより確認される．

## 臨床的事項 4.22　黄疸

黄疸（Jaundice）は，血清中に過剰な胆汁色素（ビリルビン）が存在するために皮膚が黄色味を帯びた状態である．正常時には白い眼の強膜が，黄色く変色することによって黄疸に気づく．

血清中の胆汁色素の濃度と持続期間が，黄疸の重症度を左右する．

### ■黄疸の型とそれらの解剖学的原因

ヘモグロビン分子の鉄は再利用されるが，そのときにポルフィリン環化合物（グロビン）が分解され，脂溶性ビリルビンが形成される．脂溶性ビリルビンが血流によって肝臓に達すると，水溶性ビリルビンに変換される．この水溶性ビリルビンが胆管系に排泄され，腸管に分泌されて糞便を着色する．

### ■肝前性黄疸（Prehepatic jaundice）

この黄疸は，通常，赤血球が過剰に破壊されるために生ずる（血液型不適合輸血，溶血性貧血等）．

### ■肝性黄疸（Hepatic jaundice）

肝臓内の炎症性変化（肝炎や肝硬変のような慢性肝疾患等）や毒物（過剰量のアセトアミノフェン等）によって脂溶性ビリルビンを水溶性ビリルビンへ変換するための複雑な生化学的反応が障害されるために起こる．

### ■肝後性黄疸（Post-hepatic jaundice）

胆管系に閉塞が起こると黄疸が生じる．最も多い原因は，胆管内の胆石や膵頭部の腫瘍による胆道閉塞である．

## 臨床的事項 4.23　脾臓の異常

脾臓の異常は，臨床的に破裂と肥大の大きく2つに分けられる．

### ■脾臓破裂

左上腹部の局所的腹部外傷の際に起こりうる．左下部肋骨の骨折によって起こる可能性がある．脾臓の被膜は非常に薄いので，周囲の構造に損傷がない場合でも脾臓は損傷を受けやすく，脾臓は血流が豊富なため，破裂すると腹膜腔に大量の出血が起こる．脾臓破裂（Splenic rupture）は，鈍的な腹部損傷の際には常に疑わなければならない．現在の治療法では，できる限り脾臓を温存するが，一部の患者では脾臓摘出術が必要になることもある．

### ■脾臓肥大

脾臓は，造血や免疫監視機構を行う細網内皮系器官である．細網内皮系に影響する疾患（白血病またはリンパ腫等）は，全身のリンパ節や脾臓肥大をきたすことがある（**脾腫**（Splenomegaly），図4.121）．微生物および微粒子を循環系から除去するとき，敗血症の過程で抗体を産生し増加させるとき，または欠陥のある赤血球や壊れた赤血球（サラセミアおよび球状赤血球症のような場合）を除去するとき等，脾臓は正常な生理学的機能として，しばしば肥大する．脾腫はまた，鬱血性心不全，脾臓の静脈血栓症，または門脈圧亢進症によって生じる静脈圧の上昇の結果として起こる可能性がある．肥大した脾臓は破裂することがある．

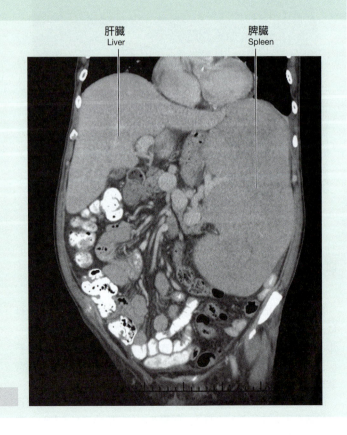

図 4.121　脾臓肥大（巨脾症）（CT 冠状断画像）

局所解剖 • 腹部内臓　265

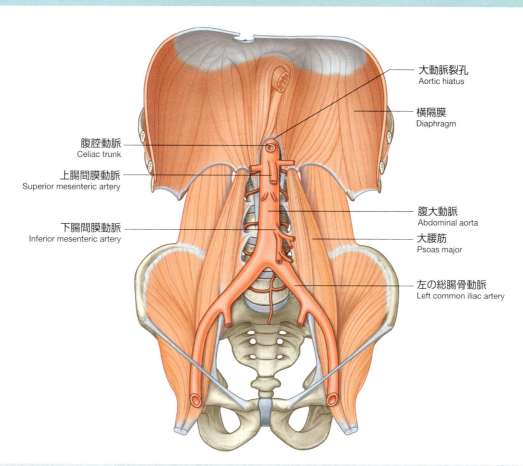

図 4.122　腹大動脈の前側枝

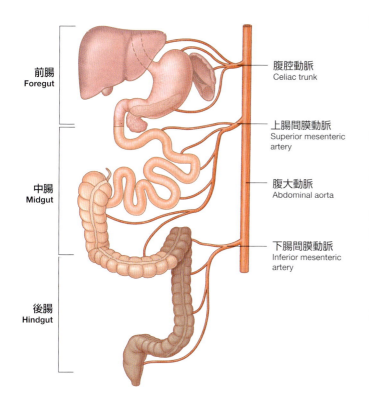

図 4.123　消化管の前腸，中腸，後腸由来の区分と各領域へ分布する主な動脈

### ▶動脈

腹大動脈（Abdominal aorta）は，第12胸椎（T XII）下縁の前方にある横隔膜の大動脈裂孔から始まる（図 4.122）．腹部において，腹大動脈は椎体の前を下行し，第4腰椎（L IV）の高さの分岐部では正中線のやや左にある．腹大動脈の終枝は，左右の**総腸骨動脈**（Common iliac artery）である．

### 腹大動脈の前側枝

腹大動脈は，腹腔を通過する間に，前枝，外側枝，後枝を出す．3本の前枝が，消化器系の器官に分布する．それらは，**腹腔動脈**（Celiac trunk），**上腸間膜動脈**（Superior mesenteric artery），**下腸間膜動脈**（Inferior mesenteric artery）である（図 4.122）．

消化管の原基である原始腸管は，**前腸**（Foregut），**中腸**（Midgut），**後腸**（Hindgut）に分けることができる．これらの領域の境界は，腹大動脈の3本の前枝の分布領域と密接に関連する（図 4.123）．

■ 前腸…腹部食道に始まり，大十二指腸乳頭のすぐ下方，すなわち十二指腸下行部の中間部で終わる．前腸から，腹部食道，胃，（大十二指腸乳頭より上方の）十二指腸，肝臓，膵臓，胆嚢が発生する．脾臓も前腸の領域と関連するところで発生する．前腸には腹腔動脈が分布する．

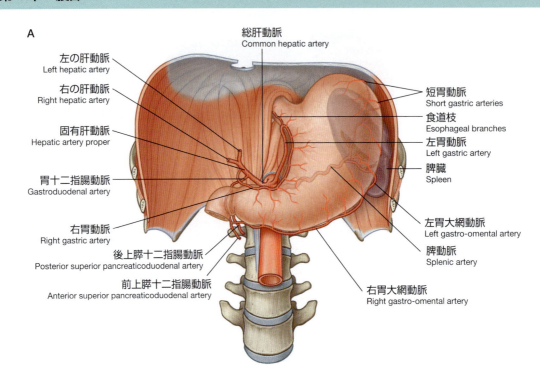

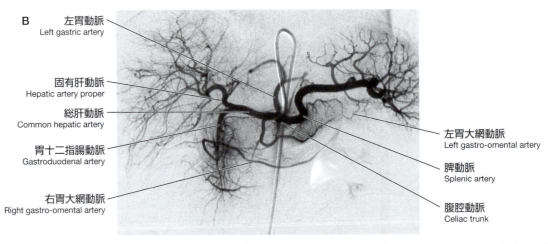

**図 4.124 腹腔動脈**
A：腹腔動脈の分布．B：腹腔動脈とその枝のデジタルサブトラクション血管造影画像．

- **中腸**…十二指腸下行部にある大十二指腸乳頭のすぐ下方で始まり，横行結腸の近位 2/3 と遠位 1/3 との移行部で終わる．中腸からは，（大十二指腸乳頭より下方の）十二指腸，空腸，回腸，盲腸，虫垂，上行結腸，横行結腸の近位 2/3 が発生する．中腸には，上腸間膜動脈が分布する．
- **後腸**…左結腸曲のすぐ近位（横行結腸の近位 1/3 と遠位 1/3 の移行部）で始まり，肛門管の中間部で終わる．後腸からは，横行結腸の遠位 1/3，下行結腸，S 状結腸，直腸，肛門管の上部が発生する．後腸には，下腸間膜動脈が分布する．

### 腹腔動脈

腹腔動脈は，腹大動脈の前枝の一つで，前腸に分布する．これは横隔膜の大動脈裂孔の直下，第 1 腰椎（L I）上部の前方で腹大動脈から起始する（図 4.124）．腹腔動脈は，ただちに左胃動脈（Left gastric artery），脾動脈（Splenic artery），総肝動脈（Common hepatic artery）に分かれる．

### 左胃動脈

左胃動脈は，腹腔動脈の枝のうちで最小の枝である．これは食道と噴門の移行部まで上行し，腹部食道に**食道枝**（Esophageal branches）を出す（図 4.124）．この食道枝の一部は，横隔膜の食道裂孔を通って胸大動脈の食道枝と吻合する．左胃動脈は右方へ曲がり，小網の中を胃の小弯に沿って下行し，この領域の胃の前後面に分布し，右胃動脈と吻合する．

### 脾動脈

脾動脈は，腹腔動脈の枝のうちで最大の枝であり，膵臓の上縁に沿って蛇行しながら左方に向かう（図 4.124）．これは脾腎ヒダの中を通り，多数の枝に分かれて脾門へ入る．脾動脈は，膵臓の上縁に沿って走る間に，多数の細い枝を膵臓の頸部，体

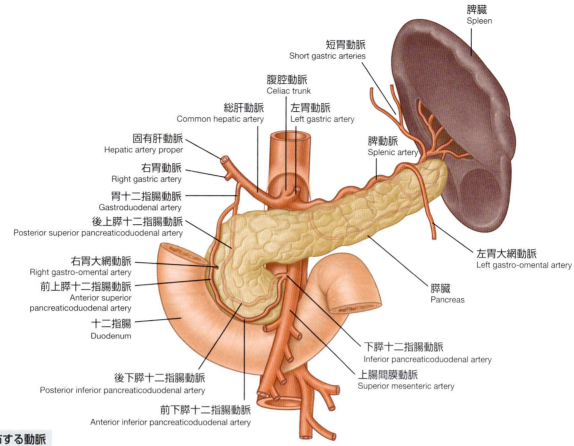

**図4.125** 膵臓へ分布する動脈

部，尾部へ送る（図4.125）．

脾動脈は，脾臓に近づくと**短胃動脈**（Short gastric arteries）を出し，この動脈は胃脾間膜内を通って胃底部に分布する．また，**左胃大網動脈**（Left gastro-omental artery：Left gastro-epiploic artery）を出し，この動脈は胃の大弯に沿って右方に向かい，右胃大網動脈と吻合する．

### 総肝動脈

総肝動脈は，中くらいの太さをもった腹腔動脈の枝であり，右方へ向かって**固有肝動脈**（Hepatic artery proper）と**胃十二指腸動脈**（Gastroduodenal artery）の2本の枝に分かれる（図4.124，4.125）．

固有肝動脈は，小網の自由縁の中を肝臓へ向かって上行する．これは，[肝]門脈の前方，総胆管の左を走り，肝門の近くで**右の肝動脈**（Right hepatic arteries）と**左の肝動脈**（Left hepatic arteries）に分かれる（図4.126）．右の肝動脈は肝臓に近づくと，胆嚢へ**胆嚢動脈**（Cystic artery）を出す．

**右胃動脈**（Right gastric artery）は，固有肝動脈に起始することが多いが，総肝動脈，左の肝動脈，胃十二指腸または十二指腸上動脈からも起始することがある．右胃動脈は，左に向かって進み，小網で胃の小弯に沿って上行しながら胃に枝を送るとともに，左胃動脈に吻合する．

胃十二指腸動脈は，十二指腸上部の上縁近くで，**十二指腸上動脈**（Supraduodenal artery）を起始する．これらの枝を出した後，胃十二指腸動脈は十二指腸上部の後方をさらに下行し，十二指腸上部の下縁に達すると，終枝である**右胃大網動脈**（Right gastro-omental artery：Right gastro-epiploic artery）と**前上膵十二指腸動脈**（Anterior superior pancreaticoduodenal artery）に分かれる（図4.125）．

右胃大網動脈は胃の大弯に沿って左方へ向かい，脾動脈からの左胃大網動脈と吻合する．右胃大網動脈は胃の前後面へ枝を送り，その他の枝が大網内へ下行する．

前上膵十二指腸動脈は前枝と後枝に分かれて下行し，膵頭と十二指腸に分布する（図4.125）．これらの血管は，下膵十二指腸動脈の前枝および後枝と吻合する．

### 上腸間膜動脈

**上腸間膜動脈**（Superior mesenteric artery）は腹大動脈の前枝の一つで，中腸に分布する．この動脈は，腹腔動脈のすぐ下方，第1腰椎（L1）の下部の前で，腹大動脈から起始する（図4.127）．

上腸間膜動脈の前方を，脾静脈と膵頸が横切る．この動脈の後方には左の腎静脈，膵臓の鉤状突起，十二指腸下部がある．上腸間膜動脈は最初の枝（**下膵十二指腸動脈**（Inferior pancreaticoduodenal artery））を出した後，左側に**空腸動脈**（Jejunal artery）と**回腸動脈**（Ileal artery）を出す（図4.127）．上腸間膜動脈の主幹右方からの枝である3本の血管，すなわち**中結腸動脈**（Middle colic artery），**右結腸動脈**（Right colic artery），**回結腸動脈**（Ileocolic artery）が，回腸遠位端，盲腸，上行結腸，

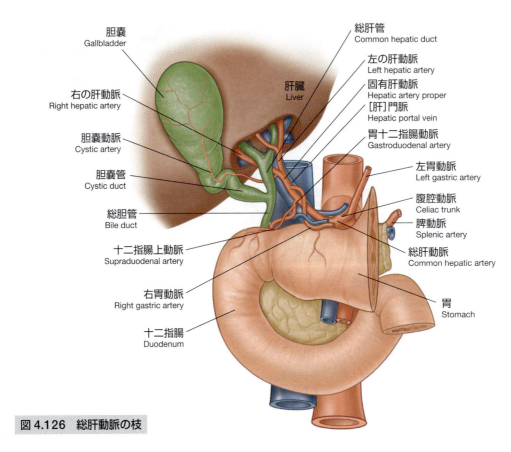

図4.126 総肝動脈の枝

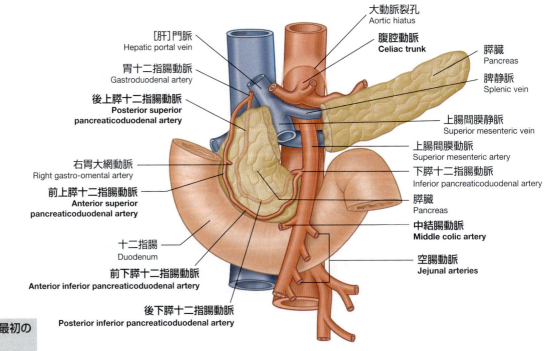

図4.127 上腸間膜動脈の最初の枝と周囲の構造との関係

横行結腸の近位2/3に分布する．

### 下膵十二指腸動脈

下膵十二指腸動脈は，上腸間膜動脈の最初の枝である．この動脈はただちに前枝と後枝に分かれ，それぞれ膵頭部の前面と後面を上行する．上方で，これらの動脈は前・後上膵十二指腸動脈と吻合する（図4.127）．この動脈網は，膵臓の膵頭と鉤状突起ならびに十二指腸に分布する．

### 空腸動脈と回腸動脈

上腸間膜動脈は，下膵十二指腸動脈の遠位で多数の枝を出す．左方では多数の空腸動脈と回腸動脈が出て，空腸と，回腸の大

局所解剖 • 腹部内臓　269

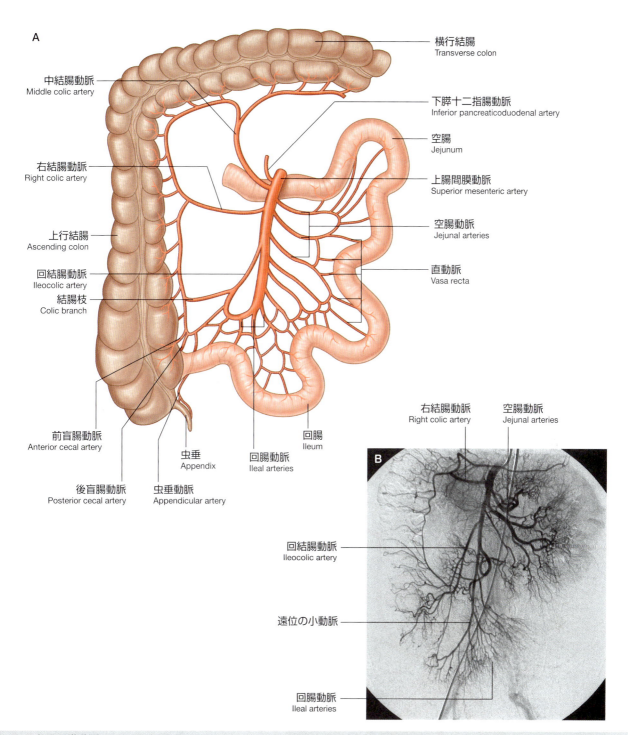

**図 4.128　上腸間膜動脈**
A：上腸間膜動脈の分布．B：上腸間膜動脈とその枝のデジタルサブトラクション血管造影．

部分に分布する（図4.128）．これらの枝は動脈の主幹を離れた後，腸間膜の2層の間を通り，互いに吻合して動脈弓（Arch）や動脈弧（Arcade）を形成しながら小腸へ達し，小腸に分布する．腸管へ向かう動脈弧の数は，遠位にいき腸管に近くなるほど多くなる．

空腸領域では動脈の動脈弧が，はじめは一重，次第に二重になり，回腸に近づくにつれて動脈弧の数がさらに増してくる．遠位端の動脈弧からまっすぐにのびるのが**直動脈**（Vasa recta）

で，小腸壁に直接分布する最後枝である．空腸に分布する直動脈は比較的長く，互いの距離が近く，腸間膜内に幅が狭く背が高い窓（血管のない領域）を形成する．回腸に分布する直動脈は一般に短く，互いの間隔が大きく，腸間膜の中に幅が広く背の低い窓を形成する．

**中結腸動脈**

中結腸動脈は，上腸間膜動脈本幹の右方から出る3本の枝の最初の枝である（図4.127）．上腸間膜動脈が膵臓の下方から

現れると，そこで中結腸動脈が起始し，横行結腸間膜の2層の間を走って，左右の枝に分かれる．右枝は右結腸動脈と吻合し，左枝は下腸間膜動脈の枝である左結腸動脈と吻合する．

### 右結腸動脈

右結腸動脈は，中結腸動脈の遠位で上腸間膜動脈本幹の右方から起始する3本の枝の2番目である（図4.127）．この動脈の走行は一様ではなく，腹膜後隙内を右方へ向かい，上行結腸に分布する．結腸に近づくと，回結腸動脈と吻合する下行枝と中結腸動脈と吻合する上行枝に分かれる．

### 回結腸動脈

上腸間膜動脈の右方から起始する最後の枝が，回結腸動脈である（図4.128）．右の回腸窩へ向かって右下方へ走り，上枝と下枝に分かれる．

- 上枝…上行結腸に沿って上方へ向かい，右結腸動脈と吻合する．
- 下枝…回腸と結腸の移行部に向かい，**結腸枝**（Colic branch），**前・後盲腸動脈**（Anterior/Posterior cecal artery），**虫垂動脈**（Appendicular artery），**回腸枝**（Ileal branch）に分かれる．

これらの動脈の分布様式と起始には変異が大きい．

- 結腸枝…上行結腸に向かい，さらに上行して上行結腸の近位部に分布する．
- 前盲腸動脈（前盲腸枝）と後盲腸動脈（後盲腸枝）…共通の幹として，あるいは別々の枝として起こり，それぞれ盲腸の前面と後面に分布する．
- 虫垂動脈（虫垂枝）…虫垂間膜の自由縁を走り，虫垂間膜と虫垂に分布する．
- 回腸枝…左方へ向かい，さらに上行して回腸の遠位部に血液を供給し，上腸間膜動脈と吻合する．

### 下腸間膜動脈

下腸間膜動脈（Inferior messentric artery）は，腹大動脈の前枝の1つで，後腸に分布する．これは腹大動脈の3本の前枝のうちで最も細く，第3腰椎（L III）の前で起始する．下腸間膜動脈は，はじめ大動脈の前方を下行し，下方へ進むにつれて左方向へ向かう（図4.129）．この動脈の枝には**左結腸動脈**（Left colic artery），数本の**S状結腸動脈**（Sigmoid arteries），**上直腸**

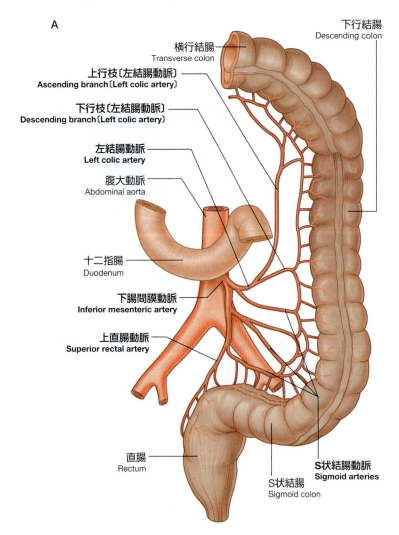
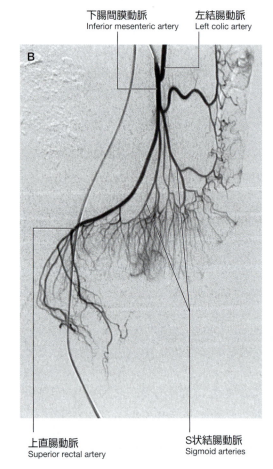

**図4.129　下腸間膜動脈**
A：下腸間膜動脈の分布．B：下腸間膜動脈とその枝のデジタルサブトラクション血管造影画像．

# 局所解剖 • 腹部内臓　271　4

## 臨床的事項 4.24　消化器系への動脈の分布

消化器系の腹部領域には，主に腹腔動脈，上腸間膜動脈，下腸間膜動脈が分布する（図4.130）．

- 腹腔動脈…食道下部，胃，十二指腸上部，十二指腸下行部の近位1/2に分布する．
- 上腸間膜動脈…十二指腸の残りの領域，空腸，回腸，上行結腸，横行結腸の近位2/3に分布する．
- 下腸間膜動脈…横行結腸の残りの領域，下行結腸，S状結腸，直腸の大部分に分布する．

十二指腸下行部の途中に，腹腔動脈の分布域と上腸間膜動脈の分布域の境界がある．この部位が虚血になることはほとんどな

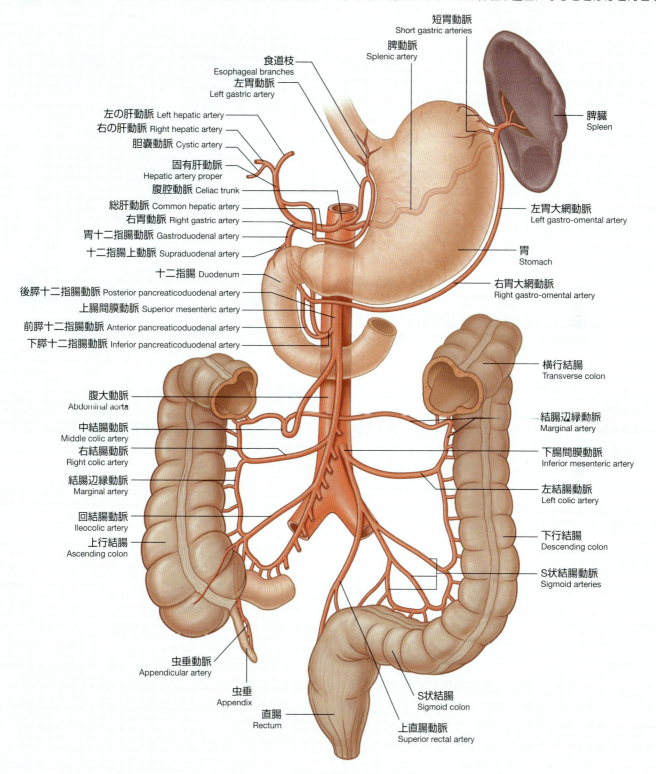

図4.130　消化器系と脾臓への動脈

272　第4章　腹部

**臨床的事項 4.24　消化器系への動脈の分布（続き）**

い．しかし，上腸間膜動脈と下腸間膜動脈の支配領域の境界は左結腸曲にあって，ここは虚血に陥りやすい．

　ある種の疾患では，左結腸曲の領域が虚血になることがある．このような状態になると，患者の大腸の粘膜が脱落し，感染や穿孔が起こりやすくなり，そのような場合には緊急の外科的処置が必要となる．

　動脈硬化が，腹大動脈全体に，また腹腔動脈，上腸間膜動脈，下腸間膜動脈の起始部に形成されることがある．動脈硬化によって，下腸間膜動脈が閉塞されることが少なくない．このような患者は症状を示さないことが多いが，それは，右・中・左結腸動脈の間の吻合が次第に拡大し，連続的な**結腸辺縁動脈**（Marginal artery）を形成するためである．このような患者では，大腸の遠位部には，下腸間膜動脈の代わりに，この拡大した辺縁動脈（**Drummond辺縁動脈**（Marginal artery of Drummond））が分布する（図4.131）．

　腹腔動脈と上腸間膜動脈の起始部が狭くなると，腸への動脈血の供給が減少する．そのような人が多量に食物を摂取すると，腸の酸素需要が高まるが，狭窄した動脈による血液の供給量が需要に対応できないため，激しい痛みと不快感を生じる（**腹部アンギーナ**（Abdominal angina））．このような症状の患者は，腹痛のため食事を摂ることができなくなり，急速に体重が減少する．診断は，大動脈血管造影によってなされる．腹腔動脈と上腸間膜動脈の狭窄は，側面像で最もよくみることができる．

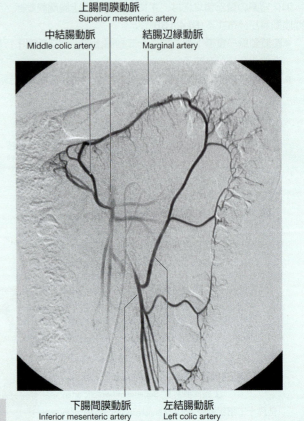

図4.131　上腸間膜動脈と下腸間膜動脈を吻合する拡張した辺縁動脈（デジタルサブトラクション血管造影画像）

---

動脈（Superior rectal artery）がある．

**左結腸動脈**

　左結腸動脈は，下腸間膜動脈の最初の枝である（図4.129）．これは腹膜後隙内を上行し，上行枝と下行枝に分かれる．

- 上行枝…左腎の前方を通って横行結腸間膜へ入り，上方へ向かって下行結腸の上部と横行結腸の遠位部に分布し，中結腸動脈の枝と吻合する．
- 下行枝…下方へ向かい，下行結腸下部に分布し，S状結腸動脈の枝と吻合する．

**S状結腸動脈**

　S状結腸動脈は，2〜4本の枝からなり，S状結腸間膜内を左方へ向かって下行し，下行結腸下部とS状結腸に分布する（図4.129）．これらの枝は，上方で左結腸動脈の枝と，下方で上直腸動脈の枝と吻合する．

**上直腸動脈**

　下腸間膜動脈の最後の枝が**上直腸動脈**である（図4.129）．この動脈は，左の総腸骨動・静脈と交差し，S状結腸間膜内を骨盤腔に向かって下行する．そして，第3仙椎（SIII）の前で分岐する．2本の終枝が直腸の左右を下行し，直腸壁内で細い枝に分かれる．これらの細い枝は内肛門括約筋の高さまで下行し，その途中で中直腸動脈（内腸骨動脈の枝）および下直腸動脈（内陰部動脈の枝）と吻合する．

## ▶ 静脈

　直腸下部を除く腹部消化管，脾臓，膵臓，胆嚢からの静脈血の還流は，［肝］門脈系によって行われ，各器官から肝臓へ運ばれる．いったん血液が肝類洞に入ると，静脈路が次第に太くなり，血液は肝静脈に流入して横隔膜の直下で下大静脈へ戻る．

### ［肝］門脈

　**［肝］門脈**（Hepatic portal vein；**門静脈**ともいう）は，脾臓，膵臓，胆嚢，腹部消化管からの静脈血を運ぶ最終的な共通の血管路である．第2腰椎（LII）の高さ，膵頸の後方で，**脾静脈**（Splenic vein）と**上腸間膜静脈**（Superior mesenteric vein）が合流して［肝］門脈が形成される（図4.132）．

　［肝］門脈は，肝臓に向かって上行し，十二指腸上部の後方を通り，小網の右縁に達する．小網を通過するとき，［肝］門脈は網嚢孔の前方，総胆管と固有肝動脈の後方にある．総胆管は［肝］門脈のやや右側，固有肝動脈はやや左側を通る（図4.126参照）．

　［肝］門脈は，肝臓に近づくと左右の枝に分かれ，肝実質に達する．［肝］門脈に流入する支流には次のものがある（図4.134参照）．

- **右胃静脈**（Right gastric vein）と**左胃静脈**（Left gastric vein）

# 局所解剖・腹部内臓 273

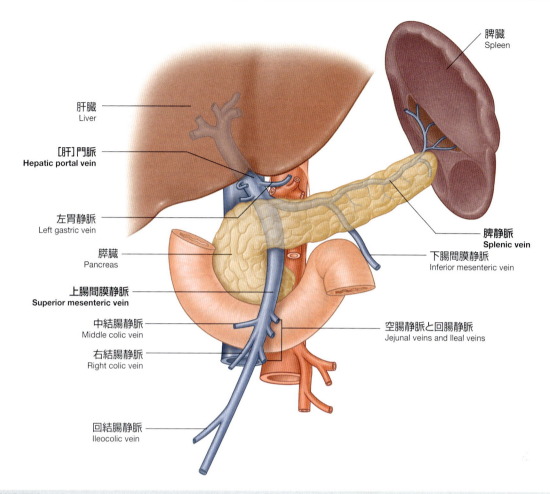

**図4.132　[肝]門脈**

…胃の小弯と腹部食道からの血液が流入する．
- **胆嚢静脈**(Cystic vein)…胆嚢からの血液が流入する．
- **臍傍静脈**(Para-umbilical vein)…閉塞した臍静脈に伴行し，前腹壁の静脈と吻合する．

### 脾静脈

脾静脈は，脾門から出る多数の細い血管が集まって形成される(図4.133)．脾静脈は脾動脈と膵尾部とともに脾腎ヒダ内にあり，そこを右方へ向かう．右方では太くまっすぐな脾静脈が，膵体に接して後腹壁を横走する．膵頸の後方で上腸間膜静脈と合流し，[肝]門脈を形成する．

脾静脈に流入する支流には次のものがある．
- **短胃静脈**(Short gastric veins)…胃底と胃の大弯の左方から流入する．
- **左胃大網静脈**(Left gastro-omental vein：Left gastro-epiploic vein)…胃の大弯から流入する．
- **膵静脈**(Pancreatic vein)…膵臓の膵体と膵尾から流入する．
- **下腸間膜静脈**(Inferior mesenteric vein)…通常，脾静脈に流入する．

### 上腸間膜静脈

上腸間膜静脈は，小腸，盲腸，上行結腸，横行結腸からの血液を還流する(図4.133)．これは，回腸遠位部，盲腸，虫垂からの血液を運ぶ静脈として右腸骨窩で始まり，腸間膜内で上腸間膜動脈の右方を上行する．

上腸間膜静脈は，膵頸の後方で脾静脈と合流し，[肝]門脈を形成する．

上腸間膜動脈の各枝に伴行する上腸間膜静脈の支流には，空腸静脈，回腸静脈，回結腸静脈，右結腸静脈，中結腸静脈がある．また，その他の支流には次のものがある．
- **右胃大網静脈**(Right gastro-omental vein：Right gastro-epiploic vein)…胃の大弯の右方から血液を還流する．
- **前下膵十二指腸静脈**(Anterior inferior pancreaticoduodenal vein)と**後下膵十二指腸静脈**(Posterior inferior pancreaticoduodenal vein)…同名の動脈に伴行する．通常，前上膵十二指腸静脈は右胃大網静脈へ，後上膵十二指腸静脈は直接，[肝]門脈へ流入する．

### 下腸間膜静脈

下腸間膜静脈は，直腸，S状結腸，下行結腸，左結腸曲からの血液を還流する(図4.133)．これは**上直腸静脈**(Superior rectal vein)として始まり，**S状結腸静脈**(Sigmoid vein)と**左結腸静脈**(Left colic vein)からの血液を受けながら上行する．これらの静脈は，いずれも同名の動脈に伴行する．下腸間膜静脈は，膵体の後方を通って上行し，通常，脾静脈に合流する．た

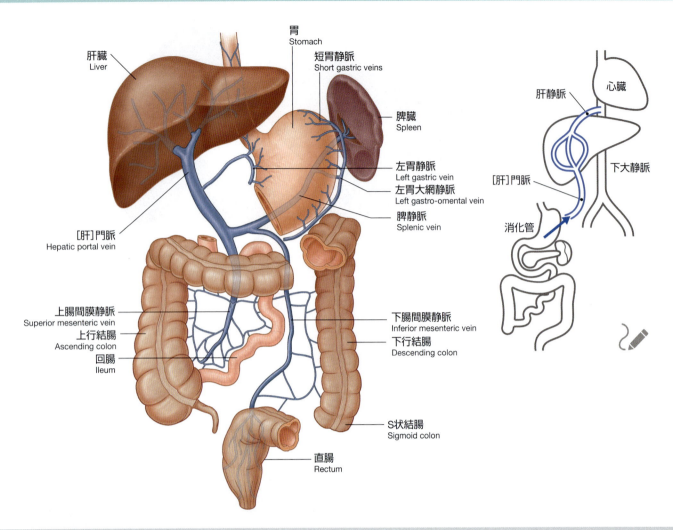

図4.133　腹部消化管からの静脈還流

## 臨床的事項 4.25　肝硬変

　肝硬変(Hepatic cirrhosis)は，肝臓の複雑な疾患であり，診断は病理組織学的診断によって確定される．診断を確定するために，肝生検が行われる．

　肝硬変は広範な肝線維症が特徴であり，その間に結節再生領域と小葉構造の異常な再建像が散在する．肝硬変があるということは，以前に，あるいは慢性的な肝細胞障害の既往があったことを意味する．

　肝硬変の病因は複雑で，毒性物質（アルコール等），ウイルス感染，胆管閉塞，血管流出路の閉塞，栄養不良，さらに，遺伝的な解剖学的障害や代謝障害等によって起こる．

　肝硬変が進行すると，肝内の血管系が変形し，[肝]門脈とその枝の内圧が上昇する(**門脈圧亢進**(Portal hypertension))．門脈圧亢進は脾静脈圧の上昇をきたし，脾臓腫大（脾腫）を招く．門脈-体静脈間吻合部（後述）では，大きく拡張した静脈（静脈瘤）が発達する．これらの静脈は出血しやすく，大量出血を起こして致命的となることがある．

　肝臓は，血液凝固系の蛋白を含む多数の蛋白を産生する．肝臓の障害（感染と硬変を含む）が起こると，これらの蛋白の産生が低下し，血液凝固に異常が生じる．重篤な肝硬変の患者は，小さな傷でも激しく出血する危険があり，もし静脈瘤が破裂すると大出血をきたす．

　肝機能低下が進行すると，患者は塩分と水分の貯留をきたし，皮膚と皮下の浮腫が生じる．液体（腹水）が腹膜腔内に貯留し，その量が数リットルにも達することがある．

　機能が低下した肝細胞は血液とその産生物を分解することができず，その結果，血清ビリルビン値が亢進して黄疸が起こる．

　正常な肝臓の代謝機能が障害されることにより，毒性代謝産物の解毒が行われなくなる．多数の門脈-体循環系シャントによって毒性代謝産物が肝臓を迂回して解毒されなくなると，有害な物質の蓄積が悪化する．患者は重篤な神経学的障害に陥る．これは，肝性脳症とよばれ，急性の錯乱，てんかん発作，または精神症状等の症状が現れる．

　肝性脳症は，肝移植の基準の一つとなるものである．状態が好転しない場合，神経学的障害は不可逆的となり，死につながる．

### 臨床的事項 4.25　肝硬変（続き）

#### ■門脈-体静脈間吻合

［肝］門脈系は，腹部内臓からの血液を肝臓へ運ぶ．正常な人では，［肝］門脈の血液の100％が肝静脈に流入するが，門脈圧亢進（肝硬変等）の患者では，肝臓に流入する血流量がかなり減少する．残りの血液は側副循環路へまわり，特定の場所で体循環の静脈（体静脈）に流入する（図4.134）．これらの側副循環路のうち大きなものは，次のような場所に形成される．

- **胃食道接合部**…左胃静脈とその支流が，奇静脈の支流との間に胃の噴門周囲で門脈-体循環吻合を形成する．
- **肛門**…［肝］門脈系の上直腸静脈が，体静脈系の中・下直腸静脈と吻合する．
- **臍周辺**…臍傍静脈が，前腹壁の静脈と吻合する．

門脈圧が亢進すると，静脈の怒張（静脈瘤）が門脈-体静脈吻合部の付近で生じる．静脈の怒張は次のようなところにみられる．

- **直腸静脈叢**（Rectal venous plexus）…直腸肛門接合部．
- **食道静脈瘤**（Esophageal varix）（図4.135）…胃食道接合部．
- **メズサの頭**（Caput Medusae）…臍周囲．

食道静脈瘤は外傷によって損傷を受けやすく，傷つくと大量出血して緊急外科的処置が必要となる．

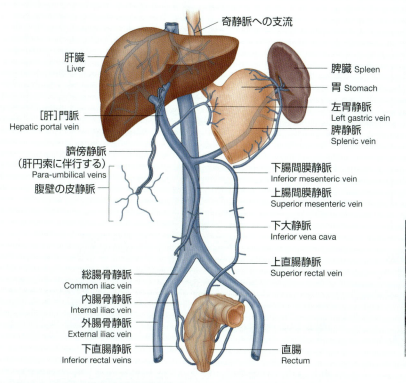

図4.134　門脈-体静脈間吻合

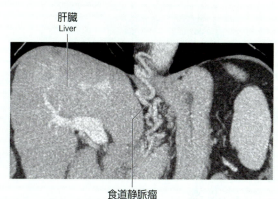

図4.135　食道静脈瘤（造影CT画像）

だし，脾静脈と上腸間膜静脈の合流部に注いだり，あるいは上腸間膜静脈と合流して終わることもある．

## ▶ リンパ管

腹部消化管（直腸下部まで）および脾臓，膵臓，肝臓からのリンパは，リンパ管やリンパ節を通って**大動脈前リンパ節**（Preaortic nodes）に達する．大動脈前リンパ節は，腹大動脈の3つの前側枝の起始部にあるリンパ節の大きな集合体である．これらのリンパ節は，それぞれ大動脈前リンパ節の**腹腔リンパ節**（Celiac nodes），**上腸間膜動脈リンパ節**（Superior mesenteric nodes），**下腸間膜動脈リンパ節**（Inferior mesenteric nodes）とよばれる．

内臓からのリンパは次の3つの経路を通る（図4.136）．

- **腹腔リンパ本幹**…前腸の領域に由来する腹腔動脈起始部付近の大動脈前リンパ節に流入する．これらの腹腔リンパ節は，上腸間膜動脈リンパ節と下腸間膜動脈リンパ節からのリンパも受け，腹腔リンパ節からのリンパは**乳ビ槽**（Cisterna chyli）に注ぐ．
- **上腸間膜動脈リンパ本幹**…中腸の領域に由来する上腸間膜動脈起始部付近の大動脈前リンパ節に流入する．これら上腸間膜動脈リンパは，下腸間膜動脈リンパ節からのリンパも受け，上腸間膜動脈リンパ節からのリンパは，腹腔リンパ節に流入する．
- **下腸間膜動脈リンパ本幹**…後腸の領域に由来する下腸間膜動脈起始部付近の大動脈前リンパ節に流入する．そして，

276　第4章　腹部

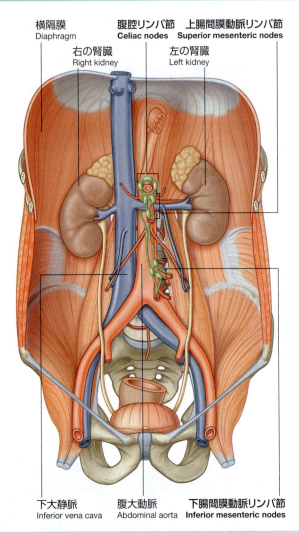

図4.136　腹部消化管のリンパ路

下腸間膜動脈リンパ節からのリンパは上腸間膜動脈リンパ節に流入する．

## ▶神経支配

　腹部内臓は，外来性の神経要素と内在性の神経要素によって支配される．

- 外来性からの神経支配…中枢神経系からの運動性シグナルを受け，また，中枢神経系へ感覚情報を送る．
- 内在性の神経支配…一般に，感覚ニューロンと運動ニューロンの自律的な神経ネットワークによって反射的に消化管活動を調節する（腸管神経系(Enteric nervous system)）．

　外来性の神経支配を受ける腹部内臓は，腹部消化管，脾臓，膵臓，胆囊，肝臓である．これらの内臓は，臓性求心性神経線維を通して感覚情報を中枢神経系へ送り，臓性遠心性神経線維を通して中枢神経系から運動刺激を受ける．

　臓性遠心性神経線維は，末梢神経系の自律神経系の交感神経と副交感神経の一部である．

　これらの求心性および遠心性神経線維の伝達には，脊髄の後

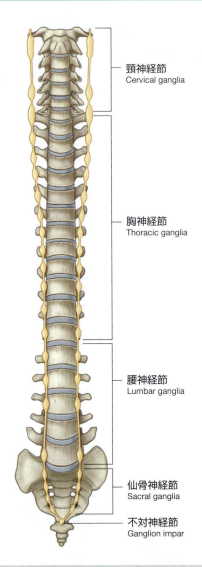

図4.137　交感神経幹

根と前根，脊髄神経，白交通枝と灰白交通枝，交感神経幹，交感神経線維によってできる内臓神経（胸部，腰部，仙骨部），副交感神経線維（骨盤部），椎前神経叢とその関連神経節，迷走神経[X]が関与する．

　腸管神経系は，消化管壁にあって互いに連絡する2つの神経叢の運動ニューロンと感覚ニューロンからなる．これらのニューロンは，腸管の平滑筋の協調的な収縮と伸展を制御し，胃液の分泌や血流量を調節する．

### 交感神経幹

　**交感神経幹**（Sympathetic trunk）は，脊柱の両側で頭蓋骨基部から尾骨まで達する2本の平行な神経索である（図4.137）．これらが頸部を通過する際には，頸動脈鞘の後方を通る．上胸部では肋骨頸の前方にあり，下胸部では椎体の外側にある．腹部では，腰椎椎体の前外側を通って骨盤へ入り，仙骨の前方に達する．左右の交感神経幹は，尾骨の前方で1つになり，**不対神経節**（Ganglion impar）を形成する．

交感神経幹の全長にわたって，小さな膨隆がみられる．これらは中枢神経系の外で神経細胞体が集合したもので，椎傍交感神経節である．

通常，次の神経節がある（**図4.137**）．

- 頸部領域…3つの神経節．
- 胸部領域…11〜12の神経節．
- 腰部領域…4つの神経節．
- 仙骨領域…4〜5つの神経節．
- 尾骨領域…不対神経節．尾骨の前方にある．

交感神経節と神経幹は，交感神経幹の全長にわたって，隣接する脊髄神経と灰白交通枝によって連絡しており，胸部と上位腰部の脊髄レベル（第1胸髄〜第2腰髄（T1〜L2））では，白交通枝によっても互いに連絡する．交感神経幹内を走る神経線維は，**交感神経節前線維**（Preganglionic sympathetic fiber），**交感神経節後線維**（Postganglionic sympathetic fiber），**臓性求心性線維**（Visceral afferent fiber）である．

### 内臓神経

内臓神経は，腹部内臓の神経支配にとって重要な神経である．これらは，交感神経幹あるいは関連する交感神経節から起始し，椎前神経叢と腹大動脈の前方の神経節に向かう．

これらが運ぶ臓性遠心性神経線維のタイプにより，2種類の異なった内臓神経がある．

- **胸内臓神経**（Thoracic splanchnic nerve），**腰内臓神経**（Lumbar splanchnic nerves），**仙骨内臓神経**（Sacral splanchnic nerves）…交感神経幹から椎前神経叢の神経節に向かう交感神経節前線維および臓性求心性神経線維を含む．
- **骨盤内臓神経**（Pelvic splanchnic nerves）…第2〜4仙髄（S2〜4）レベルからの副交感神経節前線維を骨盤内の椎前神経叢の延長部（**下下腹神経叢**（Inferior hypogastric plexus）または**骨盤神経叢**（Pelvic plexus））に運ぶ．

### 胸内臓神経

3本の胸内臓神経は，胸部交感神経幹に沿う交感神経節から，腹大動脈に関連する椎前神経叢と神経節へ向かう（**図4.138**）．

- **大内臓神経**（Greater splanchnic nerve）…第5〜9（10）胸神経節から起始し，腹部の腹腔神経節（腹腔動脈に関連する椎前神経叢）に向かう．
- **小内臓神経**（Lesser splanchnic nerve）…第9・10（または第10・11）胸神経節から起始し，大動脈腎動脈神経節に向かう．
- **最下内臓神経**（Least splanchnic nerve）…存在する場合は第12胸神経節から起始し，腎神経叢に向かう[訳注：解剖学用語の英語名では"least splanchnic nerve"または"lowest splanchnic nerve"であるが，和名は最下内臓神経のみである]．

### 腰内臓神経と仙骨内臓神経

通常，2〜4本の**腰内臓神経**があり，これらは，腰部交感神経幹あるいは腰部の交感神経節から起始し，椎前神経叢へ入る（**図4.138**）．

同様に，**仙骨内臓神経**は，交感神経幹の仙骨部あるいは関連の神経節から起始し，椎前神経叢の骨盤への延長である下下腹神経叢に入る．

### 骨盤内臓神経

**骨盤内臓神経（副交感神経根）**は，他の内臓神経とは性質を異にする．これらは，副交感神経線維を運ぶ唯一の内臓神経である．すなわちこれらは交感神経幹から起始するのではなく，第2〜4仙骨神経（S2〜4）の前枝から直接起始する．仙髄に始まる副交感神経節前線維は，第2〜4仙骨神経（S2〜4）から下下腹神経叢へ向かう（**図4.138**）．いったんこの神経叢に入ると，一部の神経線維は上方へ向かい，腹部椎前神経叢に入って，後腸への動脈に沿って分布する．これによって，横行結腸の遠位1/3，下行結腸，S状結腸に副交感神経節前線維が分布する．

## 腹部椎前神経叢と神経節

腹部椎前神経叢は，腹大動脈周囲にできた神経線維の集合をいい，腹大動脈の主要な枝に沿ってのびる．腹部椎前神経叢の全長にわたって，交感神経節後線維の細胞体が散在する．これらの神経細胞体のうち，あるものは集合して明瞭な神経節をつくるが，他のものは分散して分布する．神経節は通常，腹大動脈の特定の枝に関連しており，これらの枝にちなんだ名称がつけられる．

腹部椎前神経叢に関連する神経叢と関連の神経節は，**腹腔神経叢**（Celiac plexus），**腹大動脈神経叢**（Abdominal aortic plexus），**上下腹神経叢**（Superior hypogastric plexus）の3つに大きく分けられる（**図4.139**）．

- 腹腔神経叢…横隔膜の大動脈裂孔の直下にある腹腔動脈と上腸間膜動脈の起始部に関連した神経線維と神経節が大きく集まったものである．腹腔神経叢に関連する神経節は，2つの腹腔神経節，1つの上腸間膜動脈神経節，2つの大動脈腎動脈神経節である．
- 腹大動脈神経叢…上腸間膜動脈起始部の直下から左右の総腸骨動脈への分岐部までの，腹大動脈の前面と側面にある神経線維と関連の神経節からなる．この神経叢の主要な神経節は，下腸間膜動脈の基部にある下腸間膜動脈神経節である．
- 上下腹神経叢…椎前神経叢が骨盤腔へ入る前の腹部椎前神経叢の遠位部であり，多数の小さな神経節を含む．

これらの主要な神経叢は，それぞれ，2次的に多くの神経叢をつくり，小さな神経節を含むこともある．これらの神経叢は，通常，関連する血管にちなんで命名される．例えば，一般に，腹腔神経叢から上腸間膜動脈神経叢と腎神経叢を形成する枝が起始する．また，腹腔動脈のさまざまな枝に沿って，他の神経叢も形成される．同様に，腹大動脈神経叢からは，下腸間膜動脈神経叢，精巣動脈神経叢，外腸骨動脈神経叢等の2次神経叢が形成される．

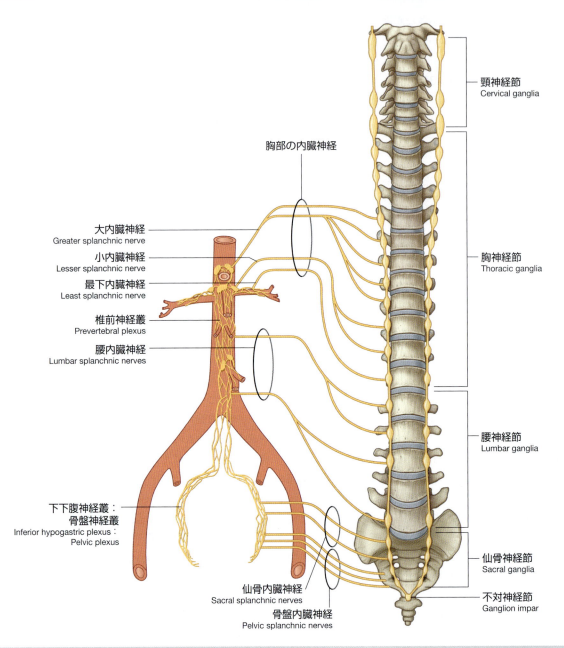

図 4.138　内臓神経

　下方では，上下腹神経叢が何本かの**下腹神経**（Hypogastric nerve）に分かれ，骨盤内へ下行して下下腹神経叢（骨盤神経叢）を形成する（**図 4.139**）．
　腹部椎前神経叢は，次の神経線維を受ける．
- 副交感神経節前線維と臓性求心性神経線維…迷走神経[X]に由来する．
- 交感神経節前線維と臓性求心性神経線維…胸内臓神経と腰内臓神経に由来する．
- 副交感神経節前線維…骨盤内臓神経に由来する．

## 副交感神経
　腹部消化管，脾臓，膵臓，胆嚢，肝臓の副交感神経支配は，それぞれ別の起源をもつ**迷走神経[X]**（Vagus nerve）と**骨盤内臓神経**（Pelvic splanchnic nerves）による神経支配を受ける．

### 迷走神経
　迷走神経[X]は，食道とともに横隔膜を通過して腹部に入り（**図 4.140**），前腸と中腸の副交感神経による神経支配を司る．
　**前迷走神経幹**（Anterior vagal trunk）と**後迷走神経幹**（Posterior vagal trunk）として腹部に入った後，腹部椎前神経叢へ枝を送る．これらの枝は，副交感神経節前線維と臓性求心性神経線維を含むが，それらは椎前神経叢の他の要素とともに腹大動脈の枝に沿って分布する．

### 骨盤内臓神経
　骨盤内臓神経は，第2〜4仙髄（S2〜4）のレベルの副交感神経節前線維を運び，骨盤内の下下腹神経叢へ入る．これらの神経線維の一部は，上行して腹部椎前神経叢の下腸間膜動脈部へ

局所解剖 • 腹部内臓　279

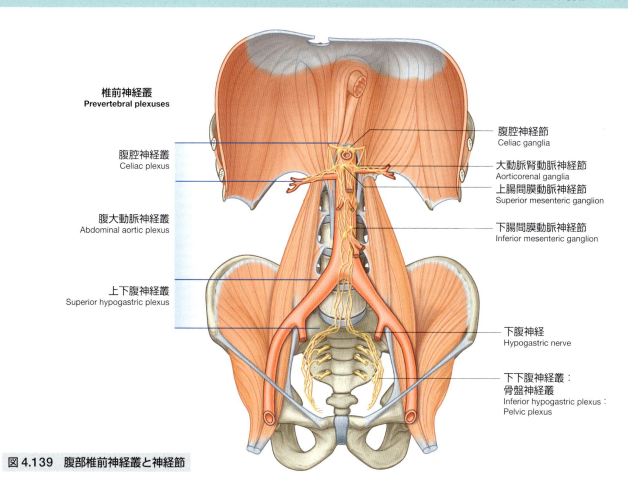

図 4.139　腹部椎前神経叢と神経節

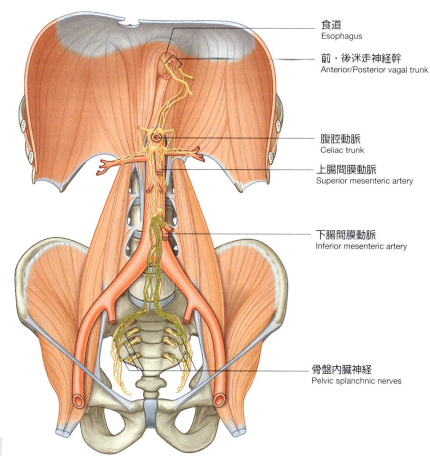

図 4.140　腹部消化管の副交感性神経支配

向かう(図4.140).ここに達した神経線維は,下腸間膜動脈の枝に沿って分布し,後腸の副交感神経による神経支配を司る.

## 腸管神経系

腸管神経系は,臓性神経系の一部で,消化管壁内の局所神経回路である.これは消化管壁の異なる層にあって互いに連絡する2つの神経叢(筋層間神経叢(Myenteric plexus)と粘膜下神経叢(Submucous plexus))に分布する運動ニューロンと感覚ニューロン,および神経叢の間を走る神経線維と神経叢から隣接組織へ向かう神経線維からなる(図4.141).

腸管神経系は,胃液分泌,消化管の血流量,平滑筋の収縮・伸展サイクル(蠕動運動(Peristalsis))等,さまざまな消化管系の活動を調節し制御する.

腸管神経系は,一般に中枢神経系から独立しているが,節後交感ニューロンと節前副交感ニューロンからの刺激もその活動の調節に関与する.

## 胃の交感神経による神経支配

胃の交感神経支配の経路は,次の通りである.
- 第6胸髄(T6)…このレベルから出る交感神経節前線維が,前根に入って脊髄を離れる.
- 椎間孔…前根(節前線維を含む)と後根が一緒になって脊髄神経を形成する.
- 脊柱の外側…節前線維が白交通枝を通って脊髄神経を離れる.

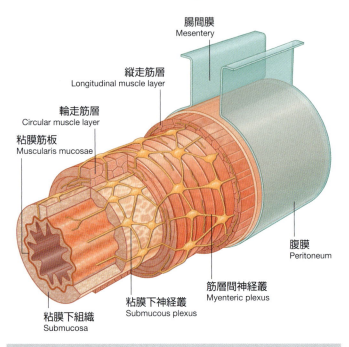

図4.141 腸管神経系

### 臨床的事項4.26 肥満の外科手術

肥満の外科手術は,減量手術,肥満[症治療]手術ともいわれる.この種の手術療法は,過去数年にわたって適切なダイエットと運動計画を行ったにもかかわらず有意の体重減少を達成することができなかった人々のための治療法として広まってきている.これは,肥満治療の最後の手段とみられる.重要なことは,肥満によって医学的なリスクが増大することを理解することである.肥満患者では糖尿病,心臓循環器疾患が多く,一般健康状態も悪くなる.これらすべては国民医療費を圧迫するので,"国家の健康"にとって重大な問題である.

肥満を治療するための外科手術にはいろいろある.病的肥満のある患者のための外科手術は,吸収不良にする手術と食事制限をさせる手術の大きく2つに分類できる.

■吸収不良にする手術

さらなる体重増加を防止し体重を減少させるために,吸収不良状態にするさまざまなバイパス手術がある.ただし,この治療法は,貧血,骨粗鬆症,下痢のような合併症を起こす可能性がある(空腸バイパス等).

■食事制限をさせる手術

胃にステープル(ホチキスのような器具)をかけて胃を小さくし,食事の量を制限させる手術がある(図4.142).この手術を行うと,患者は満腹感を早く覚え,過食を防ぐことができる.

■併用手術

一般的な手術法の一つに胃のバイパス手術がある.胃の近位部をステープルによってとどめ,そこに小腸を吻合する方法である.この手術は,通常,消化管にRoux-en-Yループを形成し,胆膵管を接続する.

他の手術法には,スリーブ状胃切除術がある.この手術は,胃バイパス手術を行うにはリスクが高いと考えられる患者に使用されるため,件数が増加する.これは大弯に沿って胃の大部分を除去することにより,胃の内腔の縮小を行うものである.

手術を受ける過体重の患者は,いずれも重大なリスクとさまざまな疾患を抱えており,致死率も1~5%である.

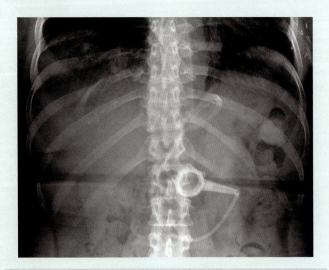

図4.142 胃に巻かれた胃バンド(X線画像)

局所解剖 • 後腹部領域　281

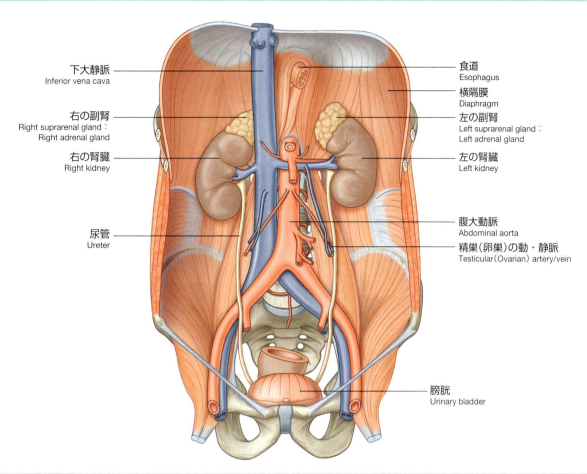

**図4.143　後腹部領域**

- 白交通枝…節前線維を含み，交感神経幹と連絡する．
- 交感神経幹…節前線維はシナプスを形成せず，交感神経幹を通過して大内臓神経に入る．
- 大内臓神経…横隔膜脚を通過し，腹腔神経節に入る．
- 腹腔神経節…節前線維が節後ニューロンとシナプスを形成する．
- 節後線維…腹腔動脈周囲の腹腔神経叢に加わり，その枝に沿って分布する．
- 節後線維…腹腔神経叢を通って胃に分布する腹腔動脈の枝に伴行し，最終的に動脈の分布域に広がる．
- 腸管神経系…交感神経系からの刺激は，腸管神経系によって消化管の活動を調節する．

## 後腹部領域

　後腹部領域は，脾臓や膵臓と同じく腹部消化管の後方にある（図4.143）．この領域は，後腹壁をつくる骨格と筋によって後方が区画され，腹部内臓の活動に直接関与するものだけではなく，この領域を通過する多くの構造（腹大動脈，関連の神経叢，下大静脈，交感神経幹，リンパ管等）の通路となる．この領域に起源をもち，身体の他の領域の正常機能にとって重要な役割を果たす構造（腰神経叢等）がある．また，発生中にこの領域に移動し，成人でもこの領域にとどまる器官（腎臓と副腎）もある．

### ▶後腹壁

#### 骨格
#### 腰椎と仙骨

　後腹部領域で正中線に突出しているのが，5個の腰椎椎体である（図4.144）．これらの構造の突出は，腰部での脊柱の2次弯曲（前弯）のためである．

　腰椎は，その大きさによって，頸椎および胸椎と区別できる．腰椎は，他の椎骨よりもかなり大きい．椎体は，大きく頑丈で，第1腰椎（LⅠ）から第5腰椎（LⅤ）にかけて順に大きくなる．椎弓根は短く頑丈であり，横突起は細長く，棘突起は大きく短い．関節突起も大きく，内側と外側に向き，この部位における脊柱の屈曲と伸展を促進するように働く．

　各腰椎の間には椎間円板があり，後腹壁の正中線上の隙間を埋める．

　正中線上における腰椎下方の後腹壁の下端は，仙骨の上縁にあたる（図4.144）．仙骨は，5個の仙椎が癒合してできた骨で，上方は幅広く，下方で狭くなった楔形の骨である．この凹面状の前面と凸面状の後面には，それぞれ脊髄神経の前枝と後枝が通る前仙骨孔と後仙骨孔がある．

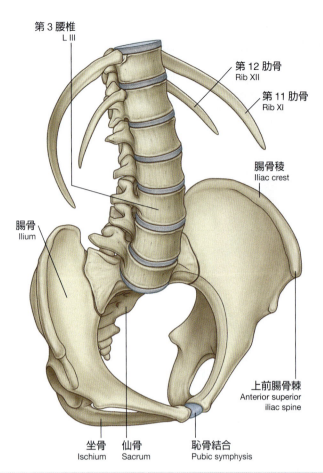

図 4.144 後腹壁の骨格

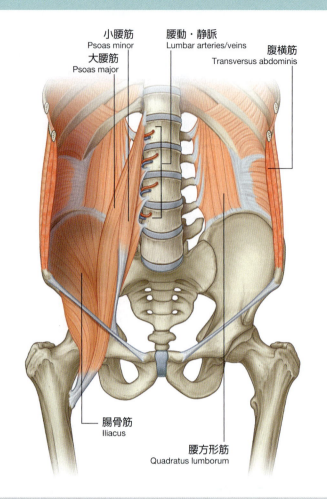

図 4.145 後腹壁の筋

## 寛骨

腸骨(Ilium)は，左右の寛骨の構成要素であり，仙腸関節で仙骨の外側に接する(図 4.144)．腸骨の上部は，薄く翼状に外方に向かって広がる(腸骨窩(Iliac fossa))．腸骨窩の内側面と，関連する筋は，後腹壁の構成要素である．

## 肋骨

上方では，第 11・12 肋骨が後腹壁の骨格を構成する(図 4.144)．これらの肋骨は，胸骨または他の肋骨と関節をつくらず，肋骨頭に関節窩を 1 つだけもち，肋骨頸あるいは肋骨結節をもたないという点で，他の肋骨と異なる．

第 11 肋骨は左の腎臓の上後方にあり，第 12 肋骨は左右の腎臓上部の後方にある．また，第 12 肋骨は，多くの筋と靱帯の付着部として役立つ．

## 筋

後腹部領域の内側，外側，上方，下方の境界を形づくる筋が，後腹壁の骨格の間を満たす(表 4.2)．内側には大腰筋(Psoas major)と小腰筋(Psoas minor)があり，外側に腰方形筋(Quadratus lumborum)，下方に腸骨筋(Iliacus)，上方には横隔膜がある(図 4.145，4.146)．

## 大腰筋と小腰筋

内側では，大腰筋が腰椎椎体の前外側面を覆い，椎体と横突起の間の腔間を満たす(図 4.145)．大腰筋は，第 12 胸椎(T XII)と 5 個の腰椎の椎体，椎体間の椎間円板，腰椎の肋骨突起から起始する．骨盤上口に沿って下方へ向かい，鼠径靱帯の下を通って大腿前部へ続き，大腿骨の小転子に停止する．

仰臥位で体幹を固定し，重力に逆らって体幹を屈曲すると，大腰筋が股関節で大腿を屈曲する．この筋は第 1 〜 3 腰神経(L1 〜 3)の前枝で支配される．

大腰筋と並んで小腰筋があるが，この筋は欠けることもある．この細長い筋が存在するときは大腰筋の表面にあり，第 12 胸椎(T XII)と第 1 腰椎(L I)およびその間の椎間円板から起始し，長い腱が骨盤上口の恥骨筋線と腸恥隆起に停止する．

小腰筋は，腰部脊柱の弱い屈筋で，第 1 腰神経(L1)の前枝で支配される．

## 腰方形筋

脊柱の左右の外側で，腰方形筋が，第 12 肋骨と腸骨稜の間を満たす(図 4.145)．これらは内側では大腰筋と，外側縁では腹横筋と重なる．

腰方形筋は，第 5 腰椎(L V)の肋骨突起，腸腰靱帯，腸骨稜

## 表 4.2 後腹壁の筋

| 筋 | 起始 | 停止 | 神経支配 | 作用 |
|---|---|---|---|---|
| 大腰筋 | 第12胸椎（T XII）と第1～5腰椎（L I～V）の椎体外側面、腰椎の横突起、第12胸椎（T XII）と第1～5腰椎（L I～V）の間の椎間円板 | 大腿骨小転子 | L1～3の前枝 | 股関節の屈曲 |
| 小腰筋 | 第12胸椎（T XII）と第1腰椎（L I）の椎体外側面とそれらの間の椎間円板 | 骨盤上口の恥骨筋線および腸恥隆起 | L1の前枝 | 腰部脊柱の軽い屈曲 |
| 腰方形筋 | 第5腰椎（L V）の横突起、腸腰靱帯、腸骨稜 | 第1～4腰椎（L I～IV）横突起および第12肋骨下縁 | T12とL1～4の前枝 | 第12肋骨の下制と安定化および体幹の側屈 |
| 腸骨筋 | 腸骨窩の上2/3、仙腸骨靱帯と腸腰靱帯、仙骨の上外側面 | 大腿骨小転子 | 大腿神経〔L2～4〕 | 股関節での大腿の屈曲 |

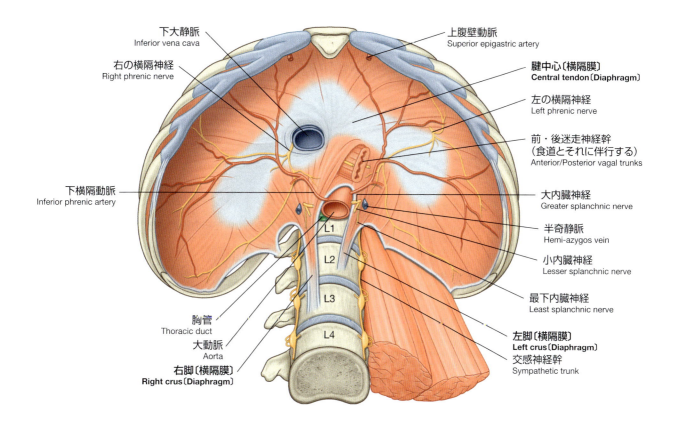

### 図 4.146　横隔膜

から起始する。筋は、上方で第1～4腰椎（L I～IV）の肋骨突起と第12肋骨の下縁に停止する。

腰方形筋は、第12肋骨を下方へ引いて安定化させ、体幹を側屈させる。左右の筋が一緒に働くと、腰部の脊柱を伸展させることもある。この筋は、第12胸神経～第4腰神経（T12～L4）の前枝によって支配される。

### 腸骨筋

下方では、腸骨筋が両側の腸骨窩を満たす（図4.145）。腸骨窩を覆う広い起始部から、この筋は下方へ向かい、大腰筋と一緒になって大腿骨の小転子に停止する。大腰筋と腸骨筋が1つになって大腿へ入ることから、これらの筋をまとめて**腸腰筋**（Iliopsoas）とよぶ。

大腰筋と同じく、腸骨筋も体幹を固定し、仰臥位で重力に逆らって体幹を屈曲すると股関節で大腿が屈曲する。この筋は、大腿神経の枝によって支配される。

### 横隔膜

横隔膜は後腹部領域の上方の境界を形成する。筋と腱からできるこの膜は、腹腔と胸腔を隔てる。

横隔膜には周縁部に広がる筋線維が停止する腱中心がある（図4.146）。横隔膜は、脊柱の前縦靱帯と結合する筋腱性の脚によって腰椎に付着する。

- **右脚**（Right crus）…脚のうちで最も長く、幅が広く、第1～3腰椎（L I～III）の椎体とその間の椎間円板に付着する（図4.147）。

284　第4章　腹部

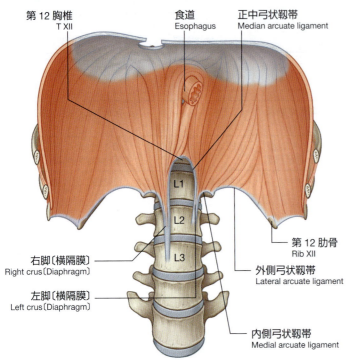

図4.147　横隔膜の脚

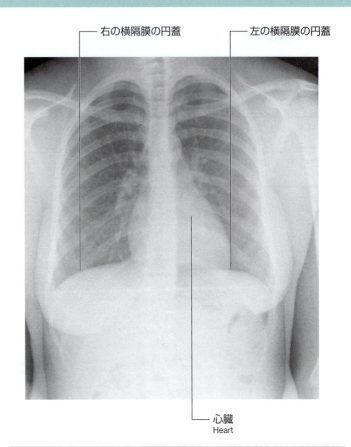

図4.148　横隔膜の左右の円蓋（胸部X線画像）

- **左脚**（Left crus）…第1・2腰椎（L I・II）の椎体とその間の椎間円板に付着する．

第1の腱性のアーチ（**正中弓状靱帯**（Median arcuate ligament））は，左右の脚が大動脈の前方を通って正中線を越えて互いに連絡する（図4.147）．

第2の腱性アーチ（**内側弓状靱帯**（Medial arcuate ligament））は，脚の外側で，大腰筋の上部を覆う筋膜によって形成される．その内側は第1・2腰椎（L I・II）の側面に，外側は第1腰椎の肋骨突起に付着する（図4.147）．

第3の腱性アーチ（**外側弓状靱帯**（Lateral arcuate ligament））は，腰方形筋を覆う筋膜内の肥厚部によって形成される．その内側は第1腰椎（L I）の肋骨突起に，外側は第12肋骨に付着する（図4.147）．

内側弓状靱帯および外側弓状靱帯は，横隔膜の一部の筋性部の起始となる．

### 横隔膜を通過する構造

多くの構造が横隔膜を通過する（図4.146）．
- 大動脈…第12胸椎（T XII）の下部の高さで横隔膜の後方，椎体の前方を通る．これは横隔膜の左右の脚の間で，正中弓状靱帯の後方，正中線のすぐ左である．
- 胸管…大動脈裂孔を通る大動脈に伴行するが，奇静脈に伴行する場合もある．
- 食道…第10胸椎（T X）の高さの大動脈裂孔のすぐ左で横隔膜の筋性の右脚を貫く．
- 前および後迷走神経幹，左胃動・静脈の食道枝，数本のリ

ンパ管…食道とともに食道裂孔を通る．
- 下大静脈…横隔膜の第3の大きな開口部である大静脈孔を通る（図4.146）．ほぼ第8胸椎（T VIII）の高さで横隔膜の腱中心を通る．
- 右の横隔神経…大静脈孔を通る下大静脈に伴行する．
- 左の横隔神経…横隔膜の左側の腱中心のすぐ前方にある横隔膜の筋性部を通る．

その他にも，横隔膜の内外にある小さな開口部を通って胸腔から腹腔へ向かう構造がある（図4.146）．
- 大内臓神経，小内臓神経（，最下内臓神経）…左右の脚を通る．
- 半奇静脈…左脚を通る．
- 両側の交感神経幹…内側弓状靱帯より後方を通過する．
- 上腹壁動・静脈…肋骨のすぐ深部で，横隔膜の前方を通る．
- 筋横隔動・静脈と肋間神経等…さまざまな部位で横隔膜を通過する．

### 横隔膜の円蓋

横隔膜の左右が円蓋状の形をなすのは，下方に位置する腹部内臓がこれらの外側領域を上方に押し上げ，中央部に付着する線維性心膜がこの部位の横隔膜を平坦にするためである（図4.148）．

横隔膜の円蓋構造は次の器官によって生じる．

- 右側…肝臓．右の腎臓と右の副腎も関与する．
- 左側…胃底と脾臓．左の腎臓と左の副腎も関与する．

これらの円蓋の高さは呼吸によって変わるが，安静呼気時には，左の円蓋はほぼ第5肋間隙，右の円蓋はほぼ第5肋骨の高さに位置する．このことは胸部を打診するときに覚えておかなければならない．

吸気時には横隔膜の筋部が収縮し，腱中心が下降する．その結果，円蓋はやや平坦になって胸腔が拡大し，胸腔内圧が下がる．これらの変化によって生理的に空気が肺に入り，静脈血が心臓に戻るのを促進する．

### 動脈

横隔膜の上面と下面に分布する動脈は，以下の通りである．

- 上面…**筋横隔動脈**(Musculophrenic artery)，**心膜横隔動脈**(Pericardiacophrenic artery)，**内胸動脈**(Internal thoracic artery)の左右の枝，**上横隔動脈**(Superior phrenic artery)，**胸大動脈**(Thoracic aorta)の枝．上方から分布する．

### 臨床的事項 4.27　腰筋膿瘍(Psoas abscess)

腰筋鞘が，他のどの筋鞘よりも重要であるということを理解するのは難しいであろう．大腰筋とその筋鞘は，腰椎から起始するだけではなく，各椎骨間の椎間円板からも起始する．この椎間円板から起始するということが非常に重要なのである．ある種の感染症は，椎間円板に感染が広がりやすい(結核菌やサルモネラ菌等による椎間板炎)．椎間円板の感染が進行すると，炎症が前方と前外側方へ広がる．前外側方へ広がった炎症は，腰筋とその筋鞘内に広がり，鼠径靱帯の下方に腫瘤として現れることがある．

### 臨床的事項 4.28　横隔膜ヘルニア

なぜ横隔膜にヘルニアが起こるかを理解するには，横隔膜の発生を理解する必要がある．

横隔膜は，4つの原基(横中隔，食道間膜，胸腹膜ヒダ，体壁縁)から形成され，これらが1つに癒合して腹腔を胸腔から隔てる．横中隔は腱中心を形成する．これは，胚子頭部より上方の中胚葉に由来し，頭屈が形成される際に，成人の位置近くにまで移動する．

上に述べた横隔膜の構成要素が互いに癒合しない場合には，その欠損部を通ってヘルニアが起こることがある(図4.149)．最も起こりやすい場所は次の通りである．

- **Morgagni 孔ヘルニア**(Morgagni's hernia)…剣状突起と右肋骨弓の間
- **Bochdalek 孔ヘルニア**(Bochdalek's hernia)…左後方の胸膜腹膜が胸膜腹膜管を閉塞しなかったときに左側にできる欠損部

Morgagni 孔ヘルニアとBochdalek 孔ヘルニアは，出生前後または小児期早期に明らかになる傾向がある．これらのヘルニアでは，腹部消化管の一部が胸腔内へ脱出して肺を圧迫し，呼吸機能を障害する．多くの場合，横隔膜の欠損部を外科的に閉鎖する必要がある．しかし，大きなヘルニアは，肺の低形成を生じる可能性がある．長期予後には，外科的修復それ自体よりも，むしろ肺の低形成の程度が大きくかかわる．

ヘルニアはまた，腱中心や先天的に大きな食道裂孔から起こることもある．横隔膜の欠損が小さい場合には，そこを腸管が通過することはないが，液体が自由に移動することがある．このような欠損がある場合には，腹水をもつ患者では胸水を，胸膜滲出液をもつ患者では2次的に腹水をきたすことがある．

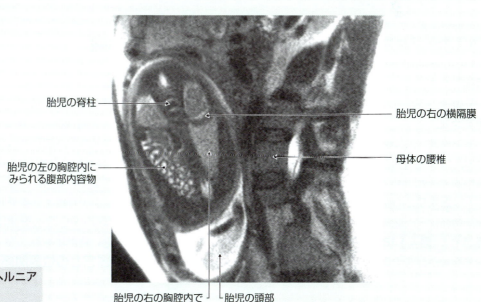

図4.149　子宮内の胎児の横隔膜ヘルニア(T2強調MR画像)
胎児は冠状断面，母体は矢状断面．

## 臨床的事項 4.29　食道裂孔ヘルニア

食道裂孔の高さで横隔膜が弛緩すると，胃底が後縦隔に脱出することがある（図4.150，4.151）．この場合は酸の逆流を引き起こすため，潰瘍が形成され，また出血や貧血をきたすことがある．診断は，一般にバリウム検査か内視鏡検査によって行われる．**食道裂孔ヘルニア**（Hiatal hernia）はしばしば無症状であり，関連のなく行われたCT画像診断で偶然に発見されることがある．初期治療は内科的に行われるが，外科的治療が必要になることもある．

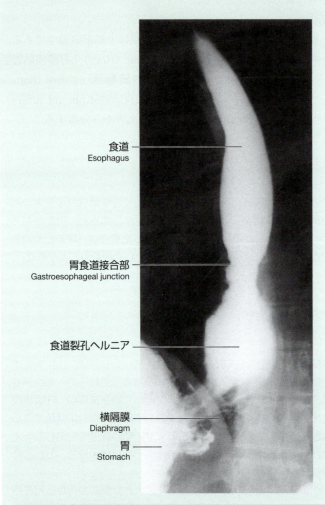

図4.150　食道裂孔ヘルニアを示す食道下部と胃上部（バリウムを用いたX線画像）

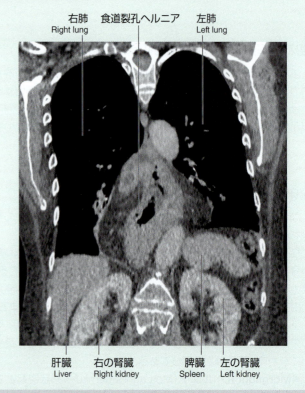

図4.151　食道裂孔ヘルニア（冠状CT画像）

- 下面…**下横隔動脈**（Inferior phrenic artery），腹大動脈（Abdominal aorta）の枝．下方から分布する（図4.146）．

### 静脈
静脈は，これらの動脈に伴行する．

### 神経支配
横隔膜は，主に**横隔神経**（Phrenic nerve）によって神経支配される．これらの神経は，第3～5頸神経（C3～5）から起始し，横隔膜の支配と中心部の感覚を司る．横隔神経は胸腔を通過し，縦隔胸膜と心膜の間を通り，横隔膜の上面へ向かう．右の横隔神経は下大静脈に伴行し，左の横隔神経は単独で横隔膜を通過する（図4.146）．横隔膜の周辺部には，肋間神経の感覚神経線維が分布する．

## ▶内臓

### 腎臓
ソラマメのような形をした**腎臓**（Kidney）は，腹膜後領域にあり，腹膜後器官である（図4.152）．左右の腎臓は，脊柱のすぐ外側の腹膜腔外の結合組織内に位置する．仰臥位では，上方はほぼ第12胸椎（T XII）の高さから，下方は第3腰椎（L III）の高さまでの範囲にある．肝臓は身体の右側に寄るため，右の腎臓は左の腎臓よりやや低い位置にある．左右の腎臓の大きさと形は似るが，左の腎臓は右の腎臓に比べてやや細長く，正中線に近い位置にある．

### 他の器官との位置関係
右の腎臓の前面は多くの構造と関係があり，腹膜の層によって腎臓から隔てられるものと，直接腎臓と接するものがある（図4.153）．

局所解剖 • 後腹部領域　287

- 上極(Superior pole)…一部が右の副腎に覆われる．
- 前面…副腎に覆われない上部の大部分は，肝臓に面し，腹膜によって肝臓と隔てられる．
- 内側面…腹膜後器官である十二指腸下行部が接する．

- 下極(Inferior pole)…外側面は右結腸曲と直接接し，内側面は腹膜腔内の小腸の一部に覆われる．

また，右の腎臓と同様に，左の腎臓の前面も多くの構造と関連があり，腹膜の層によって腎臓から隔てられるものと，直接腎臓と接するものがある(図4.153)．

- 上極…内側面の一部は，左の副腎に覆われる．
- 上極の残りの部分…腹膜腔内の胃と脾臓に覆われる．
- 中部…腹膜後領域にある膵臓が，腎臓の中部を覆う．
- 下半部…外側面は左結腸曲と下行結腸の起始部に覆われ，内側面は腹膜腔内の空腸の一部に覆われる．

後方では，左右の腎臓とも同様の構造と接する(図4.154)．上方には横隔膜があり，この下方で，内側から外側へ順に，大腰筋，腰方形筋，腹横筋がある．

右の腎臓の上極は第12肋骨の前にあり，左腎の上極は，第11・12肋骨の肋間隙の前にある．そのため，胸膜腔，特に肋骨横隔洞は腎臓の後方にのびる．

また，肋下動・静脈および肋下神経，腸骨下腹神経，腸骨鼠径神経は，腎臓の後方を通る．

### 腎臓の脂肪と筋膜

腎臓は，独特の配置をした筋膜と脂肪に囲まれ，それらと関係する．腎筋膜のすぐ外には腹膜外脂肪の集積(**脂肪被膜**(Perirenal fat capsule))があり，これが完全に腎臓をとり囲む(図4.155)．脂肪被膜をとり囲むのは，膜性に凝縮した腹膜外筋膜(**腎筋膜**(Renal fascia))である．副腎もこの筋膜要素に囲まれ，薄い隔壁で腎臓から隔てられる．腎臓の外科的手術を行う場合は，腎筋膜を切開しなければならない．

左右の腎臓の外側縁で，腎筋膜の前葉と後葉が癒合する(図

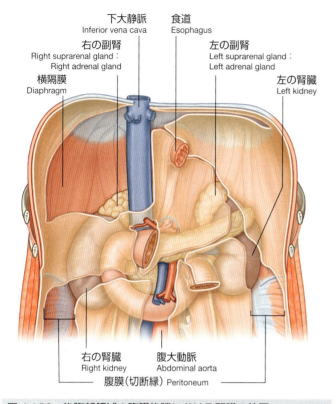

図4.152　後腹部領域の腹膜後隙における腎臓の位置

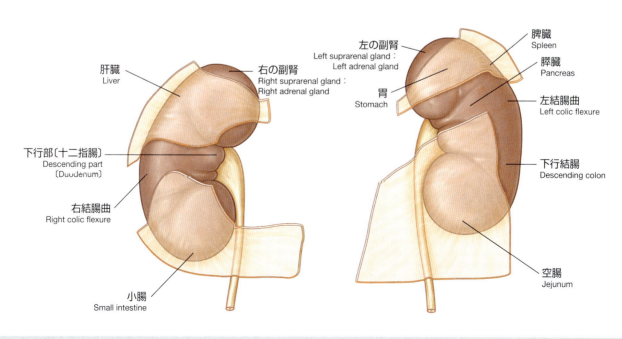

図4.153　腎臓の前面と関連する構造

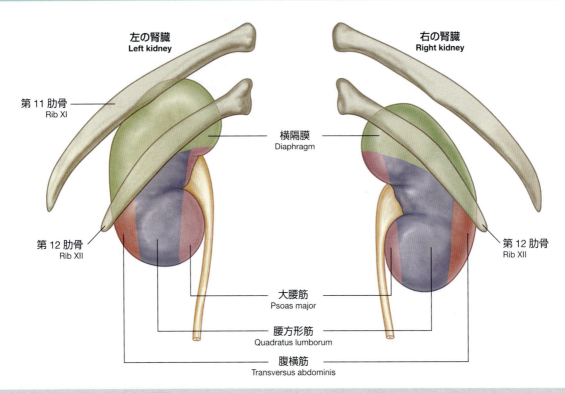

図4.154 左右の腎臓の後面と関連する構造

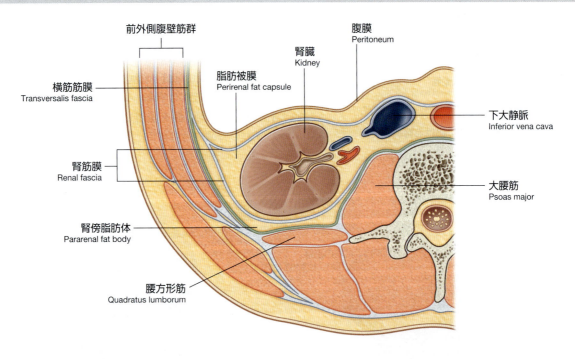

図4.155 腎臓周囲の脂肪と筋膜の構成

4.155). この癒合した筋膜の層は，外側腹壁の横筋筋膜に付着する．

腎筋膜の前葉と後葉は，左右の副腎の上方で癒合し，横隔膜を覆う筋膜と一緒になる．

腎筋膜の前葉は，内側では腎門の血管の表面に続き，腹大動脈と下大静脈の周囲を包む結合組織と癒合する（図4.155）．前葉は正中線を越えて対側に向かい，その側の結合組織層と一体化することがある．

腎筋膜の後葉は，腎臓と腰方形筋筋膜の間を通って内側に向かい，大腰筋の筋膜と癒合する．

局所解剖・後腹部領域　289

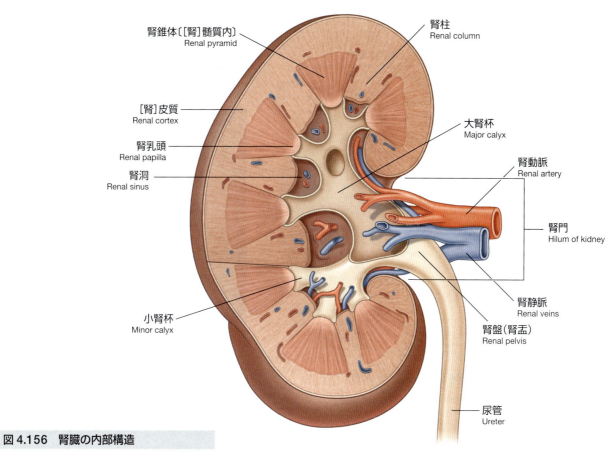

図4.156　腎臓の内部構造

下方では，腎筋膜の前葉と後葉が尿管を包む．

脂肪被膜と腎筋膜の外で，**腎傍脂肪体**（Pararenal fat body）の層が全体を包む（**図4.155**）．この脂肪層は，左右の腎臓の後方と後外側で厚くなる．

## 腎臓の構造

左右の腎臓の前後面は，線維被膜で覆われたなめらかな面で，この被膜は，病的な状態でなければ容易に剥離できる．

左右の腎臓の内側縁に**腎門**（Hilum of kidney）があり，ここでは血管，リンパ管，神経が腎臓に出入りする深い垂直方向の切れ込みがある（**図4.156**）．腎臓の内部では，腎門が**腎洞**（Renal sinus）に続く．脂肪被膜は腎門に達し，腎門内のすべての構造を包む．

左右の腎臓は，外方の**[腎]皮質**（Renal cortex）と内方の**[腎]髄質**（Renal medulla）からなる．[腎]皮質は，[腎]髄質を完全に包む，色の淡い組織の層である．[腎]皮質の延長（**腎柱**（Renal column））が腎臓の内方へ入り込み，それによって[腎]髄質がいくつかの不連続な三角形の領域（**腎錐体**（Renal pyramid））に分けられる．

各腎錐体の底面は外方の[腎]皮質に向き，腎錐体の頂点は内方の腎洞に向く．腎錐体の頂点（**腎乳頭**（Renal papilla））は，**小腎杯**（Minor calyx）に囲まれる．

小腎杯は尿を受けるところで，尿管系の近位部をなす（**図4.156**）．腎洞内では，数個の小腎杯が癒合して**大腎杯**（Major calyx）を形成し，2～3個の大腎杯が癒合して**腎盤(腎盂)**（Renal pelvis）を形成し，これが尿管の漏斗状の上端部を形成する．

## 腎臓の血管系とリンパ系

腹大動脈から外側へ出る枝である左右の太い**腎動脈**（Renal artery）が，両側の腎臓へ動脈血を供給する．左右の腎動脈は，一般に第1・2腰椎（LⅠ・Ⅱ）の間で，上腸間膜動脈起始部の直下で起始する（**図4.157**）．通常，**左の腎動脈**は，右の腎動脈よりもやや高い位置から起始し，右の腎動脈は左よりも長く，下大静脈の後方を通る．

左右の腎動脈が腎門に近づくと，前後の枝に分かれ，これが腎実質に分布する．しばしば腎-副動脈がみられる．これらは，本来の腎動脈の上方あるいは下方で，腹大動脈の外側面から起始し，腎動脈とともに腎門に入るか，もしくは腎門とは異なる高さで直接腎臓に入る．後者は，**門外動脈**（Extrahilar artery）とよばれる．

多数の**腎静脈**（Renal veins）が集まって，左右の腎静脈を形成し，左右の腎静脈は腎動脈の前方に位置する（**図4.157A**）．左の腎静脈は右よりも長く，腹大動脈の前方，上腸間膜動脈の後方で正中線を越えて走るため，これら2本の動脈に動脈瘤があ

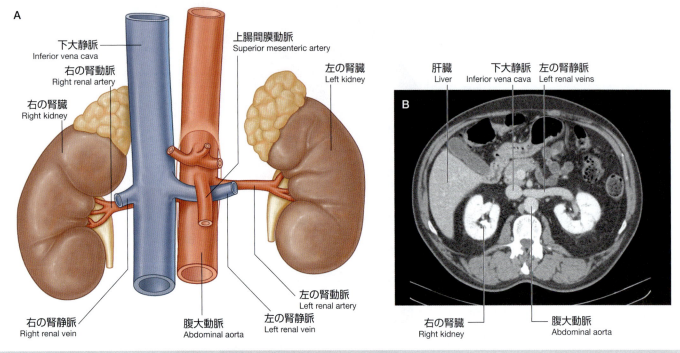

図 4.157　腎臓の血管(A)と左の腎静脈(B)(横断 CT 画像)
長い左の腎静脈が正中を越えているところ.

ると，それによって左の腎静脈が圧迫される可能性がある(図4.157B).

左右の腎臓のリンパは，腎動脈起始部周辺の**外側腰リンパ節**(Lateral(Lumbar) nodes)に流入する．

## 尿管

尿管(Ureter)は，筋性の導管であり，腎臓から膀胱へ尿を運ぶ．上方は腎洞内の漏斗状の構造である腎盤(腎盂)に続く．数個の小腎杯が癒合してできる大腎杯が，さらに 2〜3 個癒合して腎盤が形成される(図4.156)．小腎杯は腎乳頭をとり囲む．

腎盤は，腎門を通って下方に向かうにつれて細くなり，**腎盤尿管移行部**(Ureteropelvic junction)で尿管につながる(図4.158)．移行部の下方で，尿管は腹膜後隙内を大腰筋の内側面に沿って下行する．骨盤上口では，尿管は，総腸骨動脈の遠位端あるいは外腸骨動脈の起始部を越えて骨盤腔に入り，膀胱へ向かう．

この経過中に，尿管は 3 ヵ所で狭窄がみられる(図4.158).
- 第 1 狭窄部…腎門のすぐ下方にある腎盤尿管移行部．
- 第 2 狭窄部…尿管が骨盤上口で総腸骨動脈と交差するところ．
- 第 3 狭窄部…尿管が膀胱壁へ入るところ．

これらの狭窄部に尿路結石が引っかかる可能性がある．

### 尿管の血管系とリンパ系

尿管には，膀胱へ向かう途中で，隣接する動脈の枝が分布する(図4.158).
- 上端部…腎動脈が分布する．
- 中間部…腹大動脈，精巣動脈あるいは卵巣動脈，総腸骨動脈の枝が分布する．
- 骨盤腔内…1〜数本の内腸骨動脈の枝が尿管に分布する．

すべての例で，尿管に入る動脈は，尿管の表面で上行枝と下行枝に分かれ，縦方向の動脈の枝が互いに吻合する．

尿管のリンパ管は，動脈と同様のパターンで走り，リンパは次の経路によって排出される．
- 腰リンパ節…尿管の上部のリンパが流入する．
- 総腸骨動脈リンパ節…尿管の中間部のリンパが流入する．
- 外腸骨動脈リンパ節および内腸骨動脈リンパ節…尿管の下部のリンパが流入する．

### 尿管の神経支配

尿管は，動脈に伴走する腎神経叢，大動脈神経叢，上下腹神経叢，下下腹神経叢の枝によって支配される．

臓性遠心性神経線維は，交感神経および副交感神経に由来する．一方，臓性求心性神経線維は，第 11 胸髄〜第 2 腰髄(T11〜L2)のレベルで脊髄に入る．尿管の拡張に伴って起こる尿管の疼痛は，第 11 胸髄〜第 2 腰髄レベルに支配される皮膚領域の関連痛として感じられる．これらの皮膚の領域は，肋骨下縁と腸骨稜の間の後外側腹壁，恥骨上部(下腹部)，男性の陰嚢，女性の大陰唇，大腿近位部の前面に及ぶ．

# 局所解剖・後腹部領域 291

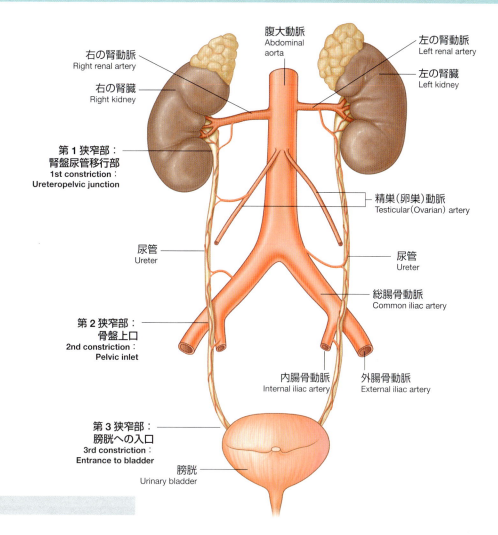

図4.158 尿管

## 臨床的事項4.30　尿路結石

尿路結石（Urinary tract stone（Calculus））は，女性よりも男性に多く，20〜60歳の人に高い頻度で発生し，座ることが多い生活スタイルの人に起こりやすい．結石は，カルシウム，リン酸塩，シュウ酸塩，尿酸塩，その他の水溶性塩の多結晶集合体である．尿中でこれらの塩が飽和し，pHに変化が生じると，塩類が沈殿する．

尿路結石の典型的な症状は，肩甲下部（脇腹）から鼠径部，時には陰嚢や大陰唇へ放散する痛みである．また，尿中に血液がみられる（**血尿**（Hematuria））．

尿路結石の合併症としては，感染，尿閉，腎不全がある．また，結石は膀胱内にも発生し，強い刺激症状を引き起こし，疼痛や不快感が生ずることがある．

尿路結石の診断は，病歴と検査に基づいてなされる．結石はしばしば腹部X線画像で確認できる．特別な検査としては次のようなものがある．

- 超音波検査…尿路が閉塞された場合に，拡張した腎盤や腎杯を描出する．
- 尿路に対する低線量CT検査（CT KUB）…かなり小さな結石の検出を可能にし，閉塞の高さを正確に示し，結石のサイズ，密度，および位置に基づいて，必要な場合には，泌尿器科医の結石除去の計画づくりに役立つ．結石除去の方法には，体外衝撃波結石破砕術，尿管鏡検査，経皮的腎結石摘出術，また現在では非常にまれであるが開腹手術がある（図4.159）．
- [経]静脈性尿路造影…正確に閉塞部位を描出するのに用いられる．しかし，尿路に対する低線量CT検査が行われることが多くなってきたため，現在ではあまり行われなくなってきた．

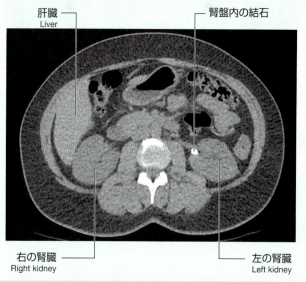

図4.159　左の腎盤の結石（腎尿管膀胱の横断低線量CT画像（CT KUB））

## 臨床的事項 4.31　尿路系のがん

腎臓に発生する腫瘍のうち，最も多いのは腎細胞がんである．この腫瘍は，近位尿細管上皮から発生する．腎臓腫瘍の約5％は移行上皮腫瘍で，腎盤の尿路上皮から発生する．患者の多くは，尿中の血液（血尿），肩甲骨下部（脇腹）の疼痛，腫瘤を呈する．

腎細胞がん（図4.160，4.161）は，脂肪や筋膜に浸潤して腎臓外へ増殖するだけでなく，腎静脈内にも広がる．他の型の腫瘍では静脈内への浸潤はまれであるため，このような腫瘍がみられる場合には，腎細胞がんを疑う必要がある．さらに，この腫瘍は腎静脈から下大静脈に広がることがあり，まれに右心房や三尖弁を越えて肺動脈にも広がる．

ほとんどの腎がんは，たとえ転移があっても外科的切除が行われる．これは，一部の患者では転移巣の縮小がみられるためである．

移行上皮がんは，尿路上皮から発生する．尿路上皮は，腎杯から尿道まで存在し，それらは"単一ユニット"として活動する．そのため，患者の膀胱内に移行上皮がんが発生した場合は，同様の腫瘍が尿路の上部にも存在する可能性がある．膀胱がんの患者では，他の部位の腫瘍の可能性を除外するため，常に尿路全体を検査する必要がある（図4.162）．そのため，腎実質と集合管系を同時に視覚化できる2相性CT尿路検査が行われる．

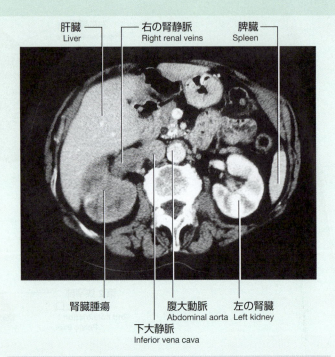

図4.161　右の腎臓腫瘍（CT画像）
右の腎静脈内へ広がっている．

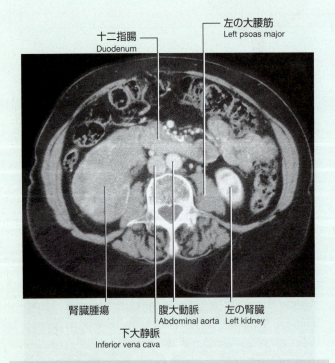

図4.160　右の腎臓の腫瘍（CT画像）
十二指腸へ向かって増殖・浸潤している可能性がある．

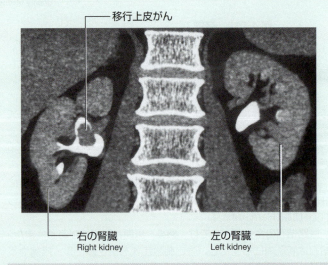

図4.162　右の腎臓腎盤内の移行上皮がん（CT断層画像）

## 臨床的事項 4.32　腎瘻造設術

**腎瘻造設術**（Nephrostomy）は，側腹壁あるいは後腹壁から管を入れ，腎皮質を通して腎盤内へ管を設置する術式である．この管によって腎盤から外へ尿を排出する（図4.163）．

腎臓は後腹壁内に位置し，健康な人では表皮から2〜3cmの深さにある．腎臓は超音波画像で可視化できるので，超音波ガイド下で簡単に腎臓に到達することができる．局所麻酔下に超音波画像をみながら，皮膚から針を腎皮質内，腎盤内へ刺入する．ワイヤとチューブを針に挿入して，排泄カテーテルを設置する．

この術式の適応は多岐にわたる．尿管遠位部に閉塞のある患者では，尿管内や腎への尿の逆流圧は腎機能を障害する．腎不全が進行すると死に至る．さらに，拡張した閉塞部位は感染しやすくなる．多くの症例で尿路閉塞のみならず，尿路系の感染も腎不全の原因となる．

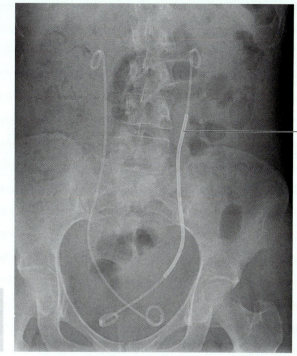

JJ ステント

**図4.163　ダブルJステントを描出したX線画像（前後像）**
ダブルJステントの上部は腎盤内にある．尿管内のステントが尿管の通り道を示している．ダブルJステントの先端は膀胱内にあって，X線画像ではやや濃く写っている．

### 臨床的事項 4.33　腎移植

**腎移植**（Kidney transplant）は，今では腎不全の最終段階にある患者に対して一般的な手術である．

移植腎は，生存する提供者あるいは死亡した提供者から得られる．生体腎の場合は，正常の健康な個人から腎臓を摘出するので，最新の医学でも多少の危険がある．したがって，臓器の提供者（ドナー）は，注意深く選ばなければならない．

死体腎は，脳死あるいは心臓死のドナーから提供される．移植に用いる腎臓は，動脈と静脈を少しつけ，尿管もつけたまま摘出する．

移植腎を置く最適の部位は，左あるいは右の腸骨窩である（図4.164）．腸骨稜と恥骨結合に沿って曲線状の切開を行い，外腹斜筋，内腹斜筋，腹横筋，横筋筋膜を分ける．外科医は壁側腹膜を確認し，腹膜腔には入らない．壁側腹膜を内側へ寄せ，外腸骨動脈，外腸骨静脈，膀胱を露出する．症例によっては，移植を受ける患者（レシピエント）の内腸骨動脈を引き出して，ドナーの腎臓の腎動脈と直接端端吻合することもある．その場合，内腸骨静脈を移植腎臓の腎静脈と吻合する．大動脈の壁の一部が腎動脈に残る場合には，ドナーの腎臓の腎動脈をレシピエントの外腸骨動脈と吻合し，静脈も同様に吻合する．尿管は，膀胱壁を通して斜め方向に直接吻合する．

左右の腸骨窩は，他の構造を危険にさらすことなく，新しい腔所をつくることができるので，移植腎に理想的な部位である．この術式が有利である点は，前腹壁に近く，超音波検査で腎臓を容易に観察でき，ドプラー検査で血管を評価できることにある．さらに，この場所は容易に生検ができる．このような腹膜外到達法は，患者が早期に回復できるという利点もある．

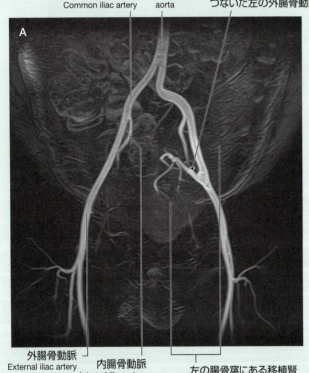

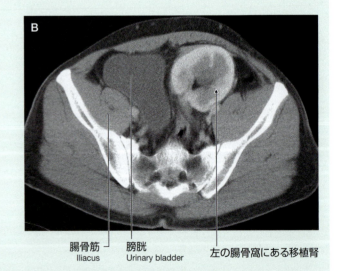

**図4.164　移植腎**
A：大動脈の分岐部のMR血管造影像．左の外腸骨動脈に接続しているのは左の腸骨窩に移植されたドナー腎臓の動脈である．B：左の腸骨窩へ移植された腎臓を示す腹部横断CT画像．

### 臨床的事項 4.34　尿路の検査

適切な病歴の聴取に加え，男性では，前立腺の直腸指診等を行った後，特殊な検査が必要になることがある．

■膀胱鏡検査

膀胱鏡検査は，しなやかなチューブまたは硬いチューブに取り付けられた内視鏡（膀胱鏡）を用いて，膀胱と尿道を観察することを可能にする技術である．他の内視鏡検査と同様に，画像はモニターに表示される．生検，膀胱結石の除去，膀胱からの異物の除去，および出血点の焼灼は，膀胱鏡検査中に行うことができる．膀胱鏡検査は，マクロ的およびミクロ的な血尿の原因の確定，膀胱または尿道憩室および瘻孔の評価，ならびに排尿障害のある患者を調査するためのツールとして役立つ．

■経静脈性尿路造影

経静脈性尿路造影（Intravenous urography：IVU）は，最も重要であり，よく行われる放射線学的検査である（図4.165）．患者にヨウ素を含む造影剤を注射する．多くの造影剤は，ベンゼン環に3つのヨウ素原子がついた造影剤である．炭素，水素，酸素に比べて原子番号の高いヨウ素は，放射線を減弱させる．静脈注射された造影剤は主として腎臓の糸球体で濾過され，少量が尿細管から排泄される．これによって，集合管系，尿管，膀胱が造影される．

■超音波検査

超音波検査によって，腎臓や腎杯の大きさを検査し，尿路閉塞による拡張がないかを調べることができる．尿管は超音波を用いてもほとんど可視化できないが，膀胱は尿が満ちていると容易にみることができる．排尿の前後に，膀胱の容量を計測して比較することができる．

■核医学

放射性同位元素（RI）を用いる核医学（Nuclear medicine）も，有力な診断方法である．放射性同位元素の化合物は，腎臓の細胞や機能，腎実質の瘢痕の有無を検査するのに用いられる．小児に腎瘢痕や逆流性疾患が疑われる場合に，この検査を用いる．

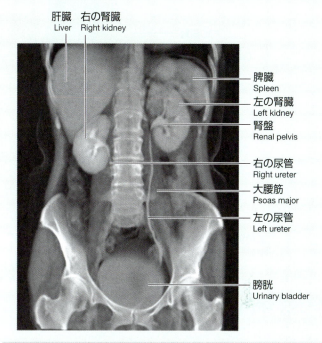

図4.165　多列検出器を用いた3次元尿路造影CT画像（冠状断）

---

## 副腎

副腎（Suprarenal gland）は，左右の腎臓の上極に接する（図4.166）．副腎は，外方の皮質と内方の髄質からなる．右の副腎は錐体状の形をしており，左の副腎は半月形で右の副腎よりもやや大きい．

右の副腎の前方には肝右葉の一部と下大静脈があり，左の副腎の前方には胃の一部と膵臓，時に脾臓がある．横隔膜の一部は，左右の副腎の後方にある．

副腎は腎臓の脂肪被膜と腎筋膜で包まれるが，薄い隔膜が副腎と腎臓の間にある．

### 副腎の血管系

副腎の動脈は豊富で，主に3つの動脈に由来する（図4.166）．

- 上副腎動脈（Superior suprarenal arteries）…腹大動脈から横隔膜へ左右の下横隔動脈（Inferior phrenic artery）が上行する途中で，副腎に複数の枝を出す．
- 中副腎動脈（Middle suprarenal artery）…腹大動脈から直接起始する．
- 下副腎動脈（Inferior suprarenal artery）…腎動脈の枝で，上方へ向かって副腎に達する．

動脈が豊富であるのとは対照的に，副腎からの静脈は左右の副腎門から出る左右各1本の静脈のみである．右側の右副腎静脈（Right suprarenal vein）は短く，直接下大静脈に流入する．一方，左側の左副腎静脈（Left suprarenal vein）は下方へ向かい，左の腎静脈に注ぐ．

### 副腎の神経支配

副腎は，主としてシナプスをつくることなく交感神経幹と椎前神経叢の両方を通過する，第8胸髄～第1腰髄（T8～L1）のレベルの交感神経節前線維によって支配される．これらの節前線維は，副腎髄質の細胞を直接支配する．

## ▶血管系

### 腹大動脈

腹大動脈（Abdominal aorta）は，ほぼ第12胸椎（T XII）の下部の高さで，正中の構造として横隔膜の大動脈裂孔から始まる（図4.167）．これは，第1～4腰椎（L I～IV）の椎体の前を下行し，第4腰椎下部の高さの正中線のすぐ左で左右の総腸骨動脈（Common iliac artery）に分岐する．この分岐点は，左右の腸骨

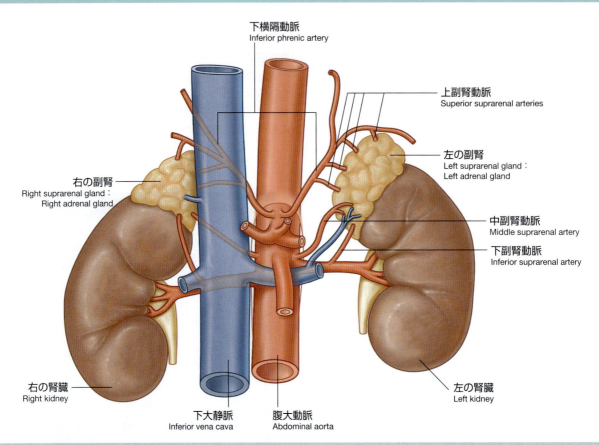

図4.166 副腎の動脈

表4.3 腹大動脈の枝

| 動脈 | 枝 | 起始 | 分布 |
|---|---|---|---|
| 腹腔動脈 | 前方 | 横隔膜の大動脈裂孔の直下 | 前腸由来の器官 |
| 上腸間膜動脈 | 前方 | 腹腔動脈の直下 | 中腸由来の器官 |
| 下腸間膜動脈 | 前方 | 腎動脈の下方 | 後腸由来の器官 |
| 中副腎動脈 | 側方 | 腎動脈の直上 | 副腎 |
| 腎動脈 | 側方 | 上腸間膜動脈の直下 | 腎臓 |
| 精巣動脈または卵巣動脈 | 対，前方 | 腎動脈の下方 | 男性では精巣，女性では卵巣 |
| 下横隔動脈 | 側方 | 大動脈裂孔の直下 | 横隔膜 |
| 腰動脈 | 後方 | 通常は4対 | 後腹壁と脊髄 |
| 正中仙骨動脈 | 後方 | 大動脈分岐部の直上で，下方へ向かい腰椎，仙骨，尾骨の前を走る | |
| 総腸骨動脈 | 終枝 | 通常，第4腰椎（LⅣ）の高さで分岐 | |

稜の最高点を結ぶ線または臍の下方約2.5cmの高さにあたるので，その位置を前腹壁上に投影することができる．

腹大動脈が後腹壁領域を通過するときに，その前面を椎前神経叢と神経節が覆う．また，腹大動脈は他の多くの構造と接する．

- 腹大動脈の前方…膵臓と脾静脈，左の腎静脈，十二指腸下部がある．
- 腹大動脈の後方…下大静脈に向かう数本の左の腰静脈が交差する．
- 腹大動脈の右側…乳ビ槽，胸管，奇静脈，横隔膜の右脚，下大静脈がある．
- 腹大動脈の左側…横隔膜の左脚がある．

腹大動脈の枝（表4.3）は次のように分類できる．
- 内臓枝…器官に分布する．
- 後枝…横隔膜または体壁に分布する．
- 終枝．

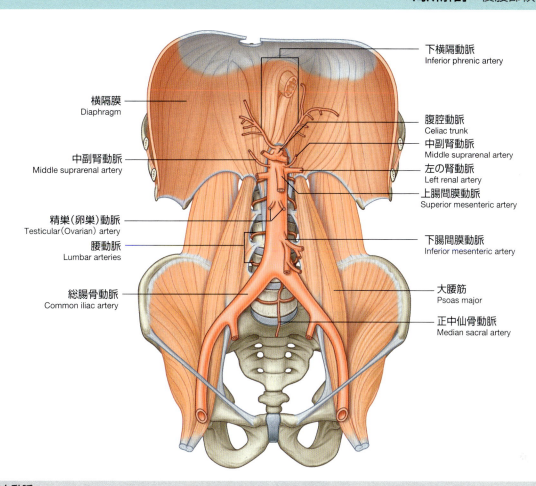

**図 4.167 腹大動脈**

## 内臓枝

内臓枝は不対であるか，左右1対の動脈である．
腹大動脈の前面から起始する不対の3本の内臓枝は次の通りである（図 4.167）．

- 腹腔動脈…前腸に分布する．
- 上腸間膜動脈…中腸に分布する．
- 下腸間膜動脈…後腸に分布する．

腹大動脈の枝で対をなす内臓枝には，次のものがある（図 4.167）．

- **中副腎動脈**（Middle suprarenal artery）…腹大動脈の外側から出る枝である．副腎に分布する多くの動脈の一つである．腎動脈のすぐ上方から起始する．
- **腎動脈**（Renal artery）…上腸間膜動脈起始部のすぐ下方，第1・2腰椎（LⅠ・Ⅱ）間の高さで起始する．腹大動脈の枝であり，腎臓に分布する．
- **精巣動脈**（Testicular artery）または**卵巣動脈**（Ovarian artery）…腎動脈起始部のすぐ下方で腹大動脈の前面から起始する左右の枝で，大腰筋の前面を下外側へ向かう．

## 後枝

腹大動脈の後枝は，横隔膜または体壁に分布する．これらは**下横隔動脈**（Inferior phrenic artery），**腰動脈**（Lumbar arteries），**正中仙骨動脈**（Median sacral artery）である（図 4.167）．

### 下横隔動脈

下横隔動脈は，横隔膜の大動脈裂孔のすぐ下方から起始する．これには，腹大動脈から直接起始する場合と，腹腔動脈の基部から起始する場合がある（図 4.167）．起始がどこであっても，下横隔動脈は上方へ向かい，副腎に枝を出した後，横隔膜の下面に達する．

### 腰動脈

腹大動脈の後面から起始する腰動脈は，通常，4対ある（図 4.167）．これらは腰椎椎体の上を後外側へ走り，さらに外側へ向かって，交感神経幹の後側，上下の腰椎の肋骨突起の間を通り，腹壁に達する．これらの動脈は，ここから肋間動脈と同じような分枝パターンを示し，脊髄にも分節的に枝を出す．

### 正中仙骨動脈

後枝の終枝は，正中仙骨動脈である（図 4.167）．この血管は，大動脈分岐部のすぐ上方の後面から起始し，下方へ向かう．はじめに腰椎下部の前面を通り，次いで仙骨と尾骨の前面を走る．

### 臨床的事項 4.35　腹大動脈ステント移植術

腹大動脈瘤は，大動脈の病的な拡張で，腎下部領域（腎動脈起始部よりも下方の領域）に生じる．大動脈が拡張すると，破裂する危険性が増すので，動脈瘤が 5.5 cm 以上に大きくなった場合には手術をするほうがよいとされる．

高齢者の増加とともに，腹大動脈瘤の症例数が増加している．さらに，画像検査を行う機会が増加したことにより，症状のない患者に多くの腹大動脈瘤がみつかる．

長年にわたり，大動脈瘤の標準的な治療法は，胸骨剣状突起から恥骨結合まで大きく開腹して動脈瘤を切除し，管状の線維性移植片を縫合する方法がとられてきた．この手術は回復に何日もあるいは何週間もかかり，多くの患者は術後に集中治療室に入らなければならなかった．

治療技術の進歩により，腹大動脈瘤の治療に新しい術式，すなわち動脈内ステントグラフトを用いる方法が導入されるようになった（図 4.168）．

鼠径靱帯の下で大腿動脈に小さな切開を加え，あらかじめ圧縮した金属製のステントを太いカテーテルで大腿動脈から腹大動脈へ入れる．X 線透視画像により確認しながら，ステントを開いて，大動脈の内面を裏打ちする．総腸骨動脈までのびる脚がついたステントもつくられている．この二股のステントは，腹大動脈瘤を治療するのに非常に効果的である．

このようなステントグラフト治療が，すべての患者に適するとは限らない．このステントグラフト治療を受けた患者は集中治療室に入る必要はない．多くの患者は 24〜48 時間以内に退院することができる．ステント治療は開腹手術が適しないと思われる患者にも施行することができる．

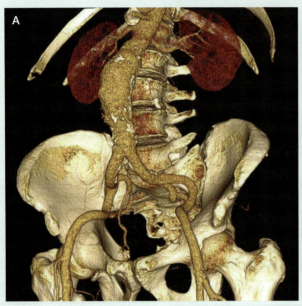
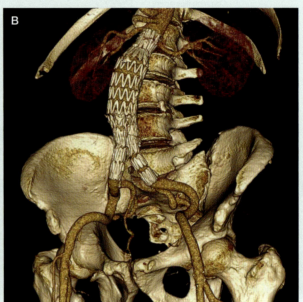

**図 4.168** 血管内動脈瘤修復前(A)と修復後(B)の腎動脈下腹大動脈瘤を示す多検出 CT による再構築画像
画像は血管腔の様子のみを表示し，全血管の様子を表示するものではない．大動脈内の白色斑は血管壁内のカルシウムを表す．

## 下大静脈

**下大静脈**（Inferior vena cava）は，横隔膜よりも下方にある構造からの血液を右心房へ還流する．この静脈は，左右の総腸骨静脈が第 5 腰椎（L V）の高さにおいて正中線のすぐ右で合流して形成されたものである．後腹部領域内で脊柱前方の正中線のすぐ右を上行し（図 4.169），第 8 胸椎（T VIII）の高さで横隔膜の腱中心を貫いて腹腔から出る．

その途中で，下大静脈は，その前方にある右の外腸骨動脈，腸間膜根，右の精巣動脈あるいは右の卵巣動脈，十二指腸下部，膵頭，十二指腸上部，胆管，［肝］門脈，肝臓と交差する．肝臓は下大静脈と重なり，完全に下大静脈をとり囲むこともある（図 4.169）．

下大静脈の支流には次のものがある．

- 総腸骨静脈．
- 腰静脈．
- 右精巣静脈あるいは右卵巣静脈．
- 腎静脈．
- 右副腎静脈．
- 下横隔静脈．
- 肝静脈．

腹部消化管，脾臓，膵臓，胆嚢には，大静脈へ注ぐ静脈の支流がない．これらの構造からの静脈は［肝］門脈系を構成し，肝臓を通過するからである．

上に述べた静脈の支流のうち，腰静脈はその交通の仕方が複雑で，注目に値する．すべての腰静脈が，下大静脈に直接合流するわけではない（図 4.170）．

局所解剖・後腹部領域

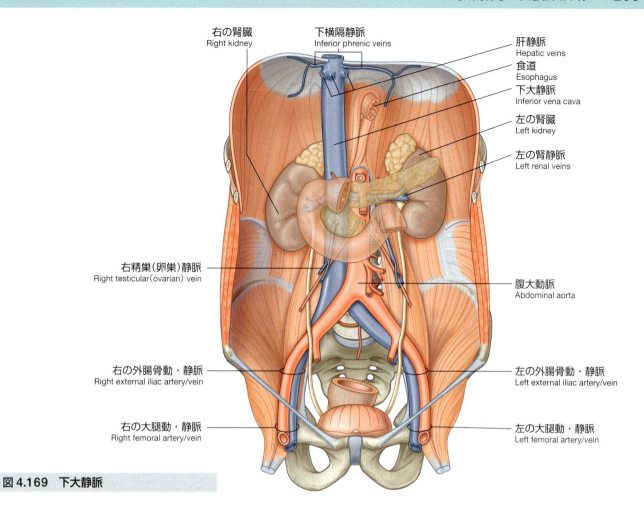

図 4.169　下大静脈

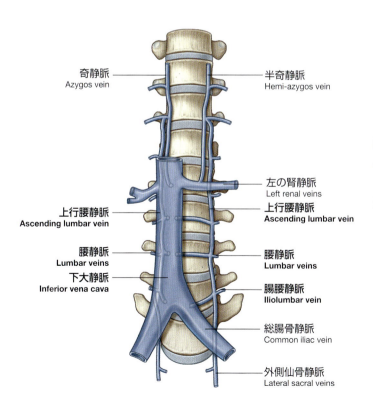

図 4.170　腰静脈

- 第5腰静脈…外腸骨静脈の支流である**腸腰静脈**(Iliolumbar vein)に流入する．
- 第3・4腰静脈…**下大静脈**(Inferior vena cava)に流入する．
- 第1・2腰静脈…**上行腰静脈**(Ascending lumbar vein)に流入する．

上行腰静脈は，外腸骨静脈，腸腰静脈，腰静脈を，胸部の奇静脈および半奇静脈と交通する長い吻合静脈である(**図4.170**)．

下大静脈が閉塞されると，上行腰静脈は身体の下部と上部を連絡する重要な側副循環路となる．

## 臨床的事項 4.36　下大静脈フィルター

深部の静脈血栓症は，凝血塊（血栓）が下肢の深部静脈系や骨盤の静脈内に形成されるもので，致死的な転帰をとることもある．最も多い要因としては，入院，外科手術，経口避妊薬，喫煙，飛行機旅行がある．その他の要因としては，血液凝固異常（例：プロテインSやプロテインC欠乏）がある．

深部静脈血栓症の診断は難しいが，下肢の腫脹や疼痛，ふくらはぎの痛みを伴う．また，偶然みつかることもある．

臨床では，深部静脈血栓症が疑わしい患者には，フィブリン分解産物を測定するDダイマーの検査を行う．この検査が陽性の場合には，深部静脈血栓症であることが多い．

深部静脈血栓症の転帰には，2通りある．しばしば血栓が剥がれて，静脈系を通って心臓の右側にいき，肺動脈へ入る．血栓が十分に大きいと，肺動脈を閉塞して肺への血流を止め，突然死する可能性がある．2次的な合併症としては，血栓が下肢の正常の静脈弁を破壊して静脈不全をきたし，潰瘍を伴う慢性の下肢の腫脹が生じる．

深部静脈血栓症の最善の治療法は，予防である．深部静脈血栓症を防ぐため，患者は潜在的な危険因子を避けることが望ましい．入院中にはヘパリンの皮下注射が行われ，弾性（着圧）ストッキングを着用する．

予防的処置ができない場合には，大きな血栓を除去するため，下大静脈にフィルターを置く必要がある（図4.171）．これは危険な時期が過ぎれば取り除くことができる．

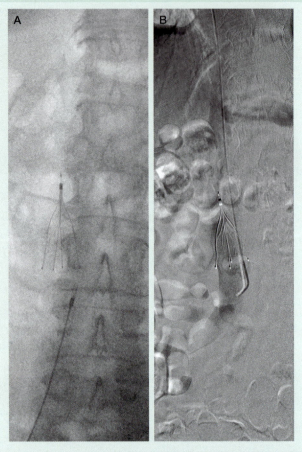

図4.171　下大静脈に置かれた血栓フィルター．
A：X線画像．B：デジタルサブトラクション血管造影．

## リンパ系

横隔膜より下部にある深部の構造や領域からのリンパは，主に後腹部領域の主要な血管に付随するリンパ節やリンパ管に集められる（図4.172）．それらのリンパは主に胸管に注ぐ．身体のさまざまな領域から集める主たるリンパ路は表4.4にまとめてある（第1章（25～27頁）の一般的なリンパ系についての記述も参照）．

### 大動脈前リンパ節と外側大動脈リンパ節または腰リンパ節（大動脈傍リンパ節）

大動脈分岐部に近づくにつれて，左右の総腸骨動脈および静脈に伴うリンパ管およびリンパ節は一緒になり，腹大動脈と下大静脈に沿って上方へ向かう．これらの集合体は，腹大動脈の前方にある**大動脈前リンパ節**（Pre-aortic nodes）と，腹大動脈の左右にある**右の外側大動脈リンパ節**（Right lateral aortic nodes）および**左の外側大動脈リンパ節**（Left lateral aortic nodes），あるいは**腰リンパ節**（Lumbar nodes）（**大動脈傍リンパ節**（Para-aortic nodes））に分けられる（図4.172）．

表4.4　リンパ路

| リンパ管 | リンパの灌流域 |
| --- | --- |
| 右頸リンパ本幹 | 頭部と頸部領域の右側 |
| 左頸リンパ本幹 | 頭部と頸部領域の左側 |
| 右鎖骨下リンパ本幹 | 右上肢，胸壁と上腹壁の浅層領域 |
| 左鎖骨下リンパ本幹 | 左上肢，胸壁と上腹壁の浅層領域 |
| 右気管支縦隔リンパ本幹 | 右肺と右の気管支，縦隔器官，胸壁 |
| 左気管支縦隔リンパ本幹 | 左肺と左の気管支，縦隔器官，胸壁 |
| 胸管 | 下肢，腹壁と腹部内臓，骨盤壁と骨盤内臓，胸壁 |

これらのリンパ節の集合体やリンパ管は後腹部領域を通るときに，さまざまな構造からのリンパを集める．外側大動脈リンパ節または腰リンパ節は，体壁，腎臓，副腎，精巣あるいは卵巣からのリンパを集める．

大動脈前リンパ節は，腹部消化管と脾臓，膵臓，胆嚢，肝臓へ血液を供給する3本の腹大動脈の前枝（腹腔動脈，上腸間膜動脈，下腸間膜動脈）の周囲に集まる．これらは，腹腔リンパ節，上腸間膜動脈リンパ節，下腸間膜動脈リンパ節に分けられ，同

局所解剖 • 後腹部領域　301

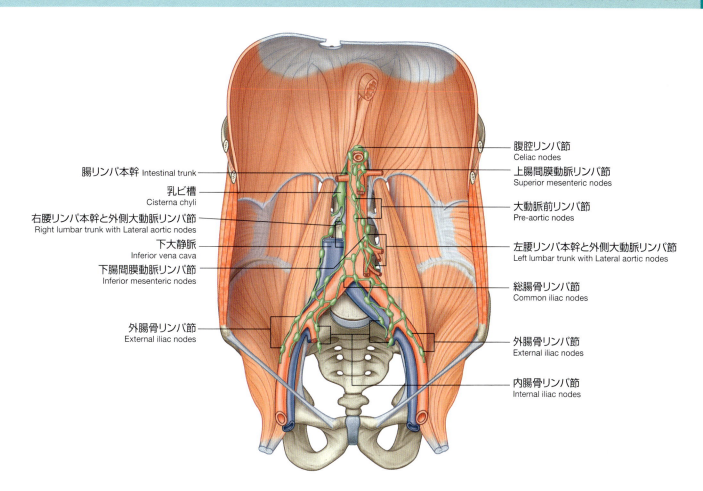

図4.172　腹部リンパ系

### 臨床的事項 4.37　腹膜後リンパ節手術

臨床的観点から，腹膜後リンパ節は2つのグループに分類できる．大動脈前リンパ節群は，肝臓，腸管，膵臓のように正中部から発生した構造からのリンパを集める．大動脈傍リンパ節群(外側大動脈リンパ節群あるいは腰リンパ節群)は，大動脈の両側にあり，腎臓や副腎のような身体の両側にある構造からのリンパを集める．発生学的に後腹壁に由来する器官からのリンパもこれらのリンパ節に流入する．そのような器官は卵巣や精巣が含まれる．精巣からのリンパは鼠径部に流れないということが重要である．

リンパの排出は予測しうる標準的な経路を通ることが多いが，疾病時には，リンパの排出は変則的な経路をとることがある．

腹膜後リンパ節が腫脹する原因はさまざまである．成人では，著しく肥大したリンパ節はリンパ腫の特徴であり，小さなリンパ節の腫脹は感染や(大腸がんのような)悪性疾患の転移の際にみられる．

悪性リンパ節疾患の治療法は，原発腫瘍の部位(例：腸管)やその細胞型等，多くの要因に基づいて決定される．一般的には，原発腫瘍は外科的に摘出し，リンパ節や器官への転移(肝臓や肺への転移等)は，化学療法と放射線療法により治療する．

場合によっては，腹膜の後方にあるリンパ節を摘出することが適切である(精巣がん等)．

腹膜後リンパ節を摘出するための外科的手法は，鎖骨中線の外側傍正中線切開を行う．3層の前外側の腹壁(外腹斜筋，内腹斜筋，腹横筋)を切開し，横筋筋膜を切る．次に現れる構造は壁側腹膜である．多くの腹部手術では標準的な術式である腹膜腔に入るということをせず，術者は注意深く壁側腹膜を正中線方向に寄せ，腹腔内器官を移動して，腹膜後器官がはっきりとみえるようにする．左側には外側大動脈リンパ節群が腹大動脈と腎臓とともにみえる．右側には下大静脈があるが，これを脇によけて，右の外側大動脈リンパ節群に到達する．

腹膜後リンパ節切除の場合には，腹膜腔内に入った場合に起こるような合併症(例：麻痺性腸閉塞)は起こらない．残念ながら，鎖骨中線の垂直切開によって，腹直筋に分布する分節性の神経を切断してしまうような合併症が起こる．このような場合には筋萎縮をきたすため，前腹壁が非対称となる．

名の動脈が分布する器官からのリンパを集める．

最終的に，外側大動脈リンパ節(腰リンパ節)が左右のリンパ本幹を形成し，大動脈前リンパ節が腸リンパ本幹を形成する(図4.172)．これらのリンパ本幹は合流して1本になり，嚢状の拡大部(乳ビ槽)ができる．リンパ本幹のこの合流部は，腹大動脈の右後側，第1・2腰椎(LⅠ・Ⅱ)椎体の前方にある．これが**胸管**(Thoracic duct)の起始部にあたる．

## 302　第4章　腹部

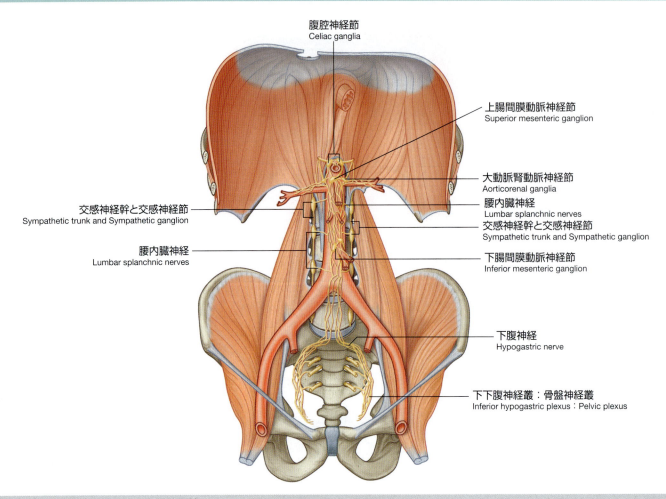

図4.173　後腹部領域を通る交感神経幹

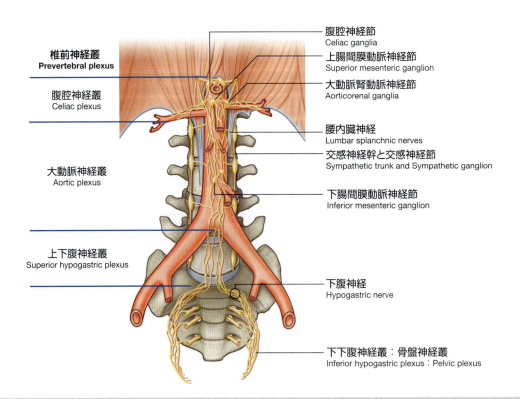

図4.174　後腹部領域の椎前神経叢と神経節

# 局所解剖 • 後腹部領域 303

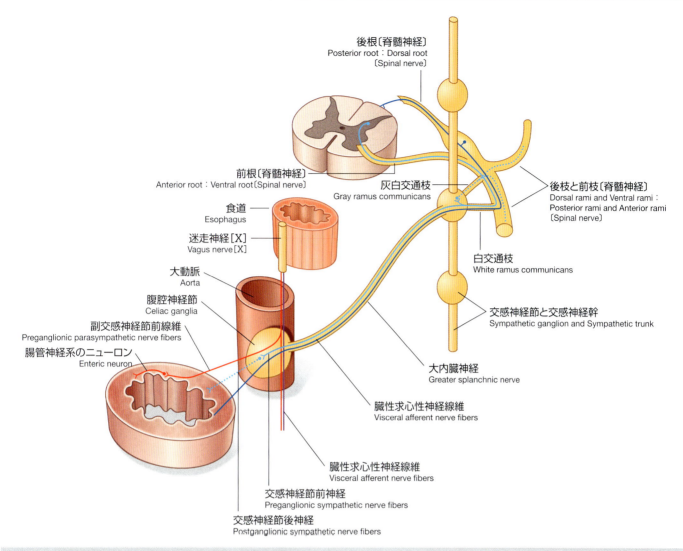

図 4.175　腹部の椎前神経叢と神経節を通過する神経線維

## ▶後腹部領域の神経系

神経系の重要な構成要素のいくつかが，後腹部領域に存在する．これらは，交感神経幹およびそれと関連する内臓神経，腹大動脈と関連する神経叢と神経節，腰神経叢である．

## ▶交感神経幹と内臓神経

交感神経幹（Sympathetic trunk）は，後腹部領域で腰椎椎体の前外側を下行し，仙骨岬角を越えて骨盤腔に入る（図 4.173）．交感神経幹には，**椎傍交感神経節**（Sympathetic paravertebral ganglia）がある．これらは，中枢神経系の外にある主に節後神経ニューロンの細胞体の集合である．通常，後腹部領域の交感神経幹に 4 個の神経節がある．

また，後腹部領域の交感神経幹と関連があるのは**腰内臓神経**（Lumbar splanchnic nerves）である（図 4.173）．この神経の構成成分は，交感神経幹から出て，腹大動脈に関連する神経叢と神経節へ向かう．2 〜 4 本の腰内臓神経が，交感神経節前線維と臓性求心性神経線維を運ぶ．

## 腹部の椎前神経叢と神経節

腹部の**椎前神経叢**（Prevertebral plexus）は，腹大動脈周囲の神経線維網である．これは，横隔膜の大動脈裂孔から，大動脈が左右の総腸骨動脈に分かれる部位まで広がる．その途中で，いくつかの小さな神経叢に分かれており，それぞれ名前がつけられている（図 4.174）．

- **腹腔神経叢**（Celiac plexus）…最初の神経線維の集まりで，横隔膜起始部に始まって下方へ向かう．腹腔動脈と上腸間膜動脈基部に関連する神経線維を含む．
- **腹大動脈神経叢**（Abdominal aortic plexus）…腹腔神経叢の下方で，上腸間膜動脈の直下から大動脈分岐部まで広がる（図 4.174）．
- **上下腹神経叢**（Superior hypogastric plexus）…腹部の椎前神経叢で，大動脈分岐部より下方へ広がる．

腹部の椎前神経叢は，次の神経要素を運ぶ（図 4.175）．

- 交感神経節前線維および臓性求心性神経線維…胸内臓神経

および腰内臓神経に由来する．
- 副交感神経節前線維および臓性求心性神経線維…迷走神経[X]に由来する．
- 副交感神経節前線維…骨盤内臓神経に由来する．

腹部の椎前神経叢と関連して，神経組織の集合(**椎前神経節**(Prevertebral ganglia))がある．これらは，腹部の椎前神経叢に沿って存在する交感神経節後ニューロンの細胞体の集合であり，これらは通常，最も近い腹大動脈の枝にちなんで命名されている．それらは，**腹腔神経節**(Celiac ganglia)，**上腸間膜動脈神経節**(Superior mesenteric ganglion)，**大動脈腎動脈神経節**(Aorticorenal ganglia)，**下腸間膜動脈神経節**(Inferior mesenteric ganglion)である(図4.176)．腹部の椎前神経叢に沿って存在するこれらの神経節は，腹部内臓の神経支配に重要な役割を果たす．

腹部内臓，心臓からの関連痛が起こる一般的な場所を表4.5に示す．

## 腰神経叢

**腰神経叢**(Lumbar plexus)は，第1～3腰神経(L1～3)の前枝と，第4腰神経(L4)の前枝の大部分によって形成される(図4.177，表4.6)．これはまた，第12胸神経(T12)(肋下神経)からの神経線維も受ける．

腰神経叢の枝は，**腸骨下腹神経**(Iliohypogastric nerve)，**腸骨鼠径神経**(Ilio-inguinal nerve)，**陰部大腿神経**(Genitofemoral nerve)，**外側大腿皮神経**(Lateral femoral cutaneous nerve)，**大腿神経**(Femoral nerve)，**閉鎖神経**(Obturator nerve)である．腰神経叢は，大腰筋が腰椎の肋骨突起に付着する部位の前方で，筋の実質中に形成される(図4.178)．そのため，大腰筋の表面から腰神経叢の枝が次のように出る．

- 前側から…陰部大腿神経．
- 内側から…閉鎖神経．
- 外側から…腸骨下腹神経，腸骨鼠径神経，大腿神経，外側

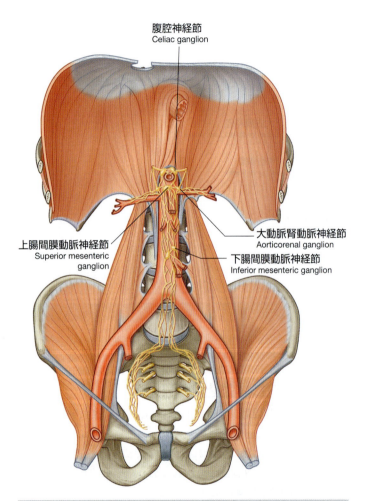

図4.176　椎前神経叢と関連の椎前神経節

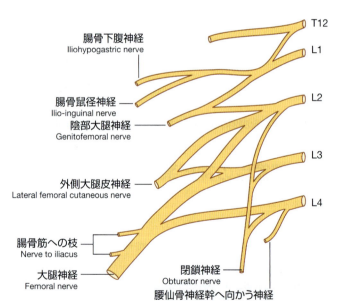

図4.177　腰神経叢

| 表4.5 | 関連痛の経路(臓性求心性神経) | | | |
|---|---|---|---|---|
| 器官 | 求心性経路 | 脊髄のレベル | 関連領域 |
| 心臓 | 胸内臓神経 | T1～4 | 胸部上部と上腕内側 |
| 前腸(腹腔動脈が分布する器官) | 大内臓神経 | T5～9(10) | 胸部下部と上腹部 |
| 中腸(上腸間膜動脈が分布する器官) | 小内臓神経 | T9・10(またはT10・11) | 臍部 |
| 腎臓と上部尿管 | 最下内臓神経 | T12 | 側腹部(外側部) |
| 後腸(下腸間膜動脈が分布する器官)と下部尿管 | 腰内臓神経 | L1・2 | 恥骨部，大腿の外側および前部，鼠径部 |

局所解剖 ● 後腹部領域　305

大腿皮神経．

## 腸骨下腹神経と腸骨鼠径神経

腸骨下腹神経と腸骨鼠径神経は，第1腰神経（L1）の前枝から1本の神経幹として形成される（図4.177）．この神経幹は，大腰筋の外側縁から出る前，または出た直後に，腸骨下腹神経と腸骨鼠径神経に分かれる．

### 腸骨下腹神経

腸骨下腹神経は，腎臓の後方で腰方形筋の前方を横切る．これは腹横筋を貫通し，腹横筋と内腹斜筋の間の層を通って身体の前方へ向かう．腸骨稜の上方で，**外側皮枝**（Lateral

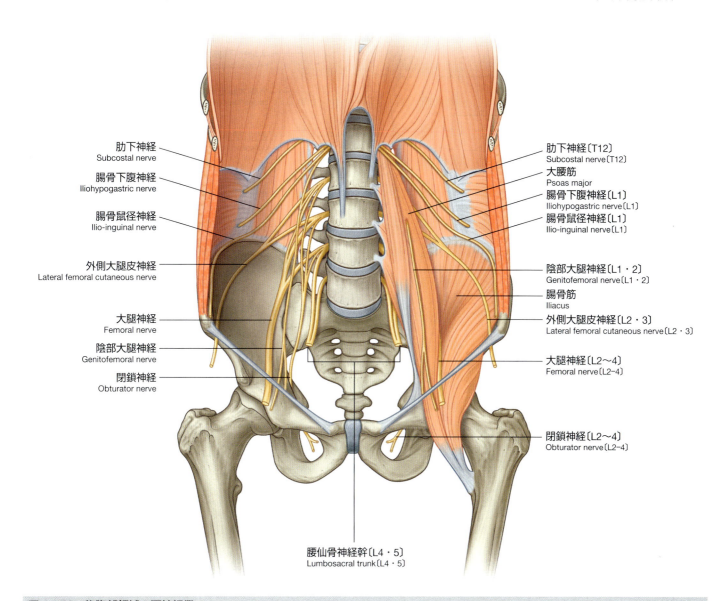

図4.178　後腹部領域の腰神経叢

### 表4.6　腰神経叢の枝

| 枝 | 起始 | 脊髄のレベル | 作用：運動 | 作用：感覚 |
|---|---|---|---|---|
| 腸骨下腹神経 | L1の前枝 | L1 | 内腹斜筋と腹横筋 | 殿部後外側の皮膚と恥骨部の皮膚 |
| 腸骨鼠径神経 | L1の前枝 | L1 | 内腹斜筋と腹横筋 | 大腿上内側部の皮膚，陰茎基部と陰嚢前部の皮膚あるいは恥丘と大陰唇の皮膚 |
| 陰部大腿神経 | L1・2の前枝 | L1・2 | 男性の精巣挙筋（陰部枝） | 陰嚢前部あるいは恥丘と大陰唇の皮膚（陰部枝）大腿前上方の皮膚（大腿枝） |
| 外側大腿皮神経 | L2・3の前枝 | L2・3 | | 大腿前外側部から膝部までの皮膚 |
| 閉鎖神経 | L2～4の前枝 | L2～4 | 外閉鎖筋，恥骨筋，大腿内側部の筋 | 大腿内側面の皮膚 |
| 大腿神経 | L2～4の前枝 | L2～4 | 腸骨筋，恥骨筋，大腿前部の筋 | 大腿前部と下腿内側面の皮膚 |

# 第4章　腹部

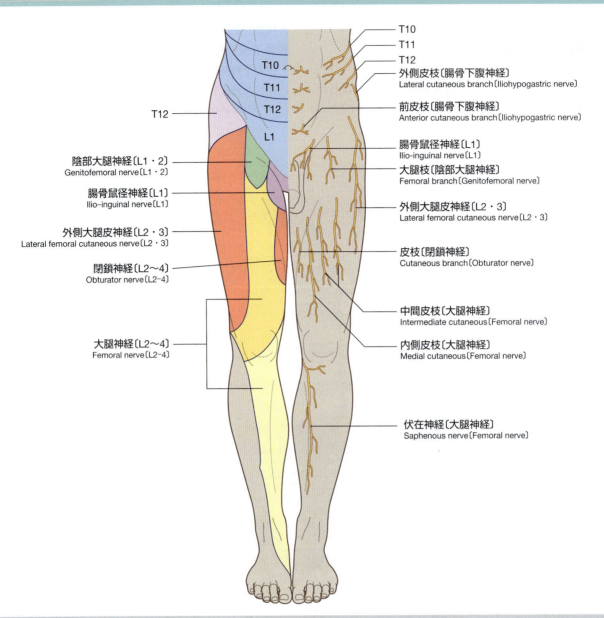

図 4.179　腰神経叢から出る皮神経の分布

cutaneous branch) が内腹斜筋と外腹斜筋を貫通し、殿部後外側の皮膚を支配する（図4.179）。

腸骨下腹神経の残り（**前皮枝**(Anterior cutaneous branch)）は前方へ向かい、斜め下内側へ向かう途中で、上前腸骨棘のすぐ内側で内腹斜筋を貫通する。さらに外腹斜筋の腱膜を貫通した後、浅鼠径輪のすぐ上方で皮枝となり、恥骨上部（下腹部）の皮膚に分布する（図4.179）。その経過中に、腹部の筋にも枝を出す。

## 腸骨鼠径神経

腸骨鼠径神経は、腰方形筋を横切る部位では腸骨下腹神経よりも細く、その下方にある。この神経の走行は、腸骨下腹神経の走行よりも強く傾いており、腸骨稜へ向かう途中で腸骨筋の一部と交差する。腸骨稜の前端の近くで腹横筋を貫き、その後、内腹斜筋を貫通して鼠径管に入る。

腸骨鼠径神経は、精索に沿って浅鼠径輪から出て、大腿の上内側部の皮膚、男性では陰茎基部と陰茎前面の皮膚、女性では恥丘と大陰唇の皮膚を支配する（図4.179）。その経過中に、腹部の筋にも枝を出す。

## 陰部大腿神経

陰部大腿神経は、第1・2腰神経（L1・2）の前枝からなり、大腰筋の中を下方へ向かい、その途中で大腰筋の前面に現れる（図4.177）。その後、腹膜後隙でこの筋の表面を下行し、尿管の後方を通る。最終的には**陰部枝**(Genital branch)と**大腿枝**(Femoral branch)に分かれる。

**陰部枝**は下方へ向かい、深鼠径輪を通って鼠径管に入る。これは鼠径管を通って次の部位に向かう。

- 男性…精巣挙筋を支配し、陰嚢の上部前面の皮膚に終わる。
- 女性…子宮円索に伴行し、恥丘と大陰唇の皮膚に終わる。

**大腿枝**は外腸骨動脈の外側を下行し、鼠径靱帯の後方を通って、大腿動脈の外側の大腿鞘に入る。これは、大腿鞘の前葉と

大腿筋膜を貫通して，大腿の前上方の皮膚に分布する（**図4.179**）.

## 外側大腿皮神経

外側大腿皮神経は，第2・3腰神経(L2・3)の前枝からなる（**図4.177**）. 大腰筋の外側縁から現れ，腸骨筋と交差して斜め下方へ走り，上前腸骨棘へ向かう（**図4.179**）. そして，鼠径靱帯の後方を通って大腿へ入る.

外側大腿皮神経は，膝の高さまでの大腿の前外側面の皮膚を支配する（**図4.179**）.

## 閉鎖神経

閉鎖神経は，第2～4腰神経(L2～4)の前枝から起始する（**図4.177**）. これは大腰筋内を下行し，骨盤上口の近くで，この筋の内側から現れる（**図4.178**）.

閉鎖神経は，総腸骨動・静脈の後方を走り，骨盤腔の外側壁を横切って閉鎖管へ入る. この神経は，閉鎖管を通って大腿の内側部に達する.

閉鎖管の中で，閉鎖神経は**前枝**(Anterior branch)と**後枝**(Posterior branch)に分かれる. 大腿の内側部に入ると，これら2本の枝は外閉鎖筋と短内転筋によって隔てられる. 大腿の内側を通る間に，これら2本の枝は次の枝を出す（**図4.179**）.

■ 関節枝…股関節に分布する.
■ 筋枝…外閉鎖筋，長内転筋，薄筋，短内転筋，大内転筋を支配する. また，恥骨筋に小枝を出すこともある.
■ 皮枝…大腿内側面に分布する.
■ その他の枝…**伏在神経**(Saphenous nerve)とともに下腿上部の内側面に分布する皮枝と，膝関節に分布する関節枝がある.

## 大腿神経

大腿神経は，第2～4腰神経(L2～L4)の前枝から起始する（**図4.177**）. これは大腰筋内を下行し，大腰筋の下外側縁から現れる（**図4.178**）. その後，大腿神経は大腰筋の外側縁と腸骨筋の前面の間を走る. 鼠径靱帯の後方を通って大腿前面に入るところでは，腸骨筋の筋膜の深層，大腿動脈の外側に位置する. 大腿に入ると，ただちに多数の枝に分かれる.

大腿神経の皮枝には，次のものがある（**図4.179**）.

■ 内側皮枝と中間皮枝…大腿の前面の皮膚に分布する.
■ 伏在神経…下腿の内側面の皮膚に分布する.

筋枝は，腸骨筋，恥骨筋，縫工筋，大腿直筋，内側広筋，中間広筋，外側広筋を支配する. 関節枝は，股関節と膝関節に分布する.

# 体表解剖

## ▶ 腹部の体表解剖

腹部内臓の位置を認識することは，身体の理学的検査の基本である．いくつかの腹部内臓やそれらの一部は，腹壁から触診することができる．また，体表の特徴から，深部にある構造の位置を同定することができる．

## ▶ 腹部の体表突起物の同定

触診可能な指標によって，体表から腹部の範囲を同定できる．これらの指標は次の通りである（**図4.180**）．

- 上方…肋骨弓．
- 下方…恥骨結節，上前腸骨棘，腸骨稜．

肋骨弓は容易に触診でき，腹壁を胸壁から分ける．
上前腸骨棘と恥骨結節の間を結ぶ線は，鼠径靱帯の位置に相当し，前腹壁をその下方にある大腿から分ける．
腸骨稜は，後外側腹壁と殿部を分ける．
腹腔の上部は，肋骨弓の上方で横隔膜の高さまで突出するため，この領域の腹部内臓は胸壁によって保護される．
横隔膜の位置は，呼吸の位相によって異なる．深く息を吐いたときに，横隔膜の右円蓋は第4肋軟骨の高さにまで達する．

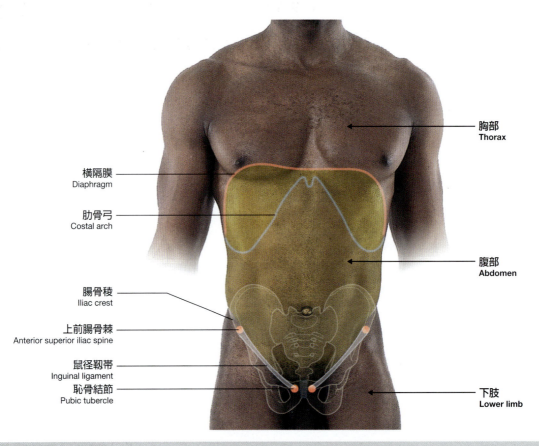

**図4.180 男性の腹部領域の前面像**
触診可能な骨格の指標，鼠径靱帯，横隔膜の位置を示す．

## ▶ 浅鼠径輪の同定

浅鼠径輪は，外腹斜筋の腱膜が細長い三角形状に欠損している部位である（図4.181）．これは前腹壁の下内側面にあり，鼠径管の外への開口部である．鼠径管と浅鼠径輪は，女性よりも男性のほうが大きい．

- 男性…腹部と精巣の間を走る構造が，鼠径管と浅鼠径輪を通る．
- 女性…子宮円索が鼠径管と浅鼠径輪を通り，大陰唇の結合組織の中に終わる．

浅鼠径輪は，恥骨稜と恥骨結節ならびに鼠径靱帯内側端の上方にある．

- 男性…精索を上方に向かって下腹壁までたどることにより，浅鼠径輪を容易に同定できる．精索の外精筋膜は，浅鼠径輪の辺縁に続く．
- 女性…恥骨結節が触診でき，浅鼠径輪はその上外側にある．

鼠径管の内方の入口である深鼠径輪は，鼠径靱帯の上方で，上前腸骨棘と恥骨結合の中間にある．同じ位置で鼠径靱帯の下では，大腿動脈の拍動を触れることができる．

浅鼠径輪は，特に男性では鼠径ヘルニアが発生する場所であるため，浅鼠径輪および鼠径管に関連する部位について診察時によく調べる必要がある．

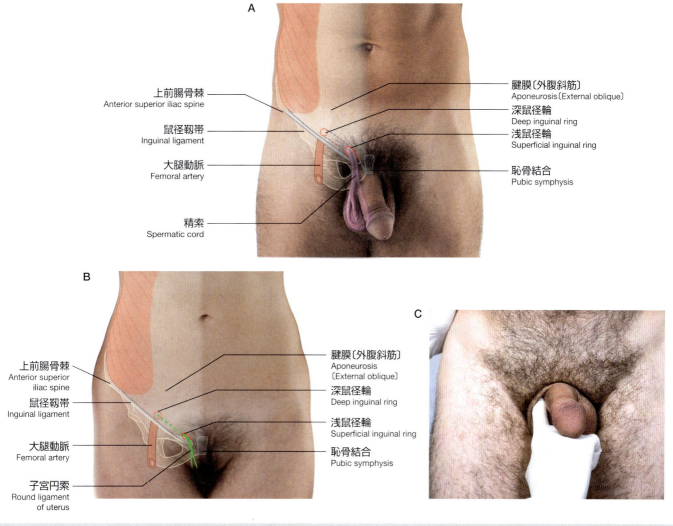

**図4.181　鼠径部**
A：男性．B：女性．C：男性の浅鼠径輪と関連する鼠径管領域の検査．

## ▶腰椎の高さの同定

腰椎の高さは，内臓と主要血管の位置を同定するのに有用である．腰椎のおよその位置は，指標となる構造を触診したり視診することによって同定できる（図4.182）．

- 第9肋軟骨の内側端と第1腰椎（LI）の椎体を通る水平面…幽門を通るこの面は，頸切痕と恥骨結合の中間点で身体を横断する面である．
- 肋骨弓の下縁（第10肋軟骨）と第3腰椎（LIII）の椎体を通る水平面…正常状態では，臍は第3・4腰椎（LIII・IV）間の椎間円板を通る水平面上に存在する．
- 腸骨稜の最高点を通る水平面（腸骨稜上平面）…第4腰椎（LIV）の椎体と棘突起を通る．
- 腸骨稜結節を通る面…第5腰椎（LV）の椎体を通る．

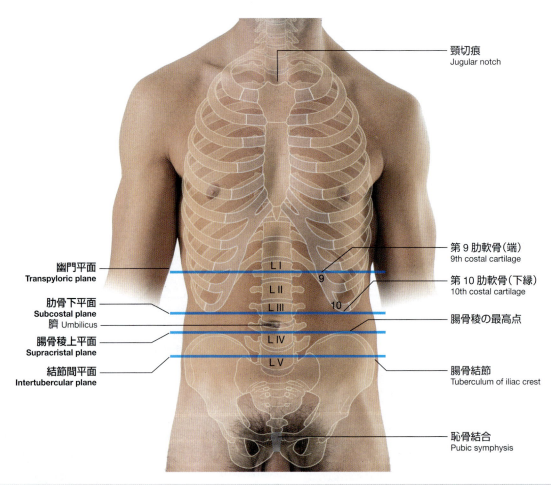

図4.182　腰椎の位置を同定するための指標（男性の腹部領域の前面像）

## ▶第1腰椎の高さにある構造の確認

第1腰椎(LⅠ)の高さは，幽門平面に一致し，頸切痕と恥骨結合の中間点で身体を横断し，第9肋軟骨端を通る(図4.183)．この高さには以下のものがある．

- 十二指腸の起始部と遠位端の上端．
- 腎門．
- 膵頸．
- 上腸間膜動脈の大動脈からの起始部．

左右の結腸曲も，この高さに近い．

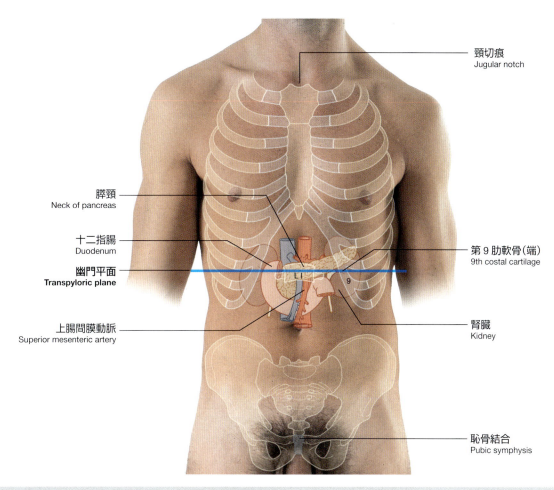

図4.183　第1腰椎の高さを通る平面(男性の腹部領域の前面像)

## ▶主要血管の位置の確認

腹部の各椎骨の高さは，主要な血管の起始部と関連する（図4.184）．

- 腹腔動脈…第1腰椎（LI）の上縁で大動脈から起始する．
- 上腸間膜動脈…第1腰椎（LI）の下縁で起始する．
- 腎動脈…ほぼ第2腰椎（LII）の高さで起始する．
- 下腸間膜動脈…第3腰椎（LIII）の高さで起始する．
- 大動脈の分岐…第4腰椎（LIV）の高さで左右の総腸骨動脈に分かれる．
- 左右の総腸骨静脈…第5腰椎（LV）の高さで合流して下大静脈となる．

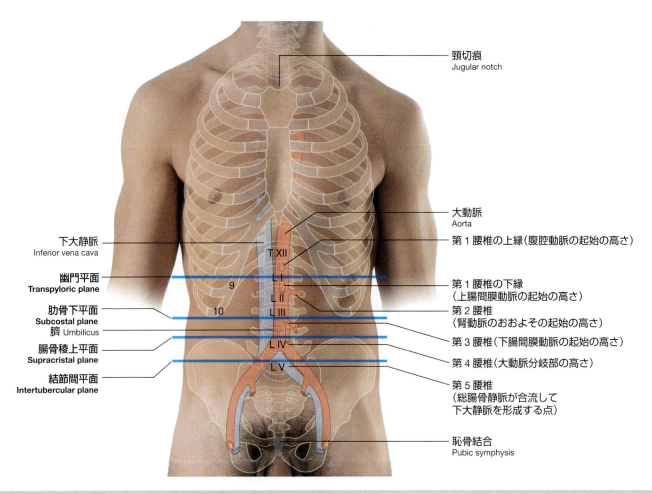

図4.184 体表面へ投射した主要血管の位置（男性の腹部領域の前面像）

## ▶腹部4領域区分法を利用した主要内臓の同定

腹部は，垂直正中面と臍を通る水平面により4つの区画に分けられる（図4.185）．

- 右上腹部…肝臓と胆嚢がある．
- 左上腹部…胃と脾臓がある．
- 右下腹部…盲腸と虫垂がある．
- 左下腹部…下行結腸遠位端とS状結腸がある．

肝臓の大部分は右側の横隔膜の下で，胸壁下部の深部にある．肝臓の下縁は，患者が深く息を吸ったとき，右の肋骨弓の下方まで下降するので触診することができる．

患者が深く息を吸って触診すると，肝臓の辺縁が肋骨弓の下で"滑る"ように感じられる．虫垂の体表への投射部位は，一般には，右の上前腸骨棘から臍へ引いた線の外側1/3の部位にあたる **McBurney点**（McBurney's point）である．

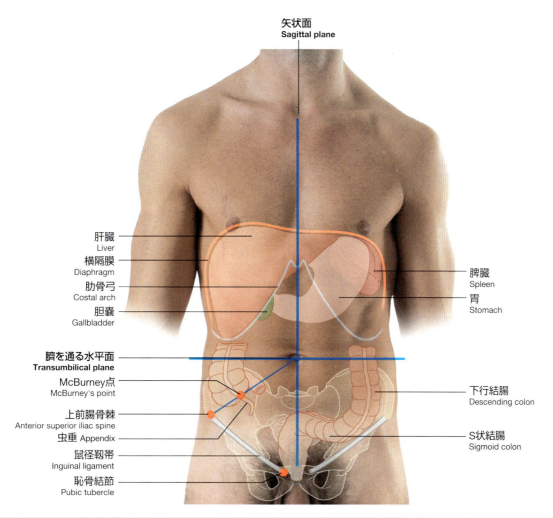

図4.185 腹部4領域と主要な内臓の位置（男性の前面図）

## ▶腸からの関連痛を感じる体表面の部位

腹部は，左右の鎖骨中線を通る矢状面と身体を横断する肋骨下平面ならびに結節間面（隆起間平面）により，9つの領域に区分できる（**図4.186**）．これらの面は，腹部を次のように分ける．

- 3つの中央領域…上胃部（心窩部），臍部，恥骨上部（下腹部）．
- 左右それぞれ3つの領域…下肋部，側腹部，鼠径部．

前腸からの疼痛は上胃部（心窩部）に放散し，中腸からの疼痛は臍部に，後腸からの疼痛は恥骨上部（下腹部）に放散する．

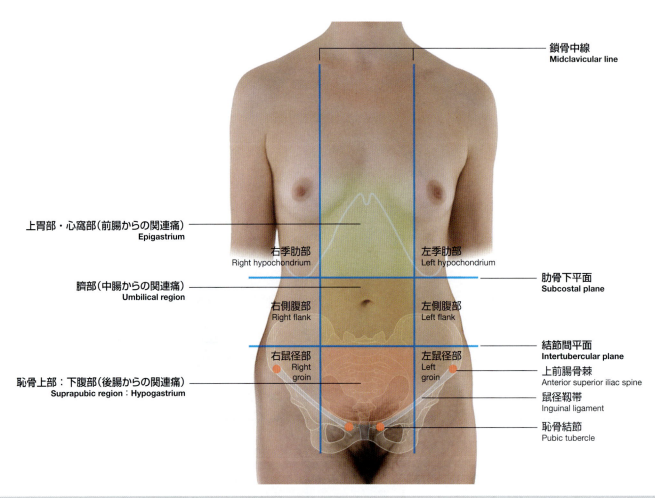

図4.186　腹部の9領域（女性の前面像）

## ▶ 腎臓はどこにあるか

腎臓は背部で，正中線の両側にあり，下位肋骨に接する（図4.187）．

- 左の腎臓…右の腎臓よりやや高く，上極は第11肋骨の高さに達する．
- 右の腎臓…上極は第12肋骨の高さにある．

腎臓の下極は，ほぼ第3・4腰椎（L III・IV）間の椎間円板の高さに位置する．腎門と尿管起始部は，ほぼ第1腰椎（L I）の高さにある．

尿管は，下位腰椎の横突起先端の前方を垂直に下行して骨盤に入る．

## ▶ 脾臓はどこにあるか

脾臓は，左背部の第9～11肋骨の高さにある（図4.188）．脾臓は，第10肋骨の輪郭に沿って，左の腎臓の上極から腋窩中線のすぐ後方にまで達する．

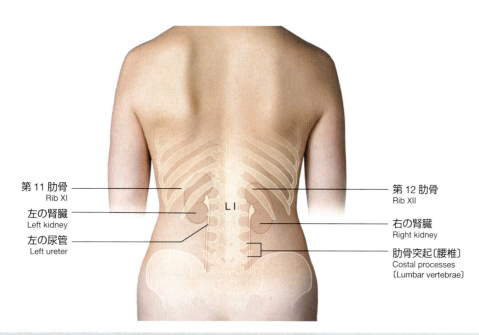

図4.187　腎臓と尿管の体表への投影（女性の腹部後面像）

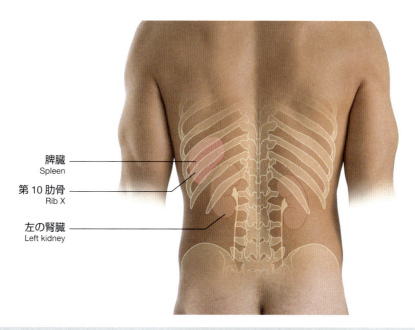

図4.188　脾臓の体表への投影（男性の後面像）

# 5

# 骨盤と会陰

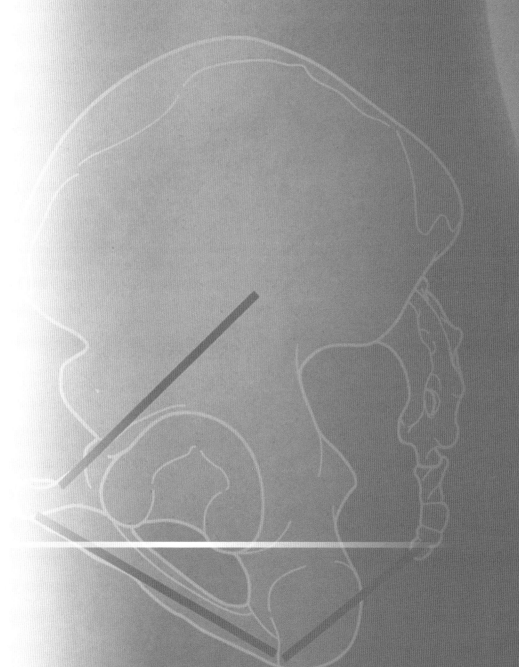

# 概観

## 概要

骨盤(Pelvis)と会陰(Perineum)は互いに密接に関係し，寛骨および脊柱下部に関連する領域である．骨盤は，次の2つの領域に分けられる．

- **大骨盤**(Greater pelvis)…上方の領域で，一般に腹腔の一部とみなされる(図5.1)．
- **小骨盤**(Lesser pelvis)…寛骨下部，仙骨，尾骨と関連する領域で，骨盤上口と骨盤下口をもつ．

小骨盤によって囲まれる漏斗形の**骨盤腔**(Pelvic cavity)は，骨盤上口，骨盤壁，骨盤下口(骨盤底)から構成される．この腔は，上方で腹腔とつながっており，泌尿器・消化器・生殖器の諸器官がその中にある．

会陰(図5.1)は骨盤底の下方にあり，その周縁が**骨盤下口**(Pelvic outlet)に相当する．会陰には，外生殖器と，泌尿生殖器および消化器の外部への開口部がある．

## 機能

### ▶ 膀胱，直腸，肛門管，生殖路の収納と支持

骨盤腔の中で，膀胱は正中の前方に，直腸は正中の後方に位置する．

尿が溜まると，膀胱は上方へ拡張して一部が腹部に達する．膀胱は，骨盤を構成する骨と骨盤底によって支えられる．尿道は，骨盤底を通過して会陰に達し，女性では会陰で外部に開き(図5.2A)，男性では陰茎の基部に入る(図5.2B)．

直腸は，S状結腸の続きとして第3仙椎(S III)の高さで始まり，肛門管として終わる．肛門管は，骨盤底を貫いて会陰へ開く．肛門管は，直腸に対して後方に曲がる．この弯曲は骨盤底の筋によって維持されており，排便時にはその弯曲がゆるくなる．肛門管と尿道の骨盤底の通過部には，それぞれ骨格筋性の括約筋がある．

骨盤腔には，女性では生殖器の大部分が，男性では生殖器の一部が含まれる．

- **女性**…腟が骨盤底を貫き，骨盤腔は子宮に続く．子宮は，直腸と膀胱の間に位置する．卵管は，子宮の両側で骨盤壁に向かって外側方向にのび，卵巣の近くで骨盤腔に開口する．
- **男性**…骨盤腔内で泌尿器と生殖器が合流する．また，骨盤腔には，生殖器に付属する主要な腺である前立腺と左右の精嚢がある．

### ▶ 外生殖器の根

**外生殖器**(External genitalia)のうち，女性の陰核と男性陰茎の根は，以下の構造にしっかりと固定される．

- **骨縁**…骨盤下口の前半部をつくる．
- **下尿生殖隔膜筋膜**(Inferior urogenital diaphragmatic fascia)…厚い線維性の膜が占める(図5.3)．

外生殖器の根は，勃起(脈管)組織とそれに付随する骨格筋によって構成される．

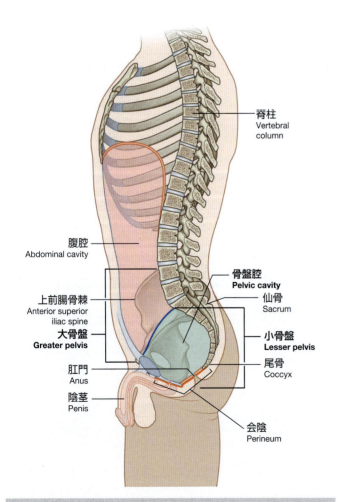

図5.1　骨盤と会陰

概観・機能 319

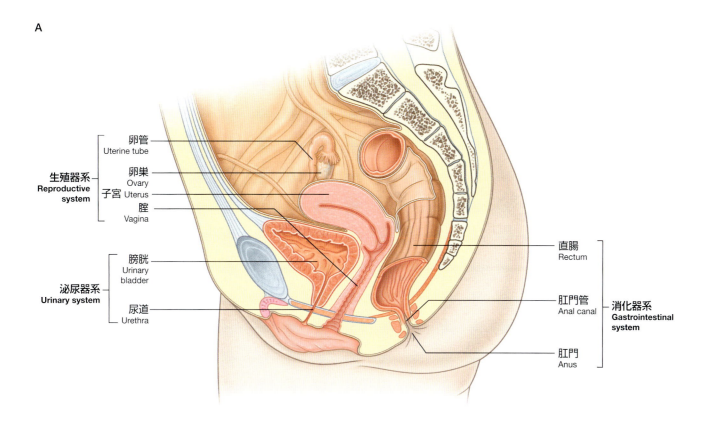

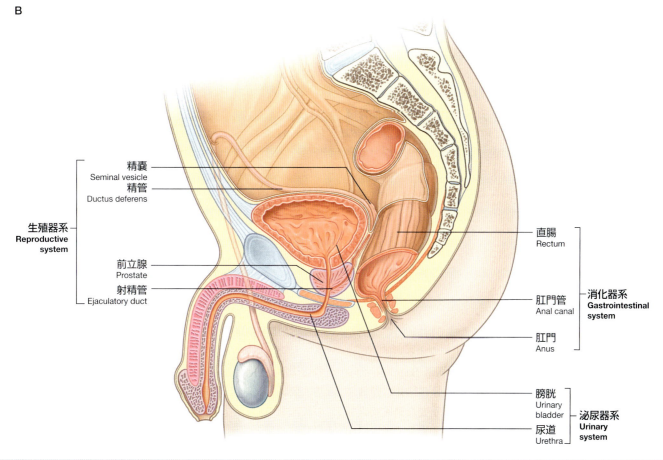

図5.2 女性と男性の骨盤と会陰
骨盤と会陰は，消化器と泌尿生殖器を収納して支える．A：女性．B：男性．

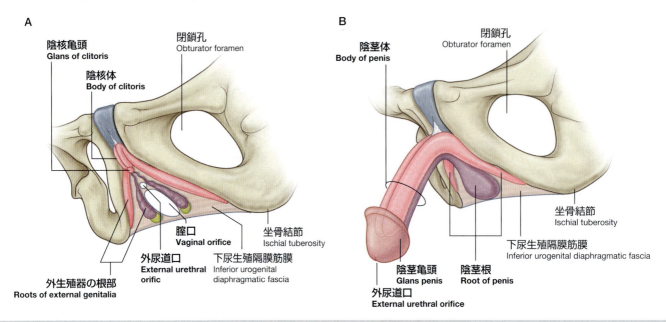

**図 5.3　会陰**
会陰に外生殖器の根が含まれ，固定される．A：女性．B：男性．

## 構成要素

### ▶ 骨盤上口

骨盤上口（Pelvic inlet）は，ほぼハート形をしており，周囲を骨が完全にとり囲む（図 5.4）．骨盤上口の後部は，第 1 仙椎（S I）の椎体によってつくられ，その椎体は岬角（Promontory）として前方へ突出する．仙骨の左右にある翼状の突出部は，仙骨翼（Ala of sacrum）とよばれ，骨盤上口の辺縁の一部となる．その外側から，寛骨の顕著な縁（弓状線）が前方へのび，上口の境界線が恥骨結合まで達し，そこで左右の寛骨が連結する．

多くの構造が，骨盤上口を通って骨盤腔と腹部の間を行き来する．

分娩時，胎児は腹部（子宮は妊娠中に腹部へ拡大する）から骨盤上口を通り，骨盤下口から娩出される．

### ▶ 骨盤壁

小骨盤の壁は主に，骨，筋，靱帯によって構成され，仙骨，尾骨，および寛骨の下半部がその大部分を形成する．

仙棘靱帯（Sacrospinous ligament）と仙結節靱帯（Sacrotuberous ligament）の 2 つの靱帯は，左右の寛骨を仙骨と尾骨に連結するもので，したがって骨盤壁（Pelvic wall）の重要な構成要素である（図 5.5A）．これらの靱帯の存在により，寛骨の大坐骨切痕（Greater sciatic notch）と小坐骨切痕（Lesser sciatic notch）が骨盤外側壁への通路となる．

内閉鎖筋（Obturator internus）と梨状筋（Piriformis）が坐骨孔（Sciatic foramen）を塞いで骨盤壁が完成する（図 5.5B）．これらの筋は骨盤から起始し，坐骨孔から出て股関節の運動に関与する．

### ▶ 骨盤下口

菱形をした骨盤下口（Pelvic outlet）は，骨と靱帯によって形成され，前正中部には恥骨結合がある（図 5.6）．

左右で，寛骨の下縁は恥骨結合から後外側方にのびて坐骨結節（Ischial tuberosity）で終わる．これらの要素が全体として恥骨弓を構成し，それが骨盤下口の前半の骨縁を形成する．この縁は，仙結節靱帯に沿って坐骨結節から後方にのび，尾骨と仙骨に至る．恥骨結合，坐骨結節，尾骨は，すべて体表から触診することができる．

### ▶ 骨盤底

骨盤底（Pelvic floor）は，筋と筋膜によって形成され，骨盤腔と会陰を分ける（図 5.7）．

左右の肛門挙筋（Levator ani）は，骨盤壁から起始し，正中にある結合組織性の縫線で互いに癒合する．左右の肛門挙筋は，骨盤隔膜（Pelvic diaphragm）とよばれる漏斗形の構造の最大の構成要素となる．［坐骨］尾骨筋（［Ischio］coccygeus）が骨盤隔膜の後部をつくる．［坐骨］尾骨筋は仙棘靱帯の上にあり，仙骨と尾骨の辺縁と，大きく突出する坐骨棘（Ischial spine）との間を走る．

骨盤隔膜は，骨盤底の大部分を構成する．前部には U 字状の開口部があり，その部位を泌尿生殖器の構造が通る．

肛門管は，骨盤隔膜に開いた後方の円形の開口部を通って，

概観 • 構成要素 321

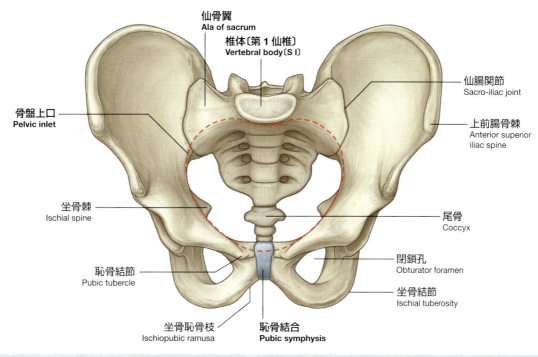

図 5.4 骨盤上口

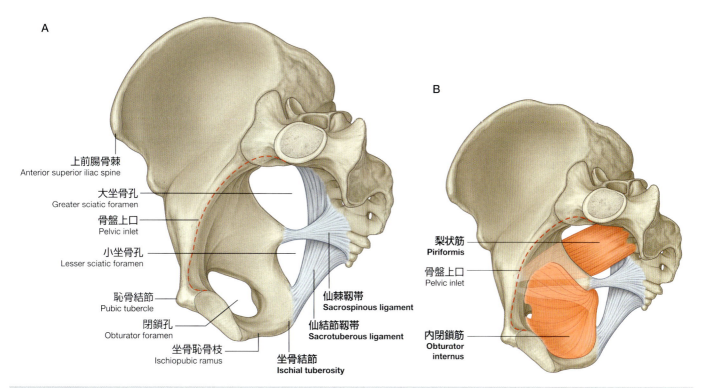

図 5.5 骨盤壁
A：骨盤壁の骨と靱帯．B：骨盤壁の筋．

骨盤から会陰に達する．
　骨盤底は，前方では次の構造によって支えられる．
- 下尿生殖隔膜筋膜（Inferior urogenital diaphragmatic fascia）．
- 深会陰隙（Deep perineal space）の筋．

下尿生殖隔膜筋膜は厚い三角形の筋膜で，左右の恥骨弓の間にある間隙を塞ぎ，後方は自由縁になる（図 5.7）．深会陰隙は，下尿生殖隔膜筋膜の上方にある狭い領域である．
　骨盤隔膜のU字状の開口部の辺縁は，関連する内臓の壁な

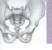

## 第5章 骨盤と会陰

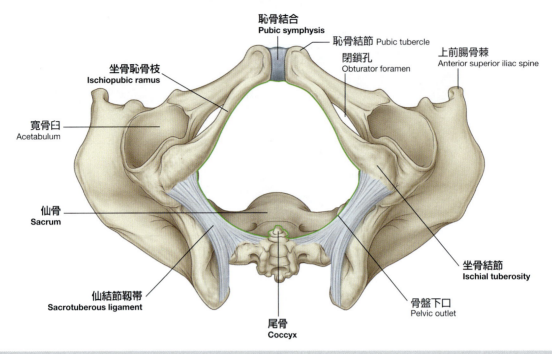

**図 5.6 骨盤下口**

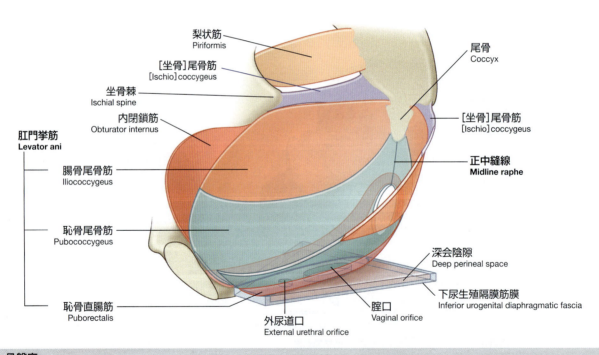

**図 5.7 骨盤底**

らびに下方にある深会陰隙の筋とつながる．

腟と尿道は，骨盤底を貫通して骨盤腔から会陰に達する．

### ▶ 骨盤腔

骨盤腔（Pelvic cavity）は，腹腔から続く腹膜によって裏打ちされる．骨盤腔の腹膜は骨盤内臓の上面を覆うが，多くの部位で骨盤底には達しない（**図 5.8A**）．

骨盤内臓は，骨盤腔の正中線上に位置する．膀胱は前方に，直腸は後方にある．女性では，膀胱と直腸の間に子宮がある（図

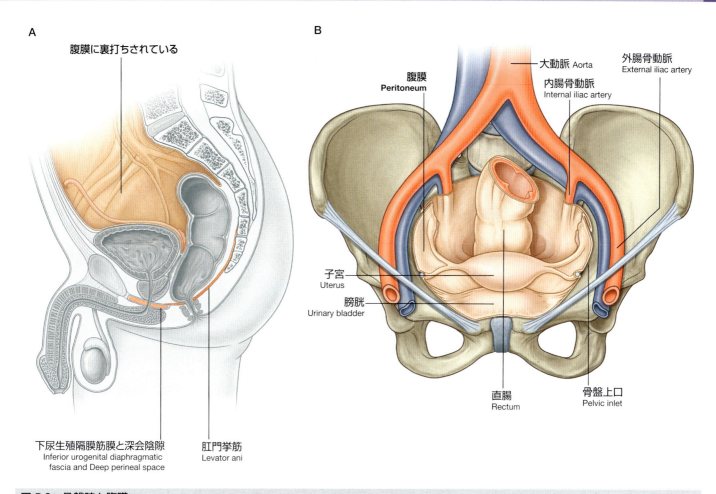

図5.8 骨盤腔と腹膜
A：男性（矢状断面）．B：女性（前方より）．

5.8B)．血管や神経等は，骨盤壁に沿って，また骨盤内臓の両側を走る．

## ▶会陰

会陰（Perineum）は，両下肢の間で骨盤底の下方にある（図5.9）．その周縁は，骨盤下口によって形づくられる．両側の坐骨結節を結ぶ想像上の線が，会陰を2つの三角形の領域に分ける．

- 尿生殖三角（Urogenital triangle）…前方の三角であり，外生殖器の根がある．女性では外尿道口と腟口がある（図5.9A）．男性では尿道の遠位部が勃起組織（海綿体）にとり囲まれ，陰茎の先端に開く（図5.9B）．
- 肛門三角（Anal triangle）…後方の三角であり，肛門がある．

# 身体の他の領域との関係

## ▶腹部

小骨盤腔は，骨盤上口で腹腔に続く（図5.10A）．S状結腸と尿管，ならびに主要な血管，神経，リンパ管等の骨盤腔と腹部の間を走る構造は，すべて骨盤上口を通る．男性では，左右の精管が，前腹壁を通り抜けて骨盤上口から骨盤腔に入る．女性では，卵巣の血管，神経，リンパ管が，骨盤上口を通って，すぐ下方にある卵巣に達する．

## ▶下肢

骨盤壁にある3つの孔は下肢と交通する（図5.10A）．
- 閉鎖管（Obturator canal）．
- 大坐骨孔（Greater sciatic foramen）．
- 小坐骨孔（Lesser sciatic foramen）．

閉鎖管は骨盤腔と大腿の内転筋部の間の通路となる．閉鎖孔（Obturator foramen）の上部で，骨，結合組織膜，閉鎖孔を塞ぐ筋の間につくられる．

小坐骨孔は骨盤底の下方にあり，殿部と会陰を連絡する通路となる（図5.10B）．

骨盤腔はまた，恥骨結合と下尿生殖隔膜筋膜の間の小さな間隙を通って，直接会陰と連絡する（図5.10B）．

324　第5章　骨盤と会陰

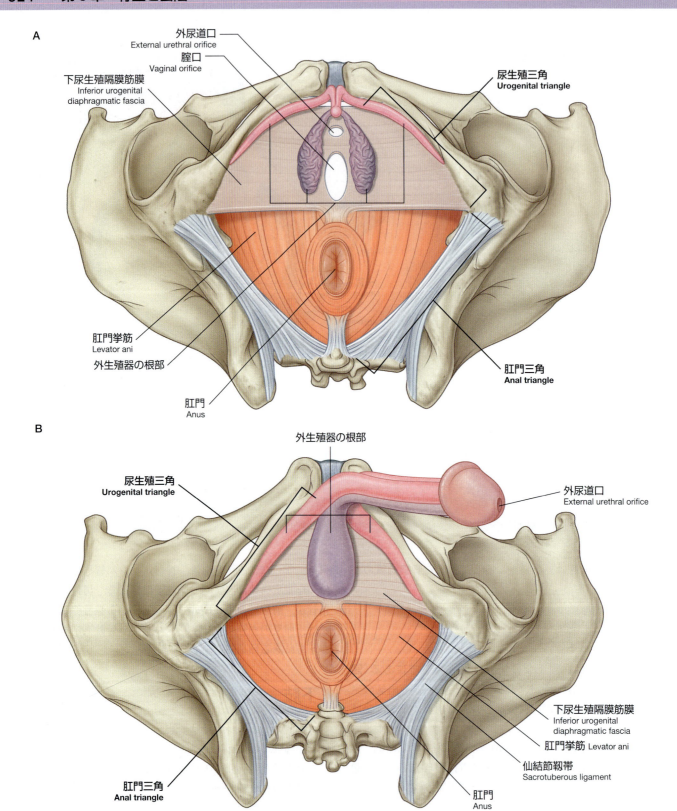

図 5.9　会陰
A：女性．B：男性．

概観 • 身体の他の領域との関係　325　5

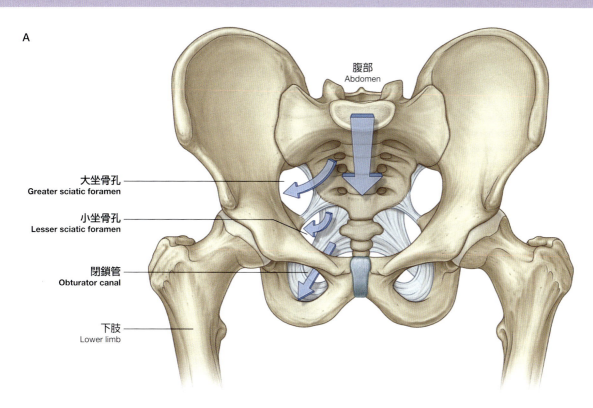

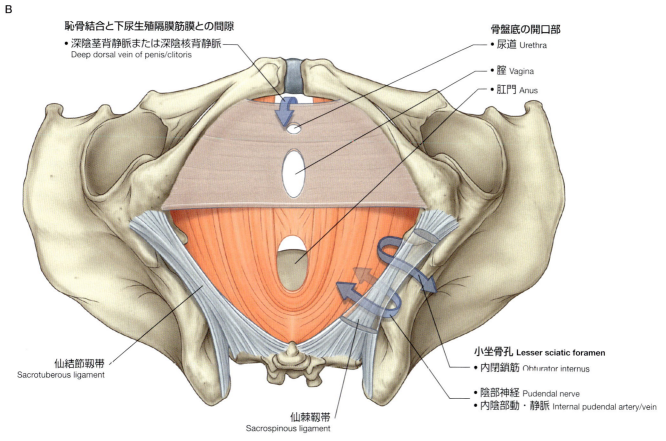

図5.10　小骨盤と他の領域を連絡する通路
A：小骨盤，腹部と下肢の間．B：会陰と他の領域の間．

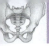

## 第5章 骨盤と会陰

# 重要ポイント

### ▶ 骨盤腔の軸

解剖学的体位において，上前腸骨棘と恥骨結合の上端は同じ垂直面上にある（図5.11）．したがって，骨盤上口は水平面に対し前方へ50〜60度傾斜しており，骨盤腔は腹腔に対して後方に向く．

一方，骨盤下口の（恥骨弓によって囲まれる）泌尿生殖部はほぼ水平であるのに対して，その後部はより垂直に近い位置にある．したがって，会陰の尿生殖三角は下方に向くのに対し，肛門三角はより後方に傾斜する．

### ▶ 尿管と交差する構造

尿管は，腎臓から出て後腹壁を下行し，骨盤上口を越えて骨盤腔に入る．尿管は，骨盤の外側壁をさらに下方に進み，最終的に膀胱底に入る．

男女両性ともに，骨盤腔内の重要な構造が尿管と交差する．女性では，子宮頸部の外側で，子宮動脈が尿管と交差する（図5.12A）．男性では，膀胱のすぐ後方で，精管が尿管と交差する（図5.12B）．

### ▶ 前立腺や子宮と直腸の位置関係

男性では，前立腺（Prostate）が直腸のすぐ前，骨盤底の直上にある（図5.13）．前立腺は，指で直腸診を行うことによって触れることができる．

男女両性とも，肛門管と下部直腸は，医師が直腸診を行うことができる．女性では，子宮頸と子宮体の下部も触診できる．子宮頸部と子宮体の下部は，医師が片方の手の示指と中指を腟内に置き，他方の手を前腹壁下部に置く双手診（Bimanual examination）を行うことによって，容易に触診できる．この診察法では，これらの器官を両手で挟むようにして触診することができる．この双手診は，卵巣と卵管を調べる際にも用いられる．

### ▶ 会陰の神経支配

男女両性とも，会陰の皮節（皮膚分節）には第3〜5仙髄（S3-5）のレベルに入る神経が分布する．ただし，会陰の前部は腹壁に分布する第1腰髄（L1）のレベルに入る神経が分布する（図5.14）．第2腰髄〜第2仙髄（L2〜S2）のレベルに入る神経は，主に下肢に分布する．

外肛門括約筋と外尿道括約筋を含む，会陰と骨盤底の大部分

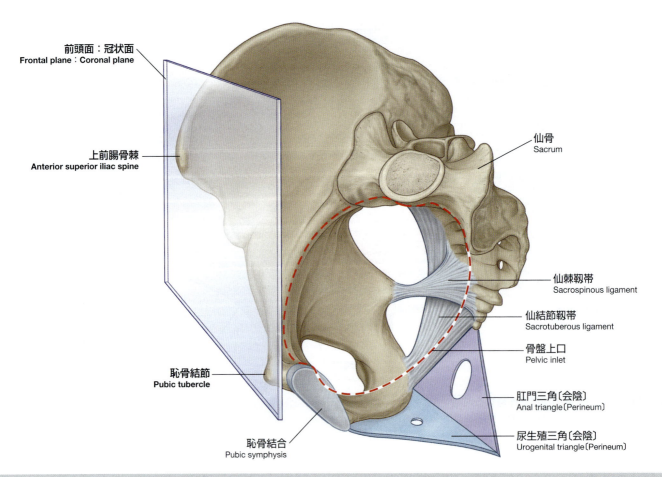

図5.11　解剖学的体位における骨盤と骨盤腔の向き

概観・重要ポイント　327

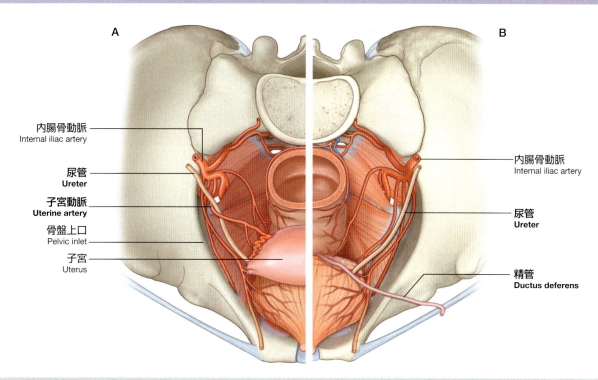

図 5.12　骨盤腔内で尿管と交差する構造
A：女性．B：男性．

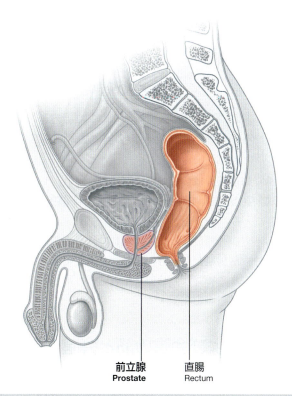

図 5.13　前立腺の位置

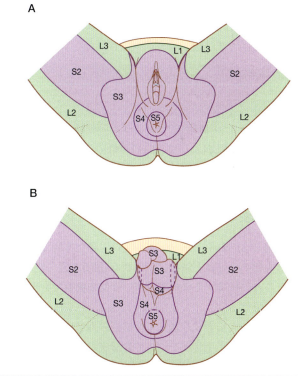

図 5.14　会陰の皮節（皮膚分節）
A：女性．B：男性．

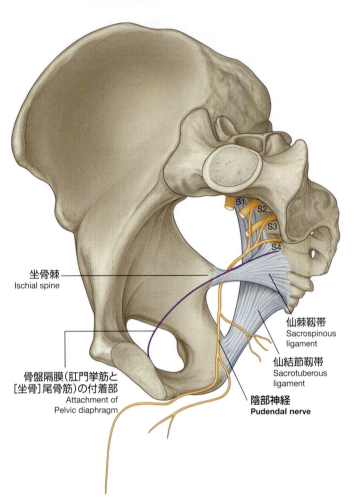

図 5.15　陰部神経

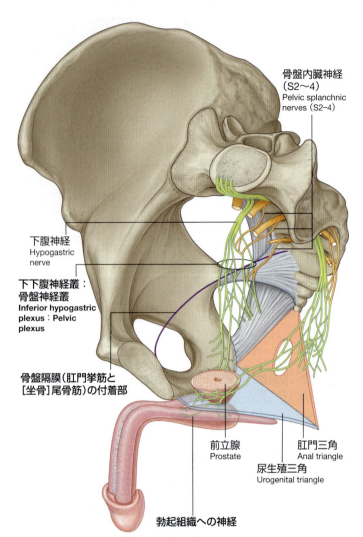

図 5.16　勃起を調節する神経
第 2～4 仙髄（S2～4）由来の骨盤内臓神経が勃起を調節する．

の骨格筋は，第 2～4 仙髄（S2～4）レベルの神経が支配する．

　会陰の体性運動性および感覚性の神経の多くは，第 2～4 仙髄のレベルに関連する陰部神経による．

## ▶陰部神経と骨との関係

　陰部神経（Pudendal nerve）は，会陰の主要な神経であり，その走行は骨盤の坐骨棘と密接にかかわる（図 5.15）．左右とも，坐骨棘とこれに付着する仙棘靱帯が，骨盤の側壁で大坐骨孔と小坐骨孔を分ける．

　陰部神経は，大坐骨孔を通って骨盤腔の外に出た後，ただちに坐骨棘を回り，小坐骨孔を通って骨盤底の下方で会陰に入る（図 5.15）．坐骨棘は，女性では経腟的に触診することができ，陰部神経ブロックを行う際の目印となる．

## ▶副交感神経による勃起の調節

　第 2～4 仙髄（S2～4）レベルに由来する副交感神経支配が，男女両性で生殖器の勃起の調節を行う（図 5.16）．左右で，副交感神経節前線維は仙骨神経の前枝から離れ，骨盤側壁の下下腹神経叢（Inferior hypogastric plexus）（骨盤神経叢（Pelvic plexus））に入る．

　左右の下下腹神経叢は，腹大動脈に付随して後腹壁で形成される腹部の椎前神経叢が下方に延長したものである．これらの神経叢に由来する神経は，骨盤底を貫通し，男性の陰茎と女性の陰核の勃起性組織を支配する．

## ▶骨盤底および会陰の筋と会陰体

　骨盤底の構造は，会陰体（Perineal body）で互いに交わる（図 5.17）．この線維筋性結節の境界は明瞭ではないが，左右の坐骨結節のほぼ中間点にあたる会陰中央部にある．会陰体に収束するものには以下のものがある．

- 骨盤隔膜の筋…肛門挙筋．
- 会陰の尿生殖三角と肛門三角の筋…尿道，腟，肛門に付随する骨格筋性の括約筋．

概観・重要ポイント 329

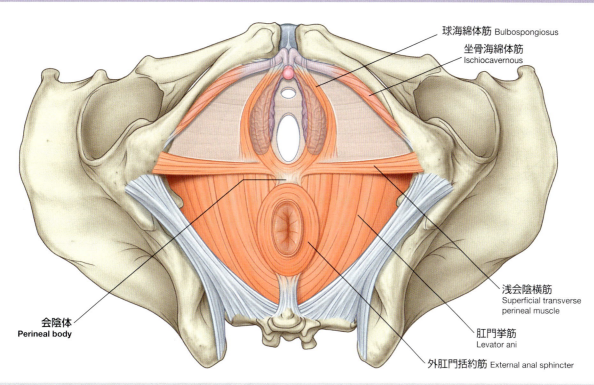

図5.17 会陰体

## ▶ 男性と女性の尿道の走行

女性では，尿道は短く，膀胱から下方へ向かって骨盤底を通過し，直接会陰に開く（図5.18A）．

男性では，尿道は前立腺を貫いた後，深会陰隙と下尿生殖隔膜筋膜を通り抜ける．その後，陰茎の勃起性組織にとり囲まれて，陰茎の先端に開く（図5.18B）．男性の尿道は，尿道海綿体の中の2ヵ所で屈曲する．

- 前方への屈曲…尿道が下尿生殖隔膜筋膜を通過した後に陰茎根に固定され，前方に屈曲する．
- 下方への屈曲…遠位で陰茎は下方に屈曲する．陰茎が勃起すると，この第2の屈曲は消失する．

男性と女性で尿道の走行が異なることは，患者に尿道カテーテルを入れるときや，会陰の損傷や骨盤の病理変化を調べるときに重要である．

### 臨床的事項 5.1　下半身における性別適合手術

性別適合治療（Gender-affirming care）を受ける患者（トランス女性やトランス男性等）の目標に応じて，多くの下半身に関する手術がある．これらの多くは，骨盤や会陰の解剖学的構造を変えるもので，以下はその一例である．

**下半身の女性化手術（図5.18C）**
- 睾丸摘出術（Orchiectomy）…精巣を摘出する．
- 外陰形成術（Vulvoplasty）…陰茎や陰嚢の組織を用いて，恥丘，陰唇，陰核，尿道口を含む外陰部を形成する．
- 腟形成術（Vaginoplasty）…陰茎と陰嚢の組織を用いて新しく腟を形成する．

**下半身の男性化手術（図5.18D）**
- 子宮卵巣摘出術（Hysterectomy with bilateral salpingo-oophorectomy）…子宮，卵巣，卵管を摘出する．
- 陰茎形成術（Metoidioplasty）…陰核を除去し，外陰部の組織を用いて陰茎を形成する．
- 陰嚢形成術（Phalloplasty）…前腕，大腿，背中，外陰部組織を用いて，陰茎と陰嚢を形成する．

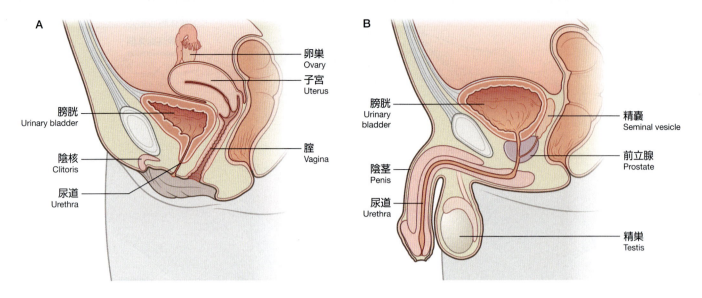
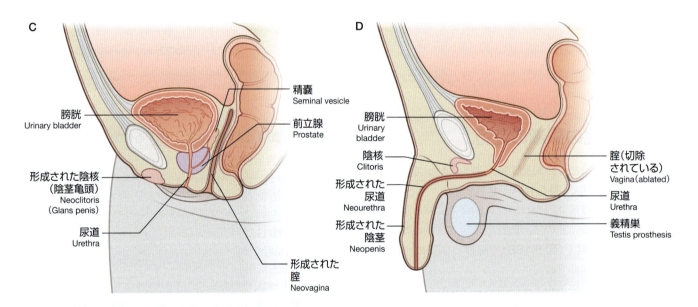

図5.18 尿道の走行
A：シスジェンダーの女性．B：シスジェンダーの男性．C：トランスジェンダーの女性（腟形成術後）．D：トランスジェンダーの男性（陰茎形成術後）．

# 局所解剖

骨盤は，寛骨と脊柱の下部によって囲まれた領域である．骨盤は，大きく2つの領域に分けられる．上部は大骨盤で，腹部の一部である．下部は小骨盤で，骨盤腔を囲む．

漏斗形の骨盤腔は，上方の腹腔に続く．骨盤腔の辺縁（骨盤上口）は完全に骨で囲まれる．骨盤底は線維筋性の構造からなり，これが下方の会陰と上方の骨盤腔を分ける．

会陰は骨盤底の下方にあり，その辺縁は骨盤下口に一致する．会陰は以下のものを含む．

- 消化器と泌尿器の出口．
- 生殖路の外部への出口．
- 外生殖器の根．

## 骨盤

### ▶骨

骨盤（Pelvis）の骨は，左右の寛骨と仙骨および尾骨からなる．仙骨は，腰仙関節で，上方の第5腰椎（L V）と関節をつくる．左右の寛骨は，後方では**仙腸関節**（Sacro-iliac joint）で仙骨と関節をつくり，前方では左右の寛骨が恥骨結合で互いに関節をつくる．

### 寛骨

**寛骨**（Pelvic bone）は，不規則な形をしており，内側面を走る斜めの線によって大きく上下の2部に分けられる（**図5.19A**）．

- 上部…大骨盤の壁をつくる．腹部の一部である．
- 下部…小骨盤の壁をつくる．この壁に囲まれた腔が骨盤腔である．

この線の下方2/3が**分界線**（Linea terminalis）で，骨盤上口の辺縁の一部となる．

寛骨の外側面には大きな関節窩（**寛骨臼**（Acetabulum））があり，大腿骨頭と股関節を形成する（**図5.19B**）．

寛骨臼の下に大きな**閉鎖孔**（Obturator foramen）があり，生体ではその大部分が平坦な結合組織膜（**閉鎖膜**（Obturator membrane））によって閉鎖される．閉鎖膜の上方と恥骨の間に，**閉鎖管**（Obturator canal）という小さな孔が開口しており，ここが下肢と骨盤腔の間の通路になる．

寛骨の後縁には，**坐骨棘**（Ischial spine）に分けられた2つの切痕がある．

- **大坐骨切痕**（Greater sciatic notch）．
- **小坐骨切痕**（Lesser sciatic notch）．

後縁は，下方で大きな**坐骨結節**（Ischial tuberosity）として終わる．

寛骨の不規則な前縁には**上前腸骨棘**（Anterior superior iliac spine），**下前腸骨棘**（Anterior inferior iliac spine），**恥骨結節**（Pubic tubercle）がある．

### 寛骨の構成要素

左右の寛骨は，それぞれ**腸骨**（Ilium），**恥骨**（Pubis），**坐骨**（Ischium）の3つの骨要素からなる．出生時には，これらの骨は寛骨臼部で軟骨によって互いに連結するが，16〜18歳頃に癒合して1つの骨になる（**図5.20**）．

### 腸骨

寛骨の3つの構成要素のうち，腸骨が最も上方にある．

腸骨の内側面には，腸骨を上部と下部に分ける隆起した稜線が認められる（**図5.21A**）．

- 稜線の後部…仙骨との関節面のすぐ上方に鋭い隆起がある．この仙骨側の表面には大きなL字状の面があってここで仙骨と関節をつくる．また後方に広がった粗い領域には，仙腸関節を支持する強い靱帯が付着する（**図5.21**）．
- 稜線の前部…腸骨の上下を隔てる隆起が弧を描く．これを**弓状線**（Arcuate line）とよぶ．

弓状線は，分界線ならびに骨盤上口の辺縁の一部を形づくる．弓状線より下方は，腸骨の骨盤部で，小骨盤壁の一部となる．

腸骨の上部は広がって，平坦で扇形の**腸骨翼**（Wing of ilium）をつくり，腹部の下部または大骨盤を下から支える．腸骨翼は，機能的に下肢と関連する筋が付着する．腸骨翼の前内側面は凹で，**腸骨窩**（Iliac fossa）を形成する．腸骨翼の外面（殿筋面）には線と粗面があり，下肢の殿部に関係する（**図5.21B**）．

腸骨の上縁は全体として厚くなり，顕著な高まり（**腸骨稜**（Iliac crest））を形成する．腸骨稜は，腹部，背部と下肢の筋および筋膜の付着部となり，前方は**上前腸骨棘**（Anterior superior iliac spine）に，後方は**上後腸骨棘**（Posterior superior iliac spine）に終わる．

顕著な結節が腸骨稜の前端に近い部位で外側に突出する．腸骨稜の後端は肥厚して**腸骨粗面**（Iliac tuberosity）となる．

上前腸骨棘の下方にある腸骨前縁には，**下前腸骨棘**（Anterior inferior iliac spine）とよばれる丸い突出部がある．この部位は，下肢に関係する大腿直筋と腸骨大腿靱帯の付着部になる．より突出の少ない**下後腸骨棘**（Posterior inferior iliac spine）は，腸骨の仙骨面の後縁にある．ここで，骨縁は前方に曲がって大坐骨切痕の上縁をつくる．

332　第 5 章　骨盤と会陰

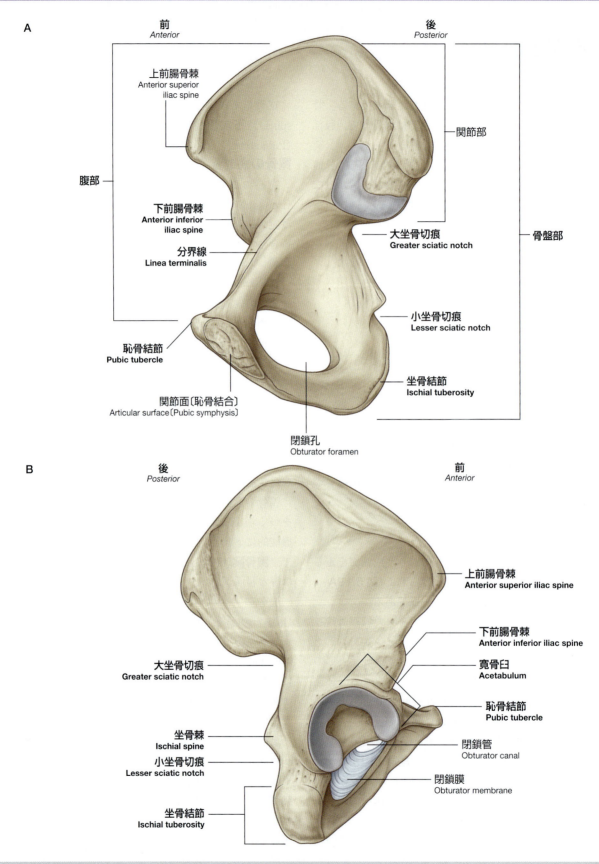

図 5.19　右の寛骨
A：内側面．B：外側面．

局所解剖・骨盤 333

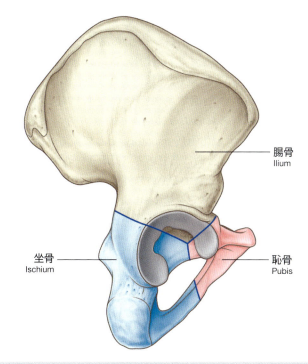

図 5.20 腸骨，坐骨，恥骨

### 臨床的事項 5.2　骨髄生検

ある種の疾患（白血病等）では，病期と重症度を調べるために骨髄標本を採取する必要がある．腸骨稜は，しばしば**骨髄生検**（Bone marrow biopsy）を行う場所として使われる．腸骨稜は体表近くにあり，容易に触診できる．

骨髄生検は皮膚に麻酔薬を注射し，生検針を腸骨稜の皮質骨の深部に入れることにより実施できる．骨髄を吸引し，顕微鏡下で観察する．また，同様の方法で皮質骨を採取し，骨代謝に関する情報を得ることもできる．

### 恥骨

寛骨の前下部は恥骨である（図 5.21）．恥骨には恥骨体と 2 本の恥骨枝がある．

- **恥骨体**（Body of pubis）…背腹面に対して平らで，**恥骨結合**（Pubic symphysis）で対側の恥骨体と関節をつくる．恥骨体の上面には丸い**恥骨稜**（Pubic crest）があり，それは外側方に突出した**恥骨結節**（Pubic tubercle）として終わる．
- **恥骨上枝**（Superior pubic ramus）…恥骨体から後外側方に突出し，寛骨臼のほうへ向いた基部で，腸骨および坐骨と結合する．この三角形の表面の鋭い上縁は**恥骨櫛**（Pecten pubis）といい，寛骨の分界線と骨盤上口の一部を形成する．前方では，この線は恥骨稜と連続する．恥骨稜も，分界線

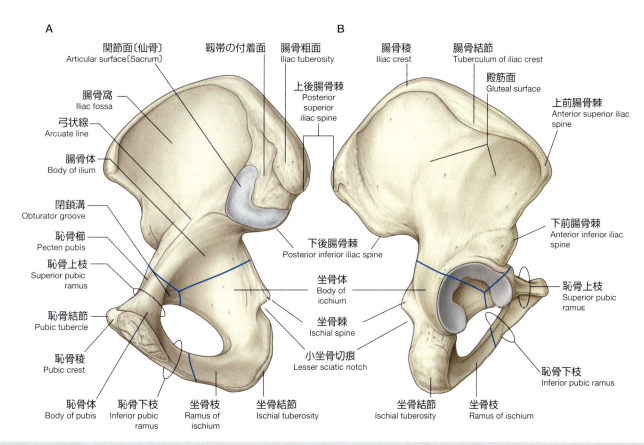

図 5.21 寛骨の構成要素
A：内側面．B：外側面．

と骨盤上口の一部となる．**恥骨上枝**には，**閉鎖溝**(Obturator groove)があり，これが閉鎖管の上縁を形成する．

- **恥骨下枝**(Inferior pubic ramus)…外側下方にのびて，坐骨枝につながる．

## 坐骨

坐骨は，寛骨の後下部である（図5.21）．坐骨は以下のように区分される．

- **坐骨体**(Body of ischium)…上方にのびて，腸骨および恥骨上枝と結合する．
- **坐骨枝**(Ramus of ischium)…前方にのびて，恥骨下枝と結合する．

坐骨の後縁には，**坐骨棘**(Ischial spine)が突出しており，これがその下方の小坐骨切痕と上方の大坐骨切痕を分ける．

坐骨で最も特徴的なのは，後下方にある大きな粗面(**坐骨結節**(Ischial tuberosity))である．この粗面は下肢の筋の付着部となり，また座ったときに身体を支える重要な部位となる．

## 仙骨

**仙骨**(Sacrum)は逆三角形をしており，5つの仙椎が癒合して形成された骨である（図5.22）．仙骨底(三角形の底辺)は第5腰椎(LV)と関節をつくり，仙骨尖(頂点)は尾骨と関節をつくる．仙骨の左右の外側面には，寛骨の腸骨と関節をつくる大きなL字状の面がある．その面の後方には，仙腸関節を支える靱帯が付着する広くて粗な領域がある．仙骨の上面は，第1仙椎(SI)の椎体の上面であり，その左右に**仙骨翼**(Ala of sacrum)とよばれる翼のように広がった横方向への突出がある．椎体の前端は，**岬角**(Promontory)として前方へ突出する．仙骨の前面は凹で，後面は凸である．椎間孔の外側，かつ脊髄神経が後枝と前枝へ分岐する位置の外側で，上下の仙椎の横突起が互いに癒合するので，第1～4仙骨神経(S1～4)の後枝と前枝はそれぞれ別の孔を通って仙骨から出る．前枝が通る4対の**前仙骨孔**(Anterior sacral foramina)が仙骨の前面にあり，後枝が通る4対の**後仙骨孔**(Posterior sacral foramen)が後面にある．**仙骨管**(Sacral canal)は脊柱管の続きで，その下端は**仙骨裂孔**(Sacral hiatus)として開いて終わる．

## 尾骨

脊柱の小さな終末部が**尾骨**(Coccyx)であり，4つの尾椎が癒合してできたもので（図5.22），仙骨と同様に逆三角形をしている．尾骨の底は上方に向く．上面には仙骨と関節をつくる小

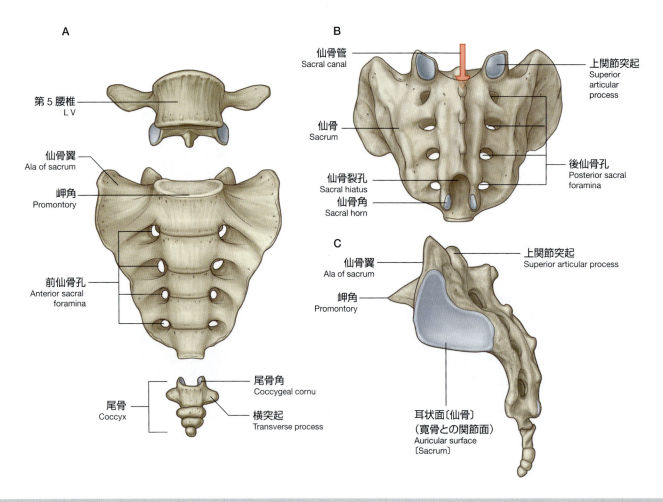

図5.22　仙骨と尾骨
A：前面．B：後面．C：外側面．

面がある．また左右の**尾骨角**（Coccygeal cornu）が上方に向かい，仙骨から下方に向かう同様の仙骨角と関節をつくるか，または癒合する．これらの突起は，他の椎骨にある上・下関節突起が変形したものである．尾骨の両外側面には，第1尾椎（Co I）からのびる小さな痕跡的な横突起がある．尾椎には椎弓がないため，骨性の脊柱管は尾骨には存在しない．

### 臨床的事項5.3　骨盤骨折

骨盤には，解剖学的に輪状の構造がみられる．3つの骨性の輪と，4つの骨-靱帯性の輪がある．大きな骨性の輪は，仙骨，腸骨と恥骨の各部からなる骨盤上口である．2つの小さな骨性の輪は，左右の閉鎖孔である．4つの骨-靱帯性の輪は，大坐骨切痕・小坐骨切痕と仙棘靱帯・仙結節靱帯でできる左右の大坐骨孔と小坐骨孔である．主として骨でつくられる骨盤上口や閉鎖孔のような輪は，骨折して壊れることがある．輪の一部が壊れていれば，輪の他の部分も壊れている可能性があるので，臨床的には，もし骨盤の一側で骨折がみつかったときには，他側にも骨折がないか調べる必要がある．骨盤骨折は単独で起こることもある．しかしながら，外傷患者においては，しばしば骨盤骨折がみつかる．

骨盤の骨の表面積は広いため，骨盤の骨折では骨から大量の出血を起こすことがある．その結果，大きな血腫ができて，膀胱や子宮等の内臓を圧迫することがある．このような失血が急速に起こって循環血液量が減った場合には，輸液や輸血をしなければ，患者は失血性ショックに陥る．

また，骨盤の骨折により，骨盤内臓が損傷され，尿道の断裂，腸管の破裂，神経の損傷等が起こることがある．

## ▶関節

### 腰仙関節

仙骨は，上方で腰椎と関節をつくる．この**腰仙関節**（Lumbosacral joint）は第5腰椎（L V）と仙骨の間に形成され，以下のものからなる（図5.23A）．

- **椎間関節**（Zygapophysial joint）…第5腰椎の下関節突起と第1仙椎（S I）の上関節突起の間につくられる．
- **椎間円板**…第5腰椎と第1仙椎の椎体の間にある．

これらの関節は他の椎骨間の関節と類似しているが，仙骨が第5腰椎に対して後方に曲がる点が異なる．その結果，第5腰椎と仙骨の間にある椎間円板は，前部が後部よりも厚くなる．

腰仙関節は，第5腰椎の発達した横突起から腸骨と仙骨までのびる強い腸腰靱帯と腰仙靱帯によって補強される（図5.23B）．

### 仙腸関節

**仙腸関節**（Sacro-iliac joint）は，下肢から脊柱へ力を伝える．これは，仙骨の外側面にあるL字状の関節面と，腸骨にある同様の面の間にできる滑膜性の関節である（図5.24A）．この関節面は不規則な輪郭をもって咬み合っており，骨どうしが動くのを防いでいる．この関節は，しばしば加齢に伴って線維化し，完全に骨化することもある．

左右の仙腸関節は，次の3つの靱帯によって安定化する．

- **前仙腸靱帯**（Anterior sacro-iliac ligament）…関節包の線維膜が肥厚したもので，関節の前下方へ走る（図5.24B）．

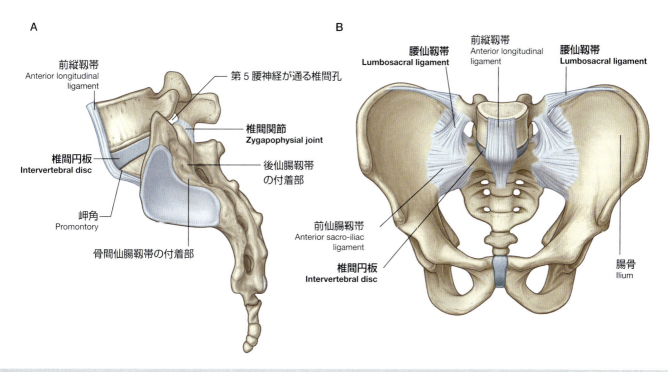

**図5.23　腰仙関節とそれに付随する靱帯**
A：外側面．B：前面．

336　第5章　骨盤と会陰

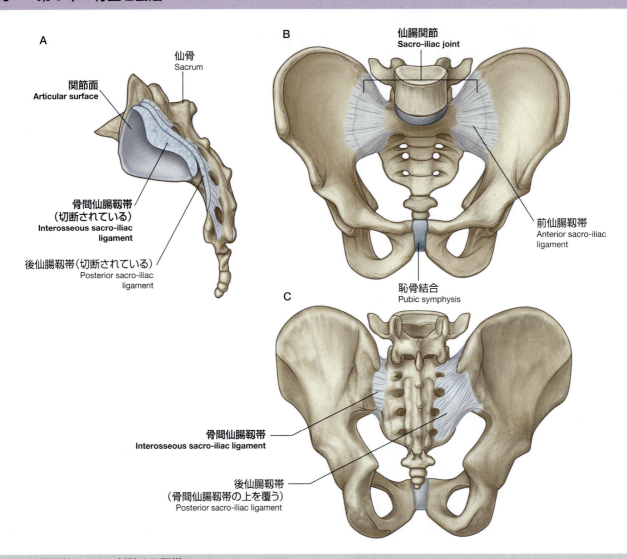

**図5.24　仙腸関節とそれに付随する靱帯**
A：外側面．B：前面．C：後面．

- 骨間仙腸靱帯（Interosseous sacro-iliac ligament）…3つの靱帯のうち最大かつ最強で，関節のすぐ後上方にあり，腸骨と仙骨の隣接する広くて粗な領域に付着し，2つの骨の間を埋める（図5.24A，C）．
- 後仙腸靱帯（Posterior sacro-iliac ligament）…骨間仙腸靱帯の上を覆う（図5.24C）．

### 臨床的事項5.4　仙腸関節によく起きる問題

仙腸関節は，荷重がかかる他の多くの関節と同様に，退行性変化が起こるので，疼痛と不快感を呈することがある．さらに，主要組織適合抗原 HLA-B27 に関連する障害では，関節内に特異的な炎症性変化が起こることがある．これは血清反応陰性脊椎関節症とよばれ，強直性脊椎炎，乾癬性関節炎，炎症性腸疾患を伴う炎症性関節炎，および反応性関節炎等が含まれる．

## 恥骨結合

恥骨結合（Pubic symphysis）は，前方で左右の恥骨が向き合う面の間にある（図5.25）．関節表面はそれぞれ硝子軟骨によって覆われ，線維軟骨によって正中線を越えて互いに連結される．関節は複雑に編み込まれたコラーゲン線維の層に囲まれており，以下の主要な2つの靱帯が随伴する．

- 上恥骨靱帯（Superior pubic ligament）…恥骨結合の上方にある．
- 下恥骨靱帯（Inferior pubic ligament）…恥骨結合の下方にある．

### ▶位置関係

解剖学的体位において，恥骨結合最上部の前端と上前腸骨棘が同じ垂直面上に位置する（図5.26）．その結果，骨盤上口（骨盤腔への入口）が前方に向くように傾く．そして，恥骨体と恥骨弓は，地面に対してほぼ水平になる．

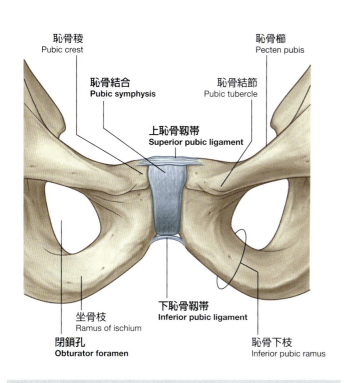

図 5.25 恥骨結合とそれに付随する靱帯

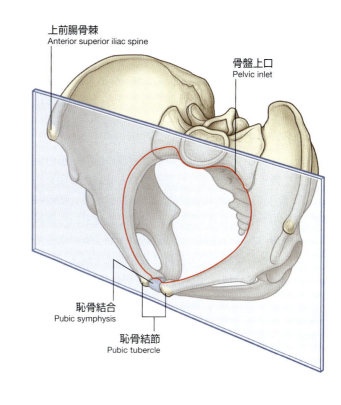

図 5.26 解剖学的体位における骨盤の方向

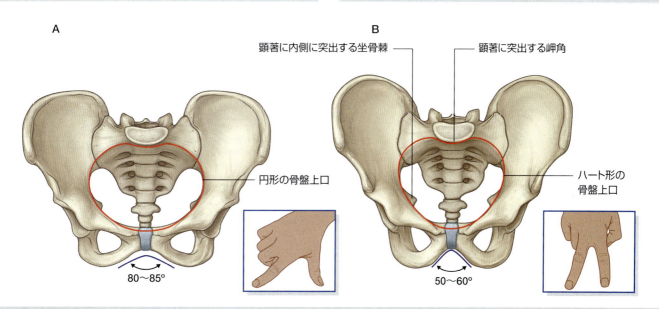

図 5.27 骨盤の構造
A：女性．B：男性．恥骨弓によってつくられる角度は挿入図で示すように，女性では母指と示指の間の角度に，男性では示指と中指の間の角度に近い．

## ▶ 男性と女性の違い

女性と男性の骨盤は，多くの点で異なる．その多くが，出産の際に女性の骨盤腔を胎児が通過することに関係する．

- 骨盤上口…男性ではハート形である（図5.27B）．それに対して，女性ではより円形に近い（図5.27A）．これは，女性では岬角の突出が少ないことと，腸骨翼の幅がより広いことに起因する．
- 恥骨下角（左右の恥骨下枝によってつくられる角度）…女性（80〜85度）のほうが男性（50〜60度）よりも大きい．
- 坐骨棘…一般に女性では，男性ほど骨盤腔で内側に向かって突出しない．

## ▶ 小骨盤

小骨盤（Lesser pelvis）は円筒状で，骨盤上口，骨盤壁，骨盤下口をもつ．骨盤上口は開いているが，骨盤下口は骨盤底によって閉鎖されており，上方の骨盤腔と下方の会陰を分ける．

## 骨盤上口

骨盤上口（Pelvic inlet）は，腹腔と骨盤腔の間の円形の開口部で，ここを通ってさまざまな構造が腹部と骨盤腔の間を行き来する．骨盤上口は，骨と関節によってとり囲んでいる（図5.28）．岬角は骨盤上口に突出し，正中で骨盤上口の後縁を形成する．岬角の左右の骨盤上口の辺縁は，仙骨翼によって形成される．そこから骨盤上口の辺縁は仙腸関節を越え，分界線（弓状線，恥骨櫛，恥骨稜）に沿って進み，恥骨結合に達する．

## 骨盤壁

骨盤壁（Pelvic wall）は，仙骨，尾骨，分界線より下方の寛骨，2つの靱帯，2つの筋によって構成される．

### 骨盤壁の靱帯

仙棘靱帯（Sacrospinous ligament）と仙結節靱帯（Sacrotuberous ligament；図5.29A）は骨盤外側壁の主要な構成要素である．それらによってつくられる骨盤の孔は，骨盤腔と隣接する領域の間を行き来するさまざまな構造が通る．

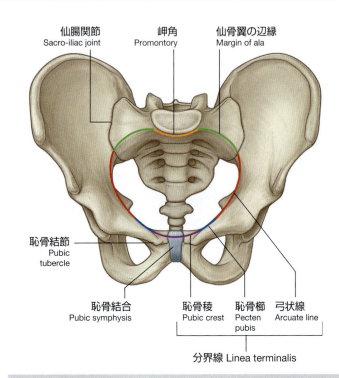

図5.28 骨盤上口

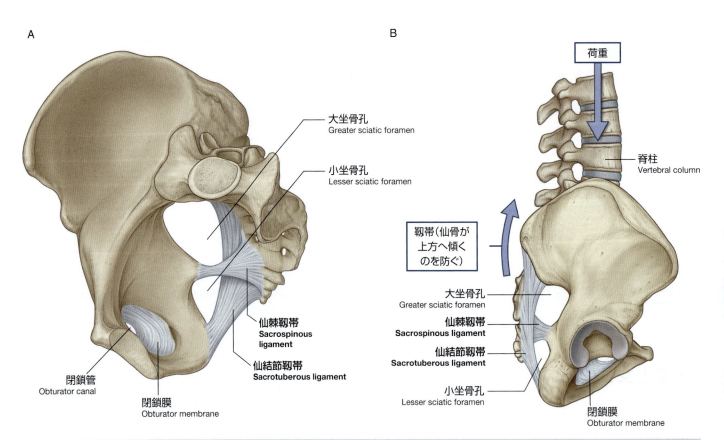

図5.29 仙棘靱帯と仙結節靱帯
A：右側の骨盤の内側面．B：靱帯の役割．

- 仙棘靱帯…2つの靱帯のうち，小さいほうである．仙棘靱帯は三角形をしており，その頂点が坐骨棘に付着し，底辺は仙骨と尾骨の連なった縁に付着する．
- 仙結節靱帯…仙結節靱帯も三角形で，仙棘靱帯よりも浅層にある．その底辺は寛骨の上後腸骨棘から仙骨の背側部と外側縁，さらに尾骨の背外側面へと幅広く付着する．外側では，仙結節靱帯の三角形の頂点が坐骨結節の内側縁に付着する．

これらの靱帯は寛骨に仙骨を固定し，仙骨の下部が上方に傾くのを防ぐ(図5.29B)．また，これらの靱帯によって，寛骨の大坐骨切痕と小坐骨切痕に，それぞれ大坐骨孔と小坐骨孔がつくられる(図5.29A，B)．

- 大坐骨孔(Greater sciatic foramen)…仙棘靱帯と坐骨棘の上方にある．
- 小坐骨孔(Lesser sciatic foramen)…仙棘靱帯と仙結節靱帯の間で，坐骨棘と仙棘靱帯の下方にある．

## 骨盤壁の筋

内閉鎖筋と梨状筋の2筋は，骨盤腔外側壁の構成要素となる．これらの筋は骨盤腔から起始し，大腿骨に停止する．

### 内閉鎖筋

内閉鎖筋(Obturator internus)は，平らな扇形の筋である．閉鎖膜の内面と，その周囲で閉鎖孔を囲む寛骨の領域から起始する(図5.30，表5.1)．

内閉鎖筋の筋線維は収束して腱となり，小坐骨孔を通って骨盤腔を出る．さらに，坐骨棘と坐骨結節の間で坐骨を回って90度折れ曲がり，後方にのびて股関節を越え，大腿骨の大転子に停止する．

内閉鎖筋は，骨盤腔の前外側壁の大部分を形成する．

### 梨状筋

梨状筋(Piriformis)は三角形で，4つの前仙骨孔の間から起始する．梨状筋は，大坐骨孔を通って外側に走り，股関節の後上方を越え，大腿骨の大転子の内閉鎖筋停止部の上方に停止する(図5.30，表5.1)．

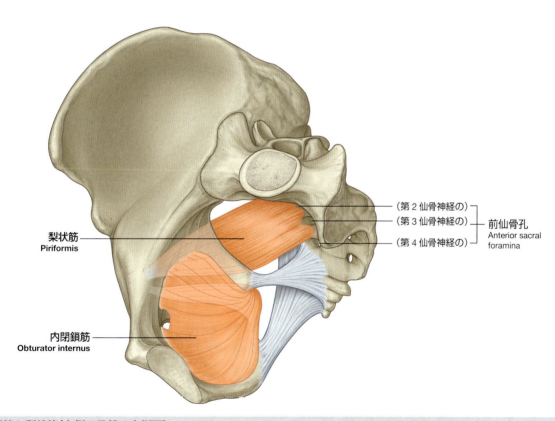

図5.30　内閉鎖筋と梨状筋(右側の骨盤の内側面)

表5.1　骨盤壁の筋

| 骨盤壁の筋 | 起始 | 停止 | 神経支配 | 作用 |
|---|---|---|---|---|
| 内閉鎖筋 | 小骨盤の前外側壁(閉鎖膜の内面と周囲の骨) | 大腿骨の大転子の内側面 | 内閉鎖筋神経〔L5・S1〕 | 伸展した股関節の外旋<br>屈曲した股関節の外転 |
| 梨状筋 | 仙骨前面の前仙骨孔の間 | 大腿骨の大転子上縁の内側部 | S1・2からの枝 | 伸展した股関節の外旋<br>屈曲した股関節の外転 |

骨盤腔の後外側壁の大部分は，梨状筋によって形成される．さらに梨状筋は，大坐骨孔をこの筋の上方と下方の2部に分ける．骨盤腔と殿部の間を走る血管と神経は，これら2つの通路のいずれかを通り抜ける．

## 骨盤壁の孔

左右の骨盤外側壁には3つの主要な孔があり，これらを通ってさまざまな構造が骨盤腔と他の領域の間を行き来する．

- 閉鎖管．
- 大坐骨孔．
- 小坐骨孔．

### 閉鎖管

閉鎖孔の最上部に閉鎖管があり，閉鎖膜とそれに付随する閉鎖筋と恥骨上枝がその境界をつくる（図5.31）．閉鎖神経と閉鎖動・静脈が，この管を通って骨盤腔から大腿に至る．

### 大坐骨孔

大坐骨孔は，骨盤腔と下肢の間を連絡する主要な通路である（図5.31）．これは，寛骨の大坐骨切痕，仙結節靱帯，仙棘靱帯，坐骨棘によって形成される．

梨状筋は大坐骨孔を通り抜け，大坐骨孔を上下2つの孔に分ける．

- **梨状筋上孔**（Suprapiriform foramen）…上殿神経と上殿動・静脈が通る．
- **梨状筋下孔**（Infrapiriform foramen）…下殿神経と下殿動・静脈，坐骨神経，陰部神経，内陰部動・静脈，後大腿皮神経，内閉鎖筋神経，大腿方形筋神経が通る．

### 小坐骨孔

小坐骨孔は，寛骨の小坐骨切痕，坐骨棘，仙棘靱帯，仙結節靱帯によって形成される（図5.31）．内閉鎖筋の腱は，この孔を通って殿部に入る．

小坐骨孔は，骨盤底の付着部よりも下方にあるので，会陰と殿部の間の通路となる．陰部神経と内陰部動・静脈は，まず大坐骨孔を通って骨盤腔から出て，次に坐骨棘と仙棘靱帯を回って小坐骨孔を通り，会陰に入る．こうして，骨盤底の上方の骨盤腔から骨盤底の下方にある会陰に達することができる．内閉鎖筋神経も同様の経過をとる．

## 骨盤下口

骨盤下口は菱形をしており，その前部は主に骨によって，後部は主に靱帯によって形づくられる（図5.32）．前正中線上における骨盤下口の境界は，恥骨結合である．ここから外側へ向かう骨盤下口の境界線は，恥骨体の下縁，恥骨下枝，坐骨枝，坐骨結節へと続く．左右の恥骨は恥骨弓を形成する．

骨盤下口の境界は，坐骨結節から両側の仙結節靱帯に沿って後内側に進み，尾骨に至る．

尿路，消化管の終末部，腟が，骨盤下口を通過する．

骨盤下口によって囲まれ，骨盤底の下方に位置する領域が**会陰**（Perineum）である．

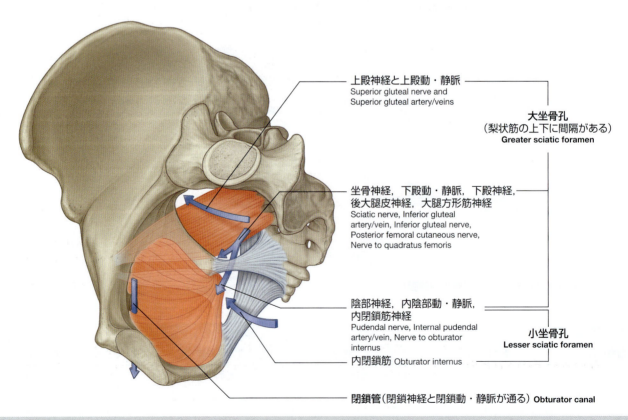

図5.31　骨盤壁の孔

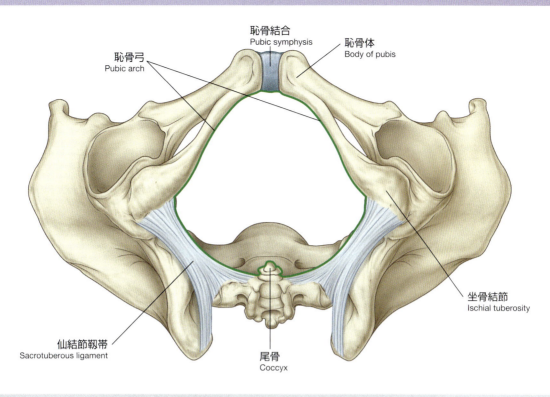

図 5.32 骨盤下口

### 臨床的事項 5.5　産科における骨盤計測法

女性の骨盤上口と骨盤下口の横径と矢状径を計測することによって，経腟分娩が可能かどうかを予測しうる．これらの計測項目には以下のものがある．

- 骨盤上口の矢状径…岬角と恥骨結合最上部の間の距離．
- 骨盤上口の最大横径．
- 骨盤下口の棘間径…左右の坐骨棘の間の距離．
- 骨盤下口の矢状径…尾骨先端と恥骨結合下縁の間の距離．

これらの計測値は，MRIによって得られる．この方法では胎児や母親が放射線に曝露されることがない（図 5.33）．

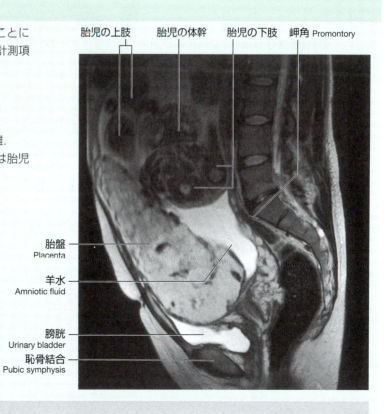

図 5.33　妊婦の下腹部と骨盤の矢状断 T2 強調 MR 画像

## 骨盤底

骨盤底は，骨盤隔膜によって形成される．前正中線では，下尿生殖隔膜筋膜と深会陰隙の筋からなる．骨盤隔膜は，左右からの肛門挙筋と[坐骨]尾骨筋によって形成される．骨盤底は，上方の骨盤腔と下方の会陰を分ける．

### 骨盤隔膜

骨盤隔膜は，骨盤底の筋性部である．骨盤隔膜は漏斗形で，上方は骨盤壁に付着しており，肛門挙筋と[坐骨]尾骨筋によって構成される(**図5.34**, **表5.2**)．

円筒状の骨盤壁へ骨盤隔膜が付着する線は円形をなし，左右で大坐骨孔と小坐骨孔の間を通る．

- 大坐骨孔…骨盤底の高さより上方にあって，骨盤腔と殿部の間の通路になる．
- 小坐骨孔…骨盤底の下方にあって，殿部と会陰の間の通路となる．

### 肛門挙筋

2つの**肛門挙筋**(Levator ani)が左右の骨盤壁から起始し，内側下方に走行して正中で互いに合流する．骨盤壁への付着部は，円形の壁の輪郭に沿っており，以下の部位を通る．

- 恥骨体の後面．

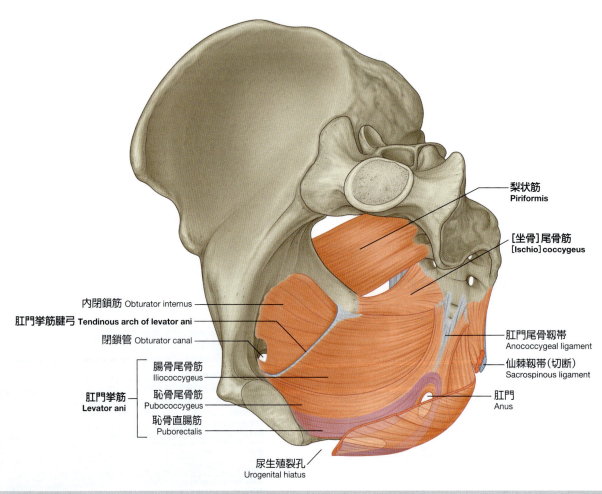

**図5.34** 骨盤隔膜

**表5.2 骨盤隔膜の筋**

| 筋 | 起始 | 停止 | 神経支配 | 作用 |
|---|---|---|---|---|
| 肛門挙筋 | 恥骨後面から始まり，腱弓(内閉鎖筋筋膜の肥厚部)として内閉鎖筋を横切り，坐骨棘までのびる骨盤壁の周囲の線 | 前部は下尿生殖隔膜筋膜の上面<br>後部は，会陰体と肛門管周囲，および肛門尾骨靱帯に沿って，対側の同名筋に合流 | S4の前枝からの直接の枝と陰部神経(S2〜4)の枝の下直腸神経 | 骨盤底の形成に加わり，骨盤内臓を支持する<br>直腸と肛門管の間の角度を維持する<br>外肛門括約筋を補強し，女性では腟括約筋として機能する |
| [坐骨]尾骨筋 | 坐骨棘と仙棘靱帯の骨盤面 | 尾骨と仙骨下部の外側縁 | S3・4の前枝の枝 | 骨盤底の形成に加わり，骨盤内臓を支持する<br>排便後に尾骨を前方へ引く |

- **肛門挙筋腱弓**(Tendinous arch of levator ani)…内閉鎖筋を覆う筋膜の線状の肥厚部.
- **坐骨棘**.

女性では腟の後方，また男女とも肛門周囲の正中部において，左右の肛門挙筋が互いに合流する．肛門の後方で両側の筋が癒合し，**肛門尾骨靱帯**(Anococcygeal ligament)とよばれる靱帯または縫線となって尾骨に付着する．前方では，両側の筋の間に**尿生殖裂孔**(Urogenital hiatus)とよばれるU字状の開口部がある．尿生殖裂孔の辺縁は，関連する内臓の壁および下方の深会陰隙の筋とつながる．尿生殖裂孔を通って，尿道（男性と女性）と腟（女性）が骨盤隔膜を貫通する（図5.34）.

肛門挙筋は，起始部および正中部における内臓との関係により，少なくとも以下の3つの筋線維の集合に分けられる.

- **恥骨尾骨筋**(Pubococcygeus)…恥骨体から起始して後方へ走り，正中線に沿って停止して尾骨に至る．恥骨尾骨筋は正中にある構造との関係によって，**恥骨前立腺筋（前立腺挙筋）**(Puboprostaticus：Levator prostatae)，**恥骨腟筋**(Pubovaginalis)，**恥骨肛門筋**(Pubo-analis)に分けられる.
- **恥骨直腸筋**(Puborectalis)…筋線維の第2の大きな部分であり，恥骨尾骨筋とともに恥骨から起始し，左右から下方に向かって走行する．消化管の終端部周辺を三角巾のようにとり巻いてつり上げる．これによって，肛門直腸移行部に**会陰曲**(Perineal flexure)とよばれる角度または弯曲ができる．この角度は，消化器の終端部を閉じた状態に保つ構造の一つとして機能する.
- **腸骨尾骨筋**(Iliococcygeus)…肛門挙筋の残りの部分である．腸骨尾骨筋は内閉鎖筋を覆う筋膜から起始する．対側の同名筋と正中線上で結合し，肛門から尾骨に至る靱帯あるいは縫線を形成する.

肛門挙筋は骨盤内臓を支持し，直腸と腟が閉じた状態を維持するのを助ける．これらの筋は，第4仙骨神経(S4)の前枝からの直接の枝および陰部神経〔S2〜4〕の枝によって支配される.

### ［坐骨］尾骨筋

2つ（左右に各1つ）の**［坐骨］尾骨筋**([Ischio]coccygeus)は，三角形で仙棘靱帯の上方に位置し，ともに骨盤隔膜の後部を形づくる（図5.34，表5.2）．［坐骨］尾骨筋の三角形の頂点は坐骨棘の先端に，底辺は尾骨と仙骨下部の外側縁に付着する.

左右の［坐骨］尾骨筋は，第3・4仙骨神経(S3・4)の前枝からの枝によって支配され，骨盤底後部を支持することに関与する.

---

#### 臨床的事項5.6　排便

　**排便**(Defecation)ははじめ，喉頭の閉鎖によって横隔膜が固定，腹壁の筋の収縮によって腹腔内圧が上昇する．排便が進行すると，肛門直腸移行部を囲んでいる恥骨直腸筋が弛緩し，直腸肛門角がまっすぐに近くなる（恥骨直腸筋のつりひも状構造が，通常，直腸と肛門管の移行部に約90度の屈曲が維持され，これによって肛門管が閉鎖する）．通常，排便を阻むための"ピンチ弁"として働く．排便時，直腸肛門角は約130〜140度まで大きくなる．

　坐骨肛門窩には，脂肪組織があるため，排便の間に，肛門管と肛門の位置と容積が変化する．また，肛門直腸移行部が下後方に動き，骨盤底がわずかに下降する．ふだんは肛門管の上部と中間部を閉鎖するように作用する内肛門括約筋が弛緩して，糞便を通過させる.

　排便の間，直腸の輪状筋が波動状の収縮（蠕動）を起こして，肛門のほうへ糞便を押し出す．糞便が肛門から現れると，直腸の縦走筋と肛門挙筋が肛門管をもち上げて糞便が放出され，肛門と直腸は通常の位置に戻る.

　排便造影MRI検査は，排便プロセス中の直腸機能および骨盤底筋の挙動等，排便のさまざまな段階の評価を可能にする新しい画像検査である．ダイナミックスキャン中の骨盤内臓器の異常な下降や脱出ならびに膀胱瘤や直腸瘤を検出するのに役立つ（図5.35）.

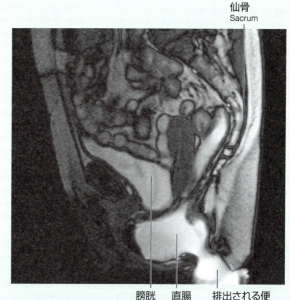

図5.35　排便造影MR画像
排便の様子を矢状断面で撮影.

### 下尿生殖隔膜筋膜と深会陰隙

下尿生殖隔膜筋膜(Inferior urogenital diaphragmatic fascia)は，恥骨弓の骨格に付着した三角形の厚い筋膜性の構造である(図5.36A)．下尿生殖隔膜筋膜は，水平面にあり，後縁は自由縁になる．前方では下尿生殖隔膜筋膜と**下恥骨靱帯**(Inferior pubic ligament；恥骨結合に付随する靱帯)の間に小さい間隙(図5.36Aの青い矢印)がある．

下尿生殖隔膜筋膜の上方には，**深会陰隙**(Deep perineal space；図5.36B)とよばれる薄い間隙があり，そこには骨格筋の層とさまざまな神経や血管がある．

深会陰隙は上方に開いており，上方の構造と明瞭な筋膜層によって分けられてはいない．下尿生殖隔膜筋膜と深会陰隙は会陰の一部と考えられるが，尿生殖裂孔の下方にある下尿生殖隔膜筋膜と深会陰隙の構造は，骨盤底の一部として骨盤腔内の泌尿生殖器を支持するのに関与する．

下尿生殖隔膜筋膜とそれに隣接する恥骨弓は，外生殖器の根とそれに関連する筋の付着部になる(図5.36C)．

尿道は，下尿生殖隔膜筋膜の円形の裂孔を垂直に通り抜け，上方の骨盤腔から下方の会陰に至る．女性では，腟も，尿道の通路のすぐ後方にある下尿生殖隔膜筋膜の裂孔を通る．[訳注：深会陰隙の上・下面に筋膜層があるとする考えがあり，その場合，この膜性構造を**上尿生殖隔膜筋膜**(Superior urogenital diaphragmatic fascia)と**下尿生殖隔膜筋膜**とよぶ．上・下尿生殖隔膜筋膜とこれらに挟まれる深会陰隙を併せて**尿生殖隔膜**(Urogenital diaphragm)とよぶ]

深会陰隙の中で，1層の骨格筋が主に尿道の括約筋として機能し，また膜の後縁を安定させる(図5.37，表5.3)．

- 前方の筋層…一群の筋線維が尿道の前方を囲み，全体として**外尿道括約筋**(External urethral sphincter)を形成する．
- 女性…さらに2つの筋線維群が尿道と腟に付随する．その第1は**尿道腟括約筋**(Sphincter urethrovaginalis)を形成し，一つの単位として尿道と腟を囲む．第2は**尿道圧迫筋**(Compressor urethrae)を形成する．それは左右の坐骨恥骨枝から起始し，尿道の前で合流する．尿道腟括約筋と尿道圧迫筋は，外尿道括約筋とともに尿道の閉鎖を助ける．
- 男女共通…左右の**深会陰横筋**(Deep transverse perineal muscle)が下尿生殖隔膜筋膜の自由縁に平行に走り，正中部で互いに出合う．これらの筋は，下尿生殖隔膜筋膜後縁正中部の構造である会陰体の位置を安定させると考えられる[訳注：横紋筋としての深会陰横筋の存在については否定的な考えが多い]．

### 会陰体

**会陰体**(Perineal body)は，境界不明瞭であるが，骨盤底と会陰の筋が付着する重要な結合組織であり(図5.38)，下尿生殖隔膜筋膜後縁の正中部にあって，下尿生殖隔膜筋膜に付着する．肛門挙筋の尿生殖裂孔の後端を走る筋束も会陰体につながる．

深会陰横筋は，会陰体で交差し，女性では，尿道腟括約筋に付着し，会陰体にも付着する．会陰体に付着する筋には，この他に外肛門括約筋，浅会陰横筋，球海綿体筋がある[訳注：結合組織性の会陰体の構造についてはさまざまな考えがあり，平滑筋性であるという報告もある]．

## ▶ 内臓

骨盤内臓には，消化器，泌尿器，生殖器が含まれる．前方から後方まで，内臓は正中線上に配置される．骨盤壁を走る血管と神経の枝が内側に向かい骨盤内臓に達する．

### 消化器

S状結腸の終末部も骨盤腔内にあるが，消化器の骨盤部は，主に直腸と肛門管である(図5.39)．

### 直腸

**直腸**(Rectum)は，次の構造と連続する．

- 上方…ほぼ第3仙椎(SⅢ)の高さでS状結腸に続く．
- 下方…肛門管に移行して骨盤底を貫き，会陰を通って肛門として終わる．

直腸は，骨盤内臓のうちで最も後方にある構造で，仙骨のすぐ前方にあり，仙骨前面の弯曲した輪郭に沿って走る．

直腸・肛門移行部は，肛門挙筋の恥骨直腸筋部の作用によって前方へ引かれるので，骨盤底を下方へ通過するときに，肛門管が後方へ向きを変える(**会陰曲**(Perineal flexure))．

直腸は前後面で仙骨の弯曲に沿って走るが，直腸にはその他に3つの側方への弯曲がある．上と下の弯曲は右へ，中間の弯曲は左へ向く．直腸の下部は拡張し，**直腸膨大部**(Rectal ampulla)を形成する．結腸とは異なり，直腸には明らかな結腸ヒモ，腹膜垂，小嚢形成(結腸膨起)がない．

---

**臨床的事項5.7　直腸指診**

**直腸指診**(Digital rectal examination：DRE)は，手袋をつけ，クリームをつけて滑りやすくした示指を肛門から直腸へ入れることによって診察するものである．肛門粘膜に触れることで腫瘍を診察しうる．また，女性では，腟の後壁や子宮頸部を触診できる．男性では，前立腺の結節や腫瘍があるかを評価することができる．腟形成術を受けたトランスジェンダーの女性の場合，前立腺を残したまま，前立腺と直腸の間に腟が形成される(図5.18C参照)．この場合，前立腺の検査は直腸からではなく，新しい腟の前壁に沿って経腟的に触診するほうが容易である．

直腸指診の後に直腸鏡検査や大腸内視鏡検査を行うことも多い．超音波検査のプローブを直腸に入れて，女性では婦人科的臓器を，男性では生検の前に前立腺を調べることができる．

直腸指診では，急性消化管出血の新鮮血や慢性貧血の患者の変性した血液を検出できる．

局所解剖・骨盤 345

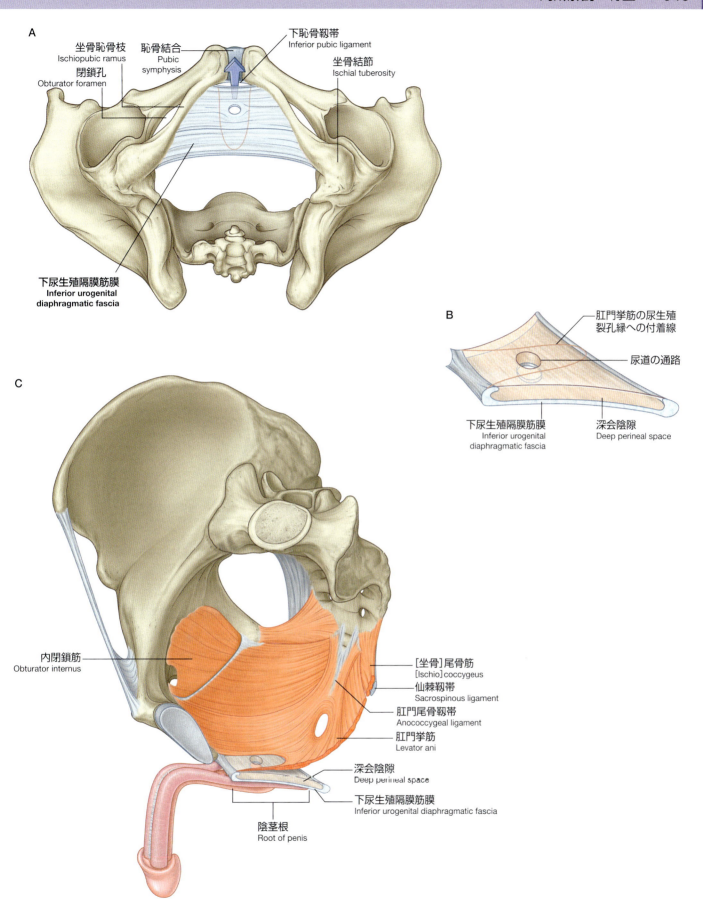

図5.36 下尿生殖隔膜筋膜と深会陰隙
A：下面. B：上外側面. C：内側面.

## 第 5 章　骨盤と会陰

表 5.3　深会陰隙にある筋

| 骨盤壁の筋 | 起始 | 停止 | 神経支配 | 作用 |
|---|---|---|---|---|
| 外尿道括約筋 | 両側の恥骨下枝および隣接する深会陰隙の壁 | 尿道隔膜部の周囲 | 陰部神経〔S2〜4〕の会陰神経 | 尿道隔膜部を圧迫する　排尿中は弛緩する |
| 深会陰横筋* | 坐骨枝の内側面 | 会陰体 | 陰部神経〔S2〜4〕の会陰神経 | 会陰体の位置を安定させる |
| 尿道圧迫筋（女性のみ） | 左右の坐骨恥骨枝 | 尿道の前方で対側の筋に合流 | 陰部神経〔S2〜4〕の会陰神経 | 尿道の補助的な括約筋として働く |
| 尿道腟括約筋 | 会陰体 | 腟の外側を通って前方へ向かい，尿道の前方で対側の筋と連続 | 陰部神経〔S2〜4〕の会陰神経 | 尿道の補助的な括約筋として働く（腟の閉鎖も助ける） |

＊：深会陰横筋については，344 頁右段にある訳注参照．

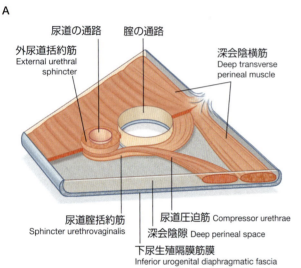

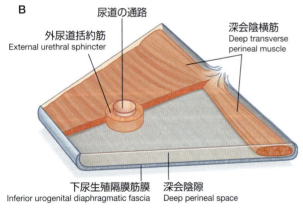

図 5.37　深会陰隙にある筋
A：女性．B：男性．

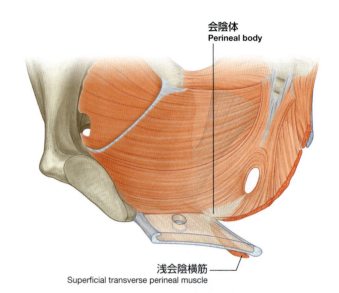

図 5.38　会陰体

### 臨床的事項 5.8　結腸がんと直腸がん

　**結腸がん**と**直腸がん**は，発症率が高く，しばしば致命的となる疾患である．手術，放射線療法，化学療法の最近の進歩によっても，5 年生存率はわずかに改善しているに過ぎない［訳注：これは，原著が書かれた米国でのデータをもとにした記述である］．
　結腸がんと直腸がんの生物学的経過は，比較的予測しやすい．多くは良性のポリープから発生し，そのうちの一部が悪性化する．結腸がんと直腸がんの予後は，次のことによって影響される．

- 腸管壁へのがんの浸潤の程度．
- リンパ行性播種の有無．
- 全身性転移の有無．

　結腸と直腸は腹腔から骨盤腔内に位置し，他の臓器に近接する．そのため，大腸がんの病期分類を正確に行うことはきわめて重要である．骨盤内の腫瘍は子宮や膀胱に浸潤することがあるからである．転移の有無の評価には通常 CT や MRI が用いられる．超音波内視鏡（EUS）も直腸がんの病期分類に用いられる．

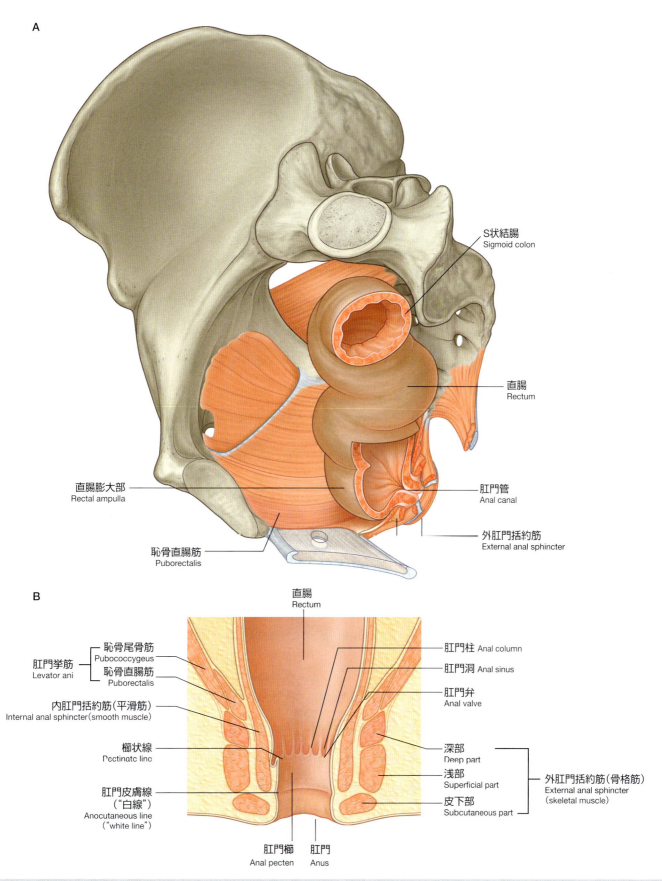

図 5.39 直腸と肛門管
A：左の寛骨を除去したところ．B：縦断面．

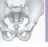

# 348　第5章　骨盤と会陰

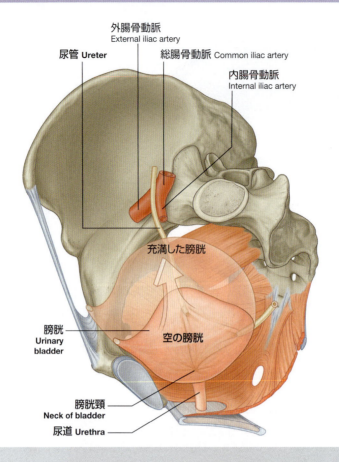

図5.40　骨盤部の泌尿器系

## 肛門管

肛門管 (Anal canal) は，直腸膨大部の終端部が骨盤底で狭くなる部位から始まる．肛門管は，会陰を通過した後に肛門として終わる．肛門管は，骨盤底を通過するときに，その全長にわたって内外2層の肛門括約筋に囲まれ，通常，これらの筋が肛門管を閉じた状態に保つ．

成人では，肛門管の内面で消化管粘膜から皮膚組織へ移行するが，これは胎児における総排泄腔膜（胎児において発生中の腸管の終末部を閉じる）の位置にほぼ相当する．ここは，次のような特徴がある (図5.39B)．

- 肛門管上部の内腔…直腸と同じ粘膜に覆われており，肛門柱 (Anal column) とよばれる多くの縦走ヒダがある．肛門柱は，下方で，肛門弁 (Anal valve) とよばれる半月状のヒダに連なる．それぞれの弁の上方には肛門洞 (Anal sinus) とよばれるくぼみがある．肛門弁は互いに連なって，櫛状線 (Pectinate line) の位置で，肛門管をめぐる輪状のヒダをつくる．櫛状線は，ほぼ胎生期の肛門膜の位置に相当する．
- 櫛状線の下方…肛門櫛 (Anal pecten) とよばれる移行帯があり，その表面は角質化していない重層扁平上皮に覆われる．肛門櫛は，下方で肛門皮膚線 (Anocutaneous line)（白線 (White line)），すなわち肛門管の上皮が真の皮膚になるところで終わる．

## 泌尿器系

泌尿器系のうち骨盤部にみられるのは，尿管の終末部，膀胱および尿道の近位部である (図5.40)．

### 尿管

尿管 (Ureter) は，骨盤上口を通って腹部から骨盤腔に入る．左右の尿管は，骨盤上口を越え，総腸骨動脈が内・外腸骨動脈に分岐する部位の前方で骨盤腔に入る．骨盤腔では，尿管は骨盤壁と骨盤底に沿って進み，膀胱底に入る．

骨盤内で，尿管は以下の構造と交差する．

- 男性の精管．
- 女性の子宮動脈．

### 膀胱

膀胱 (Urinary bladder) は，骨盤内臓のうちで最も前方にある．内腔が空のときには骨盤腔内にあるが，尿が充満すると上方に拡大して腹部に広がる (図5.40)．

空の膀胱は，3面の錐体のような形をしており，1辺が垂れ下がるようになる (図5.41A)．膀胱は尖，底，上面，2つの下外側面をもつ．

- 膀胱尖 (Apex of bladder)…恥骨結合最上部に向く．正中臍索 (Median umbilical ligament；膀胱の原基となる胎児期の尿膜管の遺残物) が，膀胱尖から前腹壁に沿って上方にのび，臍につながる．
- 膀胱底 (Base of bladder)…ほぼ逆三角形をしており，後下

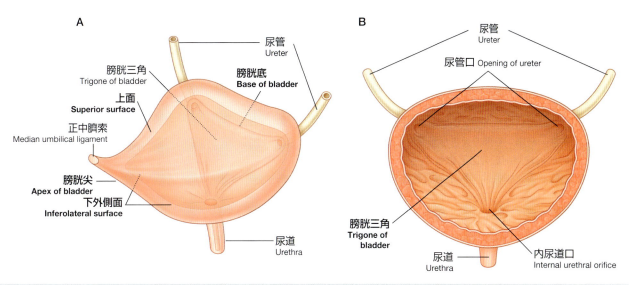

図 5.41 膀胱
A：上外側面像. B：膀胱三角. 膀胱の前部を切除し前方からみた図.

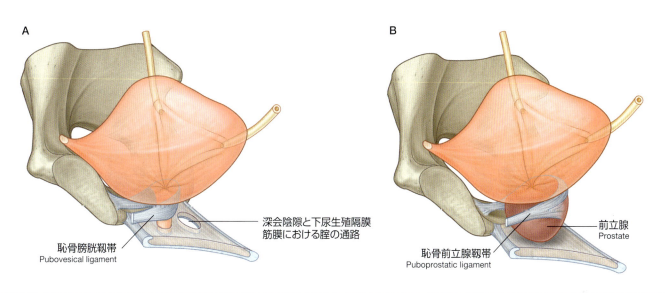

図 5.42 膀胱頸と尿道骨盤部を寛骨につなぎとめる靱帯
A：女性. B：男性.

方を向く．2本の尿管が膀胱底の左右の上角から膀胱に入る．また，尿道は膀胱底の下角に始まり（**内尿道口**（Internal urethral orifice）），下方へ向かって尿を排泄する．内面では，膀胱底の粘膜上皮は平坦で，粘膜の深層にある平滑筋層にしっかりと付着する．一方，膀胱の他の部位では，粘膜が壁にゆるく接してヒダ状になる．左右の尿管口と内尿道口の間にできる膀胱内面の平坦な三角部は，**膀胱三角**（Trigone of bladder）とよばれる（**図 5.41B**）．

- 膀胱の**下外側面**（Inferolateral surface）…骨盤隔膜の肛門挙筋と隣接する内閉鎖筋の間で，骨盤隔膜の付着部より上方に保持される．膀胱の上面は，膀胱が空のときにはわずかに円蓋状である程度だが，膀胱に尿が充満するにつれて上方へ膨張する．

### 膀胱頸

**膀胱頸**（Neck of bladder）は，左右の下外側面と膀胱底が合う点で，尿道の起始部をとり囲む．

膀胱頸は膀胱の最下部であり，また最も"固定された部"でもある．膀胱頸は，左右の頑丈な線維筋性の帯によってつなぎとめられる．この線維筋性の帯は，左右の恥骨の後下面に膀胱頸と尿道骨盤部をつなぎとめる．

- 女性…これらの線維筋性の帯を**恥骨膀胱靱帯**（Pubovesical ligament）とよぶ（**図 5.42A**）．この靱帯は，下尿生殖隔膜筋膜およびそれに付随する筋，肛門挙筋，恥骨とともに膀胱を支持する．
- 男性…この左右の線維筋性の帯は前立腺の線維被膜に混じるため，**恥骨前立腺靱帯**（Puboprostatic ligament）とよば

## 臨床的事項 5.9　医原性尿管損傷

腹部や骨盤の手術の際，尿管は解剖学的に近いところにあるため，損傷されることが多い．尿管損傷を最もよく受ける可能性のある手術は，開腹による子宮摘出術および両側卵管卵巣摘出術（子宮，卵管および卵巣の切除），腹腔鏡下腟式子宮摘出術，腹腔鏡下直腸前方切除術，開腹結腸左半切除術である．尿管損傷のリスクが高いのは，子宮，結腸，直腸の大きな腫瘍の患者，および手術歴または骨盤の放射線照射歴のある患者で，これらはすべて，組織の切除を困難にする．尿管は，手術中に挫滅，切開，血管の除去，剝離されることがある．術中の出血を抑えるための凍結切除や電気焼灼によって損傷されることもある．また尿管は，尿道や膀胱を通じて行われる尿管鏡による結石や腫瘍の除去中，裂傷や電気焼灼等によって損傷されることがある．

尿管損傷は，感染症のリスクを高め，そして非常に重篤な場合には腎機能障害を引き起こす．術中に尿管損傷の診断が行われ，ただちに修復された場合には，予後は良好である．診断の遅れは，尿漏れ，腹腔および骨盤腔の汚染，敗血症の発症をもたらし，そして腟付近で損傷した場合には，尿管腟瘻が発症する可能性がある．術後に尿管損傷と診断されたときには，しばしば尿路の変更が必要となり，経皮的腎瘻造設術が行われる．

## 臨床的事項 5.10　膀胱結石

一部の患者では，腎臓に小さな石がつくられる．これらが尿管へ流れ，尿管閉塞を引き起こしたり，膀胱に入ったりすることがある（図 5.43）．ここで，不溶性塩類が石の表面に析出し，さらに大きな結石が形成される．患者は排尿困難に陥ることがあり，そのために尿が膀胱に残る．残尿により，感染して尿の pH を変える可能性があり，その場合にはさらに不溶性塩類が析出することになる．

結石が十分に小さければ，特殊な器具を使って経尿道的に除去することができる．結石が尿道より大き過ぎる場合には，恥骨の上方を切開して，腹膜外隙から膀胱に進入して除去することもある．

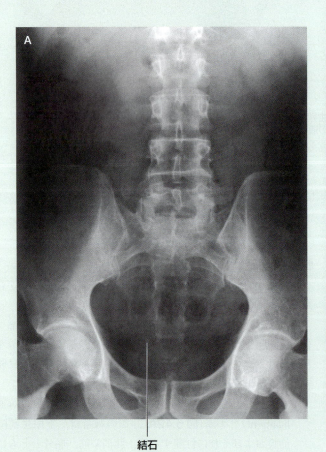
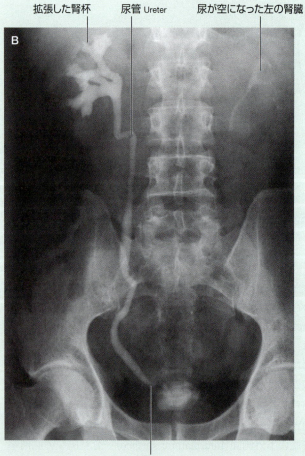

図 5.43　尿管下部に結石がある症例
A：単純 X 線画像．B：経静脈性尿路造影画像（排尿後）．

### 臨床的事項 5.11　恥骨上カテーテル

前腹壁を通して膀胱にカテーテルを刺入する必要が生じることがある．例えば，前立腺が著しく肥大して尿道にカテーテルを通すことができない場合には，恥骨上カテーテル(Suprapubic catheter)を通す．

膀胱は腹膜外器官で，尿が充満すると前腹壁の近くに位置するようになる．超音波検査はこの充満した膀胱の大きさを評価するのに有効で，他に可能性のある腹部の腫瘤と鑑別することが重要である．

恥骨上カテーテルの手技は単純で，正中線上で恥骨結合の約2 cm 上方に針を刺入し，カテーテルを通す．他の構造を傷つけることなく膀胱にカテーテルを入れて，抵抗なく尿を排出させることができる．

### 臨床的事項 5.12　膀胱がん

膀胱がん(図5.44)は，尿路の腫瘍のうちで最もよくみられる疾患であり，通常は 60～70歳代に多いが，近年，より若年者での発症が増加している．

膀胱がんの約 1/3 は多発性である．また，約 2/3 は表在性で，局所療法が有効である［訳注：原著の書かれた米国のデータに基づく］．

膀胱がんは膀胱壁を越えて広がり，直腸，子宮(女性)，骨盤外側壁等，周辺の構造に浸潤することがある．男性患者では，前立腺への転移が珍しくない．膀胱がんは，内腸骨リンパ節を介して転移する．遠隔転移があっても，肺に転移することはまれである．

大きな膀胱がんは，尿管への浸潤や閉塞等の合併症をもたらす可能性がある．尿管閉塞は，腎臓からの尿排泄を障害して腎不全を誘発することがある．

初期の膀胱がんの治療には，膀胱を温存する局所切除術がある．びまん性の場合は，局所化学療法で治療されることがある．より広範囲の場合には，膀胱の外科的切除，男性では膀胱や前立腺の根治的な切除(膀胱切除術，前立腺切除術)が必要なこともある．膀胱再建(新しい膀胱の形成)は，膀胱切除術後の患者に，腸の一部(最も一般的には回腸)を使用して行われる．

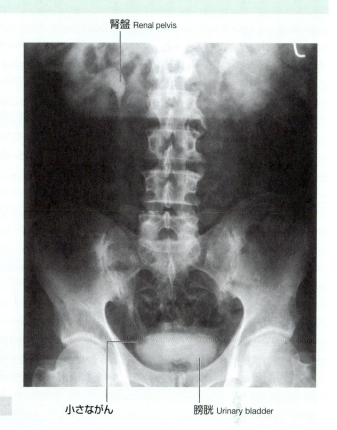

図 5.44　膀胱壁の小さながんを示す経静脈性尿路造影画像

---

れ，膀胱頸と隣接する尿道をとり囲む(図5.42B)．
成人の膀胱は骨盤内にあるが，小児ではより高い位置にある．出生時には，膀胱はほぼ完全に腹部にあり，尿道は恥骨結合の上縁あたりに始まる．膀胱は，思春期以後まで次第に下降し，最終的に成人での位置に達する．

### 尿道

尿道(Urethra)は，膀胱底から始まり，会陰の外尿道口に終わる．尿道の通路は，女性と男性で明らかな違いがある．

### 女性の尿道

女性の尿道は，約 4 cm と短い．尿道が骨盤底を下方へ貫通して会陰に入るとき，わずかに弯曲する．ここで深会陰隙と下尿生殖隔膜筋膜を通過し，小陰唇の間にある腟前庭に開口する(図5.45A)．

外尿道口(External urethral orifice)は，腟前庭の腟口の前方にある．尿道の下面は，腟の前面に近接する．左右の小さい尿道傍腺(Para-urethral gland)(Skene腺(Skene's gland))が尿道の下端部にあり，それぞれ導管を通って外尿道口外側縁に開く．

### 男性の尿道

男性の尿道は，約 20 cm の長さがあり，その途中で 2 度弯曲する(図5.45B)．尿道は，膀胱底から始まって下行し，前立腺の中を通過して深会陰隙と下尿生殖隔膜筋膜を貫き，ただちに陰茎根に入る．尿道は，深会陰隙を出ると陰茎根の中で前方へ曲がる．陰茎が弛緩するときは，陰茎根から陰茎体へ通過する際に，尿道はもう一度下方へ屈曲する．勃起すると，陰茎根と陰茎体の間の屈曲が消失する．

男性の尿道は，前立腺前部，前立腺部，隔膜部，海綿体部に分けられる．

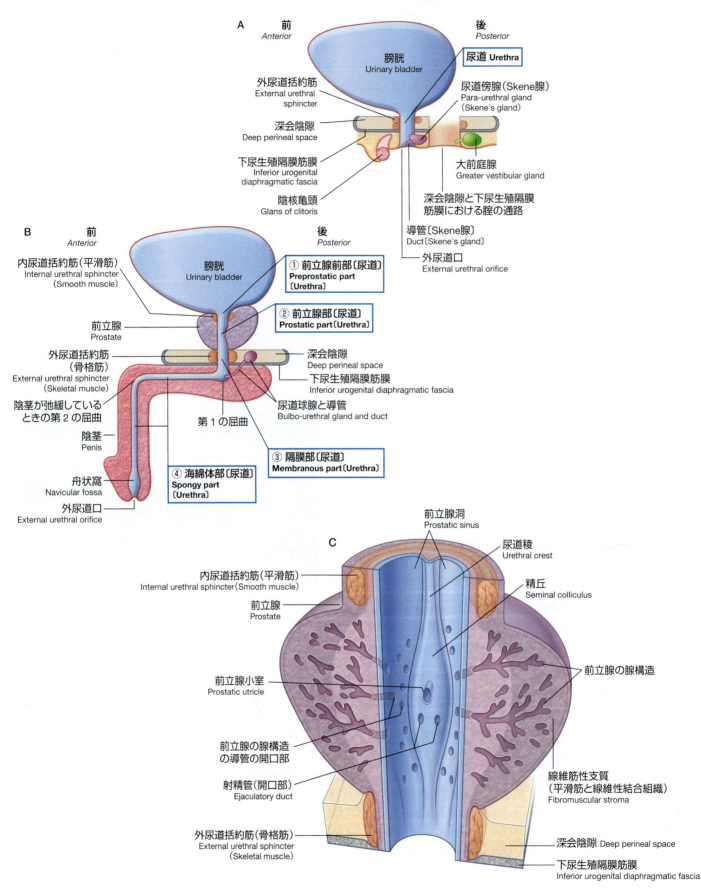

図 5.45 尿道
A：女性．B：男性．C：男性の尿道前立腺部．

前立腺前部

尿道の**前立腺前部(壁内部)**(Preprostatic part(Intramural part))は，膀胱底から前立腺までの約1 cmの長さで，平滑筋線維(**内尿道括約筋**(Internal urethral sphincter))がその周囲をとり巻く．この括約筋の収縮は，射精の際に膀胱への精液の逆流を防ぐ．

前立腺部

尿道の**前立腺部**(Prostatic part)は，長さ3〜4 cmで，前立腺によって囲まれる(**図5.45C**)．この部位の尿道内腔の粘膜には，縦方向の正中ヒダ(**尿道稜**(Urethral crest))がある．稜の両側にある凹みは**前立腺洞**(Prostatic sinus)で，これらの2つの洞に前立腺の導管が開口する．

尿道稜は中ほどで膨らみ，やや円形の隆起(**精丘**(Seminal

### 臨床的事項5.13　膀胱感染

女性の尿道は比較的短いので，男性よりも膀胱感染を起こしやすい．同様に，腟形成術を受けたトランスジェンダーの女性の尿道も短いので，尿路感染症のリスクも高まる．一方，陰茎形成術を受けたトランスジェンダーの男性の尿道は長くなるが，新しくつくられた尿道には筋組織や弾性組織がないため，尿の流速が減少する．そのため，尿路感染症のリスクが高まる可能性がある．尿路感染は，通常，膀胱の炎症(膀胱炎)を伴って発症する．感染症の多くは，経口抗生物質で抑えることができ，合併症もなく治癒する．1歳未満の小児では，感染が膀胱から尿管を上行して腎臓にまで広がる可能性がある．その場合，感染によって腎障害が起こり，最終的に腎不全に至ることがある．したがって，早期の診断と治療が必要である．

### 臨床的事項5.14　尿道カテーテル法

患者が排尿できないとき，患者の膀胱から導尿するために尿道カテーテルがしばしば用いられる．尿道カテーテルを挿入するときには，患者にみられる解剖学的な違いを認識することが重要である．

男性の尿道は，次のように区分される．
- 海綿体部…深会陰隙の直下にある陰茎球部の海綿体組織に囲まれるところである．この尿道の短い部分の壁は比較的薄く，上方に曲がって深会陰隙を通過する．特に膀胱鏡検査の際，尿道はこの位置で損傷されやすい．
- 隔膜部…深会陰隙を通過して上方に向かうところである．
- 前立腺部…前立腺の中を通過するとき，尿道が前方にわずかに凹状にカーブするところである．

女性の尿道は短く直線状であるため，カテーテルと膀胱鏡を通すことは，男性に比べてずっと容易である．したがって，尿道破裂のリスクは小さく，膨満した膀胱から容易に排尿することができる．

尿道狭窄または前立腺肥大が排尿障害の原因となる場合には，膀胱から排尿させようとしても，どんな形の器具も尿道を通らないことがある．そのような場合には，下腹部の超音波像で前腹壁の後方の充満した膀胱を確認し(**図5.46**)，局所麻酔下で小さな切開を行い，そこから恥骨上カテーテルを膀胱に挿入する．

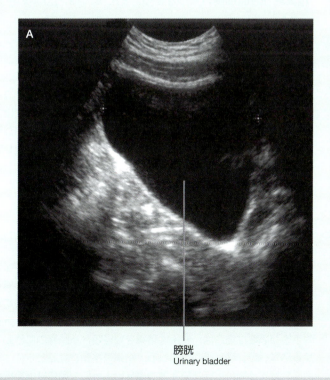
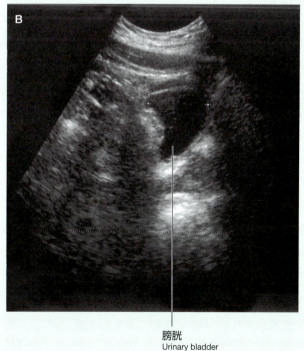

膀胱
Urinary bladder

膀胱
Urinary bladder

**図5.46　膀胱を示す超音波画像**
**A**：充満した膀胱．**B**：排尿後の膀胱．

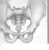

colliculus))を形成する．男性では，精丘は経尿道的前立腺切除術の際に前立腺の位置を決定するのに用いられる．

盲端に終わる小さな袋が，精丘の中央に開く．この袋は，女性の腟や子宮に相当する(**前立腺小室**(Prostatic utricle))．前立腺小室の両側に，男性生殖器の射精管が開口する．したがって，男性の尿路と生殖路は，尿道の前立腺部で合流する．

### 隔膜部

尿道の**隔膜部**(Membranous part)は狭く，深会陰隙を通過する(図5.45B)．男女両性とも，深会陰隙を通り抜けるところで，骨格筋である**外尿道括約筋**(External urethral sphincter)が尿道をとり巻く(344頁左段の訳注参照)．

### 海綿体部

**海綿体部**(Spongy urethra)は，陰茎の勃起性組織(**尿道海綿体**(Corpus spongiosum))に囲まれる．尿道は陰茎基部で広くなって尿道海綿体の**球部**(Bulb)を形成し，陰茎の先端で再び広くなって**舟状窩**(Navicular fossa)を形成する(図5.45B)．深会陰隙にある2つの尿道球腺は，男性生殖器の一部で，尿道海綿体部の球部に開口する．外尿道口は，陰茎の先端にある矢状方向の切れ目である．

## 生殖器系

### 男性の生殖器系

男性の**生殖器系**(Reproductive system)は，腹部，骨盤，会陰にある器官によって構成される(図5.47A)．主な構成要素は，左右の精巣，精巣上体，精管，射精管，正中にある尿道と陰茎である．さらに，次の3種類の付属腺が生殖器に付属する．

- 1つの前立腺．
- 1対の精嚢．
- 1対の尿道球腺．

男性生殖器は，基本的に一連の管と細管によって構成される．各部の位置関係と尿路の関連は，胎生期の発生を反映する．

### 精巣

**精巣**(Testis)は，最初，後腹壁の高い位置で発生し，出生前に，前腹壁の鼠径管の中を通って会陰の陰嚢の中に下降する．下降中に，精巣はその血管，リンパ管，神経，主要な排出管である精管を伴って移動する．したがって，精巣からのリンパの流れは，鼠径部や骨盤のリンパ節ではなく，腹部の大動脈傍リンパ節へ向かう．

楕円体の形をした精巣は，前腹壁とつながり陰嚢内に突出する筋と筋膜でできた細長い袋の終端部の中に入る．**精索**(Spermatic cord)は，陰嚢内の袋と腹壁の間を走る管状の構造である．

精巣の側面と前面は，もともと腹腔とつながっていた腹膜の袋(**精巣鞘膜**(Tunica vaginalis))が覆う．精巣が下降した後に，腹腔との接続部が閉じ，線維性の遺残物が残る．

左右の精巣(図5.47B)は，厚い結合組織性被膜(**白膜**(Tunica albuginea))で包まれた精細管と間質組織からなり，精細管内で精子が産生される．強くコイル状に巻かれた400～600本の精細管は，それぞれの先端で直精細管になる．直精細管は，白膜から精巣の後部に突き出た結合組織で，厚くて垂直な楔形の組織(**精巣縦隔**(Mediastinum testis))の中にある精子の集合部(**精巣網**(Rete testis))につながる．そして，12～20本の**精巣輸**

---

#### 臨床的事項 5.15　精巣腫瘍

**精巣腫瘍**(Testicular tumors)は男性の悪性腫瘍の一種で，その頻度は高くないが，若年者(20～40歳代)に起こることが多い．初期に診断されれば，精巣腫瘍の大部分は，手術と化学療法によって治療可能である．

精巣腫瘍の早期診断はきわめて重要である．異常な塊は触診によってみつけることができ，超音波で診断を下すことができる．初期の腫瘍でも，超音波検査で腫瘍の範囲を明らかにすることができる．

悪性精巣腫瘍の外科的切除は，しばしば鼠径部からのアプローチによって行われる．一般に，陰嚢を切開して精巣腫瘍を摘出することは行われない．なぜなら，陰嚢皮下組織のリンパ流路は精巣のリンパ流路とは異なるので，腫瘍細胞を皮下組織に拡散してしまう可能性があるためである．

---

#### 臨床的事項 5.16　異所性精巣

精巣の下降が途中で止まると，陰嚢が空となり，精巣の位置異常が生じる．このような位置異常は，通常の下降経路のどこでも起こりうる．最も多くみられるのは鼠径管内にとどまるものであり，触診でわかる．このような状態は，通常出生時または生後1年以内に診断される．異所性精巣(停留睾丸)の発生率は，早産(30％)の場合が満期出産(3～5％)の場合よりも高い．異所性精巣は，通常，出生後3ヵ月以内に下降が止まってしまうことによって起こる．そのため，最初の数ヵ月は注意深く経過観察することが必要である．精巣が陰嚢にない場合，専門医への紹介は通常生後6ヵ月くらいに行われる．精巣悪性腫瘍，不妊症または妊娠させにくいという症状，精巣捻転，鼠径ヘルニア(鞘状突起の開存による)等の合併症のリスクを回避または軽減するため，適切な管理計画を開始できる早期に診断を下すことが重要である．外科的手術が必要な場合は，異所性精巣を鼠径管から陰嚢内に移動させる精巣(睾丸)固定術が行われる．精巣を移動させるときに，精索に隣接する腸骨鼠径神経を傷つけないように，操作は慎重に行われなければならない．精巣[睾丸]固定術のときには鞘状突起を閉鎖し，鼠径ヘルニアがある場合には，修復する．

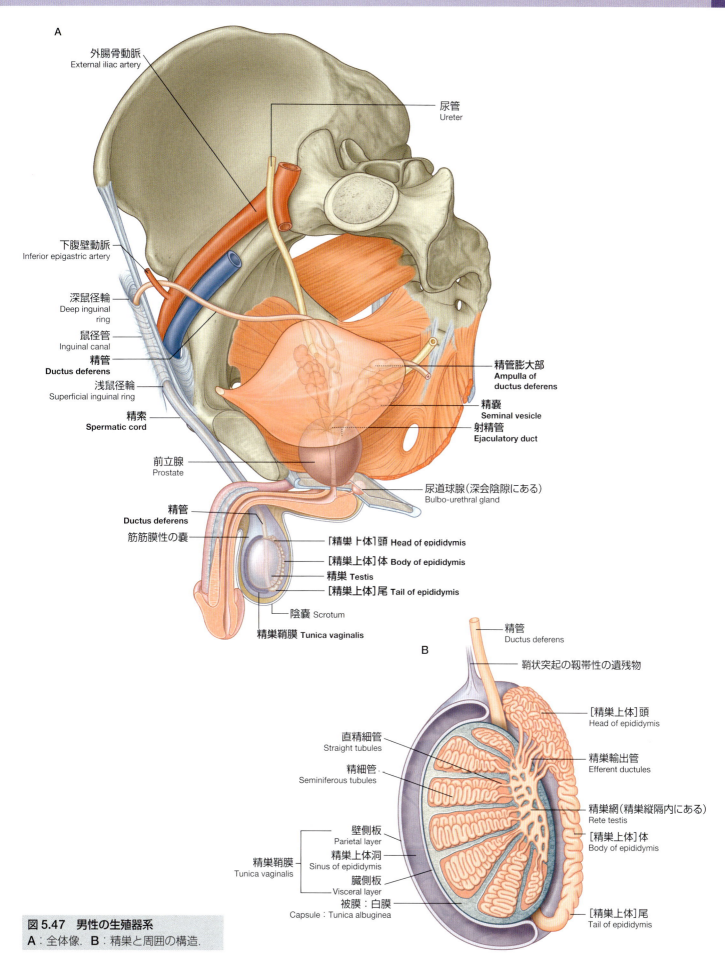

図 5.47　男性の生殖器系
A：全体像．B：精巣と周囲の構造．

出管(Efferent ductules)が精巣網の上端から出て、被膜を通過して精巣上体につながる.

### 精巣上体

精巣上体(Epididymis)は、精巣の後外側面に沿って走る(図5.47B). 2つの異なる構成要素をもつ.

- 精巣輸出管(Efferent ductules)…精巣の後上方極に拡大したコイル状の塊をつくり、[精巣上体]頭(Head of epididymis)を形成する.
- 真の精巣上体(True epididymis)…コイル状に巻いた1本の長い管で、精巣輸出管がすべてここに流れ込む. 精巣の後外側縁に沿って下方へ続き、[精巣上体]体(Body of epididymis)となり、さらに精巣の下極で膨らんで[精巣上体]尾(Tail of epididymis)を形成する.

精子は、精巣上体を通過する間に、運動能と卵に受精させる能力を獲得する. 精巣上体は、射精まで精子を貯めておく機能もある. 精巣上体の終末部は精管につながる.

### 精管

精管(Ductus deferens：Vas deferens)は、陰嚢内の精巣上体尾から骨盤腔内の射精管へ精子を輸送する長い筋性の管である(図5.47A). 精管は、精索(Spermatic cord)の構成要素として陰嚢内を上行し、前腹壁にある鼠径管の中を通る.

精管は、深鼠径輪を通過した後、下腹壁動脈の外側を回って内側に曲がり、骨盤上口の高さで外腸骨動・静脈と交差して骨盤腔に入る. 精管は、腹膜の深層を骨盤壁に沿って内側方向に下行し、膀胱の後方で尿管と交差する.

精管は、さらに膀胱底に沿って直腸の前方を下内側方向にほぼ正中線まで進み、精嚢の導管と合流して射精管を形成する. 尿管と射精管の間で、精管が膨らんで精管膨大部を形成する. 射精管は前立腺を貫通し、尿道前立腺部に開口する.

### 精嚢

左右の精嚢(Seminal vesicle)は、男性生殖器の付属腺であり、精管から細管状にのびて発生し、盲端に終わる(図5.47A). 精嚢は、膀胱と直腸の間にある細長い構造で、内部の管はコイル状に巻いた多数のポケットのような膨らみをもち、結合組織に覆われる. 精嚢は、膀胱底の精管のすぐ外側で精管に沿って位置する.

精嚢管は、精管と合流して射精管(Ejaculatory duct)を形成する(図5.48). 精嚢からの分泌物は、射精される精液の相当量を占める.

### 前立腺

前立腺(Prostate)は、男性生殖器の無対の付属腺であり、骨盤腔内で尿道をとり囲む(図5.47A、5.48). これは、膀胱の直下、恥骨結合の後方、直腸の前方にある.

前立腺は、丸い錐状体を逆さにしたような形をしており、上方のより大きな底が膀胱頸に続き、下方のより狭い尖が骨盤底の上方に置かれたようになる. 前立腺の下外側面は肛門挙筋と接触しており、左右のこの筋が揺りかごのように下方から前立腺を支える.

前立腺は30～40個の独立した複合腺として発生し、尿道上皮から尿道周囲の壁の中にのびる. これらの腺が全体として尿道壁を拡張し、前立腺となる. しかし、個々の腺がそれ自身の導管をもっており、尿道の管腔後面にある前立腺洞に個別に開口する(図5.45C 参照).

前立腺からの分泌物は、精嚢からの分泌物とともに、射精される精液の成分となる.

射精管は、前立腺の後部を前下方に向かってほぼ垂直に走り、尿道の前立腺部に開口する.

### 尿道球腺

尿道球腺(Bulbo-urethral gland)は、左右に1つずつあり、深会陰隙の中にある小さなエンドウマメ形の粘液腺である(図5.47A). 尿道球腺は、尿道隔膜部の外側で、外尿道括約筋の筋線維の中にある. それぞれの腺からの導管は、**下尿生殖隔膜筋膜**を下内側方向に通過し、陰茎根で尿道海綿体部の球部に開口する.

尿道球腺は、海綿体部に沿って存在する複数の小さな腺とともに、尿道の潤滑化と陰茎からの射精前の分泌に関与する.

> **臨床的事項 5.17　精管切除**
>
> 精管は、陰嚢内の精巣上体尾から骨盤腔の射精管へ精子を輸送する. 精管は厚い平滑筋の壁をもつため、精巣と浅鼠径輪の間の精索を走るのが容易に触診できる. また、精管は皮膚と皮下組織を通してアプローチできるので、外科的に剖出して結紮するのが容易である. 両側の精管を結紮(**精管切除(Vasectomy)**)すれば、患者は不妊になる. これは男性避妊法の一つである.

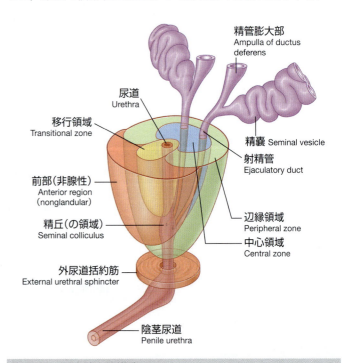

図5.48　前立腺の層構造

## 臨床的事項 5.18　前立腺の疾患

前立腺がん(Prostate cancer)は，男性で最も頻度の高い悪性腫瘍の一つであり(図5.49A)，疾患がみつかったときにはすでに進行した状態にあることが少なくない．前立腺がんは，一般に前立腺の辺縁領域に生じ(図5.48)，比較的無症状に経過する．多くの場合，直腸指診(シスジェンダーの男性の場合)か経腟検査(腟形成術を受けたトランスジェンダーの女性の場合)によって診断される．血清酸性ホスファターゼや前立腺特異抗原(PSA)等の血液検査によっても診断される．テストステロン遮断薬を服用しているトランスジェンダーの女性では，アンドロゲンの抑制により，前立腺の容積とPSAの量が減少する．前立腺がんの患部は"岩"のように硬く感じられる．診断は通常，前立腺の組織を数ヵ所から得ることによって行われる．超音波検査は，生検を行う際に前立腺の画像を描出して計測したり，生検針の位置を決めるために用いられる．直腸壁を通した超音波ガイド下で，腫瘍内または腫瘍の近くに位置合わせのための金属マーカーを留置することにより，放射線治療の支援を行う．これにより，健康な組織を保護しながら腫瘍への放射線量の最大化を可能にする．

良性の前立腺肥大は，多くの男性で加齢とともに起こる前立腺の疾患である(図5.49B)．通常，前立腺の中心に近い領域に起こり(図5.48参照)，次第に拡大する．肥大した前立腺は，直腸指診(DRE)で"大きい"と感じられる．前立腺の中心に近い部分が肥大性に変化するため，尿道が圧迫され，しばしば尿路の閉塞が起こる．尿路が閉塞すると，それに反応して膀胱が時間経過とともに肥厚する傾向がある．一部の男性患者では尿が通らないほどに閉塞が悪化することがあり，その場合には，経尿道的あるいは恥骨上カテーテル法によって排尿させることが必要となる．したがって，前立腺肥大は，良性の疾患であるにもかかわらず，患者の日常生活に大きな影響を及ぼすことがある．

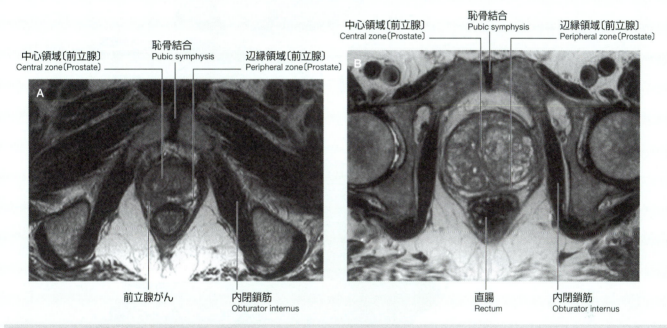

図5.49　前立腺疾患の軸位T2強調MR画像
A：正常大の前立腺の辺縁領域にある小さな前立腺がん．B：前立腺肥大(良性)．

## 女性の生殖器系

女性の生殖路は，主に骨盤腔と会陰の中にある．しかし，子宮は，妊娠すると腹腔へ拡張する．女性生殖器の主な構成要素には以下のものがある．

- 卵巣(Ovary)…左右に1対ある．
- 子宮(Uterus)，腟(Vagina)，陰核(Clitoris)…正中線上にある(図5.50)．

さらに，1対の付属腺(**大前庭腺**(Greater vestibular gland))が生殖器に付属する．

### 卵巣

卵巣は，男性の精巣と同じように，後腹壁の高い位置で発生し，その後，出生までに血管，リンパ管，神経を伴って下降する．卵巣は精巣と異なり，鼠径管内を通って会陰に入ることはなく，その手前で下降を停止して，骨盤腔の側壁に位置する(図5.51)．

卵巣は，**卵子形成**(Oogenesis)を行うところである．成熟した卵子は，腹膜腔内へ排卵され，卵管終端の上皮の線毛の動きによって，近接した卵管の開口部へ吸い込まれる．

卵巣は骨盤側壁に接し，骨盤上口のすぐ下方に位置する．アーモンド形の左右の卵巣は，それぞれ約3cmの長さがあり，子宮広間膜の後面から腹膜(**卵巣間膜**(Mesovarium))によってつり下げられる．

### 子宮

**子宮**(Uterus)は，正中線上で膀胱と直腸との間にある壁の厚い筋性の器官である(図5.51)．子宮は**子宮体**(Body of uterus)

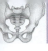

# 第 5 章　骨盤と会陰

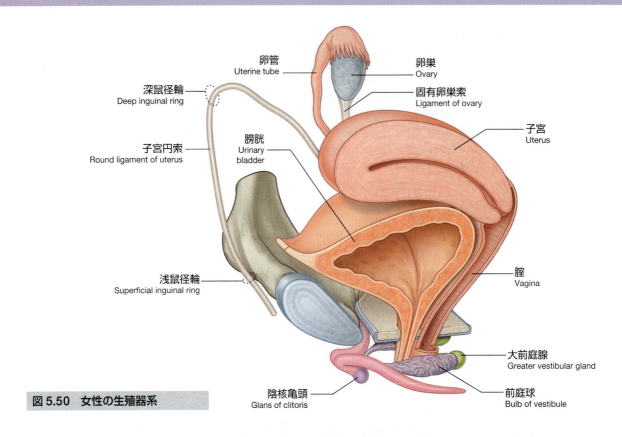

図 5.50　女性の生殖器系

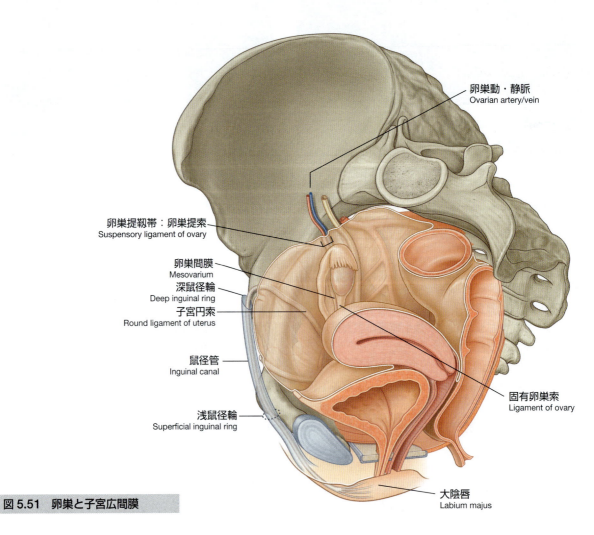

図 5.51　卵巣と子宮広間膜

## 臨床的事項 5.19　卵巣がん

卵巣がん（Ovarian cancer）は，腫瘍学における重要な課題の一つである．卵巣は多種類の細胞を含んでいて，そのすべてが悪性変化を起こしうる．卵巣がんは，その細胞の種類によって異なる画像診断と治療のプロトコールが必要で，最終的な予後も異なる．

卵巣がんになりやすい家族歴やその他の多くの因子が，発生に関連があるとされる．

卵巣がんは，どの年齢でも起こりうるが，高齢女性ほど起こりやすい．

卵巣がんは，血液とリンパを介して転移することがある．また，しばしば腹膜腔へ直接転移する．直接転移の場合には，腫瘍細胞が結腸傍溝に沿って上方の肝臓へ広がり，またそこから容易に腹膜に播種する．残念ながら，卵巣がんは転移してびまん性の病変となり，手遅れとなった状態でみつかることが多い（図5.52）．トランスジェンダーの男性やノンバイナリーの人では，ジェンダー肯定のための手術において，卵巣を片方または両方摘出する（卵巣摘出術）ことが多いが，卵巣を残している場合があることに注意が重要である．卵巣が残っている人であれば卵巣がんのリスクは残るので，臨床的に適切である場合には，検査を進めるべきである．シスジェンダーの女性の場合，卵巣には経腟超音波検査が行われる．腟切除術（腟の除去）が行われた患者の場合，超音波検査が必要となったときには経直腸的または経腹腔的な超音波検査が行われる．

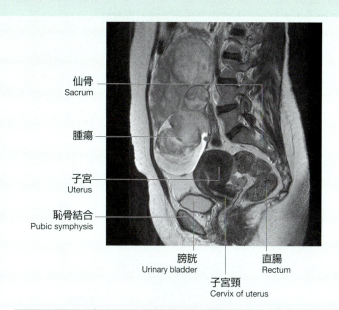

図5.52　卵巣がんのある症例の矢状断 MR 画像

## 臨床的事項 5.20　卵巣の画像

卵巣は，超音波を用いて視覚的に検査できる．患者が十分量の水を飲むと，膀胱が尿によって膨満する．この液体が満ちた膀胱は優れた音響窓（Acoustic window）となり，経腹壁超音波スキャンによって，その後方に子宮と卵巣を描出することができる．この技術によって，産科医や臨床検査技師が胎児を観察し，妊娠の全期間を通じてその成長を記録することもできる．

一部の患者は，経腹壁超音波スキャンに適さないことがある．その場合には，プローブを腟内に入れて，子宮，Douglas 窩の貯留物，および卵巣を詳しくみることができる．卵巣はまた，腹腔鏡を用いて観察することもできる（図5.53）．

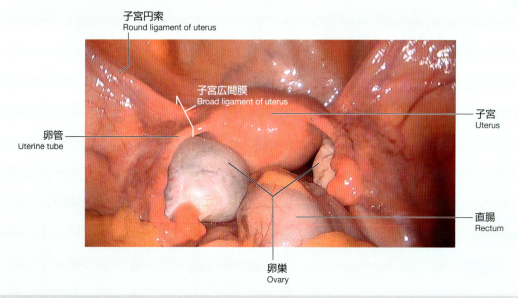

図5.53　卵巣の腹腔鏡像（後面）

と**子宮頸**（Cervix of uterus）からなり，下方で腟に続く（図5.54）．上方では，左右の卵管が子宮から外側へのび，卵巣のすぐ近くで腹膜腔に開く．

子宮体は，前後面が平坦になっており，卵管（図5.54）の起始部より上方に，丸い上端部（**子宮底**（Fundus of uterus））がある．子宮体の内腔は，外側からみると狭い隙間で，前方からみると逆三角形をしている．子宮腔の上部にある左右の角は，それぞれ卵管の内腔に連続する．下角は子宮頸管に続く．

### 臨床的事項 5.21　子宮摘出術

子宮摘出術（Hysterectomy）は，子宮を切除する手術である．通常，子宮体，子宮底，子宮頸部を完全に摘出するが，頸部を温存することもある．時には，卵管および卵巣が子宮と一緒に摘出されることもある．この手技は，腹式子宮全摘出術および両側卵管卵巣切除術とよばれる．

子宮摘出術，卵巣摘出術，卵管摘出術は，子宮がん，子宮頸がん，卵巣がん等の生殖器の悪性腫瘍の患者に行われることがある．他の適応には，生殖器の障害の強い家族歴がある場合，子宮内膜症，過剰な出血等がある．時には産後に過度の出血が起こるため，子宮を摘出しなければならないことがある．子宮摘出術は，トランスジェンダーの男性で，性別を再確認するプロセスの一環として子宮摘出術を希望する場合にも適応となる．

子宮摘出術は，恥骨上横切開で行う．この手術中には，子宮動脈を結紮する際に尿管を傷つけないように尿管の遠位部を同定して細心の注意を払わなければならない．

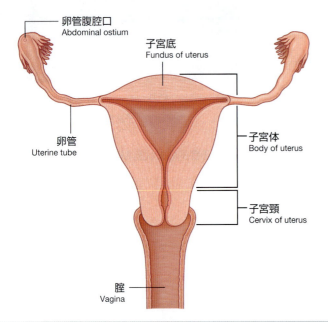

図5.54　子宮（前面像）
子宮と腟の前方半分を切除してある．

胚盤胞は，通常，子宮体に着床する．妊娠中に，子宮は上方へ拡張して腹部領域にまで大きくなる．

### 卵管

**卵管**（Uterine tube）は，子宮体の両側上端から骨盤側壁までのびており，**子宮広間膜**（Broad ligament of uterus）の**卵管間膜**（Mesosalpinx）部の上縁の中に包まれる（357～358 頁参照）．卵巣が子宮広間膜の後面からつり下げられるので，卵管は卵巣を上から越えて卵巣の外側で終わる．

左右の卵管の終端は，広がってラッパ状の形をしている（**卵**

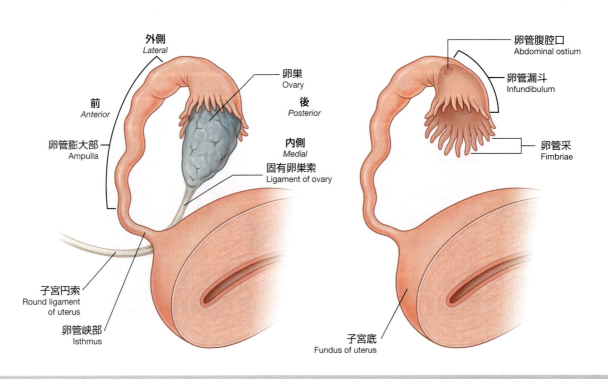

図5.55　卵管

管漏斗(Infundibulum)）. 漏斗は同側の卵巣の上外側極を覆うようになる（図5.55）. 卵管漏斗の縁には，**卵管采**(Fimbriae)とよばれる小さな手指のような突起がある. 卵管の内腔は，卵管漏斗の狭くなった終端で腹膜腔に開口する. 卵管漏斗の内側部で卵管が拡大して，**卵管膨大部**(Ampulla)を形成する. それから細い**卵管峡部**(Isthmus)となって，子宮体につながる.

卵管漏斗の卵管采は，卵巣から排卵された卵子を回収するのを助ける. 受精は一般に卵管膨大部で起こる.

## 子宮頸

**子宮頸**(Cervix of uterus)は子宮の下部を形成し，中心に狭い通路をもち，短くて太いシリンダーのような形である. 子宮体は通常，空になった膀胱の上面で前上方へ屈曲する（子宮頸に対して前屈する，**図5.56A**）. さらに，子宮頸は腟に対して前方へ傾斜（前傾）し，子宮頸の下端が腟の上部前面へ突出する. 子宮頸の下端はドーム状であるため，腟の中へ突出した子宮頸の周縁と腟壁との間に側溝のような腟円蓋が形成される（図5.56B）. 子宮頸の管状の中心管（子宮頸管）は，下方では**外子宮口**(External os of uterus)として腟腔に開き，上方では**内子宮口**(Internal os of uterus)として子宮腔に通じる.

## 腟

**腟**(Vagina)は，女性の交接器官である. 伸展性に富んだ線維

### 臨床的事項5.22 卵管結紮

排卵の後，未受精卵は卵管采から卵管へ入り，一般に卵管膨大部で受精する. 受精卵（接合子）は発生を始め，子宮腔へ運ばれて子宮壁に着床する.

単純で効果的な避妊法は，卵管を手術で結紮（クリップで止める）して，精子が卵子に到達しないようにすることである. この手術は短時間で終わるが，全身麻酔下で行われる. 細い腹腔鏡を腹膜腔に入れ，特殊な装置を使って卵管を同定する.

### 臨床的事項5.23 子宮頸がんと子宮体がん

**子宮頸がん**(Carcinoma of cervix；図5.57)および**子宮体がん**(Carcinoma of uterine body)は，女性，トランスジェンダーの男性，子宮摘出術を受けていない一部のノンバイナリーの人を含め，子宮頸部と子宮をもつすべての人に，よくみられる疾患である. 診断は，内診等の診察，細胞診（子宮頸部細胞の検査），画像診断，生検，頸管拡張子宮内膜掻爬術(Dilation and curettage：D & C)等によってなされる.

子宮頸がんと子宮体がんは，局所切除，子宮の切除（子宮摘出術），化学療法によって治療される. 腫瘍は，リンパ管を介して，内腸骨リンパ節と総腸骨リンパ節に転移する.

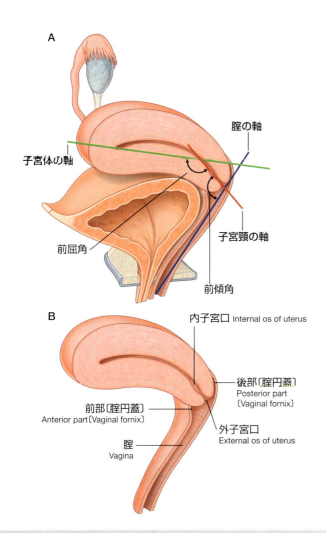

図5.56 子宮と腟
A：前屈と前傾の角度. B：子宮頸が腟内に突出する.

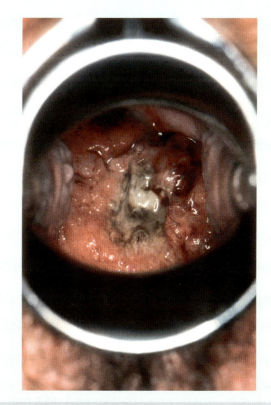

図5.57 腟内に挿入した腟鏡を通して撮影した子宮頸がん
図5.85E の正常な子宮頸の像と比較せよ.

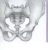

## 362 第5章 骨盤と会陰

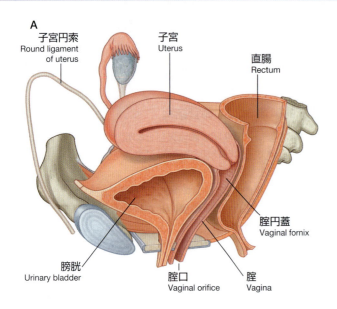

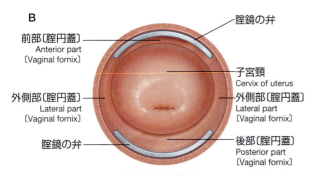

**図5.58 腟**
A：骨盤の左半分を切除したところ．B：腟鏡を通してみた腟円蓋と子宮頸．

筋性の管で，会陰から骨盤底を通って骨盤腔に達する（**図5.58A**）．腟腔内部の上端は，拡張して**腟円蓋**（Vaginal fornix）を形成する．

腟の前壁は膀胱底と尿道に隣接する．実際，尿道は腟前壁の中に埋もれるか，あるいはそれと癒合する．

後方では，腟は直腸に隣接する．

下方では，腟は外尿道口のすぐ後方で会陰前庭に開く．腟は，この外口（**腟口**（Vaginal orifice））から後上方に向かい，下尿生殖隔膜筋膜を貫いて骨盤腔に入り，前壁で子宮頸の円形の縁に接する．

**腟円蓋**は，子宮頸の周縁と腟壁の間に形成される陥凹部である．その位置に基づいて，腟円蓋は後部，前部，左右の外側部に分けられる（図5.58A；図5.56 参照）．

腟は，通常前壁と後壁が接触するようにつぶれている．医師は腟鏡を用いて腟を開け，患者の子宮頸のドーム状の下端，腟円蓋の外側部，子宮頸管の外口を診察できる（図5.58B）．

性交の際，射精された精液が腟円蓋に溜まる．精子は，外子宮口から子宮頸管を通過して子宮腔に入り，さらに子宮腔を

### 臨床的事項5.24 インターセックス

インターセックスにみられる多様な解剖学的構造のそれぞれは正常であるため，性別正常化手術（女性と男性の性二元論に適合するように個人の解剖学的構造を変える手術）を必要としない．しかし，人によっては，自分の性自認に合うように自分の解剖学的構造を合致させるために，手術を希望する場合がある．インターセックス患者の治療を行う際には，患者が好む解剖学的用語を使用すべきであるが，実際の治療にあたっては想定された解剖学的特徴ではなく，患者自身の解剖学的特徴に基づいて行う必要がある．

通って卵管に進み，通常，卵管膨大部で卵子と遭遇すると，そこで受精が起こる．

### インターセックスの生殖器系

染色体配列の多様性，特定の遺伝子の有無，またはその他の偶然の発生事象によって，男性・女性という性二元論の間の正常な変異をもたらすことがある．このような個体を**インターセックス**（intersex）とよぶ．これは一般的に，染色体，遺伝子，ホルモン，性腺，外生殖器のいずれか1つ以上が，女性か男性かという性二元論モデルにあてはまらないことを示す．このような個体の生殖器においては，外生殖器の解剖学的構造（例：尿道口の位置）に中程度の変異を伴う精巣がみられたり，子宮と卵管がありながら精巣と陰茎が存在したりすることがある．さらに顕著な変異を有することもある．場合によっては，精巣と卵巣の両方が存在したり，1つ以上の精巣と卵巣の中間的な生殖腺（すなわち卵精巣）が存在したりするようなこともある．

## ▶筋膜

骨盤腔の**筋膜**（Fascia）は，骨盤壁を裏打ちして骨盤内臓の基部を囲むとともに，骨盤壁から内臓に達する血管や神経のまわりを鞘のように覆う．この骨盤筋膜は，腹部でみられる腹膜外の結合組織層と連続する．

## 女性

女性では，**直腸腟中隔**（Rectovaginal septum）によって，腟の後面と直腸が分けられる（**図5.59A**）．厚くなった筋膜が，子宮頸から前方（**恥骨頸靱帯**（Pubocervical ligament）），外側（**基靱帯（子宮頸横靱帯）**（Cardinal ligament）），および後方（**子宮仙骨靱帯**（Uterosacral ligament））の骨盤壁に至る靱帯を形成する（図5.59A）．これらの靱帯は，下尿生殖隔膜筋膜，肛門挙筋，会陰体とともに，骨盤腔で子宮を固定する．これらの靱帯のうち最も重要なものは横子宮頸靱帯で，これは子宮頸と腟円蓋の両側から外側へのびて骨盤壁に達する．

局所解剖・骨盤　363

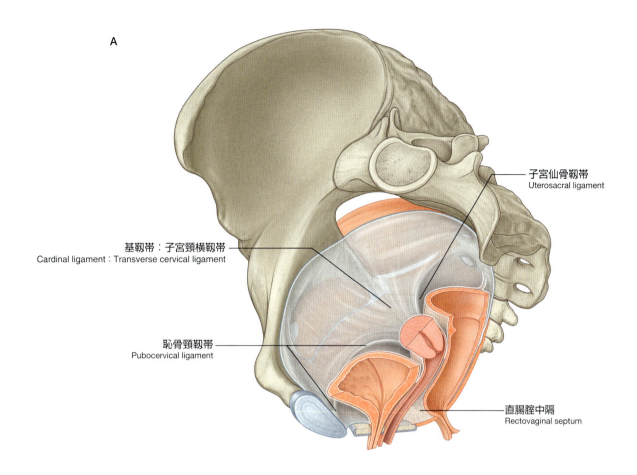

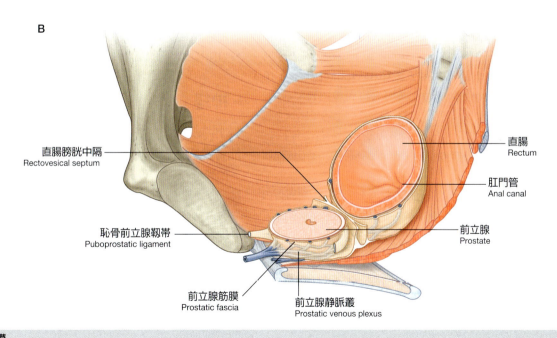

図 5.59　骨盤筋膜
A：女性．B：男性．

## 男性

男性では，前立腺の前方および外側方の筋膜が肥厚して**前立腺筋膜**（Prostatic fascia）を形成する．これは，前立腺静脈叢をその中に含んでとり囲み，後方では直腸から前立腺の後面と膀胱底を隔てる**直腸膀胱中隔**（Rectovesical septum）に続く（図 5.59B）．

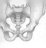

### 臨床的事項5.25　直腸子宮窩

直腸子宮窩(Recto-uterine pouch)(Douglas窩(Pouch of Douglas))は，直腸と子宮の間にある，臨床的にきわめて重要な部位である．患者が背臥位をとるとき，直腸子宮窩は腹腔と骨盤腔の中で最も低い位置にあり，感染時に膿や体液が溜まる場所である．腹壁の上からこの部位を触診することはできないが，経腟的指診と経直腸的指診によってDouglas窩を調べることができる．膿瘍が疑われる場合には，経腹壁的手術を行わずに，腟または直腸から排膿することができる．

## ▶ 腹膜

骨盤の腹膜は，骨盤上口で腹部の腹膜に続く．腹膜は，骨盤の正中部で骨盤内臓の上方を覆い，以下のものを形成する．

- 凹み(窩)…隣接する内臓どうしの間にできる．
- 腹膜ヒダと間膜…内臓と骨盤壁の間をつなぐ．

前腹壁では，腹膜の**正中臍ヒダ**(Median umbilical fold)と**内側臍ヒダ**(Medial umbilical fold)が，それぞれ胎生期の尿膜管と臍動脈の遺残物を覆う(図5.60)．これらのヒダは，骨盤から出て前腹壁を上行する．後方では，腹膜は直腸の上1/3の前面と側面を覆う．直腸の中1/3は前面のみ腹膜によって覆われ，直腸の下1/3は腹膜にはまったく覆われない．

### 女性

女性では，膀胱と直腸の間に子宮がある．また，卵管が子宮の上面から骨盤外側壁までのびる(図5.60A)．その結果，前方では，浅い**膀胱子宮窩**(Vesico-uterine pouch)が膀胱と子宮の間に，後方では，深い**直腸子宮窩**(Recto-uterine pouch)(Douglas窩(Pouch of Douglas))が子宮と直腸の間にできる．さらに腹膜の大きなヒダ(子宮広間膜)が，その上縁で卵管を包み，後方で卵巣と付着する．子宮広間膜は子宮の左右にあって，骨盤外側壁に達する．左右の卵巣は，卵巣間膜によって広間膜の後面からつり下げられる．

腹膜は，正中線上で子宮と子宮頸の後面を下降し，腟円蓋の後部に隣接した腟壁の上部に達する．そこから腹膜が反転して直腸の前壁と外側壁の上を覆う．直腸の前面と子宮，子宮頸と腟後面の間に形成される腹膜の深い陥凹が直腸子宮窩である．直腸子宮窩の底部近くの左右で，腹膜が鋭く鎌形に高まったヒダ(**直腸子宮ヒダ**(Recto-uterine fold))がある．これは子宮頸から骨盤の後外側壁までのびる骨盤筋膜の肥厚である**子宮仙骨靱帯**(Uterosacral ligament)の上を覆う．

### 子宮広間膜

**子宮広間膜**(Broad ligament of uterus)は，腹膜のシート状のヒダで，骨盤の外側壁から子宮まで冠状面方向に走行する．その上縁に卵管が包まれ，後面から卵巣をつり下げる(図5.60A)．子宮動脈は子宮広間膜の基部で尿管を横切り，固有卵巣索と子宮円索は，子宮広間膜のうち，それぞれ卵巣と子宮にかかわる部分によって包まれる．子宮広間膜には以下の3つの部分がある．

- **子宮間膜**(Mesometrium)…広間膜のうち最大の部分で，骨盤腔の外側壁から子宮体へとのびる．
- **卵管間膜**(Mesosalpinx)…広間膜の最上部で，骨盤腔の中に卵管をつり下げる．
- **卵巣間膜**(Mesovarium)…広間膜が後方へのびた部分で，卵巣へつながる．

卵巣間膜をつくる腹膜は，胚上皮(卵巣の表層上皮)に連続する(図5.60A参照)．卵巣は，その長軸が垂直面にある．卵巣の血管，神経，リンパ管は外側から卵巣の上極に入り，腹膜が盛り上がってできたもう1つのヒダに包まれる．このヒダは，その中に含まれる構造とともに**卵巣提靱帯(卵巣提索)**(Suspensory ligament of ovary)を形成する．

卵巣の下極は，線維筋性のひも状の組織(**固有卵巣索**(Ligament of ovary))に付着する．この索は，卵巣間膜の縁を内側方向に走って子宮に至り，さらに**子宮円索**(Round ligament of uterus)として前外側方へ続く(図5.60A)．子宮円索は，骨盤上口を越えて深鼠径輪に達してから鼠径管を通り，会陰で大陰唇の皮下の結合組織中に終わる．固有卵巣索と子宮円索はともに，胚子において性腺を陰唇・陰嚢隆起につないでいた**導帯**(Gubernaculum)の遺残物である．

### 男性

男性では，臓側腹膜は膀胱の上面から精嚢の上極を覆い，そこから直腸の前面と外側面で反転する(図5.60B)．膀胱と直腸の間に**直腸膀胱窩**(Rectovesical pouch)ができる．

## ▶ 神経

### 体性神経の神経叢

#### 仙骨神経叢と尾骨神経叢

**仙骨神経叢**(Sacral plexus)と**尾骨神経叢**(Coccygeal plexus)は，骨盤腔の後外側壁にあり，一般に筋と血管の間の層に形成される．これらの神経叢は第1仙骨神経〜尾骨神経(S1〜Co)の前枝によって形成されるが，腰神経叢から骨盤に入った第4・5腰神経(L4・5)もこれに関与する(図5.61)．これらの神経叢からの神経は，下肢と骨盤および会陰の筋を支配する．皮枝は，足の外側部，下肢の後面，会陰の大部分の皮膚に分布する．

#### 仙骨神経叢

左右の仙骨神経叢は，第1〜4仙骨神経(S1〜4)の前枝と**腰仙骨神経幹**(Lumbosacral trunk；第4・5腰神経(L4・5))によって形成される(図5.62)．この神経叢は，骨盤後外側壁の一部をなす梨状筋の前面に形成される．仙骨神経叢の仙骨部は，前仙骨孔を出て骨盤壁を外側下方へ向かう．腰仙骨神経幹は，第4腰神経の前枝の一部と第5腰神経の前枝からなり，仙

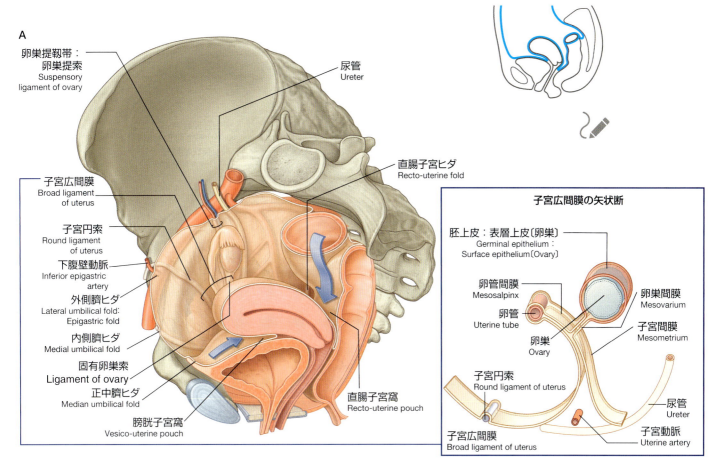
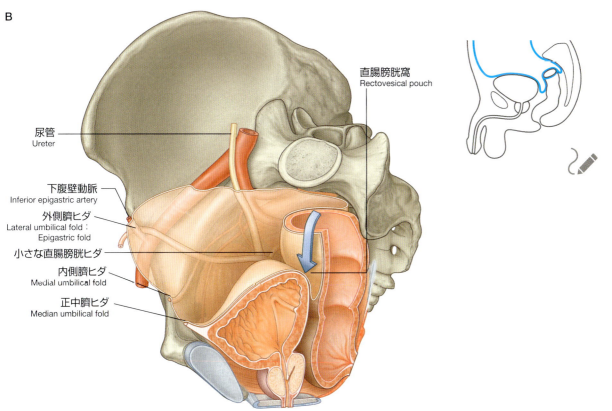

図 5.60 骨盤の腹膜
A：女性．B：男性．

## 366　第5章　骨盤と会陰

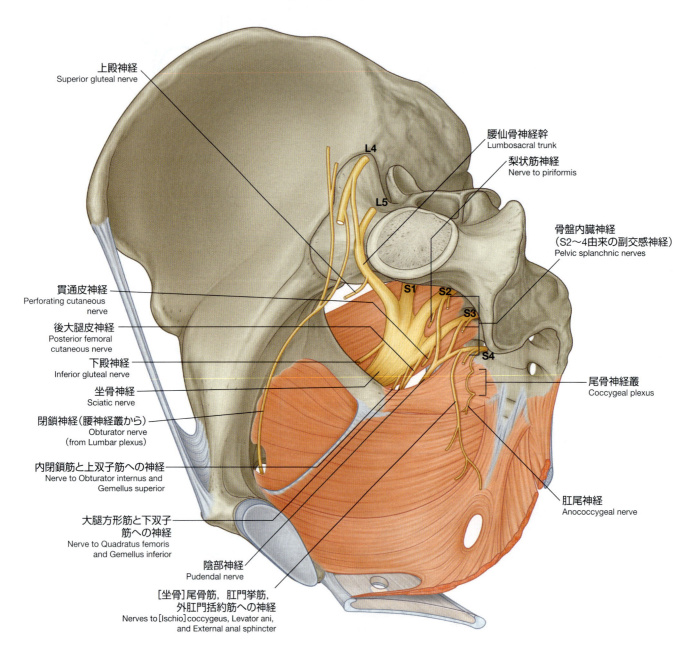

図5.61　仙骨神経叢と尾骨神経叢

腸関節のすぐ前を通って，腹部から垂直に下行して骨盤腔に入る．

交感神経幹の神経節から出た**灰白交通枝**（Gray ramus communicans）は，それぞれの脊髄レベルの脊髄神経前枝と交通し，交感神経節後線維が体性神経に入って末梢へ向かう（図5.63）．さらに，第2～4仙髄（S2～4）に由来する特殊な神経（**骨盤内臓神経**（Pelvic splanchnic nerves））が，副交感神経節前線維を椎前神経叢骨盤部へ運ぶ（図5.61，5.62）．

それぞれの脊髄レベルにおいて，前枝は前（腹側）部と後（背側）部に分かれ，他の脊髄レベルからの同様の成分と一緒になって，終神経を形成する（図5.62）．第4仙骨神経（S4）の前枝は前（腹側）部のみをもつ．

仙骨神経叢から起始する神経には，下肢の主要な神経である坐骨神経と殿筋の神経，会陰の神経である陰部神経がある（表5.4）．これらの体性神経の神経叢からの神経は，下肢と骨盤および会陰の筋を支配する．皮枝は足の内側部，下肢の後面，会陰の大部分の皮膚に分布する．

仙骨神経叢から起始する多くの神経は，梨状筋の下方から大坐骨孔を通って骨盤腔を出て殿部に入る．他の神経は別のルートを通って骨盤腔から出る．一部の神経は，骨盤から出ずに直接骨盤腔の筋に向かう．最後に，大坐骨孔を通って骨盤腔を出る2つの神経は，坐骨棘と仙棘靱帯の周囲を回り，小坐骨孔を

局所解剖・骨盤 367

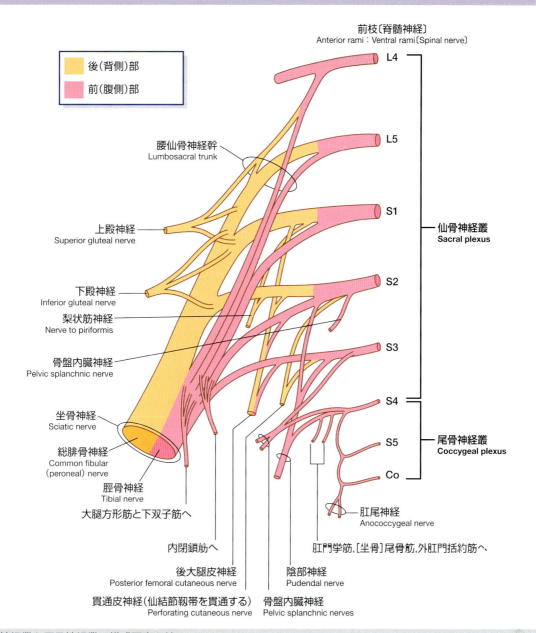

図 5.62 仙骨神経叢と尾骨神経叢の構成要素と枝

通って内側に向かい，会陰と骨盤外側壁の諸構造を支配する．
坐骨神経

　坐骨神経（Sciatic nerve）は，身体中で最大の神経であり，第4腰神経～第3仙骨神経（L4～S3）に由来する（図 5.61, 5.62）．その特徴は，以下の通りである．

- 梨状筋との関係…梨状筋の前面で形成され，梨状筋の下方から大坐骨孔を通って骨盤腔を出る．
- 2つの主要枝…殿部を通って大腿に入ると，坐骨神経は総腓骨神経と脛骨神経に分かれる．第4腰神経～第2仙骨神経（L4～S2）の後（背側）部が総腓骨神経部を，第4腰神経～第3仙骨神経の前（腹側）部が脛骨神経部を構成する．
- 運動神経線維…大腿の後区画の筋と下腿および足の筋を支配する．

- 感覚神経線維…足と下腿外側の皮膚に分布する．

陰部神経

　陰部神経（Pudendal nerve）は，梨状筋の下部の前方で形成され，第2～4仙骨神経（S2～4）の前（腹側）部に由来する（図 5.61, 5.62）．この神経の特徴は以下の通りである．

- 梨状筋との関係…梨状筋の下方で大坐骨孔を通り，骨盤腔から出て殿部に入る．
- 坐骨棘との関係…仙棘靱帯が坐骨棘に付着する部位で靱帯の周囲を回り，小坐骨孔を通って会陰へ入る．この経過により，この神経は骨盤腔から出て，骨盤底の末梢側付着部を回って会陰に入る．
- 血管との関係…全長にわたって内陰部動・静脈が伴行する．

表 5.4　仙骨神経叢と尾骨神経叢の枝（括弧内は，その筋を常に支配するとは限らない脊髄分節を示す）

| 神経 | 脊髄分節 | 機能 |
|---|---|---|
| 仙骨神経叢 | | |
| 坐骨神経 | | |
| ■ 脛骨神経 | L4〜S3 | **運動機能**<br>■ 大腿の後区画またはハムストリング区画のすべての筋（大内転筋のハムストリング部を含む．また大腿二頭筋の短頭を除く）<br>■ 下腿の後区画のすべての筋<br>■ 足底のすべての筋<br>**感覚（皮膚）機能**<br>■ 足の後外側と外側および足底の皮膚 |
| ■ 総腓骨神経 | L4〜S2 | **運動機能**<br>■ 大腿の後区画の大腿二頭筋の短頭<br>■ 下腿の前区画および外側区画のすべての筋<br>■ 足の短趾伸筋（第1背側骨間筋の支配にも寄与）<br>**感覚（皮膚）機能**<br>■ 下腿の前外側と足背の皮膚 |
| 陰部神経 | S2〜4 | **運動機能**<br>■ 外尿道括約筋，外肛門括約筋，肛門挙筋を含む会陰の骨格筋（肛門挙筋と外肛門括約筋の支配はS4の前枝からの直接の枝と重複）<br>**感覚（皮膚）機能**<br>■ 会陰の大部分の皮膚．陰茎と陰核 |
| 上殿神経 | L4〜S1 | **運動機能**<br>■ 中殿筋，小殿筋，大腿筋膜張筋 |
| 下殿神経 | L5〜S2 | **運動機能**<br>■ 大殿筋 |
| 内閉鎖筋神経 | L5〜S2 | **運動機能**<br>■ 内閉鎖筋と上双子筋 |

## 局所解剖 ● 骨盤 369　5

### 表 5.4　（続き）

| 神経 | 脊髄分節 | 機能 |
|---|---|---|
| 大腿方形筋神経 | L4～S1 | **運動機能**<br>■ 大腿方形筋と下双子筋 |
| 後大腿皮神経 | S1～3 | **感覚（皮膚）機能**<br>■ 大腿後面の皮膚 |
| 貫通皮神経<br>（仙結節靱帯を貫通する） | S2・3 | **感覚（皮膚）機能**<br>■ 殿溝上の皮膚（後大腿皮神経と重複） |
| 梨状筋神経 | S1・2 | **運動機能**<br>■ 梨状筋 |
| 肛門挙筋，[坐骨]尾骨筋，外肛門括約筋への神経 | S4 | **運動機能**<br>■ 肛門挙筋，[坐骨]尾骨筋，外肛門括約筋（陰部神経と重複）<br>**感覚（皮膚）機能**<br>■ 肛門と尾骨の間の皮膚の小部分 |
| 骨盤内臓神経 | S2・3(S4) | **運動機能**<br>■ 椎前神経叢骨盤部へ入る臓性運動神経（副交感神経節前線維）<br>■ 勃起を刺激，左結腸曲より遠位の消化管の運動を調節，尿道括約筋を抑制<br>**感覚（皮膚）機能**<br>■ 骨盤内臓と結腸遠位部からの副交感神経性の臓性求心性入力．子宮頸，膀胱，近位尿道からの痛覚 |
| **尾骨神経叢** | | |
| 肛尾神経 | S4～Co | **感覚（皮膚）機能**<br>■ 肛門周囲の皮膚 |

370　第5章　骨盤と会陰

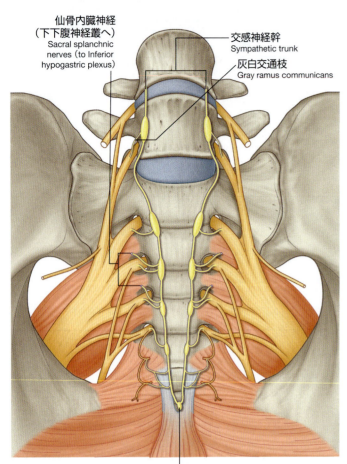

図 5.63　骨盤の交感神経幹

### 臨床的事項 5.26　陰部神経ブロック

陰部神経ブロック（Pudendal block）は，出産に伴う疼痛を和らげるために行われる．硬膜外麻酔が広く用いられるため，この手技はそれほど一般的とはいえないが，脳脊髄麻酔の適応外であるような女性の場合に優れた選択肢となる（例：脊椎の解剖学的問題，低血小板，非常に切迫している場合等）．陰部神経ブロックは，ある種の慢性骨盤痛や，直腸や泌尿生殖器に対する処置にも用いられる．通常，仙棘靱帯が坐骨棘へ付着する付近で，陰部神経がこの靱帯の外側面と交差する部位に麻酔薬を注射する．分娩の際，腟に挿入した指で，坐骨棘を触診することができる．注射針を坐骨棘の内側の仙棘靱帯周辺に経皮的に刺入する．ここに麻酔薬を注入し，会陰を麻酔する．陰部神経ブロックは解剖学的ランドマークに頼るだけではなく，神経の走行を明らかにするために，蛍光透視法，CT検査，超音波検査等の画像情報も用いられる．

---

- 支配と分布…外肛門括約筋および尿道括約筋を含む会陰の骨格筋を支配し，会陰の皮膚に分布する．

**仙骨神経叢のその他の枝**

仙骨神経叢のその他の枝には以下のものがある（図 5.61，5.62）．

- 運動枝…上殿神経，下殿神経，内閉鎖筋神経，大腿方形筋神経，梨状筋神経，肛門挙筋への枝．殿部，骨盤壁，骨盤底の筋を支配する．
- 感覚枝…**後大腿皮神経**（Posterior femoral cutaneous nerve）と**貫通皮神経**（Perforating cutaneous nerve）．下殿領域と，大腿および下腿上部の後面の皮膚に分布する．

第4腰神経〜第1仙骨神経（L4〜S1）の後（背側）部からの枝によって形成される**上殿神経**（Superior gluteal nerve）は，梨状筋の上方で大坐骨孔を通って骨盤腔を出て，殿部の筋である**中殿筋**（Gluteus medius），**小殿筋**（Gluteus minimus），**大腿筋膜張筋**（Tensor fasciae latae）を支配する．

第5腰神経〜第2仙骨神経（L5〜S2）の後（背側）部の枝によって形成される**下殿神経**（Inferior gluteal nerve）は，梨状筋の下方で大坐骨孔を通って骨盤腔を出て，殿部で最大の筋である**大殿筋**（Gluteus maximus）を支配する．

上殿神経と下殿神経には，ともに同名の動脈が伴行する．

**内閉鎖筋**（Obturator internus）とそれに付随する**上双子筋**（Gemellus superior）を支配する**内閉鎖筋神経**（Nerve to obturator internus）は，第5腰神経〜第2仙骨神経の前（腹側）部に由来し，梨状筋の下方で大坐骨孔を通って骨盤腔を出る．陰部神経と同様，坐骨棘を回って小坐骨孔を通り，会陰に入って肛門挙筋付着部の下方で筋の内側から内閉鎖筋を支配する．

**大腿方形筋**（Quadratus femoris）と**下双子筋**（Gemellus inferior）を支配する**大腿方形筋神経**（Nerve to quadratus femoris）と後大腿皮神経もまた，梨状筋の下方で大坐骨孔を通って骨盤腔を出て，下肢の筋と皮膚に達する．

仙骨神経叢から起始する神経の大部分が梨状筋の上方または下方で大坐骨孔を通って骨盤腔を出るのに対し，貫通皮神経は，仙結節靱帯を貫通して骨盤腔を出て，殿部下部の皮膚に至る．

**梨状筋神経**（Nerve to piriformis）と肛門挙筋および［坐骨］尾骨筋を支配する多くの小さな神経は，仙骨神経叢から起始し，骨盤腔から出ることなく直接それらの筋に至る．

**閉鎖神経**（Obturator nerve）〔L2〜4〕は，腰神経叢の枝である．腰筋内を後腹壁に沿って下方に走り，腰筋の内側面から現れて総腸骨動脈の後方，骨盤上口では内腸骨動脈の内側を通り，さらに骨盤外側壁に沿って走る．この神経は，閉鎖管を通って骨盤腔を出て，大腿の内転筋群を支配する．

**尾骨神経叢**

小さな**尾骨神経叢**（Coccygeal plexus）は，主に骨盤底の下方で起始する第5仙骨神経（S5）と尾骨神経（Co）の前枝によって形成されるが，第4仙骨神経（S4）からの神経線維も受ける．これらは［坐骨］尾骨筋を貫通して骨盤腔に入り，第4仙骨神経の前枝と合流して1つの神経幹を形成する．そこから小さな**肛尾神経**（Anococcygeal nerve）が起始する（表 5.4）．この神経は，筋とその上にある仙棘靱帯および仙結節靱帯を貫通して浅層に至り，会陰の肛門三角の皮膚を支配する．

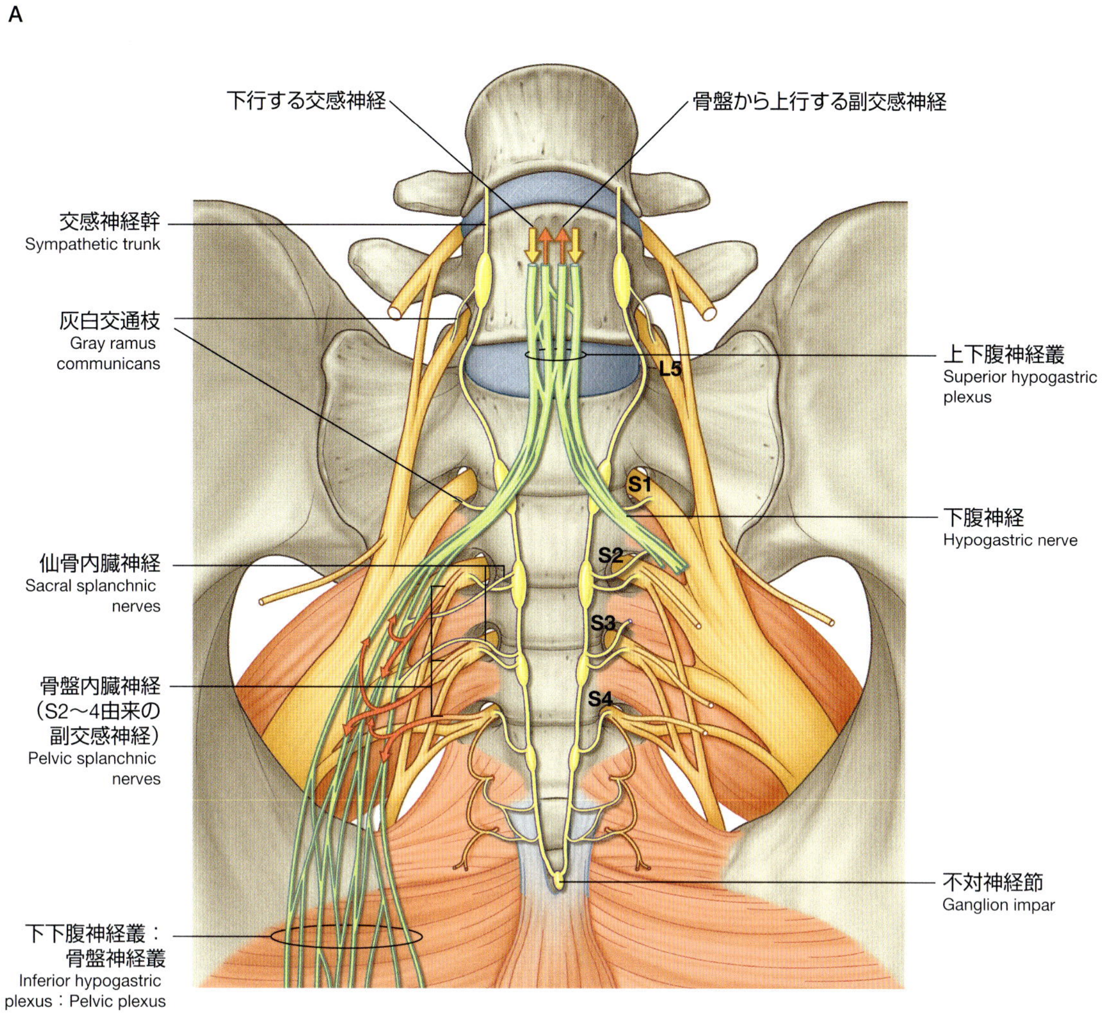

局所解剖 ● 骨盤　371　**5**

**A**

下行する交感神経

骨盤から上行する副交感神経

交感神経幹
Sympathetic trunk

灰白交通枝
Gray ramus
communicans

L5

上下腹神経叢
Superior hypogastric
plexus

S1

下腹神経
Hypogastric nerve

仙骨内臓神経
Sacral splanchnic
nerves

S2

S3

骨盤内臓神経
（S2～4由来の
副交感神経）
Pelvic splanchnic
nerves

S4

不対神経節
Ganglion impar

下下腹神経叢：
骨盤神経叢
Inferior hypogastric
plexus：Pelvic plexus

**図 5.64　椎前神経叢の骨盤内の分布**
**A**：前面.

## 臓性神経叢
### 椎傍交感神経鎖

　臓性神経の椎傍部は，骨盤内では交感神経幹の下端部からなる（**図 5.64A**）．左右の神経幹は，腰仙骨神経幹の内側，腸骨動・静脈の後方を通って腹部から骨盤腔に入る．神経幹は仙骨の前面に沿って下行し，前仙骨孔の内側を通る．左右の神経幹のそれぞれに 4 つの神経節がある．尾骨の前方で左右の神経幹が合流し，1 つの小さな終神経節（**不対神経節**（Ganglion impar））を形成する．

　骨盤内の交感神経幹の主要な機能は，末梢（主に下肢と会陰の部位）に分布する交感神経節後線維を仙骨神経の前枝に送る

ことである．これは，交感神経幹と仙骨神経の前枝を接続する灰白交通枝による．

　灰白交通枝に加えて，他の枝（**仙骨内臓神経**（Sacral splanchnic nerves））が，骨盤内臓の支配にかかわる椎前神経叢の骨盤部に加わる（**図 5.64A**）．

### 椎前神経叢の骨盤内の分布

　**椎前神経叢**（Prevertebral plexus）の骨盤部は，交感神経，副交感神経，臓性求心性神経の神経線維を運ぶ（**図 5.64A**）．この神経叢の骨盤部は，骨盤内臓と会陰の勃起性組織の神経支配に関与する．

　椎前神経叢は，左右各 1 本の**下腹神経**（Hypogastric nerve）と

### 臨床的事項 5.27　前立腺切除（Prostatectomy）と勃起不能

　前立腺がんの治療のために根治手術が必要になる場合がある．このためには，前立腺と膀胱底周辺の前立腺付着部を，精嚢を含めて一塊として切除しなければならない．この領域の下下腹神経叢からは，陰茎の勃起性組織を支配する神経が起始する．前立腺を切除する際に，これらの神経を温存できない場合には勃起不能

が起こる可能性がある．

　同じ理由で，女性で，例えば子宮全摘出術のような骨盤内の手術の際に，同様の神経が損傷を受けた場合，性的機能不全が起こる可能性がある．

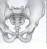

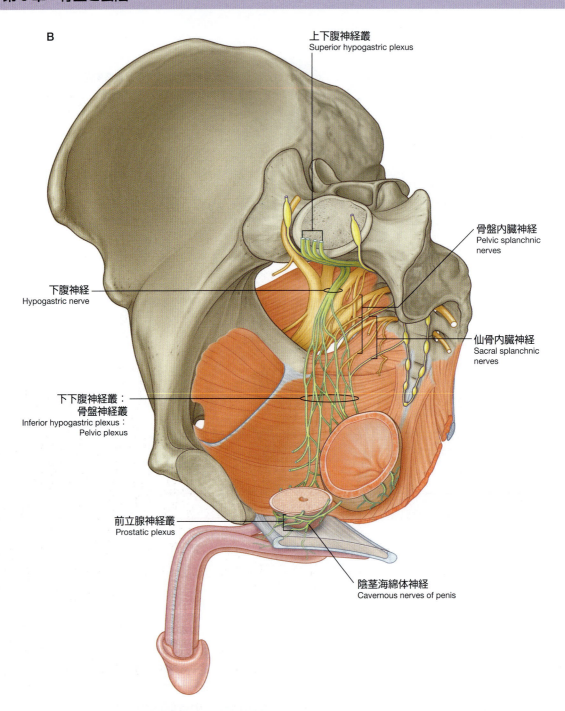

図5.64 椎前神経叢の骨盤内の分布（続き）
B：右側の神経叢の前内側面．

### 臨床的事項5.28　ロボット支援前立腺切除術

　ロボット支援前立腺切除術は前立腺がん患者の根治的前立腺摘除術を行うための新しく革新的な方法である．患者は，高解像度カメラと超微細手術器具をもつ3本のアームからなる患者ユニットに設置された手術台に寝かせられる．外科医は，拡大された手術野をモニター上で3D画像としてみられ，コンピューターの操作卓からロボットを操作する．術者は通常，カメラや手術器具を骨盤内に挿入するため，1～2cmの幅の切開をいくつも行う．外科医の手の動きは，ロボットによって制御され，超微細手術器具の非常に細かく正確な動きに変換される．これにより，前立腺除去術の精度を著しく向上させ，神経損傷および術後の勃起不全の潜在的発症リスクを低減させることができる．

して，内腸骨動・静脈の内側で骨盤上口を越えて骨盤に入る．下腹神経は，**上下腹神経叢**（Superior hypogastric plexus）の神経線維が左右の束に分かれて形成される．上下腹神経叢は，第5腰椎（LV）の前方で，仙骨岬角と大動脈分岐部の間にある．

下腹神経が，第2～4仙骨神経（S2～4）由来の副交感神経節前線維を運ぶ骨盤内臓神経と合流して，**下下腹神経叢**（Inferior hypogastric plexus）（**骨盤神経叢**（Pelvic plexus））を形成する（**図5.64**）．下下腹神経叢は，左右に1つずつあり，主要血管と体性神経の内側を骨盤壁に沿って下行する．下下腹神経叢から，骨盤内臓を支配する次のような神経叢が生じる．

- **直腸神経叢**（Rectal plexus）．
- **子宮腟神経叢**（Uterovaginal plexus）．
- **前立腺神経叢**（Prostatic plexus）．
- **膀胱神経叢**（Vesical plexus）．

下下腹神経叢の終枝は，深会陰隙を貫通し，会陰にある陰茎と陰核の勃起性組織を支配する（**図5.64B**）．男性ではこれらを司る**陰茎海綿体神経**（Cavernous nerves of penis）は，前立腺神経叢の枝である．女性における同様の神経（陰核海綿体神経）の分布様式は完全には明らかになっていないが，おそらく子宮腟神経叢の枝と考えられている．

## 交感神経線維

交感神経線維は，下腹神経と交感神経幹の仙椎上方部の枝（仙骨内臓神経）から下下腹神経叢に入る（**図5.64A**）．これらの神経はもともと，主として第10胸神経～第2腰神経（T10～L2）の前根を通って脊髄から出る節前神経線維に由来する．これらの神経線維は以下の機能をもつ．

- 血管の神経支配．
- 男性の内尿道括約筋と，男女両性の内肛門括約筋の平滑筋の収縮．
- 生殖路とその付属腺の平滑筋の収縮．
- 精液の形成…射精の際に精巣上体と付属腺からの分泌物を尿道へ押し出す．

## 副交感神経線維

副交感神経線維は，第2～4仙髄（S2～4）レベルに由来する骨盤内臓神経から骨盤神経叢に入る（**図5.64A**）．これらの神経線維は以下の特徴を有する．

- 一般に血管拡張性．
- 膀胱の収縮．
- 勃起の刺激．
- 腸管神経系の活動の調節…左結腸曲よりも遠位の大腸に対して働く．骨盤神経叢からの神経線維の一部は，椎前神経叢の中または別の神経として上行し，腹部の下腸間膜動脈神経叢へ入る．

## 臓性求心性神経線維

臓性求心性神経線維は，交感神経線維と副交感神経線維に沿って走り，脊髄に入る．下位胸髄と腰髄に交感神経線維とともに入る求心性神経線維が，一般に痛覚を運ぶ．しかし，子宮頸からの痛覚神経線維および膀胱と尿道からの若干の痛覚神経線維は，副交感神経に伴行して仙髄に入ることがある．

## ▶ 血管

### 動脈

骨盤と会陰の主要な動脈は，左右の**内腸骨動脈**（Internal iliac artery）であり，これらが多くの骨盤内臓，骨盤壁と骨盤底，陰核と陰茎の勃起性組織を含む会陰の構造に分布する（**図5.65**）．さらにこれらの動脈の枝は，神経に伴行して殿部に至る．腹部から起始して骨盤内構造に分布するその他の動脈には，正中仙骨動脈と女性の卵巣動脈がある．

### 内腸骨動脈

内腸骨動脈は，ほぼ第5腰椎（LV）と第1仙椎（SI）の間の椎間円板の高さで左右の総腸骨動脈から起始し，仙腸関節の前内側に位置する（**図5.65**）．骨盤上口を越えて下行し，大坐骨孔上縁の高さで前後の幹に分かれる．後幹からの枝は，後腹壁下部，骨盤後壁，殿部に分布する．前幹からの枝は，骨盤内臓，会陰，殿部，大腿の内転筋部に分布し，胎児期には胎盤に血液を送る．

### 後幹

内腸骨動脈の後幹の枝は，腸腰動脈，外側仙骨動脈，上殿動脈である（**図5.65**）．

- **腸腰動脈**（Iliolumbar artery）…骨盤上口から出て外側へ上行し，腰枝と腸骨枝に分かれる．腰枝は後腹壁，腰筋，腰方形筋に分布し，また，第5腰椎と第1仙椎の間の椎間孔を通る小さな脊髄枝が出る．腸骨枝は外側に向かって腸骨窩に入り，筋と骨に分布する．
- **外側仙骨動脈**（Lateral sacral arteries）…通常片側に2本あり，内腸骨動脈の後幹から起始し，骨盤後壁に沿って下内側へ走る．この動脈は枝に分かれて前仙骨孔を通り，関連の骨と軟部組織，脊柱（仙骨）管内の構造，仙骨の後方にある皮膚と筋に分布する．
- **上殿動脈**（Superior gluteal artery）…内腸骨動脈の最大の枝であり，後幹の終枝である．この動脈は後方へ走り，多くは腰仙骨神経幹と第1仙骨神経（S1）の前枝の間を通過し，梨状筋の上方で大坐骨孔を通って骨盤腔を出て殿部に入る．この血管は，殿部の筋と皮膚に分布する主要な動脈であり，さらに周囲の骨盤壁の筋と骨にも枝を出す．

### 前幹

内腸骨動脈の前幹の枝には，上膀胱動脈，臍動脈，下膀胱動脈，中直腸動脈，子宮動脈，腟動脈，閉鎖動脈，内陰部動脈，下殿動脈がある（**図5.66**）．

- **臍動脈**（Umbilical artery）…前幹の第1枝で，上膀胱動脈を出した後，骨盤上口縁のすぐ下を前方に向かう．前方で骨盤腔を出て，前腹壁の内面を上行して臍に達する．胎児では，臍動脈は太く，胎児から胎盤へ向かう血液を運ぶ．臍

## 374 第5章 骨盤と会陰

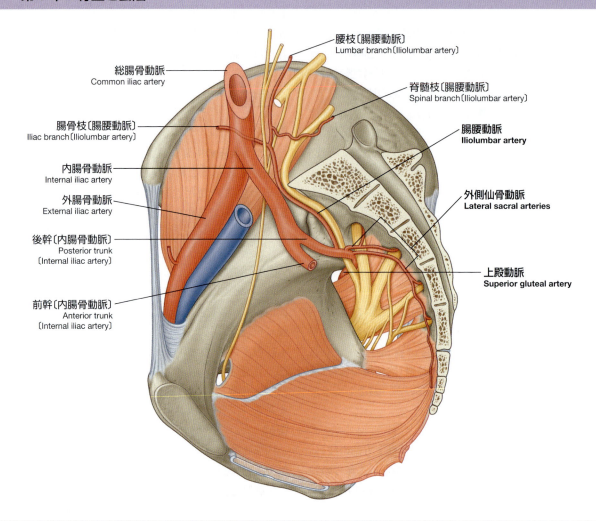

**図 5.65 内腸骨動脈の後幹の枝**

動脈は，出生後に上膀胱動脈の起始部よりも遠位部が閉鎖し，最終的に内腔のない線維索になる．前腹壁でこの索の上を覆う腹膜が盛り上がって，**内側臍ヒダ**（Medial umbilical fold）とよばれる高まりをつくる．臍動脈の線維性遺残物は，**内側臍索**（Medial umbilical ligament）とよばれる．

- **上膀胱動脈**（Superior vesical arteries）…通常，臍動脈の根から起始して内側下方に走り，膀胱の上面と尿管の遠位部に分布する．男性では，精管に分布する動脈が上膀胱動脈から出る場合もある．

- **下膀胱動脈**（Inferior vesical artery）…男性にあり，膀胱，尿管，精嚢，前立腺に分布する．女性の**腟動脈**（Vaginal artery）は，男性の下膀胱動脈に相当し，腟まで下行して，腟と腟に接する膀胱，直腸にも枝を出す．腟動脈および子宮動脈は，前幹から共通枝として起始することもあるし，腟動脈が独立して起始することもある．

- **中直腸動脈**（Middle rectal artery）…内側に向かって走り，直腸に分布する．中直腸動脈は，腹部の下腸間膜動脈から起始する上直腸動脈ならびに会陰で内陰部動脈から起始する下直腸動脈と吻合する．

- **閉鎖動脈**（Obturator artery）…骨盤壁に沿って前方に向かい，閉鎖管を通って骨盤腔の外に出る．上方に閉鎖神経，下方に閉鎖静脈を伴い，大腿の内転筋領域に入って，その領域の構造に分布する．

- **内陰部動脈**（Internal pudendal artery）…前幹から起始して下方に進み，梨状筋の下方で大坐骨孔を通って骨盤腔を出る．その内側に陰部神経を伴い，坐骨棘の外側を通って，小坐骨孔から会陰に入る．内陰部動脈は会陰の主要な動脈である．この動脈は，陰核と陰茎の勃起性組織に血液を送る．

- **下殿動脈**（Inferior gluteal artery）…内腸骨動脈の前幹の大きな終枝の一つである．この動脈は，仙骨神経叢の第1・2仙骨神経（S1・2）または第2・3仙骨神経（S2・3）の前枝の間を通過し，梨状筋の下方で大坐骨孔を通って骨盤腔の外に出る．殿部に入って枝を出し，股関節周囲の血管網と吻合する．

- **子宮動脈**（Uterine artery）…子宮広間膜基部の中を内前側に走り，子宮頸に至る（**図 5.66B，5.67**）．その走行中に

局所解剖・骨盤 375

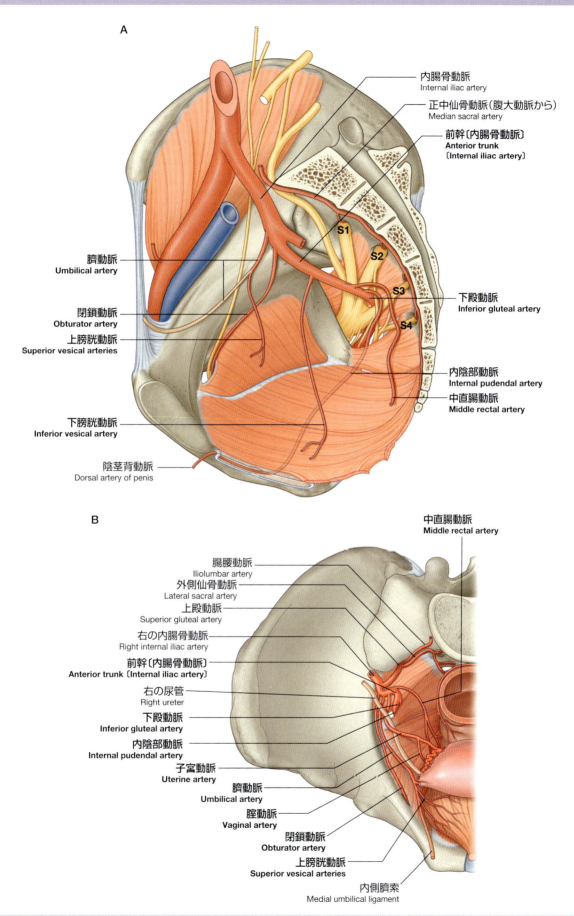

図 5.66 内腸骨動脈の前幹の枝
A：男性．B：女性．

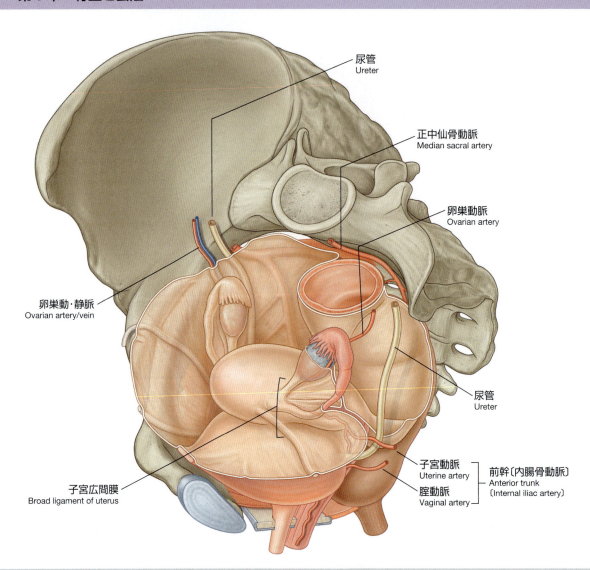

図 5.67　子宮動脈と腟動脈

尿管と交差し，上行して腟円蓋外側部に向かう．子宮頸に達すると，子宮の外側縁に沿って上行して卵管に達し，そこで外側へ弯曲して卵巣動脈と吻合する．子宮動脈は，子宮の主要な動脈であって，妊娠中には著しく太さを増す．他の動脈との吻合を通じて，子宮動脈は卵巣と腟に分布する．

### 卵巣動脈

卵巣動脈は，腹大動脈から起始し，そこから下行して骨盤上口を越え，卵巣に達する．**卵巣動脈**（Ovarian artery）は子宮動脈の遠位端と吻合する（図 5.67）．左右の卵巣動脈は，骨盤上口を越えて卵巣へ向かうときに，**卵巣提靱帯（卵巣提索）**（Suspensory ligament of ovary）の中を通る．この動脈の枝は卵巣間膜の中を通って卵巣に達し，また子宮広間膜の中を通って子宮動脈と吻合する．妊娠中には，子宮への動脈血の供給を増やすために卵巣動脈は著しく太くなる．

### 正中仙骨動脈

**正中仙骨動脈**（Median sacral artery；図 5.66A，5.67）は，腹部の第 4 腰椎（L IV）の高さで，大動脈分岐部のすぐ上方の大動脈後面から起始する．正中部を下行して骨盤上口を越え，仙骨と尾骨の前面に沿って進む．この動脈からは，腰動脈の最後の 1 対と，腸腰動脈および外側仙骨動脈と吻合する枝が出る．

### 静脈

骨盤の静脈は，臍動脈と腸腰動脈を除く内腸骨動脈のすべての枝に伴行する（図 5.68A）．左右とも，骨盤の静脈は内腸骨静脈へ流れ込み，内腸骨静脈は骨盤腔から出て骨盤上口のすぐ上外側にある総腸骨静脈に注ぐ．

骨盤腔内では，相互に交通するいくつかの静脈叢が，内臓（膀胱，直腸，前立腺，子宮，腟）の表面に分布する．これらの静脈叢が，全体として**骨盤静脈叢**（Pelvic venous plexus）を形成する．直腸と肛門管の周囲に分布する静脈叢は，**上直腸静脈**（Superior rectal vein；下腸間膜静脈の支流）を通って門脈系に，また**中直腸静脈**（Middle rectal veins）と**下直腸静脈**（Inferior rectal veins）を通って大静脈系へ流入する．門脈系が遮断され

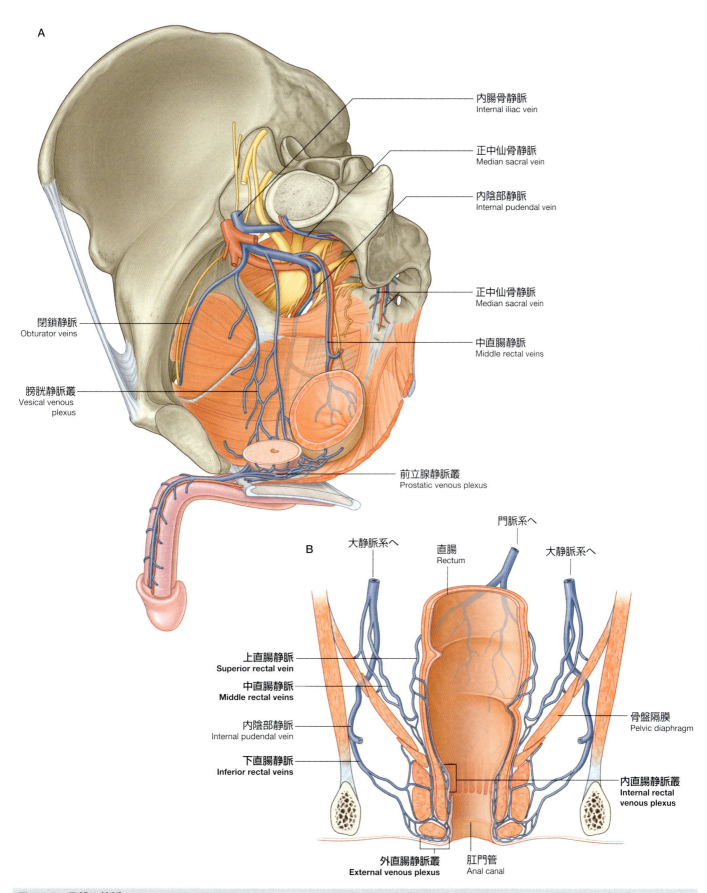

図 5.68 骨盤の静脈
A：男性．左側の骨盤と大部分の内臓を除去したところ．B：直腸と肛門管に付随する静脈．

ると，この骨盤静脈叢が門脈と大静脈との重要な短絡路(側副循環路)になる(図5.68B).

肛門管の周囲にある直腸静脈叢の下部は，内外の2部に分けられる．**内直腸静脈叢**(Internal rectal venous plexus)は，内肛門括約筋と肛門管内腔上皮の間の結合組織の中にある．この静脈叢は上方で，各肛門柱に1本ずつ縦に走る上直腸静脈の枝と交通する．これらの枝が拡張すると**内痔核**(Internal hemorrhoid)を形成する．それは櫛状線より上方に生じ，結腸の粘膜によって覆われる．**外直腸静脈叢**(External venous plexus)は皮下にあり，外肛門括約筋をとり囲んでいる．外直腸静脈叢の血管が怒張すると，**外痔核**(External hemorrhoid)になる．

陰核と陰茎の勃起性組織からの静脈血を還流する1本の**深背静脈**(**深陰茎背静脈**(Deep dorsal vein of penis)または**深陰核背静脈**(Deep dorsal vein of clitoris))は，内陰部動脈の枝には伴行せず，恥骨弓靱帯と下尿生殖隔膜筋膜前縁の間にできる間隙を通って，直接骨盤腔に入る．この静脈は，男性では前立腺静脈叢に，女性では膀胱静脈叢に流入する．陰茎と陰核の皮膚からの浅静脈は外陰部静脈に入り，さらに大腿の大伏在静脈に注ぐ．

内腸骨静脈に注ぐ支流の他に，正中仙骨静脈と卵巣静脈は，それぞれ正中仙骨動脈と卵巣動脈に伴行し，骨盤腔を出て腹部の静脈に合流する．

- **正中仙骨静脈**(Median sacral vein)…複数の支流が合流して1本となり，左の総腸骨静脈または左右の総腸骨静脈の合流部に入って下大静脈を形成する．
- **卵巣静脈**(Ovarian vein)…卵巣動脈に伴行する．卵巣静脈は，左は腎静脈に，右は下大静脈に注ぐ．

## ▶リンパ

ほとんどの骨盤内臓からのリンパは，主に内腸骨動脈と外腸骨動脈およびそれらの枝に沿って分布するリンパ節に流入し，さらに総腸骨動脈に付随するリンパ節，腹大動脈の外側面に付随するリンパ節へ向かう(図5.69)．また，これらの外側大動脈リンパ節は腰リンパ本幹に流入し，ほぼ第12胸椎(T XII)の高さで胸管の起始部に合流する．

卵巣および子宮と卵管に関連する領域からのリンパは，上行して骨盤腔から出て，卵巣動脈に伴行するリンパ管を通って直接外側大動脈リンパ節に，時には大動脈前面の大動脈前リンパ節に流入する．

骨盤内臓からのリンパに加えて，内腸骨動脈に沿ったリンパ節には，殿部と会陰の深部領域からのリンパが流入する．

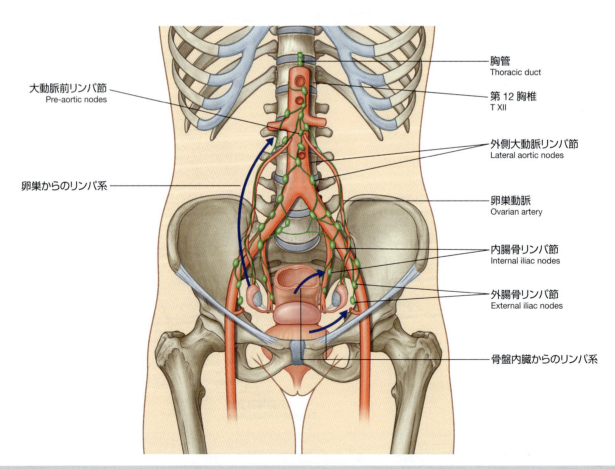

**図5.69　骨盤のリンパ系**

# 会陰

会陰（Perineum）は，左右の大腿の間で骨盤底の下方に位置する菱形の領域である．会陰周縁の境界線は骨盤下口で，その天井は骨盤隔膜（肛門挙筋と［坐骨］尾骨筋）である．その外側壁は，肛門挙筋付着部よりも下方の骨盤腔の壁によって形成される狭い領域である（**図5.70A**）．

会陰は，前方の尿生殖三角と後方の肛門三角に分けられる．

■ 尿生殖三角…泌尿器と生殖器の通路のための開口部があり，外生殖器を固定する役割を果たす．

■ 肛門三角…肛門と外肛門括約筋を含む．

陰部神経〔S2～4〕と内陰部動脈が，会陰の主要な神経と動脈である．

## ▶ 境界と上面

会陰の周縁は，前方の頂点が恥骨結合下縁，後方の頂点が尾骨先端，外側の頂点が左右の坐骨結節によって形づくられる（**図5.70A**）．外側縁は，前方が坐骨恥骨枝によって，後方が仙結節靱帯によって形成される．恥骨結合，坐骨結節，尾骨は体表から触診することができる．

会陰は左右の坐骨結節の間に引いた仮想的な線（結節間線）によって，前後の2つの三角形に分けられる（**図5.70A**）．この線より前方が尿生殖三角で，後方が肛門三角である．これら2つの三角形は同一平面上にはないことに注意する必要がある．解剖学的体位では，尿生殖三角が水平面に位置するのに対して，肛門三角は結節間線で上方に傾き，より後方に向く．

会陰の天井は，上方の骨盤腔と下方の会陰を隔てる肛門挙筋によって主に形成される．両側の肛門挙筋が円錐または漏斗型の骨盤隔膜を形成し，肛門三角の中にある下方の頂点に肛門が開口する．

前方の**尿生殖三角**（Urogenital triangle）では，U字状の開口部である**尿生殖裂孔**（Urogenital hiatus）を尿道と腟が通る．

### 下尿生殖隔膜筋膜と深会陰隙

**下尿生殖隔膜筋膜**（344頁参照）は，尿生殖三角に張る厚い線維性の膜である（**図5.70B**）．後縁は自由縁になって正中の会陰体につなぎとめられ，外側で恥骨弓に付着する．下尿生殖隔膜筋膜のすぐ上に深会陰隙とよばれる薄い領域があり，1層の骨格筋と神経および血管を含む．**深会陰隙**（**図5.37** 参照）の骨格筋の一つに，外尿道括約筋がある．

下尿生殖隔膜筋膜と深会陰隙は外生殖器を支え，外生殖器は下尿生殖隔膜筋膜の下面に付着する．また，肛門挙筋の尿生殖裂孔の下方にある下尿生殖隔膜筋膜と深会陰隙は，その上方にある骨盤内臓も支える．

尿道は，骨盤腔を出て，深会陰隙と下尿生殖隔膜筋膜を通って会陰に入る．女性では，尿道の後方で，腟も深会陰隙と下尿生殖隔膜筋膜を通過する．

## ▶ 坐骨肛門窩とその前陥凹

肛門挙筋は，上方の骨盤外側壁から起始して内側下方の肛門と尿生殖裂孔のほうへ向かうため，肛門挙筋と骨盤壁の間隔は下方ほど広くなり，両者の間に逆楔形状の側溝が生じる（**図5.71**）．肛門三角の中で，これらの側溝が肛門の左右に1つずつでき，これらが**坐骨肛門窩**（Ischio-anal fossa）とよばれる．坐骨肛門窩の外側壁は，主に，坐骨，内閉鎖筋，仙結節靱帯によって形成される．内側壁は肛門挙筋である．内側壁と外側壁は，上方で肛門挙筋が内閉鎖筋筋膜に付着する部位で一緒になる．坐骨肛門窩があるために，排便の際に骨盤隔膜の動きと肛門管の拡張が可能になる．

肛門三角の坐骨肛門窩は，前方では深会陰隙の上方で尿生殖三角にのびる陥凹に続く．左右の坐骨肛門窩の**前陥凹**（Anterior recesses）は，3面からなる錐体がその1面を下にして傾くような形である（**図5.71C**）．左右の錐体の頂点は閉じ，前方の恥骨に向く．錐体の底は開いており，後方で同側の坐骨肛門窩に続く．錐体の下壁は深会陰隙である．上内側壁は肛門挙筋であり，上外側壁は主に内閉鎖筋によって形成される．坐骨肛門窩とその前陥凹は，脂肪で満たされる．

## ▶ 肛門三角

会陰の**肛門三角**（Anal triangle）は後下方を向いており，外側は仙結節靱帯の内側縁によって，前方は左右の坐骨結節の間に引いた水平線によって，後方は尾骨によって囲まれた領域である．肛門三角の天井は骨盤隔膜で，これは肛門挙筋と［坐骨］尾骨筋によって形成される．肛門三角の中央に肛門があり，その左右に坐骨肛門窩がある．肛門三角の主要な筋は，外肛門括約筋である．

肛門管をとり囲む**外肛門括約筋**（External anal sphincter）は骨格筋であり，肛門管に沿って上方から下方へ順に，深部，浅部，皮下部の3部から構成される（**図5.70B**，**表5.5**）．深部は，肛門管の上部をとり囲む厚い輪状の筋で，肛門挙筋の線維と混じり合う．浅部も肛門管をとり囲むが，前方で会陰体に，後方で尾骨と肛門尾骨靱帯に付着する．皮下部は，皮膚の直下で肛門を水平方向にとり囲む平坦な円盤状の筋である．外肛門括約筋は，陰部神経の下直腸神経と，第4仙骨神経（S4）の前枝からの直接の枝によって支配される．

## ▶ 尿生殖三角

会陰の**尿生殖三角**（Urogenital triangle）には，会陰の前方半分の領域であり，水平面上に位置する．尿生殖三角には，外生殖器の根と泌尿生殖器の開口部がある（**図5.72**）．

380　第5章　骨盤と会陰

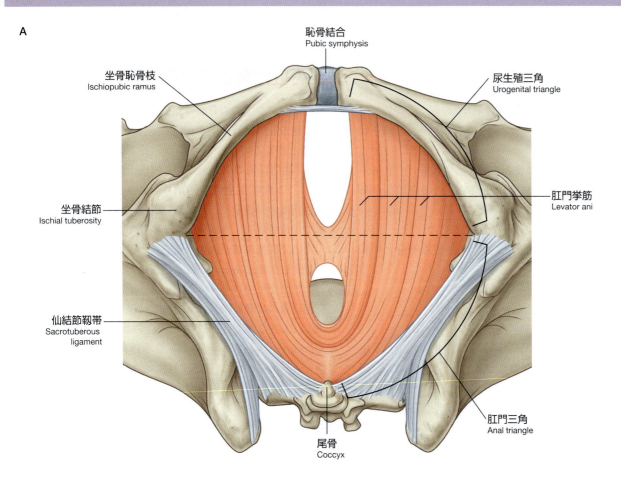

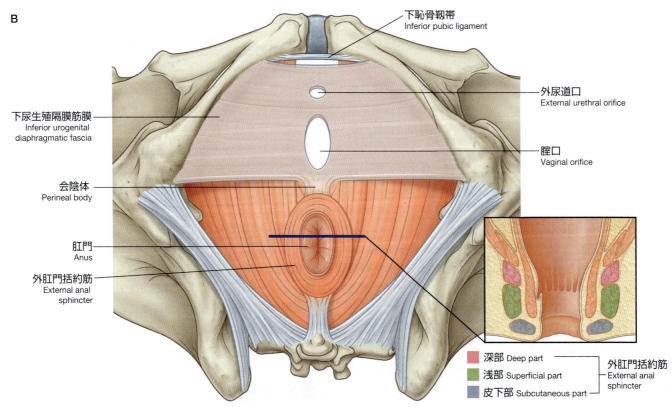

図5.70　会陰の境界と上面
A：会陰の境界．B：下尿生殖隔膜筋膜．

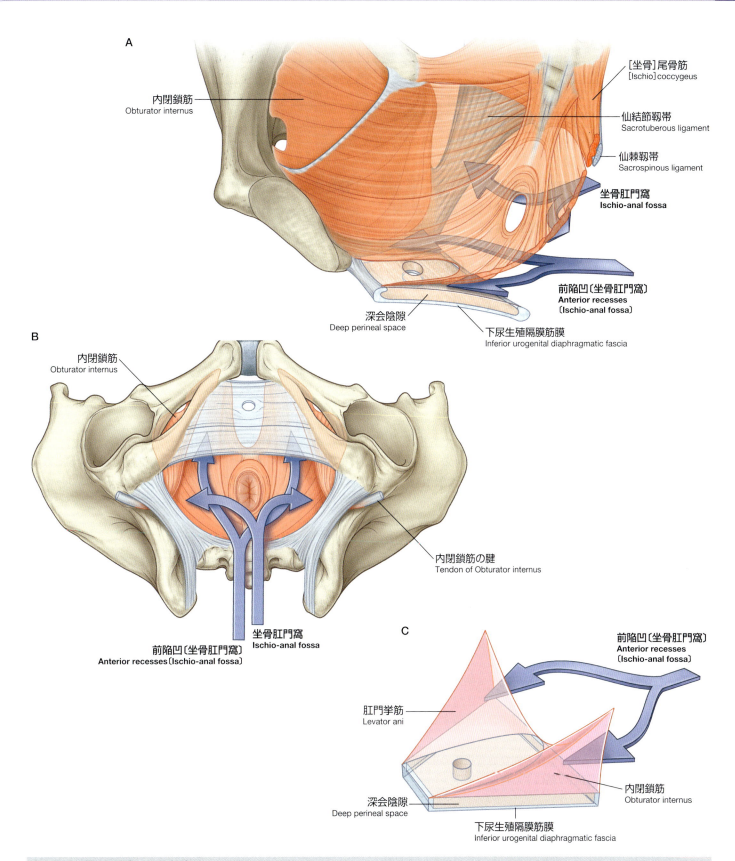

図 5.71　坐骨肛門窩とその前陥凹
A：左の骨盤壁を除去し前外側からみた図．B：下面像．C：骨盤壁と骨盤隔膜を除去し前外側からみた模式図．

**382**　第5章　骨盤と会陰

### 表5.5　肛門三角の筋

| 筋 | 起始 | 停止 | 神経支配 | 作用 |
|---|---|---|---|---|
| **外肛門括約筋** | | | | |
| 深部 | 肛門管の上部をとり囲む | | 陰部神経〔S2・3〕とS4からの直接の枝 | 肛門管を閉じる |
| 浅部 | 肛門管の下部をとり囲む | 会陰体と肛門尾骨靱帯に付着する | | |
| 皮下部 | 肛門をとり囲む | | | |

---

### 臨床的事項5.29　坐骨肛門窩の膿瘍

肛門の粘膜は特に損傷に弱く，硬い糞便によっても容易に損傷する可能性がある．肛門の粘膜が損傷を受けると，肛門管(洞または陰窩)の炎症や感染が起こる．感染は括約筋の間に広がり，**括約筋間瘻管**(Intersphincteric fistula)をつくることがある．感染は，上方では骨盤腔に，外側では坐骨肛門窩に広がることがある．

---

尿生殖三角は次のように定義される．

- 外側方…坐骨恥骨枝.
- 後方…左右の坐骨結節の間に引いた仮想的な線(結節間線).
- 前方…恥骨結合下縁.

肛門三角と同様，尿生殖三角の上面は肛門挙筋である．

肛門三角と異なり，尿生殖三角には恥骨弓に付着した強い線維筋性の支持板である下尿生殖隔膜筋膜と深会陰隙(344頁参照)がある．

坐骨肛門窩は，左右とも深会陰隙と肛門挙筋の間で前方に広がる．

**浅会陰隙**(Superficial perineal pouch)は，下尿生殖隔膜筋膜と皮下組織層の間にあり，この隙にある主要な構造は，陰茎と陰核の勃起性組織およびそれらに付随する骨格筋である．

## 浅会陰隙の構造

浅会陰隙には以下の構造が含まれる．

- 勃起性組織…左右から合流して男性では陰茎を，女性では陰核を形成する．
- 骨格筋…下尿生殖隔膜筋膜と隣接の骨に付着する勃起性組織に関連する．

それぞれの勃起性組織は，拡張可能な血管組織の中心部とその周囲をとり巻く結合組織の鞘により構成される．

### 勃起性組織

2組の勃起性組織が癒合して陰茎と陰核を形成する．

まず，円柱状の**海綿体**(Corpus cavernosum)(**陰核海綿体**または**陰茎海綿体**)が尿生殖三角の左右に1つずつあり，近位端で恥骨弓に付着する．この付着部は，しばしば**陰核脚**(Crus of clitoris)または**陰茎脚**(Crus of penis)とよばれる．海綿体の遠位端は骨に付着せず，女性では陰核体を，男性では陰茎体の背側部を形成する．

---

### 臨床的事項5.30　痔

**痔**(Hemorrhoid)は，肛門括約筋の内方で粘膜下の静脈が拡張したものである．痔は比較的ありふれた疾患であり，米国では人口のほぼ4%がこの疾患に罹患する．遺伝的素因もあるが，排便時のいきみ，肥満，その他の生活習慣等とも関連がある．症状としては，局所の刺激感，疼痛，腫脹等が起こる．肛門管の歯状線よりも遠位にできる痔を**外痔核**(External hemorrhoid)，歯状線よりも近位の直腸にできるものを**内痔核**(Internal hemorrhoid)という．肛門管から直腸へ膨隆した内痔核は，疼痛を伴い出血を起こすリスクが高い．

痔の治療法には，歯状線の上方でゴムバンドにより結紮する方法や，外科的に切除する方法がある．この部位の手術は合併症が起こりやすいので，内肛門括約筋を温存するための十分な注意が必要である．

患者に直腸からの出血やそれによる症状がみられる場合，必ずしもそれが痔によるものとは限らないと考える必要がある．したがって，医師は腸内の腫瘍の可能性を除外することは，痔の治療を開始するのと同じくらい重要である．

---

第2の勃起性組織が，泌尿生殖器の開口部をとり囲む．

- 女性…**前庭球**(Bulb of vestibule)とよぶ1対の勃起性組織が腟口の左右に1つずつあり，下尿生殖隔膜筋膜にしっかりと付着する(**図5.72A**)．これらの前庭球の前端部は細く，1つの小さなエンドウマメ状の勃起性組織(**陰核亀頭**(Glans of clitoris))につながる．陰核亀頭は正中線上に位置し，陰核体の遠位端，尿道の開口部の前方にある．
- 男性…大きな勃起性組織である**尿道海綿体**(Corpus spongiosum)が，女性における前庭球，陰核亀頭，およびそれらをつなぐ勃起性組織の帯と構造的に相同である(**図5.72B**)．尿道海綿体の基部は下尿生殖隔膜筋膜に付着する．尿道海綿体の遠位端は固定されておらず，陰茎体の腹側部を形成し，陰茎体の先端で拡大して陰茎亀頭を形成する．男性では腟口がないため，発生過程で左右の構造が正中部で癒合してこのような形が生じる．もともと有対だった勃起性組織が癒合して尿道口をとり囲む．さらに尿路はのびて最終的に尿道海綿体部の大部分となり，陰茎の先端部に開く．女性では，尿道は陰核の勃起性組織に囲まれず，直接腟前庭に開口する．

5 局所解剖・会陰 383

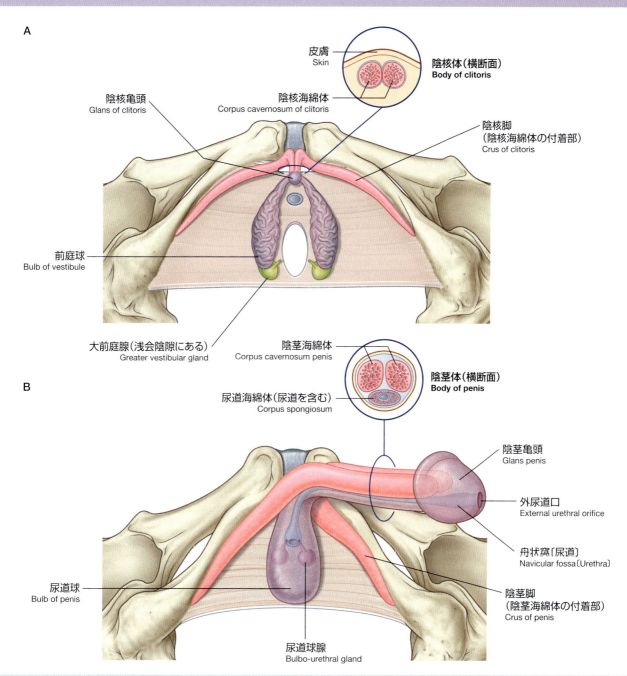

図 5.72 陰核と陰茎の勃起性の組織
A：陰核．B：陰茎．

## 陰核

陰核（Clitoris）は，左右の陰核海綿体と**陰核亀頭**（Glans of clitoris）からなる（図 5.72A）．陰茎と同様に，陰核も固定部（根）と遊離部（体）からなる．

- **陰核根**（Root of clitoris）…陰茎根とは異なり，左右の陰核脚だけからなる．前庭球は，勃起性組織の細い帯で，陰核亀頭に付着するが，その細い帯状の部分は陰核の付着部に含まれない．
- **陰核体**（Body of clitoris）…左右の陰核海綿体の遊離部分によって形成され，後方に曲がって会陰の結合組織内に埋まる．

陰核体は，上方で恥骨結合に付着する陰核提靱帯によって支えられる．陰核亀頭は，陰核体の遠位端に付着し，小さい帯状の勃起性組織によって前庭球とつながる．陰核亀頭は会陰で露出しており，皮膚を通して陰核体を触診できる．

## 陰茎

陰茎（Penis）は，主に2つの陰茎海綿体と尿道を含む1つの尿道海綿体からなる（図 5.72B）．陰茎には，固定部（根）と遊離部（体）がある．

- **陰茎根**（Root of penis）…陰茎海綿体の近位部で恥骨弓に付着した左右の陰茎脚と，下尿生殖隔膜筋膜に付着した尿道海綿体近位部である**尿道球**（Bulb of penis）からなる．

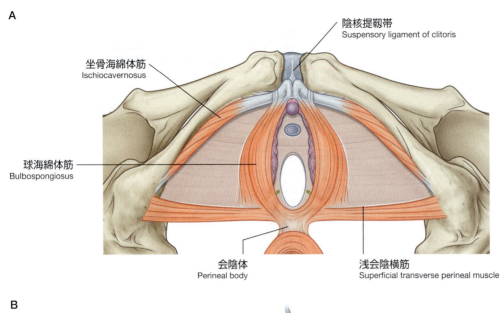
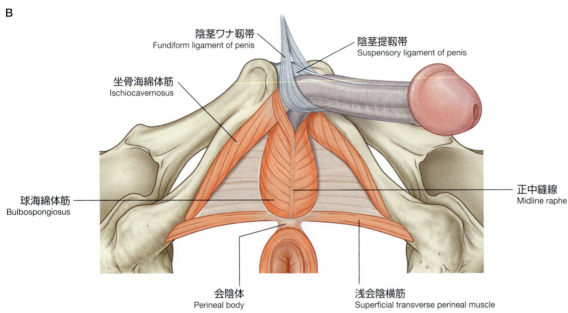

図 5.73 浅会陰隙の筋
A：女性．B：男性．

- **陰茎体**（Body of penis）…全体が皮膚で覆われ，左右の陰茎海綿体の遠位部と尿道海綿体の遊離部が一緒になって形成される．

陰茎体の基部は，恥骨結合の上方に付着する**陰茎提靱帯**（Suspensory ligament of penis）と，より浅層にある**陰茎ワナ靱帯**（Fundiform ligament of penis）の 2 つの靱帯によって支えられる（図 5.73B）．陰茎ワナ靱帯は，上方で前腹壁の白線に付着し，下方では 2 本の帯となって陰茎の両側を通り，陰茎の下方で左右が癒合する．

解剖学的体位では陰茎は勃起した状態としているので，1 対の陰茎海綿体が背側，1 つの尿道海綿体が腹側にあると定義される．そのため，弛緩した状態では位置が逆になる．

尿道海綿体は，遠位端で拡大し，**陰茎亀頭**（Glans penis）を形成する（図 5.72B）．

### 勃起

陰茎と陰核の**勃起**（Erection）は血管性の現象であり，第 2〜4 仙骨神経（S2〜4）の前枝に由来する骨盤内臓神経で運ばれる副交感神経の働きによって起こる．これらの神経線維は椎前神経叢の下下腹神経叢に入り，最終的に深会陰隙と下尿生殖隔膜筋膜中を通って勃起性組織を支配する．これらの神経が刺激されると，勃起性組織内の特定の動脈が弛緩する．このことによって血液が勃起性組織に充満して，陰茎と陰核の勃起が起こる．

陰茎と陰核に動脈血を供給する動脈は，内陰部動脈の枝である．陰部神経〔S2〜4〕の枝が，陰茎と陰核からの一般感覚神経線維を運ぶ．

## 局所解剖 • 会陰 385 5

#### 表5.6 浅会陰隙の筋

| 骨盤壁の筋 | 起始 | 停止 | 神経支配 | 作用 |
|---|---|---|---|---|
| 坐骨海綿体筋 | 坐骨結節と坐骨枝 | 陰茎と陰核の脚 | 陰部神経〔S2〜4〕 | 脚から勃起した陰茎体と陰核体へ血液を送る |
| 球海綿体筋 | **女性**：会陰体<br>**男性**：会陰体，正中縫線 | **女性**：前庭球，下尿生殖隔膜筋膜，陰核体と海綿体<br>**男性**：下尿生殖隔膜筋膜，陰茎海綿体 | 陰部神経〔S2〜4〕 | 陰核と陰茎の付着部から亀頭へ血液を送る<br>**男性**：排尿後に尿道から残尿を除去する<br>射精中に精液を拍動性に射出する |
| 浅会陰横筋 | 坐骨結節と坐骨枝 | 会陰体 | 陰部神経〔S2〜4〕 | 会陰体を固定する |

#### 臨床的事項 5.31　精液の射出と射精

　射出とは精液の形成のことであり，射精とは陰茎からの精液の排出のことである．

　陰茎の勃起は，第2〜4仙髄(S2〜4)レベルからの副交感神経によって起こる血管の現象である．一方，尿道内での精液の形成は，交感神経によって支配される生殖器の平滑筋の収縮によって引き起こされる．陰茎からの精液の射精は，体性運動神経によって支配される骨格筋の働きを通じて行われる．

　男性の精管および付属腺の平滑筋は，下部胸髄および上部腰髄のレベルからの交感神経線維によって支配される(第12胸髄〜第2腰髄(T12〜L2)のレベル)．交感神経線維は椎前神経叢に入り，その後標的組織に分布する．精液は，精管(精巣上体，精管，精管膨大部)および腺(前立腺，精嚢)からの管腔内容物が壁の平滑筋の収縮によって尿道に移動することによって形成される．

　射精は球海綿体筋の反射性収縮によって起こり，精液は陰茎の基部から外尿道口へと押し出される．球海綿体筋は，陰部神経〔S2〜4〕の体性運動神経線維によって支配される．交感神経系に支配された内尿道括約筋および尿道周囲の平滑筋の収縮は，膀胱への逆行性射精を予防する．

#### 臨床的事項 5.32　勃起不全

　**勃起不全**(Erectile dysfunction(ED))は，男性が陰茎の勃起を開始または維持することができない複雑な状態である．睡眠中または自己ならびにパートナーの刺激による勃起に影響があるとき，血管性と神経性の両方またはいずれか一方に障害があると考えられる．このようなタイプの勃起不全は，年齢とともに増加し，冠状動脈疾患の危険因子として考えられる．それは，心血管疾患，糖尿病，ならびにParkinson病，脊髄損傷，多発性硬化症等の神経学的症状，また骨盤内の手術や骨盤内の悪性腫瘍のための放射線治療後の神経損傷とも関連する．テストステロンの低下は，勃起を損ない，睡眠誘発性勃起が障害される．選択的セロトニン再取り込み阻害薬(SSRI)，サイアザイド系利尿薬，抗アンドロゲン薬等の薬物療法も勃起不全の原因になりうる．睡眠中の正常な勃起により血管や神経機能が正常であることが確認されたにもかかわらずパートナーとの間でのみ勃起不全がある場合，心理学的要因がもとになる場合がある．勃起不全のほとんどの症例において，病因は多因子性であり，それらのいずれもが生活の質および満足度を著しく低下させる．そして，鬱症状および自尊心の低下ならびに感情的社会的孤立をもたらしうる．

　射精の遅延(または欠如)は，糖尿病，Parkinson病，脊髄損傷，多発性硬化症，骨盤の大きな手術後の合併症，骨盤への放射線の照射による神経損傷に起因する等の可能性がある．前立腺がんに対する根治的前立腺摘除術(精嚢も除去される)の後には，射精は行われないが陰部神経が保護されるのでオーガスムを得ることはできる．選択的セロトニン再取り込み阻害薬(SSRI)，抗精神薬，アルコール，および麻薬(マリファナ，コカイン，およびヘロイン)は，健康な状態では(それらの支配神経が異なるにもかかわらず)しばしばオーガスムを遅らせ，それゆえ射精も遅らせる．

　陰核の勃起性組織は，陰茎と同様の神経支配および動脈の分布を有するので，男性にEDを引き起こすのと同じ条件によって陰核の勃起が損なわれる可能性が高い．しかし，これが女性の性的機能障害の原因となることはまれである．陰核の勃起の程度が減少したとしても，症状を示すことはまれである．ホスホジエステラーゼ5型(PDE5)阻害剤(シルデナフィル)は，糖尿病のような状態でも女性の性的機能不全を改善しないことに注意しなければならない．性的興奮がないことを主訴としていても，健康な女性であれば，本人が気づかなくても視覚的な性的刺激に対して，生理学的に正常な性器の血流増加がみられることが研究によって確認されている．男性のオーガスムを阻害する薬も，女性に影響を与えることがある．

### 大前庭腺

　**大前庭腺**(Greater vestibular gland)(**Bartholin腺**(Bartholin's gland))が女性にある．これは，腟口の両側で前庭球の後方に位置する小さいエンドウマメ状の粘膜腺で，男性の尿道球腺に相当する(**図5.72**)．ただし，尿道球腺が深会陰隙の中にあるのに対し，大前庭腺は浅会陰隙の中にある．

　大前庭腺の導管は，腟口の後外側縁で，会陰の腟前庭に開く．
　男性の尿道球腺と同様に，大前庭腺も性的興奮に伴って分泌を行う．

### 筋

　浅会陰隙には3対の筋，すなわち坐骨海綿体筋，球海綿体筋，浅会陰横筋がある(**図5.73，表5.6**)．これら3対の筋のうち，

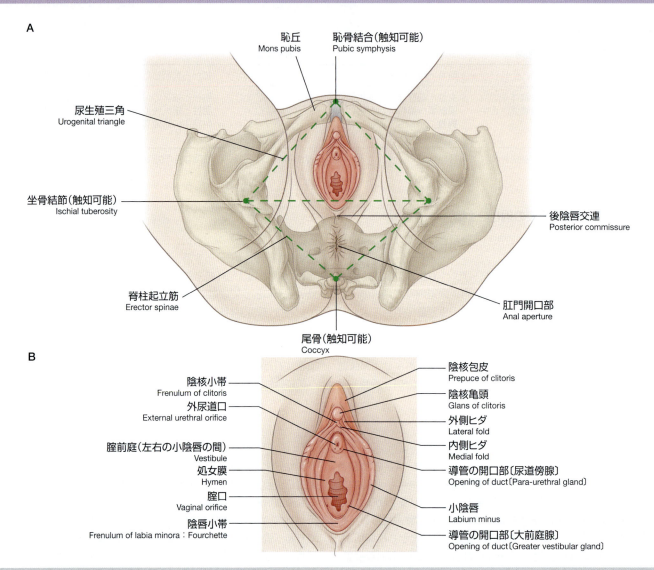

**図 5.74 女性の会陰の外表の特徴**
A：概観．B：外生殖器を拡大したところ．

2対は陰茎と陰核の根に付着する．残りの1対は会陰体に付着する．

### 坐骨海綿体筋

左右の**坐骨海綿体筋**（Ischiocavernosus）は，陰茎と陰核の脚を覆う（図5.73）．それぞれの筋は坐骨結節と坐骨枝の内側縁から起始して前方に向かい，陰茎脚または陰核脚の側面と下面に付着する．この筋は，勃起した陰茎体または陰核体から，陰茎脚または陰核脚へ血液を押し出す働きをする．

### 球海綿体筋

左右の**球海綿体筋**（Bulbospongiosus）は主に，女性では前庭球に，男性では尿道海綿体の付着部に関連する（図5.73）．

女性では，球海綿体筋は，後方で会陰体から起始し，大前庭腺と前庭球の下面を前外側方に走行して，前庭球と下尿生殖隔膜筋膜の表面に付着する（図5.73A）．他の線維は前外側方向に走行して坐骨海綿体筋の筋線維に加わり，さらに他の線維は前方に向かい，陰核体の上をアーチ状に走る．

男性では，左右の球海綿体筋が，陰茎球下面の正中縫線で癒合する．縫線は，後方で会陰体につながる．筋線維は，両側で縫線と会陰体から起始して前外側方向に走り，陰茎球を覆った後，下尿生殖隔膜筋膜と陰茎球の結合組織に停止する．他の線維は前外側に広がって陰茎脚に向かい，前方で坐骨海綿体筋に停止する．

男女両性において，球海綿体筋は勃起した尿道海綿体または前庭球の付着部を圧迫して血液の還流を妨げる．男性では，球海綿体筋はさらに次の2つの機能をもつ．

- 排尿中…尿道の陰茎部の球部から残尿を押し出し，空にするのを助ける．
- 射精中…反射的に収縮し，陰茎から精液を拍動性に射出する．

### 浅会陰横筋

左右の**浅会陰横筋**（Superficial transverse perineal muscle）は，下尿生殖隔膜筋膜の下面後縁と平行に走る（図5.73）．この平

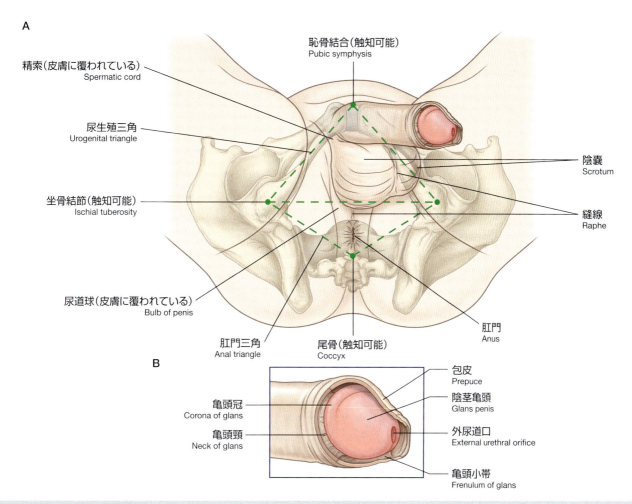

**図 5.75 男性の会陰の外表の特徴**
A：概観．B：外生殖器を拡大したところ．

らで帯状の筋は，坐骨結節と坐骨枝から起始し，内側にのびて正中で会陰体に付着し，会陰体を固定する．

## 外生殖器の外表の特徴
### 女性

女性では，陰核と腟前庭，および皮膚と組織の多くのヒダが**外生殖器**(Vulva)を形成する(**図 5.74**)．**小陰唇**(Labium minus)とよばれる2つの細い皮膚のヒダが左右にある．左右の小陰唇に囲まれ，尿道と腟が開口する部位が，**腟前庭**(Vestibule)である．左右の小陰唇は，前方でそれぞれ2つに分かれ，内側ヒダと外側ヒダを形成する．左右の内側ヒダは，癒合して**陰核小帯**(Frenulum of clitoris)を形成し，陰核亀頭につながる．外側ヒダは，陰核亀頭と陰核体の上の腹側で癒合して，**陰核包皮**(Prepuce of clitoris)を形成する．陰核体は，陰核亀頭から前方にのび，包皮と皮膚の深部で触知できる．左右の小陰唇は前庭の前方で癒合し，小さな横ヒダ(**陰唇小帯**(Frenulum of labia minora：Fourchette))を形成する．

腟前庭の中で，腟口は**処女膜**(Hymen)とよばれる環状のヒダによって囲まれる．処女膜の形はさまざまで，中心部に小さい孔があることもあれば，完全に腟口が閉じていることもある．最初の性交または損傷によって処女膜が破れると，処女膜は腟口の不規則なヒダとして残る．

尿道と腟の開口部には，いくつかの腺が開口する．**尿道傍腺**(Para-urethral gland)(**Skene腺**(Skene's gland))の導管は，腟前庭の外尿道口の両側に1つずつ開口する．大前庭腺(Bartholin腺)の導管は，腟口の後外側縁の近くで，腟口と処女膜遺残物の間にあるヒダの中に開く．

左右の小陰唇の外側に幅の広い皮膚のヒダ(**大陰唇**(Labium majus))があり，それらは前方で癒合して**恥丘**(Mons pubis)を形成する．恥丘は恥骨結合の下面を覆っており，腟前庭と陰核の前方に位置する．左右の大陰唇は後方では癒合せず，会陰体の上にある**後陰唇交連**(Posterior commissure)とよばれる凹みによって互いに隔てられる．

### 男性

男性生殖器の外表部を構成する要素は，陰囊と陰茎である(**図 5.75**)．**陰囊**(Scrotum)は，女性の大陰唇に相当する．左右の

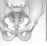

陰唇・陰嚢隆起が正中部で癒合して1つの陰嚢になり，その中に精巣とそれに付随する筋・筋膜性の鞘，血管，神経，リンパ管，精管が腹部から下降する．胚子における左右の陰唇・陰嚢隆起が癒合した線の遺残は，肛門から陰嚢表面の正中線を通り，陰茎体の下面までのびる正中の**縫線**(Raphe)として認められる．

**陰茎**(Penis)は，**根**(Root)と**体**(Body)からなる．陰茎根の付着部は，会陰の尿生殖三角において陰嚢の後方で触知できる．陰茎の下垂部(陰茎体)は皮膚によって全体を覆われ，陰茎体の先端は陰茎亀頭に覆われる．

外尿道口は，矢状方向の細隙で，亀頭の先端に開く．尿道の開口部の下縁は正中の**陰茎縫線**(Raphe of penis)に連続する．この縫線は，胎生期に尿道が癒合したときに亀頭に形成されたものである．この縫線の基部は**亀頭小帯**(Frenulum of glans)に連続するが，この小帯は，亀頭の近位部にある，ゆるい皮膚と亀頭をつなぐ正中の皮膚ヒダである．亀頭の基部は，拡張して円形の縁(**亀頭冠**(Corona of glans))を形成する．亀頭冠の左右の外側縁は，下方に回って亀頭の正中縫線で癒合する．亀頭冠の後方の凹んだ部位が，**亀頭頸**(Neck of glans)である．亀頭頸の皮膚のヒダは，前方では亀頭に強く付着する薄い皮膚に，後方では陰茎体にゆるく付着するより厚い皮膚に連続する．亀頭頸の後方にある，このゆるい皮膚のヒダ(**包皮**(Prepuce))は，前方にのびて亀頭を覆う．男性の割礼の習慣がある国や地方では，人為的に包皮が切除され亀頭が露出される．

### インターセックス

インターセックス(Intersex；男女の身体的特徴を併せもち，男女の区別がつけられないこと)である人は，当然ながら女性か男性かという性二元論とは異なり，多くの性決定因子によって決まる可能性がある．インターセックスの人には外生殖器に解剖学的な変異があり，女性か男性かという性二元論モデルの間のスペクトルのどこにでも存在する可能性がある．これには尿道口の位置の変異(例：陰茎の腹側に位置する)，陰嚢の不完全な癒合，大陰唇の部分的な癒合，陰核の肥大・伸長等が含まれる．

## 尿生殖三角の皮下組織(浅会陰筋膜)

尿生殖三角の皮下組織(浅会陰筋膜)は，前腹壁の浅筋膜に連続する．

腹部の浅筋膜と同様に，浅会陰筋膜の深層は膜性である．この膜性の層は **Colles筋膜**(Colles' fascia)とよばれる．この筋膜は，次のものに付着する．

- 後方…下尿生殖隔膜筋膜に付着する．したがって肛門三角に炎症等は広がらない(図5.76)．
- 外側…尿生殖三角の外側縁をなす坐骨恥骨枝に付着する．したがって大腿に炎症等は広がらない(図5.76)．

この筋膜は，浅会陰隙の外側の境界となり，陰嚢または陰唇を縁どり，陰茎体や陰核体のまわりにのびる．

前方ではこの筋膜は恥骨結合と恥骨を越え，前腹壁の筋膜につながる．下側腹壁では，腹部の筋膜が鼠径靱帯のすぐ下方にある大腿筋膜に付着する．

筋膜の膜様層が浅会陰隙を包んで前腹壁へ続くので，浅会陰隙に溜まった体液や膿等が会陰から腹壁の下部に広がることがある．浅会陰筋膜は肛門三角または大腿との境界で深部組織と癒合するため，浅会陰隙の貯溜物が肛門三角や大腿にまで広がることはない．

---

### 臨床的事項5.33　2つの陰茎形成術(PhalloplastyとMetoidioplasty)

**陰茎形成術**(Phalloplasty)と**陰茎形成術**(Metoidioplasty)は，トランスジェンダーや**ノンバイナリー**の人(Non-binary；自らを男性・女性のどちらでもないと認識している人)の性を肯定する治療の一環として行われ，それぞれ異なる外科的処置である．陰茎形成術(Phalloplasty)は，多くの場合，前腕の橈側から採取した皮膚のフラップを用いて，新しく陰茎を形成するものであり，尿道を長くする場合もある(図5.18参照)．この場合，陰核は新しい陰茎の根元に残る．尿道は，小陰唇の側面や腟の内膜を利用し，新しい陰茎を通るように延長する場合も延長しない場合もある(この場合，腟切除が必要となる)．**陰茎体のみの陰茎形成術**(Shaft-only phalloplasty)は，尿道を延長しない陰茎形成術である．陰茎形成術(Metoidioplasty)は，ホルモンの投与によって肥大した陰核を切離し，周囲の外陰部組織を使って陰茎体を作成する．尿道は，陰茎形成術でみられるのと同様の技術を用いて延長する場合もあれば，延長しない場合もある．陰茎形成術(Phalloplasty)と陰茎形成術(Metoidioplasty)は，患者の希望や尿道を延長するために腟組織を使用する必要に応じて，腟切除術(腟組織の除去)と一緒に行われる場合もあれば，行われない場合もある．

## 臨床的事項 5.34　外陰形成術と腟形成術

**外陰形成術**(Vulvoplasty)と**腟形成術**(Vaginoplasty)は，トランス女性またはその他の男性または女性という性二元論ではないジェンダーを肯定する治療の一環として行われることもあれば，別に行われることもある手術法である．外陰形成術は，既存の外生殖器(陰茎や陰嚢等)の組織を用いて外陰部(陰核，大陰唇，小陰唇，新陰核，新しい尿道口等)を形成するものである．腟形成術は，外陰形成術とともに行われ，多くの場合，陰茎の反転によって新腟を形成するが，他の皮膚の移植や腸組織を用いることもある(**図5.18**参照)．陰茎反転腟形成術では，陰茎体は新腟を形成するために使用され，陰茎の亀頭は陰核を用いるように再利用される．陰嚢の組織は陰唇を形成するために使用される．

## 臨床的事項 5.35　尿道破裂

**尿道破裂**(Urethral rupture)には，好発部位がある．

最もよく起こる損傷は，下尿生殖隔膜筋膜の下方での尿道海綿体近位部の断裂である．会陰の構造が硬い物体(自転車の鋼鉄製のビームまたはクロスバー等)と下恥骨弓の間に挟まれて尿道が断裂することがある．その結果，尿が尿道の断裂部から浅会陰隙に漏れる．また，尿が下方では陰嚢，上方では前腹壁の浅筋膜の深層に広がる．

重篤な骨盤骨折の際に，深会陰隙より上方の尿道の前立腺部と膜性部の連結部で，尿道破裂が起こることがある．この場合，尿が小骨盤の中へ漏れ出る．

最悪かつ最も重篤な尿道破裂は，恥骨前立腺靱帯が完全に断裂するような，重症の骨盤損傷のときに起こる．靱帯の破壊のみならず，小骨盤内で形成される広範囲の血腫のために，前立腺が上方へ偏位する．直腸指診によって前立腺が上方に移動していることを確認することができれば，この異常を診断することができる．

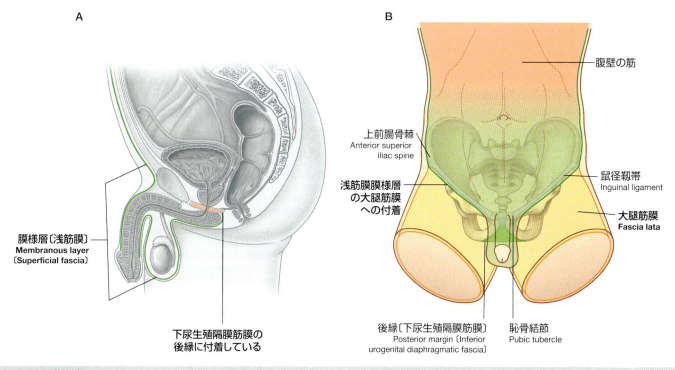

図5.76　浅筋膜
A：正中断面．B：前面．

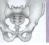

## ▶ 体性神経

### 陰部神経

会陰の主要な体性神経は，陰部神経である．この神経は，仙骨神経叢から起始し，第2～4仙髄(S2～4)に由来する神経線維を運ぶ．この神経は，梨状筋の下方から大坐骨孔を通って骨盤腔を出て，仙棘靱帯を回ってから小坐骨孔を内側方向に通り，会陰の肛門三角に入る．陰部神経は，会陰に入ると坐骨肛門窩の外側壁に位置し，内閉鎖筋を覆う筋膜の一区画である**陰部神経管**(Pudendal canal)の中を走る．

陰部神経(図5.77)には，3つの主要な終枝(下直腸神経，会陰神経，陰茎背神経または陰核背神経)があり，内陰部動脈の枝が伴行する(図5.78)．

- **下直腸神経**(Inferior rectal nerves)…しばしば複数あり，陰部神経管の筋膜を貫通して坐骨肛門窩を内側方向に横切り，外肛門括約筋と肛門挙筋を神経支配する．この神経は肛門三角の皮膚の一般感覚も司る．
- **会陰神経**(Perineal nerves)…尿生殖三角に入り，運動枝と感覚枝を出す．運動枝は，浅会陰隙と深会陰隙の骨格筋を支配する．感覚枝のうち最大のものは，男性の**後陰嚢神経**(Posterior scrotal nerves)と女性の**後陰唇神経**(Posterior labial nerves)である．
- **陰茎背神経**(Dorsal nerve of penis)と**陰核背神経**(Dorsal nerve of clitoris)…両神経は深会陰隙に入る(図5.77)．これらの神経は，深会陰隙の外側縁に沿って走り，陰茎体または陰核体と出合う恥骨結合の直下で，下尿生殖隔膜筋膜を下方に通過して深会陰隙を出る．さらに陰茎体または陰核体の背面に沿って進み，亀頭に達する．これらの背神経は，陰茎と陰核，特に亀頭の感覚を司る．

### その他の体性神経

その他の会陰の体性神経は，主に感覚性で，腸骨鼠径神経，陰部大腿神経，後大腿皮神経，肛尾神経の枝がある．

## ▶ 臓性神経

臓性神経は，2つの経路によって会陰に入る．

- 皮膚へ分布する神経は，主に交感神経節後線維からなり，陰部神経に沿って支配領域に至る．これらの神経線維は，骨盤部の交感神経幹と仙骨神経前枝を接続する灰白交通枝を通って陰部神経に入る(364頁，図5.63参照)．
- 勃起性組織に達する神経は，主に骨盤腔の下下腹神経叢から，深会陰隙を通って支配領域に入る(371頁，図5.64B参照)．勃起を刺激する神経線維は副交感神経線維で，第2～4仙髄(S2～4)に由来する骨盤内臓神経を経て下下腹神経叢に入る(図5.64参照)．

## ▶ 血管

### 動脈

会陰で最も重要な動脈は，内陰部動脈である(図5.78)．会陰の動脈には，この他に，外陰部動脈，精巣動脈，精巣挙筋動脈がある．

#### 内陰部動脈

**内陰部動脈**(Internal pudendal artery)は，骨盤内で内腸骨動脈の前枝の枝として起始する(図5.78)．内陰部動脈は，陰部神経に伴行して，梨状筋の下方から大坐骨孔を通って骨盤を出る．この動脈は，陰部神経の外側を走って坐骨棘を回り，小坐骨孔を通って会陰に入る．坐骨肛門窩の外側壁では，陰部神経に伴行して陰部神経管の中を走る．

内陰部動脈は，会陰における陰部神経の枝と同様に，下直腸動脈，会陰動脈，および陰茎と陰核の勃起性組織に枝を出す(図5.78)．

#### 下直腸動脈

1本または複数の**下直腸動脈**(Inferior rectal artery)が，肛門三角で内陰部動脈から起始し，坐骨肛門窩を内側方向へ横切って，筋と皮膚に分布する(図5.78)．下直腸動脈は，内腸骨動脈からの中直腸動脈および下腸間膜動脈からの上直腸動脈と吻合し，直腸と肛門管に分布する動脈のネットワークを形成する．

#### 会陰動脈

**会陰動脈**(Perineal artery)は，陰部神経管の前端部近くで起始し，会陰横枝および後陰嚢枝あるいは後陰唇枝を出して周囲の組織と皮膚に分布する(図5.78)．

#### 内陰部動脈の終末部

内陰部動脈の終末部は，陰茎背神経あるいは陰核背神経に伴行して深会陰隙に入り，深会陰隙の組織と勃起性組織に分布する．

男性の勃起性組織には内陰部動脈の枝である，尿道球動脈，尿道動脈，陰茎深動脈，陰茎背動脈が血液を送る(図5.78)．

- **尿道球動脈**(Artery of bulb of penis)…尿道球腺に枝を出した後，下尿生殖隔膜筋膜を貫通して尿道海綿体に血液を供給する．
- **尿道動脈**(Urethral artery)…この動脈も，下尿生殖隔膜筋膜を貫通し，亀頭までの陰茎尿道と周囲の勃起性組織に血液を供給する．
- **陰茎深動脈**(Deep artery of penis)と**陰茎背動脈**(Dorsal artery of penis)…深会陰隙の前縁近くで，内陰部動脈は2本の終枝に分かれる．陰茎深動脈は，下尿生殖隔膜筋膜を貫通して陰茎脚に入り，陰茎海綿体と陰茎脚に血液を供給する．陰茎背動脈は，下尿生殖隔膜筋膜の前縁を貫通して陰茎体の背面に至る．陰茎背動脈は陰茎の背面に沿って陰茎背神経の内側を進み，陰茎亀頭と陰茎の浅層組織にも血液を送る．また，陰茎深動脈および尿道動脈の枝と吻合する．

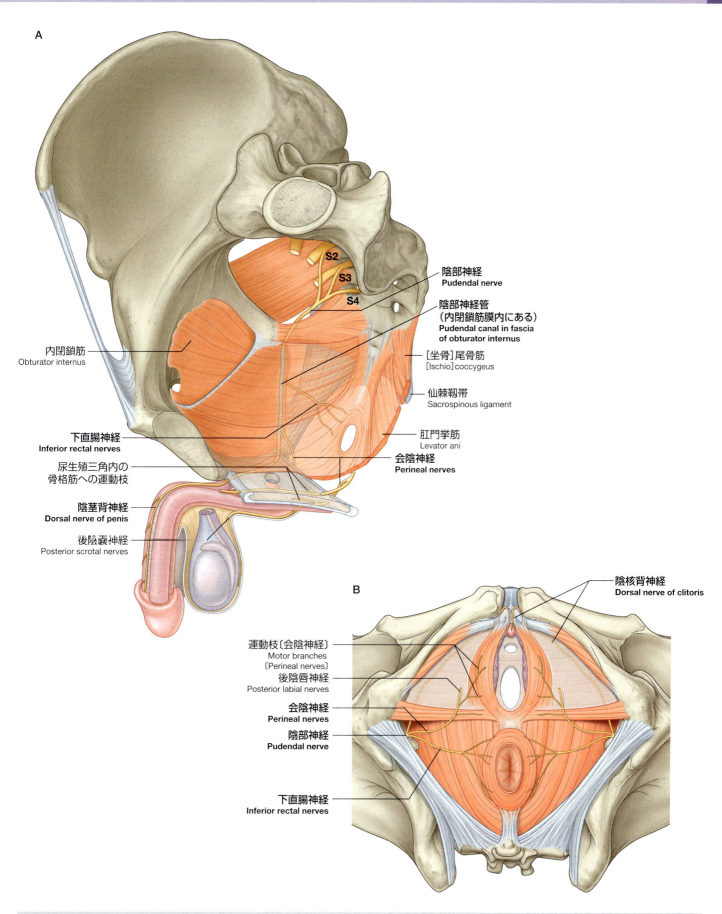

図 5.77 陰部神経
A：男性．B：女性

# 第 5 章 骨盤と会陰

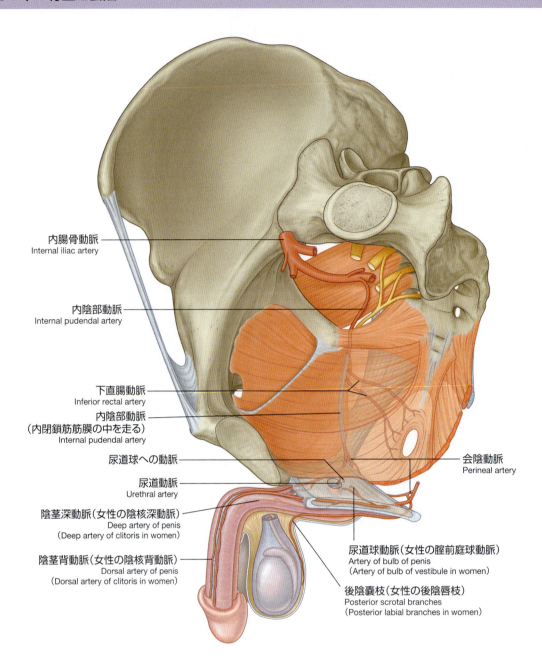

図 5.78 会陰の動脈

女性の勃起性組織に血液を送る動脈は，男性と同様である．
- **腟前庭球動脈**（Artery of bulb of vestibule）…前庭球とそれに関連する腟に血液を供給する．
- **陰核深動脈**（Deep artery of clitoris）…陰核脚と陰核海綿体に血液を供給する．
- **陰核背動脈**（Dorsal artery of clitoris）…陰核周囲の組織と亀頭に血液を供給する．

## 外陰部動脈

外陰部動脈（External pudendal arteries）は，大腿で大腿動脈から起始し，**浅外陰部動脈**（Superficial external pudendal artery）と**深外陰部動脈**（Deep external pudendal artery）の 2 本からなる．外陰部動脈は内側に向かって前方で会陰に入り，陰茎と陰嚢または陰核と大陰唇に関連する皮膚に分布する．

## 精巣動脈と精巣挙筋動脈

男性において，**精巣動脈**（Testicular artery）は，腹大動脈から起始し，鼠径管を通って陰嚢へ入り，精巣に分布する．また，外腸骨動脈の枝である下腹壁動脈から出る**精巣挙筋動脈**（Cremasteric artery）も，精索に伴行して陰嚢に入る．

女性では，精巣挙筋動脈に相当する**子宮円索動脈**（Artery of round ligament of uterus）が，子宮円索とともに鼠径管を通る．

## ▶静脈

会陰の静脈は，一般に動脈に伴行して**内陰部静脈**(Internal pudendal vein)に注ぎ，さらに骨盤内で**内腸骨静脈**(Internal iliac vein)に合流する(**図5.79**)．例外は，主に亀頭と陰核海綿体からの血液を還流する**深陰茎背静脈**(Deep dorsal vein of penis)または**深陰核背静脈**(Deep dorsal vein of clitoris)である．これらの静脈は，左右にある陰茎背動脈または陰核背動脈の間の正中線を走り，さらに下恥骨靱帯と深会陰隙の間にある間隙を通って，男性では前立腺，女性では膀胱を囲む静脈叢と連絡する．

**外陰部静脈**(External pudendal veins)は，大陰唇または陰囊前部からの血液を還流し，内陰部静脈の還流領域とも重なって，大腿で大腿静脈へ注ぐ．皮膚からの静脈血を運ぶ**浅陰茎背静脈**(Superficial dorsal vein of penis)または**浅陰核背静脈**(Superficial dorsal vein of clitoris)は，外陰部静脈に注ぐ．

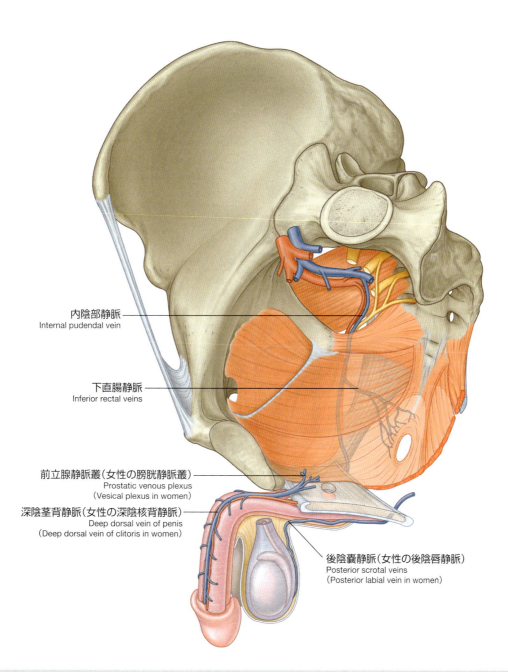

**図5.79** 会陰の静脈

## リンパ

会陰の深部からくるリンパ管は，内陰部動・静脈に伴行し，骨盤内で主に**内腸骨リンパ節**(Internal iliac node)に流入する．

陰茎または陰核の浅層組織からのリンパ管は，浅外陰部動・静脈に伴行し，陰嚢または大陰唇からのリンパ管と同様に，主に**浅鼠径リンパ節**(Superficial inguinal nodes)に入る(**図5.80**)．陰茎亀頭，陰核亀頭，小陰唇，腟の下端からのリンパは，**深鼠径リンパ節**(Deep inguinal nodes)と**外腸骨リンパ節**(External iliac nodes)に入る．

精巣からのリンパ管は，精索を上行し，鼠径管を通り抜けて後腹壁を上行する経路を通り，ほぼ第1腰椎(L I)や第2腰椎(L II)の高さで，大動脈周辺の**外側大動脈リンパ節**(Lateral aortic nodes)と**大動脈前リンパ節**(Pre-aortic nodes)に入る．したがって，精巣の疾患では，鼠径部や腸骨部のリンパ節にではなく，後腹壁の高位にあるリンパ節に上行する．

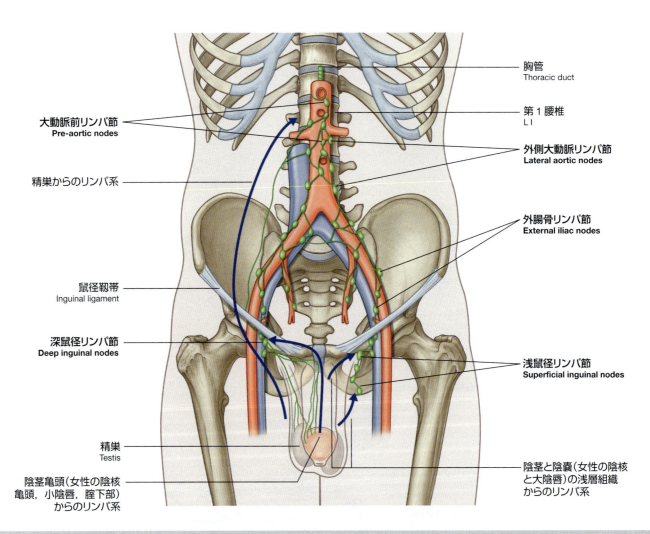

図5.80 会陰のリンパの流れ

# 体表解剖

## ▶骨盤と会陰の体表解剖

体表から触知できる骨盤の骨の形態は，次の構造を同定するための指標として用いられる．
- 軟部組織の構造．
- 骨盤上口の方向．
- 会陰の境界．

会陰の正常構造を正しく認識できることは，理学的診察を行う際に必須である．

女性では，腟鏡を用いて腟を開くと，子宮頸を直接みることができる．

男性では，肛門から指診することによって，前立腺の大きさと硬さを評価できる．

## ▶解剖学的体位における骨盤と会陰の方向

解剖学的体位では，上前腸骨棘と恥骨結合の前上方端が同じ垂直面にある．骨盤上口は前上方を向く．会陰の尿生殖三角がほぼ水平面に位置して下方を向くのに対し，肛門三角はより垂直方向に近く，後方を向く（図 5.81，5.82）．

## ▶会陰の境界の同定

坐骨結節，尾骨の先端，恥骨結合は体表から触知することができ，これらは会陰の境界を決めるのに用いられる．このような診察は，患者が背臥位になり，大腿を屈曲して外転させた砕石位（Lithotomy position）で行うのが最適である（図 5.83）．

- 坐骨結節…大腿と殿部の間の皮膚の溝（殿溝）の近くの左右で，大きな骨の塊として触知できる．坐骨結節は，菱形をした会陰の外側の角にあたる．
- 尾骨の先端…肛門の後方の正中部で触知でき，会陰の最も後端にあたる．
- 恥骨結合…会陰の前端となる．女性では恥丘深部の正中で恥骨結合を触知できる．男性では腹壁下部の陰茎付着部のすぐ上方で恥骨結合を触知できる．

前方では恥骨結合と坐骨結節を，後方では尾骨先端と坐骨結節を結ぶ仮想的な線によって囲まれる菱形の領域が会陰に相当する．左右の坐骨結節を結ぶもう1本の線によって，会陰は前方の尿生殖三角と後方の肛門三角の2つの三角形に分けられる．この線は，下尿生殖隔膜筋膜後縁の位置にほぼ相当する．この線の中点が会陰体の位置にあたる．

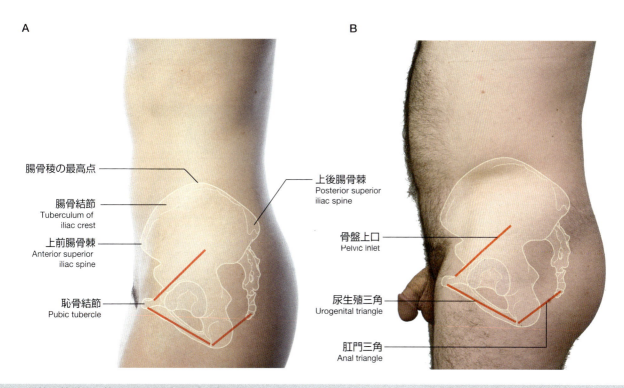

図 5.81　骨格の特徴的な位置を示す骨盤領域の側面像
骨盤上口，尿生殖三角，肛門三角の方向を図示してある．A：女性．B：男性．

396　第5章　骨盤と会陰

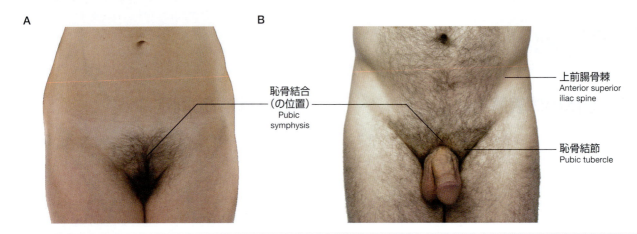

**図 5.82　骨盤領域の前面像**
A：女性の恥骨結合の位置．B：男性の恥骨結節，恥骨結合，上前腸骨棘の位置．

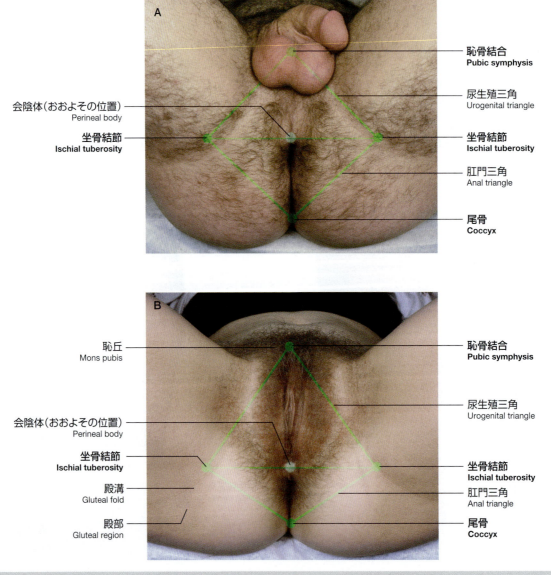

**図 5.83　砕石位の会陰を下方からみたところ**
会陰の境界，区分，触知可能な点．A：男性．B：女性．

## ▶肛門三角にある構造の同定

肛門三角は，会陰の後半部である．三角形の底辺は前方にあり，左右の坐骨結節を結ぶ仮想的な線にあたる．三角形の頂点は尾骨の先端である．外側縁は尾骨と坐骨結節を結ぶ線に相当する．男女両性ともに，肛門三角の大きな特徴は三角形の中央にある肛門である．脂肪が肛門両側の坐骨肛門窩を満たす（図5.84）．

## ▶女性の尿生殖三角にある構造の同定

尿生殖三角は，会陰の前半部である．三角形の底辺は後方にあり，左右の坐骨結節を結ぶ仮想的な線にあたる．三角形の頂点は恥骨結合である．外側縁は恥骨結合と坐骨結節を結ぶ線に相当する．これらの線は会陰部の深部の触診で触知できる坐骨恥骨枝に重なる．

女性の尿生殖三角にある主要な構造は，陰核，腟前庭，皮膚のヒダであり，これらが外陰部を形成する（図5.85A，B）．

左右にある細い皮膚のヒダである小陰唇は，それらの間にある腟前庭をとり囲み，腟前庭に腟口と尿道が開口する（図5.85C）．小陰唇を軽く外側へ引くと，腟前庭が現れ，尿道の開口部の周囲の軟部組織の高まりがみえる．尿道傍腺（Skene腺）が左右に1つずつあり，尿道と小陰唇の間にできた皮膚のヒダに開口する（図5.85D）．

尿道の後方に腟口がある．もとは処女膜が腟口を閉じていたが，通常，腟口は初回の性交によって破れた処女膜の遺残物にとり囲まれる．大前庭腺（Bartholin腺）の導管が左右に1本ずつあり，処女膜と小陰唇の間の皮膚の皺に開口する（図5.85D）．

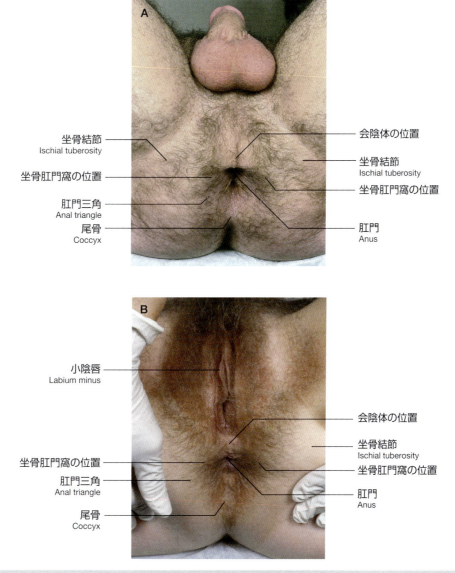

図5.84　肛門と肛門三角，坐骨肛門窩の位置
A：男性．B：女性．

# 398　第5章　骨盤と会陰

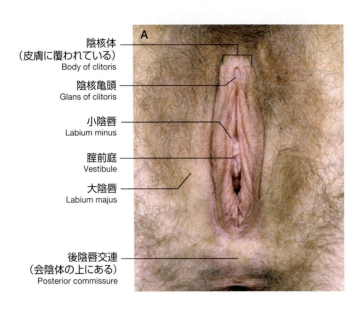
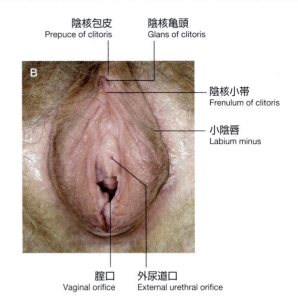
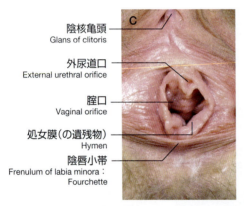
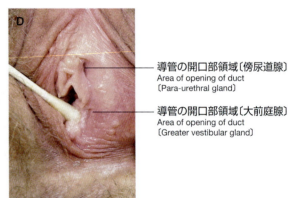
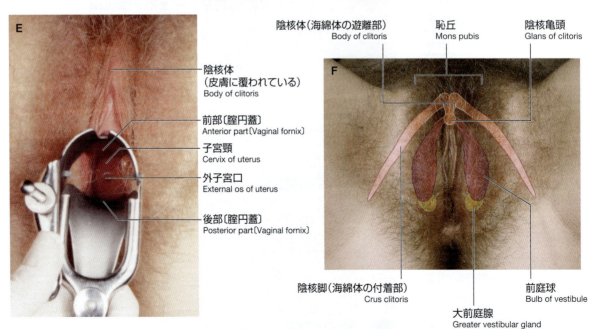

図 5.85　女性の尿生殖三角にある構造
A：女性の尿生殖三角を下方からみて，主要な特徴を示す．B：腟前庭を下方からみる．小陰唇を外側に引いて，腟前庭を開いてある．陰核亀頭，陰核包皮，陰核小帯を示す．C：腟前庭を下方からみて，尿道と腟の開口部および処女膜を示す．小陰唇をBよりさらに外側へ引いている．D：左の小陰唇を外側へ引いて腟前庭を下方からみる．大前庭腺と尿道傍腺の腟前庭への開口部がみえる．E：腟を通して子宮頸をみる．F：女性の尿生殖三角を下方からみて，陰核の勃起性組織，腟前庭，大前庭腺の位置を示す．

小陰唇は，前方で内側と外側のヒダに分かれる．左右の内側ヒダが，正中で癒合して陰核小帯を形成する．より大きな外側ヒダも，正中線で癒合して陰核包皮を形成し，陰核亀頭と陰核体遠位部を覆う．左右の小陰唇が腟口の後方で癒合し，横方向の皮膚のヒダ（陰唇小帯）を形成する．

大陰唇は，小陰唇の外側にある幅の広いヒダである．左右が前方で合流して恥丘を形成し，恥丘が恥骨結合の下方を覆う．左右の大陰唇の後端部は，会陰体の上にある後交連とよばれるくぼみによって分けられる．

腟を腟鏡で開くと，子宮頸がみえる（**図5.85E**）．円蓋（ドーム）状の子宮頸の表面に外子宮口が開く．子宮頸と腟壁の間に腟円蓋とよばれる陥凹または側溝があり，腟円蓋はさらに前部，後部，外側部に分けられる．

陰核根は，会陰の深部にあり，坐骨恥骨枝と下尿生殖隔膜筋膜に付着する．

前庭球（**図5.85F**）は勃起性組織からなり，腟前庭の両側で小陰唇の深部にある．前庭球は，勃起性組織の細い帯によって，陰核包皮の下にみえる陰核亀頭と連続する．大前庭腺は，腟口の左右で前庭球の後方にある．

陰核脚は，左右に1つずつあり，坐骨恥骨枝に付着する．左右の脚は海綿体の付着部によって形成される．前方にいくと，これらの勃起性組織である海綿体は骨から離れ，後下方に曲がって左右が一緒になり，陰核体を形成する．

陰核体は，陰核包皮のすぐ前方の皮膚隆起の下にある．陰核亀頭は陰核体の先端に位置する．

## ▶ 男性の尿生殖三角にある構造の同定

男性では，尿生殖三角に陰茎根がある．精巣とそれに付属する構造は，胎生期に腹部から陰嚢内へ移動したものであるが，理学的診察では陰茎とともにそれらの状態を調べる．

男性の陰嚢は，女性の大陰唇に相当する．卵円形をした精巣は，陰嚢の皮膚を通して容易に触知できる（**図5.86A**）．精巣の後外側には，細長く隆起する組織塊を触れることができる．その中には，精巣の血管とリンパ管，精巣上体，精管が含まれる．正中の縫線（**図5.86B**）が陰嚢正中部の皮膚にみえる．一部の人ではこの縫線が顕著で，肛門から陰嚢を越えて陰茎体の腹側面に沿ってのび，亀頭小帯にまで達することがある．

陰茎根は，尿道海綿体と陰茎海綿体の付着部によって形成される．尿道海綿体は下尿生殖隔膜筋膜に付着し，会陰体の前方にある大きな腫瘤として触診できる．球海綿体筋によって覆われる膨らみが，尿道球である．

尿道海綿体は，前方では下尿生殖隔膜筋膜から離れ，陰茎体の腹側部を構成する．その先端部が拡張し，陰茎亀頭として終わる（**図5.86C, D**）．

左右にある陰茎脚は，陰茎海綿体の付着部で，坐骨恥骨枝に付着する（**図5.86E**）．陰茎海綿体の前部は会陰から離れ，陰茎体の背側部を形成する1対の勃起性組織になる．陰茎海綿体の前端部を陰茎亀頭が覆う．器および消化器の外部への開口部がある．

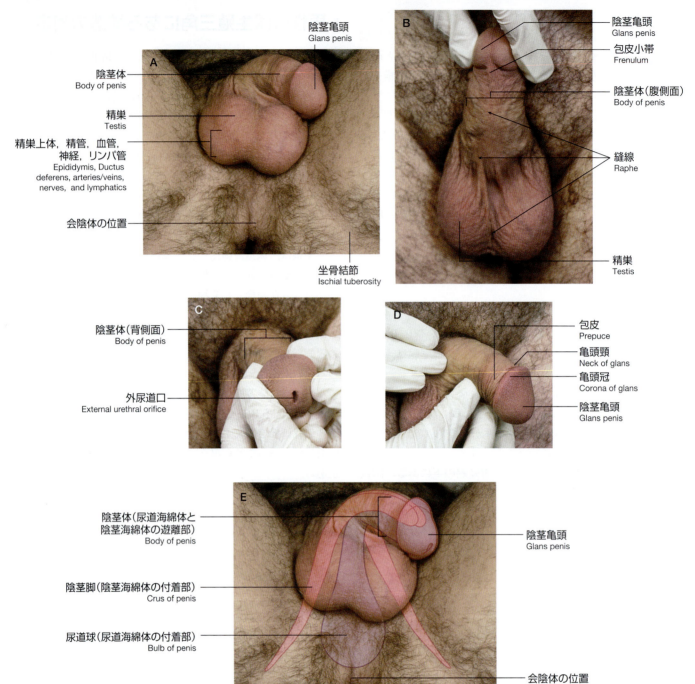

図5.86 男性の尿生殖三角の構造
A：下面．B：陰茎体の腹側面．C：陰茎亀頭の前面．外尿道口を示す．D：陰茎体と亀頭の側面．E：男性の尿生殖三角を下方からみる．陰茎の勃起性組織の位置を図示してある．

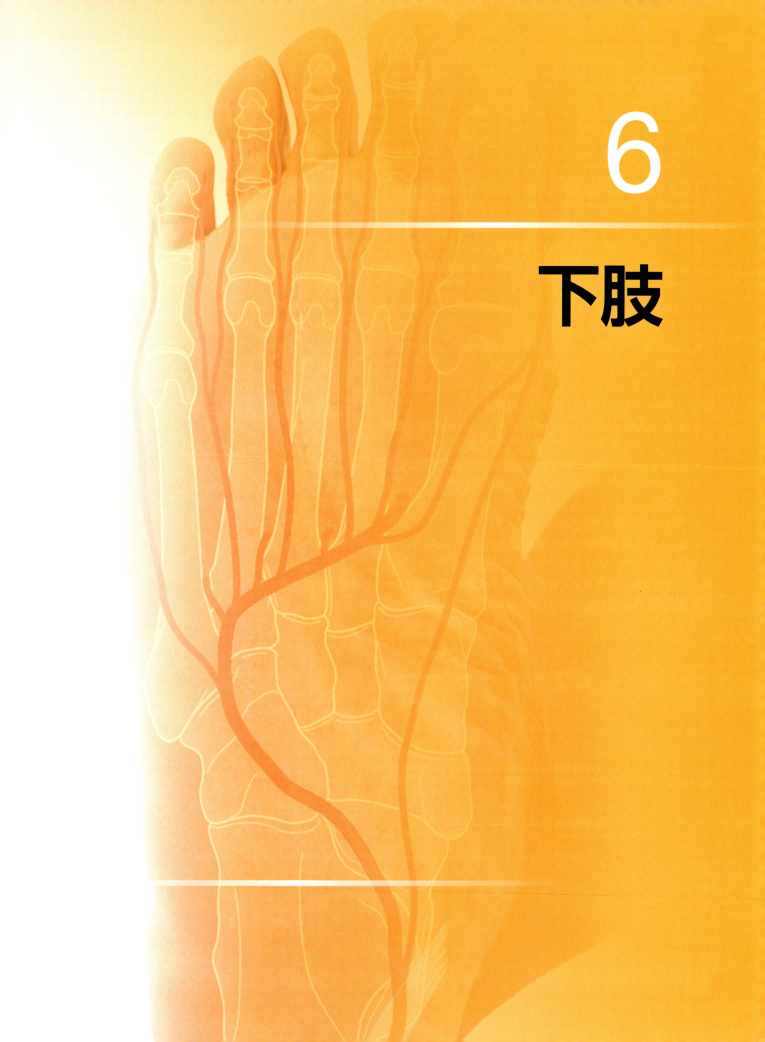

# 6 下肢

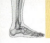

# 概観

## 概要

下肢は，仙腸関節と，寛骨と仙骨を連結する強い靱帯によって，軸骨格に直接連結される．下肢は，以下のような連続した線によって腹部，背部，会陰に分けられる（図6.1）．

- 恥骨結節と上前腸骨棘を結び（鼠径靱帯の位置），さらに腸骨稜に沿って上後腸骨棘へと続く線…下肢を前腹壁と側腹壁から分ける．
- 上後腸骨棘から仙骨の背外側面に沿って尾骨に至る線…下肢を，背部の筋から分ける．
- 仙結節靱帯の内側縁，坐骨結節，坐骨恥骨枝，恥骨結合を結ぶ線…下肢を，会陰から分ける．

下肢は，主要な関節，構成する骨，体表の目印に基づいて，殿部，大腿，下腿，足に分けられる（図6.2）．

- 殿部（Gluteal region）…後外側に位置し，腸骨稜から殿部の下縁にある皮膚の折れ目（殿溝）までの間をいう．
- 大腿（Thigh）…前面は鼠径靱帯と膝関節の間，後面は殿溝と膝の間をいう．股関節は鼠径靱帯の中央1/3のすぐ下方にある．
- 下腿（Leg）…膝と距腿関節の間をいう．
- 足（Foot）…距腿関節よりも遠位をいう．

大腿三角，膝窩，および距腿関節の後内側部は，さまざまな構造が各領域間を行き来する重要な移行部である（図6.3）．

大腿三角（Femoral triangle）は，大腿近位部の筋と鼠径靱帯によって形成される錐体形のくぼみで，鼠径靱帯がその三角形の底辺を形成する．主要な動脈と下肢の神経の一つである大腿神経が，腹部から鼠径靱帯の下を大腿三角へ入り，大腿に至る．

膝窩（Popliteal fossa）は，膝関節の後面にあり，大腿と下腿の筋によって形づくられる菱形をした領域である．大腿と下腿の間を走る主要な血管と神経が，膝窩を通る．

下腿と足の間を走る多くの神経，血管，屈筋の腱は，距腿関節の後内側面にある一連の通路（まとめて足根管とよばれる）を通る．これらの通路は隣接する骨と屈筋支帯によって形成され，屈筋支帯が筋の腱を適切な位置に保持する．

## 機能

### ▶ 体重を支える

下肢の主な機能の1つ目は，最小のエネルギーで体重を支えることである．直立位では，重心は骨盤内の第2仙椎（S II）の前縁より前方にある（図6.4）．重心線は，股関節のやや後方，膝と距腿関節の前方を通り，地面に両足で形成されるほぼ円形の支持盤の上にあって，膝関節と股関節を伸展位に保持する．

股関節および膝関節の靱帯構造，特に膝関節面の形状は，立つときにこれらの関節を固定するのを補助し，立位を保つのに必要な筋のエネルギーを軽減する作用がある．

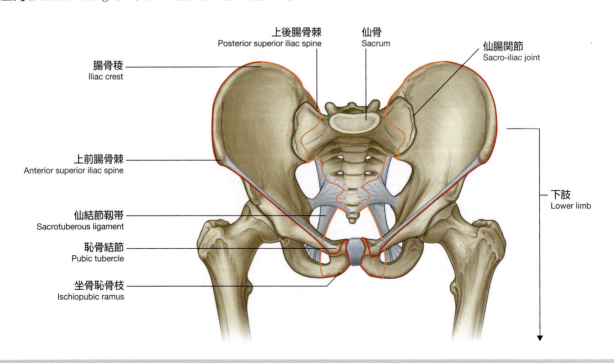

図6.1　下肢の上縁

概観 • 機能　403

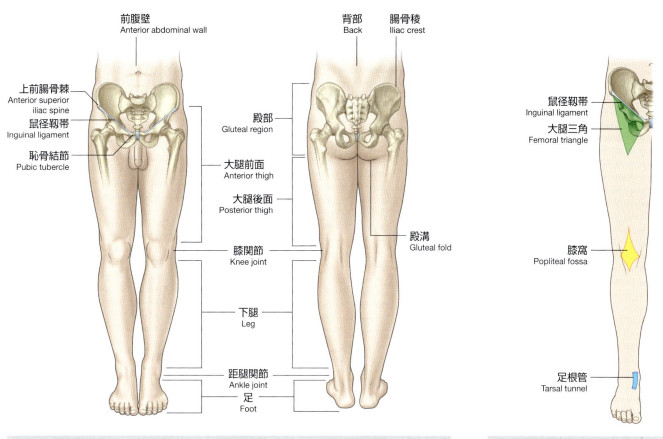

図 6.2　下肢の各部

図 6.3　下肢の移行領域

## ▶ 運動

　下肢の主要な機能の2つ目は，身体を移動させることである．これには，下肢のすべての関節における運動を統合して足を地面につけ，身体を足の上に移動させることが含まれる．

　股関節における運動は，屈曲，伸展，外転，内転，内旋，外旋，描円（分回し）運動である（図 6.5）．

　膝関節と距腿関節は，主として蝶番関節として働く．膝関節の運動は，主に屈曲と伸展である（図 6.6A）．距腿関節の運動は，背屈（足の背面を下腿の方向へ動かす）と底屈である（図 6.6B）．

　歩行中は，下肢の解剖学的な多くの特徴によって重心の変動が最小に抑えられるため，身体を移動させるのに必要なエネルギー量が節約され，スムーズで効率的な歩行が可能になる（図 6.7）．それには，前頭面における骨盤の傾斜，水平面における骨盤の回転，正中へ向かう膝の動き，膝の屈曲，さらに股関節・膝関節・距腿関節の間の複雑な相互作用等が関与する．その結果，歩行中の身体の重心の位置は，垂直および水平方向に5 cm ほどしか変動しない．

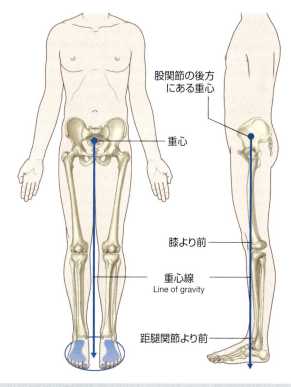

図 6.4　重心と重心線

## 404　第6章　下肢

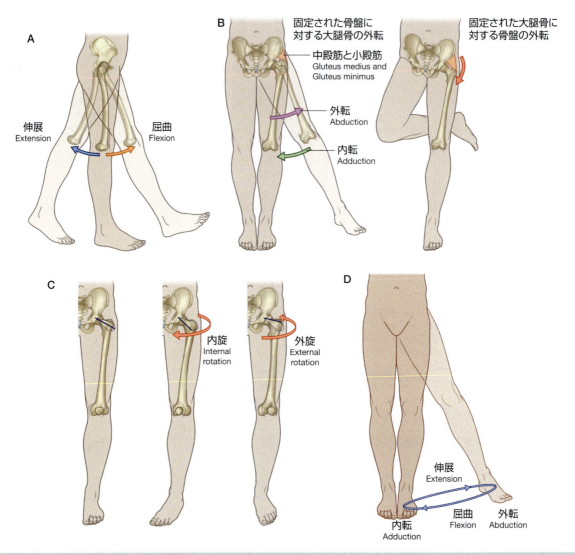

**図 6.5　股関節の動き**
A：屈曲と伸展．B：外転と内転．C：外旋と内旋．D：描円（分回し）．

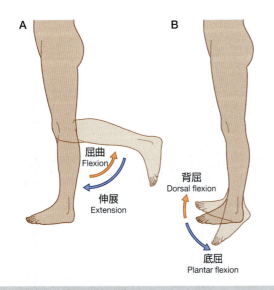

**図 6.6　膝関節と距腿関節の動き**
A：膝の屈曲と伸展．B：距腿関節の背屈と底屈．

## 構成要素

### ▶骨と関節

　殿部と大腿の骨は，**寛骨**（Pelvic bone）と**大腿骨**（Femur）である（**図6.8**）．これらの2つの骨の間にある大きな球関節が，股関節である．

　大腿骨は大腿の骨である．大腿骨はその遠位端で，脛骨との間に体重を支える主要な関節をつくるが，前方で膝蓋骨とも関節をつくる．膝蓋骨は身体の中で最も大きな種子骨であり，大腿四頭筋の腱の中に埋まる．

　大腿骨と脛骨の間の関節が，膝関節の主要な関節である．しかし，膝蓋骨と大腿骨の間の関節も同じ関節腔を共有する．膝の主要な運動は屈曲と伸展であるが，膝関節では大腿骨を脛骨の上方で回旋させることもできる．この回旋は，完全に膝を伸展したとき，特に立位で膝を固定するのに役立つ．

概観 • 構成要素　405

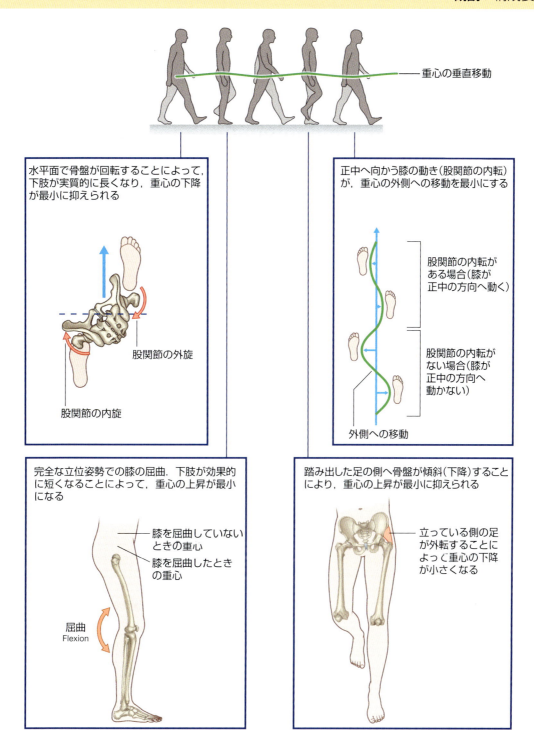

図 6.7　歩行を決定するいくつかの要素

下腿には，2本の骨がある．
- 脛骨（Tibia）…内側に位置し，外側にある腓骨よりも大きく，体重を支える骨である．
- 腓骨（Fibula）…膝関節には関与せず，距腿関節の最外側部のみを形成し，近位では脛骨頭の下外側面で小さな滑膜性の関節（上脛腓関節）をつくる．

脛骨と腓骨は，骨の全長にわたって下腿骨間膜により，また遠位端では線維性の下脛腓関節によって互いに連結しており，2つの骨の間はほとんど可動性がない．脛骨と腓骨の遠位面は一緒に，深い陥凹を形成する．この陥凹に足根骨の1個（距骨）の一部がはまり込むことによって距腿関節が形成される．距腿関節は背屈位で最も安定する．

足の骨は，**足根骨**（Tarsal bone），**中足骨**（Metatarsal），**趾[節]骨**（Phalanx）によって構成される（**図 6.9**）．足根骨は7個あり，2列に並んでいて，内側面では2列の骨の間に中間の骨（舟状骨）がある．足の内がえしと外がえし，すなわち足底を内方と外方

# 406　第6章　下肢

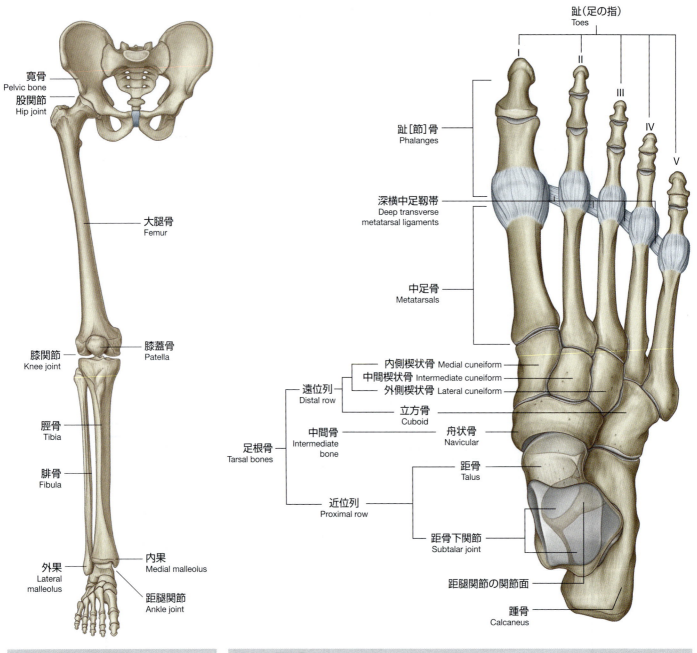

図6.8　下肢の骨と関節　　図6.9　足の骨

に回す運動は，足根骨間の関節で起こる．

　足根骨は，**足根中足関節**（Tarsometatarsal joint）で中足骨と関節をつくるが，そこでは限られた滑り運動だけが可能である．

　中足骨は，**深横中足靱帯**（Deep transverse metatarsal ligament）によって，それぞれが独立には動かないように運動が制限される．この靱帯は**中足趾節関節**（Metatarsophalangeal joint）において，中足骨の遠位端を効果的に連結する．5本の趾（足の指）には，それぞれ1本ずつの中足骨がある．そして，母趾には2個の，他の4本の趾には各々3個の趾［節］骨がある．

　中足趾節関節では，趾の屈曲，伸展，外転，内転が可能だが，手の指よりも可動域は小さい．

　趾節間関節は蝶番関節で，屈曲と伸展が可能である．

　足の骨は，地面に平らになるように一平面に並んでいるというわけではない．中足骨と足根骨は縦足弓と横足弓を形成する（図6.10）．縦足弓は，足の内側で最も高くなる．これらのアーチには柔軟性があり，筋と靱帯で支えられる．アーチは，歩行中や立っているときにかかる力を吸収して伝達する．

## ▶ 筋

　殿部の筋は，主に股関節の伸筋，回旋筋，外転筋によって構成される（図6.11）．これらの筋は，固定した状態の骨盤に対して大腿を動かす．さらに歩行中に一方の下肢（振り足）を前に振るときに，体重を支える下肢（立ち足）に対する骨盤の相対的

概観 • 構成要素　407

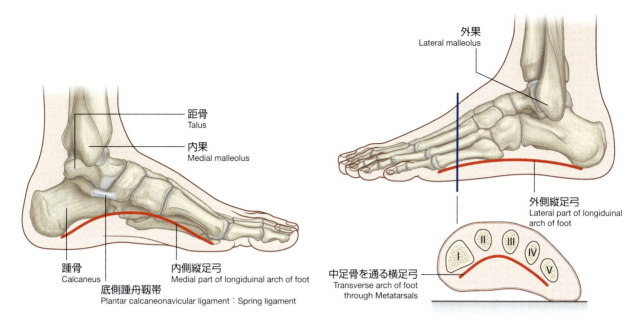

図6.10　縦足弓と横足弓

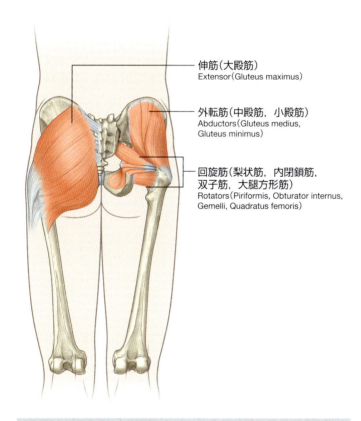

図6.11　殿部の筋

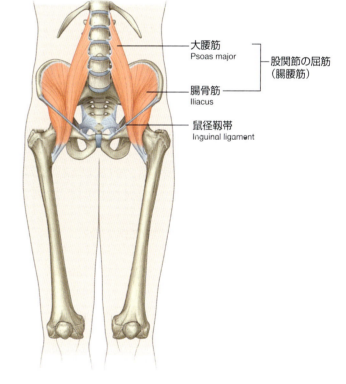

図6.12　股関節の主要な屈筋

な動きを制御する．重要なことは，回旋筋が歩行中に股関節を外旋させ，足を前方に向けることである．

股関節の主要な屈筋（腸腰筋（大腰筋と腸骨筋））は，殿部あるいは大腿から起始しない．そのかわり，これらの筋は後腹壁から起始し，鼠径靱帯と寛骨の間を下行し，大腿骨の近位端に停止する（図6.12）．

大腿と下腿の筋は，筋膜，骨，靱帯の層によって，3つの区画（コンパートメント）に分けられる（図6.13）．

大腿には，内側（内転筋），前（伸筋），後（屈筋）の区画に分けられる．

## 408　第6章　下肢

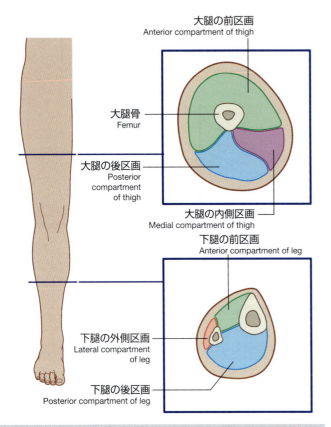

図6.13　大腿と下腿の筋区画（コンパートメント）

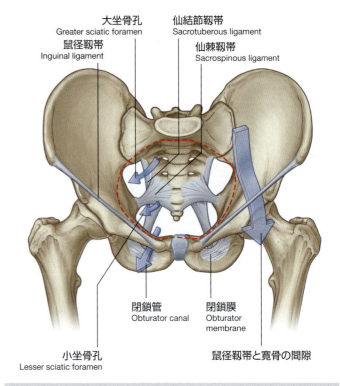

図6.14　下肢と他の部位の間の通路

- 内側区画（内転筋区画）の筋…ほとんどの筋は，主に股関節を動かす．
- 前区画（伸筋区画）の筋…大腿四頭筋は，主に膝関節を伸展させる．
- 後区画（屈筋区画）の筋…大きな筋（ハムストリング筋）は，骨盤と下腿の骨に付着するため，股関節（伸展）と膝関節（屈曲）を動かす．

下腿の筋は，外側，前，後の区画に分けられる．

- 外側区画（腓骨筋区画）の筋…主に足の外がえしをする．
- 前区画（伸筋区画）の筋…足を背屈し，趾を伸展する．
- 後区画（屈筋区画）の筋…足を底屈し，趾を屈曲する．これらの筋の一つは上方で大腿骨に付着するので，膝の屈曲にも働く．

下腿の3つの区画にあるいくつかの筋は，足弓を動的に支えるように働く．

足の中にある筋（固有の筋）は，下腿から趾にのびる腱がつくり出す力を調節して，歩行時，特に立ち足の前方に身体が移動してつま先が離れる直前に，足の縦足弓を強く支える働きがある．

## 身体の他の領域との関係

上肢では多くの構造が頸部と上肢の間で腋窩入口という一つの通路を通過するが，下肢では上肢とは異なり，4つの大きな出入口が，下肢と，腹部，骨盤，会陰の間にある（図6.14）．それらの出入口は，次の通りである．

- 鼠径靱帯と寛骨の間の間隙．
- 閉鎖管（閉鎖孔の最上部）．
- 大坐骨孔．
- 小坐骨孔．

### ▶腹部

下肢は，寛骨と鼠径靱帯の間にできる間隙によって，腹部と直接連絡する（図6.14）．この間隙を通る構造には，次のようなものがある．

- 筋…大腰筋，腸骨筋，恥骨筋．
- 神経…大腿神経，陰部大腿神経の大腿枝，外側大腿皮神経．
- 血管…大腿動・静脈．
- リンパ管．

寛骨と鼠径靱帯の間にできる間隙は，腹壁が脆弱な領域で，しばしばここから腹腔とその内容が大腿へ異常に脱出することがある（**大腿ヘルニア**（Femoral hernia））．このタイプのヘルニアの多くは，リンパ管がこの間隙を通り抜ける部位（大腿管）で起こる．

### ▶骨盤

骨盤内の構造は，2つの主要な開口部を通って下肢と連絡す

概観 • 身体の他の領域との関係　409

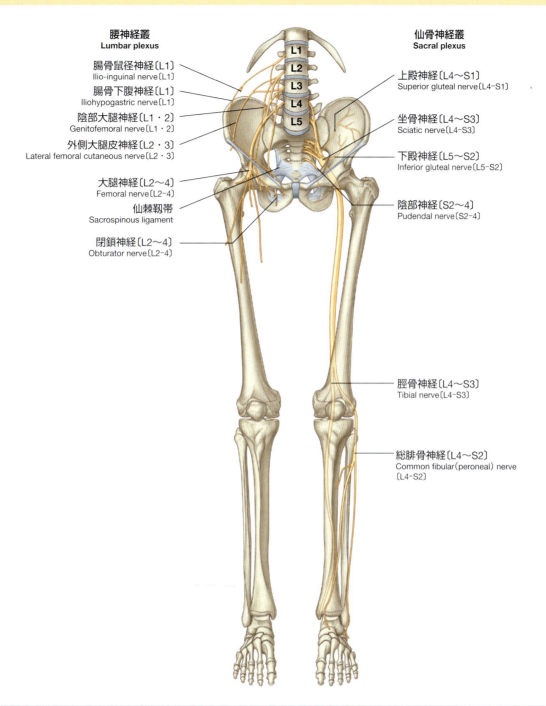

**図6.15　下肢の神経**

る（図6.14）．

後方で大坐骨孔を通って殿部につながる構造には，以下のようなものがある．

- 筋…梨状筋．
- 神経…坐骨神経，上殿神経，下殿神経，陰部神経．
- 血管…上殿動・静脈，下殿動・静脈，内陰部動脈．

坐骨神経は，全身で最も太い末梢神経であり，下肢の主要な神経である．

前方では，閉鎖神経と閉鎖動・静脈が，閉鎖管を通って骨盤と大腿の間を行き来する．この管は，閉鎖孔の最上部の骨と，生体で閉鎖孔のほとんどを閉じる閉鎖膜との間に形成される．

## ▶会陰

会陰と殿部の間を通過する構造は，小坐骨孔を通る（図6.14）．通過する構造の中で，下肢に関して最も重要なものは，内閉鎖筋の腱である．

会陰の神経と動脈（陰部神経と内陰部動脈）は，大坐骨孔を通って骨盤を出て殿部に入り，すぐに坐骨棘と仙棘靱帯を回り，

# 410　第6章　下肢

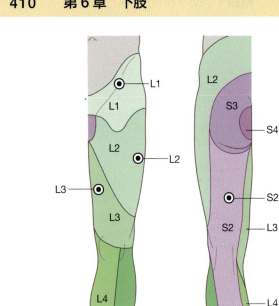

**図6.16　下肢の皮節（皮膚分節）**
点は，単独の分節で支配される領域（すなわち重なりが最小の領域）を示す．

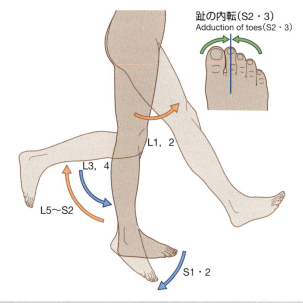

**図6.17　筋節によって起こる運動**

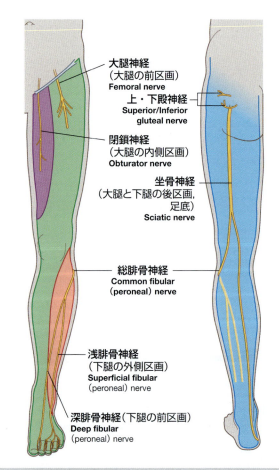

**図6.18　下肢の主要な神経**
色は運動神経の支配領域を示す．

小坐骨孔を通って会陰に入る．

## 重要事項

### ▶ 神経支配

　下肢の体性運動神経支配と一般感覚神経の分布は，後腹壁と骨盤壁にある腰神経叢および仙骨神経叢から出る末梢神経による．これらの神経叢は，第1～4腰神経（L1～4）の前枝の大部分（**腰神経叢**（Lumbar plexus））と第4腰神経～第5仙骨神経（L4～S5）の前枝（**仙骨神経叢**（Sacral plexus））によって形成される．

　腰神経叢と仙骨神経叢から起始して下肢に入る神経は，第1腰髄～第3仙髄（L1～S3）のレベルからの神経線維を運ぶ（**図6.15**）．下位仙髄の分節からの神経が，会陰に達する．神経叢の枝は，多くの開口部や孔を通って腹部と骨盤の外に出て下肢に入る．このような神経の分布のため，腰神経と上位仙骨神経については，下肢の運動と感覚を調べることによって臨床的に検査することができる．さらに，これらの脊髄神経に影響を及ぼす障害（腰部の椎間板ヘルニア等）に起因する臨床徴候（疼痛，ピリピリしびれるような感覚，感覚異常や束状筋攣縮等）も下肢に現れる．

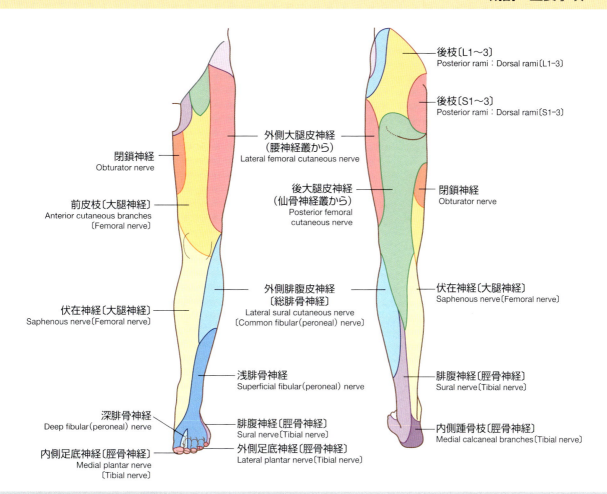

**図6.19 皮膚の各領域に分布する末梢神経**

下肢の皮節（皮膚分節）を図6.16に示す．感覚検査が可能で，上下の皮節の重複が最小である，ほぼ独立した神経が分布する部位は以下の通りである．

- 鼠径靱帯の上…第1腰神経（L1）．
- 大腿の外側…第2腰神経（L2）．
- 大腿の内側下部…第3腰神経（L3）．
- 母趾（第1趾）の外側…第4腰神経（L4）．
- 第2趾の外側…第5腰神経（L5）．
- 小趾（第5趾）…第1仙骨神経（S1）．
- 大腿の後面…第2仙骨神経（S2）．
- 殿溝上の皮膚…第3仙骨神経（S3）．

第4・5仙骨神経（S4・5）の皮節（皮膚分節）については，会陰で検査することができる．

関節運動のいくつかは，筋節（筋を支配する脊髄神経のレベル）を診察するのに用いられる（図6.17）．

- 股関節の屈曲…主に第1・2腰神経（L1・2）．
- 膝関節の伸展…主に第3・4腰神経（L3・4）．
- 膝関節の屈曲…主に第5腰神経～第2仙骨神経（L5～S2）．
- 距腿関節の底屈…第1・2仙骨神経（S1・2）が優位．
- 足趾の内転…第2・3仙骨神経（S2・3）．

意識のない患者では，脊髄レベルの体性感覚と体性運動の両方の機能を，腱反射を用いて検査できる．

- 膝蓋腱反射…膝関節において膝蓋腱をハンマーで叩く腱反射により，主に第3・4腰神経（L3・4）を検査できる．
- アキレス腱（腓腹筋とヒラメ筋の腱）反射…距腿関節の後面にある踵骨腱の腱反射試験により，第1・2仙骨神経（S1・2）を検査できる．

下肢の主要な筋群または区画の個々の筋は，基本的に，腰神経叢と仙骨神経叢に由来する1つまたは複数の主要な神経によって支配される（図6.18）．

- 殿部の大きな筋…上殿神経と下殿神経に支配される．
- 大腿の前区画にある筋…ほとんどが大腿神経に支配される．ただし，大腿筋膜張筋は上殿神経に支配される．
- 内側区画にある筋…ほとんどが閉鎖神経に支配される．ただし，恥骨筋は大腿神経に，大内転筋の一部は坐骨神経の脛骨部に支配される．
- 大腿と下腿の後区画および足底にある筋…ほとんどが坐骨神経の脛骨神経部に支配される．大腿後面の大腿二頭筋の短頭は坐骨神経の総腓骨神経部に支配される．
- 下腿の前区画と外側区画および足背に付随する筋…坐骨神経の総腓骨神経部に支配される．

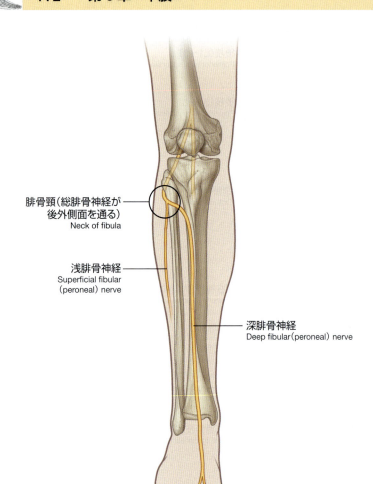

図6.20 骨と神経の走行との関連

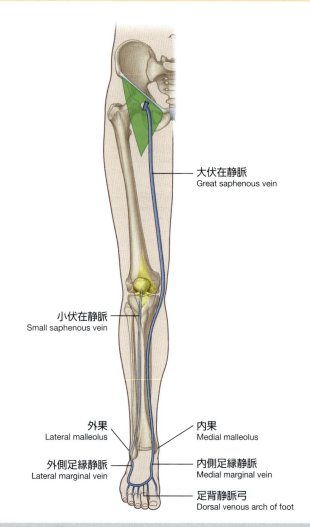

図6.21 浅静脈

腰神経叢と仙骨神経叢に由来する主要な末梢神経は，主要な筋群を神経支配する他に，それぞれ一般感覚の情報を皮膚の特定領域から中枢へ運ぶ（図6.19）．これらの領域からの感覚を調べることによって，末梢神経の検査を行うことができる．

- 大腿神経…大腿前面，下腿内側面，足関節内側面の皮膚を支配する．
- 閉鎖神経…大腿の内側面の皮膚を支配する．
- 坐骨神経の脛骨神経…足関節と足の外側面の皮膚を支配する．
- 総腓骨神経…下腿の外側面と足背の皮膚を支配する．

### ▶骨と神経の関係

坐骨神経の総腓骨神経部は，膝窩から下腿へ通過するときに腓骨頸の外側を回る（図6.20）．総腓骨神経は，腓骨頭の大腿二頭筋停止部のすぐ遠位で，骨に巻きつくように走る．そのため，衝突損傷，骨折，ギプスの不適切な高さでの設置等によって，この神経が障害されることがある．

### ▶浅静脈

下肢の皮下組織（浅筋膜）の中を走る太い静脈（図6.21）が，しばしば異常に拡張することがある（**静脈瘤**（Varix））．また，これらの浅静脈は血管移植にも使われる．

最も重要な**浅静脈**（superficial vein）は**大伏在静脈**（Great saphenous vein）と**小伏在静脈**（Small saphenous vein）で，それぞれ足背静脈弓の内側と外側に始まる．

- 大伏在静脈…下腿，膝，大腿の内側面を上行して，大腿三角を覆う深筋膜にある開口部を通って，大腿静脈に注ぐ．
- 小伏在静脈…腓骨遠位端（外果）の後方を通って下腿の後面を上行し，深筋膜を貫通して，膝の後面で膝窩静脈に注ぐ．

# 局所解剖

## 下肢帯

### ▶骨盤

　寛骨，仙骨，尾骨の外表面が，下肢と関連する骨盤の主要な部位である．ただし，これらの骨の深部または内表面や，より上方の腰椎深部表面から起始する下肢の筋もある（図6.22）．

　左右の寛骨は，それぞれ3つの骨（腸骨，坐骨，恥骨）が，小児期に互いに癒合して形成される．**腸骨**（Ilium）は上方に，**恥骨**（Pubis）は前下方に，**坐骨**（Ischium）は後下方にある．

　腸骨は，仙骨と関節をつくる．寛骨は，さらに坐骨結節と坐骨棘に付着する仙結節靱帯と仙棘靱帯によって，脊柱下端（仙骨と尾骨）と連結する．

　腸骨の外面，ならびに隣接する仙骨，尾骨，仙結節靱帯の後面は，殿部と関連する筋の広範な付着部となる．坐骨結節は，大腿の後区画にある多くの筋の起始部となる．そして，坐骨恥骨枝と恥骨体からは，主に大腿の内側区画の筋が起始する．大腿骨頭は，寛骨の外側面にある寛骨臼と関節をつくる．

### 腸骨

　腸骨上部の扇形部は，内面が腹部と，外面が下肢と関連する．この部位の最上部が**腸骨稜**（Iliac crest）で，その前方は**上前腸骨棘**（Anterior superior iliac spine）として，後方は**上後腸骨棘**（Posterior superior iliac spine）として終わる．上前腸骨棘のすぐ後方で，腸骨稜の外側縁の突出したところが**腸骨結節**（Tuberculum of iliac crest）である．

　**下前腸骨棘**（Anterior inferior iliac spine）は腸骨の前縁にあり，この下方で腸骨が恥骨と癒合する部位に，骨が隆起した箇所（**腸恥隆起**（Iliopubic eminence））がある．

　腸骨の殿筋面は後外側方に向き，腸骨稜の下方にある．そこには3本の曲線（下殿筋線，前殿筋線，後殿筋線）が走り，殿筋面を4つの領域に分ける．

- **下殿筋線**（Inferior gluteal line）…下前腸骨棘のすぐ上方から始まり，腸骨を横切って下方へカーブを描き，寛骨臼の後縁近くで終わる．下前腸骨棘，および寛骨臼上縁と下殿筋線の間の粗面から大腿直筋が起始する．
- **前殿筋線**（Anterior gluteal line）…上前腸骨棘と腸骨稜結節

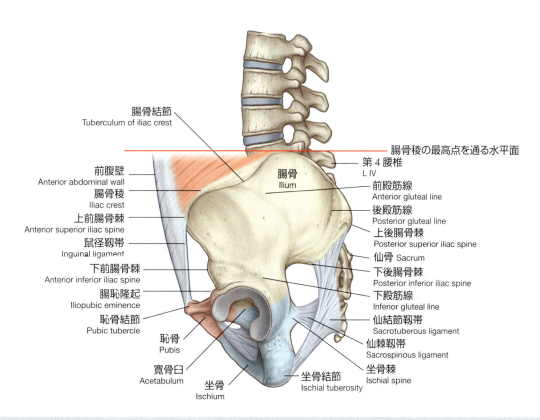

**図6.22　骨盤の外表面（外側面）**

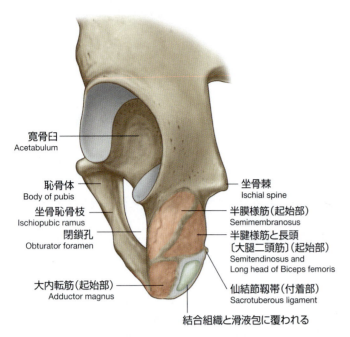

図 6.23　坐骨結節（後外側面）

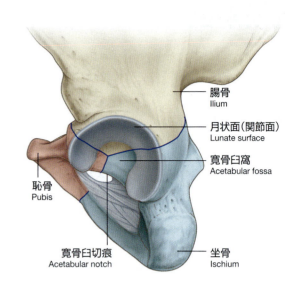

図 6.24　寛骨臼

の間で，腸骨稜の外側縁から始まり，腸骨を横切って下方にアーチを描き，大坐骨孔上縁のすぐ上方で消える．小殿筋が下殿筋線と前殿筋線の間から起始する．
- **後殿筋線**（Posterior gluteal line）…腸骨稜から下後腸骨棘の近位へほぼ垂直に下行する．中殿筋が前殿筋線と後殿筋線の間から，大殿筋が後殿筋線の後方から起始する．

## 坐骨結節

**坐骨結節**（Ischial tuberosity）は，寛骨臼の後下方にあり，主に大腿後面のハムストリング筋と関係が深い（図 6.23）．坐骨結節は，横に走る線によって上下の領域に分けられる．

坐骨結節の上部領域は，垂直に向いており，内側から外側へ表面を横切って下行する斜線によって，さらに2つの部位に分けられる．
- 内側部…半腱様筋と大腿二頭筋の長頭の共同起始部となる．
- 外側部…半膜様筋の起始部となる．

坐骨結節の下部領域は水平に位置し，骨の隆起によって，さらに2つの部位に分けられる．
- 外側部…大内転筋の起始部の一部となる．
- 内側部…下方を向き，結合組織と滑液包に覆われる．

座ったときに，坐骨結節の内側部が体重を支える．
仙結節靱帯が，坐骨結節内側縁の鋭い隆起部に付着する．

## 坐骨恥骨枝と恥骨

坐骨結節よりも前方の坐骨恥骨枝の外表面と恥骨体は，大腿の内側区画の筋の起始部となる（図 6.23）．これらの筋には，長内転筋，短内転筋，大内転筋，恥骨筋，薄筋がある．

## 寛骨臼

大腿骨頭と関節をつくる大きなカップ状をした**寛骨臼**（Acetabulum）は，寛骨の外側表面で腸骨，恥骨，坐骨が癒合した部位にある（図 6.24）．

寛骨臼の縁には，下方に大きな切れ込み（**寛骨臼切痕**（Acetabular notch））がある．

寛骨臼の壁は，非関節部と関節部からなる．
- 非関節部…表面が粗く，寛骨臼の中央と下部に浅い円形の陥凹（**寛骨臼窩**（Acetabular fossa））をつくる．寛骨臼切痕は寛骨臼窩に続く．
- 関節部…寛骨臼窩の前縁，上縁，後縁をとり囲む広い関節面からなる．

なめらかな三日月形の関節面（**月状面**（Lunate surface））は，上部が最も広く，この関節面により体重の大部分が骨盤から大腿骨に伝わる．月状面は，下方にある寛骨臼切痕の部分が欠ける．

寛骨臼窩には大腿骨頭靱帯が付着し，寛骨臼切痕を血管と神経が通る．

### 臨床的事項 6.1　骨盤の骨折

寛骨，仙骨およびそれらの関節によって，骨盤腔を囲む骨の環状構造が形成される．骨盤が骨折したときには，軟部組織と内臓の損傷を疑う必要がある．多発外傷の患者で，胸部，腹部，下肢に外傷の所見があるときには，骨盤の損傷についても調べなければならない．

骨盤の骨折は，相当量の失血を伴うことがあり（隠ぺい失血），しばしば輸血が必要になる．さらに，この出血はかなり大きい骨盤血腫を形成する傾向があり，それが神経や器官を圧迫して，骨盤内臓の機能を阻害することがある（図6.25）．

骨盤の骨折の分類には多くの分類法があり，それによって外科医は適切な処置と患者の予後を決めることができる．骨盤の骨折は，通常次の4型に分けられる．

- 1型…骨盤腔を囲む骨の環状構造が壊れていない（腸骨稜骨折）．この型では，重篤な外傷が起こることはまれだが，腸骨稜に骨折がある場合には失血の有無を検査する必要がある．
- 2型…骨盤の環状構造が1ヵ所のみ壊れる．例えば，恥骨結合の縫合離開（分離）を伴う単独の骨折のような場合である．これらの損傷も比較的良性の転帰をたどるが，失血の状態を評価するのが望ましい．
- 3型…骨による骨盤の環状構造が2ヵ所壊れる．この型には，恥骨枝の両側性骨折が含まれ，尿道が損傷される可能性がある．
- 4型…寛骨臼およびその周辺で起こる．

4つの型には含まれないが，両側恥骨枝の骨折，脱臼を伴う，あるいは伴わない仙腸関節の破壊がある．この場合は骨盤内臓の外傷と出血が起こる可能性がある．

上記以外の骨盤の骨折として，スポーツ選手や骨粗鬆症の高齢患者にみられる圧迫骨折や疲労骨折もある．

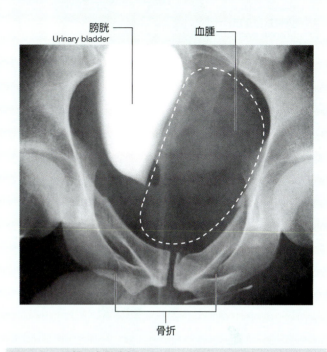

**図 6.25　骨盤の多発骨折**
膀胱を造影したX線画像．血液が大量に貯留して，膀胱が変形している．

## ▶ 大腿骨の近位部

**大腿骨**（Femur）は，大腿の骨であり，体内で最も長い骨である．その近位端には，大腿骨頭と大腿骨頸，骨幹上部にある2つの大きな突起（大転子と小転子）がある（図6.26）．

**大腿骨頭**（Head of femur）は球状をしており，寛骨の寛骨臼と関節をつくる．その内側面には，大腿骨頭靱帯が付着する非関節性の陥凹（**大腿骨頭窩**（Fovea for ligament of head））がある．

**大腿骨頸**（Neck of femur）は，大腿骨頭と骨幹をつなぐ円柱である．大腿骨頸は，**大腿骨体（骨幹）**（Body of femur）に対して約125度上内側方へ，かつわずかに前方へ突出する．大腿骨体に対して大腿骨頸が角度をなすことにより，股関節の可動域が増大する．

大腿骨体の上部には，大転子と小転子があり，股関節を動かす筋の付着部となる．

## 大転子と小転子

**大転子**（Greater trochanter）は，ちょうど大腿骨体が大腿骨頸に移行する部位の外側で，大腿骨体から上方へ突出する（図6.26）．大転子は後方に続き，その内側面は深くくぼんで**転子窩**（Trochanteric fossa）を形成する．転子窩の外側壁には，外閉鎖筋が停止する別の卵円形のくぼみがある．

大転子の前外側面には，小殿筋が停止する細長い隆起があり，外側面のより後方には，中殿筋が停止する同様の隆起がある．これらの2点の間で大転子を触知できる．

大転子上面の内側で転子窩のすぐ上に，内閉鎖筋とそれに付随する双子筋が停止する小さな陥凹があり，この部位のすぐ上後方の大転子の辺縁に，梨状筋が停止する陥凹がある．

**小転子**（Lesser trochanter）は大転子より小さく，鈍い円錐形である．小転子は大腿骨体と大腿骨頸との接合部のすぐ下で，大腿骨体から後内側方へ突出する（図6.26）．小転子は大腰筋と腸骨筋の共通腱の停止部位となる．

転子間線と転子間稜が大転子と小転子の間にのび，大腿骨体と大腿骨頸を分ける．

416　第6章　下肢

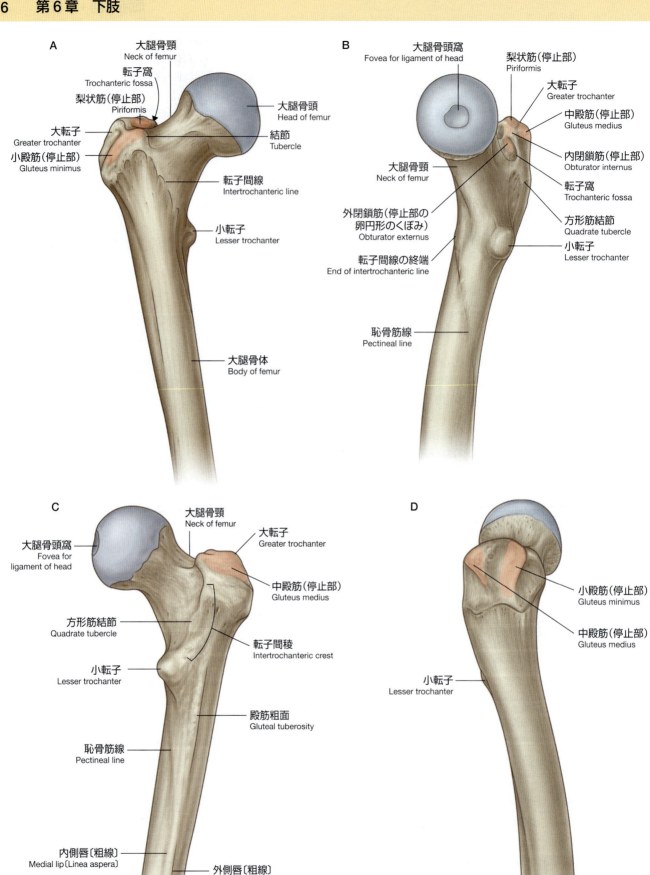

図6.26　大腿骨の近位端（右）
A：前面．B：内側面．C：後面．D：外側面．

## 転子間線

転子間線(Intertrochanteric line)は，骨幹上縁の前面にある骨の隆起線で，大転子基部前面の結節から内側方へ下行し，小転子基部の前方に至る．転子間線は，**恥骨筋線**(Pectineal line)に連続しており，恥骨筋線は小転子の下方で内側に曲がって大腿骨体を回り，大腿骨の後面で**粗線**(Linea aspera)の内側縁につながる．

## 転子間稜

大腿骨後面にある**転子間稜**(Intertrochanteric crest)は大転子の後面から内側へ下行し，大腿骨を横切って小転子の基部に至る(図6.26)．転子間稜は広いなめらかな骨の隆起で，上半には顕著な結節(**方形結節**(Quadrate tubercle))があり，大腿方形筋の停止部位となる．

## 大腿骨体

大腿骨体(Body of femur)は，冠状面内で垂直軸に対して7度傾き，外側から内側へ下行する(図6.27)．したがって大腿骨の遠位端は，大腿骨体の近位端よりも正中近くに位置する．

大腿骨体の中央1/3は，前面，外側面(後外側面)，内側面(後内側面)と，その間のなめらかな外側縁と内側縁をもち，断面は三角形である．後縁は広く，顕著に隆起した稜線(粗線)を形成する．

粗線は，大腿において筋が付着する主要な部位の一つである．大腿骨の上1/3では，粗線の内側唇と外側唇が離れ，それぞれ上方で恥骨筋線と殿筋粗面に続く(図6.27)．

- 恥骨筋線…小転子の下方で前方に曲がり，転子間線に続く．
- 殿筋粗面…広い線状の粗面で，外側方に曲がって大転子基部に達する．

大殿筋は，殿筋粗面に停止する．

恥骨筋線，殿筋粗面，転子間稜によって囲まれる三角の領域は，大腿骨近位端の後面である．

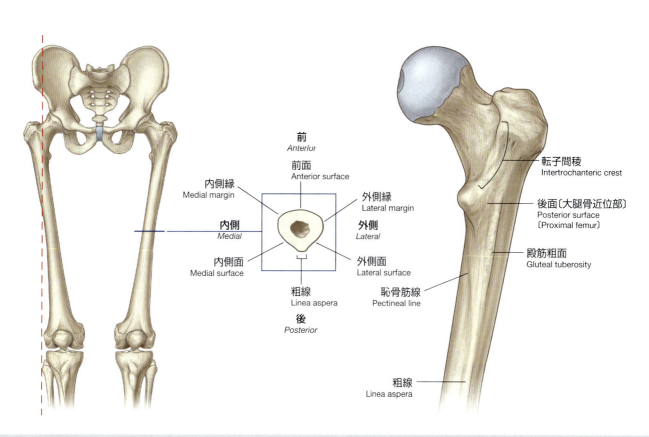

**図6.27 大腿骨体**
右の図は右の大腿骨体の近位部の後面．

418　第6章　下肢

### 臨床的事項 6.2　大腿骨頸部骨折

大腿骨頸部骨折(図6.28)では，大腿骨頭への血液の供給が遮断される．大腿骨頭や大腿骨頸への血液の供給は，主に大腿骨頸の基部周囲を囲む内側大腿回旋動脈および外側大腿回旋動脈の枝による動脈輪から受ける．ここから動脈は大腿骨頸に沿って走り，関節包を貫き，大腿骨頭に分布する．大腿骨頭と大腿骨頸への血液の供給は，さらに閉鎖動脈の枝である大腿骨頭靱帯を走る動脈が増援する．しかし，この動脈は一般に細く，変異が多い．大腿骨頸部骨折によってこれらの関連する血管が遮断され，大腿骨頭の壊死につながることがある．大腿骨頸部骨折は，骨折線の位置によって次の3つに分類される．

- 大腿骨頭下(骨折線は大腿骨頭と大腿骨頸の接合部を横切る)．
- 大腿骨頸(骨折線は大腿骨頸の中央部を通る)．
- 大腿骨頸基部(骨折線は大腿骨頸の基部を通る)．

大腿骨頭下骨折は大腿骨頭の壊死を発症する危険性が最も高く，大腿骨頸基部骨折は最も危険性が低い．骨粗鬆症の高齢患者においては，立位からの転倒等の低エネルギー外傷により，大腿骨頭下の横方向の骨折を起こす傾向がある．逆に若い患者においては，高いところからの転倒や自動車事故のような高エネルギー外傷により，外転時に加わる軸方向の荷重による大腿骨頸遠位部(大腿骨頸基部)の垂直方向の骨折を起こす．

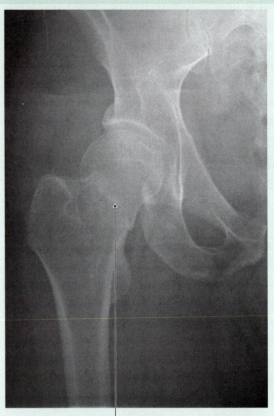

**図6.28　骨盤の前後方向のX線画像**
大腿骨頸の骨折がみえる．

骨折した大腿骨頸

### 臨床的事項 6.3　転子間骨折

**転子間骨折**(Intertrochanteric fractures)では，通常，骨折線は大転子から小転子へ走り，大腿骨頸を含まない．転子間骨折は大腿骨頸の血液の供給が維持され，大腿骨頭が虚血になることはない．それらは高齢者に最もよくみられ，低エネルギー外傷によって生じる(図6.29)．

しばしば，大転子または小転子の孤立性骨折が起こることがある．成人の小転子の孤立性骨折は，最も一般的には病的骨折であり，悪性腫瘍によることが多い．

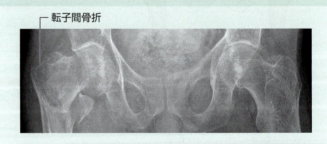

転子間骨折

**図6.29　大腿骨の近位端の転子間骨折(X線画像(前後像))**

### 臨床的事項 6.4　大腿骨骨幹部骨折

大腿骨大腿骨体が骨折するにはかなりの力を必要とする．それゆえ，このタイプの受傷は，筋区画やそれに含まれる構造等の周囲軟組織の損傷を伴う．

## ▶ 股関節

**股関節**(Hip joint)は，大腿骨頭と寛骨臼の間にある滑膜性の関節である(図6.30A)．股関節は多軸性の球関節で，可動性が制限される代わりに，安定性に富み，体重を支えるのに適した構造になっている．この関節における運動には，屈曲，伸展，外転，内転，内旋，外旋，描円(分回し)運動がある．

股関節に及ぼす筋の作用の効果を考えるときに，長い大腿骨頸ならびに大腿骨体に対する大腿骨頸の角度に留意しなければならない．例えば大腿骨の内旋や外旋を行うには，寛骨臼に対して，それぞれ大転子を前方と後方に動かす筋が関与する(図6.30B)．

股関節の関節面は，次の通りである．

- 大腿骨頭…大腿骨の球状の関節面である．

- 月状面…寛骨の寛骨臼の関節面である．

寛骨臼は，半球状の大腿骨頭をほぼ完全にとり囲み，関節の安定性に大きく貢献する．関節に関与しない寛骨臼窩には，疎性結合組織が含まれる．月状面の表面は硝子軟骨によって覆われ，上方が最も幅が広い．

大腿骨頭も大腿骨頭窩を除き，表面を硝子軟骨に覆われる．

寛骨臼縁は，線維軟骨性の関節唇によってわずかにせり上がり，関節窩が深くなる．下方では，関節唇は**寛骨臼横靱帯**（Transverse acetabular ligament）として寛骨臼切痕を越えて架橋し，切痕を孔へ変える（図6.31A）．

**大腿骨頭靱帯**（Ligament of head of femur）は繊細な結合組織の平らな帯で，一方の端は大腿骨頭窩，他方の端は寛骨臼窩，寛骨臼横靱帯，寛骨臼切痕縁に付着する（図6.31B）．この靱帯の中を閉鎖動脈の細い枝が走り，大腿骨頭の血液の供給に寄与する．

滑膜は大腿骨と寛骨臼の関節面の縁に付着して，大腿骨頭靱帯の周囲を細管状に覆い，関節の線維膜を裏打ちする（図6.31B，6.32）．滑膜は大腿骨頭縁への付着部から大腿骨頸を覆い，それから線維膜へと反転する（図6.32）．

股関節を囲む線維膜は，強くて全体として厚い．内側では，寛骨臼縁，寛骨臼横靱帯，閉鎖孔の周囲縁に付着する（図6.33A）．外側では，それは大腿骨前面の転子間線，ならびに後面の転子間稜のすぐ近位の大腿骨頸に付着する．

## 靱帯

以下の3つの靱帯が，線維膜の外表面を補強し，股関節を安定させる．

- **腸骨大腿靱帯**（Iliofemoral ligament）…股関節の前方にあり，三角形である（図6.33B）．その三角形の頂点は，腸骨の下前腸骨棘と寛骨臼縁の間に付着し，その底辺は大腿骨の転子間線に沿って付着する．転子間線の上下に付着する靱帯部は，転子間線の中心部への付着部よりも厚いため，この靱帯はY字状靱帯ともよばれる．
- **恥骨大腿靱帯**（Pubofemoral ligament）…股関節の前下方にある（図6.33B）．この靱帯も三角形をしており，その底辺は，内側では腸恥隆起，周囲の骨，閉鎖膜に付着する．外側では関節の線維膜と腸骨大腿靱帯の深面と混じり合う．
- **坐骨大腿靱帯**（Ischiofemoral ligament）…線維膜の後面を補強する（図6.33C）．それは，内側では寛骨臼のすぐ後下方で坐骨に，外側では腸骨大腿靱帯の深部で大転子に付着する．

これら3つの靱帯の線維は，関節を伸展したときに引っ張られて関節包がのびやすいように，股関節のまわりに螺旋状に走る．これによって関節が安定し，立位を維持するのに必要な筋のエネルギー量が節約される．

股関節への血液の供給は，主に閉鎖動脈，内側大腿回旋動脈および外側大腿回旋動脈，上殿動脈および下殿動脈，大腿深動

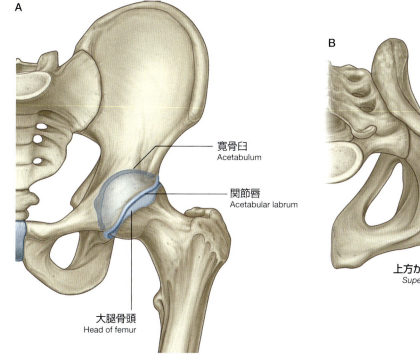
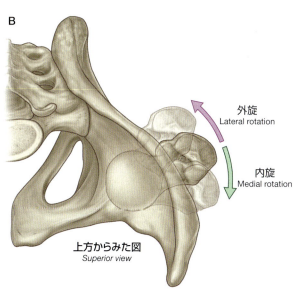

**図6.30　股関節**
A：関節面（前面）．B：内旋と外旋中の大腿骨頸の動き（上方からみた図）．

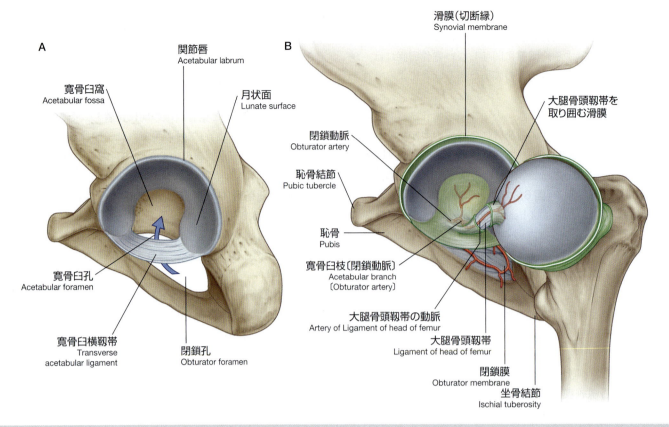

**図6.31 股関節**
A：寛骨臼横靱帯．B：大腿骨頭靱帯．靱帯を示すために，大腿骨頭を寛骨臼からはずして外旋してある．

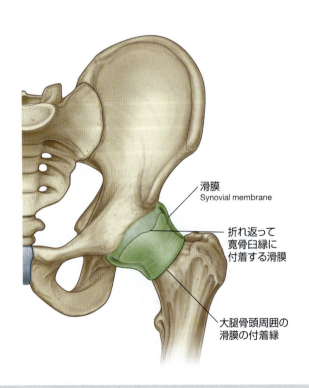

**図6.32 股関節の滑膜**

脈の第1貫通枝からの枝によって行われる．これらの血管の関節枝は，関節周辺で血管網を形成する（**図6.34**）．

股関節には，大腿神経，閉鎖神経，上殿神経，大腿方形筋神経の関節枝が分布する．

### ▶下肢への出入口

腹部および骨盤と下肢の間に，さまざまな構造が通過する4つの主要な通路がある．これらは，閉鎖管，大坐骨孔，小坐骨孔，および鼠径靱帯と骨盤前上方縁の間にある間隙である（**図6.35**）．

### 閉鎖管

閉鎖管（Obturator canal）は，閉鎖孔の前上方端をほぼ垂直に走る通路である（**図6.35**）．その境界は，以下のものによってつくられる．

- 上縁…恥骨上枝の下面にある溝（**閉鎖溝**（Obturator groove））である．
- 下縁…閉鎖孔のほとんどを塞ぐ閉鎖膜の上縁，および閉鎖膜と周囲の骨の内外表面に付着する筋（内閉鎖筋と外閉鎖筋）である．

局所解剖 • 下肢帯　421

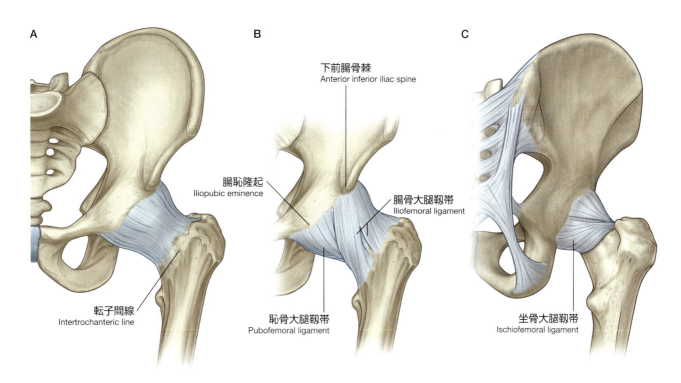

図 6.33　股関節の線維膜と靱帯
A：関節包の線維膜（前面）．B：腸骨大腿靱帯と恥骨大腿靱帯（前面）．C：坐骨大腿靱帯（後面）．

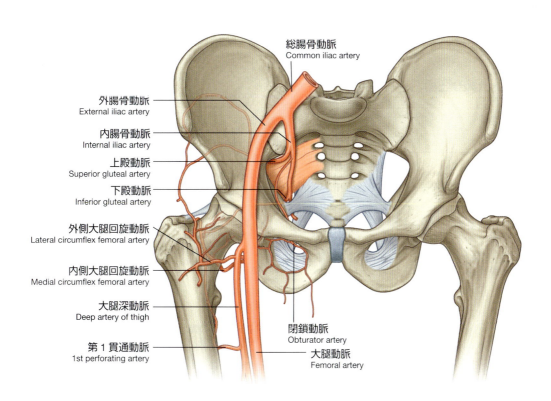

図 6.34　股関節の動脈

閉鎖管は，腹部・骨盤領域と大腿の内側区画を連絡する．閉鎖神経と閉鎖動・静脈が，閉鎖管を通る．

## 大坐骨孔

大坐骨孔（Greater sciatic foramen）は，骨盤の後外側壁に形成され，諸構造が骨盤と殿部の間を通過する主要な経路となる（図6.35）．大坐骨孔の周縁は，以下のもので形づくられる．

- 大坐骨切痕．
- 仙棘靱帯と仙結節靱帯の上縁．
- 仙骨の外側縁．

梨状筋は，大坐骨孔を通って骨盤から殿部に出て，大坐骨孔を上・下の2つの孔に分ける．

- 梨状筋上孔（Suprapiriform foramen）…上殿神経と上殿動・静脈は，梨状筋の上方で大坐骨孔を通る．
- 梨状筋下孔（Infrapiriform foramen）…坐骨神経，下殿神経および下殿動・静脈，陰部神経および内陰部動・静脈，後大腿皮神経，内閉鎖筋神経と，大腿方形筋神経は，梨状筋の下方で大坐骨孔を通る．

## 小坐骨孔

小坐骨孔（Lesser sciatic foramen）は，骨盤の後外側壁で大坐骨孔の下方にある（図6.35）．小坐骨孔は，骨盤底が骨盤壁へ付着する部位の外側下方にあり，殿部と会陰を連絡する．

- 内閉鎖筋の腱…骨盤内側壁から小坐骨孔を通って殿部に入り，大腿骨に停止する．
- 陰部神経と内陰部動・静脈…まず梨状筋の下方で大坐骨孔を通って骨盤から出て，坐骨棘と仙棘靱帯のまわりを通り，小坐骨孔を内側方に走り，骨盤底の下方から会陰に入る．

## 鼠径靱帯と寛骨の間隙

上方が鼠径靱帯，下方が寛骨前上方縁の間にできる大きな三日月形の間隙は，腹部と大腿前内側部の間の主要な通路である（図6.35）．大腰筋，腸骨筋，恥骨筋は，この間隙を通って大腿骨に停止する．下肢の主要な血管（大腿動・静脈）とリンパ管，大腿神経も，この間隙を通って大腿三角に入る．

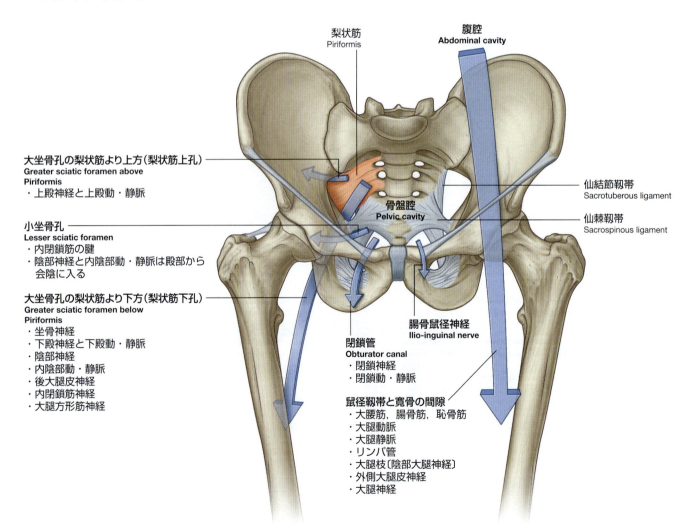

図6.35　下肢と他の部位の間の通路にある動・静脈，神経

## 神経

腹部と骨盤から下肢に入る神経は，後腹壁と骨盤の後外側壁にある腰仙骨神経叢の枝である（図6.36，表6.1）．

腰神経叢（Lumbar plexus）は，第1～3腰神経（L1～3）の前枝と第4腰神経（L4）の前枝の一部によって形成される（第4章（304～307頁）参照）．第4腰神経の前枝の残りと第5腰神経（L5）の前枝は合流して腰仙骨神経幹（Lumbosacral trunk）を形成して骨盤腔に入り，第1～3仙骨神経（S1～3）の前枝および第4仙骨神経（S4）の前枝の一部と一緒になって，仙骨神経叢（Sacral plexus）を形成する（第5章（364～371頁）参照）．

腰仙骨神経叢（Lumbosacral plexus）から起始して腹部と骨盤から下肢に入る主要な神経に，大腿神経，閉鎖神経，坐骨神経，上殿神経，下殿神経がある．また，腰仙骨神経叢から起始して下肢に入り，皮膚または筋を支配するその他の神経には，外側大腿皮神経，内閉鎖筋神経，大腿方形筋神経，後大腿皮神経，貫通皮神経，腸骨鼠径神経，陰部大腿神経の枝がある．

## 大腿神経

大腿神経（Femoral nerve）は，第2～4腰神経（L2～4）の前枝によって構成され，鼠径靱帯と骨盤上縁の間隙を抜けて腹部を出て，大腿前内側の大腿三角に入る（図6.35，表6.1）．大腿三角内では，大腿神経は大腿動脈の外側にある．大腿神経は，次のような神経である．

- 大腿の運動神経…大腿の前区画のすべての筋を支配する．
- 腹部の運動神経…腸骨筋と恥骨筋を支配する．
- 感覚神経…大腿の前面，膝の前内側，下腿の内側と足の内側の皮膚に分布する．

## 閉鎖神経

閉鎖神経（Obturator nerve）は，大腿神経と同様に，第2～4腰神経（L2～4）に由来する．閉鎖神経は後腹壁に沿って下行し，骨盤腔から閉鎖管を通って大腿に入る（図6.36，表6.1）．閉鎖神経は，次のような神経である．

- 大腿の運動神経…大腿の内側区画のすべての筋を支配する．ただし，大内転筋の坐骨から起始する部分と恥骨筋は，

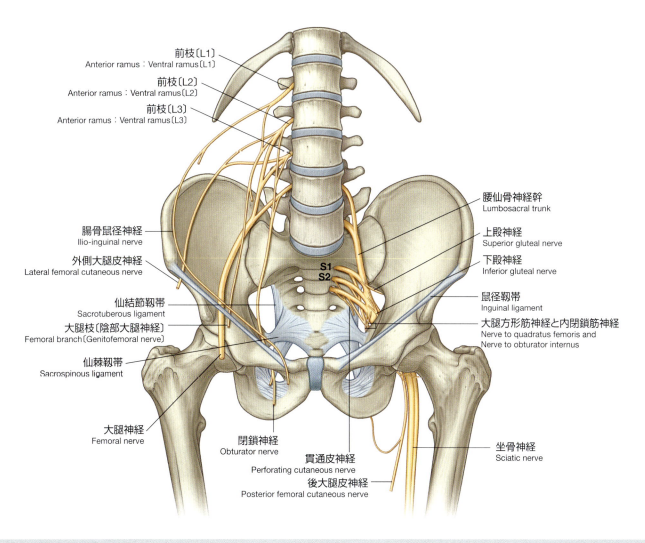

図6.36　腰仙骨神経叢の枝

## 424　第6章　下肢

### 表6.1　下肢に関連する腰仙骨神経叢の枝

| 枝 | 脊髄分節 | 機能：運動 | 作用：感覚（皮膚） |
|---|---|---|---|
| 腸骨鼠径神経 | L1 | 下肢では運動機能はないが，腹壁の筋を支配する | 大腿前面の上方内側部の皮膚とその近くの会陰の皮膚 |
| 陰部大腿神経 | L1・2 | 下肢では運動機能はないが，陰部枝は，男性で精索壁の精巣挙筋を支配する | 大腿枝…大腿前面の上方中央部の皮膚<br>陰部枝…会陰の前部の皮膚（男性では陰嚢前面，女性では恥丘と大陰唇前部） |
| 大腿神経 | L2〜4 | 大腿の前区画のすべての筋<br>腹部では，腸骨筋と恥骨筋へも枝を出す | 大腿前面，膝の前面内側部，下腿の内側面，足の内側面の皮膚 |
| 閉鎖神経 | L2〜4 | 大腿の内側区画のすべての筋（恥骨筋と大内転筋の坐骨から起始する部分を除く）<br>外閉鎖筋も支配する | 大腿上部内側面の皮膚 |
| 坐骨神経 | L4〜S3 | 大腿の後区画のすべての筋と大内転筋の坐骨から起始する部分<br>下腿と足のすべての筋 | 下腿と足の外側面，足底と足背の皮膚 |
| 上殿神経 | L4〜S1 | 殿部の筋（中殿筋，小殿筋，大腿筋膜張筋） | |
| 下殿神経 | L5〜S2 | 殿部の筋（大殿筋） | |
| 外側大腿皮神経 | L2・3 | | 腸骨窩の壁側腹膜<br>大腿の前面外側の皮膚 |
| 後大腿皮神経 | S1〜3 | | 殿溝と大腿上部内側面，それに接する会陰，大腿の後面と下腿上部後面の皮膚 |
| 大腿方形筋神経 | L4〜S1 | 殿部の筋（大腿方形筋と下双子筋） | |
| 内閉鎖筋神経 | L5〜S2 | 殿部の筋（内閉鎖筋と上双子筋） | |
| 貫通皮神経 | S2・3 | | 殿溝の内側部の皮膚 |

それぞれ坐骨神経と大腿神経が支配する．
- 骨盤の運動神経…外閉鎖筋を支配する．
- 感覚神経…大腿上部内側の皮膚に分布する．

### 坐骨神経

　**坐骨神経**（Sciatic nerve）は，体内で最も太い神経で，第4腰神経〜第3仙骨神経（L4 〜 S3）に由来する．坐骨神経は梨状筋の下方で大坐骨孔を通って骨盤を出て殿部に入り，殿部を通り抜ける（**図6.36**，**表6.1**）．大腿の後区画に入って，次の2本の主要な枝に分かれる．
- 総腓骨神経．
- 脛骨神経．

第4腰神経〜第2仙骨神経（L4 〜 S2）の前枝の後（背側）部は坐骨神経の総腓骨神経となり，第4腰神経〜第3仙骨神経（L4 〜 S3）の前枝の前（腹側）部は脛骨神経となる．

　坐骨神経は，次のような神経である．
- 大腿の後区画の運動神経…大腿の後区画のすべての筋を支配する．
- 大腿の内側区画の運動神経…大内転筋の坐骨から起始する部分を支配する．
- 下腿と足の筋の運動神経…下腿と足のすべての筋を支配する．
- 下腿と足の感覚神経…下腿の外側と足の外側および足底の皮膚に分布する．

### 上殿神経と下殿神経

　上殿神経と下殿神経は，殿部の主要な運動神経である．
　**上殿神経**（Superior gluteal nerve；**図6.36**，**表6.1**）は，第4腰神経〜第1仙骨神経（L4 〜 S1）の前枝に由来し，梨状筋の上方（梨状筋上孔）で大坐骨孔を通って骨盤を出て，以下の筋を支配する．
- 中殿筋．
- 小殿筋．
- 大腿筋膜張筋．

　**下殿神経**（Inferior gluteal nerve；**図6.36**，**表6.1**）は，第5腰神経〜第2仙骨神経（L5 〜 S2）に由来し，梨状筋の下方（梨状筋下孔）で大坐骨孔を通って骨盤から出て，殿部に入って大殿筋を支配する．

### 腸骨鼠径神経と陰部大腿神経

　腸骨鼠径神経〔L1〕と陰部大腿神経〔L1・2〕の感覚神経の終枝は，腰神経叢から大腿上部へ下行する．
　**腸骨鼠径神経**（Ilio-inguinal nerve）は，腰神経叢の上部から起始し，腹横筋と内腹斜筋の間の層で腹壁を回って下行し，鼠径管を通って浅鼠径輪から腹壁を出る（**図6.36**，**表6.1**）．その枝は，大腿上部の内側の皮膚と，それに続く会陰の皮膚に分布する．
　**陰部大腿神経**（Genitofemoral nerve）は，後腹壁で大腰筋を貫通して前下方に向かい，大腰筋の前表面を下行する（**図6.36**，**表6.1**）．その大腿枝は，鼠径靱帯の下で大腿動脈の外側を通っ

て大腿に入る．それは大腿の表層に至り，大腿前面の上方中央部の皮膚に分布する．

## 外側大腿皮神経

外側大腿皮神経（Lateral femoral cutaneous nerve）は，第2・3腰神経（L2・3）に由来する．この神経は，鼠径靱帯と寛骨の間にある間隙のうち上前腸骨棘のすぐ内側を通って，または鼠径靱帯（図6.36，表6.1）を直接貫いて腹部から出る．この神経は，大腿の外側の皮膚に分布する．

## 大腿方形筋神経と内閉鎖筋神経

大腿方形筋神経（Nerve to quadratus femoris）〔L4 〜 S1〕と内閉鎖筋神経（Nerve to obturator internus）〔L5 〜 S2〕は，仙骨神経叢から起始する運動神経である．これら2つの神経は，梨状筋の下方で大坐骨孔を通って殿部に入る（図6.36，表6.1）．
- 内閉鎖筋神経…殿部の上双子筋に枝を出してから坐骨棘を回り，小坐骨孔を通って会陰に入り，内閉鎖筋の会陰面から筋に入る．
- 大腿方形筋神経…下双子筋と大腿方形筋を支配する．

## 後大腿皮神経

後大腿皮神経（Posterior femoral cutaneous nerve）は第1 〜 3仙骨神経（S1 〜 3）に由来し，梨状筋の下方で大坐骨孔から骨盤腔を出る（図6.36，表6.1）．殿部の大殿筋の深部を垂直に走って大腿後部に入り，次の領域に分布する．
- 大腿後面から下腿上部へ，縦の帯状に続く皮膚．
- 殿溝上，大腿の内側上部，その周囲の会陰の皮膚．

## 貫通皮神経

貫通皮神経（Perforating cutaneous nerve）は，第2・3仙骨神経（S2・3）に由来する感覚神経である．それは，仙結節靱帯を直接貫通して骨盤腔を出る（図6.36，表6.1）．大殿筋下縁を回って下方に向かい，後大腿皮神経と重なる殿溝内側部の皮膚に分布する．

## ▶ 動脈

### 大腿動脈

下肢に分布する主要な動脈は大腿動脈（Femoral artery）であり（図6.37），これは腹部の外腸骨動脈の続きである．外腸骨動脈は，鼠径靱帯の下を通ると大腿動脈と名を変え，大腿前面の大腿三角に入る．その枝は，大腿の大部分および下腿と足全体に分布する．

### 上殿動脈，下殿動脈，閉鎖動脈

下肢に分布する動脈には，他に上殿動脈，下殿動脈と閉鎖動脈がある（図6.37）．

上殿動脈（Superior gluteal artery）と下殿動脈（Inferior gluteal artery）は，内腸骨動脈の枝として骨盤腔内で起始し（第5章（364 〜 371頁）参照），殿部に分布する．上殿動脈は，梨状筋の上方で大坐骨孔を通り，下殿動脈は梨状筋の下方から骨盤に出る．

閉鎖動脈（Obturator artery）も，内腸骨動脈の枝として骨盤腔で起始し（第5章（373 〜 374頁）参照），閉鎖管を通って大腿の内側区画に入って分布する．

大腿動脈，下殿動脈，上殿動脈，閉鎖動脈の枝，ならびに会陰の内陰部動脈の枝は，大腿上部と殿部で互いに吻合して，動脈のネットワークを形成する．このようなネットワークによって，これらの動脈の1本が途絶しても，側副循環を形成する．

## ▶ 静脈

下肢を還流する静脈には，浅静脈と深静脈の2群がある．

深静脈は，一般に動脈（大腿動脈，上殿動脈，下殿動脈，閉鎖動脈）に伴行する．下肢の主要な深静脈は，大腿静脈（Femoral vein）である（図6.38）．この静脈は，鼠径靱帯の下を通って腹部に入り，外腸骨静脈となる．

浅静脈は，皮下組織の中を走って互いに合流し，最終的に深静脈へ注ぐ．下肢の浅静脈は，合流して2つの主要な静脈である大伏在静脈と小伏在静脈をつくる．これら2つの静脈は，足背静脈弓から始まる．
- 大伏在静脈（Great saphenous vein）…足背静脈弓の内側部に始まり，下腿，膝，大腿の内側を上行して，鼠径靱帯のすぐ下方で大腿静脈に注ぐ．
- 小伏在静脈（Small saphenous vein）…足背静脈弓の外側部に始まり，下腿の後面を上行し，深筋膜を貫通して膝の後方で膝窩静脈に注ぐ．膝の近位で，膝窩静脈は大腿静脈となる．

## ▶ リンパ系

下肢のほとんどのリンパ管は，鼠径靱帯のすぐ下方の筋膜内にある浅・深鼠径リンパ節に注ぐ（図6.39）．

### 浅鼠径リンパ節

浅鼠径リンパ節（Superficial inguinal nodes）は，全部で約10個あり，浅筋膜の中にあって，大腿上部で鼠径靱帯に平行に並んでいる．内側では，大伏在静脈の終末部に沿って下方に広がる．

浅鼠径リンパ節は，殿部，下位腹壁，会陰，下肢の浅層からのリンパを受ける．そこから大腿動・静脈に伴行するリンパ管を通って，腹部で外腸骨動脈に随伴する外腸骨リンパ節（External iliac nodes）へ流入する．

# 第6章 下肢

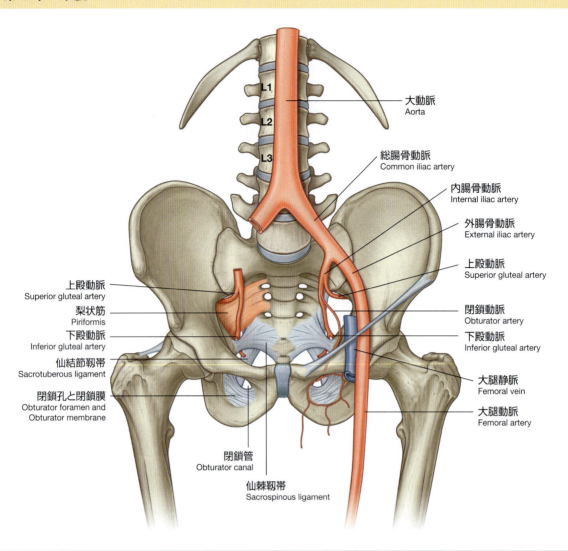

図 6.37　下肢の動脈

---

### 臨床的事項 6.5　静脈瘤

下肢の血液の通常の流れは，皮膚と皮下組織から浅静脈へ，それから貫通静脈を通って深静脈に注ぎ，さらに腸骨静脈，下大静脈へ流れる．

静脈系の血液が正常に流れるためには，逆流を防ぐ弁の存在が重要である．静脈還流は，下肢の筋の収縮によって血液をポンプのように心臓のほうへ押し出すことで促進される．静脈弁がうまく働かなくなると，余分な圧がより遠位にある弁にかかり，それらの弁もさらに働かなくなることがある．こうした状態が起こると，大伏在静脈と小伏在静脈系の分布域で浅静脈が拡張し，蛇行した**静脈瘤**（Varix）が生じる．

静脈瘤は，一般に男性よりも女性で起こりやすく，その症状はしばしば妊娠によって悪化する．一部の人には静脈瘤が生じる遺伝的素因がある．深静脈に血栓ができると，凝血塊の中に静脈弁が取り込まれて弁が破壊されることもある．また，治癒して再開通する過程で，弁が破壊されて働かなくなることがある．

静脈弁の閉鎖不全が起こりやすい部位には，大伏在静脈と大腿静脈の合流点，大腿中部の貫通静脈，小伏在静脈と膝窩静脈の合流点がある．

静脈瘤は美容上の問題となることがあり，また慢性的な静脈不全の場合は軟部組織の変化が起こることがある．静脈圧が上昇すると，細静脈と毛細血管の圧が亢進して細胞に損傷を与え，血液と血液成分が軟部組織に滲出する．このため，皮膚に褐色の色素沈着や，静脈性の湿疹が生じることがある．さらに，圧の高い状態が続くと，皮膚が破壊されて潰瘍化する可能性があり，その場合には治癒するまで何週間も入院が必要になることもある．

静脈瘤の治療法には，弁の結紮，大伏在静脈と小伏在静脈系の切除，症例によっては弁の再建術等がある．

局所解剖・下肢帯　427

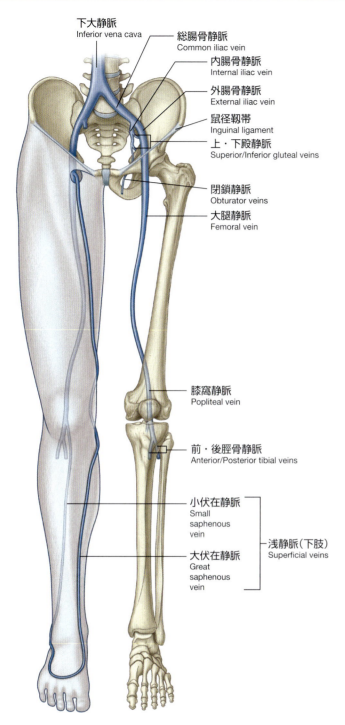

図6.38　下肢の静脈

### 臨床的事項 6.6　深部静脈血栓症

下肢の深静脈や骨盤静脈において，静脈うっ血，血管壁の損傷，血液凝固の亢進により，血栓ができることがある．

一部の患者では，下腿静脈の**深部静脈血栓症**(Deep vein thrombosis：DVT)が大腿静脈まで広がることがある．この凝血塊が壊れて外れた場合には，心臓を通って肺循環に入り，肺動脈の閉塞，さらには心肺停止と死に至る可能性もある．

手術を受ける多くの患者では，DVTを生じる可能性があるので，ほとんどの患者は血栓症を予防するための特別な予防療法を受ける．DVTの代表的な予防法には，抗凝固薬の注射と段階的な構造をもつストッキング(深静脈のうっ血を予防して深静脈の流れを助ける)がある．

医師はDVTの形成を予防するよう努めるが，臨床徴候がなく，発見するのが必ずしも容易ではないこともある．ふくらはぎの筋の圧痛，術後の発熱と下肢の腫脹が，診断の手がかりとして役立つことがある．診断は，主として二重ドップラー断層撮影によって行われる．まれにではあるが，上行性静脈造影を行うこともある．

DVTが確認された場合には，血栓の拡大を予防するために，静脈内注射と経口投与による抗凝固療法を始める．

### 深鼠径リンパ節

**深鼠径リンパ節**(Deep inguinal nodes)は最大3個あり，大腿静脈の内側に位置する(図6.39)．

深鼠径リンパ節は，大腿動・静脈に付随する深リンパ管，および会陰の陰茎(または陰核)亀頭からのリンパを受ける．それは，浅鼠径リンパ節と交通し，鼠径靱帯の下で大腿静脈の内側に沿って走るリンパ管を通って，外腸骨リンパ節へ注ぐ．鼠径靱帯の下でリンパ管は大腿管を通る．

### 膝窩リンパ節

鼠径リンパ節の他に，小さな深部リンパ節の集合が，膝の後方の膝窩動・静脈付近にある(図6.39)．これらの**膝窩リンパ節**(Popliteal nodes)は，小伏在静脈に伴行する浅層のリンパ管と，下腿と足の深層領域からのリンパを受ける．それらは最終的に，深鼠径リンパ節と浅鼠径リンパ節へ注ぐ．

## ▶ 深筋膜と伏在裂孔

### 大腿筋膜

下肢の深筋膜の外層は下肢を覆い，浅筋膜の下に厚い"ストッキングのような膜"を形成する(図6.40A)．この深筋膜は，特に大腿と殿部で厚くなり，それが**大腿筋膜**(Fascia lata)とよばれる．

大腿筋膜の上方は，下肢の上縁となる1本の線で骨と軟部組織に付着する．この付着線は，前方から下肢を1周すると，鼠径靱帯，腸骨稜，仙骨，尾骨，仙結節靱帯，恥骨下枝，恥骨体，

# 428　第6章　下肢

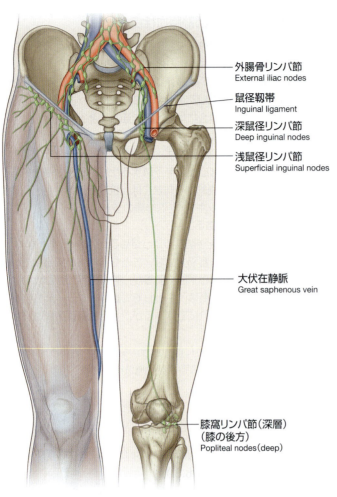

図 6.39　下肢のリンパの還流路

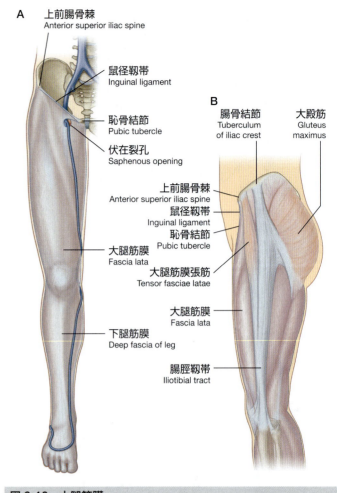

図 6.40　大腿筋膜
A：右下肢（前面）．B：外側面．

恥骨上枝を通る．
　下方では，大腿筋膜は下腿筋膜（下腿の深筋膜）に連続する．

## 腸脛靱帯

　大腿筋膜は，外側部が縦方向に肥厚して**腸脛靱帯**（Iliotibial tract）となり，この部は腸骨結節から下肢の外側縁に沿って下行し，膝のすぐ下方の骨へ停止する（図6.40B）．
　殿部領域における大腿筋膜の上部は前後に分かれ，前方部は大腿筋膜張筋を包み，後方部は大殿筋を包む．

- 大腿筋膜張筋…一部が腸脛靱帯に覆われ，腸脛靱帯の上前部に停止する．
- 大殿筋の大部分…腸脛靱帯の後部に付着する．

　大腿筋膜張筋と大殿筋は，それらの筋の停止部を介して腸脛靱帯を引っ張り，他の筋が膝関節を伸展させたときに下腿を伸展位に保つ．腸脛靱帯と，これらの2つの筋は，大腿骨近位端が寛骨臼から外側方へ偏位しようとするのを防ぎ，股関節を安定させる役割も担う．

## 伏在裂孔

　大腿筋膜には，大腿前面の鼠径靱帯内側端のすぐ下方に輪郭がはっきりした開口部（**伏在裂孔**（Saphenous opening））があり，そこを大伏在静脈が皮下組織から深筋膜を貫いて大腿静脈に注ぐ（図6.41）．
　伏在裂孔の辺縁は，大腿筋膜の内側自由縁によって形成され，鼠径靱帯から下行して大伏在静脈の内側を螺旋状に外側へ回り，大腿静脈の上を通って寛骨の恥骨櫛に付着する．

## ▶大腿三角

　**大腿三角**（Femoral triangle）は，前腹壁と下肢の接合部で，上位の大腿の筋によってつくられる楔形の陥凹部であり，次のような底辺，内側縁，外側縁，床，頂点が認められる（図6.42）．

局所解剖・下肢帯　429

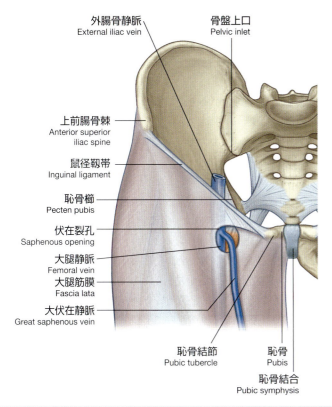

図 6.41　伏在裂孔（前面）

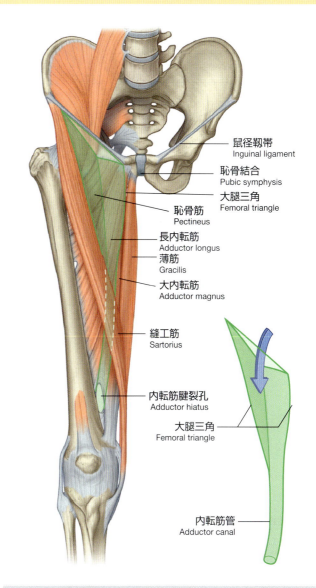

図 6.42　大腿三角の境界

- 底辺…鼠径靱帯である．
- 内側縁…大腿の内側区画にある長内転筋の内側縁である．
- 外側縁…大腿の前区画にある縫工筋の内側縁である．
- 床…大腿の内側区画の恥骨筋と長内転筋が内側部を，腹部から下行してくる腸腰筋が外側部を形成する．
- 頂点…下方に向いており，筋膜によってつくられる管（**内転筋管**（Adductor canal））に続く．内転筋管は大腿を内側方向に下行し，大腿で最も大きい内転筋の一つである大内転筋の下端部で後方に開口し，膝の後部にある膝窩に続く．

　大腿神経，大腿動・静脈，リンパ管は，鼠径靱帯の下で，腹部から下肢に達し，大腿三角に入る（**図 6.43**）．大腿動・静脈は，内転筋管の中を下行し，膝の後方で膝窩動・静脈になり，そこで殿部から大腿後部を下行してきた坐骨神経の枝とともに分布する．

　大腿三角内にある主要な構造は，外側から内側へ順に，大腿神経，大腿動脈，大腿静脈，リンパ管である．大腿三角において，大腿動脈は上前腸骨棘と恥骨結合の中間点の鼠径靱帯のすぐ下方で触診できる．

## 大腿鞘

　大腿三角において，大腿動脈と大腿静脈およびそれに付随するリンパ管は，漏斗形の筋膜の鞘（**大腿鞘**（Femoral sheath））に包まれる．大腿鞘は，上方では腹部の腹横筋膜および腸骨筋膜に連続し，下方では血管周囲の結合組織に移行する．この鞘で

### 臨床的事項 6.7　下肢への血管アクセス

　大腿動脈と大腿静脈は，鼠径靱帯の深部および下部にある．大腿動脈は大腿骨頭の上を通る部位で触診可能であり，超音波で容易に描出できる．緊急に動脈または静脈の確保が必要となった場合，医師はこれらの血管に大腿から到達できる．

　多くの放射線学的手技において，大腿動脈または大腿静脈からカテーテルを入れて，対側または同側の下肢，胸部と腹部の血管，脳の血管等に到達させる．

　心臓専門医も，冠状動脈撮影および血管形成術を行う際に，大腿動脈から入れたカテーテルを大動脈弓付近の血管から冠状動脈に入れる．

　大腿静脈からカテーテルを入れて，腎静脈，性腺（精巣または卵巣）の静脈，右心房，および肺動脈と肺の遠位血管を含む右心系に達することができる．さらに，大静脈と頸部の太い静脈へアクセスすることも可能である．

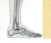

# 第6章 下肢

囲まれる3つの構造（大腿動脈，大腿静脈，リンパ管）は，鞘の中でそれぞれ別個の筋膜がつくる区画の中に入る．最も内側の区画（**大腿管**(Femoral canal)）はリンパ管を含み，円錐形である．この管の上方の開口部（**大腿輪**(Femoral ring)）は，下腹部の弱点となる可能性があり，大腿ヘルニアの発生部位である．大腿神経は大腿鞘の外側にあって，大腿鞘の中を通らない．

## 殿部

**殿部**(Gluteal region)は，骨盤と大腿骨近位端の後外側にある（図6.44）．この部の筋は，主に寛骨に対して大腿骨を外転，伸展，外旋する．

殿部は，前内側方で，大坐骨孔と小坐骨孔を通じて，それぞれ骨盤腔および会陰と交通する．下方では，大腿の後部に続く．

坐骨神経は，大坐骨孔を通って骨盤腔から出て，殿部の中を下行して大腿後部に入り，さらに下腿と足に達する．

陰部神経と内陰部動・静脈は，まず大坐骨孔を通って殿部に入り，すぐに小坐骨孔を通って会陰に入ることにより，骨盤腔と会陰の間を行き来する．内閉鎖筋と上双子筋への神経も，同様の経路をたどる．骨盤腔から大坐骨孔を通るその他の神経と血管は，殿部の諸構造に分布する．

### ▶筋

殿部の筋（表6.2）は，主に2つのグループからなる．

- 小さな筋からなる深層のグループ…主に股関節で大腿骨を外旋させる筋であり，梨状筋，内閉鎖筋，上双子筋，下双子筋，大腿方形筋が含まれる．
- 大きな筋からなる浅層のグループ…主に股関節を外転し伸展させる筋で，小殿筋，中殿筋，大殿筋を含む．このグループの付加的な筋である大腿筋膜張筋は，大腿外側部を下行して下腿で脛骨近位端に付着する腸脛靱帯に作用することによって，膝を伸展位で安定させる．

殿部の重要な神経の多くは，浅層と深層の筋群の間の層を走る．

### 深層の筋
#### 梨状筋

**梨状筋**(Piriformis)は，深層の筋の中で最上位にある（図6.45）．この筋は，骨盤壁と殿部にまたがる筋である（第5章（339～340頁）参照）．この筋は，仙骨の前外側面の各前仙骨孔の間から起始し，大坐骨孔を外側下方に向かって通る．

殿部において，梨状筋は股関節の後方を通り，大腿骨の大転子上縁の小面に停止する．

梨状筋は，股関節で大腿骨を外旋ならびに外転する．梨状筋は，骨盤腔内で仙骨神経叢の第1・2仙骨神経（S1・2）から起始する梨状筋神経に支配される（第5章（364～370頁）参照）．

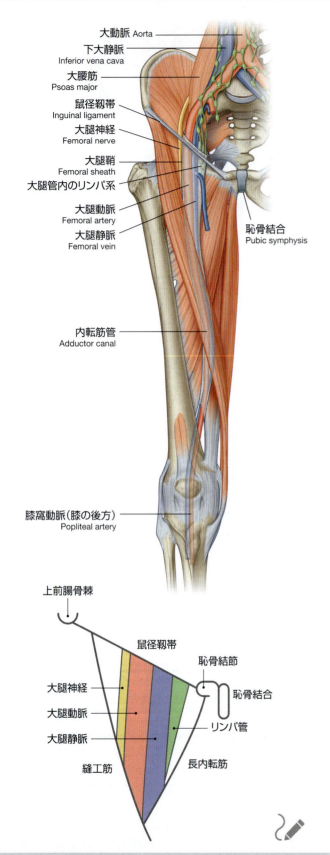

図6.43 大腿三角の内容

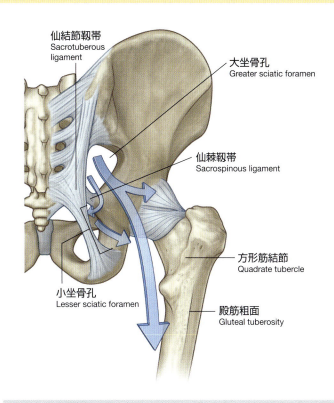

図6.44　殿部（後面）

股関節における作用に加えて，梨状筋によって大坐骨孔が上下の2つの孔に分けられるので，梨状筋は重要な目印になる．骨盤と殿部の間を通る血管と神経は，梨状筋の上方または下方のどちらかで大坐骨孔を通る．

### 内閉鎖筋

内閉鎖筋（Obturator internus）は，梨状筋と同様に，骨盤壁と殿部の筋である（図6.45）．この筋は平らな扇形の筋で，閉鎖膜の内側面と閉鎖孔の周囲の骨から起始する（第5章（340頁）参照）．骨盤底は，内閉鎖筋の内側面を横切る帯状に肥厚した筋膜に付着するため，内閉鎖筋は，以下のものを形成する．

- 骨盤底より上方の骨盤腔の前外側壁．
- 骨盤底より下方の会陰の坐骨肛門窩の外側壁．

内閉鎖筋の筋線維は収束して腱になり，坐骨棘と坐骨結節の間で，坐骨のまわりを90度曲がり，小坐骨孔を通って殿部に入る．この筋の腱は股関節に向かって後下方に走り，梨状筋停止部のすぐ下方で，大腿骨の大転子上縁の内側面に停止する．

内閉鎖筋は，股関節で大腿骨を外旋ならびに外転する．内閉鎖筋は，仙骨神経叢の枝である内閉鎖筋神経に支配される．

表6.2　殿部の筋（神経支配の太字は，筋を支配する主要な脊髄分節を示す）

| 筋 | 起始 | 停止 | 神経支配 | 作用 |
|---|---|---|---|---|
| 梨状筋 | 仙骨前面の各前仙骨孔，の間 | 大腿骨大転子上縁の内側面 | S1，**S2**の前枝 | 股関節における伸展した大腿骨の外旋<br>関節における屈曲した大腿骨の外転 |
| 内閉鎖筋 | 小骨盤の前外側壁<br>閉鎖膜の深表面と周囲の骨 | 大腿骨大転子の内側面 | 内閉鎖筋神経〔L5，**S1**〕 | 股関節における伸展した大腿骨の外旋<br>股関節における屈曲した大腿骨の外転 |
| 上双子筋 | 坐骨棘の外面 | 内閉鎖筋の腱上面の全長に沿って，内閉鎖筋の腱とともに大腿骨大転子の内側面 | 内閉鎖筋神経〔L5，**S1**〕 | 股関節における伸展した大腿骨の外旋<br>股関節における屈曲した大腿骨の外転 |
| 下双子筋 | 坐骨結節の上部 | 内閉鎖筋の腱下面の全長に沿って，内閉鎖筋の腱とともに大腿骨大転子の内側面 | 大腿方形筋神経〔L5・**S1**〕 | 股関節における伸展した大腿骨の外旋<br>股関節における屈曲した大腿骨の外転 |
| 大腿方形筋 | 坐骨結節のすぐ前方の坐骨外側部 | 大腿骨近位部転子間稜の方形結節 | 大腿方形筋神経〔L5・**S1**〕 | 股関節における大腿骨の外旋 |
| 小殿筋 | 下殿筋線と前殿筋線の間の腸骨外面 | 大転子前外側面の線状部 | 上殿神経〔**L4・5，S1**〕 | 股関節における大腿骨の外転<br>歩行時に骨盤を立ち足側に固定し，骨盤が振り足側に傾くことへの抵抗<br>大腿の内旋 |
| 中殿筋 | 前殿筋線と後殿筋線の間の腸骨外面 | 大転子外側面の一部 | 上殿神経〔**L4・5，S1**〕 | 股関節における大腿骨の外転<br>歩行時に骨盤を立ち足側に固定し，骨盤が振り足側に傾くことへの抵抗<br>大腿の内旋 |
| 大殿筋 | 中殿筋を覆う筋膜，後殿筋線より後方の腸骨外面，脊柱起立筋の筋膜，仙骨下部の背面，尾骨の外側縁，仙結節靱帯の外面 | 腸脛靱帯の後面と大腿骨近位部の殿筋粗面 | 下殿神経〔L5・**S1，S2**〕 | 股関節における屈曲した大腿骨の強い伸展<br>股関節と膝関節の外側の安定<br>大腿の外旋と外転 |
| 大腿筋膜張筋 | 上前腸骨棘と腸骨稜結節の間の腸骨稜外側面 | 腸脛靱帯 | 上殿神経〔**L4・5，S1**〕 | 膝関節の伸展位における安定 |

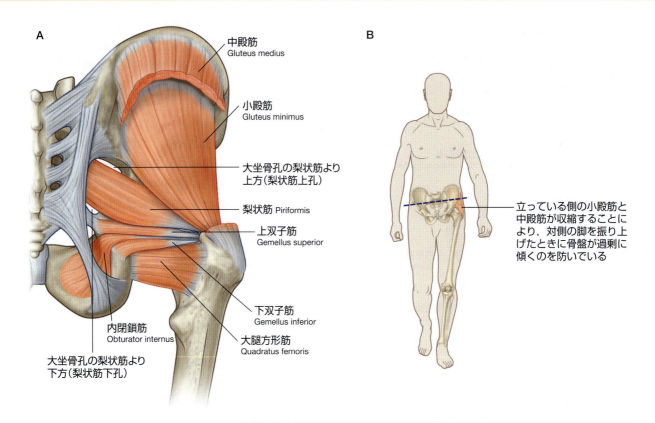

図6.45 殿部の深層の筋
A：後面．B：機能．

## 上双子筋と下双子筋

上双子筋（Gemellus superior；gemelli はラテン語で双生児の意）と下双子筋（Gemellus inferior）は，それぞれ内閉鎖筋の腱の上縁と下縁に並走する1対の三角形の筋である（図6.45）．

- 上双子筋の基部…坐骨棘の殿筋面から起始する．
- 下双子筋の基部…坐骨結節の上部の殿筋面と骨盤面から起始する．

上双子筋と下双子筋の線維は，内閉鎖筋の腱にほぼ全長にわたって付着し，2つの筋の先端は内閉鎖筋の腱とともに大腿骨の大転子に停止する．

上双子筋は仙骨神経叢の内閉鎖筋神経により，下双子筋は大腿方形筋神経に支配される．上・下双子筋は，内閉鎖筋とともに，股関節で大腿骨を外旋ならびに外転する．

## 大腿方形筋

大腿方形筋（Quadratus femoris）は，殿部の深層筋群の中で最も下方にある（図6.45）．内閉鎖筋とそれに付随する上・下双子筋の下方にある平らな四角形の筋である．

大腿方形筋は，坐骨結節のすぐ前方の坐骨外側面にある粗線から起始し，大腿骨近位部の転子間稜の方形筋結節に停止する．

大腿方形筋は，股関節で大腿骨を外旋する．大腿方形筋は，仙骨神経叢の大腿方形筋神経に支配される．

## 浅層の筋

### 小殿筋と中殿筋

小殿筋と中殿筋は，殿部のより浅層にある筋群に属する2つの筋である（図6.45）．

小殿筋（Gluteus minimus）は，腸骨の拡張した上外側面にある下殿筋線と前殿筋線の間から起始する扇形の筋である．筋線維は下外側方向へ収束し，大転子前外側面の幅広い線状の面に停止する．

中殿筋（Gluteus medius）は小殿筋と同様に扇形をしており，小殿筋の上を覆う．それは腸骨外面の前殿筋線と後殿筋線の間から広く起始し，大転子外側面の細長い小面に停止する．

中殿筋と小殿筋は股関節において下肢を外転する．また，歩行時に立ち足側で骨盤の位置を保持し，骨盤が反対側の振り足のほうに傾かないようにする（図6.45B）．小殿筋と中殿筋は上殿神経に支配される．

### 大殿筋

大殿筋（Gluteus maximus）は，殿部で最大の筋であり，殿部の他の筋のほとんどを覆う（図6.46）．

大殿筋は，四角形で，後殿筋線より後方の腸骨粗面から，下部仙骨の背面と尾骨の外側面に沿って仙結節靱帯の外面まで至る広い起始をもつ．また，大殿筋は中殿筋を覆う筋膜に付着し，

## 臨床的事項 6.8　Trendelenburg 徴候

**Trendelenburg 徴候**(Trendelenburg's sign)は，股関節の外転筋(中殿筋と小殿筋)が弱くなるか，麻痺しているような人に起こる．この徴候は，患者が片足で立ってもらうことで調べられる．患者は，患肢で立ったときに，振り足の側に骨盤が激しく傾く．

この徴候は，典型的には上殿神経を傷害された患者にみられる．この神経の傷害は，骨盤骨折，大きく坐骨孔内に広がる骨盤内占拠性病変，そして時として股関節手術による大転子に付着する中殿筋や小殿筋の停止部の断裂や2次的な萎縮によって起こる．

Trendelenburg 徴候がみられる患者では，歩行も異常となる．通常は，患肢で立つときに，外転筋が弱いために骨盤が振り足の側に傾くことになる．患者は，歩行周期において，骨盤の高さを維持するために体幹を傾けて，骨盤が傾くのを代償する．

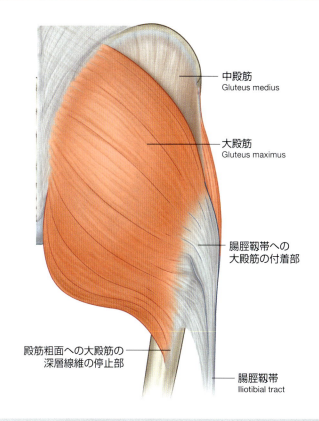

図 6.46　大殿筋(後面)

腸骨と仙骨の間では脊柱起立筋を覆う筋膜に付着する．大殿筋は，大腿と殿部を包む大腿筋膜の2層に挟まれている．

大殿筋の上部と浅層の下部は，外側で大腿筋膜が腱様に肥厚してできた腸脛靱帯の後部に停止する．腸脛靱帯は大転子の外側面を覆い，大腿を下行して下腿上部にまで達する．大殿筋の深層遠位部は，大腿骨の近位部の細長い殿筋粗面に付着する．

大殿筋は，主に股関節で屈曲した大腿を伸展させる．腸脛靱帯に停止することにより，膝関節と股関節の安定化にもかかわる．大殿筋は，下殿神経に支配される．

### 大腿筋膜張筋

**大腿筋膜張筋**(Tensor fasciae latae)は，殿部の浅層筋の中で最も前方にある筋で，小殿筋と中殿筋前部の上を覆う(図6.47)．

大腿筋膜張筋は，上前腸骨棘から腸骨[稜]結節あたりまでの腸骨稜外縁から起始する．筋線維は下行して深筋膜の腸脛靱帯の前面に停止し，腸脛靱帯は大腿の外側面を下行して脛骨上部に停止する．大殿筋と同様，大腿筋膜張筋は大腿筋膜がつくる一つの区画に包まれる．

大腿筋膜張筋は，伸展位で膝を安定させ，大転子の外側で大殿筋とともに腸脛靱帯に作用することによって，寛骨臼に大腿骨頭を保持して股関節を安定させる(図6.47)．大腿筋膜張筋は，上殿神経に支配される．

## ▶ 神経

7つの神経(上殿神経，坐骨神経，大腿方形筋神経，内閉鎖筋神経，後大腿皮神経，陰部神経，下殿神経)が大坐骨孔を通って骨盤から殿部に入る(図6.48)．

もう1本の神経(貫通皮神経)が，仙結節靱帯を直接貫通して殿部に入ることがある．

これらの神経のうち，坐骨神経や陰部神経等，一部のものは，他の領域へ向かう途中に殿部を通過する．上殿神経と下殿神経のような神経は，殿部の諸構造に分布する．殿部の神経の多くは，浅層と深層の筋群の間を走る．

### 上殿神経

大坐骨孔を通る神経のうち，**上殿神経**(Superior gluteal nerve)のみが梨状筋の上方を通る(図6.48)．殿部に入った後，上殿神経は小殿筋の下縁を越えてループを描き，小殿筋と中殿筋の間を前外側方に向かう．

上殿神経は，小殿筋と中殿筋に枝を出し，終枝が大腿筋膜張筋を支配する．

### 坐骨神経

**坐骨神経**(Sciatic nerve)は，梨状筋の下方で大坐骨孔を通って殿部に入る(図6.48)．この神経は殿部の浅層と深層の筋群の間を下行し，まず内閉鎖筋およびそれに付随する双子筋，次に大腿方形筋の後面と交差する．坐骨神経は，坐骨結節と大転子の中間点で，大殿筋のすぐ深層にある．坐骨神経は，大腿方形筋の下縁で大腿後部に入る．

坐骨神経は，体内で最も太い神経で，膝関節を屈曲する大腿

# 434　第6章　下肢

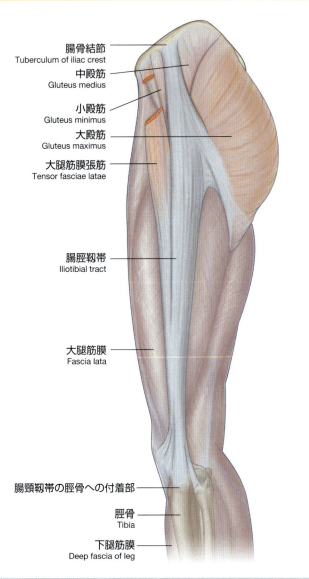

図6.47　大腿筋膜張筋（左の殿部，側面）

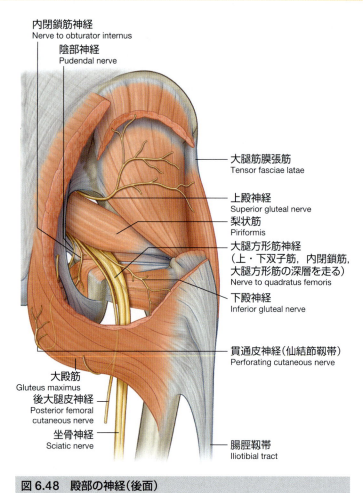

図6.48　殿部の神経（後面）

の後区画のすべての筋と，足関節と足で働くすべての筋を支配する．坐骨神経はまた，下肢の広範な皮膚にも分布する．

## 大腿方形筋神経

　大腿方形筋神経（Nerve to quadratus femoris）は，梨状筋の下方，坐骨神経の深部にある大坐骨孔を通って殿部に入る（図6.48）．殿部にある他の神経と異なり，大腿方形筋神経は，深層筋群の前方（深層）を走る．
　大腿方形筋神経は，内閉鎖筋の腱とそれに付随する双子筋の深層を坐骨に沿って下行し，大腿方形筋を貫通してそれを支配する．下双子筋にも小さな枝を与える．

## 内閉鎖筋神経

　内閉鎖筋神経（Nerve to obturator internus）は，梨状筋の下方で大坐骨孔を通り，後大腿皮神経と陰部神経の間で殿部に入る（図6.48）．この神経は，上双子筋に小さな枝を与えてから坐骨棘を越え，小坐骨孔を通って会陰に入り，内側面から内閉鎖筋を支配する．

## 後大腿皮神経

　後大腿皮神経（Posterior femoral cutaneous nerve）は，梨状筋の下方，坐骨神経のすぐ内側で大坐骨孔を出て殿部に入る（図6.48）．この神経は大殿筋のすぐ深層で殿部を下行し，大腿後部に入る．
　後大腿皮神経は多くの殿部枝をもち，大殿筋の下縁でループを描いて殿溝の上の皮膚に分布する．小さい会陰枝が内側にのび，会陰で陰嚢または大陰唇の皮膚に分布する．後大腿皮神経の本幹は下行し，大腿と下腿の後面の皮膚に枝を与え，分布する．

## 陰部神経

陰部神経（Pudendal nerve）は，梨状筋の下方かつ坐骨神経の内側で，大坐骨孔を通って殿部に入り，仙棘靱帯を越え，すぐに小坐骨孔から会陰に入る（図6.48）．殿部における陰部神経の走行は短く，しばしばその上を覆う仙結節靱帯の上縁によって覆われる．

陰部神経は，会陰の主要な体性神経であり，殿部では枝を与えない．

## 下殿神経

下殿神経（Inferior gluteal nerve）は，梨状筋の下方で大坐骨孔を通り，坐骨神経の後面に沿って殿部に入る（図6.48）．下殿神経は，大殿筋を支配する．

## 貫通皮神経

貫通皮神経（Perforating cutaneous nerve）は，大坐骨孔を通らずに殿部に入る唯一の神経である．神経で，骨盤腔の仙骨神経叢から出て仙結節靱帯を貫通する．さらに大殿筋の下縁を回って，大殿筋の内側部を覆う皮膚に分布する（図6.48）．

### 臨床的事項6.9　筋肉内注射

筋肉内に薬を投与する，すなわち，筋肉へ直接注射することが必要になることがある．この手技は，神経や血管を傷つけることなく実施しなければならない．一般的に**筋肉内注射**（Intramuscular injection）は殿部で行われる．この部位には坐骨神経が通るので，坐骨神経を避けなければならない．注射する際に最も安全な場所は，左右の殿部の上外側四半部である．

殿部は，触知できる骨の目印を用いて2本の想像上の線を引き，四半部に分けることができる（図6.49）．1本の線は，腸骨稜の最高点から垂直に下ろす．もう1本の線は，腸骨稜の最高点と坐骨結節を通る水平面の中間で水平に引く線で，これは第1の線と直交する．

殿部は前方で上前腸骨棘まで広がるのを覚えておくことが重要である．坐骨神経は，下内側四半部の上外側の角をカーブし，下外側四半部の内側縁に沿って下行する．

時に，坐骨神経が骨盤内で脛骨神経と総腓骨神経に分かれることがあり，その場合には，総腓骨神経が梨状筋を貫通するか，または梨状筋の上方を通って殿部に入る．

上殿神経と上殿動・静脈は，通常，梨状筋の上方を通って殿部に入り，上前方に向かう．

殿部で，坐骨神経やその他の神経および血管を傷つけないように注射するためには，上外側四半部の前方の角が通常用いられる．この部位に刺した針は，大殿筋の辺縁の前上方にある中殿筋に入る．

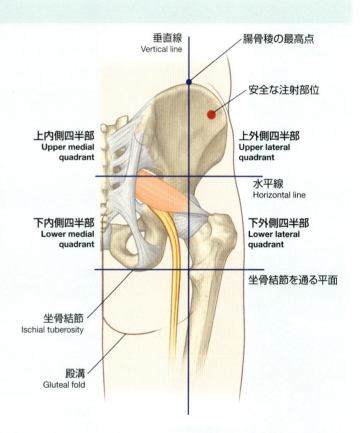

図6.49　殿部の筋肉内注射を行う部位

## ▶ 動脈

　2本の動脈，すなわち下殿動脈と上殿動脈は，大坐骨孔を通って骨盤腔から殿部に入る（図6.50）．それらは殿部と大腿後部の構造に分布し，大腿動脈の枝と吻合して重要な側副血行路を形成する．

### 下殿動脈

　下殿動脈（Inferior gluteal artery）は，骨盤腔内で内腸骨動脈の前幹から起始する．それは，梨状筋の下方で大坐骨孔を通って，下殿神経とともに骨盤腔を出る（図6.50）．

　下殿動脈は，周囲の筋に分布する．殿部を通って大腿後部へ下行し，周囲の構造に分布して大腿動脈の貫通枝と吻合する．坐骨神経へも枝を出す．

### 上殿動脈

　上殿動脈（Superior gluteal artery）は，骨盤腔内で内腸骨動脈の後幹から起始する．梨状筋の上方で大坐骨孔を通り，上殿神経とともに骨盤腔を出る（図6.50）．殿部で浅枝と深枝に分かれる．

- 浅枝…大殿筋の深部表面に沿って走る．
- 深枝…中殿筋と小殿筋の間を通る．

　上殿動脈は，周囲の筋だけでなく股関節にも分布する．上殿動脈の枝は，大腿で大腿深動脈からの外側大腿回旋動脈および内側大腿回旋動脈と吻合し，また下殿動脈とも吻合する（図6.51）．

## ▶ 静脈

　上殿静脈と下殿静脈は，上殿動脈と下殿動脈に伴行して骨盤に入り，骨盤静脈叢に合流する．末梢では，殿部の浅静脈と吻合し，最終的には前方で大腿静脈へ流入する．

## ▶ リンパ系

　殿部の深リンパ管は，血管に伴行して骨盤腔へ入り，内腸骨リンパ節に注ぐ．

　浅リンパ管は，大腿の前面で浅鼠径リンパ節に注ぐ．

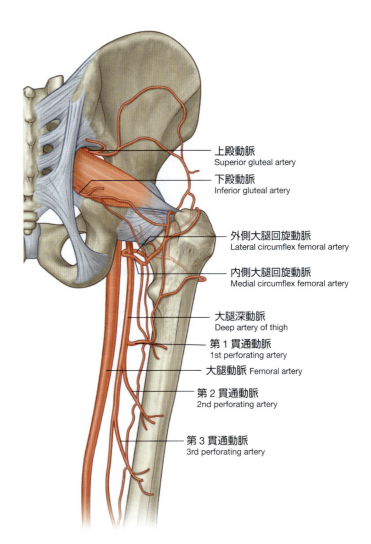

図6.51　上殿動脈，下殿動脈，大腿動脈から出る枝同士の大腿における吻合（後面）

図6.50　殿部の動脈

# 大腿

大腿(Thigh)は，下肢のうち，殿部と膝関節のほぼ中間にある部位である(図6.52)．
- 前面…鼠径靱帯によって腹壁から分けられる．
- 後面…浅層では殿溝によって，より深層では大殿筋と大腿方形筋の下縁によって殿部から分けられる．

さまざまな構造が，3つの経路によって大腿上部へ出入りする．
- 後方…大腿は殿部と連続しており，これら2つの領域の間を通る主要な構造は坐骨神経である．
- 前方…大腿は鼠径靱帯と寛骨の間にできた間隙を通じて腹腔に連絡する．この間隙を通る主要な構造は，腸腰筋，恥骨筋，大腿神経，大腿動・静脈，およびリンパ管である．
- 内側…閉鎖神経とそれに伴行する血管等を含む構造が，閉鎖管を通って，大腿と骨盤腔の間を行き来する．

大腿は，大腿骨後面と大腿筋膜(大腿を包む厚い深筋膜の層)の間にある筋間中隔によって3つの区画に分けられる(図6.52C)．

- 大腿の前区画(Anterior compartment of thigh)…主として膝関節で下腿を伸展する筋が含まれる．
- 大腿の後区画(Posterior compartment of thigh)…主として股関節で大腿を伸展し，膝関節で下腿を屈曲する筋が含まれる．
- 大腿の内側区画(Medial compartment of thigh)は，主として股関節で大腿を内転させる筋によって構成される．

大まかに述べるならば，坐骨神経は大腿の後区画の筋を，大腿神経は前区画の筋を，閉鎖神経は内側区画の筋を支配する．

主要な動・静脈とリンパ管は，寛骨の前方で大腿に出入りし，鼠径靱帯の下方で大腿三角を通る．大腿と下腿の間を通る血管と神経は，膝関節の後方にある膝窩を通る．

## ▶骨

大腿の骨格は，**大腿骨**(Femur)である．大腿の大きな筋の多くは，下腿の2本の骨(脛骨と腓骨)の近位端に停止し，膝関節で下腿を屈曲・伸展する．大腿骨の遠位端は腓腹筋の起始部となり，この筋は下腿の後区画にあって足を底屈する．

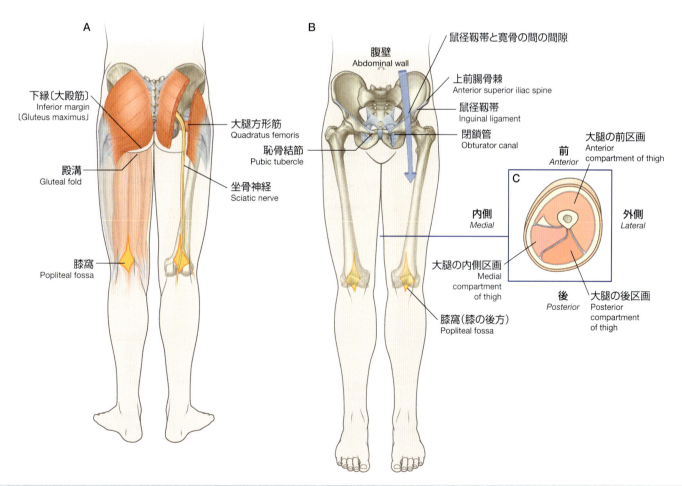

図6.52　大腿
A：後面．B：前面．C：大腿中央部を通る横断面．

## 大腿骨体と遠位端

大腿骨体は，前方へ軽く弯曲し，大腿骨頸から大腿骨の遠位端までやや斜め方向に走る（図6.53）．大腿骨がこのように斜めに位置するため，膝は身体の重心から下方へのびる正中線に近くなる．

大腿骨体の中間部の横断面は，三角形である（図6.53D）．大腿骨体の中間部には，なめらかな内側面（後内側面），外側面（後外側面），前面，内側縁，外側縁，後縁がある．内側縁と外側縁が丸いのに対して，後縁は幅広く，粗な稜線である**粗線**（Linea aspera）を形成する．

大腿骨の近位部と遠位部で，粗線は広がって付加的な後面を形成する．大腿骨の遠位端では，この後面は膝窩の床を形成し，その縁が**内側顆上線**（Medial supracondylar line）と**外側顆上線**（Lateral supracondylar line）を形成する．内側顆上線は，遠位端の**内側顆**（Medial condyle）の上部にある明瞭な結節（**内転筋結節**（Adductor tubercle））に終わる．内側顆上線下端のすぐ外側には，腓腹筋の内側頭の起始部となる細長くて粗な領域がある（図6.52）．

大腿骨の遠位端には2つの大きな顆状突起（**内側顆**（Medial condyle）と**外側顆**（Lateral condyle））があり，脛骨の近位端と関節をつくる．2つの顆状突起は後方で**顆間窩**（Intercondylar fossa）によって分けられるが，前方では互いにつながり，膝蓋骨と関節をつくる．

脛骨と関節をつくる大腿骨顆の表面は，後部が丸く，下方はより平らになる．内側顆と外側顆の上で，脛骨との関節面とより前方の膝蓋骨との関節面が浅い斜めの溝によって分けられ

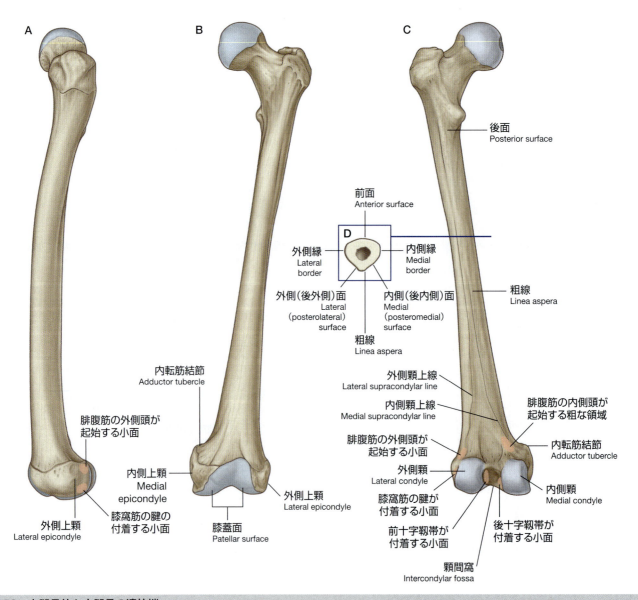

**図6.53　大腿骨体と大腿骨の遠位端**
A：外側面．B：前面．C：後面．D：大腿骨体を通る横断面．

る．膝蓋骨と関節をつくる内側顆および外側顆の表面は，前方を向くV字状の溝をつくる．この溝の外側面は内側面よりも大きく，傾斜も急である．

顆間窩の壁には，十字靱帯が付着する2つの小面があり，この靱帯は膝関節を安定させる（図6.53）．

- **後十字靱帯**（Posterior cruciate ligament：PCL）…内側顆の外側面によって形成される壁には，後十字靱帯の近位端が付着する大きな卵円形の面がある．この面が壁の下半分のほとんどを占める．
- **前十字靱帯**（Anterior cruciate ligament：ACL）…外側顆の内側面によって形成される壁の後上部には，前十字靱帯の近位端が付着する，より小さな卵円形の小面がある．

上顆は，膝関節の側副靱帯が付着する部位で，関節面でない顆状突起外表面の骨の隆起部である（図6.53）．**外側上顆**（Lateral epicondyle）のすぐ後方に1つの溝によって分けられる2つの小面がある．

- 上方の小面…腓腹筋の外側頭が付着する．
- 下方の小面…膝窩筋が付着する．

膝窩筋の腱が，2つの小面を隔てる溝の中にある．

**内側上顆**（Medial epicondyle）は，内側顆の内側面にある丸い隆起である．内側上顆のすぐ後上方に，内転筋結節がある．

## 膝蓋骨

膝蓋骨（Patella）は，体内で最大の種子骨（筋や腱の中に形成された骨）であり，大腿四頭筋の腱が脛骨に停止するために，膝関節の前方を通るところで，その腱の中に形成される．

膝蓋骨は三角形である．

- 膝蓋骨尖…下方を向いて膝蓋骨と脛骨を連結する膝蓋腱につながる（図6.54）．
- 膝蓋骨底…広くて厚く，上方からくる大腿四頭筋に付着する．
- 膝蓋骨の後面…大腿骨と関節をつくり，なめらかな隆起から傾斜する内側および外側の小面をもつ．

## 脛骨の近位端

脛骨（Tibia）は，下腿の2本の骨のうち，内側にあり，より太く，膝関節で大腿骨と関節をつくる唯一の骨である．

脛骨の近位端は体重を支えるために水平方向に拡大しており，**内側顆**（Medial condyle）と**外側顆**（Lateral condyle）からなる．それらは両方とも水平面で平らになり，脛骨体の上を覆う（図6.55）．

内側顆と外側顆の上面は関節面で，顆間隆起によって分けられる．顆間隆起には，膝関節の強い靱帯（十字靱帯）と関節間軟骨（半月）の付着部位がある．

内側顆と外側顆の関節面と顆間隆起は**脛骨プラトー**（脛骨高原）を形成し，大腿骨の遠位端と関節をつくってつなぎとめる．その下方の骨幹の近位部に，筋と靱帯が付着する大きな**脛骨粗面**（Tibial tuberosity）と粗な部分がある．

### 脛骨の内側顆と外側顆，顆間領域

脛骨の内側顆と外側顆は，脛骨体の上部にある骨が肥厚した水平な円板である（図6.55）．

内側顆は外側顆より大きく，脛骨体にしっかりと支えられる．内側顆の上面は卵円形で，大腿骨の内側顆と関節をつくる．関節面は外側に向かって広がり，隆起した**内側顆間結節**（Medial intercondylar tubercle）の側面に及ぶ．

外側顆の上面は円形で，上方で大腿骨の外側顆と関節をつくる．この表面の内側端は，**外側顆間結節**（Lateral intercondylar tubercle）の側面に及ぶ．

外側顆と内側顆の上関節面は，中央部で特にくぼんでいる．関節面の外縁はより平らで，膝関節の線維軟骨でできた関節半月と接触する部位である．

内側顆の関節をつくらない後面には明瞭な水平方向の溝があり，外側顆の下面には腓骨頭と関節をつくる明瞭な円形の小面がある．

脛骨プラトー（脛骨高原）の顆間領域は，内側顆と外側顆の関節面の間にある（図6.55）．顆間領域は中央で狭くなって，**顆間隆起**（Intercondylar eminence）を形成し，その内側部と外側

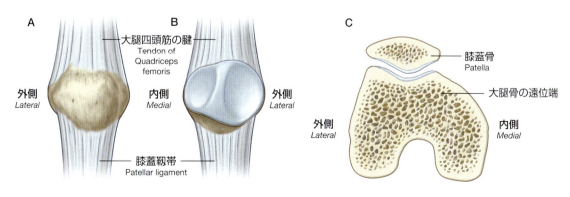

**図6.54 膝蓋骨**
**A**：前面．**B**：後面．**C**：上面．

## 第6章 下肢

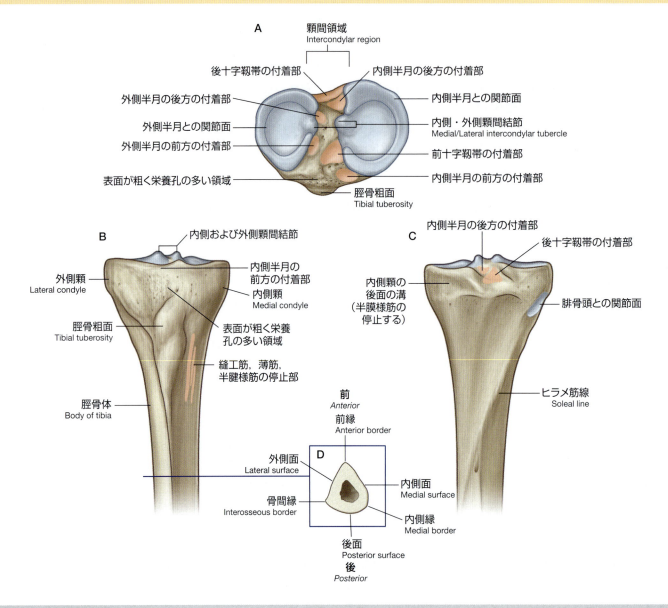

**図6.55 脛骨の近位端**
A：上面，脛骨プラトー（脛骨高原）．B：前面．C：後面．D：脛骨体を通る横断面．

部はさらに隆起して，内側顆間結節と外側顆間結節を形成する．

顆間領域には，内側半月と外側半月，前十字靱帯と後十字靱帯が付着する6つの別々の小面がある．前顆間区は前方で広く，3つの小面をもつ．

- 前方の小面…内側半月の前端（前角）が付着する．
- 後内側の小面…前十字靱帯が付着する．
- 後外側の小面…外側半月の前端（前角）が付着する．前十字靱帯付着部のすぐ外側にある．

後顆間区にも，付着のための3つの小面がある．

- 前方の小面…外側半月の後角が付着する．
- 後内側の小面…内側半月の後角が付着する．
- 後外側の小面…後十字靱帯の遠位端が付着する．3つの小面のうち，最大である．

半月と十字靱帯が付着するこれら6つの部位に加え，前顆間区の前外側部の領域は，表面が粗くなり，血管が出入りする多数の小さな栄養孔がみられる．この部位は，脛骨粗面の上の脛骨前面にある同様の表面と連続しており，膝蓋骨下結合組織に接する．

### 脛骨粗面

**脛骨粗面**（Tibial tuberosity）は，脛骨の前面で，内側顆と外側顆の接合部の下方にあって，体表から触知できる逆三角形をした領域である（**図6.55**）．それは，大腿四頭筋の腱が膝蓋骨の下に続く**膝蓋靱帯**（Patellar ligament）の付着部である．

### 脛骨体

**脛骨体**（Shaft of tibia：Body of tibia）の横断面は三角形で，3つの面（後面，内側面，外側面）と3本の縁（前縁，骨間縁，内

側縁)がある(図6.55D).

- **前縁**(Anterior border)…鋭く，脛骨粗面から下行し，上方では粗面の外側縁に沿って外側顆に至る稜線につながる．
- **骨間縁**(Interosseous border)…腓骨頭との関節面の前方下部から脛骨の外側面に沿って下行する不明瞭な垂直方向の隆起である．
- **内側縁**(Medial border)…脛骨の内側顆後面にある溝の前端から始まる部分は不明瞭であるが，脛骨体の中央部では鋭くなる．

脛骨体の前縁と内側縁の間にある広い**内側面**(Medial surface)は，平坦で皮下にあり，ほとんどその全長にわたって体表から触知できる．この内側面の中でも，脛骨粗面の内側やや下方に，不明瞭で少し表面が粗くて細長い隆起がある．この隆起には，大腿から下行する3つの筋(縫工筋，薄筋，半腱様筋)が合流し，停止する．

脛骨の骨間縁と内側縁の間にある骨幹の**後面**(Posterior surface)は，上部で最も広く，そこを粗な斜線(**ヒラメ筋線**(Soleal line))が横切る．

**外側面**(Lateral surface)は前縁と骨間縁の間にあり，なめらかで特に目立つものはない．

## 腓骨の近位端

**腓骨**(Fibula)は下腿の外側にある骨で，膝関節の形成と体重の支持には関与しない．腓骨は脛骨よりずっと細く，小さな近位頭，狭い頸，繊細な体をもち，足関節部では外果となる．

**腓骨頭**(Head of fibula)は，腓骨の近位端が球形に拡大したものである(図6.56)．上内側面の円形の小面は，脛骨の外側顆下部にある同様の小面と関節をつくる．腓骨のこの小面のすぐ後外側で，鈍い尖(茎状突起)が上方に突出する．

腓骨頭の外側面には，大腿二頭筋が停止する大きな凹面がある．この面の上縁の近くにある陥凹には，膝関節の外側側副靱帯が付着する．

**腓骨頸**(Neck of fibula)は，膨らんだ頭部と**腓骨体**(Shaft of fubula：Body of fibula)を分ける．総腓骨神経は，腓骨頸の後外側面を通る(図6.56)．

脛骨と同様に，腓骨体には3本の辺縁(前縁，後縁，骨間縁)と辺縁の間にある3つの面(外側面，後面，内側面)がある(図6.56)．

- **前縁**(Anterior border)…骨幹の中央部で鋭く，上は腓骨頭の前面から始まる．
- **後縁**(Posterior border)…丸く，腓骨頭の茎状突起の部位から下行する．
- **骨間縁**(Interosseous border)…内側に位置する．

腓骨の3つの面は，下腿の3つの筋区画(外側，後，前)に関連する．

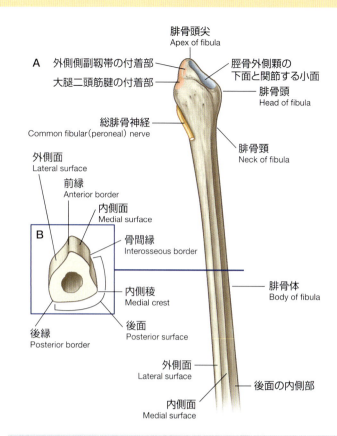

図6.56 腓骨の近位端
A：前面．B：腓骨体を通る横断面．

## ▶筋

大腿の筋は，筋間中隔によって隔てられた3つの区画(コンパートメント)に分けられる(図6.57)．

**大腿の前区画**(Anterior compartment of thigh)には，縫工筋と大きな大腿四頭筋(大腿直筋，外側広筋，中間広筋，内側広筋)がある．これらの筋はすべて大腿神経に支配される．さらに，後腹壁の起始部から下行してきた大腰筋と腸骨筋の停止端が，前区画の上部に入る．大腰筋は腹壁を下行する際に第1〜3腰神経(L1〜3)の前枝に，また腸骨筋は大腿神経からの枝に支配される．

**大腿の内側区画**(Medial compartment of thigh)には，5つの筋(薄筋，恥骨筋，長内転筋，短内転筋，大内転筋)がある．大腿神経に支配される恥骨筋と坐骨神経に支配される大内転筋の一部を除いて，すべて閉鎖神経に支配される．

**大腿の後区画**(Posterior compartment of thigh)には**ハムストリング**(Hamstring)とよばれる3つの大きな筋がある．すべて坐骨神経に支配される．

## 前区画

前区画の筋(**表6.3**)は，股関節と膝関節に作用する．
- 大腰筋と腸骨筋…股関節に作用する．

## 442　第6章　下肢

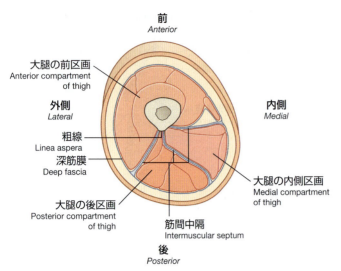

図6.57　大腿の中央を通る横断面

### 臨床的事項6.10　コンパートメント症候群

**コンパートメント症候群**(Compartment syndrome)とは、筋膜によって囲まれた下肢の筋の区画の中で腫脹したときに起こる。典型的には、四肢外傷、筋の区画内の出血、四肢の圧排等による。筋区画内の圧力が上昇すると、毛細血管の流量や組織灌流が障害される。治療を行わなければ、最終的に神経や筋の損傷につながる。

- 縫工筋と大腿直筋…股関節と膝関節の両方に作用する。
- 内側広筋と中間広筋、外側広筋…膝関節に作用する。

### 腸腰筋（大腰筋と腸骨筋）

**大腰筋**(Psoas major)と**腸骨筋**(Iliacus)は、後腹壁の上方で起始し、下行して鼠径靱帯と寛骨の間にある間隙の外側半を通り抜け、大腿の前区画の上部に達する（図6.58）。

腸骨筋と大腰筋は、腹部では別の筋として起始するが、共通の腱によって大腿骨の小転子に停止する。一般に、これら2つの筋をまとめて**腸腰筋**(Iliopsoas)とよぶ。

腸腰筋は、股関節における大腿の強力な屈筋であり、大腿の外旋にも関与する。大腰筋は第1～3腰神経(L1～3)の前枝の枝に支配され、腸骨筋は腹部で大腿神経の枝に支配される。

### 大腿四頭筋（大腿直筋、外側広筋、中間広筋、内側広筋）

**大腿四頭筋**(Quadriceps femoris)は、3つの広筋（内側広筋、中間広筋、外側広筋）と大腿直筋により構成される大きな筋である（図6.59）。

大腿四頭筋は、主に膝関節で下腿を伸展するが、大腿直筋は股関節における大腿の屈曲を補助する作用ももつ。3つの広筋の腱は、大腿四頭筋の腱に入ると同時に膝蓋骨の辺縁にも停止するので、それらは、膝関節が動くときに膝蓋骨の位置を安定させる。

大腿四頭筋は、主に第3・4腰髄(L3・4)のレベルに由来する大腿神経に支配される。したがって、膝蓋靱帯を腱ハンマーで叩くことによって、主に第3・4腰髄レベルにおける神経反射を検査することができる。

### 広筋

大腿直筋が寛骨から起始するのに対して、3つの広筋は大腿骨から起始する。すべての筋は、まず大腿四頭筋の腱によって膝蓋骨に付着し、そこから**膝蓋靱帯**(Patellar ligament)によって脛骨に停止する［訳注：膝蓋靱帯は大腿四頭筋の停止腱の一部である。図6.54および次頁参照］。

**内側広筋**(Vastus medialis)は、大腿骨にある1列の連続した付着線から起始する。それは前内側にある転子間線から始まり、恥骨筋線に沿って後下方に進み、粗線の内側唇を下行して、内側顆上線に達する。筋線維は、大腿四頭筋の腱の内側部と膝

表6.3　大腿の前区画の筋（神経支配の太字は、筋を支配する主要な脊髄分節を示す）

| 筋 | 起始 | 停止 | 神経支配 | 作用 |
|---|---|---|---|---|
| 大腰筋 | 後腹壁（第12胸椎～第5腰椎(TXII～LV)の横突起・椎間円板・椎体とこれらの点の間の腱弓） | 大腿骨の小転子 | 前枝〔**L1・2**, L3〕 | 股関節における大腿の屈曲 |
| 腸骨筋 | 後腹壁（腸骨窩） | 大腿骨の小転子 | 大腿神経〔**L2**, L3〕 | 股関節における大腿の屈曲 |
| 内側広筋 | 大腿骨…転子間線の内側部、恥骨筋線、粗線の内側唇、内側顆上線 | 大腿四頭筋の腱、膝蓋骨内側縁 | 大腿神経〔L2, **L3・4**〕 | 膝関節における下腿の伸展 |
| 中間広筋 | 大腿骨…前面と外側面の上部2/3 | 大腿四頭筋の腱、膝蓋骨外側縁、脛骨の外側顆 | 大腿神経〔L2, **L3・4**〕 | 膝関節における下腿の伸展 |
| 外側広筋 | 大腿骨…転子間線の外側部、大転子の縁、殿筋粗面の外側縁、粗線の外側唇 | 大腿四頭筋の腱、膝蓋骨外側縁 | 大腿神経〔L2, **L3・4**〕 | 膝関節における下腿の伸展 |
| 大腿直筋 | 直頭は下前腸骨棘<br>反転頭は寛骨臼直上の腸骨 | 大腿四頭筋の腱 | 大腿神経〔L2, **L3・4**〕 | 股関節における大腿の屈曲と、膝関節における下腿の伸展 |
| 縫工筋 | 上前腸骨棘 | 脛骨前面の脛骨粗面の直下内側部 | 大腿神経〔**L2・3**〕 | 股関節における大腿の屈曲と、膝関節における下腿の屈曲 |

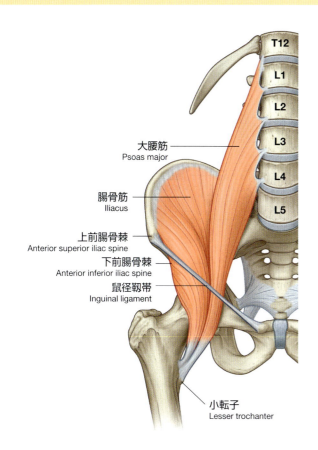

図 6.58　大腰筋と腸骨筋

- 直頭(Straight head)…下前腸骨棘から起始する．
- 反転頭(Reflected head)…寛骨臼直上の腸骨の粗な領域から起始する(図 6.59)

大腿直筋の2つの筋頭は，合流して細長い筋腹を形成し，中間広筋の前方で内側広筋と外側広筋の間に位置し，両者にそれぞれ内側と外側で接する．大腿直筋の遠位端は，大腿四頭筋の腱に収束して，膝蓋骨底に付着する．

### 膝蓋靱帯

膝蓋靱帯(Patellar ligament)は，膝蓋骨の下方に大腿四頭筋の腱が機能的に連続したものであり，上方は膝蓋骨の尖と両側縁に，下方は脛骨粗面に付着する(図 6.59)．大腿四頭筋の腱と膝蓋靱帯の浅層の線維は，膝蓋骨の前面を下行し，外側および内側の線維は膝蓋骨のそれぞれの辺縁に続く．

### 縫工筋

縫工筋(Sartorius)は，大腿の前区画の中で最も浅層にある筋で，上前腸骨棘から脛骨体近位部の内側面まで大腿を斜めに下行する，長いひも状の筋である(図 6.59)．その平らな腱は，脛骨の薄筋と半腱様筋の停止部のすぐ前方に停止する．

縫工筋，薄筋，半腱様筋は3つに分かれて脛骨に付着するので，停止部のそれらの複合腱は，しばしば鵞足(Pes anserinus；鵞鳥の足のラテン語)とよばれる．

大腿の上 1/3 において，縫工筋の内側縁は大腿三角の外側縁を形成する．

大腿の中央 1/3 では，縫工筋は内転筋管の前壁を形成する．

縫工筋は，股関節で大腿を屈曲し膝関節で下腿を屈曲するのを補助する．椅子に座って片側の足を他方の膝の上にのせるときのように，大腿を外転ならびに外旋する作用もある．

縫工筋は，大腿神経に支配される．

## 内側区画

大腿の内側区画には6つの筋(薄筋，恥骨筋，長内転筋，短内転筋，大内転筋，外閉鎖筋)がある(図 6.60)．外閉鎖筋以外のすべての筋は，主に股関節で大腿を内転させる．内転筋群は，大腿を内旋することもできる．外閉鎖筋は，股関節で大腿を外旋する．

### 薄筋

薄筋(Gracilis)は，大腿の内側区画で最も浅層にある筋で，大腿内側部をほぼ垂直に下行する(図 6.60)．この筋は寛骨の坐骨恥骨枝外面から起始し，脛骨体近位部の内側面に停止する．停止部では前方の縫工筋の腱と後方の半腱様筋の腱の間に挟まれる．

### 恥骨筋

恥骨筋(Pectineus)は，平らな四角形の筋である(図 6.61)．寛骨の恥骨櫛とその周囲の骨から起始し，外側方に下行して，大腿骨近位部の後面で小転子基部から粗線までのびる斜めの線に停止する．

恥骨筋は，寛骨から起始し，鼠径靱帯の下方を大腿に入り，

---

蓋骨の内側縁へ収束する(図 6.59)．

中間広筋(Vastus intermedius)は，主に大腿骨の前面と外側面の上 2/3，およびその近くの筋間中隔から起始する(図 6.59)．この筋は，大腿四頭筋の腱の深層に合流し，また膝蓋骨の外側縁ならびに脛骨の外側顆にも付着する．

小さな筋である膝関節筋(Articularis genus)が，中間広筋の起始部直下の大腿骨から起始し，膝関節に付随する膝蓋上包に停止する(図 6.59)．この関節筋は，しばしば中間広筋の一部となる．この筋は，膝関節の伸展中に関節包を膝関節から引き離す．

外側広筋(Vastus lateralis)は，広筋の中で最大である(図 6.59)．それは1列の連続した付着線から起始する．この付着線は，大腿骨の転子間線の上方から前外側方に始まり，骨の外側の周囲を回って殿筋粗面の外側縁に続き，さらに下行して粗線の外側唇の上部に達する．筋線維は，主に膝蓋腱と膝蓋骨の外側縁に収束する．

### 大腿直筋

膝関節のみをまたぐ3つの広筋とは異なり，大腿直筋(Rectus femoris)は股関節と膝関節の2つの関節をまたぐ筋である(図 6.59)．

大腿直筋は，寛骨から起始する以下の2つの腱様の筋頭をもつ．

第6章 下肢

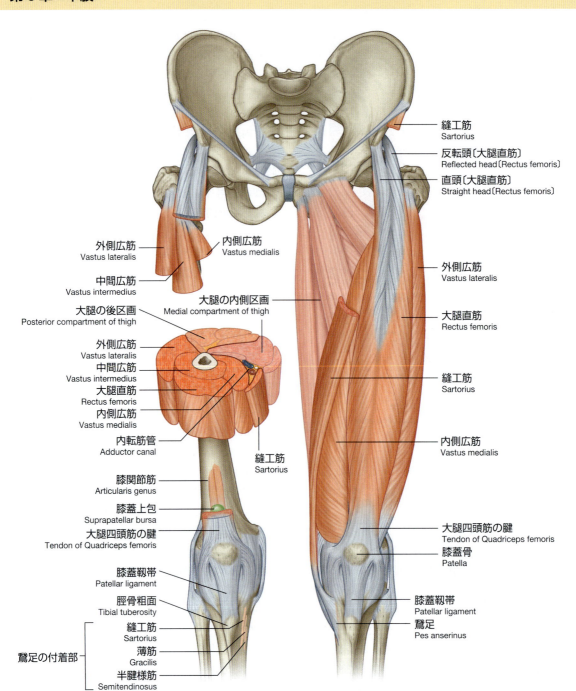

図 6.59　大腿の前区画の筋（前面）

大腿三角の内側半の床の一部を形成する．
　この筋は，股関節で大腿を内転・屈曲し，大腿神経に支配される［訳注：この筋は大腿神経に加えて，閉鎖神経にも支配される］．

### 長内転筋

　長内転筋（Adductor longus）は，平らな扇形の筋で，その起始部は恥骨体外面の恥骨稜直下で恥骨結合の外側にある（図6.61）．後外側方向へ下行するにつれて幅が広くなり，粗線の中央1/3に腱膜を介して停止する．

長内転筋は，大腿三角の床の一部を構成し，その内側縁は大腿三角の内側縁を形成する．大腿動脈が通る内転筋管近位部の後壁も形成する．
　長内転筋は股関節において大腿を内転・内旋する．閉鎖神経前枝に支配される．

### 短内転筋

　短内転筋（Adductor brevis）は，恥骨筋と長内転筋の後方に位置する．この筋は三角形であり，その尖は恥骨体と薄筋の起始部のすぐ上方の恥骨下枝から起始する（図6.61）．短内転筋は

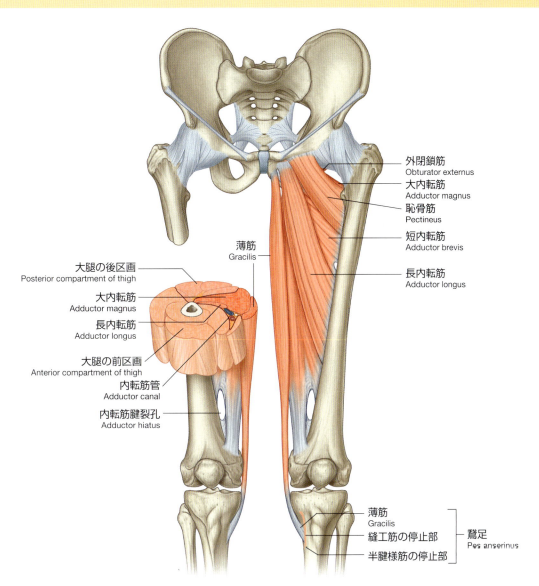

図 6.60　大腿の内側区画の筋（前面）

表 6.4　大腿の内側区画の筋（神経支配の太字は，筋を支配する主要な脊髄分節を示す）

| 筋 | 起始 | 停止 | 神経支配 | 作用 |
|---|---|---|---|---|
| 薄筋 | 恥骨体，恥骨下枝および坐骨枝の外表面上の線 | 脛骨体近位部の内側面 | 閉鎖神経〔L2，L3〕 | 股関節における大腿の内転と膝関節における下腿の屈曲 |
| 恥骨筋 | 恥骨櫛とその周囲の骨盤の骨 | 大腿骨近位部の後面で小転子基部から粗線までのびる斜線 | 大腿神経〔L2，L3〕 | 股関節における大腿の内転と屈曲 |
| 長内転筋 | 恥骨体の外面（恥骨稜の下で恥骨結合の外側にある三角形の陥凹） | 大腿骨体中央部 1/3 の粗線 | 閉鎖神経（前枝）〔**L2・3**，L4〕 | 股関節における大腿の内転と内旋 |
| 短内転筋 | 恥骨体と恥骨下枝の外面 | 大腿骨近位部の後面と粗線の上位 1/3 | 閉鎖神経〔**L2・3**〕 | 股関節における大腿の内転と内旋 |
| 大内転筋 | 内転筋部…坐骨恥骨枝 | 大腿骨近位部の後面と粗線，内側顆上線 | 閉鎖神経〔**L2・3**，L4〕 | 股関節における大腿の内転と内旋 |
| | ハムストリング部…坐骨結節 | 内転筋結節と内側顆上線 | 坐骨神経（脛骨神経）〔L4〕 | 股関節における大腿の内転と内旋 |
| 外閉鎖筋 | 閉鎖膜の外表面とその周囲の骨 | 転子窩 | 閉鎖神経（後枝）〔L3，**L4**〕 | 股関節における大腿の外旋 |

446　第6章　下肢

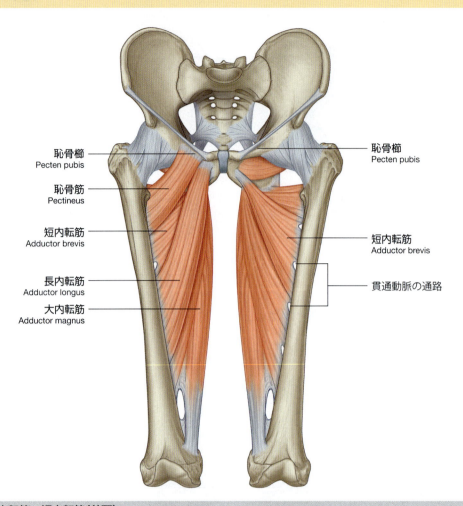

図 6.61　恥骨筋，長内転筋，短内転筋（前面）

粗線の上部にのびる恥骨筋の停止部の外側から，長内転筋の停止部の外側まで腱膜を介して直線状に幅広く停止する．

短内転筋は，股関節において大腿を内転ならびに内旋する．閉鎖神経に支配される．

### 大内転筋

大内転筋（Adductor magnus）は，大腿の内側区画の筋のうちで最大で，最も深層にある（図6.62）．この筋は，内転筋管の遠位部の後壁を形成する．長内転筋および短内転筋と同様，大内転筋は三角形または扇形の筋であり，頂点となる部分が骨盤から起始し，広がった遠位部が大腿骨に停止する．

大内転筋は，長内転筋と短内転筋の起始部よりも上方の，恥骨下枝および坐骨枝から坐骨結節までのびる線に沿って起始する．坐骨枝と恥骨枝からの起始部は外側下方に広がり，方形結節の直下ならびに殿筋粗面の内側から粗線に沿って内側顆上線に至る直線状に大腿骨に停止する．この外側部は，しばしば大内転筋の"内転筋部"とよばれる．

これに対し，大内転筋の内側部は，しばしば**ハムストリング部**（Hamstring part）とよばれる．寛骨の坐骨結節から起始し，

大腿に沿ってほぼ垂直に下行し，大腿骨遠位頭の内側顆の上方にある内転筋結節に丸い腱を介して停止する．また，腱膜を介して内側顆上線上にも停止する．筋の下方でハムストリング部と内転筋部の間にできる大きな円形の間隙が**内転筋腱裂孔**（Adductor hiatus）である（図6.62）．この裂孔を大腿動・静脈が，大腿の前内側部にある内転筋管から膝の後方の膝窩へと通過する．

大内転筋は，股関節において，大腿を内転し内旋する．この筋の内転筋部は閉鎖神経に支配され，ハムストリング部は坐骨神経の脛骨神経部（脛骨神経）に支配される．

### 外閉鎖筋

外閉鎖筋（Obturator externus）は，平らで扇形の筋である．この筋は閉鎖膜とその周囲の骨の外面から起始する（図6.62）．筋線維は後外側方で収束して腱を形成し，股関節と大腿骨頸の後方を通って，転子窩の外側壁にある卵円形のくぼみに停止する．

外閉鎖筋は，股関節において大腿を外旋し，閉鎖神経の後枝に支配される．

## 後区画（屈筋区画）

大腿の後区画（屈筋区画）には3つの長い筋がある．これらは，大腿二頭筋，半腱様筋，半膜様筋である（表6.5）．これらの筋はまとめて**ハムストリング筋**（Hamstring）とよばれる（図6.63）．大腿二頭筋の短頭以外は，すべて股関節と膝関節の両方を越える．ハムストリング筋はまとまって膝関節で下腿を屈曲し，股関節で大腿を伸展する．また，双方の関節における回旋筋でもある．

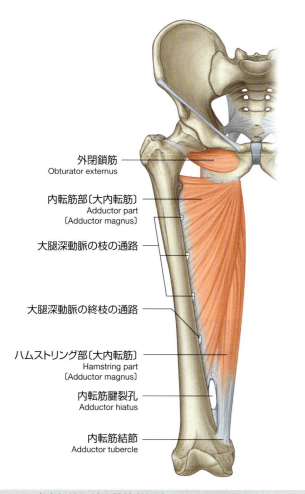

図6.62　大内転筋と外閉鎖筋（前面）

## 大腿二頭筋

**大腿二頭筋**（Biceps femoris）は，大腿の後区画の中で外側にあり，2つの筋頭をもつ（図6.63）．

- **長頭**（Long head）…坐骨結節上部領域の下内側部から，半腱様筋とともに起始する．
- **短頭**（Short head）…大腿骨体の粗線の外側唇から起始する．

長頭の筋腹は，内側から外側へ斜めに大腿後部を横切って，遠位で短頭と合流する．2つの筋頭からの線維は合流して腱を形成し，これは大腿遠位部の外側で触知できる．腱の主要部は，腓骨頭の外側面へ停止する．腱からの延長部分は，外側側副靱帯および膝関節の外側に付随する靱帯と合流する．

大腿二頭筋は，膝関節において下腿を屈曲する．長頭は股関節の伸展，ならびに外旋もする．膝が部分的に屈曲している状態で，大腿二頭筋は膝関節において下腿を外旋することができる．

長頭は，坐骨神経の脛骨神経部（脛骨神経）に支配される．短頭は，坐骨神経の総腓骨神経部（総腓骨神経）に支配される．

## 半腱様筋

**半腱様筋**（Semitendinosus）は，大腿の後区画の中で，大腿二頭筋の内側にある（図6.63）．坐骨結節上位領域の下内側部から，大腿二頭筋の長頭とともに起始する．紡錘形の筋腹は大腿下半部で終わり，長い索状の腱を形成して半膜様筋の上を膝まで下行する．この腱は脛骨の内側顆のまわりを回って，薄筋の腱と縫工筋の腱のすぐ後方で鵞足の一部として脛骨内側面に停止する．

半腱様筋は，膝関節において下腿を屈曲し，股関節において大腿を伸展する．また，半膜様筋とともに股関節で大腿を内旋し，膝関節で下腿を内旋する．

半腱様筋は，坐骨神経の脛骨神経部（脛骨神経）に支配される．

表6.5　大腿の後区画の筋（神経支配の太字は，筋を支配する主要な脊髄分節を示す）

| 筋 | 起始 | 停止 | 神経支配 | 作用 |
|---|---|---|---|---|
| 大腿二頭筋 | 長頭…坐骨結節の上部の下内側部<br>短頭…粗線の外側唇 | 腓骨頭 | 坐骨神経〔L5, **S1**, S2〕 | 膝関節における下腿の屈曲<br>股関節における大腿の伸展と外旋，ならびに膝関節における下腿の外旋 |
| 半腱様筋 | 坐骨結節の上部の下内側部 | 脛骨近位部の内側面 | 坐骨神経〔L5, **S1**, S2〕 | 膝関節における下腿の屈曲と股関節における大腿の伸展<br>股関節における大腿の内旋と膝関節における下腿の内旋 |
| 半膜様筋 | 坐骨結節の上外側部の圧痕 | 脛骨内側顆の内側面および後面の溝と周囲の骨 | 坐骨神経〔L5, **S1**, S2〕 | 膝関節における下腿の屈曲と股関節における大腿の伸展<br>股関節における大腿の内旋と膝関節における下腿の内旋 |

# 448　第6章　下肢

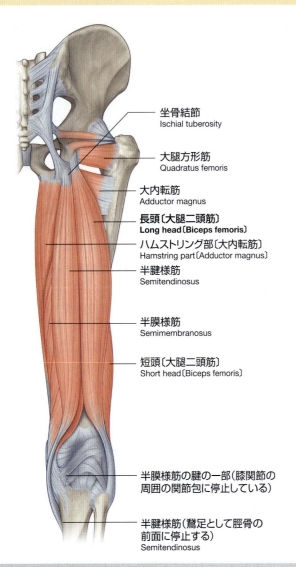

図6.63　大腿の後区画の筋（後面）

## 半膜様筋

**半膜様筋**（Semimembranosus）は，大腿の後区画の中で，半腱様筋の深層にある（**図6.63**）．この筋は坐骨結節の上外側部の圧痕から起始し，主に脛骨の内側顆の内側後面の溝に停止し，また周囲の骨にも停止する．腱からの延長部は広がって膝関節周辺の靱帯や筋膜にも停止し，それらの形成に関与する．

半膜様筋は，膝関節において下腿を屈曲し，股関節において大腿を伸展する．半腱様筋とともに，膝関節で下腿を，股関節で大腿をそれぞれ内旋する．

半膜様筋は，坐骨神経の脛骨神経部（脛骨神経）に支配される．

### 臨床的事項6.11　下肢の筋損傷

筋損傷は直接的な外傷の結果として，または酷使による症候群の一部として起こることがある．

筋の軽度の断裂が起こった場合は，筋内に体液が局所的に貯留することがある．筋損傷が重篤になるにつれてより多くの筋線維が断裂し，最終的には完全に筋が断裂することもある．大腿で断裂しやすい筋は，ハムストリング筋である．膝より下方における筋の断裂の多くはヒラメ筋で起こるが，他の筋が損傷されることもある．

#### ■ハムストリング筋損傷

ハムストリング筋損傷は，アスリート，特にハムストリング筋に高度なパワーとスピードを必要とするスポーツ（短距離走，トラック競技，フィールド競技，アメリカンフットボール，サッカー等）で起きやすい．これらの競技では，ハムストリング筋が過度に引きのばされる可能性がある．

筋損傷は，軽度の肉離れから筋または腱の完全断裂までさまざまである．通常，急な加速や減速，または急な方向転換の際に起こる．成人において，最も筋損傷が起こりやすいのは，筋と腱の間の広い移行帯つまり筋‐腱移行部である．近位のハムストリング筋の起始を伴う坐骨結節の剥離は，青年期に，特に急な股関節の屈曲時にみられることが多い．この年齢層では，坐骨結節が，ハムストリング筋の近位部において最も弱い部位であるためである（**図6.64**）．超音波検査とMRI検査の両方により，損傷の程度についてだけでなく，予後（将来の再裂傷，機能喪失等）についても評価できる．

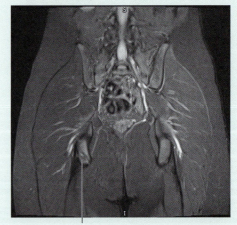

ハムストリング筋の引き抜き損傷

図6.64　骨盤と大腿の後部
ハムストリング筋の引き抜き損傷（MR冠状断画像）．

## ▶ 動脈

3本の動脈，すなわち大腿動脈，閉鎖動脈，下殿動脈が大腿に入る．これらのうち，大腿動脈が最も太く，下肢の大部分に分布する．3本の動脈は，股関節の周辺で血管吻合のネットワークを形成する．

## 大腿動脈

大腿動脈（Femoral artery）は，外腸骨動脈の続きで，外腸骨動脈が鼠径靱帯の下を通過する点から始まり，大腿上部前面の大腿三角に入る（図6.65）．大腿動脈は上前腸骨棘と恥骨結合の中間点で，鼠径靱帯のすぐ下方の大腿三角内で触知できる．

大腿動脈は，大腿三角を垂直に通過してから大腿管の中を通って大腿を下行する．さらに，大内転筋の内転筋腱裂孔を通り抜けて大腿管を離れ，膝の後方で膝窩動脈になる．

4本の細い枝である**浅腹壁動脈**（Superficial epigastric artery），**浅腸骨回旋動脈**（Superficial circumflex iliac artery），**浅外陰部動脈**（Superficial external pudendal artery），**深外陰部動脈**（Deep external pudendal artery）が，大腿動脈の枝として大腿三角内で起始し，大腿上部，下腹部，会陰の皮膚に分布する．

## 大腿深動脈

大腿における大腿動脈の最大の枝は**大腿深動脈**（Deep artery of thigh）で，これは大腿三角内で大腿動脈の外側部から起始し，大腿へ血液を供給する主要な動脈である（図6.65）．大腿深動脈は大腿動脈から起始すると，以下のように走る．

- 後方…恥骨筋と長内転筋の間を，次いで長内転筋と短内転筋の間を走る．
- 下方…さらに長内転筋と大内転筋の間を下行し，最終的に大内転筋を貫通して膝の後方で膝窩動脈の枝と交通する．

大腿深動脈から，内側・外側大腿回旋枝と3本の貫通枝が起始する．

## 外側大腿回旋動脈

**外側大腿回旋動脈**（Lateral circumflex femoral artery）は，一般に大腿深動脈の外側から起始するが，直接大腿動脈から起始することもある（図6.66）．縫工筋と大腿直筋の深層を通り，3本の終枝に分かれる．

- **上行枝**（Ascending branch）…大腿筋膜張筋の深層を外側に上行して内側大腿回旋動脈の枝と吻合し，大腿骨頸を囲む血管網をつくり，大腿骨頸と骨頭に分布する．
- **下行枝**（Descending branch）…大腿直筋の深層を下行して外側広筋を貫通し，膝の近くで膝窩動脈の枝と吻合する．
- **横枝**（Transverse branch）…外側に走って外側広筋を貫通し，大腿骨の近位骨幹の周囲を回る．そして内側大腿回旋動脈，下殿動脈，第1貫通動脈からの枝と吻合して，股関節の周囲で十字吻合を形成する．

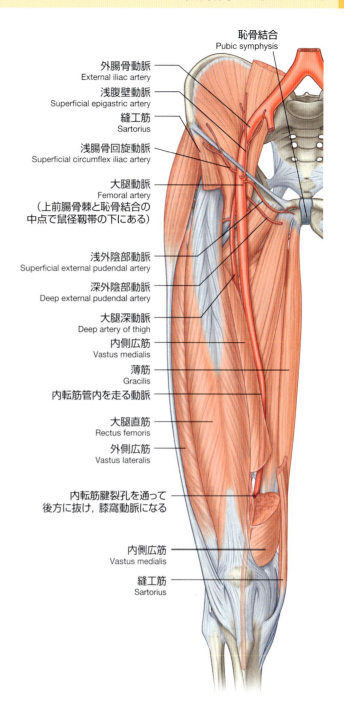

**図6.65** 大腿動脈

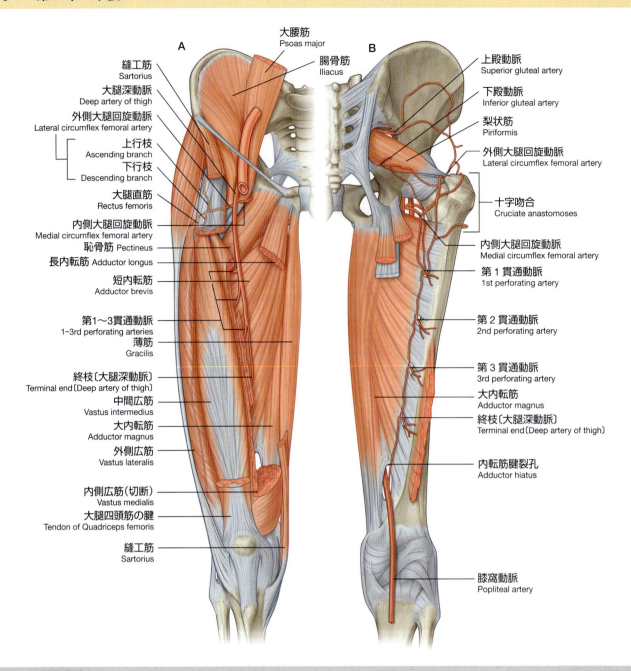

図 6.66 大腿深動脈
A：前面．B：後面．

## 内側大腿回旋動脈

内側大腿回旋動脈(Medial circumflex femoral artery)は，一般に大腿深動脈の後内側面から起始するが，大腿動脈から起始することもある（図6.66）．この動脈は大腿骨体を内側方に回り，最初に恥骨筋と腸腰筋の間を，次に外閉鎖筋と短内転筋の間を通る．短内転筋縁の近くで小さい枝を出し，寛骨臼切痕を通って股関節に入り，閉鎖動脈の寛骨臼枝と吻合する．

内側大腿回旋動脈の本幹は，大内転筋の上縁を越え，大腿方形筋の深層で2本の主要な枝に分かれる．

- 上行枝…転子窩に向かい，殿部の動脈および外側大腿回旋動脈の枝と吻合する．
- 外側枝…外側大腿回旋動脈，下殿動脈，第1貫通動脈からの枝とともに股関節周辺で血管吻合のネットワークを形成する．

## 貫通動脈

3本の貫通動脈(Perforating arteries)が，大腿深動脈が短内転筋の前方を下行する途中で起始する．第1貫通動脈は短内転筋の上方，第2貫通動脈は筋の前方，第3貫通動脈は筋の下方で起始する（図6.66）．3本はすべて，粗線への停止部近くで大内転筋を貫通し，大腿の後区画の筋に分布する．ここで，これらの血管は上行枝と下行枝を出して相互に接続する縦方向の血管網をつくり，上方では股関節周辺で血管吻合ネットワークの形成に加わり，下方では膝の後方で膝窩動脈の枝と吻合する．

## 閉鎖動脈

閉鎖動脈(Obturator artery)は，骨盤腔内で内腸骨動脈の枝として起始し，閉鎖管を通って大腿の内側区画に入る（図6.67）．閉鎖管を通り抜けてから前枝(Anterior branch)と後枝(Posterior branch)に分かれ，これらは閉鎖膜の周縁で，外閉鎖筋の付着部の範囲内にある血管網をつくる．

前枝と後枝から起始する血管は，周囲の筋に分布し，下殿動脈および内側大腿回旋動脈と吻合する．さらに，寛骨臼枝が後枝から起始し，寛骨臼切痕を通って股関節に入り，大腿骨頭に分布する．

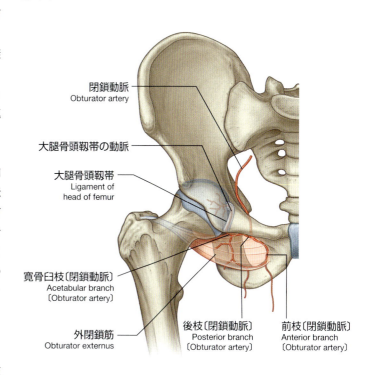

図6.67 閉鎖動脈

## 臨床的事項 6.12　末梢血管疾患

末梢血管疾患では，しばしば下肢への血流量が減少するのが特徴である．この疾患は大動脈の下部，腸骨動脈，大腿動脈，脛骨動脈，腓骨動脈の狭窄（狭細化）や閉鎖（塞栓等）によって起こる可能性がある．患者は，慢性的な下肢の虚血とその急性増悪による下肢の虚血を呈することが多い．

### ■慢性的な下肢の虚血

慢性的な下肢の虚血は，血管がアテローム性動脈硬化の変化を受けたために起こる障害で，しばしば有意な内腔の狭窄（通常50%以上）がある．末梢動脈疾患の患者の大部分は，広範囲にわたる動脈疾患（心血管および脳血管の疾患を含む）に罹患しているが，臨床的に無症状のこともある．これらの患者の中には，下肢を生存させるのが困難になるような重篤な虚血（**重症肢虚血 (Critical limb ischemia)**）を起こす人もいる．

慢性的な下肢の虚血で最も一般的な症状は，**間欠性跛行 (Intermittent claudication)** である．典型的な患者は，ふくらはぎの筋（通常，大腿動脈の閉塞または狭窄による）または殿部（通常，大動脈から腸骨動脈にかけての閉塞または狭窄による）に起こる疼痛の病歴をもつ．これらの筋に感じられる疼痛は，しばしば締めつけられるような痛みで，歩行に伴って起こる．患者は休むとまた歩き続けることができるが，同じぐらいの距離を歩くと再び疼痛が起こり，以前のようには歩けなくなる．

### ■慢性虚血の急性増悪

慢性的な下肢の虚血の患者において，急性に血管が閉塞して血液の供給が減り，下肢の生存が脅かされるような事態に至ることがある．

時には基礎疾患であるアテローム性動脈硬化の所見がない状態で，急性に下肢が虚血に陥ることがある．これらの症例においては，心臓から流れた凝血塊が塞栓を形成した可能性が大きい．僧帽弁疾患と心房細動をもつ患者は，塞栓による疾患を起こしやすい．

### ■重症下肢虚血

重症下肢虚血の場合，下肢への血液の供給が極端に減少して肢の生存が著しく脅かされる．この場合，多くの患者は足の壊疽，潰瘍と，安静時にひどい疼痛を呈する．これらの患者には緊急処置が必要で，外科的血管再建術，放射線学的な血管形成術，あるいは肢切断術もありうる．

### ■末梢血管疾患の治療

末梢血管疾患の患者は，組織への十分な血液の供給が減少する．組織への血液の供給を改善するために，狭窄部位でバルーンを膨らませることによって，狭窄した血管を内部から拡大することができる（血管形成術）．これにより，血管内腔径が拡大し，虚血組織への血流が増加する．

血管形成術が不可能な場合は，外科的バイパス術が必要となる（図 6.68）．バイパスのために移植するのは人工血管か，同じ脚または対側の脚から採取した静脈が用いられる．

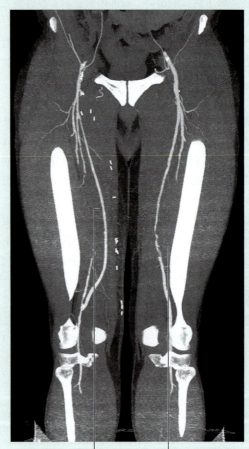

移植された血管　　狭窄

**図 6.68　最大強度投影 CT による動脈の画像**
右大腿動脈の閉塞部位を迂回する右大腿動脈・膝窩動脈間のバイパスを示す．左大腿動脈が狭窄していることに注意．

## ▶静脈

大腿の静脈は，浅静脈と深静脈からなる．深静脈は，一般に動脈に伴行し，動脈と同じ名がつけられる．浅静脈は，浅筋膜内にあり，深静脈と互いに吻合し，通常は動脈に伴行しない．大腿の浅静脈で最も太いものは，大伏在静脈である．

### 大伏在静脈

**大伏在静脈**（Great saphenous vein）は，足背の静脈弓に始まり，下肢の内側を上行して，大腿の近位部に至る（425頁参照）．大腿前面を覆う深筋膜（大腿筋膜）に開いた伏在裂孔を通って，大腿三角で大腿静脈に注ぐ（428頁参照）．

## ▶神経

大腿には3本の主要な神経があり，それぞれ3つの区画と対応する．大腿神経は大腿の前区画と，閉鎖神経は内側区画と，坐骨神経は大腿の後区画とそれぞれ対応する．

## 大腿神経

大腿神経（Femoral nerve）は，後腹壁で腰神経叢〔L2～4〕から起始し，鼠径靱帯の下を通って大腿の大腿三角へ入る（図6.69）．大腿三角において，大腿神経は大腿動脈の外側に位置し，血管を囲む動脈鞘（大腿鞘）の外にある．

大腿へ入る前に，大腿神経は腸骨筋と恥骨筋に枝を出す．

鼠径靱帯の下を通過するとすぐに，大腿神経は前枝と後枝に分かれて，大腿の前区画の筋，および大腿の前方と内側ならびに下腿と足の内側の皮膚に分布する．

大腿神経の枝には，以下のものがある（図6.69）．

- 多くの運動枝…大腿四頭筋（大腿直筋，外側広筋，中間広筋，内側広筋）と縫工筋を支配する．
- 前皮枝…深筋膜を貫通して大腿と膝の正面の皮膚に分布する．
- 伏在神経…膝から足の内側部に及ぶ下腿内側の皮膚に分布する1本の長い皮神経である．

伏在神経（Saphenous nerve）は，大腿管を通って大腿動脈に伴行するが，大腿動脈と一緒に内転筋腱裂孔を通過するのではない．伏在神経は大腿管の終端近くで結合組織を貫通し，膝の内側部の縫工筋と薄筋の間に現れる．伏在神経は，ここで深筋膜を貫通して下腿の内側を下行し，膝，下腿，足の内側の皮膚に分布する．

## 閉鎖神経

閉鎖神経（Obturator nerve）〔L2～4〕は，後腹壁の腰神経叢の枝である．腰筋の中を下行し，腰筋の内側縁から出て骨盤に入る（図6.70）．骨盤の外側壁に沿って進んでから閉鎖管を

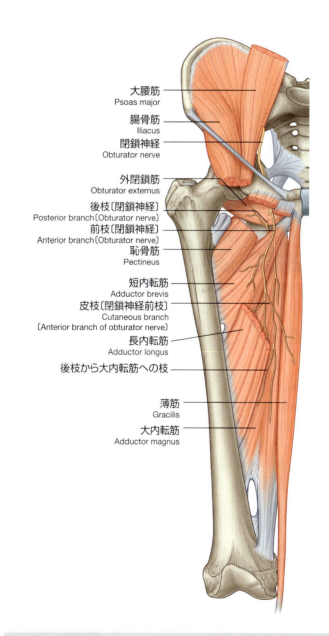

図6.69　大腿神経

図6.70　閉鎖神経

通って大腿の内側区画に入り，内転筋群のほとんどを支配し，大腿内側の皮膚に分布する．大腿に入ると，前枝と後枝に分かれ，それらは短内転筋によって分けられる．

- **後枝**（Posterior branch）…短内転筋の後方で大内転筋の前面を下行し，外閉鎖筋と短内転筋，および大内転筋の粗線に付着する部分を支配する．
- **前枝**（Anterior branch）…短内転筋の前面，恥骨筋と長内転筋の後方を下行する．長内転筋，薄筋，短内転筋に枝を出し，支配する．また，しばしば恥骨筋も支配する．皮枝は大腿内側の皮膚に分布する．

### 臨床的事項 6.13　閉鎖神経損傷

閉鎖神経はその全長にわたって比較的よく保護されている．しかし分娩時，特に介助分娩では，骨盤腔外側壁の神経を損傷する可能性がある（図6.71）．大腿の内転筋群の筋力低下と大腿内側面の感覚障害がみられるが，多くの場合この損傷は気づかれないことが多い．

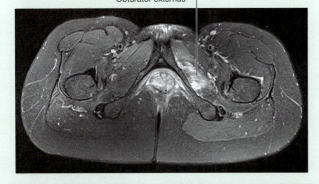

**図6.71　軸位MR画像**
出産時の閉鎖神経の損傷に続発する，左の外閉鎖筋の浮腫を示す．

## 坐骨神経

**坐骨神経**（Sciatic nerve）は，殿部から大腿の後区画へ下行する（図6.72）．大腿の後区画のすべての筋を支配し，その枝は下腿や足へのびる．

大腿の後区画内では，坐骨神経は大内転筋の上を走り，大腿二頭筋の長頭と交差する．

膝より近位で，時には骨盤の中で，坐骨神経は2本の終枝である**脛骨神経**（Tibial nerve）と**総腓骨神経**（Common fibular (peroneal) nerve）に分かれる．これらの神経は大腿を垂直に下行し，膝関節の後方にある膝窩に入る．ここで，これらの神経は膝窩動・静脈に伴行する．

### 脛骨神経

坐骨神経の脛骨神経部は，総腓骨神経と分離する前か後のいずれかで，総腓骨神経部に支配される大腿二頭筋の短頭以外の，

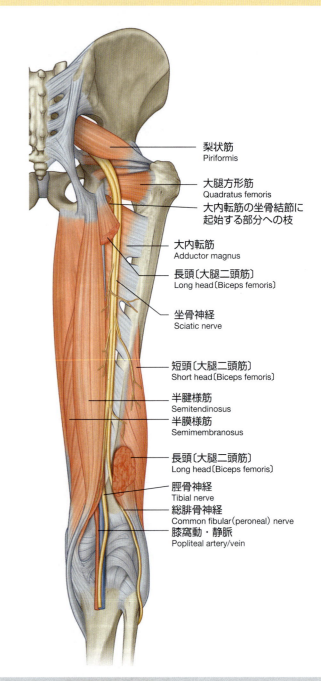

**図6.72　坐骨神経**

大腿の後区画のすべての筋（大腿二頭筋の長頭，半膜様筋，半腱様筋）に枝を出す（図6.72）．

**脛骨神経**（Tibial nerve）は，膝窩を下行し，下腿の後区画に入って，さらに足底へ続く．

脛骨神経は，以下のような神経である．

- 下腿の筋の運動枝…下腿の後区画のすべての筋を支配する．
- 足の運動枝…深腓骨神経にも支配される第1・2背側骨間筋を含む足底のすべての固有の筋を支配する．
- 下腿および足の感覚枝…下腿下半分の後外側，足関節および足と小趾の内側の皮膚，ならびに足と趾の足底面の皮膚に分布する．

### 総腓骨神経

坐骨神経の総腓骨神経部は，大腿の後区画で大腿二頭筋の短頭に枝を出してから，下腿の外側区画と前区画に入り，足に至る（図6.72）．

総腓骨神経は，以下のような神経である．
- 下腿の筋の運動枝…下腿の前区画と外側区画のすべての筋を支配する．
- 足背の筋の運動枝…足背の短趾伸筋を支配する．
- 足底の筋の運動枝…足底の第1・2背側骨間筋を支配する．
- 下腿と足の感覚枝…下腿と足関節の外側面，足と趾の背側部の皮膚に分布する．

## 膝関節

膝関節（Knee joint）は，体内で最も大きな滑膜性関節である．それは，以下の関節によって構成される．
- 大腿骨と脛骨の間の関節…体重を支える．
- 膝蓋骨と大腿骨の間の関節…大腿四頭筋の牽引力を腱を磨耗することなく，膝関節の前方を越えて脛骨に伝えることができる（図6.73）．

大腿骨の内側顆と外側顆および脛骨の間にある2つの線維軟骨性の半月（内側と外側に各1個）は，関節運動の際に生じる関節面の形の変化をうまく調節する．

膝関節の詳細な動きは複雑だが，基本的には蝶番関節で，主に屈曲と伸展が可能である．すべての蝶番関節と同様に，膝関節は側副靱帯（関節の内側と外側に各1本）によって補強される．さらに，2つの非常に強い靱帯（十字靱帯）が，大腿骨と脛骨の近接した終端を互いに連結し，運動中に，それらの互いの位置関係を維持することができる．

膝関節は体重を支えるので，立位で関節を伸展位に保つのに必要な筋エネルギー量を減らすため，効率的な固定機構がある．

### 関節面

膝関節に関係する骨の関節面は，硝子軟骨によって覆われる．主要な面には，以下のものがある．
- 大腿骨の内側顆と外側顆
- 脛骨の内側顆と外側顆の上面の大腿骨と接する面

膝を屈曲したときに脛骨と関節をつくる大腿骨の内側顆と外側顆の表面が曲面あるいは球面状であるのに対し，膝を完全に伸展したときに関節をつくる大腿骨の面は平坦になる（図6.74）．

大腿骨と膝蓋骨の間の関節面は，大腿骨遠位端の前面に内側

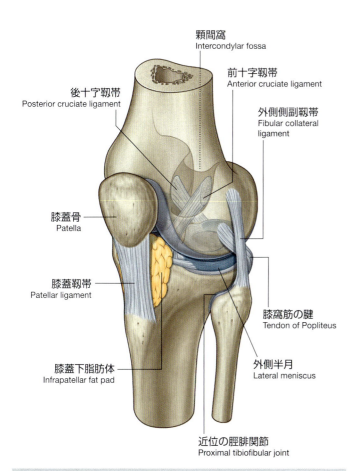

図6.73 膝関節
関節包は図示していない．

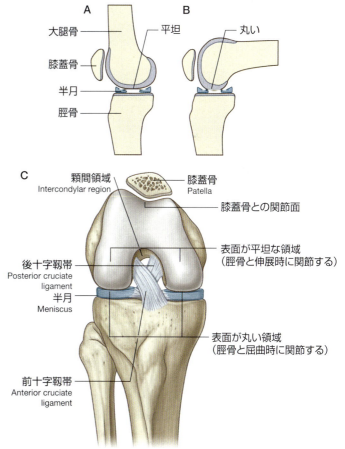

図6.74 膝関節の関節面
A：伸展時．B：屈曲時．C：前面（屈曲時）．

顆と外側顆が結合してつくるV字状の溝と，それに向き合う膝蓋骨後面である．これらの関節面は，すべて1つの関節腔内に囲まれる．大腿骨と脛骨の内側顆および外側顆の間にある半月も同じ関節腔内にある．

## 半月

膝関節内には，C字状の線維軟骨である2つの半月がある．1つは内側にある**内側半月**（Medial meniscus），もう1つは外側にある**外側半月**（Lateral meniscus）である（図6.75）．両方とも各先端が，脛骨の上関節面の顆間領域の小面に付着する．

内側半月は，その周縁で関節包および内側側副靱帯に付着するのに対し，外側半月は関節包に付着しない．したがって，外側半月は内側半月よりも可動性が大きい．

2つの半月は，膝横靱帯によって前方で互いにつながる．外側半月は，膝窩筋の腱にも続く．膝窩筋は，外側半月と関節包の間を上外側方に走って大腿骨に付着する．

関節運動では，脛骨の上関節面と関節をつくる大腿の内側顆と外側顆の表面が，屈曲時の狭い曲面から，伸展時は広い平坦な表面に変化する．このとき半月によって，大腿骨と脛骨の内側顆および外側顆の関節面が互いにより広い面で接するようになる．

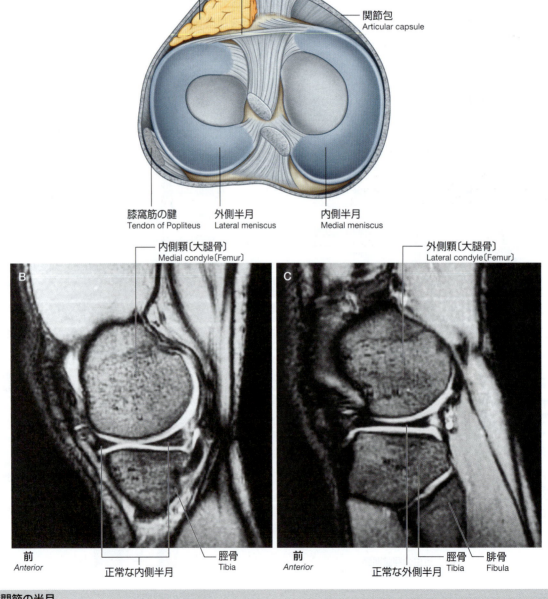

図6.75　膝関節の半月
A：上面．B：内側半月を示す正常な膝関節（矢状断面のT2強調MR画像）．C：外側半月を示す正常な膝関節（矢状断面のT2強調MR画像）．

局所解剖 • 大腿　457

### 臨床的事項 6.14　半月(板)損傷

半月は強い回旋中または膝の捻転中に断裂する可能性がある．半月断裂の発生には，大きな外傷が必然なわけではない．半月断裂には次のようなさまざまな型がある．

- 垂直断裂(脛骨プラトー(脛骨高原)に垂直)
- 水平断裂(脛骨プラトーに平行な断裂)
- バケツ柄断裂(半月の長軸に平行な断裂で，半月のバケツの柄の形をした断裂部が，顆間窩の中に転移することがある)．

患者は通常，膝の内側または外側に局在する疼痛，膝のロッキング(突然膝がのばせなくなること)またはカチッというクリック音，膝くずれの感覚，および膝の腫脹を訴える．これらは間欠的に起こり，通常は断裂の受傷から遅れる．

MRI検査は半月断裂を評価し，靱帯断裂や関節軟骨の損傷等，他の関連する損傷を検出するために行われる画像診断の手法である(図6.76A)．通常，断裂の修復，損傷した半月の創面切除(Debridement)は関節鏡によって行われる．まれには断裂した半月の除去が行われる(図6.76B)．

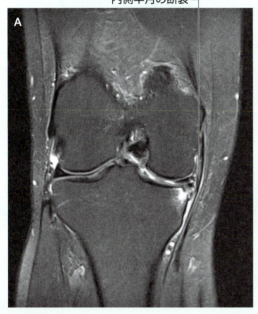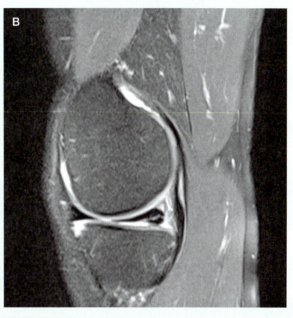

図6.76　半月(板)損傷と修復
A：MR冠状断画像．内側半月の断裂．B：MR矢状断画像．半月断裂のために部分的半月切除術が行われた外側半月．

## 滑膜

膝関節の滑膜(Synovial membrane)は，関節面の辺縁と半月外縁の上下に付着する(図6.77A)．2つの十字靱帯は上方の大腿骨の顆間窩と下方の脛骨の顆間領域に付着し，関節腔の外にあるが，膝関節の線維膜に囲まれる．

後方では，滑膜が関節包の線維膜から離れて後十字靱帯の左右で反転し，さらに前・後十字靱帯の前方を回るため，これらの2つの靱帯は関節腔の外になる．

前方では，**膝蓋下脂肪体**(Infrapatellar fat pad)によって，滑膜は膝蓋靱帯から隔てられる．脂肪体の両側で，滑膜はヒダ(**翼状ヒダ**(Alar folds))を形成し，関節腔の中に陥入する．加えて膝蓋下脂肪体の下部を覆う滑膜が，正中で鋭いヒダ(**膝蓋下滑膜ヒダ**(Infrapatellar synovial fold))となって後方にのび，大腿骨の顆間窩の辺縁に付着する．

膝関節の滑膜は，2ヵ所で嚢を形成し，関節と関連する腱の動きによる摩擦を少なくする．

- **膝窩筋下陥凹**(Subpopliteal recess)…関節腔から後外側にのびる小さな嚢で，関節包の中を通過する膝窩筋の腱と外側半月の間にある(図6.77A)．
- **膝蓋上包**(Suprapatellar bursa)…大腿骨体遠位端と大腿四頭筋および腱との間で関節腔が上方に広がってできる大きな滑液包である(図6.77B)．この滑液包の上端は小さな膝関節筋に付着しており，この筋が膝の伸展時に膝蓋上包を引っ張って，関節から引き離す．

その他に，膝と関連する正常な滑液包で関節腔とつながっていないものには皮下の膝蓋前皮下包，皮下包，深膝蓋下包，および関節周辺の腱や靱帯と関連する多数の滑液包がある(図6.77B)．

膝蓋前皮下包は，膝蓋骨の前方の皮下にある．膝蓋下皮下包，深膝蓋下包は，それぞれ膝蓋靱帯の皮下と深層にある．

## 458 第6章 下肢

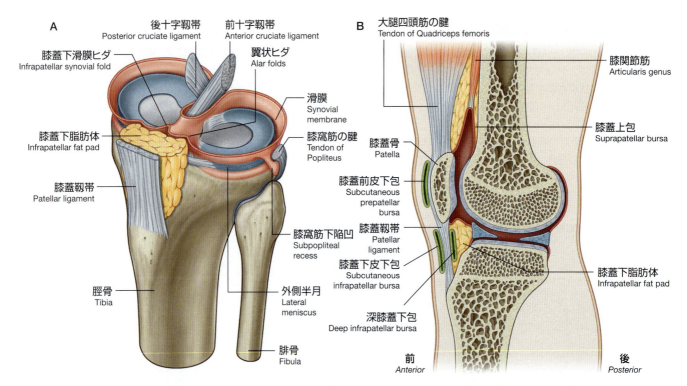

**図 6.77 膝関節の滑膜と関連の滑液包**
A：上外側面（膝蓋骨と大腿骨は図示していない）．B：膝を通る内側傍矢状断面．

## 線維膜

膝関節の**線維膜**(Fibrous membrane)は広範囲に広がり，部分的に周囲の筋の腱の延長として形成され，補強される（図6.78）．膝関節の線維膜の各部は，関節腔と顆間領域を囲む．

- 内側部…線維膜は内側側副靱帯の線維とともに，内側半月の内面に付着する．
- 外側部…線維膜の外面と外側側副靱帯との間に間隙があり，線維膜の内面は外側半月に付着しない．
- 前部…線維膜は膝蓋骨縁に付着し，外側広筋の腱と内側広筋の腱の延長部によって補強される．これらの筋の上方では大腿四頭筋の腱と，下方では膝蓋靱帯と合流する．

線維膜は，腸脛靱帯からの線維の延長部によって前外側部が補強され，半膜様筋の腱からの延長部（**斜膝窩靱帯**(Oblique popliteal ligament)）によって後内側部が補強される．斜膝窩靱帯は，上外方に向きを変え，内側から外側へ線維膜の後面を横切る．

膝窩筋の上端は，線維膜に覆われるが，その腱は大腿骨外側顆の外側面上に起始し，後外側部にある線維膜の間隙を通って関節の周囲を回る．

## 靱帯

膝関節に関連する主な靱帯は，膝蓋靱帯，内側側副靱帯，外側側副靱帯，前十字靱帯および後十字靱帯である．

## 膝蓋靱帯

**膝蓋靱帯**(Patellar ligament)は，基本的に大腿四頭筋の腱が膝蓋骨の下方まで続いたものである（図6.78）．この靱帯は，上方では膝蓋骨の縁と尖に，下方では脛骨粗面に付着する．

## 側副靱帯

側副靱帯は関節の両側に1本ずつあり，膝における蝶番運動を安定させる（図6.79）．

索状の**外側側副靱帯**(Fibular collateral ligament)の上端は，大腿骨外側上顆で膝窩筋の腱が付着する溝のすぐ上方に付着する．下端は，腓骨頭外側面にある陥凹部に付着する．この靱帯は滑液包によって関節の線維膜から隔てられる．

広くて平らな**内側側副靱帯**(Tibial collateral ligament)は，その多くが深層の線維膜に付着する．上方は大腿骨内側上顆の内転筋結節のすぐ下方に付着する．そして前方に下行し，縫工筋の腱，薄筋の腱，半腱様筋の腱の停止部より上方かつ後方で脛骨の内側縁と内側面に付着する．

## 十字靱帯

2つの十字靱帯は，膝の顆間領域にあって，大腿骨と脛骨を連結する（図6.79D，6.80）．これら2つの靱帯は大腿骨と脛骨への付着部の間で，互いに交差するため，"十字靱帯"（"*cruciate*"は十字を表すラテン語）とよばれる．

- **前十字靱帯**(Anterior cruciate ligament：ACL)…脛骨の顆間領域の前部にある小面から後上方に向かい，大腿骨の顆

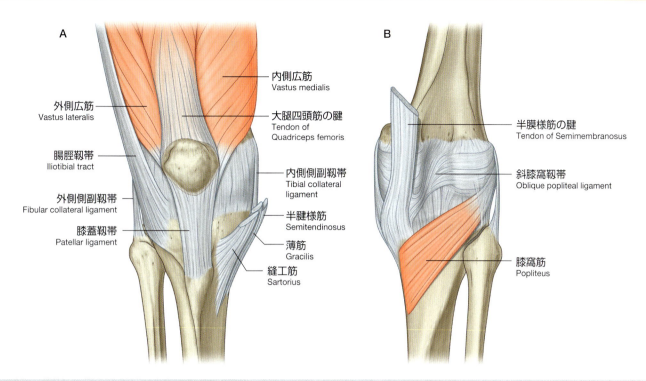

図6.78 膝関節包の線維膜
A：前面. B：後面.

間窩外側壁の後方にある小面に付着する.
- 後十字靱帯（Posterior cruciate ligament：PCL）…脛骨の顆間領域の後面から前上方に向かい，大腿骨の顆間窩の内側壁に付着する.

顆間領域を通るとき，前十字靱帯と後十字靱帯が交差するが，前者は後者の外側にある.

前十字靱帯は，大腿骨に対して脛骨が前方に偏位するのを防ぎ，後十字靱帯は後方への偏位を抑制する（図6.80）.

## 固定機構

人が立つとき，膝関節が定位置に固定されることによって，立位を維持するために必要な筋の作業量を少なくする（図6.81）.

固定機構の構成要素の一つは，脛骨と関節をつくる大腿骨の面の形状と面積の変化による.
- 屈曲位…脛骨と接する面が，大腿骨の内側顆と外側顆の後面にある弯曲した丸い領域となる.
- 伸展位…脛骨と接する面が，内側顆と外側顆の下面にある広くて平坦な領域となる.

したがって，関節面は伸展位でより広くなり，より安定する.

固定機構に関与するもう一つの要素は，伸展時に脛骨に対して大腿骨が内旋することである．内旋と完全な伸展によって，関連するすべての靱帯が強く緊張する.

立位のときに膝の伸展位を保つ，もう一つの要因は，膝関節の前方を通過する重心線に身体の重心がのることである.

膝窩筋は，脛骨に対して大腿骨を外旋することによって，膝のロック（固定）をはずす.

## 動脈と神経

膝関節には，大腿からは主に大腿動脈，膝窩動脈，外側大腿回旋動脈からの下行枝および膝枝が，下腿からは腓骨回旋枝と前脛骨反回動脈の反回枝が分布する．これらの動脈は，関節の周辺で吻合して血管網を形成する（図6.82）.

膝関節には閉鎖神経，大腿神経，脛骨神経，総腓骨神経からの枝が分布する.

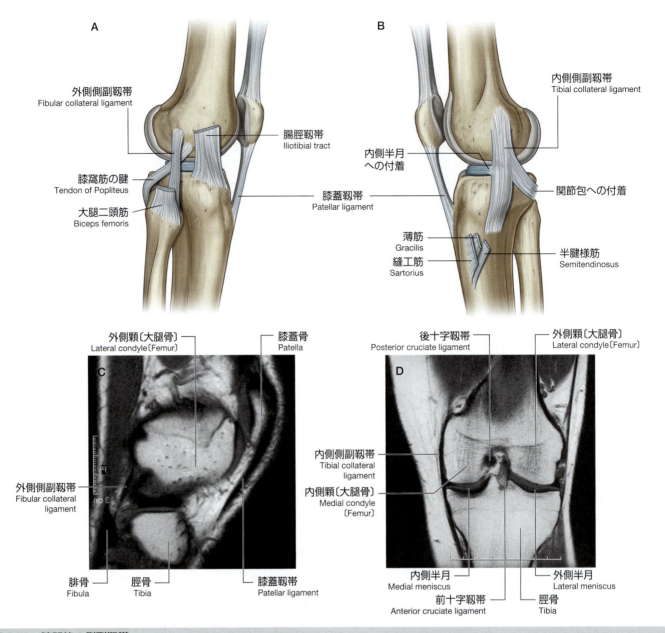

図6.79 膝関節の側副靱帯
**A**：外側面．**B**：内側面．**C**：T1強調MR矢状断画像．膝蓋靱帯と外側側副靱帯を示す正常な膝関節．**D**：T1強調MR前頭断画像．内側側副靱帯，内側半月と外側半月，前十字靱帯と後十字靱帯を示す正常な膝関節．

局所解剖・大腿　461

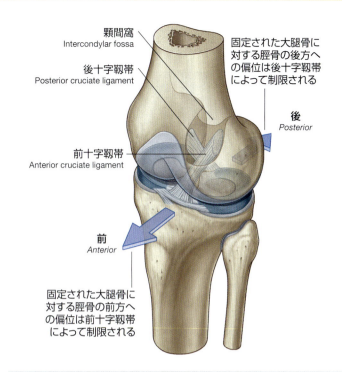

図 6.80　膝関節の十字靱帯（上外側面）

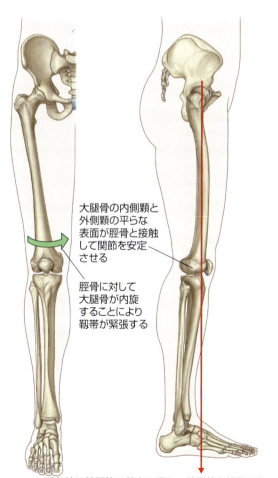

図 6.81　膝の固定機構

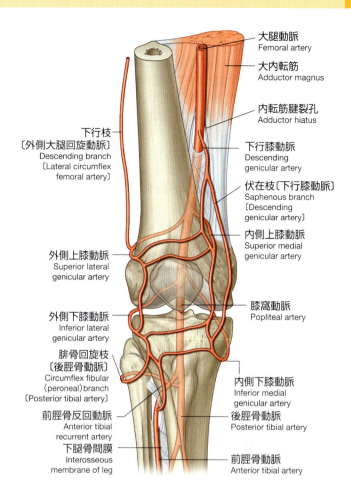

図 6.82　膝周囲の動脈吻合（前面）

### 臨床的事項 6.15　膝の側副靱帯の損傷

膝関節の側副靱帯は，膝関節を安定させ，横方向の膝の動きを制御し，過度の動きから膝を保護する役割をもつ．

外側側副靱帯の損傷は，膝の内側に過度の外向きの力（内反力）が加えられたときに起こる．一方，内側側副靱帯の損傷は，膝の外側に過度の内向きの力（外反力）が加えられたときに起こる．外側側副靱帯の損傷は，内側側副靱帯の損傷よりも一般的ではない．内側側副靱帯の損傷は，内側半月と前十字靱帯の断裂を伴う"**不幸の3徴候**(Unhappy triad)"とよばれるものの一部である可能性がある．

膝関節の側副靱帯に対する損傷の程度は，靱帯がわずかにのびるがそれでも膝関節を安定させることができるという小さな捻挫から，靱帯の線維のすべてが断裂して膝関節の安定化機能を失う全層断裂まである．

## 臨床的事項 6.16　十字靭帯の損傷

前十字靭帯（ACL）は，非接触型のスポーツのとき，移動方向の急激な変化（切返しや旋回）をするときに最も頻繁に損傷する（図 6.83）．また，接触型のスポーツでも，突然の捻転，過伸展，および直接衝突による外反力等が，ACL に損傷をもたらすことがある．損傷は通常，靭帯の中央部に影響が及び，靭帯の線維の完全または部分的な断裂，靭帯の向きや外形の異常が起こる．ACL の急な断裂では，突然のクリック音または断裂音が聞こえ，膝が急速に腫脹する．臨床的に損傷を評価するために，いくつかの検査が用いられる．通常，診断は MRI 検査によって行われる．全層性の ACL 断裂は膝関節の不安定性を引き起こす．治療は患者の要求する活動レベルに依存する．活動レベルの要求の高い人では，靭帯の外科的再建が必要である．活動レベルの要求が低い人は，膝装具と理学療法が選択されるが，膝の内部損傷は，長期的には変形性関節症の早期の発症につながる．

後十字靭帯（PCL）の断裂にはかなりの力が必要なので，単独で起こることはめったにない．膝の過伸展のときや，自動車事故で膝を曲げた状態でダッシュボードにぶつけたとき等に起こる．典型的には，損傷の結果，診察で脛骨の後方への偏位（いわゆる**脛骨後方落ち込み徴候**（Tibial posterior sag sign））がみられる．患者は，膝の痛みや腫れ，体重を支えられないこと，姿勢が不安定であること等を訴える．診断は MRI 検査で確定される．ACL 損傷のように，治療は傷害の程度（捻挫，部分的な厚さ，全層厚）と活動レベルの要求に依存する．

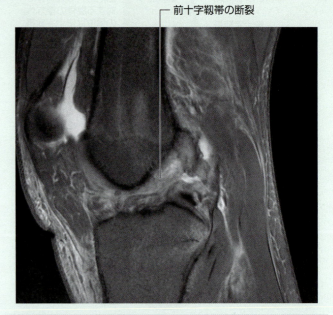

図 6.83　前十字靭帯の断裂
MR 矢状断画像．

## 臨床的事項 6.17　変形性関節疾患／骨関節炎

**変形性関節疾患**（Degenerative joint disease）は，多くの関節で起こりうる．関節の変性は，正常な関節軟骨に異常な力が加わって生じることもあれば，通常の力が異常な関節軟骨に加わって起こることもある．

通常，変形性関節疾患は滑膜性の関節に起こり，その過程は骨関節炎とよばれる．骨関節炎が起こった関節では，通常，軟骨と骨組織が障害され，滑膜の変化は限られる．典型的な所見としては，関節腔の減少，象牙質形成（関節硬化症），骨棘症（小さな骨の増殖性変化），骨性嚢胞形成等がある．疾患が進行すると関節の適合異常が起こる可能性があり，その場合には運動が高度に制限され，強い疼痛が起こることもある．

骨関節炎が最も起こりやすい部位としては，手と手根の小さな関節があり，下肢では股関節と膝関節が典型的に罹患し，足根中足関節や中足趾節関節にも同様の変化が起こることがある．

変形性関節疾患の病因は不明であるが，遺伝的素因，加齢（男性は女性よりも若年で罹患する傾向がある），過剰または過少な関節の使用，栄養や代謝の異常等と一定の関連がある．その他の因子としては，関節の外傷と既存の関節の疾患や変形等がある．

骨関節炎の組織学的所見は，軟骨と軟骨下の骨における変形性変化である．さらに関節の損傷が進むと，これらの変化を悪化させ，関節への異常なストレスをさらに増大させる．疾患が進行するにつれて，起床時と 1 日の活動の終了時に増悪するような，典型的な疼痛所見がみられる．一般に，極端な運動や慣れない動作によって症状が悪化する．動きにくさや可動範囲の制限が起こることがある．

初期治療としては，疼痛を予防するために，生活様式を変えさせたり，簡単な鎮痛薬を投与する．症状が進行すれば，関節置換（人工関節）が必要になることもある．しかし，関節置換は変形性関節症の万能薬であるかのように思われるが，感染や短期的・長期的な不具合等の危険，合併症が起こる可能性がある．

## 局所解剖 ● 大腿　463

### 臨床的事項 6.18　膝関節の検査

どのような検査を行う場合でも，事前に患者の訴えについて正確に把握することが重要である．既往歴には，主訴，徴候，症状，患者の生活習慣（活動水準）を示す情報が含まれていなければならない．こうした既往歴は，損傷の種類と臨床検査で得られる可能性の高い知見についての重要な手がかりを与える．例えば，患者が膝の内側面周辺を蹴られた場合には，内側側副靱帯に外反変形を起こすような損傷が疑われるかもしれない．

検査は，立位，歩行中，ベッド上での評価を行い，患側と健側を比較しなければならない．

膝関節を調べる診察と検査の技法には，以下のものを含め，多くのものがある．

#### ■前部の不安定性に関する検査

- **Lachman テスト**（Lachman's test）…患者はベッド上に仰臥位になり，検者は一方の手を大腿骨の遠位部に，他方の手を脛骨近位部周辺に置き，膝をもち上げて 20 度屈曲させる．患者の踵をベッドにつける．検者の母指は，脛骨粗面の上に置かなければならない．脛骨に置いた手で，少し前方に向けた力を加える．大腿骨に対する脛骨の前方への移動が急に止まる場合には Firm endpoint という．急に止まらなければ Soft endpoint といい，前十字靱帯の断裂が疑われる．

- **前方引き出しテスト**（Anterior drawer test）…患者の脛骨の近位頭を大腿骨に対して前方へ引っ張ることができる場合を "陽性" とする．患者はベッドの上で仰臥位をとる．膝を 90 度屈曲し，踵と足の裏はベッドにつける．検者は中間位に置かれた患者の足の上にそっと座る．示指で，ハムストリング筋が弛緩していることを確認しながら，他の手指で脛骨の上端をつかみ，脛骨を押す．もし脛骨が前方に動けば，前十字靱帯が断裂している．内側半月あるいは半月脛靱帯等の周辺構造も同時に損傷していなければ，この徴候は誘発されない．

- **ピボットシフトテスト**（Pivot shift test）…この試験には多くの変法がある．患者の足を，検者の身体と肘の間で挟んで固定する．検者は，一方の手を脛骨の下に平らに置き，膝を伸展位にして脛骨を前方に押し出す．他方の手を患者の大腿に置いて，大腿を後方に押す．検者の肘を支点にして，わずかに下肢を外転させ，膝を外反させる．検者は，脛骨の前方変

位と外反位の状態を維持しながら，患者の膝の屈曲を始める．約 20 〜 30 度で，外側の脛骨プラトー（脛骨高原）が減少し，軸回転（Pivot shift）が起こる．このテストは，膝関節の後外側角と前十字靱帯の損傷を示す．

#### ■後部の不安定性に関する検査

- **後方引き出しテスト**（Posterior drawer test）…患者の脛骨の近位頭を大腿骨に対して後方に押し出すことができる場合を，"陽性" とする．患者は仰臥位になり，足を中間位にして膝を約 90 度屈曲する．検者は，患者の足の上に静かに座り，両手の母指を脛骨粗面に置き，脛骨を後方に押す．脛骨プラトー（脛骨高原）が後方へ動けば，後十字靱帯が断裂している．

#### ■膝のその他の構造の評価

- 内側側副靱帯の評価…膝に外反方向の力を加えることによって行うことができる．
- 膝の外側および後外側にある構造の評価…より複雑な臨床検査が必要である．

膝は，以下の点についても評価する．

- 関節面の圧痛．
- 膝蓋骨と大腿骨の運動と不安定性．
- 滲出物の存在．
- 筋の損傷．
- 膝窩にできる腫瘤．

#### ■さらに行う検査

臨床検査を行った後に，さらに行う検査としては，通常，**単純 X 線撮影**（Plain radiography）があり，**磁気共鳴画像法**（Magnetic resonance imaging：MRI）を行う場合もある．それによって放射線科医は，半月，十字靱帯，側副靱帯，骨および軟骨の表面，軟部組織の状態を評価できる．

**関節鏡検査**（Arthroscopy）を行って，関節内部構造の損傷部を治療したり，切除することがある．関節鏡は小さなカメラで，膝関節の前外側面か前内側面から膝関節に入れる．関節腔を生理食塩液で満たし，関節鏡を膝関節周辺で操作して十字靱帯，半月や軟骨の表面を調べる．

### 臨床的事項 6.19　膝の前外側靱帯

膝の外側側副靱帯の近位側の付着に関連した靱帯が記載されている．これは膝の**前外側靱帯（Anterolateral ligament：ALL）**で，大腿骨の外側上顆から脛骨の近位端の前外側領域へ走る．脛骨の内旋を制御するとされる(J Anat 2013; 223: 321-328).

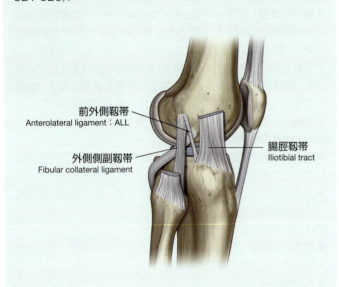

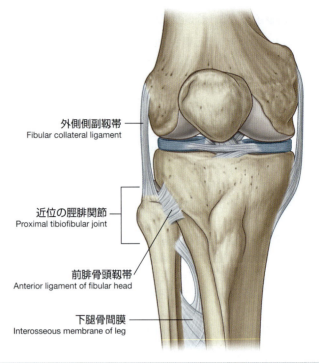

図 6.84　脛腓関節

## ▶ 脛腓関節

脛腓関節（Tibiofibular joint）は，小さな滑膜性の関節であるが，ほとんど可動性がない（**図 6.84**）．脛骨の外側顆の下面および腓骨頭の上内側面にある関節面は，平らで円形である．関節包は前腓骨頭靱帯と後腓骨頭靱帯によって補強される．

## ▶ 膝窩

膝窩（Popliteal fossa）は，大腿と下腿の間にある重要な領域で，多くの構造が通過する主要な経路である．

膝窩は，膝関節の後方にある菱形の空間で，大腿と下腿の後区画の筋の間に形成される（**図 6.85A**）．

- 菱形の上半部の辺縁…内側は半腱様筋と半膜様筋の遠位端によって，外側は大腿二頭筋の遠位端によって形成される．
- 菱形の下半部の辺縁…菱形の下半部は上半部より小さい．内側は腓腹筋の内側頭によって，外側は腓腹筋の外側頭と足底筋によって形成される．
- 膝窩の床…膝関節の関節包と，大腿骨および脛骨の表面，ならびに膝窩筋によって形成される．
- 膝窩の天井（後壁）…深筋膜によって形成され，上方は大腿筋膜，下方は下腿筋膜に連続する．

### 膝窩の内容

膝窩には，主として膝窩動脈，膝窩静脈，脛骨神経，総腓骨神経が含まれる（**図 6.85B**）．

#### 脛骨神経と総腓骨神経

脛骨神経と総腓骨神経は，膝窩の近位で坐骨神経の2つの主要な枝として起始する．これらは膝窩にある神経・血管の中で最も浅層にあり，大腿二頭筋の辺縁の下から膝窩に入る．

- 脛骨神経…膝窩を垂直に下行し，足底筋の深層に入り，下腿の後区画に入る．
- 総腓骨神経…膝窩の下外側縁上を大腿二頭筋の腱に沿うように出て，下腿の外側面にのびて腓骨頸を回り，下腿の外側区画に入る．

#### 膝窩動・静脈

膝窩動脈（Popliteal artery）は，大腿の前区画にある大腿動脈の続きで，大腿動脈が大内転筋の内転筋腱裂孔を後方へ通り抜けたところから始まる．

膝窩動脈は，膝窩の上内側面の半膜様筋の下方に現れる．脛骨神経とともに膝窩を斜めに下行して下腿の後区画に入り，下腿の正中のすぐ外側で，前脛骨動脈と後脛骨動脈に分かれる．

膝窩動脈は，膝窩にある神経・血管の中で最も深層にあるため，触診するのが困難である．しかし正中付近で深い触診を行うことによって，脈拍を触知することができる．

膝窩で膝窩動脈が枝を出し，周囲の筋に分布する枝や，膝の

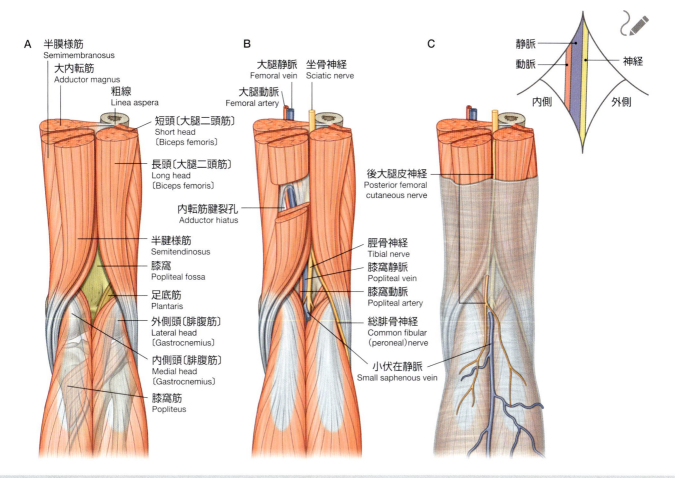

**図 6.85 膝窩**
A：境界．B：神経と血管．C：浅層の構造．

まわりの血管吻合に加わる一連の膝の動脈となる．

**膝窩静脈**（Popliteal vein）は，膝窩動脈の浅層にあり，これに伴行する．膝窩から上方に向かい，内転筋腱裂孔を通って大腿静脈になる．

## 膝窩の天井（後壁）

膝窩の天井は，浅筋膜と皮膚に覆われる（図6.85C）．浅筋膜内にある最も重要な構造は小伏在静脈である．この血管は，足の足背静脈弓の外側から下腿後部の浅筋膜の中を垂直に上行する．小伏在静脈は膝関節の後方まで上行し，膝窩の後壁を形成する深筋膜を貫通して，膝窩静脈に注ぐ．

後大腿皮神経も膝窩の後壁を通り抜ける．ハムストリング筋の浅層を下行し，膝窩の後壁を貫通して小伏在静脈に沿って下行し，下腿後面上半部の皮膚に分布する．

### 臨床的事項 6.20　膝窩動脈瘤

膝窩動脈が異常に拡張し，動脈瘤を形成することがある．動脈の直径が7mmを超えると動脈瘤とみなされる．**膝窩動脈瘤**（Popliteal artery aneurysm）は単独で発生することがあり，大腿動脈や胸大動脈，腹大動脈等の他の大きな血管の動脈瘤に関連して起こることが多い．したがって，膝窩動脈瘤が見出されたときには，他の場所にも動脈瘤がないか，全身の動脈についても調べる必要がある．

膝窩動脈瘤は血栓症を起こす傾向が高い一方，他の動脈瘤よりも破裂する可能性が低い．したがって，合併症は主に遠位の動脈の塞栓形成および下肢虚血に関連するものであり，最も重篤な場合には下肢切断につながる可能性がある．

二重ドップラー超音波検査は，膝窩動脈の動脈瘤の診断に最も有用な方法である．これは，動脈の異常な拡張を明らかにし，動脈瘤内の血栓の有無を確認し，滑膜嚢胞（Baker 嚢胞）等の膝窩の他の腫瘤と区別することができるからである．膝窩動脈瘤は，血栓塞栓症のリスクが高いため，通常外科的に処置される．

## 下腿

　下腿(Leg)は，膝関節と足関節の間にある部分をいう(図6.86)．

- 近位…大部分の主要な構造は，膝の後方である膝窩を通るか，またはその周辺を通って，大腿と下腿の間を行き来する．
- 遠位…下腿と足の間を通る構造は，主に足関節の後内側面にある足根管の中を通る．例外は，前脛骨動脈ならびに深腓骨神経と浅腓骨神経の終枝で，それらは距腿関節の前方を通って足に入る．

　下腿の骨格は，脛骨と腓骨の2本の骨が平行に配列して構成される．

　**腓骨**(Fibula)は，脛骨よりかなり細く，下腿の外側面にある．それは，上方で脛骨近位部の内側顆下面と関節をつくるが，膝関節の形成には関与しない．腓骨の遠位端は，線維性の関節によって固く脛骨に連結され，距腿関節の外果を形成する．

　**脛骨**(Tibia)は，下腿で体重を支える骨であるため，腓骨よりかなり太い．上方では膝関節の形成に加わり，下方では内果を形成し，距腿関節で足と関節をつくる関節面のほとんどをなす．

　下腿は，以下のものによって前(伸筋)，後(屈筋)，外側(腓骨節)区画(コンパートメント)に分けられる．

- 下腿骨間膜…脛骨と腓骨の辺縁どうしをほぼ全長にわたって連結する．
- 2つの筋間中隔…下肢をとり巻く深筋膜と腓骨の間に張る．
- 深筋膜…脛骨の前縁と内側縁の骨膜に付着する(図6.86)．

　下腿の前区画の筋は，足関節を背屈し，趾(足の指)を伸展して足の内がえしをする．後区画の筋は，足関節を底屈し，趾を屈曲して足の内がえしをする．外側区画の筋は，足の外がえしをする．主要な神経と血管は，それぞれの区画に分布するか，その区画を通り抜ける．

## ▶骨

### 脛骨体と遠位端

　脛骨体の横断面は，三角形で，前縁，骨間縁，後縁，内側面，外側面，後面をもつ(図6.87)．

- 前縁と内側面…皮下にあり，容易に触知できる．
- 外側縁…下腿骨間膜によって，腓骨の骨間縁と全長にわたって連結される．
- 後面…斜めの線(**ヒラメ筋線**(Soleal line))が走る．

　ヒラメ筋線は，外側から骨を横切って内側へ下行し，内側縁につながる．さらに，ヒラメ筋線の中間点から，垂直線が後面の上部を下行する．その線は，脛骨の下1/3で消える．

　脛骨体は上端と下端で拡大し，それぞれ膝関節と距腿関節で体重を支える．

　脛骨の遠位端は長方形の箱のような形をしており，内側には隆起がみられる(**内果**(Medial malleolus))(図6.87)．その"箱"の上部は脛骨体に続き，下面と内果は足根骨の1つ(距骨)と関節をつくって，距腿関節の大部分を形成する．

　箱のような脛骨遠位端の後面には，垂直に走る溝があり，下内側方へ続いて内果の後面へ至る．この溝には，後脛骨筋の腱が通る．

　脛骨遠位端の外側面には，深い三角形の切痕(**腓骨切痕**(Fibular notch))があり，そこに腓骨遠位端が下腿骨間膜の肥厚部によって固定される．

### 腓骨体と遠位端

　腓骨は，体重を支えることには関与しない．したがって，腓骨体は脛骨体よりかなり細い．また，両端を除き，腓骨は筋に囲まれる．

　脛骨と同様，腓骨体の横断面は三角形で，筋，筋間中隔，靱帯が付着する3つの縁と3つの面をもつ(図6.87)．骨間縁は脛骨の外側面に向き，下腿骨間膜によって脛骨と連結される．筋間中隔は前縁と後縁に付着する．筋は3つの面に付着する．

　狭い**内側面**(Medial surface)は下腿の前区画に，**外側面**(Lateral surface)は下腿の外側区画に，**後面**(Posterior surface)は下腿の後区画に面する．

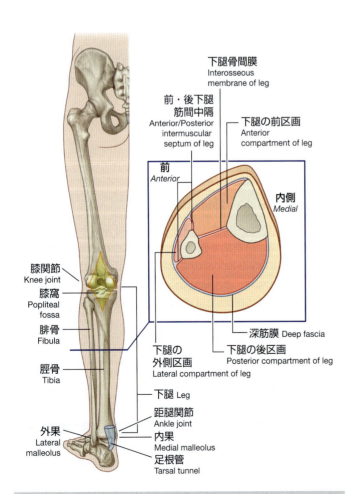

図6.86　下腿の後面(左下腿を通る横断面)

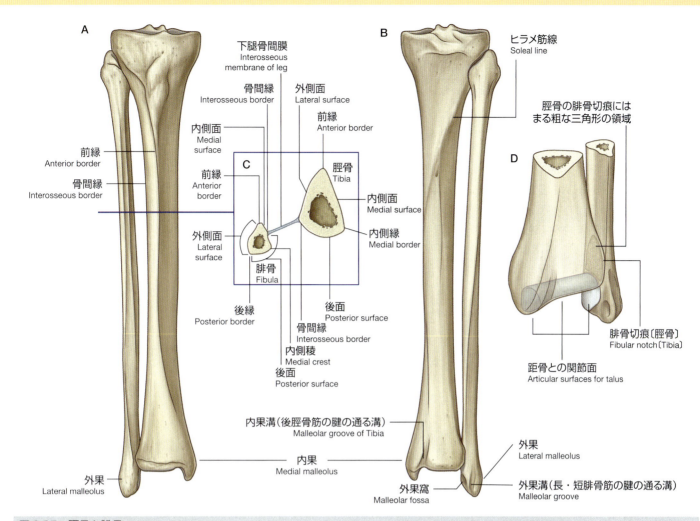

**図 6.87　脛骨と腓骨**
A：前面．B：後面．C：骨幹を通る横断面．D：遠位端の後内側面．

　後面には垂直な稜線(**内側稜**(Medial crest))があり，後面をそれぞれ異なる深層の屈筋が付着する2部に分ける．

　腓骨の遠位端は，トランプのスペード状の形に拡大して**外果**(Lateral malleolus)を形成する(図6.87)．

　外果の内側面には，距骨の外側面と関節をつくる小面があり，距腿関節の外側部を形成する．この関節面のすぐ上方に三角形の部分があり，脛骨遠位端の腓骨切痕にはまる．ここで，脛骨と腓骨は，下腿骨間膜の遠位端によって連結される．距骨との関節面の後下方に，距腿関節に関連する後距腓靱帯が付着するくぼみ(**外果窩**(Malleolar fossa))がある．

　外果の後面には，長腓骨筋の腱と短腓骨筋の腱が通る浅い溝がある．

## ▶関節

### 下腿骨間膜

　**下腿骨間膜**(Interosseous membrane of leg)は，頑丈な線維性結合組織の膜で，脛骨体と腓骨体の互いに向き合う骨間縁の間に張る(図6.88)．コラーゲン線維は脛骨の外側縁から腓骨の骨間縁へ斜めに下行するが，上部では脛骨から腓骨へ靱帯様の帯が上行する．

　下腿骨間膜には，最上部に1ヵ所と下部に1ヵ所，計2ヵ所の開口部があり，下腿の前区画と後区画の間を血管が通る．

　下腿骨間膜は，脛骨と腓骨を連結するだけでなく，筋が付着する表面積を増大させる．

　腓骨と脛骨の遠位端は，下腿骨間膜の下部によって連結されるが，骨間膜は脛骨遠位端の外側にある腓骨切痕とこれに対応する腓骨遠位端の内側の面の間にできる狭いスペースにまで至る．下腿骨間膜のこの終端部は，**前脛腓靱帯**(Anterior tibiofibular ligament)と**後脛腓靱帯**(Posterior tibiofibular ligament)によって補強される．このように脛骨と腓骨の遠位端をしっかりと連結させることは，距腿関節で足と関節をつくるための骨格の枠組の形成に必要である．

## 下腿の後区画（屈筋区画）

### 筋

　下腿の後区画（屈筋区画）の筋は、浅層と深層の2つのグループに分けられ、深筋膜の層によって隔てられる。これらの筋は主に足の底屈と内がえし、ならびに趾の屈曲をする。ここにあるすべての筋は、脛骨神経に支配される。

### 浅層の筋

　下腿の後区画浅層の筋は、腓腹筋、足底筋、ヒラメ筋の3つの筋からなり（表6.6）、すべて踵骨に停止して、距腿関節で足を底屈する（図6.89）。1つのユニットとして働くこれらの筋は、大きくて強力であり、歩行中に立ち足から前方へ身体を移動させ、立位ではつま先立ちを可能にする。これらの筋のうちの2つ（腓腹筋と足底筋）は、大腿骨の遠位端から起始するので、膝を屈曲することもできる。

#### 腓腹筋

　腓腹筋（Gastrocnemius）は、後区画の筋のうちで最も浅層にあり、下腿で最大の筋の一つである（図6.89）。それは内側と外側の2頭から起始する。

- **内側頭**（Medial head）…大腿骨の遠位部の後面にある内転筋結節のすぐ後方で、内側顆の関節面の上方にある細長い粗面から起始する。
- **外側頭**（Lateral head）…大腿骨の外側顆の上後方の外側面で、外側顆上線とつながる部位にある小面から起始する。

　膝において、腓腹筋の2つの筋頭が互いに向かい合う辺縁は、膝窩下部の外側縁と内側縁を形成する。

　下腿の上部で、腓腹筋の2つの筋頭は合流して1つの細長い筋腹を形成し、**ふくらはぎ**（Calf）として認められる軟部組織の膨らみの大部分を形成する。

　下腿の下部で、腓腹筋の筋線維は、より深層にあるヒラメ筋の筋線維とともに**踵骨腱**（Achilles 腱）（Calcaneal tendon：Achilles tendon）を形成し、足の踵骨に付着する。

　腓腹筋は距腿関節で足を底屈し、膝関節で下腿を屈曲する。この筋は脛骨神経に支配される。

#### 足底筋

　足底筋（Plantaris）には、近位の小さな筋腹と細長い腱があり、下腿を下行して踵骨腱に合流する（図6.89）。この筋は、上方では、大腿骨の外側顆上稜の下部、および膝関節に付随する斜膝窩靱帯から起始する。

　足底筋の紡錘状の短い筋腹は、腓腹筋の外側頭の深層を内側方向に下行して細い腱を形成し、腓腹筋とヒラメ筋の間を通って、最後に踵骨への付着部の近くで踵骨腱の内側面に合流する。

　足底筋は、距腿関節における足の底屈と膝関節における下腿の屈曲に関与する。足底筋は、脛骨神経に支配される。

#### ヒラメ筋

　ヒラメ筋（Soleus）は、腓腹筋の深層にある大きくて平たい筋である（図6.89）。腓骨と脛骨の近位端、ならびに腓骨と脛骨の起始部の間にわたる腱様の靱帯に付着する。

- **腓骨の近位端**…ヒラメ筋は腓骨頭の後面、腓骨頸と腓骨体の上部の後面から起始する。
- **脛骨**…**ヒラメ筋線**（Soleal line）とその近くの脛骨の内側縁

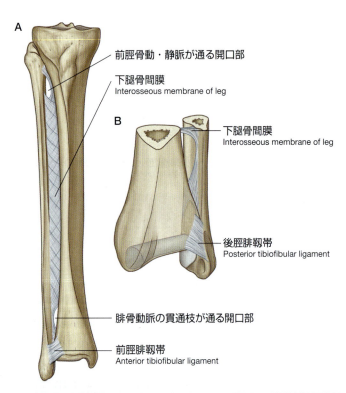

**図6.88　下腿骨間膜**
A：前面．B：後外側面．

**表6.6　下腿の後区画浅層の筋（神経支配の太字は、筋を支配する主要な脊髄分節を示す）**

| 筋 | 起始 | 停止 | 神経支配 | 作用 |
|---|---|---|---|---|
| 腓腹筋 | 内側頭…大腿骨遠位部の後面で内側顆の直上<br>外側頭…大腿骨外側顆の上後外側面 | 踵骨腱（アキレス腱）を介し、踵骨の後面 | 脛骨神経〔**S1**・**2**〕 | 足関節における底屈と膝関節における屈曲 |
| 足底筋 | 大腿骨の外側顆上線の下部と膝の斜膝窩靱帯 | 踵骨腱（アキレス腱）を介し、踵骨の後面 | 脛骨神経〔**S1**・**2**〕 | 足関節における底屈と膝関節における屈曲 |
| ヒラメ筋 | ヒラメ筋線と脛骨内側縁．腓骨頭の後面と腓骨頸および腓骨体近位部の表面<br>脛骨と腓骨の起始部の間の腱弓 | 踵骨腱（アキレス腱）を介し、踵骨の後面 | 脛骨神経〔**S1**・**2**〕 | 足関節における底屈 |

局所解剖 • 下腿　469

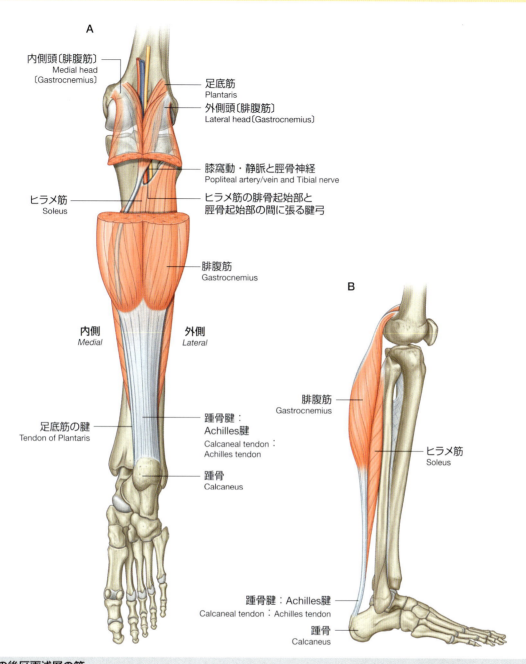

**図 6.89　下腿の後区画浅層の筋**
A：後面．B：内側面．

から起始する．
- 脛骨と腓骨の起始部の間に張る靱帯…膝窩動・静脈と脛骨神経が膝窩から下腿の後区画深層に入るところを，弓状に覆う．この弓状の靱帯を**ヒラメ筋腱弓**（Tendinous arch of soleus）とよぶ．

下腿の下部で，細くなって踵骨腱に合流し，踵骨に付着する．ヒラメ筋は，腓腹筋および足底筋とともに距腿関節で足を底屈する．ヒラメ筋は，脛骨神経に支配される．

### 臨床的事項 6.21　踵骨（Achilles）腱の断裂

踵骨（Achilles）腱の断裂は，多くの場合，突然または直達外傷に関連して起こる．この傷害は，しばしば健常の腱に起こる．また，腱断裂が起こりうる特定の条件がある．腱障害（酷使したり，加齢に伴う変性による）や，踵骨腱に対する注射薬および特定の抗生物質（キノロン類）の使用等である．踵骨腱の断裂の診断は比較的簡単である．患者は，典型的には"蹴られた"または足根（あしくび）の後ろを"撃たれた"というような症状を訴える．診察においては，多くの場合，腱の中に間隙がみられる．

## 470 第6章 下肢

### 深層の筋

下腿の後区画深層には、膝窩筋、長母趾屈筋、長趾屈筋、後脛骨筋の4つの筋がある（図6.90、表6.7）。膝窩筋が膝に作用するのに対し、その他の3つの筋は主に足に作用する。

### 膝窩筋

膝窩筋（Popliteus）は、下腿の後区画深層の筋の中で最も小さく最も上方にあり、膝が屈曲を始めるときに、伸展している膝の固定をはずすという作用がある。平らな三角形の筋で、膝窩の床の一部を形成し（図6.90）、脛骨後面のヒラメ筋線の上にある三角形の領域に付着する。

膝窩筋は、膝の下面を横切って外側方に上行して腱となり、膝の関節包の線維膜を貫通する。腱は関節のまわりをさらに外側方に上がり、外側半月と線維膜の間を通る。さらに、大腿骨外側顆の下外側面の溝を通って、その溝の前端にある陥凹に付着する。

立位時に膝窩筋が収縮すると、固定された脛骨の上で大腿骨が外旋し、膝関節を固定状態から解放する。膝窩筋は脛骨神経に支配される。

### 長母趾屈筋

長母趾屈筋（Flexor hallucis longus）は、下腿の後区画の外側面から起始し、母趾の足底面に停止する（図6.90）。この筋は、主に腓骨後面の下2/3と近くにある下腿骨間膜から起始する。

長母趾屈筋の筋線維は、下方で収束して大きな索状の腱を形成し、脛骨遠位端の後方を通ってから距骨後面にある明瞭な溝に入り込む。腱は、まず距骨の下で、踵骨から内側に突出する骨の棚（載距突起）の下で前方に曲がり、さらに前方に進んで足底を通り、母趾の末節骨の下面に停止する。

長母趾屈筋は、母趾を屈曲する。この筋は、特に母趾が地面から離れる足の最後の部分となる、つま先立ちの段階のときに働く。この筋はまた、距腿関節で足を底屈する。長母趾屈筋は、脛骨神経に支配される。

### 長趾屈筋

長趾屈筋（Flexor digitorum longus）は、下腿の後区画の内側から起始し、足の外側4本の趾に停止する（図6.90）。この筋は、主に脛骨後面の内側でヒラメ筋線の下から起始する。

下腿を下行して腱を形成し、距腿関節の近くで後脛骨筋の腱の後方でそれと交差する。腱は、内果後面にある浅い溝の下方を通ってから、前方へ方向を変えて足底に入る。長母趾屈筋の腱の下方でこれと交差し、足のより外側に達すると4本の腱に分かれて、第2〜5末節骨底の足底面に停止する。

長趾屈筋は、外側4本の足趾を屈曲する。歩行中に地面を把持し、歩行の立脚相の終わりに前方へ身体を進めるのに働く。長趾屈筋は、脛骨神経に支配される。

### 後脛骨筋

後脛骨筋（Tibialis posterior）は、下腿骨間膜とその近くの脛骨と腓骨の後面から起始する（図6.90）。長趾屈筋と長母趾屈筋の間にあり、これらの筋に覆われる。

距腿関節の近くで、後脛骨筋の腱は浅層の長趾屈筋の腱と交差し、内果後面の溝ではこの腱の内側に位置する。腱は内果の下で前方に曲がり、足の内側面に入る。足の内側縁に沿って走り、内側足根骨の足底面、主に舟状骨の粗面およびそれに近い内側楔状骨の部位に付着する。

後脛骨筋は、足の内がえし、底屈、ならびに歩行中に内側縦足弓の支持をする。後脛骨筋は、脛骨神経に支配される。

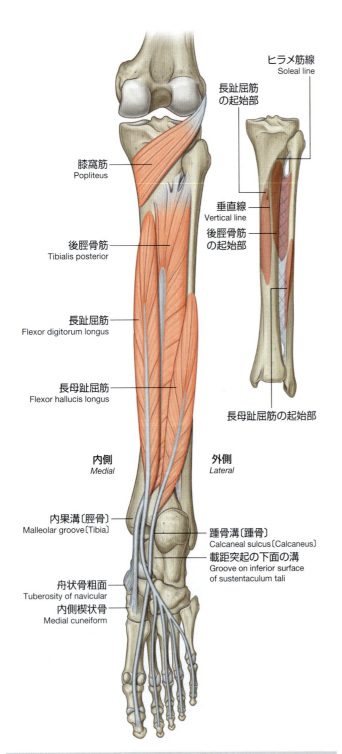

図6.90　下腿の後区画深層の筋

## 表6.7　下腿の後区画深層の筋（神経支配の太字は，筋を支配する主要な脊髄分節を示す）

| 筋 | 起始 | 停止 | 神経支配 | 作用 |
|---|---|---|---|---|
| 膝窩筋 | 大腿骨の外側顆 | 脛骨近位部の後面 | 脛骨神経〔L4～S1〕 | 膝関節における固定（大腿骨に対する脛骨の外旋に抵抗）<br>膝関節における固定の解除（固定した脛骨に対する大腿骨の外旋） |
| 長母趾屈筋 | 腓骨後面と近くの下腿骨間膜 | 母趾末節骨の足底面 | 脛骨神経〔**S2**，**S3**〕 | 母趾の屈曲 |
| 長趾屈筋 | 脛骨後面の内側部 | 外側4本の趾の末節骨底の足底面 | 脛骨神経〔**S2**，**S3**〕 | 第2～5足趾の屈曲 |
| 後脛骨筋 | 下腿骨間膜の後面と隣接する脛骨と腓骨の領域 | 主に舟状骨粗面と隣接する内側楔状骨の部位 | 脛骨神経〔L4・5〕 | 足の内がえしと底屈<br>歩行中の内側縦足弓の支持 |

### 臨床的事項6.22　下腿の神経学的検査

下腿に影響を及ぼす最も多い原因には，末梢神経障害（特に糖尿病に伴うもの），腰部神経根の病変（椎間円板の病変と関係する），腓骨神経麻痺および痙性不全対麻痺がある.

■ 筋の萎縮…筋量の減少は神経支配の減弱や消失の可能性がある.

■ 筋群の力…股関節の屈曲は，第1・2腰神経（L1・2）に支配される大腿を引き上げる腸腰筋による. 膝関節の屈曲は，第5腰神経～第2仙骨神経（L5～S2）に支配されるハムストリング筋による. ハムストリング筋の評価は，検者が膝関節を伸展位に保つよう下腿に力を加えて，被検者に膝を曲げさせることによって評価できる. 膝関節の伸展は，第3・4腰神経（L3・4）に支配される大腿四頭筋による. 大腿四頭筋の評価は，検者が膝関節を屈曲させるよう下腿に力を加えた状態で，被検者に下腿を伸展位に保たせることでできる. 距腿関節の底屈は，第1・2仙骨神経（S1・2）に支配される筋群による. この筋群の評価は，検者が足関節を背屈するように足底表面に力を加えて，被検者に足を底屈させることによってできる. 足の関節の背屈は，第4・5腰神経（L4・5）に支配される筋群による. この筋群の評価は，検者が距腿関節を底屈するように足背に力を加えて，被検者に足を背屈させることによってできる.

■ 膝関節と距腿関節の反射…膝蓋骨を腱ハンマーで軽く叩く検査により，第3・4腰髄レベル（L3・4）の反射を評価できる. また，アキレス腱を軽く叩く検査により，第1・2仙髄レベル（S1・2）の反射を評価できる.

■ 腰髄と上部仙髄のレベルの一般感覚の入力…下肢の皮節（皮膚分節）において，触覚（軽く触れる），痛覚（**針刺しテスト**），振動覚を評価できる.

## 動脈

### 膝窩動脈

膝窩動脈（Popliteal artery）は，下腿と足に血液の供給を行う主要な血管であり，膝の後方で膝窩から下腿の後区画に入る（**図6.91**）.

膝窩動脈は，腓腹筋と膝窩筋の間を通って下腿の後区画に入る. さらに，下行して，ヒラメ筋の腓骨と脛骨の起始部の間に形成される腱弓の下を通過し，下腿の後区画の深部に入ると，ただちに前脛骨動脈と後脛骨動脈に分かれる.

2本の太い内側と外側の足底動脈は，腓腹筋，ヒラメ筋，足底筋に分布する膝窩動脈の枝である（**図6.91**）. さらに，膝窩動脈は，膝関節周囲の血管の側副血管網を出す（**図6.82** 参照）.

### 前脛骨動脈

前脛骨動脈（Anterior tibial artery）は，下腿骨間膜の上部の開口部を前方に向かって通過し，下腿の前区画に入ってそこに分布する. さらに，下方に続いて足の背面に及ぶ.

### 後脛骨動脈

後脛骨動脈（Posterior tibial artery）は，下腿の後区画と外側区画に分布して，足底まで続く（**図6.91**）.

後脛骨動脈は，下腿の後区画深部の後脛骨筋と長趾屈筋の浅面を下行する. そして，内果の後方で足根管を通って足底に入る.

下腿では，後脛骨動脈は，周囲の筋と骨に分布し，2本の主要な枝である腓骨回旋枝と腓骨動脈を出す.

■ **腓骨回旋枝**（Circumflex fibular（peroneal）branch）…ヒラメ筋の中を外側方に向かって通り，腓骨頸の周囲を回って膝をとり巻く動脈のネットワークと交通する（**図6.91**；**図6.82** 参照）.

■ **腓骨動脈**（Fibular（Peroneal）artery）…脛骨動脈と平行に走るが，腓骨後面にある後脛骨筋と長母趾屈筋の付着部を隔てる内側稜に近接しながら後区画の外側に沿って下行する.

腓骨動脈は，下腿の後区画で周辺の筋と骨に分布し，また筋間中隔を外側方向へ通過し，下腿の外側区画で腓骨筋へ枝を出す.

# 第6章　下肢

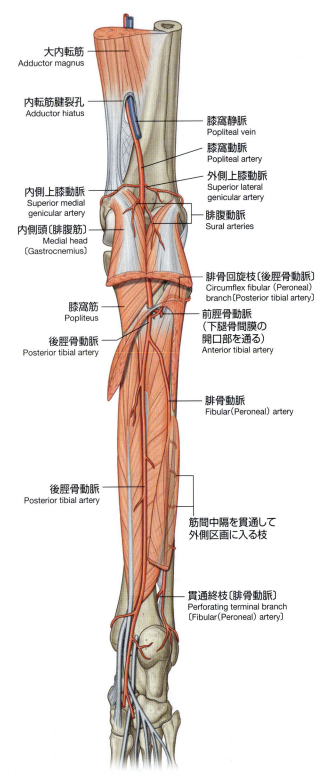

図 6.91　下腿の後区画の動脈

遠位部で下腿の腓骨動脈から起始する**貫通枝**(Perforating branch)は，下腿骨間膜の下位の開口部を前方に向かって通過して前脛骨動脈の枝と吻合する．

腓骨動脈は，脛骨と腓骨の下端結合部の後方を通って踵骨外側面上にある血管網に終わる．

## 静脈

一般に，後区画の深静脈は動脈に伴行する．

## 神経

### 脛骨神経

下腿の後区画に関係する神経は，坐骨神経の主要な枝である**脛骨神経**(Tibial nerve)で，膝窩から後区画へ下行する(図 6.92)．

脛骨神経は，ヒラメ筋の腓骨と脛骨の起始部の間に形成される腱弓の下を通過し，下腿の後区画深部の後脛骨筋の上を，後脛骨動脈・静脈とともに垂直に下行する．

さらに，脛骨神経は，足根(あしくび)で内果後部の足根管を通って，下腿の後区画から足に入り，固有の筋のほとんどと足部の皮膚に分布する．

脛骨神経は，下腿で以下の枝を出す．

- 運動枝…下腿の後区画のすべての筋を支配する枝．
- 感覚枝…**腓腹神経**(Sural nerve)と**内側踵骨神経**(Medial calcaneal nerve)．

後区画浅層の筋と，深層の筋のうちの膝窩筋を支配する脛骨神経の枝は，下腿上部の膝窩遠位領域の腓腹筋の2頭の間で起始する(図 6.93)．これらの枝は腓腹筋，足底筋，ヒラメ筋を支配し，膝窩筋の中にさらに深く入る．

後区画深層の筋への枝は，下腿上半部のヒラメ筋の深層で脛骨神経から起始し，後脛骨筋，長母趾屈筋，長趾屈筋を支配する．

### 腓腹神経

**腓腹神経**(Sural nerve)は，下腿上部の腓腹筋の2頭の間で起始する(図 6.92)．腓腹筋の筋腹の浅層を下行し，下腿の中央部で深筋膜を貫通して深部に入り，総腓骨神経の腓側(腓腹)交通枝と連絡する．さらに下腿を下行して，外果を回って足に入る[訳注：腓腹神経は，脛骨神経の枝である**内側腓腹皮神経**(Medial sural cutaneous nerve)と，下腿中央で総腓骨神経の枝である外側腓腹皮神経から出る腓側(腓腹)交通枝が合流して形成される]．

腓腹神経は，下腿の下後外側面，足の外側部と小趾の皮膚に分布する．

### 内側踵骨枝

**内側踵骨枝**(Medial calcaneal branches)は，しばしば複数あり，下腿下部の足関節の近くで脛骨神経から起始し，踵の内側面へ下行する．

内側踵骨枝は，踵の内側面と足底面の皮膚に分布する(図 6.92)．

局所解剖 • 下腿　473

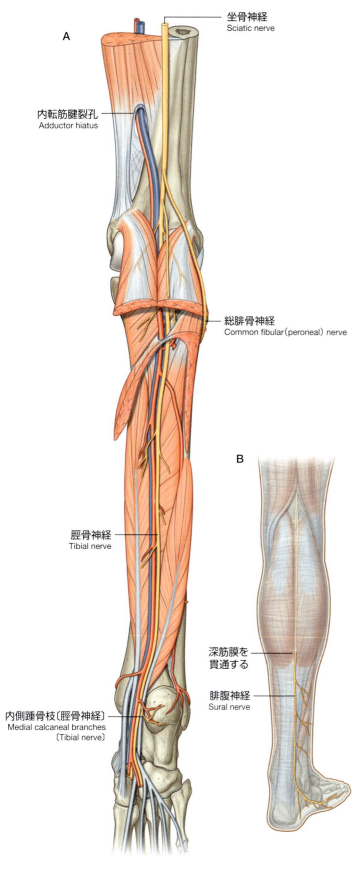

図 6.92　脛骨神経
A：後面．B：腓腹神経．

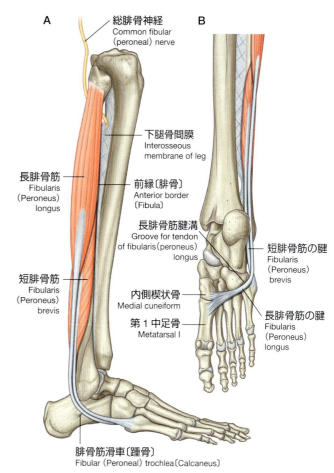

図 6.93　下腿の外側区画の筋
A：外側面．B：足関節で足を底屈した右足の下面．

## ▶下腿の外側区画（腓骨筋区画）

### 筋

　下腿の外側区画（腓骨筋区画）には，長腓骨筋と短腓骨筋の 2つの筋がある（図 6.93，表 6.8）．両筋とも足を外がえしさせる（足底を外方に向ける）．これらの筋は，総腓骨神経の枝である浅腓骨神経に支配される．

### 長腓骨筋

　長腓骨筋（Fibularis (Peroneus) longus）は，下腿の外側区画で起始するが，その腱は足の下方を横切り，足の内側の骨に停止する（図 6.93）．この筋は，腓骨の上部外側面と腓骨頭前面，およびその近くの下腿筋間中隔の一部から起始する．

　総腓骨神経は，長腓骨筋の腓骨頭と腓骨体への付着部の間の高さで腓骨頭を回って前方へ向かう．

　長腓骨筋は，遠位では下腿を下行して腱を形成する．その腱は次のように走る．

- 外果の後面にある浅い溝を通る．
- 前方に向かい，足の外側面に入る．
- 足の外側面を斜めに下行し，踵骨の結節である**腓骨筋滑車**

## 474 第6章 下肢

表6.8 下腿の外側区画の筋（神経支配の太字は，筋を支配する主要な脊髄分節を示す）

| 筋 | 起始 | 停止 | 神経支配 | 作用 |
|---|---|---|---|---|
| 長腓骨筋 | 腓骨上部の外側面，腓骨頭と下腿筋間中隔 | 内側楔状骨遠位端と第1中足骨底の外側下面 | 浅腓骨神経〔L5・**S1**，S2〕 | 足の外がえしと底屈 足弓の支持 |
| 短腓骨筋 | 腓骨体外側面の下位2/3 | 第5中足骨底の外側結節 | 浅腓骨神経〔L5・**S1**，S2〕 | 足の外がえし |

（Fibular(Peroneal) trochlea）の下で前方に曲がる．
- 立方骨の下面にある深い溝に入る．
- 足の下で曲がって足底を横切り，足の内側の骨の下面（第1中足骨底と内側楔状骨遠位端の外側）に停止する．

長腓骨筋は，足の外がえしをして底屈する．さらに，長腓骨筋，前脛骨筋，後脛骨筋はすべて，足の内側にある骨の下面に停止し，一緒に"あぶみ"のように働いて足弓を支持する．長腓骨筋は，主に縦足弓と横足弓を支持する．

長腓骨筋は，浅腓骨神経に支配される．

### 短腓骨筋

**短腓骨筋**（Fibularis(Peroneus) brevis）は，下腿で長腓骨筋の深層にあり，腓骨体外側面の下2/3から起始する（**図6.93**）．

短腓骨筋の腱は，長腓骨筋の腱とともに外果の後面を通ってから踵骨の外側面で前方に曲がり，第5中足骨（小趾と関連する中足骨）底の外側面にある粗面に停止する．

短腓骨筋は，足の外がえしを補助する．短腓骨筋は，浅腓骨神経に支配される．

### 動脈

下腿の外側区画を垂直に通り抜けるような主たる動脈はない．外側区画は，主に下腿の後区画にある腓骨動脈の枝が分布する（**図6.94**）．

### 静脈

深静脈は，一般に動脈に伴行する．

### 神経

#### 浅腓骨神経

下腿の外側区画に関連する神経は，**浅腓骨神経**（Superficial fibular(peroneal) nerve）である．この神経は総腓骨神経の2本の主要な枝のうちの1本として起始し，膝窩から下腿の外側区画に入る（**図6.94B**）．

総腓骨神経は，大腿の後区画または膝窩で坐骨神経から起始し（**図6.94A**），大腿二頭筋の腱の内側縁に沿って腓腹筋の外側頭を越えて腓骨に向かう．腓骨神経から2本の皮枝が起始し，下腿を下行する．

- **腓側（腓腹）交通枝**（Sural communicating branch）…脛骨神経の枝である腓腹神経に合流し，下腿下部の後外側面の皮膚に分布する［472頁の訳注参照］．

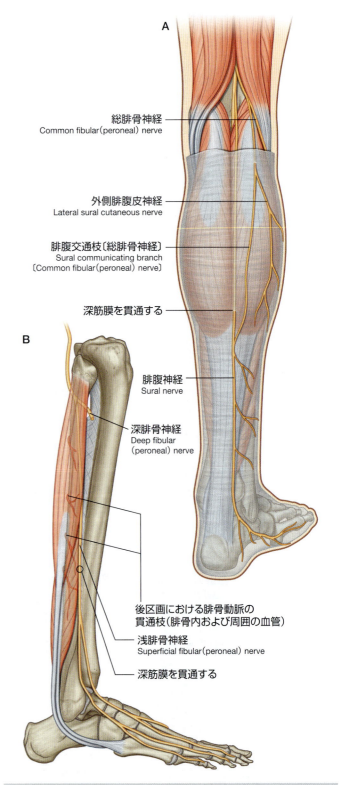

図6.94 総腓骨神経，下腿の外側区画の神経と動脈（右下腿）
A：後面． B：外側面．

局所解剖・下腿 475

- 外側腓腹皮神経（Lateral sural cutaneous nerve）…下腿上部外側面の皮膚に分布する．

総腓骨神経は，腓骨頭の周囲を回り，長腓骨筋の腓骨頭と腓骨体への付着部の間を通って外側区画に入る．ここで総腓骨神経は次の2本の終枝に分かれる．

- 浅腓骨神経．
- 深腓骨神経．

浅腓骨神経は，外側区画の長腓骨筋の深層を下行して，長腓骨筋と短腓骨筋を支配する（図6.93B）．その後，下腿の深筋膜を貫通して足に入り，内側枝と外側枝に分かれて，以下の部分を除く足背と趾に分布する．

- 母趾と第2趾の趾間領域…深腓骨神経が分布する．
- 小趾外側面…脛骨神経の枝である腓腹神経が分布する．

深腓骨神経は，筋間中隔を貫いて前内側方に向かい，下腿の前区画に入って，その筋を支配する．

## ▶ 下腿の前区画（伸筋区画）

### 筋

下腿の前区画（伸筋区画）には，前脛骨筋，長母趾伸筋，長趾伸筋，第3腓骨筋の4つの筋がある（図6.95，表6.9）．これらの筋は，全体として距腿関節で足の背屈，趾の伸展，ならびに足の内がえしをする．これらの筋はすべて，総腓骨神経の枝である深腓骨神経に支配される．

### 前脛骨筋

前脛骨筋（Tibialis anterior）は，下腿の前区画の筋の中で最も前方かつ内側にある（図6.95）．前脛骨筋は，主に脛骨体の外側面の上2/3とその周囲の下腿骨間膜の表面から起始する．また，深筋膜からも起始する．

前脛骨筋の筋線維は，下腿の下1/3で収束して腱を形成し，足の内側面へ下行する．ここで，足根骨の一つ（内側楔状骨）およびそれに近い第1中足骨の内側面と下面に停止する．

前脛骨筋は，距腿関節で足を背屈し，足根間関節で足の内がえしをする．歩行中に内側縦足弓を動的に支える．

前脛骨筋は，深腓骨神経に支配される．

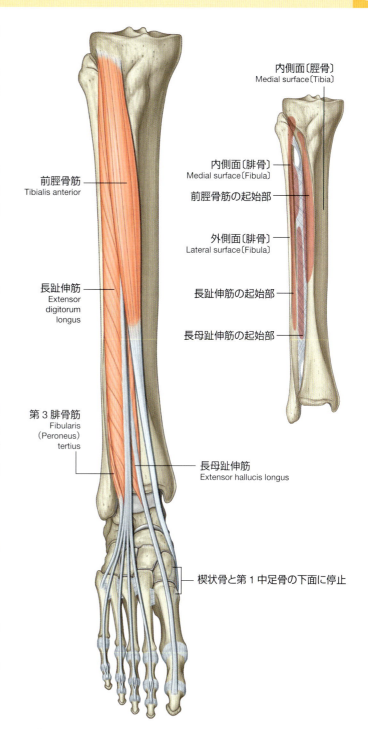

図6.95　下腿の前区画の筋（前下腿筋群）

表6.9　下腿の前区画の筋（神経支配の太字は，筋を支配する主要な脊髄分節を示す）

| 筋 | 起始 | 停止 | 神経支配 | 作用 |
|---|---|---|---|---|
| 前脛骨筋 | 脛骨の外側面と近傍の下腿骨間膜 | 内側楔状骨の内側面および下面と近傍の第1中足骨底 | 深腓骨神経（**L4**，**L5**） | 足関節における足の背屈 足の内がえし 内側縦足弓の動的な支持 |
| 長母趾伸筋 | 腓骨の内側面の中央部半分と近傍の下腿骨間膜の表面 | 母趾の末節骨底の上面 | 深腓骨神経（**L5**・S1） | 母趾の伸展と足の背屈 |
| 長趾伸筋 | 腓骨の内側面の近位側半分と脛骨外側顆の一部 | 趾の背面へ広がり，外側4本の趾の末節骨底と中節骨底 | 深腓骨神経（**L5**・S1） | 第2～5趾の伸展と足の背屈 |
| 第3腓骨筋 | 腓骨の内側面の遠位部 | 第5中足骨底の背内側面 | 深腓骨神経（**L5**・S1） | 足の背屈と外がえし |

## 長母趾伸筋

長母趾伸筋（Extensor hallucis longus）には，前脛骨筋が接し，部分的にその上に重なる（図6.95）．この筋は，腓骨内側面の中央部半分とその近くの下腿骨間膜から起始する．

長母趾伸筋の腱は，下腿の下半分で前脛骨筋と長趾伸筋の腱の間に現れ，足へ下行する．足背の内側面を前方に進んで母趾の先端近くに達し，末節骨底の上面に停止する．

長母趾伸筋は母趾を伸展する．距腿関節の前を越えるので，距腿関節で足を背屈する作用もある．下腿の前区画のすべての筋と同様，長母趾伸筋は，深腓骨神経に支配される．

## 長趾伸筋

長趾伸筋（Extensor digitorum longus）は，下腿の前区画の筋の中で最も後方かつ外側にある（図6.95）．主に，腓骨内側面の上半部で長母趾伸筋の起始部の上外側部と，上方の脛骨外側顆から起始する．前脛骨筋と同様に，深筋膜からも起始する．

長趾伸筋は，下行して腱を形成し，足背に至る．ここで，4本の腱に分かれて趾の背面へ広がった後，外側4本の趾の中節骨底と末節骨底の上面に停止する．

長趾伸筋は，趾を伸展して距腿関節で足を背屈し，深腓骨神経に支配される．

## 第3腓骨筋

第3腓骨筋（Fibularis（Peroneus）tertius）は，一般に長趾伸筋の一部と考えられる（図6.95）．第3腓骨筋は腓骨内側面で長趾伸筋起始部のすぐ下方から起始するが，通常これら2つの筋はつながっている．

第3腓骨筋の腱は，長趾伸筋の腱とともに下行して足に入る．足の背側部で外側に向かい，第5中足骨底の背内側面に停止する．

第3腓骨筋は，足関節の背屈，場合により外がえしを補助する．深腓骨神経に支配される．

## 動脈

### 前脛骨動脈

下腿の前区画に関連する動脈は，**前脛骨動脈**（Anterior tibial artery）である．この動脈は下腿の後区画で膝窩動脈から起始し，下腿骨間膜の開口部を通って前方へ向かい，下腿の前区画に入る．

前脛骨動脈は，前区画の中を下腿骨間膜に沿って下行する（図6.96）．下腿遠位部では，前脛骨筋と長母趾伸筋の腱の間に位置する．脛骨遠位端と距腿関節の前を通って下腿から離れ，足背動脈として足背に続く．

前脛骨動脈は，下腿近位部で前脛骨反回動脈を出し，膝関節周辺の血管吻合のネットワークと交通する．

走行中に近くの筋に多数の枝を出し，また，下腿の後区画から下腿骨間膜の下部を通って前方へ向かってくる腓骨動脈の貫通枝と吻合する．

遠位では，**前内果動脈**（Anterior medial malleolar artery）と前

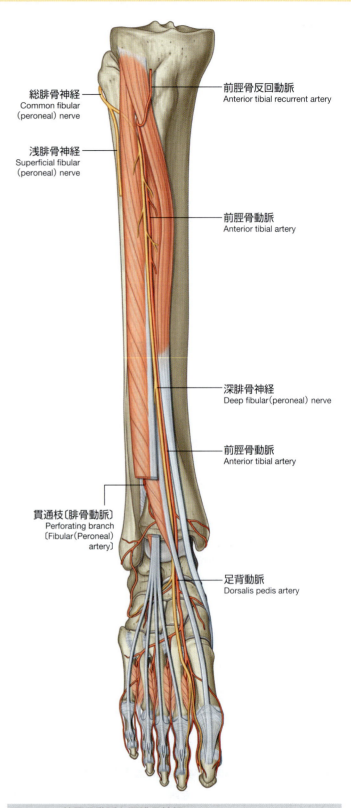

図6.96 前脛骨動脈と深腓骨神経

外果動脈(Anterior lateral malleolar artery)を出し，それぞれ脛骨と腓骨の遠位端の後方を回って後脛骨動脈と腓骨動脈からの血管と交通し，距腿関節のまわりに血管吻合のネットワークを形成する．

## 静脈

深静脈は，動脈に伴行し，動脈と同じ名前がつけられる．

## 神経

### 深腓骨神経

下腿の前区画に関連する神経は，**深腓骨神経**(Deep fibular (peroneal) nerve)である(**図6.96**)．この神経は総腓骨神経の2本の枝の1本として，下腿の外側区画で起始する．

深腓骨神経は，下腿の前区画と外側区画を隔てる筋間中隔を前内側方に貫通して，長趾伸筋の深層に入る．下腿骨間膜の前方に至り，そこで前脛骨動脈に伴行し，一緒に下行する．

深腓骨神経は，次のような神経である

- 下腿部…前脛骨筋，長母趾伸筋，長趾伸筋，第3腓骨筋からなる前区画のすべての筋を支配する．
- 足背部…短趾伸筋ならびに第1・2背側骨間筋を支配する．さらに母趾と第2趾の間の皮膚に分布する．

---

### 臨床的事項6.23　下垂足

**下垂足**(Footdrop)とは，足を背屈することができないことである．下垂足の患者は，特徴的なニワトリ歩行(鶏歩)をする．患者は，歩行時の遊脚相において，足を引きずらないように，患肢の膝を異常な高さまで上げる．遊脚相の終了時には，足を"地面を叩きつける"ように下ろす．また，歩行時の立脚相において健肢は多くの場合，特徴的なつま先歩きとなる．尖足の典型的な原因は，腓骨頸の骨折のときに起こるような，総腓骨神経の傷害である．他の原因には，椎間円板の突出による第5腰神経(L5)の神経根の圧迫，坐骨神経や腰仙骨神経叢の障害，脊髄や脳の病変等がある．

---

### 臨床的事項6.24　総腓骨神経傷害

総腓骨神経は，腓骨頸の外側面を通過するときに損傷しやすい．直接的な外傷(打撃または裂傷)の結果として，膝の傷害(膝関節脱臼)に続発して，または近位腓骨骨折の結果として起こることがある．時として，関節鏡検査や膝の手術中に医原性に神経の損傷が起きることがある．

総腓骨神経傷害の症状は，膝に長期的な圧が加わることによる神経の圧迫や神経障害につながるため，寝たきりの患者，特に意識レベルの低下した患者で観察されることがある．同様に，脚部にギプスまたは装具をあてることにより神経が圧迫され，腓骨筋群の麻痺の症状が現れることがある．

総腓骨神経損傷のときには，下垂足の他に，下腿の外側面および足の背部にわたる感覚喪失，ならびに腓骨筋および前脛骨筋の萎縮がみられる．

---

## 足

足(Foot)は，距腿関節よりも遠位の部分をいう．足はさらに足根(あしくび)，中足，趾(足の指)に分けられる．

5本の趾があり，内側の母趾(第1趾)とその外側にある4本の趾からなり，小趾(第5趾)が最も外側にある(**図6.97**)．

足には，上面(**足背**(Dorsum of foot))と下面(**足底**(Sole))がある(**図6.97**)．

趾の外転と内転は，第2趾の長軸を基準にして定義される．手では母指が他の手指に対して90度の角度で対向するのとは異なり，足の母趾は他の趾と同じ向きに配置される．足は地面と身体との接点であり，直立位において安定した土台となる．また，歩行時に身体を前方に進めるのも，足の働きである．

## ▶骨

足の骨には，3つのグループがある(**図6.97**)．

- 7個の**足根骨**(Tarsal bones)…足根(あしくび)の関節の骨格を形成する．
- 第1〜5**中足骨**(Metatarsals I-V)…足の中部の骨である
- **趾[節]骨**(Phalanges)…趾の骨である．それぞれの趾には3個の趾[節]骨がある．しかし，母趾は趾[節]骨が2個のみである．

## 足根骨

足根骨は，近位群と遠位群に分かれて並ぶが，足の内側部では2群の間にまたがる中間の骨が1個ある(**図6.98A**)．

### 近位の足根骨

近位群は，2個の大きな骨，すなわち距骨と踵骨により構成される．

- **距骨**(Talus)…足で最も上方にある骨で，踵骨の上にのってそれに支えられる(**図6.98B**)．距骨は上方で脛骨および腓骨との間に距腿関節を形成し，また前方に張り出して足の内側で舟状骨と関節をつくる．
- **踵骨**(Calcaneus)…足根骨の中で最大で，後方では踵の骨格となり，前方では足の外側で遠位の足根骨の一つ(立方骨)と関節をつくる．

### 距骨

内側あるいは外側からみると，**距骨**(Talus)はカタツムリのような形をしている(**図6.99A，B**)．後方で拡張した距骨体に続く短くて幅の広い**距骨頸**(Neck of talus)の終端から，前内側に丸い**距骨頭**(Head of talus)が張り出す．

前方では，距骨頭は半球形をしており，舟状骨後面の対応する球面状の陥凹と関節をつくる．下方では，この半球形の関節面に，なめらかな隆起によって分けられた3つの小関節面が続く．

- 前および中踵骨関節面…前および中間の小面は，踵骨の表

478　第6章　下肢

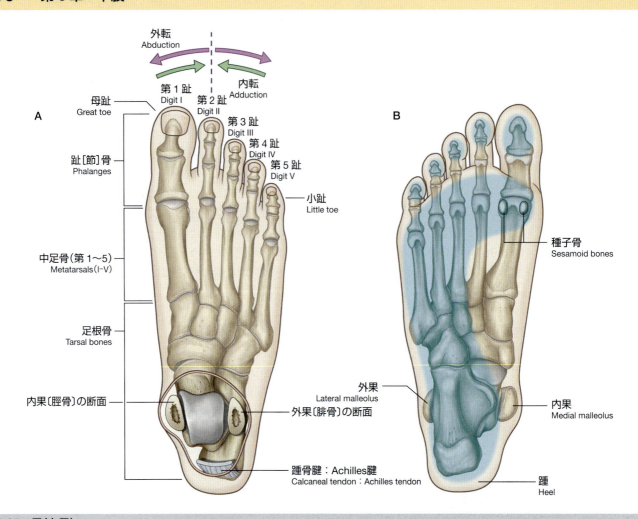

**図6.97　足（右足）**
A：足背面．B：足底面（立位で地面と接触する面を示す）．

面と関節をつくる．
- 底側踵舟靱帯関節面…踵骨と関節をつくる小面の内側にあり，距骨頭の下で踵骨と舟状骨を結ぶ底側踵舟靱帯（ばね靱帯）が付着する．

距骨頸には**距骨溝**（Sulcus tali）という深い溝があり，それは内側から外側へ下面を横切って前方へ斜めに走り，外側では著しく広くなる．

距骨体は上方に隆起しており，脛骨と腓骨の遠位端がつくるくぼみにはまって距腿関節を形成する．この隆起は次のような面をもつ．
- 上面（距骨滑車）…脛骨下端と関節をつくる．
- 内側面…脛骨の内果と関節をつくる．
- 外側面…腓骨の外果と関節をつくる．

距腿関節では，外果が内果より大きく下方に突出するので，対応する距骨外側の関節面は内側面より大きく，下方に突出する．

距骨体の外側面の下部は，腓骨と関節をつくる小面の下部を支えるため，突起（**外側突起**（Lateral process））を形成する．

距骨体の下面には，踵骨と関節をつくる大きな卵円形の陥凹面（**後踵骨関節面**（Posterior calcaneal articular facet））がある．

距骨体の後面は，後方および内側に向かう突起（**後突起**（Posterior process））からなる．後突起の表面には外側結節と内側結節があり，それらの間に挟まれた溝には，下腿から足に入る長母趾屈筋の腱が通る（**長母趾屈筋腱溝**（Groove for tendon of flexor hallucis longus））．

### 踵骨

**踵骨**（Calcaneus）は，距骨の下方にあり，距骨を支える．踵骨は細長い不規則な箱形の骨で，その長軸はおよそ足の正中線に沿うが，前方では正中線の外側にずれる（**図6.100**）．

踵骨は，距腿関節よりも後方に突出して踵の骨格をつくる．この踵部の後面は球状で，上部，中部，下部に分かれる．踵骨腱（Achilles腱）は中部に付着する．
- 上部…滑液包によって踵骨腱から隔てられている．
- 下部…前方にカーブし，皮下組織によって覆われて踵の体重を支える部位であり，**踵骨隆起**（Calcaneal tuberosity）として骨の足底表面に続く．

踵骨隆起は，V字状の切痕によって大きな内側突起と小さな外側突起に分けられており，足底表面の前上方へ突出する

局所解剖・足　479

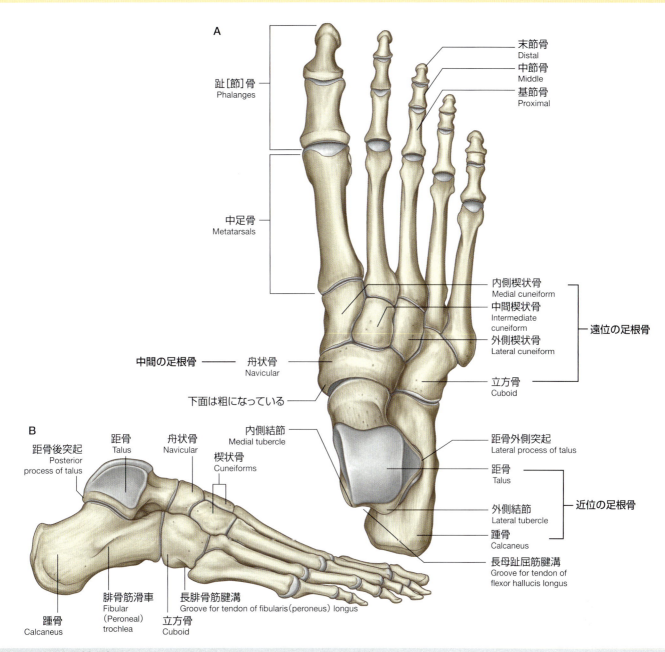

図6.98　足の骨（右足）
A：足背面．B：外側面．

（図6.100B）．足底面の前端には結節（**踵骨結節**（Calcaneal tubercle））があり，ここが底側踵立方靱帯の後方の付着部となる．

　踵骨の外側面は，2つのわずかに隆起した領域を除いて，なめらかな曲面をなす（図6.100C）．これらの隆起した領域のうちの1つ（**腓骨筋滑車**（Fibular (Peroneal) trochlea））が表面中央の前方にあり，しばしば2本の浅い溝をもつ．そのうちの1本は上面に，もう1本は斜めに走る．短腓骨筋の腱と長腓骨筋の腱が，踵骨の外側を越えて通るときに腓骨筋滑車の溝を通る．

　腓骨筋滑車の上後方には，第2の隆起した領域または結節があり，足関節の外側靱帯のうち踵腓靱帯がここに付着する．

　踵骨の内側面は凹んでおり，その上縁に**載距突起**（Sustentaculum tali）がある（図6.100A）．載距突起は内側に突出した骨性の棚のような形をしており，距骨頭の後部を支える．

　載距突起の下面には，後方から前方に走る明瞭な溝があり，長母趾屈筋の腱がここを通り，足底に入る．

　載距突起の上面には，**中距骨関節面**（Middle talar articular surface）という小面があり，距骨頭の中間の小面（中踵骨関節面）と関節をつくる．

　**前距骨関節面**（Anterior talar articular surface）および**後距骨関節面**（Posterior talar articular surface）が，踵骨の上面にある（図6.100A）．

480　第6章　下肢

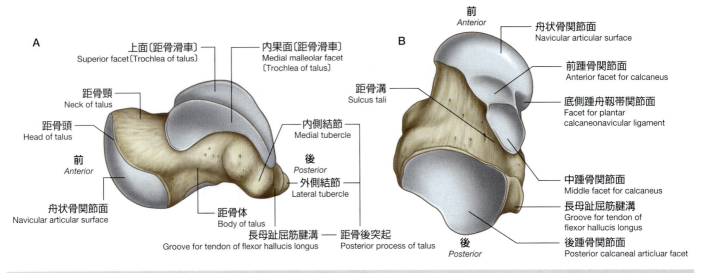

図6.99　距骨（右足）
A：内側面．B：下面．

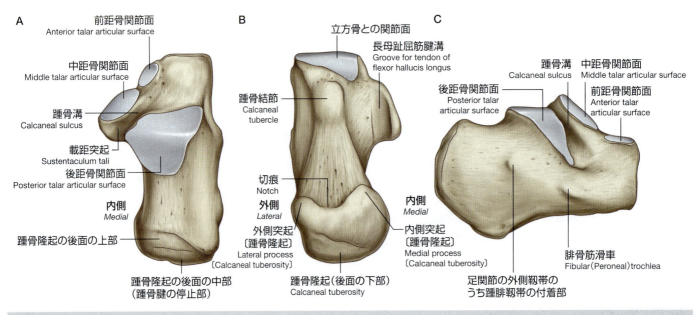

図6.100　踵骨（右足）
A：上面．B：下面．C：外側面．

- 前距骨関節面…小さく，距骨頭の前方の小面（前踵骨関節面）と関節をつくる．
- 後距骨関節面…大きく，踵骨の上面のほぼ中央近くにある．

距骨体と関節をつくる後距骨関節面と，距骨頭と関節をつくる他の2つの関節面の間には，**踵骨溝**（Calcaneal sulcus）という深い溝がある（**図6.100A，C**）．

踵骨の上面の踵骨溝と距骨の下面の距骨溝により，**足根洞**（Tarsal sinus）を形成する．足根洞は，足の骨格を外側面からみたときに，踵骨の前端と距骨の前端の間にみえる大きな間隙である（**図6.101**）．

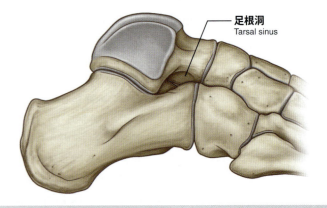

図6.101　足根洞（右足の外側面）

## 中間の足根骨

足の内側面にある**舟状骨**（Navicular；ボートのような形をした骨）が中間の足根骨である．（**図6.98**）．この骨は，後方で距骨と関節をつくり，前方と外側で遠位の足根骨と関節をつくる．

舟状骨の一つの明らかな特徴は，後脛骨筋の腱が付着する顕著な丸い粗面（舟状骨粗面）をもつことで，これは足底面の内側よりで下方に突出する．

## 遠位の足根骨

遠位の足根骨は，外側から内側へ順に，以下の骨によって構成される（**図6.98**）．

- **立方骨**（Cuboid；ギリシア語で立方体の意味）…後方で踵骨と関節をつくり，前方で外側2本の中足骨底と関節をつくる．長腓骨筋の腱は，この骨を外側から内側下方へ斜めに走る足底面前方の顕著な溝（長腓骨筋腱溝）の中を通る．
- 3つの**楔状骨**（Cuneiforms；ラテン語でくさびの意味）…**外側楔状骨**（Lateral cuneiform），**中間楔状骨**（Intermediate cuneiform），**内側楔状骨**（Medial cuneiform）が後方で舟状骨と，前方で内側3本の中足骨底と関節をつくる．

## 中足骨

足には5本の**中足骨**（Metatarsals）があり，内側から外側へ第1～5の番号がつけられる（**図6.102**）．第1中足骨（母趾に続く）は最も短く，最も太い．第2中足骨が最も長い．

各中足骨には，遠位端の**頭**（Head），中間の細長い**体**（Shaft），近位の**底**（Base）がある．

各中足骨頭は趾の基節骨と関節をつくり，中足骨底は遠位の足根骨の1つまたは複数個と関節をつくる．第1中足骨頭の足底面は2個の種子骨と関節をつくる．

第2～5の中足骨の底は，両側で互いに関節をつくる．第5中足骨の底の外側には顕著な**粗面**（Tuberosity）があり，後方に突出してそこに短腓骨筋の腱が停止する．

## 趾[節]骨

**趾[節]骨**（Phalanges）は趾の骨である（**図6.102**）．それぞれの趾には3個の趾[節]骨（**基節骨**（Proximal phalanx），**中節骨**（Middle phalanx），**末節骨**（Distal phalanx））があるが，母趾は

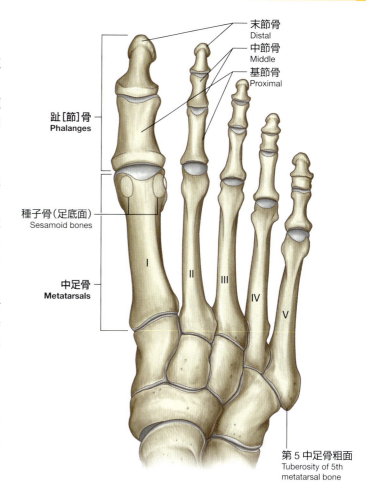

**図6.102　中足骨と趾[節]骨（右足の背面）**

2個（基節骨と末節骨）のみがある．

趾[節]骨には，**底**（Base），**体**（Shaft）と遠位の**頭**（Head）がある．
- 基節骨底…関連する中足骨頭と関節をつくる．
- 末節骨の骨頭…関節をつくらず，趾先端の足底指球の深部で三日月形の末節骨粗面に覆われ平坦化する．

3つの趾骨（趾節骨）を合わせた長さは，対応する中足骨の長さよりもずっと短い．

### 臨床的事項 6.25　嘴状変形（Talar beak）

距骨の遠位面に，上方に突出する嘴の形をした突起がみられることがある（図6.103）．この変形は，距骨−踵骨間関節の骨性または線維性の変化に関連する．

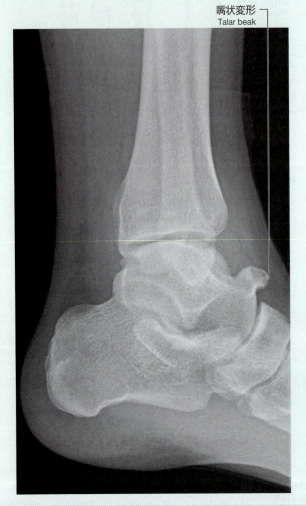

**図 6.103　足関節のX線画像**
距骨の嘴状変形（Talar beak）．

## 関節

### 距腿関節

距腿関節（Ankle joint）は，滑膜性で，足の距骨，下腿の脛骨と腓骨によって形成される（図6.104）．

距腿関節は，主に，下腿に対して足を蝶番のように背屈，底屈する．

腓骨の遠位端は，強い靱帯によって脛骨のより大きな遠位端にしっかりと連結する．腓骨と脛骨は一緒になって，距骨体の突出した上部に対応する深いくぼみをつくる．

- くぼみの上壁…脛骨遠位端の下面による．
- くぼみの内側面…脛骨の内果による．
- くぼみの外側面…他の面より長く，腓骨の外果による．

関節面は，硝子軟骨に覆われる．

距骨の関節部は，短い半円柱を平坦な面を下にして置いたような形をしており，断端の一方は外側に，他方は内側に向く．半円柱の上部の曲面と2つの断端が硝子軟骨によって覆われ，脛骨と腓骨の遠位端によって形成されるくぼみの中にはまり込む．

上方からみると，距骨の関節面の前方は後方よりずっと広い．その結果，足を背屈して距骨のより広い前方の面が足関節内に入ったときのほうが，足を底屈したときより，距骨はそのくぼみによりきちんとはまり込む．したがって，距腿関節は足を背屈したときに最も安定する．

関節腔は，関節面の周縁に付着する滑膜によって囲まれ，さらに滑膜を覆い周囲の骨に付着する線維膜によって，その外側を囲まれる．

### 臨床的事項 6.26　距骨骨折

単一の1次骨化中心から骨化してできるという点で，距骨はまれな骨であり，骨化中心がまず距骨頸に現れる．距骨の後面は，通常，思春期が過ぎてから，最後に骨化するようである．半数ほどの人で，小さい過剰な小骨（三角骨）が後突起の外側結節の後方にみられる．関節軟骨は距骨表面の約60％を覆っており，腱または筋が距骨に直接付着することはない．

距骨骨折が起こったときの問題の一つは，骨への血液の供給が障害されやすいことである．主な血液の供給は，後脛骨動脈の枝から足根洞の中を距骨に入る動脈による．この血管は，距骨の頸と体の大部分に分布する．足背動脈の枝が距骨頸の上面に入って頭と頸の背部に分布し，腓骨動脈からの枝が距骨の外側の小部分に分布する．

距骨頸の骨折が起こると，しばしば距骨への血液の供給が障害され，距骨体と後部が骨壊死に陥る危険がある．また，早発性骨関節炎が起こり，大手術が必要となることもある．

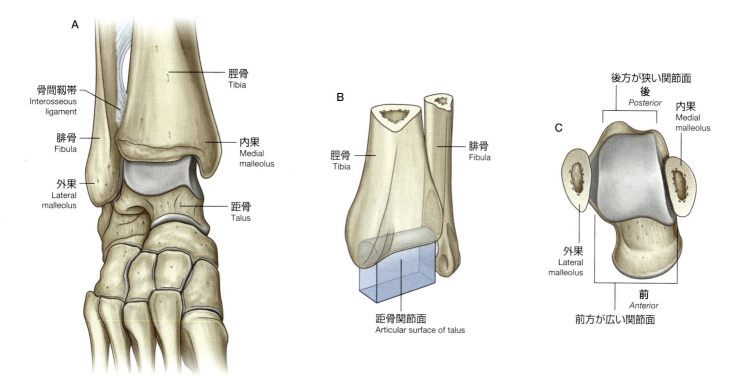

図 6.104 　距腿関節（右足）
A：底屈したときの前面像．B：関節の模式図．後ろからみたところ．C：関節面の形状を示す距骨の上面像．

距腿関節は，**内側靱帯**（Medial ligament）（**三角靱帯**（Deltoid ligament））および**外側側副靱帯**（Lateral collateral ligament）によって安定する．

## 内側靱帯（三角靱帯）

内側靱帯（三角靱帯）は，強くて大きな三角形をする（図6.105）．その頂点は，上方で内果に付着し，広がった底辺は，下方で，前方の舟状骨の粗面から後方の距骨の内側結節にのびる線に付着する．

内側靱帯は，下方で付着する点によって4部に分けられる．

- **脛舟部**（Tibionavicular part）…前方で，舟状骨粗面と，舟状骨と後方の踵骨載距突起を連結する底側踵舟靱帯（ばね靱帯）の辺縁に付着する．
- **脛踵部**（Tibiocalcaneal part）…内側靱帯の中央にあり，踵骨の載距突起に付着する．
- **後脛距部**（Posterior tibiotalar part）…距骨の内側と内側結節に付着する．
- **前脛距部**（Anterior tibiotalar part）…内側靱帯の脛舟部と脛踵部の深層にあり，距骨の内側面に付着する．

## 外側側副靱帯

距腿関節の外側側副靱帯は，3つの独立した靱帯，すなわち前距腓靱帯，後距腓靱帯，踵腓靱帯からなる（図6.106）．

- **前距腓靱帯**（Anterior talofibular ligament）…短い靱帯で，外果の前縁とそれに近い距骨外側面を結ぶ．

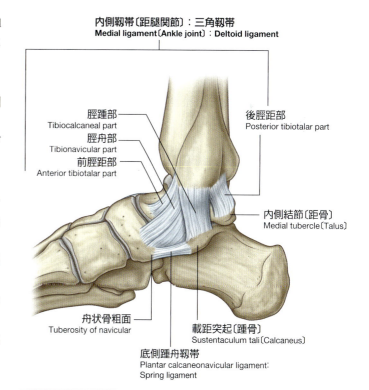

図 6.105 　足関節の内側靱帯（三角靱帯）

484　第6章　下肢

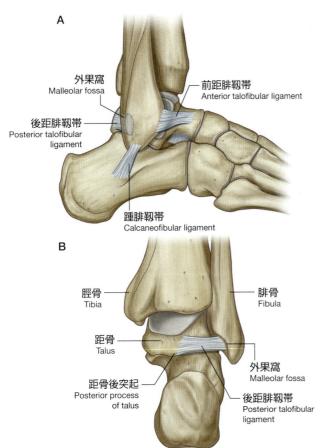

図6.106　距腿関節の外側側副靱帯（右足）
A：外側面．B：後面．

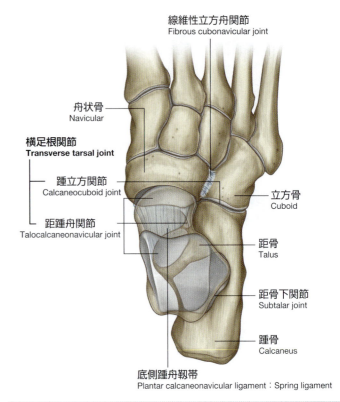

図6.107　足根間関節（右足）

- 後距腓靱帯（Posterior talofibular ligament）…外果内側面にある外果窩から後方に向かって水平かつ内側に走り，距骨後突起に付着する．
- 踵腓靱帯（Calcaneofibular ligament）…上方では外果後内側面の外果窩から後下方に走って踵骨外側面の結節に付着する．

## 足根間関節

足根骨どうしの間にある多数の滑膜性関節は，主に足の内がえし，外がえし，回外，回内を行う．

- 内がえしと外がえし…それぞれ足底全体を内方と外方に向ける運動である．
- 回内…足の後部に対して足の前部を相対的に外側へ回転させる運動で，回外は逆に足の前部を内側に回転させる運動である．

回内と回外は，凹凸のある地面に立っているとき等に，足が地面ときちんと接触するのを助ける．

運動が生じる主要な関節には，距骨下関節，距踵舟関節，踵立方関節がある（図6.107）．距踵舟関節と踵立方関節は，あわせてしばしば横足根関節（Transverse tarsal joint）とよばれる．

楔状骨間および楔状骨と舟状骨の間の足根間関節における運動は，ごく限られる．

立方骨と舟状骨の間の関節は，線維性結合である．

## 臨床的事項 6.27　足根の骨折

足根の解剖を熟知することは，距腿関節およびその周辺で起こる多種多様な骨折を理解する際に不可欠である．

距腿関節およびそれに関連する構造は，前頭面に並んだ線維と骨によってできた輪と考えることができる．

- 輪の上部…腓骨遠位端と脛骨遠位端の間の関節，および距腿関節そのものによって形成される．
- 輪の両側…内果と外果を足根骨に連結する靱帯によって形成される．
- 輪の底…距腿関節の一部ではなく，距骨下関節とそれに関連する靱帯からなる．

距腿関節とそれを囲む構造を"線維と骨の輪"として理解することによって，医師は，どのような損傷によって，どのような障害が起こる可能性が高いかを予測できる．例えば，内反外傷は，内果を骨折する可能性があり，また，外果と足根骨をつなぐ靱帯も断裂する可能性がある．

この輪は，骨の損傷だけでなく，靱帯の損傷によっても壊れる可能性がある．骨折と異なり，靱帯の損傷は単純X線画像では診断しにくい．骨折が単純X線画像で認められた場合には，かなりの程度の靱帯損傷もありうることを常に注意しなければならない．

### ■ Ottawa 足関節ルール

Ottawa 足関節ルール (Ottawa Ankle Rules) は，足関節の受傷時の診察において不必要なX線検査をしなくてもよいように，臨床医を支援するためにつくられてきたものである．このルールの名前は，ルールがつくられた病院の名前からとられたものである．ルールは非常に特異的であり，その有効性から，不必要な足関節のX線画像撮影を減らすことができる．

足関節のX線画像は，足関節の痛みが次のような場合に必要とされる．

- 内果の先から6cm上方までの脛骨後部に圧痛がある．
- 外果の先から6cm上方までの腓骨後部に圧痛がある．
- 受傷直後ならびに救急外来に来院時に，4歩以上体重をかけて歩けない．

足のX線画像は，中足部に痛みがある場合か，次のような場合に必要とされる．

- 第5中足骨基部に圧痛がある場合．
- 舟状骨に圧痛がある場合．
- 受傷直後ならびに救急来院時に，4歩以上体重をかけて歩けない場合．

## 距骨下関節

距骨下関節 (Subtalar joint) は，次の面の間につくられる関節である．

- 距骨の下面にある大きな後踵骨関節面．
- 踵骨の上面にある後距骨関節面．

関節腔は滑膜によって囲まれ，その滑膜は線維膜に覆われる．距骨下関節は，滑走運動と回旋運動が可能で，足の内がえしと外がえしに関係する．**外側距踵靱帯** (Lateral talocalcaneal

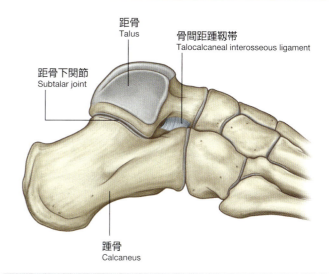

図 6.108　骨間距踵靱帯 (右足, 外側面)

ligament), **内側距踵靱帯** (Medial talocalcaneal ligament), **後距踵靱帯** (Posterior talocalcaneal ligament), **骨間距踵靱帯** (Talocalcaneal interosseous ligament) が関節を安定させる．骨間距踵靱帯は，足根洞の中にある (図 6.108).

### 距踵舟関節

距踵舟関節 (Talocalcaneonavicular joint) は，距骨頭が下方で踵骨および底側踵舟靱帯 (ばね靱帯) と関節をつくり，さらに前方で舟状骨と関節をつくる複関節である (図 6.109A).

距踵舟関節では，滑走運動と回転運動が可能で，距骨下関節における同様の動きとともに，足の内がえしと外がえしに関与する．足の内旋と外旋にも関与する．

距踵舟関節のうち，距骨と踵骨の間にある関節面は，以下の通りである．

- 距骨頭の下面にある前および中踵骨関節面．
- 上記の関節面に対応する踵骨上面の前距骨関節面および載距突起の前および中距骨関節面 (図 6.109B).

距骨と底側踵舟靱帯 (ばね靱帯) の間の関節部は，その靱帯と距骨頭下面にある内側の小面との間にある．

舟状骨と距骨の間の関節は，距踵舟関節のうち最大であり，距骨頭の卵円形をした前端部とそれに対応する舟状骨の凹んだ後面との間にある．

### 靱帯

滑膜性関節である距踵舟関節の関節包は，以下の靱帯によって補強される (図 6.109C, D).

- 後側…骨間距踵靱帯．
- 上方…距骨頸と舟状骨の隣接領域の間を結ぶ**距舟靱帯** (Talonavicular ligament).
- 下方…底側踵舟靱帯 (ばね靱帯).

距踵舟関節の外側部は，関節の上方にあるY字状の**二分靱帯** (Bifurcate ligament) のうちの踵舟靱帯部によって補強される．二分靱帯の基部は踵骨上面の前部に付着し，その前方の分

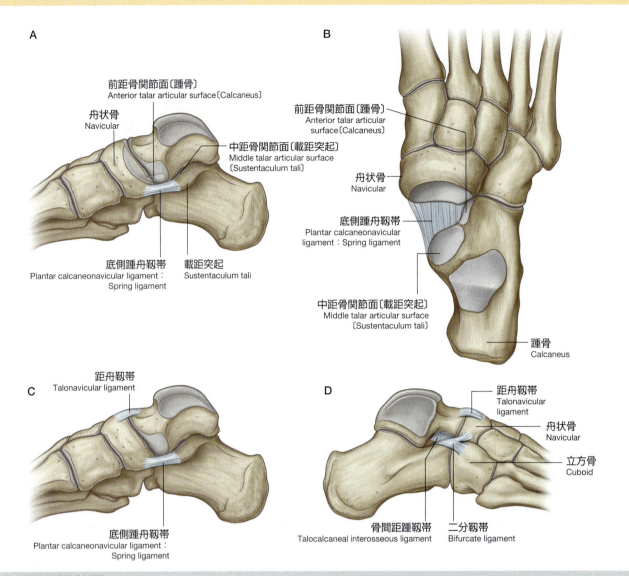

図 6.109　距踵舟関節（右足）
A：内側面．B：上面（距骨は除いてある）．C：靱帯（内側面）．D：靱帯（外側面）．

岐部は以下のものに付着する．
- 立方骨の背側内側面…**踵立方靱帯**（Calcaneocuboid ligament）．
- 舟状骨の背外側面および立方骨の背内側面…**踵舟靱帯**（Calcaneonavicular ligament）．

底側踵舟靱帯（ばね靱帯）は，後方の載距突起と前方の舟状骨の間にわたる幅広く厚い靱帯である（図 6.109B，C）．この靱帯は，距骨頭を支持して距踵舟関節に加わり，内側縦足弓が沈下するのを防ぐ．

### 踵立方関節

踵立方関節（Calcaneocuboid joint）は，次の関節面の間にできる滑膜性関節である．
- 踵骨前面の小面．
- 立方骨後面の対応する小面．

踵立方関節は，足の内がえしと外がえしの滑り運動および回転運動を可能にし，さらに足の後部に対する前部の回内と回外に関与する．

### 靱帯

踵立方関節は，二分靱帯によって，また長足底靱帯と底側踵立方靱帯（短足底靱帯）によって補強される．

**底側踵立方靱帯（短足底靱帯）**（Plantar calcaneocuboid ligament：Short plantar ligament）は，短く，幅が広く，非常に強い靱帯で，踵骨結節と立方骨下面を結ぶ（図 6.110A）．この靱帯は，踵立方関節を支持するだけでなく，長足底靱帯が外側縦足弓の沈下を防ぐのを補助する働きをもつ．

**長足底靱帯**（Long plantar ligament）は足底で最も長い靱帯で，底側踵立方靱帯の下方にある（図 6.110B）．
- 後方…踵骨の下面の粗面と前結節の間に付着する．
- 前方…立方骨の下面の長腓骨筋腱溝の後方にある広い隆起と結節に付着する．

局所解剖・足 487

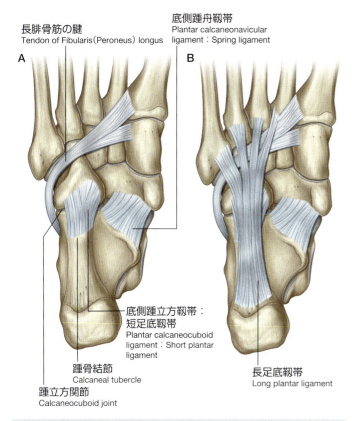

図 6.110　足底の靱帯(右足)
A：底側踵立方靱帯(短足底靱帯). B：長足底靱帯.

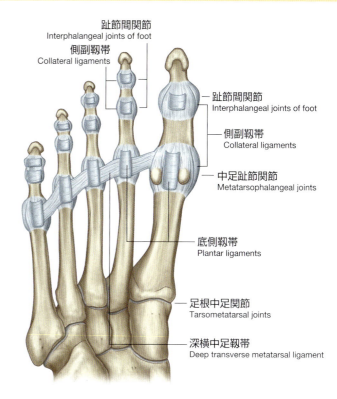

図 6.111　足根中足関節，中足趾節関節，趾節間関節および深横中足靱帯(右足)

長足底靱帯の浅層の線維は，中足骨底にまで達する．

長足底靱帯は，踵立方関節を支持し，外側縦足弓の沈下に抵抗する最も強い靱帯である．

## 足根中足関節

中足骨底と足根骨の間の **足根中足関節** (Tarsometatarsal joint)は平面関節で，わずかな滑り運動だけが可能である(図6.111)．

母趾の中足骨と内側楔状骨の間の足根中足関節の可動域は，他の足根中足関節よりも大きく，屈曲，伸展，回旋が可能である．足根中足関節は，横足根関節とともに足の回内と回外に関与する．

## 中足趾節関節

**中足趾節関節** (Metatarsophalangeal joint)は，球状の中足骨頭と基節骨底の間にできる楕円関節である．

中足趾節関節では伸展と屈曲が可能で，わずかに外転，内転，回旋，描円運動ができる．

関節包は内側および外側の **側副靱帯** (Collateral ligaments)によって，さらに **底側靱帯** (Plantar ligaments)によって補強される．そして，底側靱帯の足底面には長趾屈筋の腱が通る溝がある(図6.111)．

### 臨床的事項 6.28　腱膜瘤

腱膜瘤(Bunion)は，第1中足趾節関節の内側部に生じる．ここは腱や靱帯が交差する非常に重要な領域であり，運動中にかかる体重を伝えて分散させる．関節のこの部位に異常なストレスがかかることにより，腱膜瘤が生じると考えられる．

腱膜瘤は，臨床的に第1中足趾節関節の内側面の周辺で，骨が突出したもので，軟部組織を含むこともある．進行するにつれて，母趾が他の趾のほうへ動いて，趾が集まるようにみえる．

この変形はハイヒールや先の尖った靴を履く人々の間で起こる傾向があるが，骨粗鬆症と遺伝的素因も危険因子である．

患者は疼痛，腫脹，炎症症状を示すことが多い．腱膜瘤は拡大する傾向があり，それによって足に合う履物を探すのが難しくなることがある．

初期治療は，詰め物を靴に入れたり，使用する履物を変えたり，抗炎症薬を服用することである．一部の患者では，変形を修正して趾を元のように配列するために，手術が必要になることもある．

### 臨床的事項 6.29　第1足根中足関節の変形性関節症

変形性関節症は関節の変性疾患であり，一般に関節腔の喪失，骨硬化，囊胞形成，骨棘とよばれる骨突起を生じる．第1足根中足関節の変形性関節症は，深腓骨神経を直接侵害する背外側の骨棘を生じることがある．患者は通常，第1趾間のしびれを訴える．

## 深横中足靱帯

4つの深横中足靱帯（Deep transverse metatarsal ligament）は，中足骨頭を互いに連結する．これによって，中足骨が1つの統合された構造として作用することができる（図6.111）．これらの靱帯は，周囲の中足趾節関節の底側靱帯の線維と混じる．

母趾の中足骨は，他の足趾の中足骨と同一平面に並び，深横中足靱帯によって第2趾の中足骨と連結される．さらに，母趾の中足骨と内側楔状骨の間の関節は，可動域が限られる．手では深横中手靱帯が母指と第2指の中手骨の間にはなく，母指の中手骨が手指の中手骨に対して90度の角度をなし，中手骨と手根骨の間の関節が広範囲に動く．手とは異なり，足ではこのような靱帯の存在によって，母趾は非常に限られた独立機能しかもたない．

## 趾節間関節

趾節間関節（Interphalangeal joints of foot）は，主に屈曲と伸展が可能な蝶番関節である．内側および外側の側副靱帯（Collateral ligaments），底側靱帯（Plantar ligaments）によって補強される（図6.111）．

## ▶ 足根管，支帯，距腿関節の主要な構造の配置

足根管（Tarsal tunnel）は，距腿関節の後内側面で，以下の構造によって形成される（図6.112）．

- 脛骨の内果，距骨の内側面および後面，踵骨の内側面，踵骨の載距突起の下面によって形成される陥凹．
- 陥凹の上を覆う屈筋支帯．

## 屈筋支帯

屈筋支帯（Flexor retinaculum）は，内果，距骨の内側面および後面，踵骨の内側面，載距突起の下面によってつくられる骨の陥凹をまたぐ結合組織の帯状の構造である（図6.112）．上方では内果に，下方および後方では踵骨の下内側縁に付着する．

屈筋支帯は，上方では下腿筋膜に，下方では足の深筋膜（足底腱膜）に連続する．

屈筋支帯からのびる中隔によって，骨の上にできた溝が管状の結合組織性の通路に変わり，その中を屈筋の腱が下腿の後区画から足底に入る（図6.112）．腱をとり囲む滑液鞘によって，腱がこの管の中を自由に動くことができる．

内果後面にある2つの区画を，後脛骨筋の腱と長趾屈筋の腱が通る．後脛骨筋の腱は，長趾屈筋の腱の内側にある．

後脛骨筋の腱と長趾屈筋の腱のすぐ外側で，後脛骨動脈とその伴行静脈および脛骨神経が，足根管を通って足底に入る．後脛骨動脈の拍動は，内果と踵骨の中間点で，屈筋支帯を通して触知することができる．

脛骨神経の外側には，距骨後面と載距突起の下面の上にでき

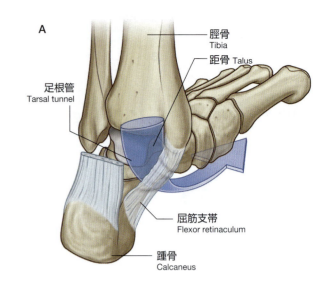

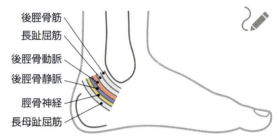

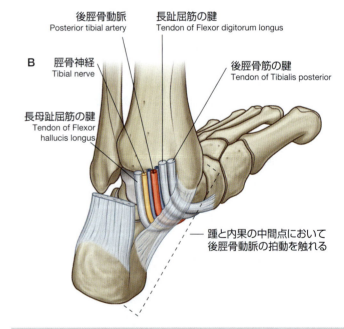

図6.112　足根管と屈筋支帯（左足，後内側面）
A：骨．B：足根管と屈筋支帯．

る区画があり，ここを長母趾屈筋の腱が通る．

## 伸筋支帯

2つの**伸筋支帯**（Extensor retinacula）は，足根の部位に伸筋腱を押さえつけ，足と趾を伸展するときに腱が浮き上がるのを防ぐ（図6.113）．
- **上伸筋支帯**（Superior extensor retinaculum）…足関節のすぐ上方の下腿遠位部の深筋膜が肥厚したもので，腓骨と脛骨の前縁に付着する．
- **下伸筋支帯**（Inferior extensor retinaculum）…Y字状で，Y字の下方部が踵骨上面の外側部に付着する．Y字の上方部の一方の線維束は足を内側方向に越えて内果に付着する．また，Y字の上方部の他方の線維束は足のまわりを内側方向に巻きつくように走り，足底腱膜内側面に付着する．

長趾伸筋の腱と第3腓骨筋の腱が，足の近位部の外側にある区画を通り抜ける．これらの腱の内側で，足背動脈（前脛骨動脈の終枝），長母趾伸筋の腱，前脛骨筋の腱が伸筋支帯の下を通る．

## 腓骨筋支帯

**腓骨筋支帯**は，長腓骨筋の腱と短腓骨筋の腱を足の外側部に固定する（図6.114）．
- **上腓骨筋支帯**（Superior fibular(peroneal) retinaculum）…外果から踵骨にのびる．
- **下腓骨筋支帯**（Inferior fibular(peroneal) retinaculum）…腓骨筋滑車周辺の踵骨外側面に付着し，上方では下伸筋支帯の線維に混じる．

腓骨筋滑車のところで，中隔が下方の長腓骨筋の腱と上方の短腓骨筋の腱が通る区画を分ける．

## ▶ 足弓

足の骨は，1つの水平面上に並んではいない．それらの骨は，地面に対して縦方向と横方向の弓状の弧（**足弓**（Arch of foot））を形成しており，立位や，さまざまな地面の上を歩く際に，体重を吸収して分散する役目を果たす（図6.115）．

## 縦足弓

**縦足弓**（Longitudinal arch of foot）は，踵骨後端と中足骨頭の間に形成される（図6.115A）．それは内側が最も高く，外側が最も低くなる．それぞれが，縦足弓の内側部と外側部を形成する．

## 横足弓

**横足弓**（Transverse arch of foot）は，距骨頭を通る前頭面で最も高く，中足骨が深横中足靱帯によって互いに連結される中足骨頭付近で消失する（図6.115B）．

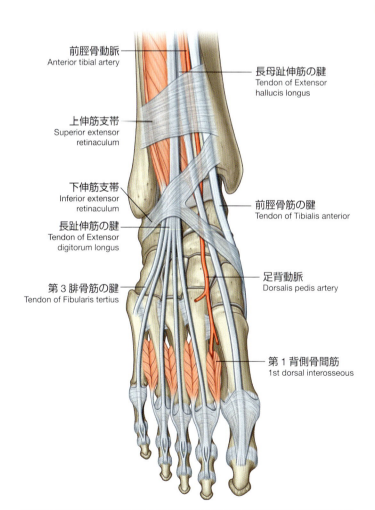

図6.113　右足の伸筋支帯

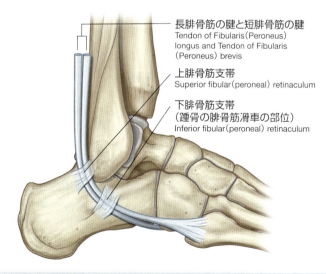

図6.114　腓骨筋支帯（右足の外側面）

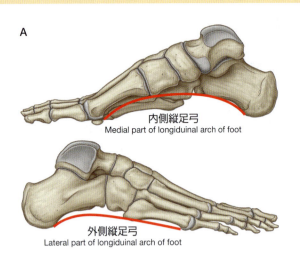

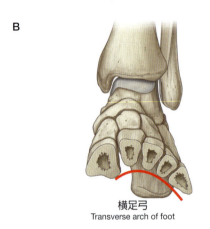

図6.115　足弓
A：縦足弓（右足）．B：横足弓（左足）．

## 靱帯と筋による支持

靱帯と筋が足弓を支持する（図6.116）．
- 足弓を支える靱帯…底側踵舟靱帯（ばね靱帯），底側踵立方靱帯（短足底靱帯），長足底靱帯，足底腱膜．
- 歩行中，動的に足弓を支える筋…前・後脛骨筋と長腓骨筋．

### ▶ 足底腱膜

足底腱膜（Plantar aponeurosis）は，足底の深筋膜が肥厚したものである（図6.117）．踵骨隆起の内側突起に固く付着し，縦方向の結合組織線維の厚い帯状構造として前方へのびる．それは前方で広がって趾への帯を形成し，趾に入って骨，靱帯，真皮に停止する．

中足趾節関節の遠位で，足底腱膜の趾への帯は，浅横中足靱帯を形成する横走線維と互いに結合する．

足底腱膜は，縦足弓を支え，足底のより深層にある構造を保護する．

### ▶ 趾の線維鞘

長趾屈筋，短趾屈筋，長母趾屈筋のそれぞれの腱は，趾の足底面にある線維鞘または管の中を通る（図6.118）．これらの線維鞘は，中足趾節関節の前方で始まり，末節骨にまで達する．これらは線維弓および十字形の靱帯で形成されるが，これらの線維弓と靱帯は，後方で趾節骨縁および中足趾節関節と趾節間関節に付随する足底の靱帯に付着する．

これらの線維鞘は，趾を屈曲するときに腱を骨の面に保持し，腱が浮き上がるのを防ぐ．それぞれの線維鞘の中で，腱は滑液鞘に包まれる．

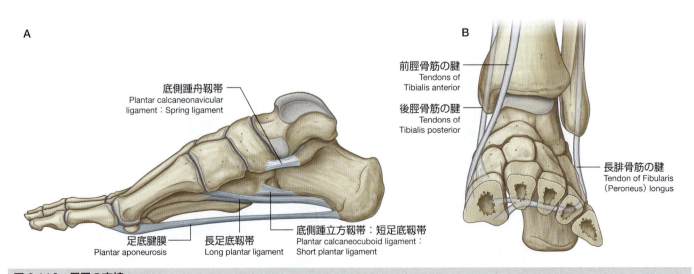

図6.116　足弓の支持
A：靱帯（内側面，右足）．B：足弓を支える筋の腱を示す左足の横断面．

局所解剖・足 491

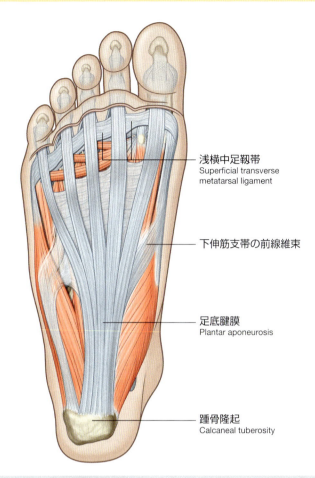

図 6.117　足底腱膜（右足）

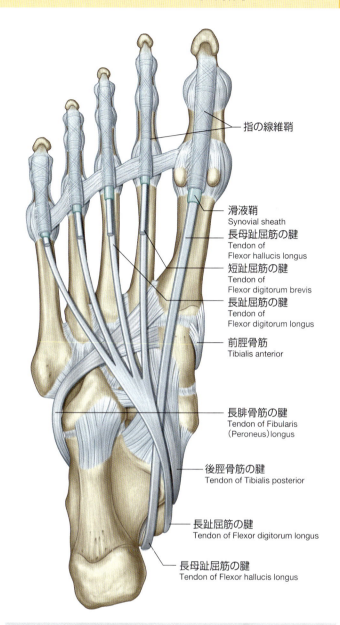

図 6.118　趾の線維鞘（右足）

## 趾背腱膜腱帽

　長趾伸筋, 短趾伸筋, 長母趾伸筋のそれぞれの腱は, 趾の背側部に入って基節骨の上で広がり, 趾の背面への複雑な拡張部（趾背腱膜腱帽（Extensor hood））を形成する（図 6.119）.

　それぞれの趾背腱膜腱帽は三角形で, 頂点が末節骨に, 中央部が中節骨（第 2 ～ 5 趾）または基節骨（第 1 趾）に付着し, 三角形の底辺のそれぞれの角が中足趾節関節の両側を包み込む. 趾背腱膜腱帽の角は, 主に深横中足靭帯に付着する.

　足の固有の筋の多くは, 趾背腱膜腱帽の両側の自由縁に停止する. 趾背腱膜腱帽へ停止することにより, これらの筋の力を趾に分配し, 趾節間関節を伸展するのと同時に, 中足趾節関節を屈曲することができる（図 6.119）. 足のこのような運動の機能は正確にはわからないが, 歩行中に踵が地面から上がって趾が地面についたときに, 中足趾節関節が過伸展したり趾節間関節が屈曲するのを防いでいるのかもしれない.

## 固有の筋

　足の固有の筋は, 足の中に起始して足の中に停止する筋である.
- 短趾伸筋と短母趾伸筋…足背部にある.

- 他のすべての固有の筋…足底側にあり, 4 層からなる. 背側骨間筋, 底側骨間筋, 短小趾屈筋, 短母趾屈筋, 短趾屈筋, 足底方形筋, 小趾外転筋, 母趾外転筋, 虫様筋が含まれる.

　固有の筋は, 主に長い腱の作用を微調整して, 趾の微細な動きを起こす.

　足の固有の筋は, 深腓骨神経に支配される短趾伸筋を除いて, すべて脛骨神経の内側および外側足底神経に支配される. 第 1・2 背側骨間筋も, 深腓骨神経に一部支配されることがある.

### 背側部
#### 短趾伸筋（短母趾伸筋）

　短趾伸筋（Extensor digitorum brevis）は, 踵骨上外側面の足根洞の外側にある粗な領域から起始する（図 6.120, 表 6.10）.

　平らな筋腹は, 長趾伸筋の腱の深層を前内側方向に向かって

492　第6章　下肢

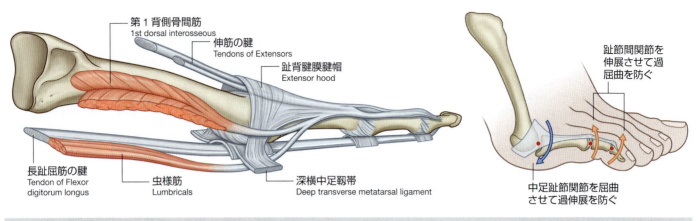

図 6.119　趾背腱膜腱帽

表 6.10　足背の筋（神経支配の太字は，筋を支配する主要な脊髄分節を示す）

| 筋 | 起始 | 停止 | 神経支配 | 作用 |
|---|---|---|---|---|
| 短趾伸筋 | 踵骨の上外側面 | 第 2～4 趾の長趾伸筋の腱の外側面 | 深腓骨神経〔**S1**・**2**〕 | 第 2～4 趾の中足趾節関節における伸展 |
| 短母趾伸筋 | 踵骨の上外側面 | 母趾の基節骨底 | 深腓骨神経〔**S1**・**2**〕 | 母趾の中足趾節関節における伸展 |

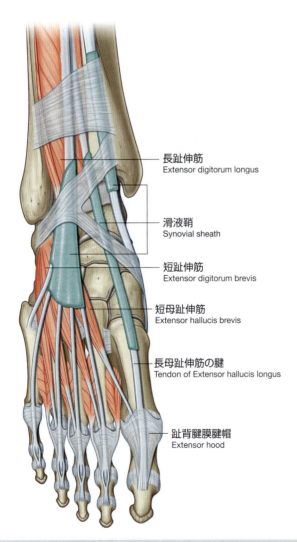

図 6.120　短趾伸筋（右足）

足背を走り，3本の腱を形成して第 2～4 趾に入る．3本の趾への腱は長趾伸筋の腱の外側面に加わる．

短趾伸筋は，長趾伸筋の腱と趾背腱膜腱帽への付着を介して第 2～4 趾を伸展させる．深腓骨神経に支配される．

## 足底

足底（Sole）の筋は，4 層に分けられる．浅層から深層へ，または足底側から足背側への順に，第 1～4 層がある．

### 第 1 層

第 1 層には 3 つの筋があり，4 層の中で最も浅層で足底腱膜のすぐ深層にある（図 6.121，表 6.11）．内側から外側へ，順に，母趾外転筋，短趾屈筋，小趾外転筋がある．

#### 母趾外転筋

母趾外転筋（Abductor hallucis）は，足の内側縁を形成し，足底の内側部にある軟部組織の膨らみの形成に関与する（図 6.121）．踵骨隆起の内側突起およびその近くの屈筋支帯と足底腱膜から起始する．腱を形成し，母趾の基節骨底内側面と，短母趾屈筋の腱に付随する内側種子骨に停止する．

母趾外転筋は，中足趾節関節で，母趾を外転，屈曲する．脛骨神経の内側足底神経に支配される．

#### 短趾屈筋

短趾屈筋（Flexor digitorum brevis）は，足底において足底腱膜のすぐ上，長趾屈筋の腱の下にある（図 6.121）．平坦な紡錘形をした筋腹は，踵骨隆起の内側突起とその近くの足底腱膜から，腱として起始する．

短趾屈筋の筋線維は，前方で 4 本の腱に分かれ，第 2～5 趾に入る．趾の基節骨底の近くでそれぞれの腱が二分し，長趾屈

局所解剖・足　493

表6.11　足底の筋の第1層（神経支配の太字は，筋を支配する主要な脊髄分節を示す）

| 筋 | 起始 | 停止 | 神経支配 | 作用 |
|---|---|---|---|---|
| 母趾外転筋 | 踵骨隆起内側突起 | 母趾の基節骨底の内側面 | 脛骨神経からの内側足底神経〔**S1**～**3**〕 | 中足趾節関節における母趾の外転と屈曲 |
| 短趾屈筋 | 踵骨隆起内側突起と足底腱膜 | 第2～5趾中節骨の足底面 | 脛骨神経からの内側足底神経〔**S1**～**3**〕 | 近位趾節間関節における第2～5趾の屈曲 |
| 小趾外転筋 | 踵骨隆起の内・外側突起，踵骨と第5中足骨底をつなぐ結合組織の帯域 | 小趾基節骨底の外側面 | 脛骨神経からの内側足底神経〔**S1**～**3**〕 | 中足趾節関節における小趾の外転 |

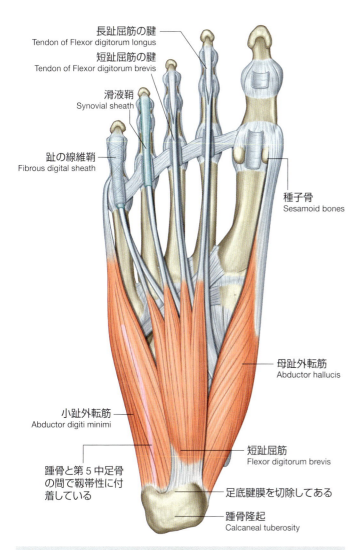

図6.121　足底の筋の第1層（右足）

筋の腱の両側を回って，この腱の背面に向かい，中節骨の両縁に付着する．

短趾屈筋は，近位趾節間関節で第2～5趾を屈する．脛骨神経の内側足底神経に支配される．

### 小趾外転筋

小趾外転筋（Abductor digiti minimi）は，足の外側面にあり，足底の外側にある大きな膨らみの形成に関与する（図6.121）．主に踵骨隆起の外側・内側突起から，さらに踵骨と第5中足骨底をつなぐ結合組織の線維帯から広く起始する．

腱を形成し，第5中足骨底の足底面の浅い溝を通り，前方へのびて小趾基節骨底の外側に停止する．

小趾外転筋は，中足趾節関節で小趾を外転し，脛骨神経の外側足底神経に支配される．

### 第2層

足底の筋の第2層は，この層を通過する長趾屈筋の腱に一部が付着し，足底方形筋と4つの虫様筋がある（図6.122，表6.12）．

### 足底方形筋

足底方形筋（Quadratus plantae；Flexor accessorius）は，以下の2つの筋頭で起始する平らな四角形の筋である（図6.122）．

- 内側の筋頭…載距突起の下方の踵骨内側面から起始する．
- 外側の筋頭…踵骨隆起の外側突起と長足底靱帯付着部の前方の踵骨下面から起始する．

表 6.12 足底の筋の第2層(神経支配の太字は,筋を支配する主要な脊髄分節を示す)

| 筋 | 起始 | 停止 | 神経支配 | 作用 |
|---|---|---|---|---|
| 足底方形筋 | 踵骨内側面と踵骨隆起の外側突起 | 近位足底の長趾屈筋の腱の外側面 | 脛骨神経からの外側足底神経〔**S1～3**〕 | 第2～5趾の屈曲において,長趾屈筋の腱の補助 |
| 虫様筋 | 第1虫様筋…第2趾に付随する長趾屈筋の腱の内側面<br>第2～4虫様筋…隣接する長趾屈筋の腱の内側と外側 | 第2～5趾の趾背腱膜腱帽の内側自由縁 | 第1虫様筋…脛骨神経からの内側足底神経<br>第2～4虫様筋…脛骨神経からの外側足底神経〔**S2・3**〕 | 中足趾節関節における屈曲と,趾節間関節における伸展 |

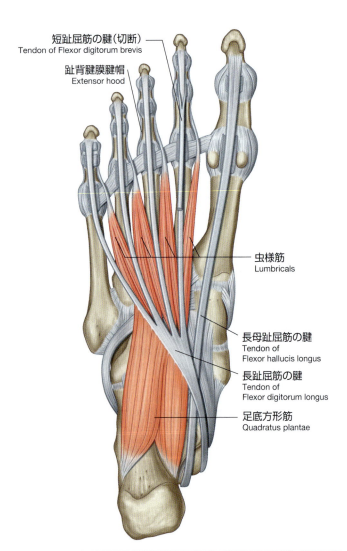

図6.122 足底の筋の第2層(右足)

### 臨床的事項 6.30　足底腱膜炎

　足底腱膜は,足の裏のアーチを支える,踵骨隆起からつま先の付け根まで続く平らな帯状の結合組織である.過度のランニングや長時間の起立姿勢,体重の増加等,足底腱膜の酷使と緊張の増加による踵部の腱膜内のコラーゲン線維の微小断裂と変性を引き起こす可能性がある.患者は軽度から重度の踵痛を訴え,これは画像診断では踵が肥厚してみえることで確認できる(**図6.123**).通常は集中的な理学療法でよくなるが,画像誘導による注射療法が必要な場合がある.重症例では,患部の腱膜を外科的に切除する必要がある.

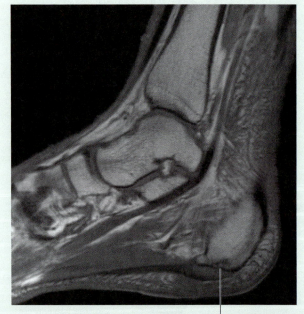

図6.123 足の後部のMR矢状断画像
足底腱膜炎のため,足底腱膜の踵骨付着部ならびに踵骨の骨棘で肥厚している.

足底方形筋は，足底の近位半で長趾屈筋の腱が分かれる付近で，長趾屈筋の腱の外側に停止する．

足底方形筋は，長趾屈筋の腱が趾を屈曲するのを助け，また長趾屈筋の腱が内側から足底に入るため，その牽引方向を調整している可能性がある．外側足底神経に支配される．

## 虫様筋

虫様筋（Lumbricals）は，4本の虫（例：ミミズ）のような筋で，長趾屈筋の腱から起始して背側に向かい，外側の4本の趾の趾背腱膜腱帽の内側自由縁に停止する（図6.122）．

第1虫様筋は，第2趾に付随する長趾屈筋の腱の内側から起始する．残りの3つは羽状筋で，隣接する腱の内側と外側から起始する．

歩行中に踵が地面から離れるときに，虫様筋は，中足趾節関節の過剰な伸展と趾節間関節の屈曲を防ぐように，趾背腱膜腱帽を介して作用する．

第1虫様筋は内側足底神経に，他の3つの虫様筋は外側足底神経に支配される．

## 第3層

足底の筋の第3層には，3つの筋がある（図6.124, 表6.13）．

- 短母趾屈筋と母趾内転筋…母趾に関連する．
- 短小趾屈筋…小趾に関連する．

### 短母趾屈筋

短母趾屈筋（Flexor hallucis brevis）は，2つの腱様の筋頭で起始する（図6.124）．

- 外側頭（Lateral head）…立方骨の足底面の長腓骨筋腱溝の後ろと，外側楔状骨の近くの面から起始する．
- 内側頭（Medial head）…後脛骨筋の腱が足底に入った後，その腱から起始する．

内側頭と外側頭は合流して1つの筋腹をつくり，それが第1中足骨の足底面の近くで内側腹と外側腹に分かれる．筋の内側腹と外側腹はそれぞれ腱をなし，母趾の基節骨底の内側面と外側面に停止する．

種子骨は，短母趾屈筋のそれぞれの腱が第1中足骨頭の足底面を越えるところにできる．長母趾屈筋の腱は，2つの種子骨の間を通過する．

短母趾屈筋は，母趾の中足趾節関節を屈曲する．また，短母趾屈筋は，内側足底神経に支配される．

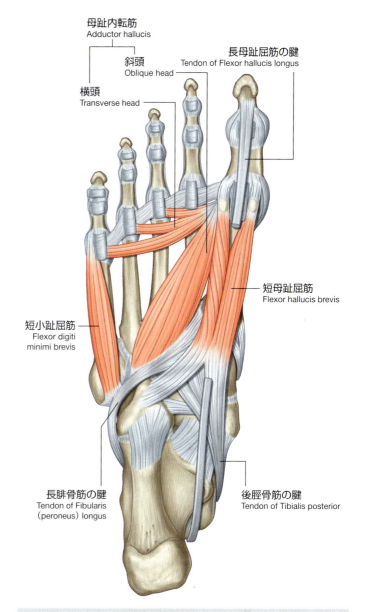

図6.124 足底の筋の第3層（右足）

表6.13 足底の筋の第3層（神経支配の太字は，筋を支配する主要な脊髄分節を示す）

| 筋 | 起始 | 停止 | 神経支配 | 作用 |
|---|---|---|---|---|
| 短母趾屈筋 | 立方骨と外側楔状骨の足底面<br>後脛骨筋の腱 | 母趾基節骨底の内・外側面 | 脛骨神経からの内側足底神経［**S1**, S2］ | 母趾の中足趾節関節における屈曲 |
| 母趾内転筋 | 横頭…第3〜5趾の中足趾節関節に付随する靱帯<br>斜頭…第2〜4中足骨底と長腓骨筋の腱鞘 | 母趾基節骨底の外側面 | 脛骨神経からの外側足底神経［S2・**3**］ | 母趾の中足趾節関節における内転 |
| 短小趾屈筋 | 第5中足骨底と長腓骨筋の腱に付随する腱鞘 | 小趾基節骨底の外側面 | 脛骨神経からの外側足底神経［S2・**3**］ | 中足趾節関節における小趾の屈曲 |

## 496　第6章　下肢

### 母趾内転筋

母趾内転筋(Adductor hallucis)は，横頭と斜頭の2つの筋頭から起始し，終端の近くで合流して，母趾基節骨底の外側に停止する(図6.124)．

- 横頭(Transverse head)…外側3本の趾における中足趾節関節に付随する底側靱帯および関連の深横中足靱帯から起始し，外側から内側へ足底を横断して，母趾の付け根付近で斜頭と合流する．
- 斜頭(Oblique head)…横頭より大きく，第2～4中足骨底の足底面および長腓骨筋の腱鞘から起始し，足底を前内側方に走り，横頭と合流する．

母趾内転筋の腱は，基節骨に停止する他に，短母趾屈筋の腱に付随する外側種子骨にも停止する．

母趾内転筋は，中足趾節関節で母趾を内転し，外側足底神経に支配される．

### 短小趾屈筋

短小趾屈筋(Flexor digiti minimi brevis)は，第5中足骨底の足底面と近くの長腓骨筋の腱の腱鞘から起始し(図6.124)，小趾の基節骨底の外側面に停止する．

短小趾屈筋は，中足趾節関節で小趾を屈曲し，外側足底神経に支配される．

### 第4層

足底の最も深い筋層には，2つの筋群すなわち背側骨間筋と底側骨間筋がある(図6.125，表6.14)．

### 背側骨間筋

4つの背側骨間筋(Dorsal interossei)は，足底の筋のうちで最も上方にある筋で，第2～4趾を第2趾の長軸に対して外転させる(図6.125)．4つの筋はすべて羽状筋で，隣接する中足骨の内側と外側から起始する．

背側骨間筋の腱は，趾背腱膜腱帽の自由縁と基節骨底に停止する．

第2趾は，2つの背側骨間筋(両側に1つずつ)が付着するので，その長軸のいずれの側にも外転することができる．第3・4趾には，外側面だけに背側骨間筋がある．なお，母趾と小趾には，足底の筋の第1層に，それぞれの外転筋(母趾外転筋と小趾外転筋)がある．

背側骨間筋は，外転に加え，趾背腱膜腱帽を介して中足趾節関節の伸展と趾節間関節の屈曲を妨げる働きもある．

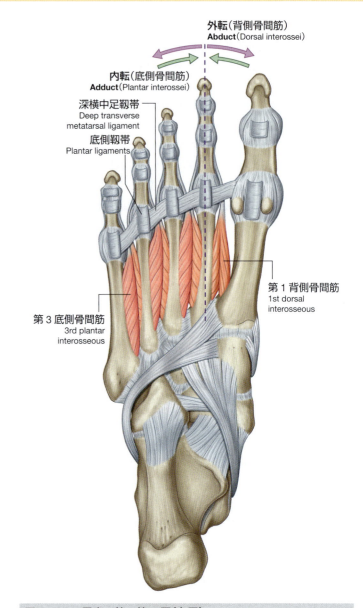

図6.125　足底の筋の第4層(右足)

表6.14　足底の筋の第4層(神経支配の太字は，筋を支配する主要な脊髄分節を示す)

| 筋 | 起始 | 停止 | 神経支配 | 作用 |
|---|---|---|---|---|
| 背側骨間筋 | 隣接する中足骨の内・外側面 | 第2～4趾の趾背腱膜腱帽と基節骨底 | 脛骨神経からの外側足底神経　第1・2背側骨間筋は深腓骨神経の支配も受ける〔**S2**・**3**〕 | 中足趾節関節における第2～4趾の外転　中足趾節関節における伸展と趾節間関節における屈曲に対する抵抗 |
| 底側骨間筋 | 第3～5中足骨の内側面 | 第3～5趾の趾背腱膜腱帽と基節骨底 | 脛骨神経からの外側足底神経〔**S2**・**3**〕 | 中足趾節関節における第3～5趾の内転　中足趾節関節における伸展と趾節間関節の屈曲に対する抵抗 |

背側骨間筋は，外側足底神経に支配される．第1・2背側骨間筋の上面には，深腓骨神経からの枝も入る．

### 底側骨間筋

3つの**底側骨間筋**(Plantar interossei)は，第3趾，第4趾，小趾を第2趾の長軸のほうに内転させる（図6.125）．

各底側骨間筋は，それぞれの中足骨の内側面から起始し，趾背腱膜腱帽の内側自由縁と基節骨底に停止する．

母趾は，足底の筋の第3層に，内転のための筋（母趾内転筋）をもつ．第2趾は，その背側骨間筋の1つを用いることによって長軸のほうに内転させる．

底側骨間筋は，内転に加え，趾背腱膜腱帽を介して中足趾節関節の伸展と趾節間関節の屈曲に抵抗する作用ももつ．底側骨間筋は，すべて外側足底神経に支配される．

## ▶ 動脈

足には，後脛骨動脈と足背動脈の枝が分布する．

後脛骨動脈は，足底に入って内側および外側足底動脈に分岐する．外側足底動脈は，深足底動脈（足背動脈の終枝）と合流して深足底動脈弓を形成する．この動脈弓からの枝が趾に分布する．

**足背動脈**(Dorsalis pedis artery)は，前脛骨動脈の続きで，足背部を走ってから下方へ向かい，深足底動脈として第1・2中足骨の間を通って足底に入る．

### 後脛骨動脈と足底動脈弓

後脛骨動脈は，内果の後方で足関節の内側面にある足根管を通って足に入る．内果と踵の中間点では，薄い支帯と浅層の結合組織，および皮膚のみで覆われるため，体表から拍動を触知できる．この近くで，細い**内側足底動脈**(Medial plantar artery)と，それよりもかなり太い**外側足底動脈**(Lateral plantar artery)に分岐する．

#### 外側足底動脈

**外側足底動脈**(Lateral plantar artery)は，前外側に向かって足底を走り，はじめに母趾外転筋の近位端の深層を，それから足底方形筋と短趾屈筋の間を通る（図6.126）．第5中足骨底に至ると，短趾屈筋と小趾外転筋の間にある溝を通る．ここから内側に曲がって**深足底動脈弓**(Deep plantar arch)を形成し，中足骨底と骨間筋の上で足底の深層を横切る．

第1・2中足骨底の間で，深足底動脈弓は，足背から足底に入る深足底動脈（足背動脈の終枝）と吻合する．

深足底動脈弓の主要な枝には，以下のものがある．

- 小趾外側面への趾動脈．
- 第1～5趾の互いに向き合う側面と母趾外側面に趾動脈を出す4本の底側中足動脈．
- 第2～5中足骨底の間を足背の血管と吻合する3本の貫通動脈．

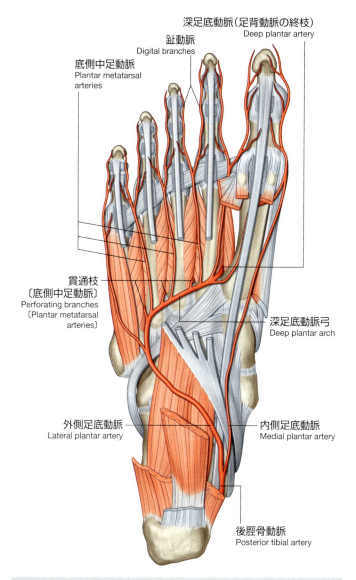

図6.126　足底動脈（右足）

#### 内側足底動脈

**内側足底動脈**(Medial plantar artery)は，母趾外転筋近位端の深層を通って足底に入る（図6.126）．周囲の筋に枝を出し，母趾外転筋と短趾屈筋の間の溝を前方に向かう．深足底動脈弓からの趾動脈と吻合し，母趾の内側面に分布する．

内側足底動脈は，第1中足骨底の近くで浅枝を出す．それは3本の枝に分かれて短趾屈筋の浅層を通り，深足底動脈弓からの底側中足動脈と吻合する．

### 足背動脈

**足背動脈**(Dorsalis pedis artery)は，前脛骨動脈の続きで，前脛骨動脈が距腿関節を越えるところから始まる（図6.127）．足背動脈は，距骨，舟状骨，中間楔状骨の背側面を越えて前方に走った後，深足底動脈として第1背側骨間筋の2つの頭の間を下方に通過し，足底で深足底動脈弓と吻合する．足の背面の

## 498　第6章　下肢

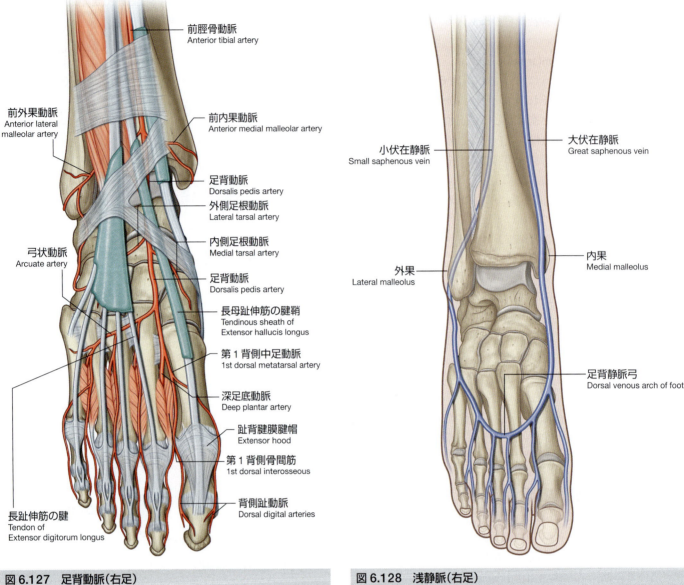

図 6.127　足背動脈（右足）

図 6.128　浅静脈（右足）

長母趾屈筋の腱と第2趾への長趾屈筋の腱の間で，その深部にある足根骨の上を軽く触診することによって，足背動脈の拍動を感じることができる．

足背動脈の枝には，内側足根動脈および外側足根動脈，弓状動脈，第1背側中足動脈がある．

- **内側・外側足根動脈**（Medial/Lateral tarsal artery）…足根骨の上を内側と外側に向かって走り，周囲の構造に枝を出した後，足関節の周辺に形成される血管網と吻合する．
- **弓状動脈**（Arcuate artery）…中足骨底の近くの足背面を外側へ走り，3本の**背側中足動脈**（Dorsal metatarsal arteries）を出す．それらの動脈からは第2〜5趾の趾間の面と第5趾の外側面に分布する**背側趾動脈**（Dorsal digital arteries）が出る．
- **第1背側中足動脈**（1 st dorsal metatarsal artery）…深足底動脈として足底に入る前の足背動脈の最後の枝である．第1趾の両側面と第2趾の内側面に趾背動脈を出す．

背側中足動脈は，深足底動脈弓からの貫通枝および底側中足動脈の枝と吻合する．

### ▶ 静脈

足には，深静脈と浅静脈が互いに吻合してできた血管網がある．深静脈は動脈に伴行する．浅静脈は中足骨の上の足背面を走る足背静脈弓へ注ぐ（図6.128）．

- **大伏在静脈**（Great saphenous vein）…足背静脈弓の内側部に始まり，内果の前を下腿の内側面へ向かう．
- **小伏在静脈**（Small saphenous vein）…足背静脈弓の外側に始まり，外果の後方を下腿の背面へ向かう．

## ▶神経

足には，脛骨神経，深腓骨神経，浅腓骨神経，腓腹神経，伏在神経が分布する．5本の神経はすべて皮膚感覚あるいは一般感覚に関与する．
- 脛骨神経…深腓骨神経に支配される短趾伸筋以外の足の固有の筋を支配する．
- 深腓骨神経…第1・2背側骨間筋も支配することがある．

## 脛骨神経

脛骨神経(Tibial nerve)は，内果の後方にある足根管を通って足に入る．足根管の中で，脛骨神経は後脛骨動脈の外側にあり，**内側踵骨枝**(Medial calcaneal branch)が屈筋支帯を貫通して踵に分布する．内果と踵の中間点で，後脛骨動脈とともに次の2つに分岐する(図6.129)．
- 内側足底神経…太い．
- 外側足底神経…細い．

内側・外側足底神経は，それぞれ同名の動脈に伴行する．

### 内側足底神経

内側足底神経(Medial plantar nerve)は，足底の主要な感覚神経である(図6.129)．足底の前2/3のほとんど，母趾を含む内側の3本半(第1～3趾と第4趾内側半)の趾の皮膚感覚を支配する．この足底の広い皮膚への分布に加えて，3つの固有の筋(母趾外転筋，短趾屈筋，第1虫様筋)も支配する．

内側足底神経は，母趾外転筋の深層で足底を走り，母趾外転筋と短趾屈筋の間にある溝の中を前方へ向かって，その途中で両筋に枝を出す．

内側足底神経は，母趾の内側面に**固有底側趾神経**(Proper plantar digital nerves)を出してから，短趾屈筋の足底面で3本の**総底側趾神経**(Common plantar digital nerves)に分かれ，さらに前方にのびて第1～4趾の互いに向かい合う側面に固有底側趾神経を出す．第1虫様筋への神経は，第1総底側趾神経から起始する．

### 外側足底神経

外側足底神経(Lateral plantar nerve)は，内側足底神経に支配される3つの筋(母趾外転筋，短趾屈筋，第1虫様筋)を除く，足底のすべての固有の筋を支配するので，足の重要な運動神経である(図6.129)．また，足底の前2/3の外側皮膚領域，それに隣接する外側1本半(第4趾外側半と第5趾)の趾の足底面の皮膚感覚を司る．

外側足底神経は，母趾外転筋起始部の深層を通って足底に入る．短趾屈筋と足底方形筋の間で足底を外側前方に向かって横切り，これら2つの筋に枝を出してから，第5中足骨頭の近くで**深枝**(Deep branch)と**浅枝**(Superficial branch)に分かれる．

浅枝は，小趾外側の皮膚に分布する固有底側趾神経と総底側趾神経を出し，後者は枝分かれして第4趾と第5趾の趾間の側面の皮膚に分布する固有底側趾神経になる．

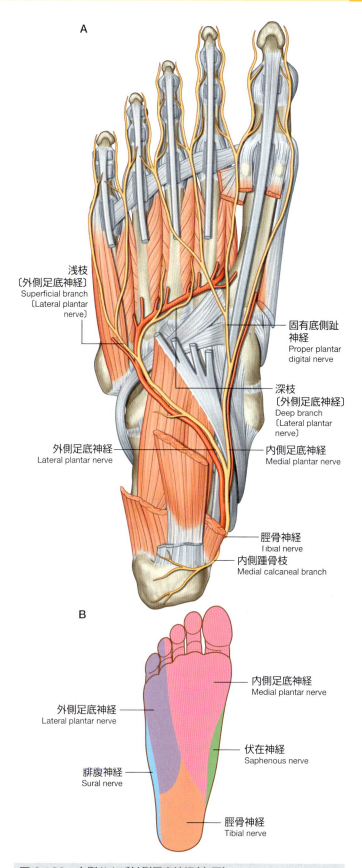

図6.129　内側および外側足底神経(右足)
A：足底．B：皮膚への分布．

小趾外側への固有底側趾神経は，短小趾屈筋と，第4・5中足骨の間の背側骨間筋および底側骨間筋も支配する．

深枝は，運動性で，長趾屈筋の腱と母趾内転筋の深層で外側足底動脈に伴行する．第2〜4虫様筋，母趾内転筋，および第4・5中足骨間の骨間筋（浅枝支配）を除くすべての骨間筋を支配する．

### 臨床的事項6.31 Morton神経腫

Morton神経腫（Morton's neuroma）は，総底側趾神経が腫大したもので，通常，第3趾と第4趾の間にできる．この部位で，外側足底神経が，しばしば内側足底神経と交通する．2つの神経が合流すると，神経の直径が，他の趾への神経に比べて太くなる．また，比較的皮下に近い位置にあり，動・静脈に近い足の脂肪体のすぐ上方にある．神経の上方には，幅広く強い構造で中足骨をつなぎとめる深横中足靱帯がある．概して，歩行中に患者が"踏み切り相"に入ると，趾間の神経が地面と深横中足靱帯に挟まれる．その力が総足底趾神経を圧迫して神経を刺激すると，炎症性変化と肥厚化が起こる．

一般に，この疾患の患者は第3趾間部に疼痛を訴える．痛みは鋭いことも鈍いこともあり，靴を履いて歩くと増悪する．

治療法としては抗炎症薬の注射があり，外科的に病変を摘出することが必要になる場合もある．

## 深腓骨神経

深腓骨神経（Deep fibular (peroneal) nerve）は，短趾伸筋ならびに第1・2背側骨間筋を支配し，さらに第1・2趾の周囲の足背面とそれらの趾の間の皮膚に一般感覚枝を分布する（図6.130）．

深腓骨神経は，足背動脈の外側を通って足の背側部に入り，長母趾屈筋の腱の外側を平行に走る．距腿関節のすぐ遠位で外側枝を出し，この枝が短趾屈筋を深表面から支配する．

深腓骨神経は，足背を前方に走って，第1・2中足骨間の中足趾節関節の付近で深筋膜を貫通し，そこから2本の**背側趾神経**（Dorsal digital nerve）に分かれて，第1・2趾の趾間の皮膚に分布する．

深腓骨神経が深筋膜を貫通する前に，第1・2背側骨間筋の支配に加わる細い運動枝を出す．

## 浅腓骨神経

浅腓骨神経（Superficial fibular (peroneal) nerve）は，深腓骨神経が分布する第1・2趾の間の皮膚と，腓腹神経が分布する足と小趾の外側面の皮膚を除き，足と趾の背側部の大部分の皮膚の感覚を司る（図6.130）．

浅腓骨神経は，下腿下部の前外側部で深筋膜を貫通し，足背の浅筋膜に入る．その走行中に皮枝と**背側趾神経**（Dorsal digital nerve）を出す．

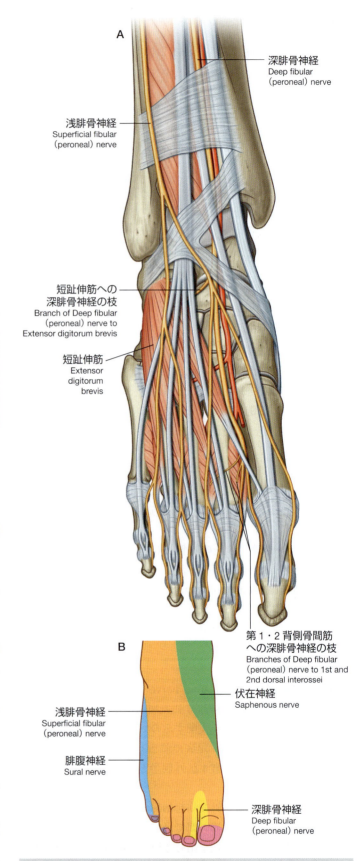

図6.130 浅腓骨神経と深腓骨神経（右足）
A：浅腓骨神経と深腓骨神経の終枝．B：皮膚への分布．

## 腓腹神経

　腓腹神経（Sural nerve）は，脛骨神経の皮枝で，下腿上部で始まる．外果の後方で，小伏在静脈に近接して足の浅筋膜に入る．終枝は，足の外側面と小趾の背外側面の皮膚に分布する（**図6.130B** 参照）．

## 伏在神経

　伏在神経（Saphenous nerve）は，大腿で始まる大腿神経の皮枝である．終枝は，足関節内側部から足の皮下組織に入り，足の近位部内側面の皮膚に分布する（**図6.130B**）．

### 臨床的事項6.32　内反足

　内反足（Clubfoot）は，生まれつき片方または両方の足が内向きかつ底屈する先天性奇形である．患側の足に対しては，徐々に足をまっすぐにする矯正ギプス治療が行われる．その場合，足をより良い位置に固定できるよう，踵骨腱の切断のような，小さな外科的処置も加えられることがある．

# 体表解剖

## ▶下肢の体表解剖

下肢において腱，筋，骨は，主要な動脈，静脈，神経の位置を知るための指標として用いられる．

下肢の血管は太いので，脈管系への進入路として用いることができる．また，下肢の血管は身体の中で最も心臓から遠く，また最も下位にあるので，下肢の末梢血管における脈拍の性状は，全身的な循環系の状態に関する重要な情報を提供することがある．

下肢の感覚と筋の作用を調べることにより，脊髄の腰部および仙骨部の機能を評価することができる．

## ▶坐骨神経の損傷の回避

坐骨神経は，大腿の後区画の筋と，下腿および足の筋，また，広い領域の皮膚を支配する．坐骨神経は殿部に入り，触知できる2つの主要な骨の指標である大転子と坐骨結節の中間点を通って下方へ向かう（図6.131）．大転子は腸骨稜の中間点より手の幅1つ分ほど下方で，硬い骨の隆起として容易に触知することができる．坐骨結節は，殿溝のすぐ上方で触知できる．

殿部は，触知できる骨の指標の間に引いた以下の2本の線によって，四半部に分けることができる．

- 垂直線…腸骨稜の最も高い点から垂直に下ろした線．
- 水平線…腸骨稜の最高点と坐骨結節の中間点を通る水平面を通り，上記の線と交差する線．

坐骨神経は，下内側四半部の上外側の角を曲がり，下外側四半部の内側縁に沿って下行する．殿部に注射を行うときは，坐骨神経とこの領域の主要な血管の損傷を避けるために，上外側四半部前方の角に注射針を刺す（図6.131B）．

## ▶大腿三角での大腿動脈の同定

大腿動脈は，腹部から下肢の大腿三角（図6.132）に入る．

大腿三角は，大腿前部の長内転筋の内側縁，縫工筋の内側縁と鼠径靱帯に囲まれた陥凹部である．

長内転筋の腱は，恥骨結節のすぐ下で，骨に付着する索状構造として触知できる．

縫工筋は，上前腸骨棘から起始し，大腿前面を横切って膝関節の下で脛骨内側面に停止する．

鼠径靱帯は，外側では上前腸骨棘に，内側では恥骨結節に付着する．

大腿動脈は，鼠径靱帯の下を通って大腿三角に入り，腹部から大腿へ下行する．大腿三角において，恥骨結合と上前腸骨棘の中間点で鼠径靱帯のすぐ下で，大腿動脈の拍動を容易に触知

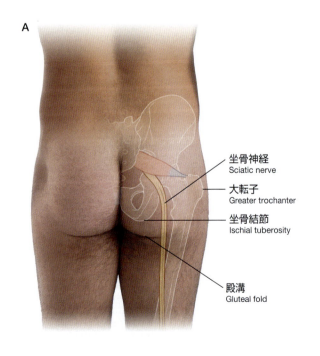
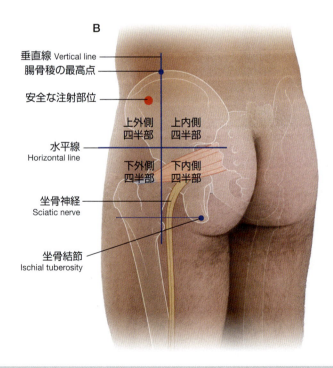

図6.131 坐骨神経の損傷の回避
A：男性の殿部後面で坐骨神経の位置を示す．B：殿部の四半部と坐骨神経の位置を示す左の殿部の後外側面．

体表解剖 503

できる．大腿動脈の内側に大腿静脈があり，大腿静脈の内側には大腿管がある．大腿管は恥骨結節のすぐ外側に位置し，その中をリンパ管が走る．大腿神経は，大腿動脈の外側にある．

## ▶膝の周辺の構造の同定

膝蓋骨は，膝で顕著に触知できる構造である．大腿四頭筋の腱は膝蓋骨の上部に付着し，膝蓋靱帯は膝蓋骨の下面と脛骨粗面を連結する（図6.133）．膝蓋靱帯と脛骨粗面は，容易に触知することができる．膝蓋靱帯（腱）の叩打試験は，主に第3・4腰髄（L3・4）のレベルにおける反射を評価するために行う．

腓骨頭は，脛骨外側顆のすぐ下方で，膝の外側面の隆起として触知できる．大腿二頭筋の腱を下方にたどることによってもその位置がわかる．

総腓骨神経は，腓骨頭のすぐ下方で腓骨頸の外側面を回るので，しばしばこの位置で索状構造として触知できる．

膝の外側で触知できるもう一つの構造は，腸脛靱帯である．この平らな腱状構造は，脛骨外側顆に付着し，膝を完全に伸展したときに最も明瞭にわかる．腸脛靱帯の前縁は，膝蓋骨外側端の後方で鋭い垂直方向の皮膚のヒダをつくる．

## ▶膝窩の内容の確認

膝窩は，膝の後面でハムストリング筋と腓腹筋の間に形成される菱形の陥凹部である．その下縁は，腓腹筋の内側頭と外側頭によって形成される．上縁では，外側は大腿二頭筋によって，内側は半膜様筋と半腱様筋によって形成される．大腿二頭筋の腱と半腱様筋の腱は触知でき，体表からみることができる．

腓骨頭は，膝の外側に触知することができ，大腿二頭筋の腱と総腓骨神経を同定するための目印として用いることができる．総腓骨神経は，膝窩から外側に曲がり，腓骨頭のすぐ下で腓骨頸を横切る．

膝窩には，膝窩動脈，膝窩静脈，脛骨神経，総腓骨神経がある（図6.134）．膝窩動脈は，膝窩の最も深層にあって，上内側部から膝窩内を下行する．その位置のため，膝窩動脈の拍動をみつけるのは難しいが，膝窩の正中のすぐ内側で，深い触診によって拍動を触れることができる．

小伏在静脈は，下腿上部の後側で深筋膜を貫通して膝窩静脈に注ぐ．

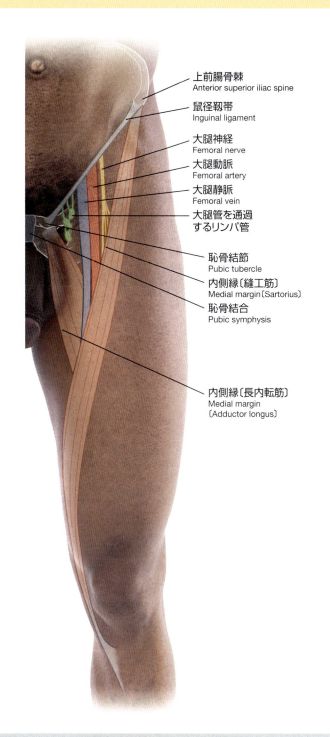

図6.132　大腿三角における大腿動脈の位置（前面）

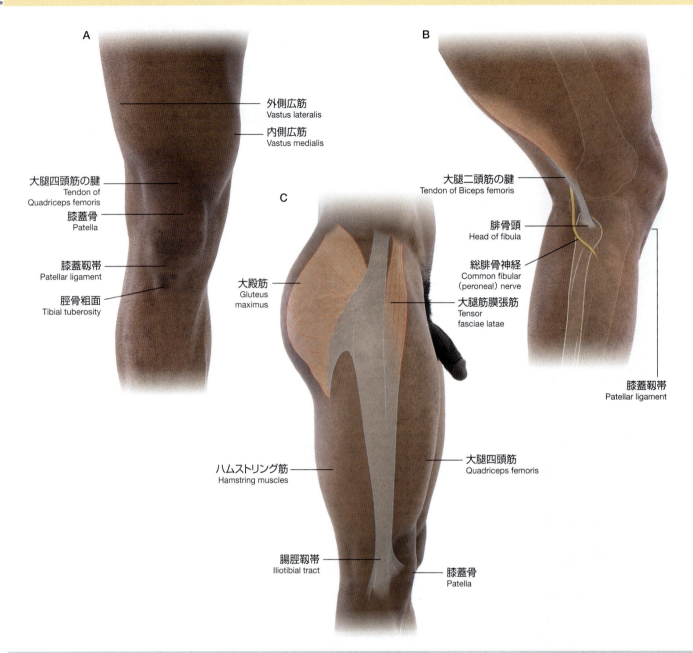

図6.133　膝の周囲の構造の同定（右）
A：前面．B：やや屈曲した外側面．C：伸展した膝，大腿と殿部の外側面．

## ▶ 足根管（足への通路）の同定

足根管（図6.135）は，足の内側面で，内果と踵（踵骨隆起）の間の溝とその上に張る屈筋支帯によって形成される．

後脛骨動脈と脛骨神経は，足根管を通って足に入る．後脛骨筋，長趾屈筋，長母趾屈筋のそれぞれの腱は，足根管の中の屈筋支帯の中隔によって形成される区画の中を通る．

足根管を通り抜ける構造は，前内側から後外側へ，後脛骨筋の腱，長趾屈筋の腱，後脛骨動脈と伴行静脈，脛骨神経，長母趾屈筋の腱の順に並んでいる（英語では，足根管を通り抜ける構造について覚えるため，"Tom, Dick, and a very nervous Harry" という語呂合わせがある（T：Tibialis posterior，D：Flexor digitorum longus，A：Artery(Posterior tibial)，V：Vein(Posterior tibial)，N：Nerve(Tibial)，H：Flexor hallucis longus)).

後脛骨動脈は，踵と内果の間にある溝の前面で，内果のすぐ後内側で，触知できる．

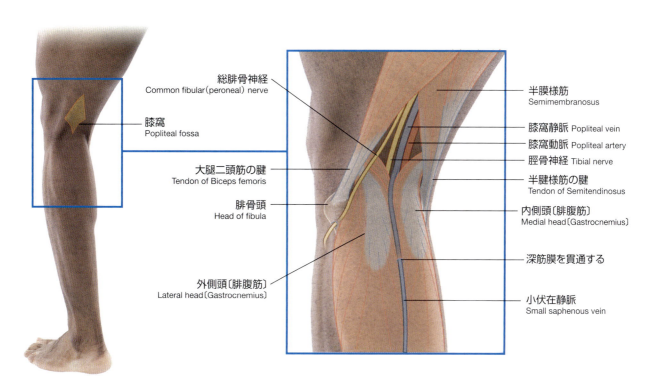

図6.134　膝窩の内容の確認（左膝の後面）

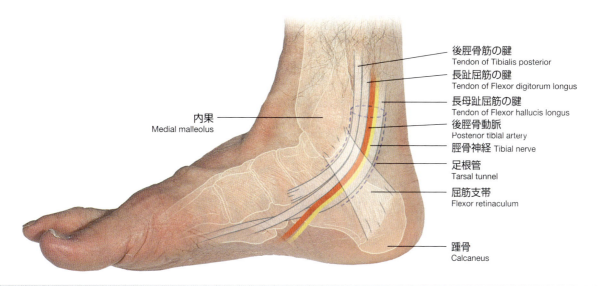

図6.135　足根管（足への出入口）の同定（右足）

## 距腿関節の周囲と足の中にある腱の同定

距腿関節の周囲と足では，多数の腱を同定することができ（図6.136），血管の位置を探したり，脊髄反射の検査に役立つ目印として使われる．

前脛骨筋の腱は，距腿関節の内側面で内果の前にみえる．

踵骨腱（Achilles腱）は，足にある最大の腱で，下腿から踵まで下行するのが足の後面で明瞭にみえる．この腱を腱ハンマーで叩いて，第1・2仙髄（S1・2）のレベルの反射を評価することができる．

足が外がえしをすると，長腓骨筋の腱と短腓骨筋の腱によって皮膚が線状に盛り上がり，下腿から外果の後端まで達するヒダができる．

短腓骨筋の腱が足の外側面を斜めに第5中足骨底へ下行するのを，しばしばはっきりみることができる．第5腓骨筋，長趾伸筋，長母趾伸筋の腱は，足の背側面で，外側から内側へこの順にみられる．

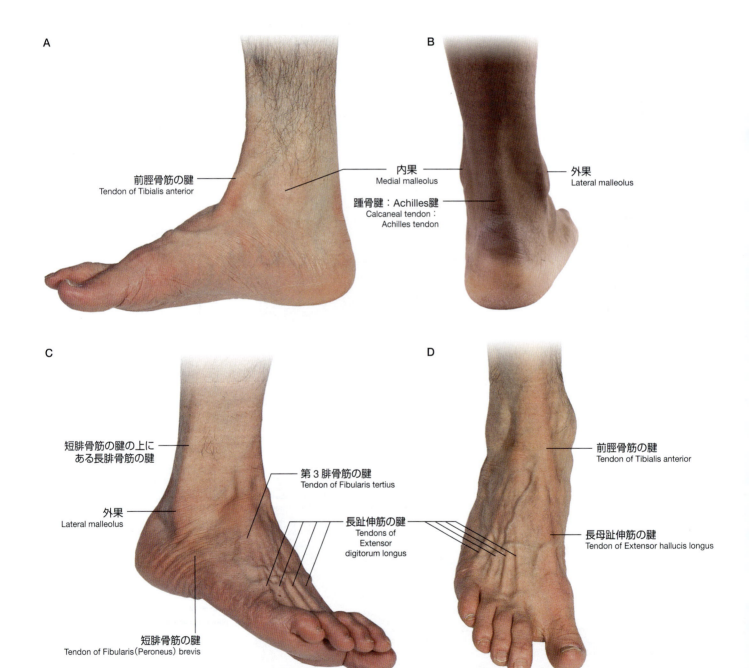

図6.136　距腿関節周囲と足の腱の同定（右足）
A：内側面．B：後面．C：外側面．D：足背．

体表解剖　507

### ▶ 足背動脈の同定

足背動脈は，体表から拍動を触知できる血管のうちで心臓から最も遠くにある（図6.137）．足背動脈の拍動は末梢循環を評価する上で重要となる．また，立位において，拍動を触知できる身体で最も低い位置にある動脈でもある．

足背動脈は，足の背側部を前方へ向かい，足根骨の上を通りすぎて，長母趾伸筋の腱と第2趾への長趾伸筋の腱の間をこれらと平行に走り，この位置で体表から触知できる．足背動脈の終枝は，第1背側骨間筋の2つの筋頭の間で足底に向かう．

### ▶ 足底動脈弓のおおよその位置の把握

足には，後脛骨動脈および足背動脈の枝が分布する．

後脛骨動脈は，足根管を通って足底面に入り，内側および外側足底動脈に分かれる．

外側足底動脈は，足底の後半部を横切って外側に曲がり，それから足底動脈弓として足底の前方部で内側に曲がる（図6.138）．第1・2中足骨底の間で，足底動脈弓は深足底動脈（足背動脈の終枝）と吻合する．足の大部分には，足底動脈弓の枝が分布する．

内側足底動脈は，足底を前方へ走り，足底動脈弓の枝とつながり，母趾の内側面に分布する．

### ▶ 主要な浅静脈

下肢の浅静脈は，しばしば拡張している．また，静脈が長いので，一部を切除して移植血管として身体の他の部位で使うことがある．

下肢の浅静脈（図6.139）は，足背静脈弓として始まる．この静脈弓の内側部は，内果の前上方へ曲がって大伏在静脈として下腿と大腿を上行する．この静脈は，大腿筋膜にある開口部（伏在裂孔）を通り抜け，大腿三角で大腿静脈に注ぐ．

足背静脈弓の外側部は外果の後方を小伏在静脈となり，下腿の後面を上行する．この静脈は，下腿の上1/3の高さで深筋膜を貫通し，膝窩で膝窩静脈に注ぐ．

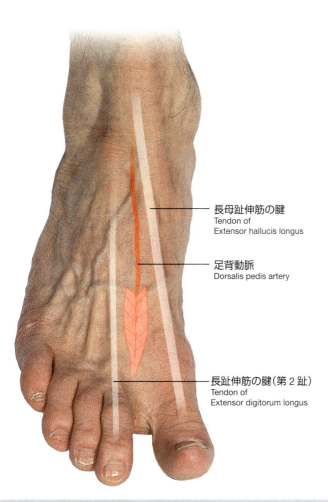

図6.137　足背動脈の同定（右足）

長母趾伸筋の腱
Tendon of Extensor hallucis longus

足背動脈
Dorsalis pedis artery

長趾伸筋の腱（第2趾）
Tendon of Extensor digitorum longus

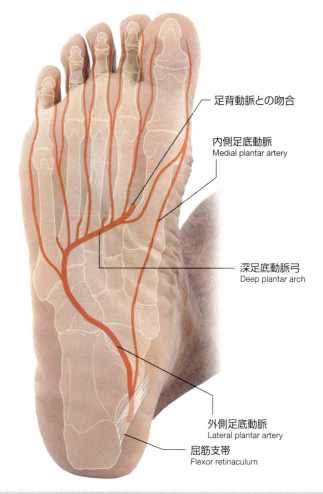

図6.138　足底動脈弓の位置（右足）

足背動脈との吻合

内側足底動脈
Medial plantar artery

深足底動脈弓
Deep plantar arch

外側足底動脈
Lateral plantar artery

屈筋支帯
Flexor retinaculum

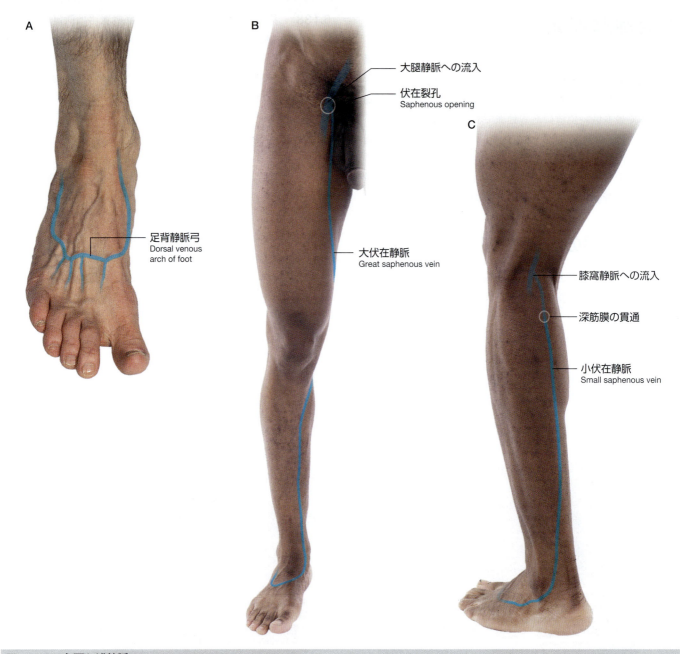

図6.139 主要な浅静脈
A：右足の足背．B：右下肢の前面．C：左の大腿，下腿と足の後面．

## ▶ 拍動を触知できる点

下肢では，動脈の拍動を4ヵ所で触知できる(図6.140)．

- **大腿動脈の拍動**(Femoral pulse)…大腿三角の上前腸骨棘と恥骨結合の中間点で，鼠径靱帯の下に大腿動脈を触れることができる．
- **膝窩動脈の拍動**(Popliteal pulse)…膝窩の正中付近の深層に膝窩動脈を触れることができる．
- **後脛骨動脈の拍動**(Posterior tibial pulse)…内果の後下方の内果と踵(踵骨隆起)の間にある溝(足根管)で後脛骨動脈を触れることができる．
- **足背動脈の拍動**(Dorsalis pedis pulse)…足背において長母趾伸筋の腱と第2趾への長趾伸筋の腱との間で，足根骨の上に遠位に向かう足背動脈を触れることができる．

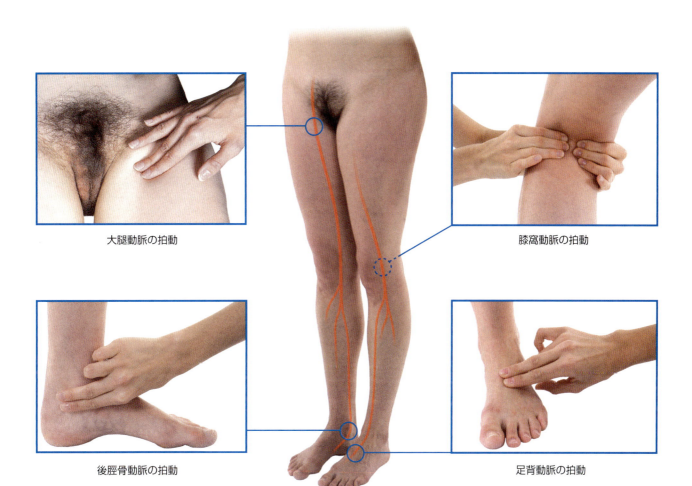

図6.140　下肢で動脈の拍動を触知できる位置

# 7

# 上肢

# 概観

## 概要

上肢(Upper limb)は，頸部下部の外側面と胸壁に関連する構造である．上肢は，鎖骨と胸骨の間の小さな関節(胸鎖関節(Sternoclavicular joint))と筋によって体幹と連結する．主要な関節とそれらを構成する骨の位置に基づいて，上肢は肩(Shoulder)，上腕(Arm)，前腕(Forearm)，手(Hand)に分けられる(図7.1A)．

肩は，体幹と上腕骨が連結する領域である(図7.1B)．

上腕は肩と肘関節(Elbow joint)との間にあり，前腕は肘関節と橈骨手根関節(Wrist joint)の間に，手は橈骨手根関節よりも遠位をいう．

腋窩(Axilla)，肘窩(Cubital fossa)，手根管(Carpal tunnel)は，前述の上肢各部の移行部の主要部をなす(図7.2)．重要な構造がこれらの部位を通過するか，その構成に関与する．

腋窩は，肩の筋・骨と胸郭の外側壁によってつくられ，上方に尖った不規則なピラミッド形をした領域である．腋窩の頂点(腋窩入口)は，頸部の下部に続いている．腋(わき)の皮膚が，腋窩の床をつくる．頸部と上腕をつなぐ主要な構造は，すべて腋窩の中を通る．

肘窩は，肘関節の前面で筋によってつくられる三角形の陥凹である．上腕から前腕へ入る主要な動脈である上腕動脈と，上肢の主要な神経の一つである正中神経が肘窩を通る．

手根管は，手掌への入口である．手根管の後側，外側，内側の壁は，手の近位部にある小さな手根骨によってつくられる．厚い結合組織の帯である屈筋支帯が内側から外側に向けて張

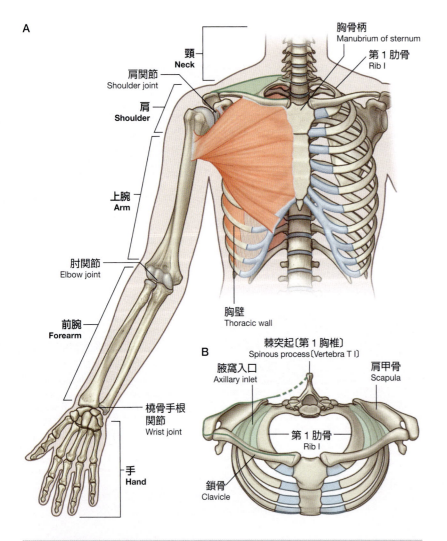

図7.1 上肢
A：前面からみた上肢．B：肩を上方からみた図．

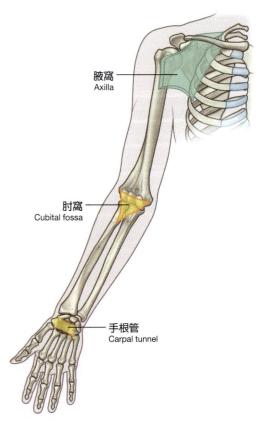

図7.2 上肢各部の移行部

り，手根管の前壁を形成する．前腕から手の指へ達する長い屈筋腱のすべてと正中神経が手根管の中を通る．

## 機能

### ▶ 手の位置

上肢は，非常に可動性が大きく，必要なところにまで手を動かすことができる．これは，下肢が身体の支持，安定性の保持と移動に関与するのとは異なる．

肩は，筋によって体幹と連結するため，体幹に対して大きく動かすことができる．胸壁の上で肩甲骨がすべり（**前方移動**（Protraction）と**後方移動**（Retraction）），回転することにより**肩関節**（Shoulder joint）の位置が変わり，手の可動域は広がる（図 7.3）．肩関節では，上腕は3つの軸を中心に大きく動くことができる．肩関節における上腕の動きは，**屈曲**（Flexion），**伸展**（Extension），**外転**（Abduction），**内転**（Adduction），**内旋**（Medial rotation：Internal rotation），**外旋**（Lateral rotation：External rotation），**描円（分回し）運動**（Circumduction）である（図 7.4）．

肘関節における主要な運動は，前腕の屈曲と伸展である（図 7.5A）．前腕の遠位端で，**橈骨**（Radius）の遠位部が**尺骨頭**（Head

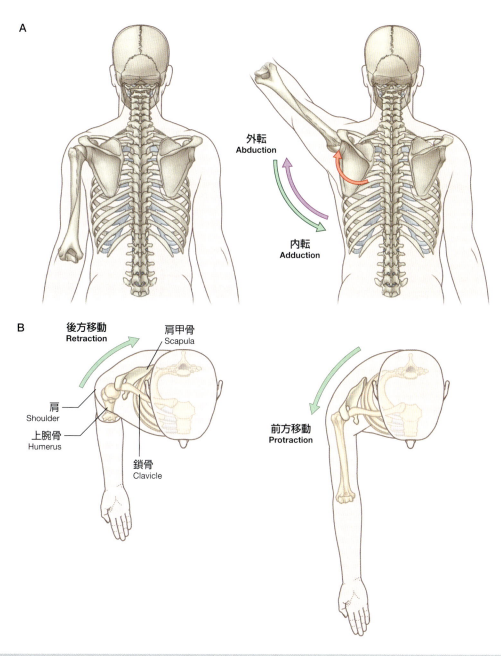

図 7.3　肩甲骨の動き
**A**：回転．**B**：前方移動と後方移動．

# 514　第7章　上肢

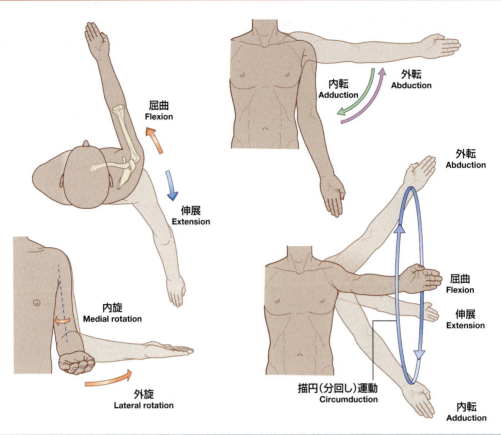

**図7.4　肩関節における上腕の動き**

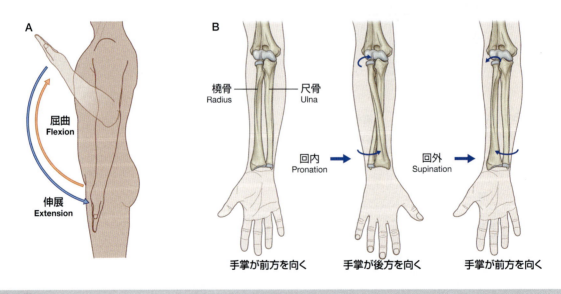

**図7.5　前腕の動き**
A：肘関節の屈曲と伸展．B：回内と回外．

of ulna）の周囲をすべるように動く．手は橈骨と関節をつくるので，橈骨と尺骨が交差するような位置をとることによって，手掌が前方を向いた位置から後方を向く位置まで手を効率的に動かすことができる（**図7.5B**）．この運動（**回内**（Pronation））は，前腕でのみ起こる．**回外**（Supination）によって，手が解剖学的体位へと戻る．

手根の関節では，手の外転，内転，屈曲，伸展，分回し運動をすることができる（**図7.6**）．肩，上腕，前腕が組み合わされて起こるこれらの運動によって，身体に対して手を広範囲に動かすことが可能になる．

# 概観・構成要素 7

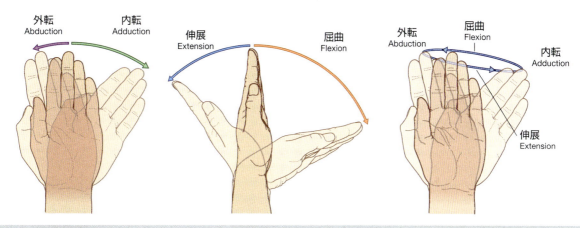

図 7.6 手根の関節における手の動き

## ▶運動器としての手

手の主な機能の一つは，物を握り，物を巧みに操ることである．一般に物を握るときは，母指以外の手指を母指のほうに曲げる．物の握り方によって，手の固有の筋は次のような働きをする．

- 前腕に起始し，指に停止する長い腱の動きを調節する．
- 指の関節運動を組み合わせることによる，前腕からの長い屈筋腱と伸筋腱だけでは行えない細かな動きをつくり出す．

## ▶感覚器としての手

手は，触覚によって物体を識別することができる．手指の掌側面にある**指球**（パッド（Pad））には，感覚受容器が高密度に存在する．また，手，特に母指からの情報を受けとって処理する大脳皮質の感覚野は，身体の他の部位の皮膚からの感覚に対応する皮質領域に比べて不相応なほどに大きい．

# 構成要素

## ▶骨と関節

肩の骨は，**肩甲骨**（Scapula），**鎖骨**（Clavicle），および**上腕骨**（Humerus）の近位端からなる（図7.7）．

鎖骨は，内側で**胸骨**（Sternum）の**胸骨柄**（Manubrium of sternum）と，外側で肩甲骨の**肩峰**（Acromion）と関節をつくり，肩甲骨の関節窩と上腕骨頭との間の関節（関節窩上腕関節すなわち肩関節）の上にアーチ状にまたがる．肩関節は，上腕の屈曲，伸展，外転，内転，内旋，外旋，描円（分回し）運動を行うことができる．

上腕骨は，上腕の骨である（図7.7）．上腕骨の遠位端は，前腕の骨と肘関節をつくる．肘関節は，前腕の屈曲と伸展を行う蝶番関節である．

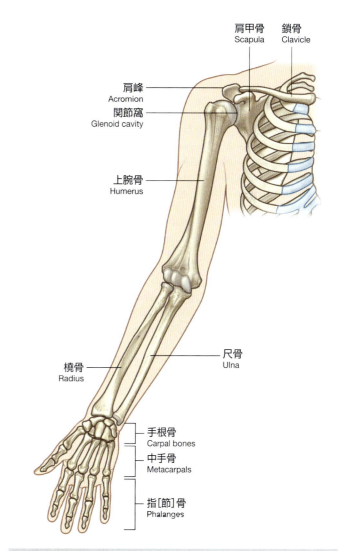

図 7.7 上肢の骨

前腕には，2本の骨がある．
- 外側…**橈骨**（Radius）．
- 内側…**尺骨**（Ulna）（図7.7）．

肘関節において，橈骨と尺骨の近位端が互いに関節をつくり，さらにこれらは上腕骨とも関節をつくる．

516　第7章　上肢

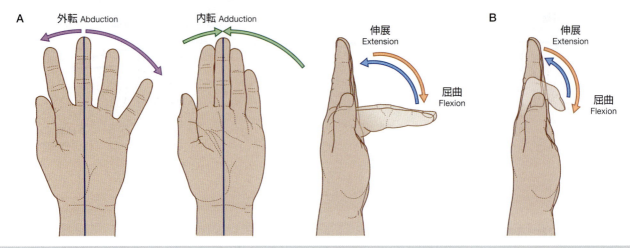

**図7.8　指節関節の動き**
**A**：中手指節関節の運動．**B**：指節間関節の運動．

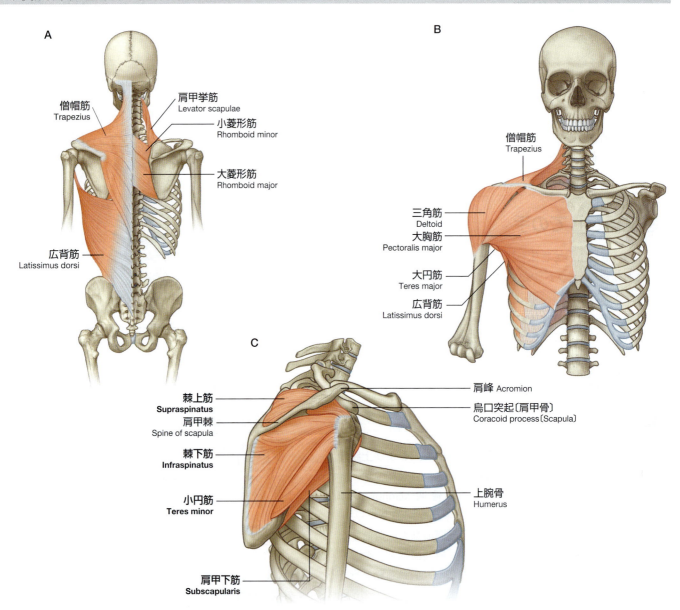

**図7.9　肩の筋**
**A**：肩の後面．**B**：肩の前面．**C**：回旋筋腱板の筋．

# 概観 • 構成要素 517

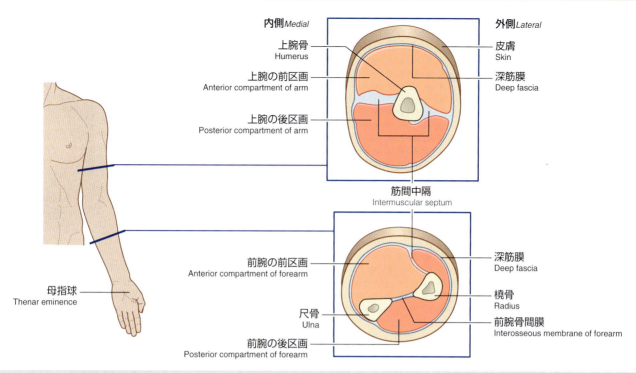

図7.10　上腕と前腕における筋の構成

　肘関節では，屈曲と伸展の他に，手が回内および回外するときに橈骨が尺骨のまわりをすべるように動くことによって，上腕骨に対して前腕がねじれるような動きをする．

　橈骨と尺骨は，その遠位端でも互いに関節をつくり，橈骨が尺骨の外側から内側へ動くことによって，手の回内運動を可能にする．

　橈骨手根関節は，橈骨と手根骨の間，および尺骨の遠位にある関節円板と手根骨の間につくられる関節である．橈骨手根関節では，手は主に外転と内転，屈曲と伸展の運動を行うことができる．

　手の骨は，手根骨（Carpal bones），中手骨（Metacarpals），指[節]骨（Phalanges）からなる（図7.7）．

　5本の指は，母指（第1指）（Thumb（I）），示指（第2指）（Index finger（II）），中指（第3指）（Middle finger（III）），薬指（第4指）（Ring finger（IV）），小指（第5指）（Little finger（V））である．

　8個の小さな手根骨の間にできる個々の関節は，可動域が小さい．そのため，手根骨は全体が一緒になって作用する．

　5本の中手骨は，各指に1本ずつ対応しており，手掌の主要な骨格を形成する（図7.7）．

　母指の中手骨（第1中手骨）と手根骨がつくる関節は，それ以外の指の手根中手関節（Carpometacarpal joint）のすべり運動に比べて可動域が大きい．

　母指以外の第2～5指の中手骨は互いに強い靱帯によって連結する．しかし，母指と示指の間にはこの靱帯がない．母指の中手骨と手根骨の間の関節は，2軸性の鞍関節（Saddle joint）で，他の指の関節に比べて可動域が大きい．

　指の骨を指[節]骨という（図7.7）．第2～5指には，それぞれ3個の指[節]骨があるが，母指には指[節]骨が2個しかない．

　中手指節関節（Metacarpophalangeal joint）は，2軸性の顆状関節（楕円関節）（Condylar joint：Ellipsoid joint）で，外転，内転，屈曲，伸展，描円（分回し）運動を行う（図7.8A）．手指の外転と内転は，それぞれ解剖学的体位における中指の中心を通る軸に対して，指が離れる運動と近づく運動をいう．したがって，中指は，内側にも外側にも外転し，またそれらの位置から，中心軸に向かって内転することができる．指節間関節（Interphalangeal joint）は蝶番関節（Hinge joint）で，屈曲と伸展のみが可能である（図7.8B）．

## ▶筋

　肩の筋のうち，僧帽筋（Trapezius），肩甲挙筋（Levator scapulae），菱形筋（Rhomboids）等が，肩甲骨と鎖骨を体幹に連結する．他の筋は，鎖骨，肩甲骨，体壁と，上腕骨の近位端とを連結する．そのような筋は，大胸筋（Pectoralis major），小胸筋（Pectoralis minor），広背筋（Latissimus dorsi），大円筋（Teres major），三角筋（Deltoid）である（図7.9A，B）．これらの筋のうちで最も重要なものは，回旋筋腱板（Rotator cuff）の4つの筋，すなわち肩甲下筋（Subscapularis），棘上筋（Supraspinatus），棘下筋（Infraspinatus），小円筋（Teres minor）である．これらは，肩甲骨と上腕骨を連結し，肩関節を支える（図7.9C）．

　上腕と前腕の筋は，筋膜，骨，靱帯によって，前方の筋（屈筋）と後方の筋（伸筋）の区画（コンパートメント）に分けられる（図7.10）．

518　第7章　上肢

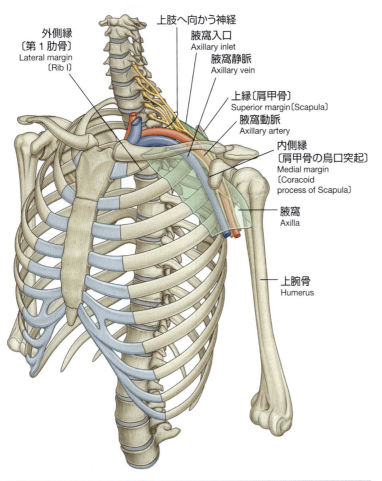

図7.11　頸部と上肢の関係

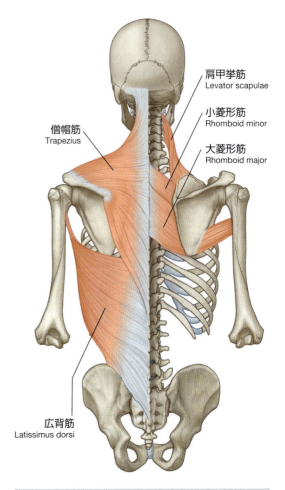

図7.12　背部と胸壁の筋

　上腕の**前区画（屈筋区画）**（Anterior compartment）は，前方に位置し，上腕骨と**内側上腕筋間中隔**（Medial intermuscular septum of arm）および**外側上腕筋間中隔**（Lateral intermuscular septum of arm）によって，**後区画（伸筋区画）**（Posterior compartment）の筋と分けられる．これらの筋間中隔は，上腕を包む深筋膜に続き，また上腕骨の両側に付着する．

　前腕では，前区画（屈筋区画）と後区画（伸筋区画）は，外側筋間中隔，橈骨，尺骨，2つの骨の間の前腕骨間膜によって互いに分けられる（**図7.10**）．

　上腕の筋は，主に肘関節で前腕を動かすのに対し，前腕の筋は，手根のみならず指の関節によって手を動かす．

　手の中にある筋（**固有の筋**（Intrinsic muscle））は，手指のデリケートな動きを司り，前腕から手の指へ達する屈筋と伸筋の腱によって行われる指の動きを調節する．手の固有の筋には，第1中手骨の上の**母指球**（Thenar eminence）をつくる3つの小さな**母指球筋**（Thenar muscles）が含まれる．母指球筋があることによって，母指は他の指よりも自由に動かすことができる．

# 身体の他の領域との関係

## ▶頸部

　上肢は，頸部と直接つながる．頸部の付け根にある**胸郭上口**（Superior thoracic aperture）の左右に腋窩への入口（腋窩入口）がある．腋窩入口は次の構造によってつくられる．
- 第1肋骨の外側縁．
- 鎖骨の後面．
- 肩甲骨の上縁．
- 烏口突起の内側縁（**図7.11**）．

　上肢の主要な動・静脈は，第1肋骨の上から腋窩入口を通って，胸部から上肢へ達する．上肢を支配する神経は，主に頸部の脊髄（頸髄）から出て，腋窩入口と腋窩を通り，上肢へ達する．

## ▶背部と胸壁

　肩の骨と体幹に付着する筋は，背部と胸壁の筋である．僧帽筋，肩甲挙筋，大菱形筋，小菱形筋，広背筋からなる（**図7.12**）．
　前胸壁にある乳腺は，腋窩および上肢と密接に関連している．

概観・重要ポイント 519

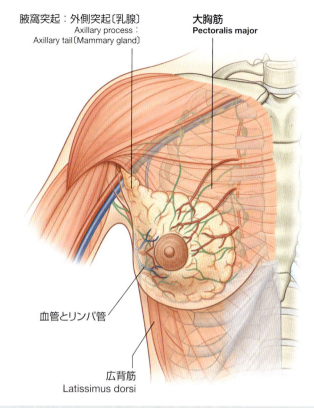

図7.13 乳腺

左右の乳腺は，腋窩前壁の大部分を形成し，上腕骨にまでのびる大胸筋の上に広がる（図7.13）．腋窩突起（外側突起）（Axillary process：Axillary tail）とよばれる乳腺の一部が，大胸筋の外側縁から腋窩に向かってのびる．

乳腺の外側と上部のリンパは，主に腋窩リンパ節へ流入する．乳腺に分布する動脈は腋窩動脈の枝であり，静脈は腋窩静脈に流入する．

## 重要ポイント

### ▶ 頸神経と上位胸神経による神経支配

上肢は，第5～8頸神経（C5～8）と第1胸神経（T1）の前枝が構成する**腕神経叢**（Brachial plexus）の枝の支配を受ける（**図7.14**）．この神経叢は，頸部でつくられ，腋窩入口から腋窩に達する．上腕，前腕，手を支配する主要な神経は，腋窩で腕神経叢の枝として起始する．

この神経支配に基づいて，上肢の皮節（皮膚分節），筋節，腱反射の検査を行うことによって，下位の頸神経と第1胸神経（T1）の機能を調べられる．下位の頸神経に異常が起こると，上肢に疼痛，感覚異常，筋の攣縮等の症状が現れる．

上肢の皮節（**図7.15A**）は，しばしば感覚の検査に用いられる．皮節の重なりが小さい領域と髄節のレベルの対応は，次のようになる．

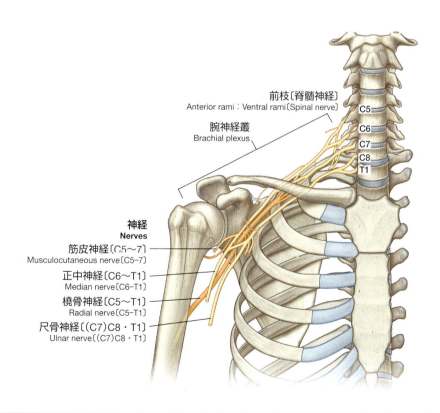

図7.14 上肢の神経

## 520　第7章　上肢

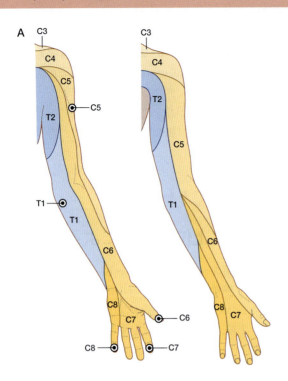

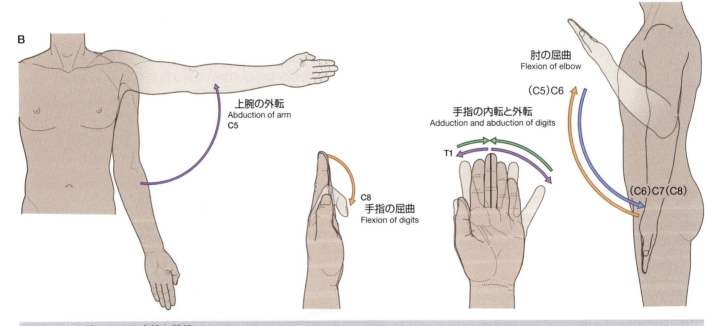

**図7.15　上肢における皮節と筋節**
A：皮節．B：各筋節による運動．

- 上腕の上外側部…第5頸髄(C5)レベル．
- 母指掌側面の指球…第6頸髄(C6)レベル．
- 示指掌側面の指球…第7頸髄(C7)レベル．
- 小指掌側面の指球…第8頸髄(C8)レベル．
- 肘部内側面の皮膚…第1胸髄(T1)レベル．

関節運動は，筋節を調べる検査に用いられる（**図7.15B**）．筋節と髄節のレベルの対応は次のようになる．

- 肩関節における上腕の外転…主に第5頸髄(C5)レベル．
- 肘関節における前腕の屈曲…主に第6頸髄(C6)レベル．
- 肘関節における腕の伸展…主に第7頸髄(C7)レベル．
- 手指の屈曲…主に第8頸髄(C8)レベル．
- 第2〜4指の外転と内転…主に第1胸髄(T1)レベル．

意識のない患者においては，腱反射によって脊髄の各レベルの感覚と運動機能を次のように調べることができる．

- 肘窩における上腕二頭筋の腱反射…主に第6頸髄(C6)レベル．

概観・重要ポイント 521

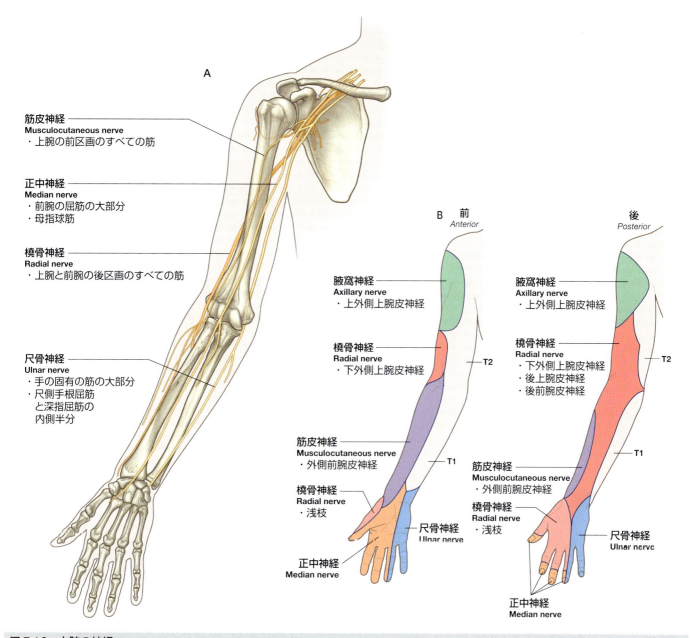

**図7.16 上肢の神経**
A：上腕と前腕の主要な神経．B：主要な末梢神経が分布する上腕および前腕の前面と後面の皮膚の領域．

- 肘の後面における上腕三頭筋の腱反射…主に第7頸髄（C7）レベル．

横隔膜を支配する第4頸髄（C4）レベルは，上肢を支配する脊髄のレベルのすぐ上位にある．

第4頸髄レベル以下で脊髄の損傷が起こった場合には，呼吸障害が起こるリスクを調べるうえで，上肢の皮節と筋節の検査が役立つ．

上腕と前腕の各区画の筋と手の固有の筋は，腋窩で腕神経叢から起始する主要な神経に支配される（図7.16A）．

- 上腕の前区画の筋…すべて筋皮神経に支配される．
- 前腕の前区画の筋…正中神経に支配される．ただし，手根の関節の屈筋の1つである尺側手根屈筋と手指の屈筋の一部である深指屈筋の内側半は，例外的に尺骨神経に支配される．
- 手の固有の筋…大部分は尺骨神経に支配されるが，母指球筋と外側の2つの虫様筋は，正中神経に支配される．
- 上腕と前腕の後区画の筋…すべて橈骨神経に支配される．

腕神経叢から出る主要な末梢神経は，筋群の運動を支配する他に，皮節とは異なる部位の皮膚感覚の情報を中枢へ運ぶ（図7.16B）．したがって，これらの領域の感覚が，末梢神経の病変を調べる検査に用いられる．

- 筋皮神経…前腕の前外側の皮膚に分布する．
- 正中神経…第1〜3指と第4指橈側半の手掌の皮膚に分布する．尺骨神経は，第4指の尺側半と第5指の皮膚に分

## 第7章　上肢

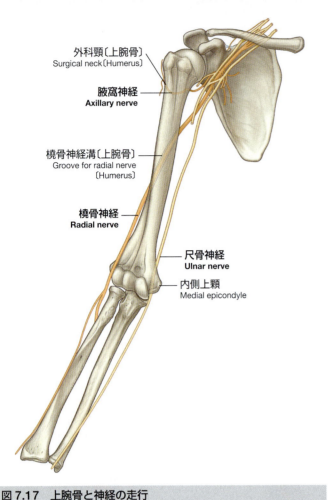

図 7.17　上腕骨と神経の走行

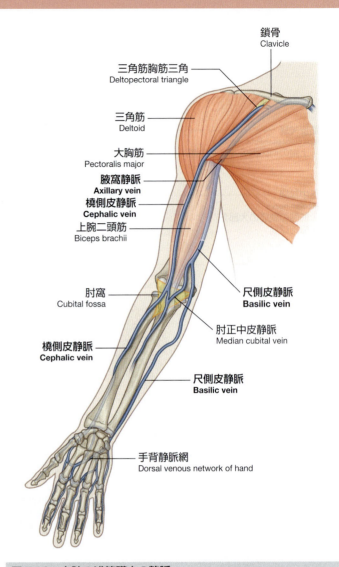

図 7.18　上肢の浅筋膜内の静脈
肘窩の領域を黄色で示す．

布する．
- 橈骨神経…前腕の後面と手の背外側面の皮膚に分布する．

### ▶ 神経と骨の関係

3つの重要な神経が，上腕骨と直接関連する（**図 7.17**）．
- 腋窩神経…肩関節の主要な外転筋である三角筋を支配する．この神経は，上腕骨上部の後面（**外科頸**（Surgical neck））を回るように走る．
- 橈骨神経…上肢のすべての伸筋を支配する．この神経は，上腕骨中央部の後面を斜めに走る．
- 尺骨神経…手まで達する．この神経は，上腕骨遠位部の内側に突出する内側上顆の後方を通る．

これらの3つの部位で上腕骨の骨折が起こると，そこを走る神経が損傷を受ける危険がある．

### ▶ 浅静脈

上肢の浅筋膜の中を走る太い静脈は，患者の血管内への薬物の注射（静脈内注射）や，血液を採取（採血）するときに用いられる．このような静脈の主なものには，上肢の**橈側皮静脈**（Cephalic vein），**尺側皮静脈**（Basilic vein），**肘正中皮静脈**（Median cubital vein）がある（**図 7.18**）．

橈側皮静脈と尺側皮静脈は，**手背静脈網**（Dorsal venous network of hand）に始まる．

橈側皮静脈は，母指の付け根の**解剖学的嗅ぎタバコ入れ**（Anatomical snuffbox）の上から始まり，前腕遠位部の外側から上肢の外側前面に回り，近位に向かう．橈側皮静脈は，肘を通り，大胸筋，三角筋，鎖骨の間にできる三角形の領域（**三角筋胸筋三角**（Deltopectoral triangle））に入り，この陥凹部から，鎖骨直下の深筋膜を貫いて腋窩に入る．

尺側皮静脈は，手背静脈網の内側から始まり，前腕の後内面を通って近位へ向かう．そして，肘の下方で上肢の前面に回り，上腕の途中で深筋膜を貫いて深部に入る．

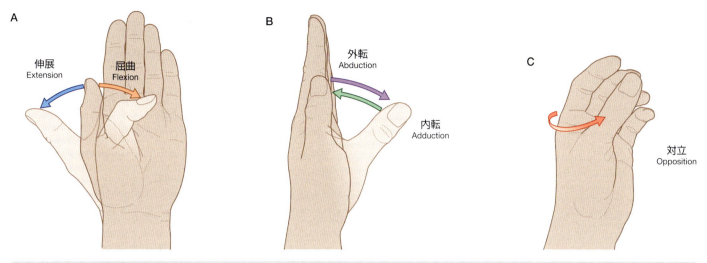

図 7.19　母指の運動

肘において，橈側皮静脈と尺側皮静脈は，肘窩の浅層を走る肘正中皮静脈によって互いに交通する．

### ▶ 母指の向き

母指は，示指，中指，薬指，小指に対して，直角の方向を向く（図7.19）．その結果，母指の運動は，他の指に対して直角の位置で行われる．例えば，屈曲によって母指が手掌に近づき，外転によって母指が他の指から離れる．

母指が手掌に対して直角の位置をとると，橈骨手根関節に対する第1中手骨のわずかな回転によって，母指の掌側面が他の手指の掌側面と向かい合う．この運動を母指の**対立**（Opposition）といい，手の機能にとって不可欠な運動である．

# 局所解剖

## 肩

肩は，上肢が体幹と頸部に付着する部位である．
肩の骨格は次の骨による．

- 鎖骨と肩甲骨…上肢帯(Pectoral girdle：Shoulder girdle)をつくる．
- 上腕骨の近位端．

肩の浅層の筋は僧帽筋と三角筋であり，これらが肩のなだらかな輪郭をつくる．これらの筋は，肩甲骨と鎖骨を介して，体幹から上腕まで連結する．

### ▶ 骨

#### 鎖骨

鎖骨は，体幹と上肢を直接連結する唯一の骨である．鎖骨は，全長にわたって体表から触知できる．全体としてゆるやかなS字状をなしており，内側部が前方に凸，外側部が後方に凸に弯曲する．鎖骨の肩峰端(外側端)が扁平であるのに対し，胸骨端(内側端)はより強く膨らみ，やや角張っている(図7.20)．

鎖骨の肩峰端は，小さい卵円形の関節面をもち，それが肩甲骨の肩峰の内側面と関節をつくる．

図7.20　鎖骨(右)

胸骨端の関節面は，肩峰端の関節面よりも大きく，胸骨の胸骨柄および第1肋軟骨の一部と関節をつくる．

鎖骨の外側1/3の下面には，円錐靱帯結節(Conoid tubercle)と菱形靱帯線(Trapezoid line)があり，ここに重要な烏口鎖骨靱帯(Coracoclavicular ligament)が付着する．

さらに，鎖骨の表面と骨端部は，鎖骨と，体幹，頸部，上肢を連結する筋が付着するため，粗になる．鎖骨の上面は，下面よりも表面がなめらかである．

#### 肩甲骨

肩甲骨は，扁平で大きな三角形の骨であり，次の骨性の部位をもつ(図7.21)．

- 3つの角…外側角(Lateral angle)，上角(Superior angle)，下角(Inferior angle)．
- 3つの縁…上縁(Superior border)，外側縁(Lateral border)，内側縁(Medial border)．
- 2つの面…肋骨面(Costal surface)，背側面(Posterior surface)．
- 3つの突起…肩峰(Acromion)，肩甲棘(Spine of scapula)，烏口突起(Coracoid process)．

肩甲骨の外側角には，浅くて"コンマ"のような形をした関節窩があり，この部位は上腕骨の骨頭との間で肩関節をつくる(図7.21B，C)［訳注：関節窩は"コンマ"の上下を逆にした形をしている］．

関節窩の下にある大きな粗な三角形(関節下結節(Infraglenoid tubercle))には，上腕三頭筋の長頭が付着する．

関節窩の上方にある関節上結節(Supraglenoid tubercle)には，関節下結節ほどは目立たないが，上腕二頭筋の長頭が付着する．

肩甲骨の後面は，突出した肩甲棘によって，上方の棘上窩(Supraspinous fossa)と下方のより広い棘下窩(Infraspinous fossa)に分けられる(図7.21A)．

肩甲棘の前外側方向への突起である肩峰は，肩関節の上にのび出し，末端部にある小さい卵円形の関節面で鎖骨と関節をつくる．

肩甲骨の外側角と肩甲骨の後面から出る肩甲棘との間の領域は，棘窩切痕(Spinoglenoid notch)とよばれる．

肩甲骨の肋骨面には後面とは異なり，特別な構造がみられず，全体としてくぼんでおり，そこを肩甲下窩(Subscapular fossa)という(図7.21B)．肋骨面と肩甲骨の辺縁には筋が付着し，肋骨面に付着する肩甲下筋(Subscapularis)とともに胸壁の上を自由に動く．

肩甲骨の外側縁は，筋が付着するために強く厚くなるが，内側縁と上縁の大部分は薄くて尖っている．

局所解剖・肩 525

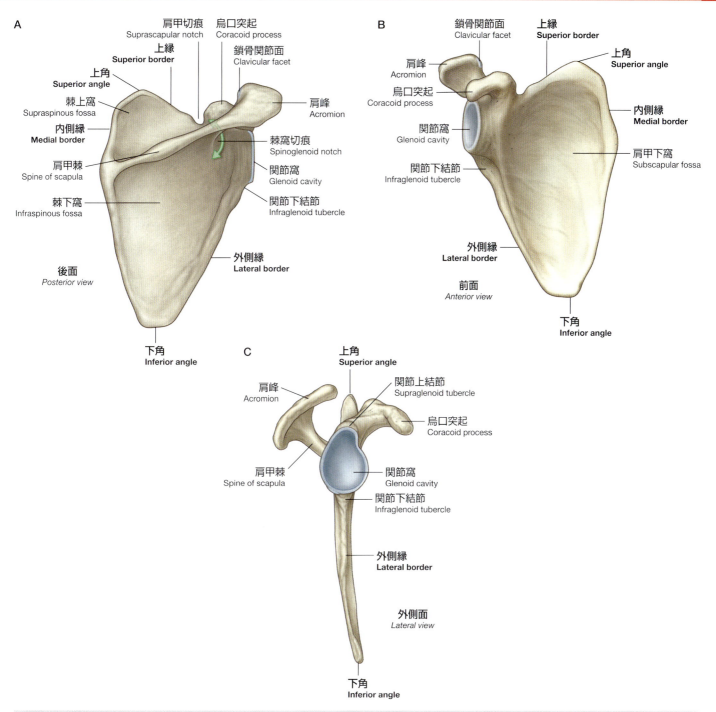

**図 7.21 肩甲骨**
A：右の肩甲骨の後面. B：前面. C：外側面.

肩甲骨の上縁には次の構造がある.
- **烏口突起**(Coracoid process)…前外側に向かって鉤形に突出し, 鎖骨の外側部の直下にある.
- **肩甲切痕**(Suprascapular notch)…小さいが明瞭であり, 烏口突起の付け根のすぐ内側にある.

烏口突起と肩峰は, 体表から容易に触知できる. また, 烏口突起の先端, 下角, 内側縁の大部分も体表から触知できる.

## 上腕骨の近位部

上腕骨の近位部は, 頭(Head), 解剖頸(Anatomical neck), 大結節(Greater tubercle), 小結節(Lesser tubercle), 外科頸(Surgical neck), 体(Shaft：Body)の上半からなる(図 7.22).

上腕骨頭は, 半球形で内上方に向かい, 肩甲骨の関節窩と関節をつくる.

解剖頸は短く, 骨頭のすぐ遠位のやや細くなった部位をいう. 解剖頸は, 外側では骨頭と大・小結節の間に, 内側では骨頭と

## 526　第7章　上肢

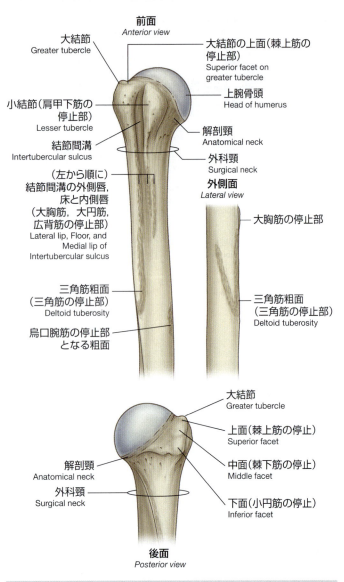

図7.22　右上腕骨の近位部

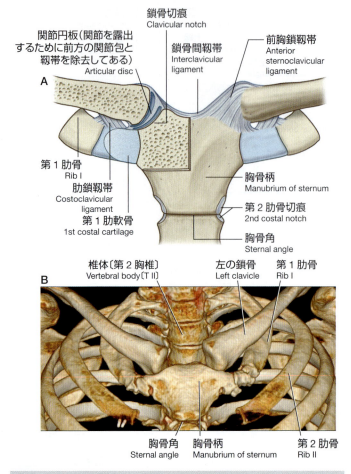

図7.23　胸鎖関節
A：骨と靱帯．B：ボリュームレンダリングCT再構築像．

体の間にある．

### 大結節と小結節

　大結節と小結節は，上腕骨の近位部で目立つ2つの突起で，肩関節の回旋筋腱板を構成する4つの筋がここに付着する．

　大結節は外側にあり，その上方から後方にかけては，腱が停止する3つの小さな面がある．

- 上面…棘上筋が停止する．
- 中面…棘下筋が停止する．
- 下面…小円筋が停止する．

　小結節は前方にあり，表面は広くなめらかで，そこに肩甲下筋が付着する．

　小結節と大結節の間にある深い溝（**結節間溝**（Intertubercular sulcus：Bicipital groove））は，下方で腕骨体の近位部に続く（図7.22）．上腕二頭筋の長頭の腱が，この溝を通る．

　結節間溝の内側唇と外側唇の表面が粗な部位には，大胸筋，大円筋，広背筋が付着する．

　結節間溝の外側唇は，下方では上腕骨の外側面にある，**三角筋粗面**（Deltoid tuberosity）に続く（図7.22）．大きなV字形の三角筋粗面には三角筋が停止する．

　これとほぼ同じ高さの上腕骨の内側面には，縦に走る細い粗な面があり，ここに烏口腕筋が停止する．

### 外科頸

　上腕骨の近位端の最も重要な特徴の一つが，**外科頸**（Surgical neck）である（図7.22）．これは，上腕骨の太い近位部（上腕骨頭，解剖頸，大結節と小結節）と，より細い上腕骨体との間にある水平面を指す．腋窩神経と後上腕回旋動脈が，外科頸の後方を通って腋窩から三角筋部に達する．外科頸は上腕骨の近位部よりも弱いので，上腕骨の骨折が起こりやすい部位の一つである．この部位で骨折が起こると，腋窩神経と後上腕回旋動脈が損傷されることがある．

## ▶ 関節

　肩を構成する3つの関節は，**胸鎖関節**（Sternoclavicular joint），**肩鎖関節**（Acromioclavicular joint），**肩関節**（Shoulder joint：Glenohumeral joint）である．

### 臨床的事項 7.1　上腕骨の近位部骨折

上腕骨の解剖頸は上腕骨の中で最も太いので、この部位で骨折が起こることはまれである。上腕骨近位部の骨折は、一般に外科頸付近で起こる。この部位の骨折によって、腋窩神経と後上腕回旋動脈が損傷を受ける可能性はあるが、こうした損傷は実際には多くない。骨折を整復する前に、骨折によって腋窩神経が損傷を受けていないことを確かめ、また骨折を整復した後も、整復作業によって神経が損傷されていないかを確認することが重要である。

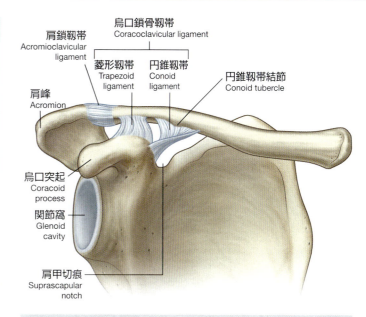

図 7.24　右の肩鎖関節

胸鎖関節と肩鎖関節は、上肢帯の2つの骨（胸骨と鎖骨）を互いに連結し、さらにそれらを体幹に連結する。これらの2つの関節の運動が協働することで、肩甲骨が胸壁の上で広範囲に動くことができ、上肢の可動域が大きくなる。

肩関節は、上腕骨と肩甲骨の間の関節である。

## 胸鎖関節

胸鎖関節は、鎖骨近位端と**胸骨柄**（Manubrium of sternum）の**鎖骨切痕**（Clavicular notch）との間にできる関節であり、そこに第1肋軟骨の一部も加わる（図7.23）。この関節は滑膜性関節で、形状は鞍関節である。関節腔は関節円板によって完全に二分される。この関節では、鎖骨が主に前後方向と垂直方向に動き、わずかな回転運動が加わる。

胸鎖関節は関節包に囲まれており、次の4つの靱帯が補強している。

- **前胸鎖靱帯**（Anterior sternoclavicular ligament）と**後胸鎖靱帯**（Posterior sternoclavicular ligament）…胸鎖関節の前後にある。
- **鎖骨間靱帯**（Interclavicular ligament）…左右の鎖骨の内側端を互いに連結し、またそれらと胸骨柄の上面を連結する。
- **肋鎖靱帯**（Costoclavicular ligament）…胸鎖関節の外側にあり、鎖骨の近位端と第1肋骨およびその肋軟骨を連結する。

## 肩鎖関節

肩鎖関節は、肩峰の小さな卵円形の内側面と鎖骨肩峰端の間にできた滑膜性関節である（図7.24；図7.31 参照）。この関節では、前後方向と垂直方向の運動、軸のまわりの若干の回転運動が可能である。

肩鎖関節は関節包に囲まれ、次の靱帯が補強している。

- **肩鎖靱帯**（Acromioclavicular ligament）…関節の上方にあり、鎖骨と肩峰を連結する小さな靱帯である。
- **烏口鎖骨靱帯**（Coracoclavicular ligament）…肩鎖関節そのものには関与しないが、肩峰に対する鎖骨の位置を保持することで、上肢にかかる力を鎖骨で支えるための重要な強い靱帯である。この靱帯は、肩甲骨の烏口突起と鎖骨の肩峰端下面の間にあり、前方の**菱形靱帯**（Trapezoid ligament）（鎖骨の菱形靱帯線に付着する）と後方の**円錐靱帯**（Conoid ligament）（鎖骨の円錐靱帯結節に付着する）からなる。

## 肩関節

肩関節は、上腕骨頭と肩甲骨の関節窩との間にできた滑膜性の球関節である（図7.25）。骨格による安定性は高くないが、その分、可動性が大きい多軸性関節である。この関節の安定性は、回旋筋腱板の筋、上腕二頭筋の長頭、関連する骨の突起、および関節外の靱帯によって保たれる。この関節の運動は、屈曲、伸展、外転、内転、内旋、外旋、描円（分回し）運動と多様である。

肩関節の関節面は、上腕骨の大きな球状の骨頭と肩甲骨（図7.25）の小さい関節窩であり、それぞれの骨の表面は硝子軟骨で覆われる。

関節窩は、その縁に付着する線維軟骨でできた**関節唇**（Glenoid labrum）によって深くなり、周囲に向かって広がる。この関節唇は、上方で上腕二頭筋の長頭腱に連続するが、この腱は関節上結節から始まり、上腕骨頭の上方で関節腔の中を通る。

滑膜は、関節面の周縁に付着し、関節包の線維膜を裏打ちする（図7.26）。滑膜は下方でゆるくなっており、この部位で余裕のある滑膜とそれを覆う線維膜が、上腕の外転を可能にする。

滑膜の一部が線維膜の間隙から外方へ突出し、その浅層を走る筋の腱と線維膜の間で滑液包をつくることがある。その代表的なものの一つが、肩甲下筋と線維膜の間にある**肩甲下筋の腱下包**（Subtendinous bursa of subscapularis）である。また、滑液包が上腕二頭筋の長頭腱をとり巻き、それが結節間溝に達する。このような滑膜の構造は、腱とそれに接する関節包および骨と

528　第7章　上肢

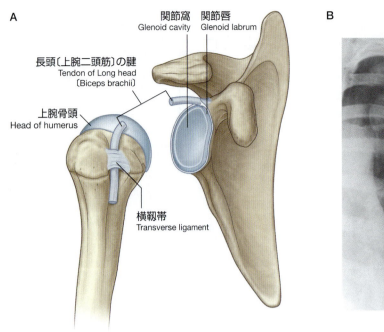

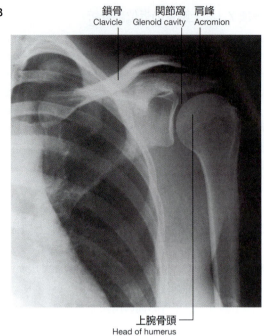

**図7.25　肩関節**
A：右の肩関節の関節面．B：正常な肩関節のX線画像．

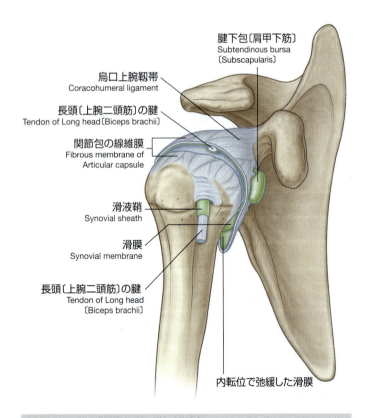

**図7.26　右の肩関節の滑膜と関節包**

**図7.27　右の肩関節の関節包**

の間の摩擦を軽減する役目を果たす．
　線維膜の間隙を通して関節腔と交通する滑液包の他に，関節と関連しているが関節包とは交通していない次のような滑液包もある．

- 三角筋および棘上筋と関節包の間…**肩峰下包**（Subacromial bursa）または**三角筋下包**（Subdeltoid bursa）．
- 肩峰と皮膚の間．
- 烏口突起と関節包の間．

# 局所解剖・肩 529

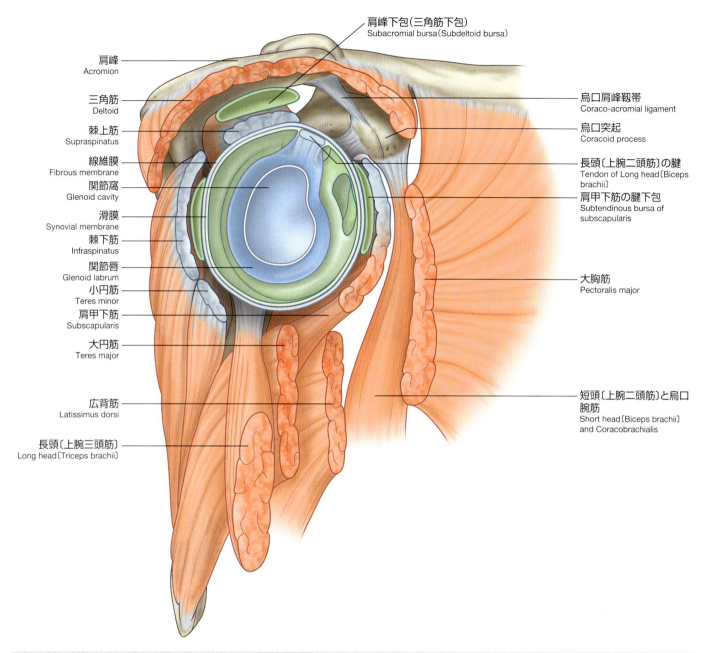

図 7.28　上腕骨の近位部を除去し，右の肩関節と周囲の筋を外側からみた図

- 関節周囲の筋の腱に関連…烏口腕筋，大円筋，上腕三頭筋の長頭，広背筋．

　肩関節の関節包の線維膜は，関節窩周縁の関節唇と上腕二頭筋の長頭付着部の外側に付着し，さらに上腕骨の解剖頸にも付着する（図 7.27）．

　上腕骨の内側では，線維膜は上腕骨頸部よりも下方に付着し，上腕骨体のほうに広がる．解剖学的体位をとったときには，この部位の線維膜がゆるくなってヒダをつくる．これによって上腕の外転が可能になる．

　線維膜の間隙を通って，関節周囲の筋の深部にある滑液包と結節間溝にある上腕二頭筋の長頭腱を包む滑液包が関節腔と交通する．

　関節包の線維膜の一部は，次のように厚くなるところがある．

- 上・中・下関節上腕靱帯（Superior/Middle/Inferior glenohumeral ligament）…関節腔の上内側縁と上腕骨の小結節および解剖頸の付近を結ぶ（図 7.27）．
- 烏口上腕靱帯（Coracohumeral ligament）…烏口突起の付け根と上腕骨大結節の間を結ぶ．
- 横靱帯（Transverse ligament）…上腕骨の大結節と小結節の間を結ぶ．この靱帯が上腕二頭筋の長頭の腱を結節間溝に固定する（図 7.27）．

　肩関節の安定性は，それをとり囲む筋の腱，烏口突起と肩峰，烏口肩峰靱帯によって保たれる（図 7.28）．

　回旋筋腱板の筋（棘上筋，棘下筋，小円筋，肩甲下筋）の腱が，関節包の線維と一緒になって，肩関節の後面，上面，前面を囲む腱板をつくる（図 7.28，7.29）．この腱板によって，上腕の

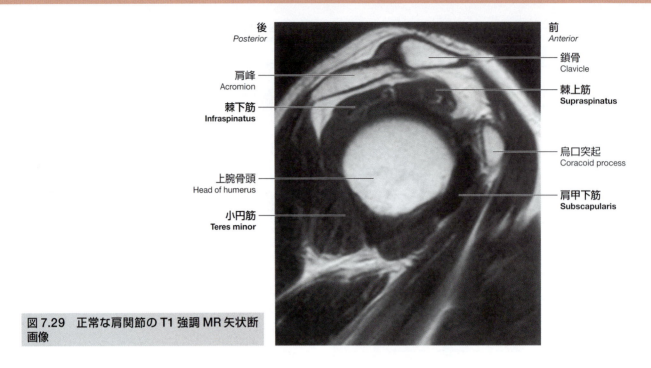

図7.29 正常な肩関節のT1強調MR矢状断画像

### 臨床的事項7.2　鎖骨骨折と肩鎖関節および胸鎖関節の脱臼

　鎖骨は，上肢と体幹を連結する骨である．鎖骨の太さと，上肢から体幹に伝わる時に鎖骨にかかる力の大きさとを考えれば，鎖骨骨折が起こるということは不思議ではない．鎖骨骨折は中央1/3に好発し（図7.30），内側1/3と外側1/3の骨折はまれにしか起こらない．

　鎖骨の肩峰端は，外傷によって脱臼しやすい（図7.31）．円錐靱帯と菱形靱帯からなる烏口鎖骨靱帯は，鎖骨の外側1/3を肩甲骨と連結する．

　軽傷であっても肩鎖関節の線維膜と靱帯が断裂することがあり，これは単純X線画像で肩峰と鎖骨が分離した像として認められる．より重篤な外傷の場合は，烏口鎖骨靱帯の円錐靱帯と菱形靱帯が損傷される可能性があり，その場合には，鎖骨の上方への偏位と亜脱臼が起こる．

　鎖骨の内側端が傷害されたときに起こる典型的な異常は，胸鎖関節の前方または後方への偏位である．鎖骨が後方へ脱臼すると，首の付け根の大血管に圧迫や損傷が起こることがあるので，臨床的に重要である．

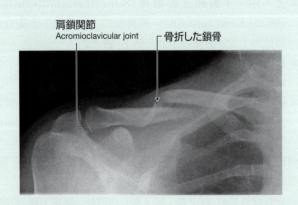

図7.30　鎖骨骨折
右鎖骨の中央1/3に斜め方向の骨折が認められる．

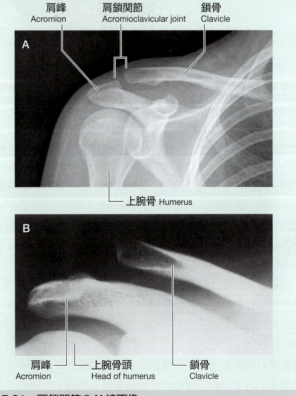

図7.31　肩鎖関節のX線画像
A：正常な右の肩鎖関節．B：脱臼した右の肩鎖関節．

## 臨床的事項 7.3　肩関節の脱臼

　肩関節は非常に可動域が広いが，その分，安定性が犠牲になっている．関節窩が比較的小さく，それをあまり強靱でない線維軟骨の関節唇と靱帯が補強するという構造のため，肩関節では脱臼が起こりやすい．

　最も好発する脱臼は前方への脱臼（図 7.32）で，外傷に伴って起こることが多い．すべての前方脱臼は，臨床的には前下方への脱臼である．場合によっては，関節唇の前下方部が断裂し，骨の一部も一緒に剥がれることがある．一度関節包と軟骨が損傷を受けると，脱臼が再発しやすくなる．前下方への脱臼が起こると，腋窩神経が四角隙を通過する際に，上腕骨頭が直接圧迫することによって傷害されることがある．さらに，上腕骨が偏位して"のびる"のと同様の結果となるため，橈骨神経溝の中に固定された橈骨神経が引っ張られ，橈骨神経麻痺が起こることがある．前下方脱臼はしばしば骨折に随伴して起こるが，その場合には外科的整復が必要になる．

　肩関節の後方への脱臼は，非常にまれである．そのような患者をみたときには，医師はその原因を注意深く探る必要がある．なぜなら，そのような異常は感電による痙攣発作に伴う筋の強い攣縮によって起こった可能性があるからである．

　反復性肩関節脱臼の治療は，困難な場合が多い．治療の目的は，不安定性（亜脱臼，脱臼および"脱臼するという感覚"）を抑えながら，機能と可動域を維持することである．このように理学療法と，肩の運動についての教育が行われる．これが失敗した場合には，関節鏡によって関節包の縫縮と関節唇の縫着が行われることになる．それでも治癒しない場合には，筋の付着部を維持したまま，烏口突起を基部で切断する．この烏口突起を移植し，ネジで関節窩の前下縁に固定し，将来の脱臼を防ぐための壁を形成する．

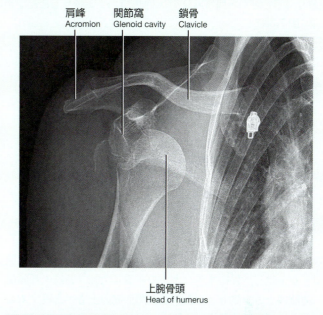

図 7.32　左の肩関節の前下方への脱臼を示す X 線画像
上腕骨の大結節や肩甲骨の関節窩の辺縁の骨折を伴っている．

## 臨床的事項 7.4　回旋筋腱板の異常

　回旋筋腱板に起こる 2 つの主な異常は，圧迫と腱の障害である．肩峰と肩鎖靱帯の下にある棘上筋が最も障害を受けやすい．棘上筋の腱が通るこのスペースの断面積は一定なので，棘上筋の腫脹，肩峰下包（三角筋下包）の液体の増加，肩峰下の骨棘（異常な骨の突起）等が起こると，上腕を外転した際に棘下筋の腱が強く圧迫される．

　棘上筋の腱への動脈の分布は比較的少ない．したがって，ここに外傷が反復して起きると腱が変性することがあり，その結果，石灰沈着が起こって強い疼痛が生じる．石灰沈着物は歯磨き粉状の粘度をもつことも多く，画像誘導下に針を用いて吸引除去しうる．

　棘上筋の腱が変性すると，外傷によって傷つきやすくなり，部分的にまたは腱全体が断裂する可能性がある（図 7.33）．このような棘上筋の腱の断裂は高齢の患者で起こりやすく，その結果，髪をすく等の日常生活の活動に支障をきたす．しかし，腱が完全に断裂しても無症状のこともある．

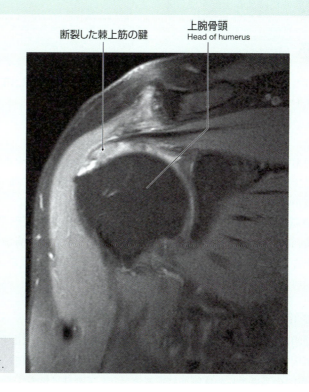

図 7.33　肩の MR 画像（側面）
上腕骨大結節へ停止する部位での棘上筋の腱の全層断裂を示す．

532　第7章　上肢

> **臨床的事項 7.5　肩峰下包（三角筋下包）の炎症**
>
> 棘上筋と外側の三角筋および内側の肩峰の間に，臨床的に肩峰下包（三角筋下包）とよばれる滑液包がある．肩を損傷した場合や棘上筋の腱に異常がある患者では，この滑液包が炎症を起こし，肩関節を動かすときに痛みを伴う．このような炎症性変化は，コルチコステロイドと局所麻酔薬の注射によって治療することができる（図7.34）．
>
> **図7.34　肩の超音波画像**
> 肩峰下包（三角筋下包）に注射針を刺入した状態を示す．

柔軟性と可動域が犠牲になることなく，肩甲骨の関節窩に上腕骨頭を安定化し，保持することができる．上腕二頭筋の長頭腱は，関節の上方を走り，上腕骨頭が関節窩の上方へ逸脱するのを防ぐ．

肩関節には，主に前上腕回旋動脈，後上腕回旋動脈，肩甲上動脈の枝が分布する．

肩関節は，腕神経叢後束の枝，肩甲骨上神経，腋窩神経，胸横神経の枝による支配を受ける．

## ▶筋

肩の最も浅層にある筋は，僧帽筋と三角筋である（図7.35，表7.1）．これらの筋が肩の特徴的な輪郭を形づくる．

- 僧帽筋…肩甲骨と鎖骨を体幹に連結する．
- 三角筋…肩甲骨と鎖骨を上腕骨に連結する．

僧帽筋と三角筋はともに，肩甲棘，肩峰，鎖骨に付着する．肩甲骨，肩峰，鎖骨は，僧帽筋と三角筋の付着する部位の間で体表から触知することができる．

僧帽筋の深部で，**肩甲挙筋**（Levator scapulae），**小菱形筋**（Rhomboid minor），**大菱形筋**（Rhomboid major）の3つの筋が，肩甲骨を脊柱に連結する．これら3つの筋は，僧帽筋（およびその前方の筋）とともに肩甲骨を体幹に固定する．

### 僧帽筋

僧帽筋は，頭蓋骨から第1頸椎〜第12胸椎（CⅠ〜TⅫ）に及ぶ広い脊柱の範囲から起始する（図7.36）．第1〜7頸椎（CⅠ〜Ⅶ）の高さでは，僧帽筋は項靱帯を介して脊柱に付着する．この筋は，Uの字の下方を外側に向けて横にしたような格好で左右に広がり，肩の骨格に停止する．左右の僧帽筋をあわせる

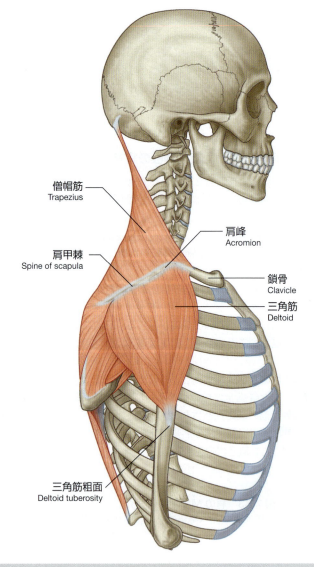

図7.35　側面からみた僧帽筋と三角筋

## 局所解剖 ● 肩　533　7

### 表7.1　肩の筋（神経支配の太字は，筋を支配する主要な脊髄分節を示す）

| 筋 | 起始 | 停止 | 神経支配 | 作用 |
|---|---|---|---|---|
| 僧帽筋 | 上項線，外後頭隆起，項靱帯内側縁，第7頸椎〜第12胸椎（C VII〜T XII）の棘突起と関連する棘上靱帯 | 肩甲骨の肩甲棘の上縁，肩峰，鎖骨の外側1/3の後面 | 運動…副神経［XI］感覚（固有感覚）…C3・4の前枝 | 肩甲骨を強力に挙上<br>水平位よりも上の位置で上腕骨が外転する際に肩甲骨を回転<br>中間部の筋線維が肩甲骨を後方へ引く<br>下部の筋線維が肩甲骨を下制する |
| 三角筋 | 肩甲棘の下縁，肩峰の外側縁，鎖骨の外側1/3 | 上腕骨の三角筋粗面 | 腋窩神経〔C5，C6〕 | 上腕の主要な外転筋<br>鎖骨に付着する筋線維が上腕の屈曲を助ける<br>後方の筋線維が上腕の伸展を助ける |
| 肩甲挙筋 | 環椎，軸椎の横突起と第3・4頸椎（C III・IV）の横突起後結節 | 上角から肩甲棘基部までの肩甲骨の内側縁の後面 | C3・4の前枝および肩甲背神経からのC5の枝 | 肩甲骨の挙上 |
| 小菱形筋 | 項靱帯の下縁と第7頸椎・第1胸椎（C VII・T I）の棘突起 | 肩甲棘基部付近の肩甲骨の内側縁の後面 | 肩甲背神経〔C4・5〕 | 肩甲骨を挙上し後方へ引く |
| 大菱形筋 | 第2〜5胸椎（T II〜V）の棘突起とそれらの間の棘上靱帯 | 肩甲棘基部から下角までの肩甲骨の内側縁の後面 | 肩甲背神経〔C4・5〕 | 肩甲骨を挙上し後方へ引く |

と菱形または台形の形となることから本筋の名前である"Trapezius"はつけられている［訳注：日本語の僧帽筋は，キリスト教の一派の司祭の背中に広がる頭巾に似ていることに由来する］.

僧帽筋は，強力な肩の挙上筋であり，また肩甲骨を回転させて上肢の上方への可動性を大きくするのを助ける.

僧帽筋は，副神経［XI］と第3・4頸神経（C3・4）の前枝による支配を受ける（図7.36）.これらの神経は，筋の深部を垂直に走る.僧帽筋の機能を調べることで，副神経の検査をすることができる.これは，患者の肩に力を加えた（肩を押さえる等）状態で，患者に肩をすくめさせることによって，簡単に検査できる.

### 三角筋

三角筋は大きな三角形の筋で，肩甲骨と鎖骨から起始し，三角形の頂点が上腕骨に停止する（図7.36）.この筋は，僧帽筋の停止部位に沿って鎖骨と肩甲骨からU字状に起始し，上腕骨体の外側面にある三角筋粗面に停止する.

三角筋の主な作用は，上腕の外転である.

三角筋は，腕神経叢の後神経束の枝である腋窩神経に支配される.腋窩神経と関連の血管（後上腕回旋動・静脈）は，上腕骨の外科頸を回って，後方から三角筋に入る.

### 肩甲挙筋

肩甲挙筋は，第1〜4頸椎（C I〜IV）の横突起から起始する（図7.36）.この筋は外側へ向かいつつ下行し，肩甲骨の上角から肩甲棘基部の平滑な三角形の表面に至る肩甲骨の内側縁の後面に停止する.

肩甲挙筋は，肩甲背神経と第3・4頸神経（C3・4）に支配される.

肩甲挙筋は，肩甲骨を挙上する.

### 小菱形筋と大菱形筋

小菱形筋と大菱形筋は，脊柱から起始し，外側下方へ向かい，肩甲挙筋の下方で肩甲骨の内側縁に停止する（図7.36）.

小菱形筋は，項靱帯の下端と第7頸椎（C VII）および第1胸椎（T I）の棘突起から起始し，肩甲骨の後面で肩甲棘の基部にあるなめらかな三角形の面に停止する.

大菱形筋は，第2〜5胸椎（T II〜V）の棘突起およびそれらの間にある棘上靱帯（Supraspinous ligament）から起始する.この筋は，外側下方へ向かって下行し，小菱形筋の停止部から下角までの肩甲骨の内側縁の後面に停止する.

2つの菱形筋は，腕神経叢の枝である肩甲背神経に支配される.

小菱形筋と大菱形筋は，肩甲骨を後方へ引くとともに挙上する.

## 534　第7章　上肢

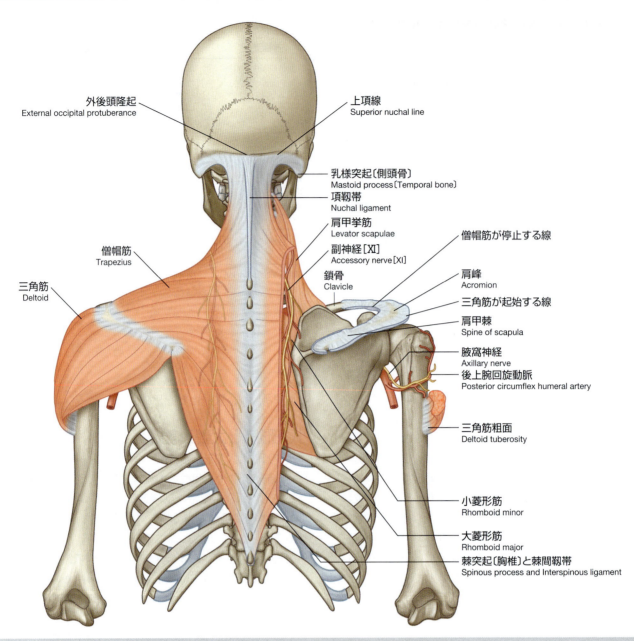

図 7.36　僧帽筋と三角筋の付着部位，神経と血管の走行

表 7.2　肩甲後部の筋（神経支配の太字は，筋を支配する主要な脊髄分節を示す）

| 筋 | 起始 | 停止 | 神経支配 | 作用 |
|---|---|---|---|---|
| 棘上筋 | 肩甲骨の棘上窩の内側2/3と筋を覆う深筋膜 | 上腕骨の大結節の最上方の面 | 肩甲上神経〔**C5**，**C6**〕 | **回旋筋の腱板の筋**<br>肩関節における上腕の外転，肩関節の安定 |
| 棘下筋 | 肩甲骨の棘下窩の内側2/3と筋を覆う深筋膜 | 上腕骨の大結節の後面中央 | 肩甲上神経〔**C5**，**C6**〕 | **回旋筋の腱板の筋**<br>肩関節における上腕の外旋<br>肩関節の安定 |
| 小円筋 | 肩甲骨の外側縁に近い肩甲骨後面の上2/3の平面 | 上腕骨の大結節の後面下部 | 腋窩神経〔**C5**，C6〕 | **回旋筋の腱板の筋**<br>肩関節における上腕の外旋<br>肩関節の安定 |
| 大円筋 | 肩甲骨の下角後面の卵円形の領域 | 上腕骨の前面の結節間溝の内側唇 | 肩甲下神経〔**C5〜7**〕 | 肩関節における上腕の内旋と伸展<br>肩関節の安定 |
| 上腕三頭筋（長頭） | 肩甲骨の関節下結節 | 内側頭および外側頭との共通腱として尺骨の肘頭に停止 | 橈骨神経〔C6，**C7**，C8〕 | 肘関節における前腕の伸展<br>肩関節における上腕の内転と伸展の補助 |

## 肩甲後部

肩甲後部は，僧帽筋と三角筋の深部にある肩甲骨の後面を覆う（図7.37，表7.2）．そこには，肩甲骨と上腕骨近位端の間にある4つの筋，すなわち棘上筋，棘下筋，小円筋，大円筋がある．

肩甲後部には，もう1つの筋，上腕三頭筋の長頭（Long head of triceps brachii）がある．長頭は，肩甲骨から起始し，前腕近位部に停止する．また，長頭は，上腕にある他の筋とともに，神経と血管が通る空間をつくる．

棘上筋，棘下筋および小円筋は，肩関節を安定させる回旋筋腱板の構成要素である．

### ▶筋

#### 棘上筋と棘下筋

棘上筋と棘下筋は，肩甲骨の後面で肩甲棘の上と下にある2つの大きなくぼみ（棘上窩と棘下窩）からそれぞれ起始する（図7.37）．これら2つの筋の腱は，上腕骨の大結節に停止する．

- 棘上筋の腱…肩峰の下を通るが，骨との間に肩峰下包があ

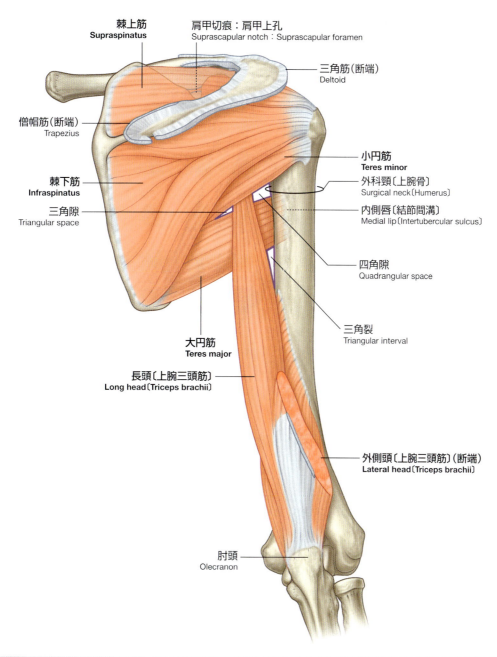

図7.37　右の肩甲後部

536 第7章 上肢

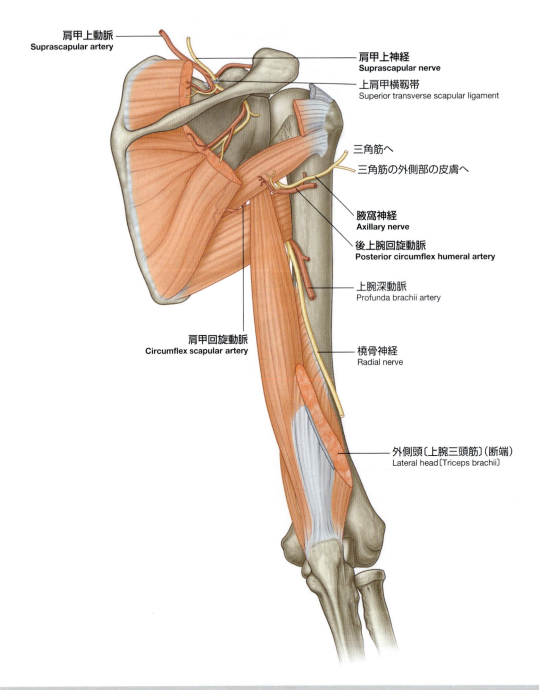

図 7.38 肩甲後部の通路を通る動脈と神経

る．この腱は肩関節を越えてのび，上腕骨の大結節の上面に停止する．
- 棘下筋の腱…肩関節の後方を通り，大結節の中面に停止する［訳注：棘下筋の腱は，上腕骨の大結節の上面にも停止するという報告がある（Mochizuki et al. J. Bone Joint Surg. Am. 2008. 90: 962-9）］．

棘上筋は，上腕の外転に関与する．棘下筋は，上腕骨を外旋する．

## 小円筋と大円筋

小円筋は，肩甲骨の関節下結節の下で，その外側縁に近い平滑な面から起始する索状の筋である（図7.37）．この筋の腱は，上腕骨大結節の下部に停止する．小円筋は，回旋筋腱板の構成要素であり，上腕骨を外旋に関与する．

大円筋は，肩甲骨下角の後面で，卵円形の広い部位から起始する（図7.37）．幅が広くて索状のこの筋は，上外側に向かい，上腕骨前面にある結節間溝の内側唇に停止する．大円筋は，上腕骨の内旋と伸展に関与する．

## 上腕三頭筋の長頭

上腕三頭筋の長頭は，肩甲骨の関節下結節から起始し，この筋の内側頭および外側頭とともに上腕をほぼ垂直に下行し，尺骨の肘頭に停止する（図7.37）．

上腕三頭筋は，肘関節で前腕を伸展させる主要な伸筋である．長頭は肩関節を越えて肩甲骨に付着するので，上腕骨の伸展と内転にも関与する．

肩甲後部に上腕三頭筋があることの重要性は，この筋が小円筋と大円筋の間を垂直に走ることで，これらの筋と上腕骨の間に神経と血管が通るための空間ができることである．

## ▶ 肩甲後部への通路

### 肩甲上孔

肩甲上孔（Suprascapular foramen）は，頸部の付け根と肩甲後部の間を連絡する通路である（図7.37）．肩甲上孔は，上肩甲横靱帯により，肩甲骨の肩甲切痕（Suprascapular notch）と上肩甲横靱帯（Superior transverse scapular ligament）の間につくられる孔である．

肩甲上神経（Suprascapular nerve）は肩甲上孔を通る．肩甲上動脈（Suprascapular artery）と肩甲上静脈（Suprascapular vein）は肩甲上神経と同じコースを走るが，通常，これらの血管は上肩甲横靱帯のすぐ上方を走り，肩甲上孔を通らない（図7.38）．

### 四角隙

四角隙（Quadrangular space）は，腋窩と肩甲後部の間にあって，神経と血管の通路となる（図7.37）．肩甲後部で，四角隙は後方からみると次の構造に囲まれた領域である．

- 小円筋の下縁．
- 上腕骨の外科頸．
- 大円筋の上縁．
- 上腕三頭筋の長頭の外側縁．

腋窩神経と後上腕回旋動・静脈が，四角隙を通る（図7.38）．

### 三角隙

三角隙（Triangular space）は，腋窩と肩甲後部とを連絡する空間である（図7.37）．肩甲後部で，三角隙は後方からみると，次の筋に囲まれた領域である．

- 上腕三頭筋の長頭の内側縁．
- 大円筋の上縁．
- 小円筋の下縁．

肩甲回旋動・静脈が三角隙を通る（図7.38）．

### 三角裂

三角裂（Triangular interval）は，次の構造に囲まれた領域である［訳注：Triangular space と Triangular interval を日本語で区別するのは難しい．しかし，Quadrangular space と Triangular

space は，我が国ではドイツ語の教科書からの翻訳として，それぞれ外側腋窩隙と内側腋窩隙として定着しているため，space は隙とした．そこで，Triangular interval については，本書では三角裂として区別した］．

- 上腕三頭筋の長頭の外側縁．
- 上腕骨の骨幹．
- 大円筋の下縁（図7.37）．

三角裂は，腋窩の下縁を形づくる大円筋の下方にあるので，上腕の前区画と後区画の間，および上腕の後区画と腋窩の間の通路となる．橈骨神経，上腕深動脈（Profunda brachii artery），およびこれらと関連する静脈がその中を通る（図7.38）．

## ▶ 神経

肩甲後部を走る2本の主要な神経は，肩甲上神経（Suprascapular nerve）と腋窩神経（Axillary nerve）である．これらはともに腋窩内で腕神経叢から起始する（図7.38）．

### 肩甲上神経

肩甲上神経は，頸部の付け根で腕神経叢の上神経幹から起始し，そこから後外側へ向かい，肩甲上孔を通って肩甲後部に達する．そこで，この神経は骨と筋の間の面を走る（図7.38）．

肩甲上神経は，棘上筋を支配し，その後，肩甲切痕を通り，さらに肩甲棘基部と関節窩の間を通って棘下筋を支配する．

肩甲上神経は，一般に皮枝をもたない［訳注：皮枝をもつ場合には肩峰の下に現れ，肩峰下皮神経とよばれる］．

### 腋窩神経

腋窩神経は，腕神経叢の後束から起始する．それは，腋窩後壁の四角隙を通って腋窩の外へ出て，肩甲後部に入る（図7.38）．腋窩神経は，後上腕回旋動・静脈とともに上腕骨の外科頸の後面を通る．

腋窩神経は，三角筋と小円筋を支配する．その他に，この神経からは，皮枝である上外側上腕皮神経が分かれる．この皮枝は，三角筋の下部を覆う皮膚からの一般体性感覚を中枢へ運ぶ．

## ▶ 動脈と静脈

肩甲後部には3本の主要な動脈，すなわち肩甲上動脈（Suprascapular artery），後上腕回旋動脈（Posterior circumflex humeral

---

### 臨床的事項7.6　四角隙症候群

四角隙の筋の肥厚または筋端の線維化が起こると，腋窩神経を圧迫することがある．まれに，これが三角筋の筋力低下をもたらす．その結果，小円筋が萎縮し，回旋筋の腱板の筋による肩関節運動の制御が障害されることがある．

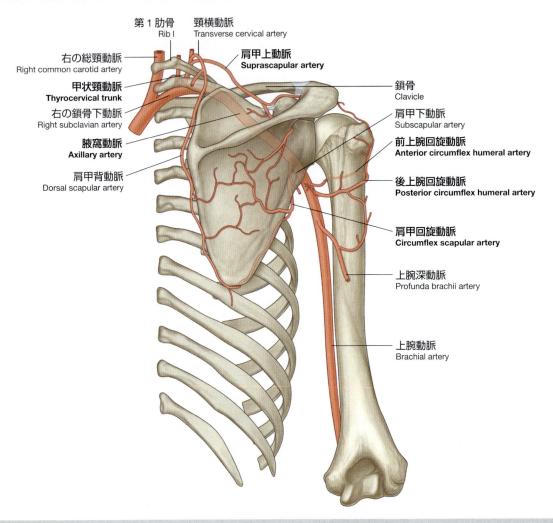

図 7.39　肩周辺の動脈吻合

artery), 肩甲回旋動脈（Circumflex scapular artery）がある．これらの動脈が，肩甲骨周囲の血管網をつくる（図 7.39）．

### 肩甲上動脈

肩甲上動脈は，頸部の基部で鎖骨下動脈の主要な枝の一つである**甲状頸動脈**（Thyrocervical trunk）から起始する（図 7.38, 7.39）．ただし，肩甲上動脈は，鎖骨下動脈の第 3 部から直接起始することもある．

肩甲上神経は，肩甲上孔の中を通るが，肩甲上動脈は通常，肩甲上孔を通らず上肩甲横靱帯の上方を通って肩甲後部に至る．肩甲後部では，この動脈は肩甲上神経に伴行する．

肩甲上動脈は，棘上筋と棘下筋に分布する他に，その走行中に枝を出して周囲の構造に分布する．

### 後上腕回旋動脈

後上腕回旋動脈は，腋窩内で腋窩動脈の第 3 部から起始する（図 7.38, 7.39）．

後上腕回旋動脈と腋窩神経は，腋窩後壁の四角隙を通って腋窩から外へ出て，肩甲後部に入る．この動脈は，関連する筋と肩関節に分布する．

### 肩甲回旋動脈

肩甲回旋動脈は，腋窩内で腋窩動脈の第 3 部から起始する肩甲下動脈の枝である（図 7.38, 7.39）．肩甲回旋動脈は，三角隙を通って腋窩から出て，肩甲後部へ入る．さらに小円筋の起始部を通って，他の動脈と吻合する．

### 静脈

肩甲後部の静脈は，一般に動脈に伴行し，頸部，背部，上腕，腋窩の静脈との間に交通（吻合）をもつ．

## 腋窩

腋窩（Axilla）は上肢への出入口であり，頸部から上腕への移行部である（図 7.40A）．腋窩は，鎖骨，肩甲骨，上部胸壁，上腕骨，それらに関連する筋によってつくられる不規則なピラ

局所解剖・腋窩　539

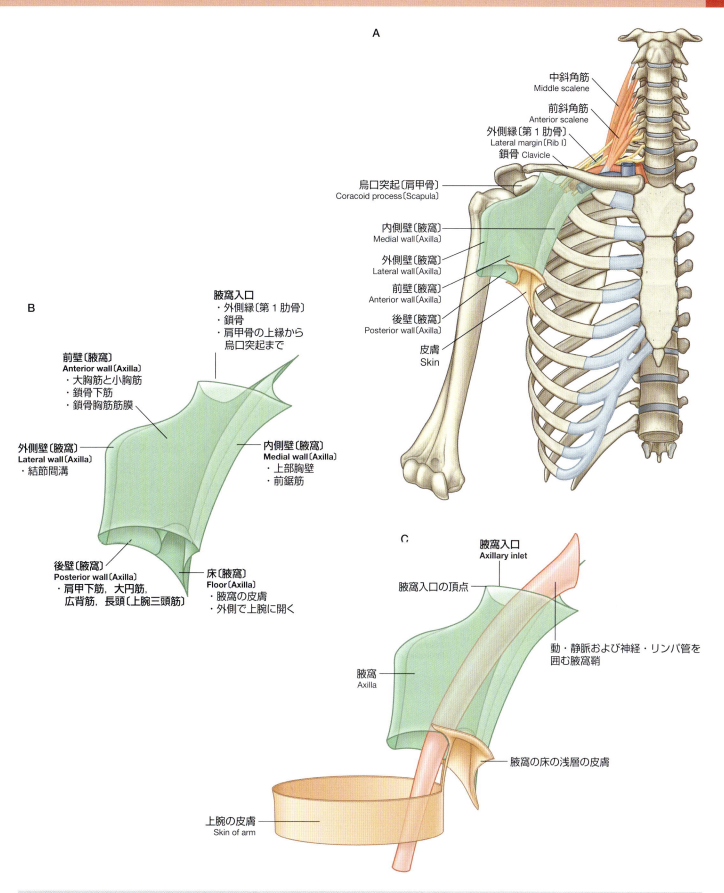

図7.40　腋窩
A：腋窩の壁と，頸部と上腕の移行部．B：境界．C：上腕との交通．

## 540　第7章　上肢

表7.3　腋窩の前壁の筋（神経支配の太字は，筋を支配する主要な脊髄分節を示す）

| 筋 | 起始 | 停止 | 神経支配 | 作用 |
|---|---|---|---|---|
| 大胸筋 | 鎖骨部…鎖骨内側半分の前面<br>胸肋部…胸骨の前面．上位7本の肋軟骨．第6肋骨胸骨端．外腹斜筋の腱膜 | 上腕骨の結節間溝の外側唇 | 内側および外側胸筋神経<br>鎖骨部〔**C5**, **C6**〕<br>胸肋部〔C6, **C7**, **C8**・T1〕 | 肩関節における上腕の屈曲，内転，内旋<br>鎖骨部…伸展した上肢の屈曲<br>胸肋部…屈曲した上腕の伸展 |
| 鎖骨下筋 | 第1肋骨（肋骨と肋軟骨の移行部） | 鎖骨の中央1/3の下面にある溝 | 鎖骨下筋神経〔**C5・6**〕 | 肩の先端を下制する<br>鎖骨を内側に引き，胸鎖関節を安定させる |
| 小胸筋 | 第3～5肋骨の前面と上縁，およびこれらに関連する肋間隙にある深筋膜 | 肩甲骨の烏口突起（内側縁と上面） | 内側／外側胸筋神経〔C5・6, **C7・8**, T1〕 | 肩の先端を下制する<br>肩甲骨を前方へ引く |

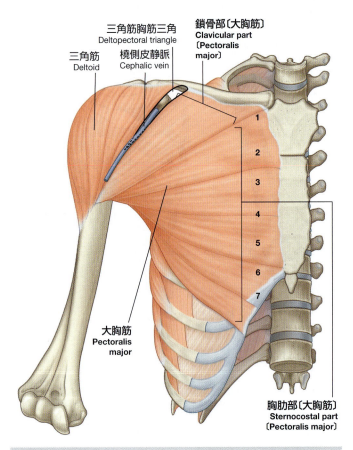

図7.41　大胸筋

ミッド形をした空間であり，次のように区分される（図7.40A, B）．

- 4つの側壁．
- 入口．
- 床（底）．

腋窩の入口は上方で頸部に続いており，腋窩の床の外側部が上腕に続く．

上肢へ向かう主要な構造は，すべて腋窩を通る（図7.40C）．腋窩の前壁と後壁の筋の間につくられた開口部により，さまざまな構造が腋窩と隣接部（肩甲後部，胸筋部，三角筋部）の間を通過できるようになる．

### ▸ 腋窩入口

腋窩入口は，水平面に位置し，頂点を外側に向けた三角形をしている（図7.40A, B；図7.1B参照）．入口の周縁は，次の骨によってつくられる．

- 内側縁…第1肋骨の外側縁．
- 前縁…鎖骨の後面．
- 後縁…肩甲骨の上縁の後部から烏口突起まで．

腋窩入口の三角形は，頂点を外側に向けており，烏口突起の内側面によってつくられる．

頸部と腋窩の間を走る主要な血管と神経は，第1肋骨の外側面を走り，腋窩入口を通って腋窩に入る（図7.40A）．

上肢に分布する主要な動脈である鎖骨下動脈は，第1肋骨の外側縁で腋窩動脈と名を変えて腋窩に入る．同様に腋窩静脈は，第1肋骨の外側縁で腋窩を離れて鎖骨下静脈となる．

腋窩入口では，腋窩静脈は腋窩動脈の前方にあり，それらの後方に腕神経叢の神経幹がある．

腕神経叢の下神経幹は，頸部では，鎖骨下動・静脈と同様に第1肋骨の上にある．鎖骨下動脈と鎖骨下静脈が第1肋骨の上を通るとき，動脈は前斜角筋の後方を，静脈はその前方を走る（図7.40A）．

### ▸ 前壁

腋窩の**前壁**（Anterior wall）は，**大胸筋**（Pectoralis major）の外側部，その下にある**小胸筋**（Pectoralis minor），**鎖骨下筋**（Subclavius），**鎖骨胸筋筋膜**（Clavipectoral fascia）によってつくられる（表7.3）．

### 大胸筋

大胸筋は，腋窩の前壁をつくる筋のうちで最も大きく，最も浅層にある筋である（図7.41）．その下縁は，腋窩の前下方の境界である**前腋窩ヒダ**（Anterior axillary fold）をつくる．大胸筋は2つの筋頭（起始部）をもつ．

- **鎖骨部**（Clavicular part）…鎖骨の内側半分から起始する．
- **胸肋部**（Sternocostal part）…前胸壁の内側部から起始する．

局所解剖・腋窩　541

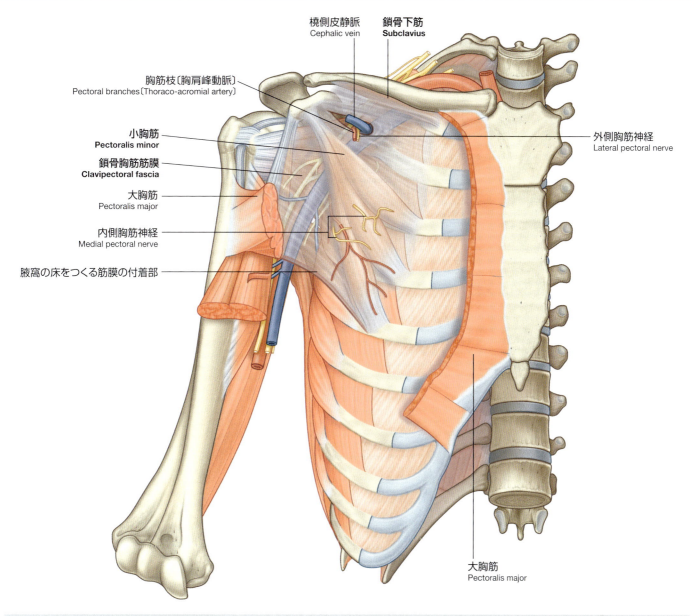

図7.42　小胸筋，鎖骨下筋，鎖骨胸筋筋膜

しばしば，この部の筋線維の一部が，前腹壁の内側下方から起始することがある［訳注：前腹壁から起始する筋束を，特に腹部（abdominal part）とよぶことがある］．

大胸筋は上腕骨の結節間溝の外側唇に停止する．体幹の上方から起始する筋線維は，下方から起始する筋線維よりも，結節間溝外側唇のより前方かつ下方に停止する．

大胸筋の鎖骨部と胸肋部は，協働して肩関節で上腕を屈曲，内転，内旋させる．鎖骨部は伸展位から上腕を屈曲させるのに対し，胸肋部は屈曲位から特に抵抗に逆らって上腕を伸展させる．

大胸筋は，腕神経叢から腋窩で起始する**外側胸筋神経**（Lateral pectoral nerve）と**内側胸筋神経**（Medial pectoral nerve）に支配される．

## 鎖骨下筋

鎖骨下筋は，大胸筋の深部で鎖骨と第1肋骨の間にある小さな筋である（図7.42）．この筋は，第1肋骨とその肋軟骨の移行部で腱として起始する．この筋は，外側上方へ向かい，鎖骨の中央1/3の下面にある細長い溝に停止する．

鎖骨下筋の作用は，完全には明らかではないが，鎖骨を下制して肩を下げ，また，鎖骨を内側に引っ張って胸鎖関節を安定させると考えられる．

鎖骨下筋は，腕神経叢の上神経幹からの細い枝に支配される．

## 小胸筋

小胸筋は，大胸筋の深部にある小さな三角形の筋で，胸壁から起始し，肩甲骨の烏口突起に停止する（図7.42）．この筋は，

## 542 第7章 上肢

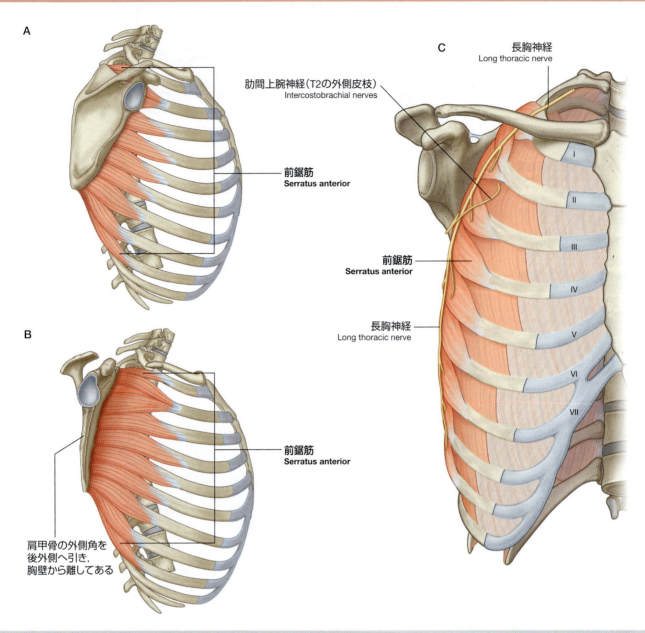

図7.43 腋窩の内側壁
A：外側からみた図．B：肩甲骨の外側角を後方へ引いて外側からみた図．C：前方からみた図．

表7.4 腋窩の内側壁の筋（神経支配の太字は，筋を支配する主要な脊髄分節を示す）

| 筋 | 起始 | 停止 | 神経支配 | 作用 |
| --- | --- | --- | --- | --- |
| 前鋸筋 | 上位8〜9本の肋骨の外側面とその高さの肋間隙の深筋膜 | 肩甲骨の内側縁の肋骨面 | 長胸神経〔C5, **C6・7**〕 | 肩甲骨の前方移動と回転 肩甲骨の内側縁と下角を胸郭に近接させる |

第3〜5肋骨の上縁の前面と，それらの肋間筋の筋膜から，3つの筋線維のグループとして起始する．これらの筋線維は，外側上方に向かい，烏口突起の内側上面に停止する．

小胸筋は，胸壁に沿って肩甲骨を前方へ引き，肩甲骨の外側角を下制する．

小胸筋は，腋窩で腕神経叢から起始する内側胸筋神経に支配される．

### 鎖骨胸筋筋膜

鎖骨胸筋筋膜（Clavipectoral fascia）は，鎖骨と腋窩の床を連結する厚い結合組織である（図7.42）．これは，鎖骨下筋と小胸筋を包み，それらの間隙を埋める．

腋窩から腋窩前壁に達する構造は，小胸筋と鎖骨下筋との間，または小胸筋の下方で鎖骨胸筋筋膜を貫く．

鎖骨下筋と小胸筋の間でこの筋膜を貫通する重要な構造に

は，橈側皮静脈，胸肩峰動脈，外側胸筋神経がある．

外側胸動脈は，小胸筋の下部でこの筋膜を貫いて腋窩を出る．

内側胸筋神経は，腋窩から直接小胸筋を貫き，この筋を支配した後，大胸筋に達する．内側胸筋神経の枝が，小胸筋の下縁を通って大胸筋に達することもある．

## ▶ 内側壁

腋窩の内側壁は，胸壁（肋骨とそれに関連する肋間組織）の上部と **前鋸筋**（Serratus anterior）によってつくられる（**図7.43**，**表7.4**；**図7.40**参照）．

### 前鋸筋

前鋸筋は，第1～9肋骨の外側面から起始する筋腹からなり，それらの間に肋間隙から続く深筋膜が入り込む（**図7.43**）．この筋はシート状であり，後方に向かって走行し，肩甲骨の内側縁の肋骨面に停止する．

前鋸筋は，胸郭の上で肩甲骨を前方へ引き，肩甲骨の回転を助ける．また，肩甲骨の肋骨面を胸郭に近接させる．

前鋸筋は長胸神経に支配される．長胸神経は腕神経叢の基部から起始し，腋窩内側壁に沿って腋窩中を通り，皮膚と皮下組織の深部を垂直に下行して前鋸筋に至る．

### 肋間上腕神経

内側壁を通って直接腋窩に入る唯一の構造は，**肋間上腕神経**（Intercostobrachial nerves）である（**図7.43**）．この神経は，第2肋間神経（第2神経（T2）の前枝）の外側皮枝である．腋窩で腕神経叢の枝（内側上腕皮神経）と交通し，上腕の上部の後内側の皮膚（第2胸髄（T2）の皮節の一部）に分布する．

## ▶ 外側壁

腋窩の外側壁は，上腕骨の結節間溝によってつくられており，幅が狭い（**図7.44**）．前壁の大胸筋は結節間溝の外側唇へ停止し，後壁の大円筋と広背筋はそれぞれ結節間溝の内側唇と床に停止する（**表7.5**）．

## ▶ 後壁

腋窩の後壁は，複雑である（**図7.45**；**図7.50**参照）．骨性の壁は，肩甲骨の肋骨面による．筋性の壁は，以下の筋でつくられる．

- **肩甲下筋**（Subscapularis）…肩甲骨の肋骨面に付着する．
- **広背筋**（Latissimus dorsi）と**大円筋**（Teres major）の遠位部…背部と肩甲後部から腋窩後壁に達する．
- **上腕三頭筋**（Triceps brachii）の長頭の近位部…腋窩後壁を垂直に下行し上腕へ入る．

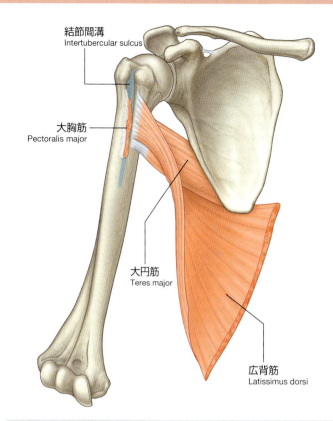

**図7.44** 腋窩の外側壁

### 臨床的事項 7.7　翼状肩甲（骨）

長胸神経は，前鋸筋の浅層の皮下を胸壁外側に沿って下行するので，外傷により損傷を受けやすい．前鋸筋の機能が障害されると，肩甲骨の内側縁，特に下角が胸郭から浮き上がり，腕で前方を押す動作をしたときに，特徴的な**翼状肩甲（骨）**（"winging" of scapula）の症状を呈する．さらに，上肢を正常に挙上するのは困難となる．

腋窩後壁をつくるこれらの筋の間を，腋窩，肩甲後部，上腕の後区画の間を走る構造が通る．

### 肩甲下筋

肩甲下筋は，腋窩の後壁をつくる最大の構造である．この筋は，肩甲下窩から起始してその領域を占め，上腕骨の小結節に停止する（**図7.45**，**7.46**）．この筋の腱は，肩関節関節包のすぐ前方を通る．

肩甲下筋も回旋筋腱板の筋の一つであり，肩甲後部の3つの筋（棘上筋，棘下筋，小円筋）とともに，肩関節を安定させるように働く．

肩甲下筋は，腋窩で起始する腕神経叢の枝（**上肩甲下神経**（Superior subscapular nerve）と**下肩甲下神経**（Inferior subscapular nerve））に支配される．

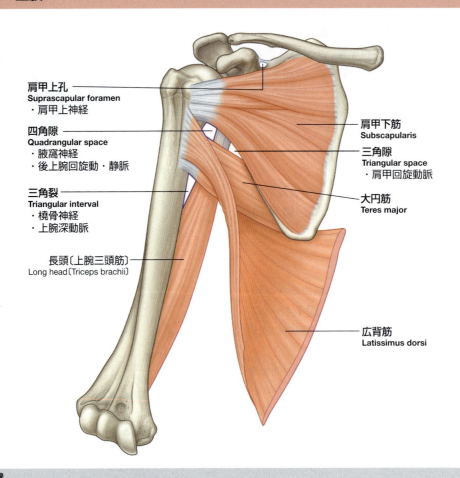

図7.45 腋窩の後壁

| 表7.5 腋窩の外側壁と後壁の筋（神経支配の太字は，筋を支配する主要な脊髄分節，下線は，その筋を常に支配するとは限らない脊髄分節を示す） |||||
|---|---|---|---|---|
| 筋 | 起始 | 停止 | 神経支配 | 作用 |
| 肩甲下筋 | 肩甲下窩の内側2/3 | 上腕骨の小結節 | 上および下肩甲下神経〔C5, **C6**, <u>C7</u>〕 | **回旋筋腱板の筋**<br>肩関節における上腕の内旋 |
| 大円筋 | 肩甲骨の下角後面の卵円形の領域 | 上腕骨の前面の結節間溝の内側唇 | 下肩甲下神経〔C5～7〕 | 肩関節における上腕の内旋と伸展 |
| 広背筋 | 下位6個の胸椎の棘突起と棘間靱帯<br>腰椎の棘突起（胸腰筋膜を介する）と棘間靱帯，腸骨稜<br>下位3～4対の肋骨 | 結節間溝の床 | 胸背神経〔C6, **C7**, C8〕 | 肩関節における上腕の内転，内旋と伸展 |
| 上腕三頭筋（長頭） | 肩甲骨の関節下結節 | 内側頭と外側頭の共通の停止腱として尺骨の肘頭に停止 | 橈骨神経〔C6, **C7**, C8〕 | 肘関節における前腕の伸展，肩関節における上腕の内転と伸展の補助 |

## 大円筋と広背筋

　腋窩後壁の下外側面は，大円筋の遠位部と広背筋の腱によってつくられる（図7.45）．これら2つの構造は，腋窩の後下縁を構成する**後腋窩ヒダ**（Posterior axillary fold）の下にある．

　広背筋の扁平な腱は，腋窩後壁で大円筋の下縁を回り，上腕骨の結節間溝の床に停止する．この部位の後方のやや下方で，大円筋の遠位端が結節間溝の内側唇に付着する．その結果，大円筋の下縁が外側で腋窩の下縁を構成する．

　腋窩動脈は大円筋の下縁を越えたところで，上腕動脈と名を変える［訳注：大胸筋の外側縁を越えたところで名を変えるという定義もある］．

## 上腕三頭筋の長頭

　上腕三頭筋の長頭は，腋窩後壁内を垂直に下行し，周囲の筋と近接する骨とともに，主要構造が腋窩後壁を通過するための3つの間隙を形成する（図7.45）．

- **四角隙**（Quadrangular space）．
- **三角隙**（Triangular space）．

- 三角裂（Triangular interval）（537頁の三角裂の訳注参照）．

## 後壁の通路

["肩甲後部への通路"（536～537頁；図7.37，7.38）参照］

### 四角隙

　四角隙は，腋窩とその後方の肩甲骨および三角筋の領域の間を走る神経と血管の通路となる（図7.45）．四角隙は，前方からみると次の構造によって囲まれた領域である．
- 肩甲下筋の下縁．
- 上腕骨の外科頸．
- 大円筋の上縁．
- 上腕三頭筋の長頭の外側縁．

腋窩神経と後上腕回旋動・静脈が四角隙を通る．

### 三角隙

　三角隙は，腋窩と肩甲後部を連絡する間隙である（図7.45）．前方からみると次の構造によって囲まれた領域である．
- 上腕三頭筋の長頭の内側縁．
- 大円筋の上縁．
- 肩甲下筋の下縁．

肩甲回旋動・静脈が，三角隙を通る．

### 三角裂

　三角裂は，次の構造に囲まれた領域である（図7.45）．
- 上腕三頭筋の長頭の外側縁．
- 上腕骨の骨幹．
- 大円筋の下縁．

橈骨神経は，腋窩を出た後，三角裂を通って上腕の後区画に達する．

## 腋窩の床

　腋窩の床（Floor of axilla）は，腋窩下縁に張った筋膜と円蓋状の皮膚であり，鎖骨胸筋筋膜に支えられる（図7.47；図7.40B参照）．前腋窩ヒダは後腋窩ヒダよりも高い位置にある．

　下方では，腋窩床のすぐ外側を通って構造が出入りする．そこでは腋窩の前壁と後壁が1ヵ所に収束し，また腋窩が上腕の前区画に続く．

## 腋窩の内容

　上肢の主要な血管，神経，リンパ管が，腋窩の中を通る．腋窩には上腕の2つの筋の近位部，乳腺の腋窩突起，上肢，胸壁乳房からのリンパを受けるリンパ節がある．

　上腕二頭筋と烏口腕筋の近位部が腋窩の中を通る（表7.6）．

### 上腕二頭筋

　上腕二頭筋（Biceps brachii）の起始部は，2つの筋頭（短頭

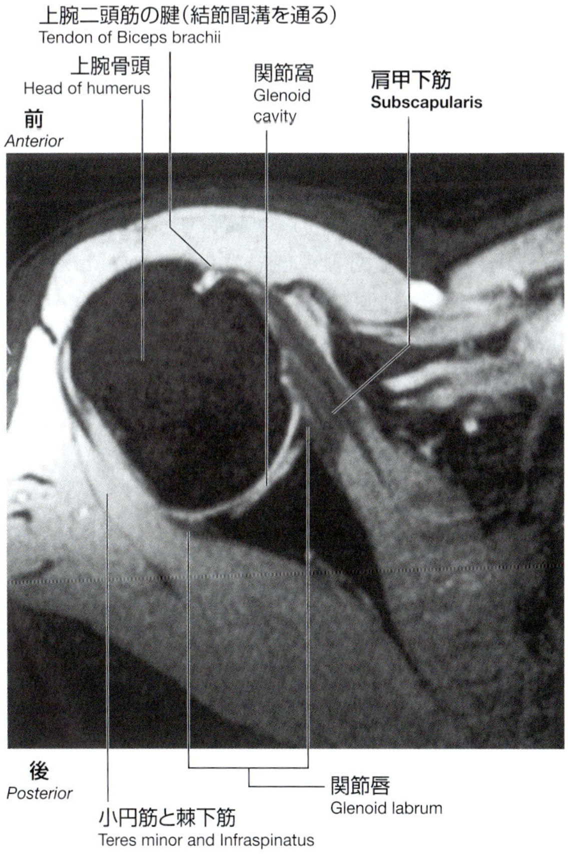

図7.46　肩関節横断面（水平面）のMR画像

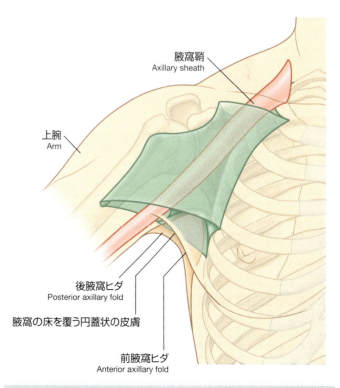

図7.47　腋窩の床

(Short head)と長頭(Long head))からなる(図7.48).

- 短頭…肩甲骨の烏口突起の先端から起始し，腋窩を垂直に下行して，上腕で長頭と一緒になる．
- 長頭…肩甲骨の関節上結節から腱として起始し，肩関節関節包の深部で上腕骨頭を越え，上腕骨の結節間溝に入る．長頭の腱は横靱帯(大結節と小結節の間に張る)によって，結節間溝からはずれないように固定される．この腱は，結節間溝を通った後，上腕の近位部で筋腹を形成する．

この筋の長頭と短頭は上腕の遠位部で癒合し，単一の腱として前腕の橈骨粗面に停止する．

上腕二頭筋は，肘関節で前腕を屈曲し，前腕を回外する強力な筋である．長頭と短頭がともに肩甲骨から起始するので，この筋は肩関節において上腕の屈曲を補助する．さらに長頭は，上腕骨が関節窩の上方へ偏位(脱臼)するのを防ぐ．

上腕二頭筋は，筋皮神経の支配を受ける．

### 烏口腕筋

烏口腕筋(Coracobrachialis)は，上腕二頭筋の短頭とともに，肩甲骨烏口突起の先端から起始する(図7.48)．この筋は，腋窩を垂直に下行し，上腕骨のほぼ中央部内側面にある線状の粗面に停止する．

烏口腕筋は，肩関節で上腕を屈曲する．

腋窩で，烏口腕筋の内側面を筋皮神経が貫く．筋皮神経は烏口腕筋に枝を出した後，それを貫いて上腕へ入る．

### 腋窩動脈

腋窩動脈(Axillary artery)は，腋窩の壁とその周辺の組織に分布した後，上肢のより遠位部に向かう主要な動脈である(図7.49)．

鎖骨下動脈が第1肋骨の外側縁を越えたところで腋窩動脈と名を変え，腋窩内を通る．腋窩動脈は，大円筋の下縁で上腕動脈(Brachial artery)となる(544頁の訳注参照)．

腋窩動脈は，その前方にある小胸筋により3部に分けられる(図7.49)．

- 第1部(1st part)…小胸筋より近位．
- 第2部(2nd part)…小胸筋の後方．
- 第3部(3rd part)…小胸筋より遠位．

通常，腋窩動脈から6本の枝が出る(図7.50)．

- 第1部…1本の枝，すなわち[最]上胸動脈(Superior thoracic artery)が起始する．
- 第2部…2本の枝，すなわち胸肩峰動脈(Thoraco-acromial artery)と外側胸動脈(Lateral thoracic artery)が起始する．
- 第3部…3本の枝，すなわち肩甲下動脈(Subscapular artery)，前上腕回旋動脈(Anterior circumflex humeral artery)，後上腕回旋動脈(Posterior circumflex humeral artery)が起始する．

### [最]上胸動脈

[最]上胸動脈は，細い動脈で，腋窩動脈の第1部の前面から起始する．この動脈は，腋窩の内側壁と前壁の上方に分布する．

### 胸肩峰動脈

胸肩峰動脈は，短い動脈で，小胸筋の内側縁(上縁)のすぐ後方で腋窩動脈第2部の前面から起始する．この動脈は，小胸筋

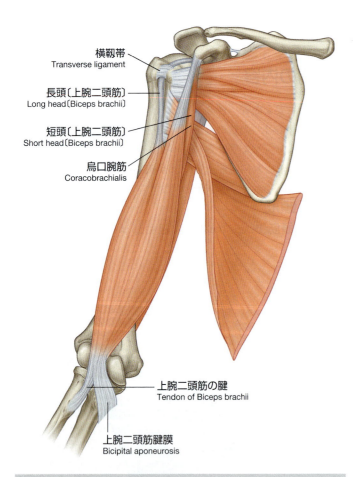

**図7.48　腋窩に含まれるもの：筋**

**表7.6　腋窩を通る筋(神経支配の太字は，筋を支配する主要な脊髄分節を示す)**

| 筋 | 起始 | 停止 | 神経支配 | 作用 |
|---|---|---|---|---|
| 上腕二頭筋 | 長頭…肩甲骨の関節上結節<br>短頭…烏口突起の先端 | 橈骨粗面 | 筋皮神経〔**C5・6**〕 | 肘関節における前腕の力強い屈曲と前腕の回外，肩関節における上腕の屈曲の補助 |
| 烏口腕筋 | 烏口突起の先端 | 上腕骨の骨幹中央部内側面の線状の粗面 | 筋皮神経〔**C5～7**〕 | 肩関節における上腕の屈曲，上腕の内転 |

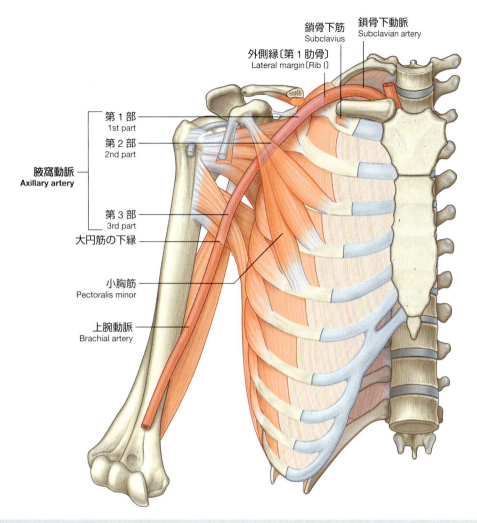

図7.49　腋窩に含まれるもの：腋窩動脈

の上縁を回り，鎖骨胸筋筋膜を貫いた直後に4つの枝，すなわち**胸筋枝**(Pectoral branch)，**三角筋枝**(Deltoid branch)，**鎖骨枝**(Clavicular branch)，**肩峰枝**(Acromial branch)に分かれて，腋窩前壁とその周囲に分布する．

さらに，胸筋枝は乳腺の一部にも分布し，三角筋枝は三角筋胸筋三角へ入ると橈側皮静脈に伴行して，周囲の構造に分布する（図7.41参照）．

### 外側胸動脈

外側胸動脈は，小胸筋の外側縁（下縁）の後方で腋窩動脈第2部の前面から起始する（図7.50）．この動脈は小胸筋の外側（下）縁を走って胸壁に達し，腋窩の内側壁と前壁に分布する．女性では大胸筋の下縁付近で何本かの枝が出て，乳腺に分布する．

### 肩甲下動脈

肩甲下動脈は，腋窩動脈の枝のうち最大のもので，腋窩後壁に分布する主要な動脈である（図7.50）．この動脈は，肩甲後部にも分布する．

肩甲下動脈は，腋窩動脈第3部の後面から起始し，肩甲下筋の下縁に沿って短い距離を走行し，2つの終枝（**肩甲回旋動脈**

(Circumflex scapular artery)と**胸背動脈**(Thoracodorsal artery)）に分かれる．

- 肩甲回旋動脈…肩甲下筋，大円筋と上腕三頭筋の長頭の間で三角隙を通る．後方では，この動脈は小円筋起始部の下方を通るか，または，それを貫いて棘下窩に入る．この動脈は，肩甲上動脈および**肩甲背動脈**(Dorsal scapular artery)と吻合し，肩甲骨周辺の動脈の吻合ネットワークを構成する．
- 胸背動脈…ほぼ肩甲骨の外側面に沿って下角へ向かう．この動脈は，腋窩の後壁と内側壁に分布する

### 前上腕回旋動脈

前上腕回旋動脈は，後上腕回旋動脈に比べると短く，腋窩動脈第3部の外側から起始する（図7.50）．この動脈は，上腕骨の外科頸の前面を通り，後上腕回旋動脈と吻合する．

この動脈は肩関節と上腕骨頭およびその周囲の組織に分布する．

### 後上腕回旋動脈

後上腕回旋動脈は，前上腕回旋動脈の起始部のすぐ後方で，腋窩動脈第3部の外側面から起始する（図7.50）．この動脈は腋窩神経とともに，大円筋，小円筋，上腕三頭筋の長頭，上腕

## 548　第7章　上肢

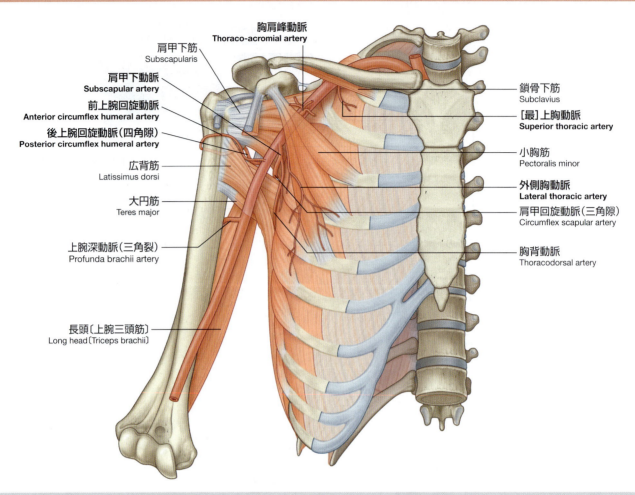

図 7.50　腋窩動脈の枝

骨の外科頸でつくられる四角隙を通って腋窩から出る．

後上腕回旋動脈は，上腕骨の外科頸のまわりを走り，周囲の筋と肩関節に分布する．この動脈は，前上腕回旋動脈，上腕深動脈，肩甲上動脈，胸肩峰動脈の枝と吻合する．

### 腋窩静脈

**腋窩静脈**（Axillary vein）は，尺側皮静脈の続きとして大円筋下縁から始まる（**図 7.51**）．尺側皮静脈は手と前腕の後内側の体表に始まる浅静脈で，上腕中央部で深筋膜を貫く．

腋窩静脈は，腋窩内では腋窩動脈の前内側を走り，腋窩入口で第1肋骨の外側面を越えたところで鎖骨下静脈と名を変える．腋窩静脈の支流の静脈は，一般に腋窩動脈の枝に伴行する．腋窩静脈に注ぐその他の静脈には，上腕動脈に伴行する上腕静脈と**橈側皮静脈**（Cephalic vein）がある．

橈側皮静脈は，手，前腕，上腕の外側と後側からの静脈血を運ぶ浅静脈である．この静脈は，肩で三角筋，大胸筋，鎖骨の間にできた逆三角形の間隙（三角筋胸筋三角）に入る．三角筋胸筋三角の上部で，橈側皮静脈は大胸筋の鎖骨部の深部を通り，鎖骨胸筋筋膜を貫通して腋窩静脈に注ぐ．多くの重症の患者では血液や体液を喪失しているため，輸血や輸液を必要とする．輸血や輸液のためには，手の橈側皮静脈または肘窩の皮下にある静脈を用いることもある．

### 臨床的事項 7.8　上肢の血流のイメージング

上肢で血管病変を疑わせる臨床所見があるときや，**動静脈瘻**（Arteriovenous fistula；腎透析の際につくる）を形成するときには，血管の状態を調べるために画像診断を行う必要がある．

超音波診断は，鎖骨下動脈の第3部から手掌の深層と浅層の動脈までの上肢の動脈を非侵襲的に調べるのに役立つ．血流量を定量的に測定でき，解剖学的な変異（破格）もみつけることができる．

血管造影を行うこともある．鼠径靱帯の下で大腿動脈を穿刺して長いカテーテルを入れ，腸骨動脈，大動脈弓を経由して左の鎖骨下動脈または腕頭動脈から右の鎖骨下動脈にカテーテルの先端を置く．こうして鎖骨下動脈に造影剤を入れ，動脈，毛細血管，静脈内を通過するところを撮像する．

局所解剖・腋窩　549　7

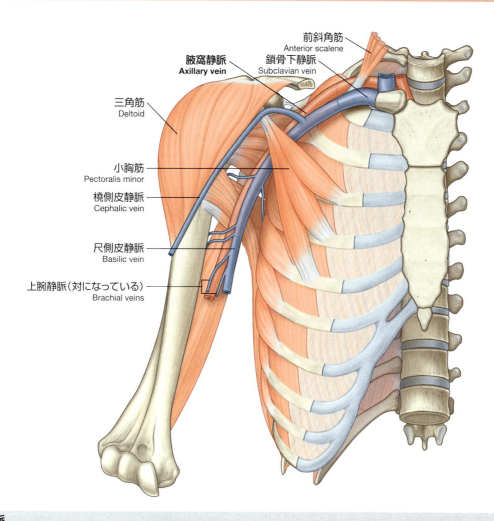

図7.51　腋窩静脈

## 臨床的事項7.9　上肢の動脈の外傷

上肢の動脈は，特に，固定されている部位や皮下を走行している箇所で外傷を受けると，上肢への動脈血の供給に障害が起きやすい．

### ■第1肋骨の骨折

鎖骨下動脈は，頸部から腋窩に入るところで，周囲の筋によって第1肋骨の上に固定される．上胸部に急激な力がかかると，第1肋骨の骨折が起きることがある．その場合，鎖骨下動脈の遠位部または腋窩動脈の第1部が損傷される可能性がある．幸い，鎖骨下動脈と腋窩動脈の枝は肩甲骨と上腕骨近位部の周辺で吻合してネットワークを形成しているので，いずれかの血管が完全に断裂した場合でも，上肢が完全な虚血に陥ることは少ない．

### ■上腕骨頭の前方脱臼

上腕骨頭が前方へ脱臼すると，腋窩動脈が圧迫されて閉塞する可能性がある．この場合，上肢が完全に虚血に陥ることはないが，上肢が疼痛なく機能するように，腋窩動脈を外科的に再建する必要がある．腋窩動脈が腕神経叢の近くを走っているので，肩関節の前方脱臼時に腕神経叢も障害を受けることがある．

### 臨床的事項 7.10　鎖骨下静脈・腋窩静脈への穿刺

中心静脈に到達するためには多くの経路がある．臨床で最もよく用いられる血管は，鎖骨下静脈と頸静脈である．ただし，前者の場合，正確には鎖骨下静脈ではなく腋窩静脈の第 1 部に置かれていることが多い．

多くの患者で鎖骨下静脈・腋窩静脈穿刺が行われるが，その手技は比較的わかりやすい．鎖骨の位置を同定した後，鎖骨下へ注射針を刺入し，その先を上内側方向へ進める．注射針から血液が吸引されると，静脈内に入ったことがわかる．この経路は，長期間にわたって静脈路の確保（Hickman 留置カテーテル等）や，ICU 等で多孔性のカテーテルを静脈内へ留置するときによく用いられる．

また，鎖骨下静脈・腋窩静脈は，心臓ペースメーカーのリード線を通す経路としても適しているが，合併症を予防するためには，鎖骨中線よりも外側部で穿刺を行うのがよい．この部位が適しているのは，他の構造との関係にある．胸郭上口から，鎖骨下静脈・腋窩静脈は，動脈の前方，第 1 肋骨の上方，鎖骨の下方を通過する．鎖骨の下には鎖骨下筋がある．腋窩静脈への穿刺が鎖骨下筋に触れるところを通過すると，カテーテルやワイヤーがここでよじれることがある．さらに，鎖骨下筋の収縮と弛緩が繰り返し起こることにより，カテーテルやワイヤーに疲労が発生し，最終的には破断する可能性がある．もし，ペースメーカーのリード線や化学療法のためのカテーテルが損傷すると，患者にとって重大な問題になる．

## 腕神経叢

**腕神経叢**（Brachial plexus）は，第 5〜8 頸神経（C5〜8）の**前枝**（Anterior ramus：Ventral ramus）ならびに第 1 胸神経（T1）の前枝の大部分による体性神経の神経叢である（**図 7.52**）．この神経叢は，頸部に起始して外側下方に向かい，第 1 肋骨の上を通って腋窩に入る．

腕神経叢は，内側から外側へ，順に**神経根**（Root），**神経幹**（Trunk），**部**（Division），**神経束**（Cord）からなる．上肢を支配する主要な神経はすべて腕神経叢から起始し，その大部分は神経束から起始する．腕神経叢の近位部は，頸部では鎖骨下動脈の後方にあるが，遠位部は腋窩動脈をとり囲む．

### 神経根

腕神経叢を構成する神経の神経根は，第 5〜8 頸神経（C5〜C8）の前枝と第 1 胸神経（T1）の前枝の大部分である．それらは，起始部の近くで，交感神経幹から**灰白交通枝**（Gray ramus communicans）を受ける（図 7.52）．これらの交通枝は交感神経節後線維を含み，それらが脊髄神経とともに末梢へ分布する．神経根と神経幹は，前斜角筋と中斜角筋の間を通って**後頸三角**（Posterior triangle）に入り，鎖骨下動脈の上後方に位置する．

### 神経幹

腕神経叢の 3 つの神経幹は，次のように神経根が集まってでき，第 1 肋骨の上を外側へ向かって走り，腋窩に入る（図 7.52）．

- **上神経幹**…第 5・6 頸神経（C5・6）の神経根が合流して形成される．
- **中神経幹**…第 7 頸神経（C7）の神経根の続きである．
- **下神経幹**…第 8 頸神経（C8）と第 1 胸神経（T1）の神経根が合流して形成される．

下神経幹は，第 1 肋骨の上で鎖骨下動脈の後方にある．中および上神経幹は，その上方にある．

### 部

腕神経叢の 3 つの神経幹は，次のようにそれぞれ**前部**（Anterior division）と**後部**（Posterior division）に分かれる（図 7.52）．

- **前部**…上腕と前腕の前区画を支配する末梢神経を形成する．
- **後部**…上腕と前腕の後区画を支配する末梢神経を形成する．

ただし，腕神経叢の前部および後部から直接起始する神経はない．

### 神経束

腕神経叢の 3 本の神経束は，次のように前部と後部から起始し，腋窩動脈第 2 部に沿って走る（図 7.52）．

- **外側神経束**（Lateral cord）…上神経幹と中神経幹の前部が合流してつくられる．したがって，第 5〜7 頸神経（C5〜7）を含む．これは腋窩動脈の第 2 部の外側に位置する．
- **内側神経束**（Medial cord）…腋窩動脈第 2 部の内側にあり，下神経幹の前部の続きである．これは第 8 頸神経（C8）と第 1 胸神経（T1）を含む．
- **後神経束**（Posterior cord）…腋窩動脈の第 2 部の後方に位置し，3 本の後部の神経が合流してできる．これは腕神経叢の構成に関与するすべての根，つまり第 5 頸神経〜第 1 胸神経（C5〜T1）を含む．

上肢に分布する主要な神経は，その大部分が腕神経叢の神経束から起始する．一般に，上肢の前区画を支配する神経は内側および外側神経束から起始し，後区画を支配する神経は後神経束から起始する．

## 腕神経叢から出る末梢神経（表 7.7）

### 神経根の枝

第 5〜8 頸神経（C5〜8）の短い枝が頸部の筋に分布する他，第 5 頸神経の神経線維が横隔神経に加わる．また，腕神経叢の根の枝が肩甲背神経と長胸神経をつくる（**図 7.53**）．

**肩甲背神経**（Dorsal scapular nerve）は，以下のような神経である．

- 腕神経叢の第 5 頸神経（C5）の根から起始する．
- 後方に向かい，しばしば頸部で中斜角筋を貫いて肩甲骨の内側縁に達し，それに沿って走る（図 7.54）．
- 深部から大菱形筋と小菱形筋に入り，それらを支配する．

局所解剖 • 腋窩 　551 　**7**

**A**

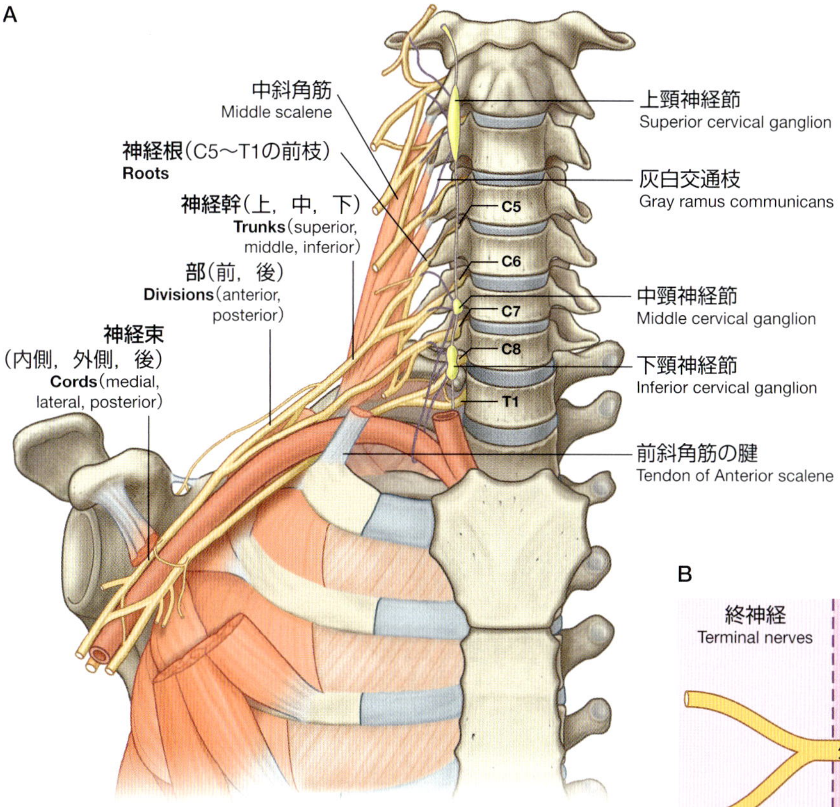

中斜角筋
Middle scalene

神経根（C5〜T1の前枝）
**Roots**

神経幹（上，中，下）
**Trunks**（superior, middle, inferior）

部（前，後）
**Divisions**（anterior, posterior）

神経束
（内側，外側，後）
**Cords**（medial, lateral, posterior）

上頸神経節
Superior cervical ganglion

灰白交通枝
Gray ramus communicans

C5
C6
C7
C8
T1

中頸神経節
Middle cervical ganglion

下頸神経節
Inferior cervical ganglion

前斜角筋の腱
Tendon of Anterior scalene

**B**

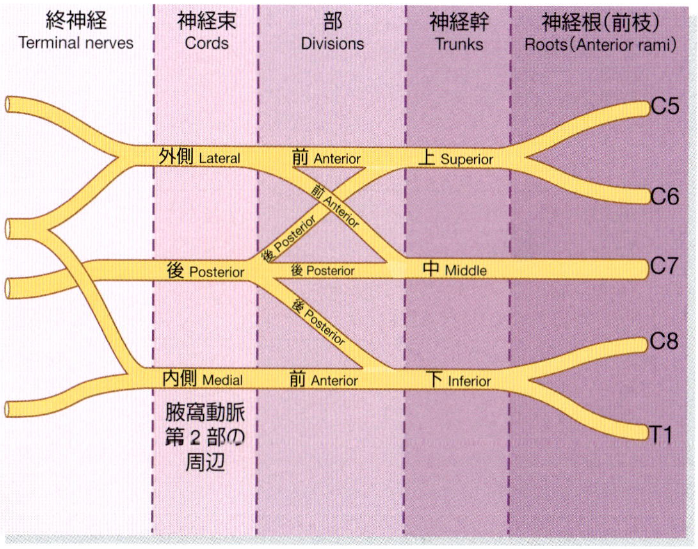

| 終神経<br>Terminal nerves | 神経束<br>Cords | 部<br>Divisions | 神経幹<br>Trunks | 神経根（前枝）<br>Roots（Anterior rami） |
|---|---|---|---|---|
| | 外側 Lateral | 前 Anterior | 上 Superior | C5 |
| | | 前 Anterior | | C6 |
| | 後 Posterior | 後 Posterior | 中 Middle | C7 |
| | | 後 Posterior | | C8 |
| | 内側 Medial | 前 Anterior | 下 Inferior | T1 |

腋窩動脈
第2部の
周辺

### 図 7.52　腕神経叢
**A**：頸部と腋窩における腕神経叢の主要な構成．**B**：腕神経叢の構成を示す模式図．

**長胸神経**（Long thoracic nerve）は，以下のような神経である．
- 第5〜7頸神経（C5〜7）の前枝から起始する．
- 頸部を垂直に下行し，腋窩入口を通って腋窩の内側壁を下り，前鋸筋を支配する（**図7.54**）．
- 前鋸筋の浅層にある．

### 神経幹の枝
腕神経叢の神経幹から直接出る枝は，上神経幹から起始する2本の神経，すなわち**肩甲上神経**（Suprascapular nerve）と**鎖骨下筋神経**（Subclavian nerve）である（**図7.53**）．
　肩甲上神経〔C5・6〕は，次のような神経である．
- 腕神経叢の上神経幹から起始する．
- 後頸三角の中を外側へ向かって走り，肩甲上孔を通って肩甲後部へ入る（**図7.54**）．
- 棘上筋と棘下筋を支配する．

- 頸部の外側部と肩甲後部で肩甲上動脈が伴行する．
　**鎖骨下筋神経**（Subclavian nerve）〔C5・6〕は細い．次のような神経である．
- 腕神経叢の上神経幹から起始する．
- 鎖骨下動・静脈の上を前下方へ向かう．
- 鎖骨下筋を支配する．

### 外側神経束の枝
　以下のような3本の神経が，完全にまたは部分的に外側神経束から起始する（**図7.53**，**7.55**）．
- **外側胸筋神経**（Lateral pectoral nerve）…最も近位から起始するのが外側胸筋神経であり，これは鎖骨下筋と小胸筋の間に張る鎖骨胸筋筋膜を胸肩峰動脈とともに貫き，大胸筋を支配する．外側胸筋神経は，内側胸筋神経と交通し，小胸筋にも枝を出す．

表7.7 腕神経叢の枝（括弧で示したものは，神経の主な構成成分ではないか，あるいは常には含まれない脊髄分節を示す）

| 枝（皮枝） | | 機能 |
|---|---|---|
| 肩甲背神経<br>起始：C5 神経根<br>脊髄分節：C5 |  | 機能：運動<br>大菱形筋，小菱形筋 |
| 長胸神経<br>起始：C5〜7 神経根<br>脊髄分節：C5〜7 |  | 機能：運動<br>前鋸筋 |
| 肩甲上神経<br>起始：上神経幹<br>脊髄分節：C5・6 |  | 機能：運動<br>棘上筋，棘下筋 |
| 鎖骨下筋神経<br>起始：上神経幹<br>脊髄分節：C5・6 |  | 機能：運動<br>鎖骨下筋 |
| 外側胸筋神経<br>起始：外側神経束<br>脊髄分節：C5〜7<br>（脊髄分節 C8〜T1 に由来する内側胸筋神経からの交通枝も受ける） |  | 機能：運動<br>大胸筋，小胸筋 |
| 筋皮神経<br>起始：外側神経束<br>脊髄分節：C5〜7 |  | 機能：運動<br>上腕の前区画のすべての筋<br>機能：感覚<br>前腕の外側部の皮膚 |
| 内側胸筋神経<br>起始：内側神経束<br>脊髄分節：C8・T1<br>（脊髄分節 C5〜7 に由来する外側胸筋神経からの交通枝も受ける） |  | 機能：運動<br>大胸筋，小胸筋 |
| 内側上腕皮神経<br>起始：内側神経束<br>脊髄分節：C8・T1 | 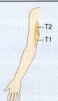 | 機能：感覚<br>上腕の遠位 1/3 の内側の皮膚 |
| 内側前腕皮神経<br>起始：内側神経束<br>脊髄分節：C8・T1 | 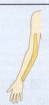 | 機能：感覚<br>主に前腕の内側部の皮膚 |

## 局所解剖・腋窩　553

### 表 7.7　腕神経叢の枝（括弧で示したものは，神経の主な構成成分ではないか，あるいは常には含まれない脊髄分節を示す）（続き）

| 枝（皮枝） | | 機能 |
|---|---|---|
| 正中神経<br>起始：内側および外側神経束<br>脊髄分節：(C5), C6〜T1 |  | 機能：運動<br>前腕の前区画の大部分の筋（尺側手根屈筋と深指屈筋の内側半分を除く），3つの母指球筋，外側の2つの虫様筋<br>機能：感覚<br>第1〜3指と第4指外側半の掌側の皮膚および手掌外側部と手根中央部の皮膚 |
| 尺骨神経<br>起始：内側神経束<br>脊髄分節：(C7), C8・T1 |  | 機能：運動<br>手のすべての固有の筋（3つの母指球筋と外側の2つの虫様筋を除く）<br>前腕の尺側手根屈筋と深指屈筋の内側半分<br>機能：感覚<br>第4指の半分と第5指の掌側およびそれに対応する手掌と手根の皮膚，第4指の内側半分と第5指の背面の皮膚 |
| 上肩甲下神経*<br>起始：後神経束<br>脊髄分節：C5・6 |  | 機能：運動<br>肩甲下筋 |
| 胸背神経<br>起始：後神経束<br>脊髄分節：C6〜8 |  | 機能：運動<br>広背筋 |
| 下肩甲下神経*<br>起始：後神経束<br>脊髄分節：C5・6 |  | 機能：運動<br>肩甲下筋，大円筋 |
| 腋窩神経<br>起始：後神経束<br>脊髄分節：C5・6 |  | 機能：運動<br>三角筋，小円筋<br>機能：感覚<br>上腕上部の外側部の皮膚 |
| 橈骨神経<br>起始：後神経束<br>脊髄分節：C5〜8(T1) |  | 機能：運動<br>上腕と前腕の後区画のすべての筋<br>機能：感覚<br>上腕と前腕の後側の皮膚，上腕下部の外側面の皮膚，手の背面外側部の皮膚 |

*：557頁の訳注参照．

- **筋皮神経**（Musculocutaneous nerve）…外側神経束から出る太い神経であり，外側へ向かって烏口腕筋を貫き，上腕で上腕二頭筋と上腕筋の間を走る．上腕の前区画の3つの屈筋すべてを支配し，**外側前腕皮神経**（Lateral cutaneous nerve of forearm：Lateral antebrachial cutaneous nerve）を終枝とする．
- 正中神経の**外側根**（Lateral root）…外側神経束から出る最大の枝であり，内側神経束から起始する神経線維と合流して正中神経をつくる．

### 内側神経束の枝
5本の枝が，内側神経束から起始する（図 7.55）．

- **内側胸筋神経**（Medial pectoral nerve）…最も近位から起始する枝で，外側胸筋神経からの交通枝を受けて，腋窩動脈と腋窩静脈の間を前方へ走る．この神経の枝は，小胸筋を貫き，この筋を支配する．これらの枝の一部は，小胸筋を貫いた後，大胸筋に達してそれを支配する．その他の枝は，しばしば小胸筋の下縁または外側縁を回って大胸筋に達する．
- **内側上腕皮神経**（Medial cutaneous nerve of arm：Medial brachial cutaneous nerve）…腋窩を通って上腕へ入り，深筋膜を貫いて上腕の遠位1/3の内側部の皮膚に分布する．この神経は，腋窩で第2胸神経（T2）の外側皮枝である**肋間上腕神経**（Intercostobrachial nerve）と交通する．肋間上腕皮神経の線維は，上腕上部内側面と腋窩の床の皮膚（第

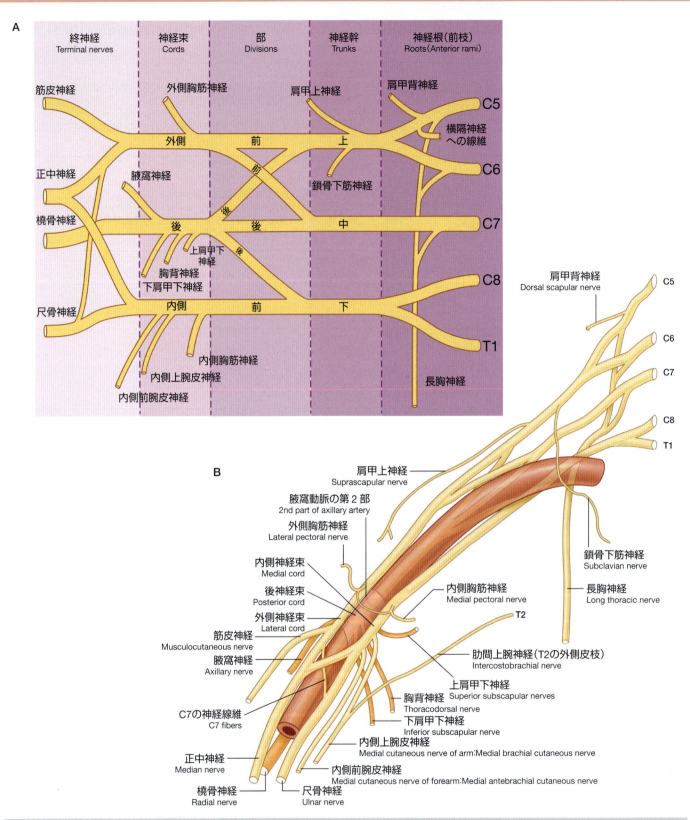

**図7.53 腕神経叢**
A：腕神経叢の枝を示す模式図． B：腋窩動脈との関係．

2胸髄(T2)の皮節)に分布する．

■ **内側前腕皮神経**(Medial cutaneous nerve of forearm：Medial antebrachial cutaneous nerve)…内側上腕皮神経起始部のすぐ遠位から起始する．この神経は腋窩から出て上腕へ入り，上腕二頭筋の浅層にある皮膚に枝を出した後，尺側皮静脈とともに深筋膜を貫く．さらに前腕に達し，前

局所解剖・腋窩 555

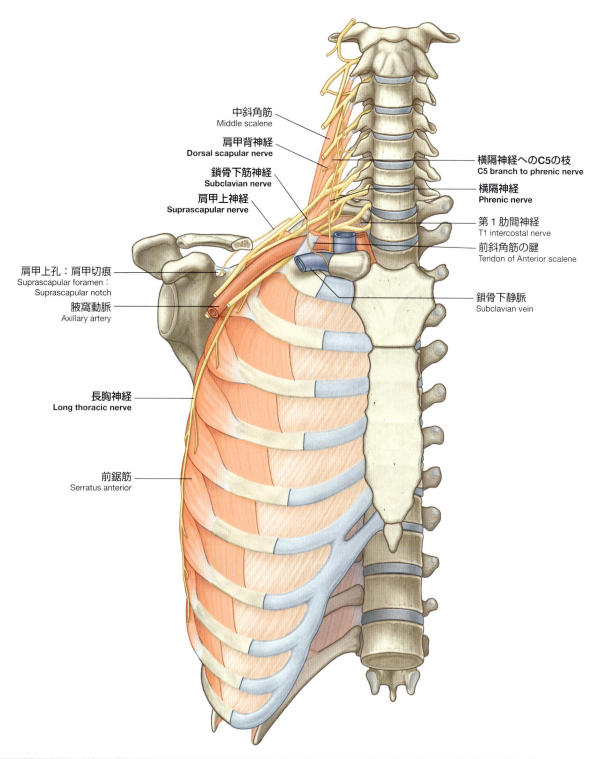

図 7.54 腕神経叢の神経幹とその枝

腕前面の皮膚に分布する．この神経は，手根までの前腕内側面の皮膚に分布する．
- **正中神経の内側根**（Medial root）…外側へ向かい，腋窩動脈の第3部の前で腕神経叢の外側神経束からの線維と合流して正中神経をつくる．
- **尺骨神経**（Ulnar nerve）…内側神経束の太い枝である（図 7.55）．しかし，この神経はしばしば起始部の近くで，第7頸神経（C7）からの神経線維を含む正中神経外側根からの交通枝を受ける（図 7.53B）．尺骨神経は上腕と前腕を通って手に入り，手のすべての固有の筋を支配する（母指球の3つの筋と外側の2つの虫様筋を除く）．尺骨神経は，前腕を通るときに尺側手根屈筋と深指屈筋の内側半に枝を

# 556　第7章　上肢

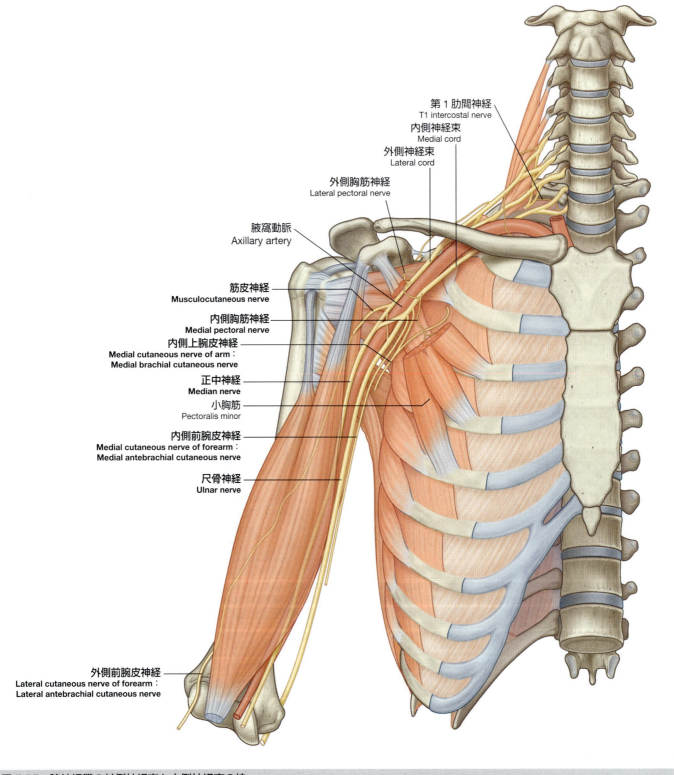

**図 7.55　腕神経叢の外側神経束と内側神経束の枝**

出す．尺骨神経は，小指の掌側面と環指の内側半およびこれらに対応する手掌と手根部の皮膚，ならびに手の内側部背面の皮膚に分布する．

### 正中神経

**正中神経**（Median nerve）は，腕神経叢の外側および内側神経束からそれぞれ起始する外側根と内側根が，腋窩動脈第3部の前で合流することでつくられる（**図7.55**）．この神経は，上腕動脈の前を通り，上腕から前腕に入り，前腕の前区画の大部分の筋を支配する（尺骨神経に支配される尺側手根屈筋と深指屈筋の内側半を除く）．

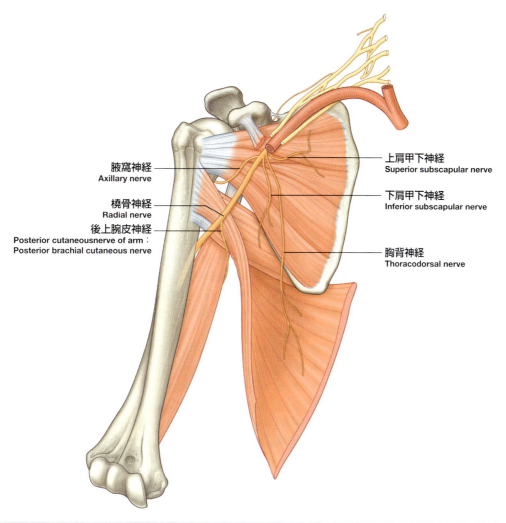

**図 7.56 腕神経叢の後神経束の枝**

正中神経は，手に入ってから次のものを支配，または次の領域に分布する．
- 母指に関連する3つの母指球筋．
- 示指と中指の運動に関連する外側の2つの虫様筋．
- 外側3本半の指の掌側面および手掌外側部と手根中央部の皮膚．

筋皮神経，正中神経の外側根，正中神経，正中神経の内側根，および尺骨神経は，腋窩動脈第3部の上でM字形を形成する（図7.55）．この形は，筋皮神経が烏口腕筋を貫くこととあわせて，腋窩で腕神経叢の構成要素を識別するのに役立つ．

### 後神経束の枝

次のような5本の枝が，腕神経叢の後神経束から起始する（図7.53）．
- 上肩甲下神経（Superior subscapular nerve）．
- 下肩甲下神経（Inferior subscapular nerve）．
- 胸背神経（Thoracodorsal nerve）．
- 腋窩神経（Axillary nerve）．
- 橈骨神経（Radial nerve）．

［訳注：上肩甲下神経と下肩甲下神経を区別せず，両者をあわせて肩甲下神経とよぶこともある．］

これらのうち，橈骨神経以外のすべての神経は，肩の筋または腋窩後壁に関連する筋を支配する．橈骨神経は，上腕と前腕の筋を支配する．

上肩甲下神経，胸背神経，下肩甲下神経は，後神経束から起始し，腋窩後壁を構成する筋に直接入る（図7.56）．**上肩甲下神経**は短く，肩甲下筋を支配する．**胸背神経**は，これらの3つの神経のうちで最も長く，腋窩後壁に沿って垂直に下行し，広背筋を支配する．**下肩甲下神経**も，腋窩後壁に沿って下行し，肩甲下筋と大円筋を支配する．

**腋窩神経**は後神経束から起始し，腋窩後壁に沿って外側下方に向かって走り，四角隙を通って腋窩から出る（図7.56）．腋窩神経は，上腕骨の外科頸を後方へ回り，三角筋と小円筋を支配する．**上外側上腕皮神経**（Superior lateral cutaneous nerve of arm）は，四角隙を出たところで腋窩神経から起始し，三角筋の後縁から皮下に出て，その部位の皮膚に分布する．腋窩神経には，後上腕回旋動脈が伴行する．

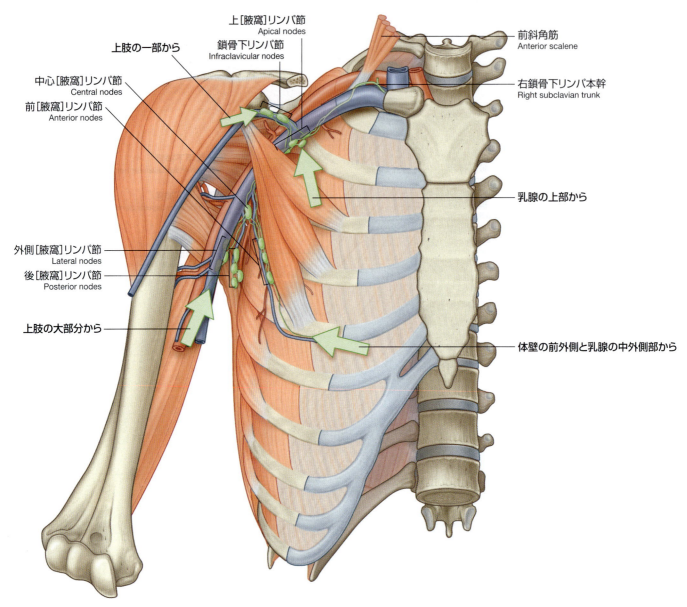

図 7.57　腋窩のリンパ節と血管

　橈骨神経は，後神経束から起始する枝のうちで最も太い神経である（図 7.56）．この神経は，腋窩から出た後，大円筋下縁，上腕三頭筋の長頭，上腕骨体によってつくられる三角裂を通って上腕の後区画に至る．この三角裂を通るときに，上腕深動脈が橈骨神経に伴行する．上腕深動脈は，上腕の前区画で上腕動脈から起始した動脈である．橈骨神経とその枝は，次の筋を支配し，皮膚に分布する．

- 上腕と前腕の後区画にあるすべての筋．
- 上腕と前腕の後面，上腕下方の外側面，手背外側部の皮膚．

**後上腕皮神経**（Posterior cutaneous nerve of arm：Posterior brachial cutaneous nerve）は，腋窩で橈骨神経から分かれ，上腕後面の皮膚に分布する．

### 臨床的事項 7.11　腕神経叢の損傷

　腕神経叢の構成は複雑なので，それが損傷したときには，病歴の聴取と検査を念入りに行う必要がある．個々の神経の機能を調べるには，神経伝導試験や筋電図が役に立つ．後者は，神経を刺激したときの筋収縮の潜時（筋収縮が起こるまでの時間）や筋電位を調べるものである．

　腕神経叢の損傷は，通常鈍的外傷による神経の裂傷や破断のために起こることが多い．腕神経叢が損傷されて上肢に重大な機能障害が起こると，何ヵ月にもわたってリハビリ等の治療を要することがある．

　頸髄の損傷や神経の強い牽引により，腕神経叢の神経根が損傷することがある．第1肋骨に重度の外傷を受けると，神経幹が損傷する．また，肩関節の脱臼の際には，腕神経叢の"部"や"神経束"が障害されることがある．

## リンパ系

上肢からのリンパは，すべて**腋窩リンパ節**（Axillary lymph nodes）へ流入する（図7.57）．

腋窩リンパ節は，これ以外にも背部上部および肩，頸部下部，胸部，前外側腹壁上部に及ぶ広い領域からのリンパが流入する．さらに，腋窩リンパ節は乳腺の約75％の領域からのリンパも流入する．

20〜30個ある腋窩リンパ節は，その位置によって次の5つのグループに分けられる．

- **外側［腋窩］リンパ節**（Lateral nodes）…腋窩静脈の後内側にあり，上肢からのリンパの大部分が流入する．
- **前［腋窩］リンパ節**（Anterior nodes）…小胸筋の下縁で外側胸静脈に沿って存在し，腹壁，胸部，乳腺からのリンパが流入する．
- **後［腋窩］リンパ節**（Posterior nodes）…腋窩後壁で肩甲下動・静脈に沿って存在し，背部，肩，頸部からのリンパが流入する．
- **中心［腋窩］リンパ節**（Central nodes）…腋窩の脂肪組織に埋まって存在し，上腕，肩甲下，胸筋リンパ節からのリンパが流入する．
- **上［腋窩］リンパ節**（Apical nodes）…腋窩リンパ節のうちで最も上方にあるリンパ節群であり，上記以外のすべての腋窩リンパ節からのリンパが流入する．その他，橈側皮静脈に伴行するリンパ管を受け，乳腺上部からのリンパが流入する．

上［腋窩］リンパ節群からの輸出リンパ管が集まって**鎖骨下リンパ本幹**（Subclavian trunk）を形成し，右の頸部において，右の鎖骨下静脈と右の内頸静脈が合流する部位（**右の静脈角**（Right venous angle））で静脈系に注ぐ．左側では，頸部の基部で鎖骨下リンパ本幹は，胸管に合流する．

## 乳腺の腋窩突起（外側突起）

乳腺（Mammary gland）は胸壁の浅筋膜の中にあるが，その上外側部の組織の一部が大胸筋の下縁に沿って腋窩のほうへのびる（**腋窩突起（外側突起）**（Axillary process：Axillary tail），図

### 臨床的事項7.12　乳がん

乳房の外側部からのリンパは，腋窩リンパ節を通る．したがって，**乳房切除術**（Mastectomy）または外科的に**腋窩リンパ節郭清**（Axillary nodal clearance）が施行された場合には，上肢からの正常なリンパの流れが著しく障害されることがある．さらに，一部の患者ではがん転移の拡大を予防するために腋窩に放射線照射を行うことがある．しかし，放射線照射によって，がん細胞とともに小さなリンパ管も破壊されることがある．

上肢のリンパの排出が滞ると，腕が腫脹して圧痕浮腫（リンパ浮腫）が生じることがある．

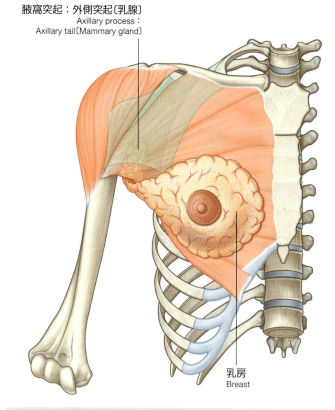

図7.58　乳腺の腋窩突起（外側突起）

7.58）．この突起が大胸筋を回って深筋膜を貫き，腋窩にまで達することがある．乳腺の腋窩突起が腋窩の先端の高さにまで達するのはまれである．

## 上腕

上腕は，肩と肘の間の領域である（図7.59）．上腕の上端は，内側で腋窩に続く．上腕から前腕に向かう重要な構造の多くは，肘関節の前方にある**肘窩**（Cubital fossa）を通る．

上腕をとり囲む深筋膜が深部へ膜状に入り込んでできた内側と外側の筋間中隔により，上腕は2つの区画（コンパートメント）に分けられる（図7.59）．

上腕の**前区画**（Anterior compartment）は，主に肘関節を屈曲させる筋を含む．**後区画**（Posterior compartment）は，肘関節を伸展する筋を含む．主要な神経と血管は，各区画の中で枝を出し，通り抜ける．

### ▶骨

上腕を支える骨は，**上腕骨**（Humerus）である（図7.60）．上腕の大きな筋の多くは，前腕の2本の骨，すなわち**橈骨**（Radius）と**尺骨**（Ulna）の近位部に停止し，肘関節で前腕を屈曲または伸展する．さらに，手を動かす前腕の筋が上腕骨の遠位部から起始する．

560 第7章 上肢

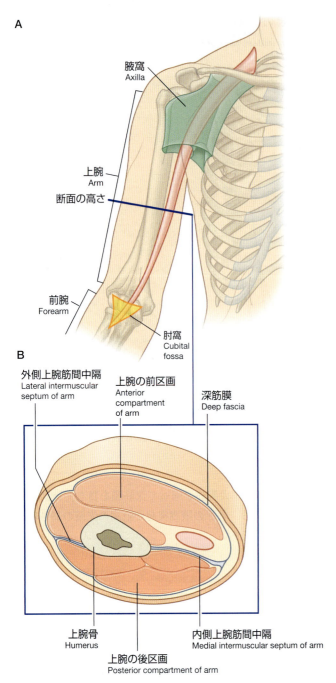

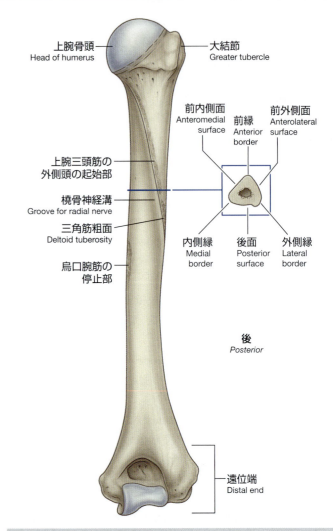

図7.60 上腕骨の後面

図7.59 上腕
A：近位と遠位の関係．B：上腕中央部を通る横断面．

## 上腕骨体と上腕骨の遠位部

上腕骨体の横断面は三角形に近い形をしており，次の部位が認められる（図7.60）．

- 3つの縁 … **前縁**(Anterior border)，**外側縁**(Lateral border)，**内側縁**(Medial border)．
- 3つの面 … **前外側面**(Anterolateral surface)，**前内側面**(Anteromedial surface)，**後面**(Posterior surface)．

上腕骨の後面の上方に，上腕三頭筋の外側頭が起始する直線状の粗面がある．この粗面は外科頸のすぐ下から始まり，斜めに骨の表面を走り，**三角筋粗面**(Deltoid tuberosity)に続く．

上腕骨の後面の中間部とその近くの前外側面の一部には，比較的浅い**橈骨神経溝**(Groove for radial nerve)がある．この溝は三角筋粗面の後縁に沿って斜めに走る．橈骨神経と上腕深動脈がこの溝を走る．

上腕骨体のほぼ中央に，烏口腕筋が停止する細長い粗面があり，これが上腕骨の内側縁となる．

前区画と後区画を分ける筋間中隔は，内側縁と外側縁に付着する（図7.61）．

上腕骨は遠位ではやや扁平になり，外側縁と内側縁の遠位部が盛り上がり，**外側顆上稜**(Lateral supracondylar ridge)と**内側顆上稜**(Medial supracondylar ridge)をつくる．外側顆上稜は内側顆上稜よりも突出しており，前腕の後区画の筋が付着するため，粗になっている．

上腕骨の遠位部は前後に平らになり，そこには**上腕骨顆**(Condyle of humerus)，2つの**上顆**(Epicondyle)，3つのくぼみがある（図7.61）．

局所解剖 • 上腕 561

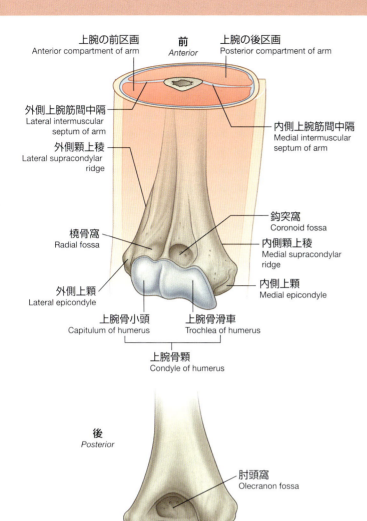

図7.61 上腕骨の遠位端

## 上腕骨顆

上腕骨顆にある**上腕骨小頭**(Capitulum of humerus)と**上腕骨滑車**(Trochlea of humerus)が，それぞれ前腕の2本の骨と関節をつくる．

上腕骨小頭は，前腕の橈骨と関節をつくる．上腕骨小頭は外側にあって，半球状でやや前下方に突出する．上腕骨を後方からみると，上腕骨小頭はみえない．

上腕骨滑車は，前腕の尺骨と関節をつくる．上腕骨滑車は上腕骨小頭の内側にあり，文字通り滑車状の形をしている．その内側縁が外側縁よりも突出し，上腕骨小頭とは異なり，上腕骨の後面へと続く．

## 内側上顆と外側上顆

上腕骨滑車と上腕骨小頭に隣接して，そのやや上方に**内側上顆**(Medial epicondyle)と**外側上顆**(Lateral epicondyle)がある（図7.61）．

内側上顆は，上腕骨の遠位端で内側に大きく突出した部位であり，肘の内側で触知できる主要な指標である．内側上顆の表面には，前腕の前区画の筋が起始する大きな卵円形の圧痕がある．尺骨神経は，内側上顆の後面に沿って，上腕から前腕へ走る．したがって，この部位の骨に接する尺骨神経を触診することができる．

外側上顆は，内側上顆ほどは突出していない．これは上腕骨小頭の外側にあり，大きく不規則な圧痕から前腕の後区画の筋が起始する．

### 3つのくぼみ

上腕骨の遠位端には，上腕骨滑車と上腕骨小頭の上方に3つのくぼみがある（図7.61）．

**橈骨窩**(Radial fossa)は，これらのうちで最も目立たないもので，上腕骨の前面で上腕骨小頭のすぐ上方にある．

**鈎突窩**(Coronoid fossa)は，橈骨窩の隣，上腕骨滑車の上方にある．

**肘頭窩**(Olecranon fossa)は，3つのうちで最も大きなくぼみで，上腕骨の遠位端の後面で上腕骨滑車のすぐ上方にある．

これらの3つのくぼみには，肘関節が動くときに前腕の2本の骨の突出部が入り込む．

## 橈骨の近位端

橈骨の近位端は，**橈骨頭**(Head of radius)，**橈骨頸**(Neck of radius)，**橈骨粗面**(Radial tuberosity)からなる（図7.62A，B）．

橈骨頭は，水平面を向いた，厚い円盤状の構造である．円形の上面はややくぼんでおり，これが上腕骨小頭と関節をつくる．橈骨頭の円盤状の構造は内側のほうが厚くなり，これが尺骨の近位端にある橈骨切痕と関節をつくる．

橈骨頸は，幅の広い橈骨頭と骨幹の橈骨粗面の間にある短い円柱である．

橈骨粗面は，橈骨頸の遠位部の内側にある橈骨の内側面の大きくゆるやかな隆起である．その表面の大部分は，上腕二頭筋の腱が付着するため粗になっている．橈骨には，橈骨粗面の下縁から橈骨体の全長にわたって斜めに走る線がある．

## 尺骨の近位端

尺骨の近位端は，橈骨の近位端よりかなり大きく，**肘頭**(Olecranon)，**鈎状突起**(Coronoid process)，**滑車切痕**(Trochlear notch)，**橈骨切痕**(Radial notch)，**尺骨粗面**(Tuberosity of ulna)からなる（図7.63A，B）．

肘頭は，尺骨から近位に突出する大きな突起である．その前外側面は関節面で，上腕骨滑車と関節をつくる滑車切痕の形成に関与する．上面には，上腕三頭筋が付着するための大きく粗な圧痕があるのが特徴である．後面はなめらかでやや三角形に近い形をしており，"肘の突端"として体表から触知できる．

鈎状突起は，尺骨の近位端で前方に突出している（図7.63）．その上外側面は，関節面であり，肘頭とともに滑車切痕を形成する．外側面には橈骨切痕があり，橈骨頭と関節をつくる．

橈骨切痕のすぐ下方にくぼみがあり，腕の回内と回外の際に，

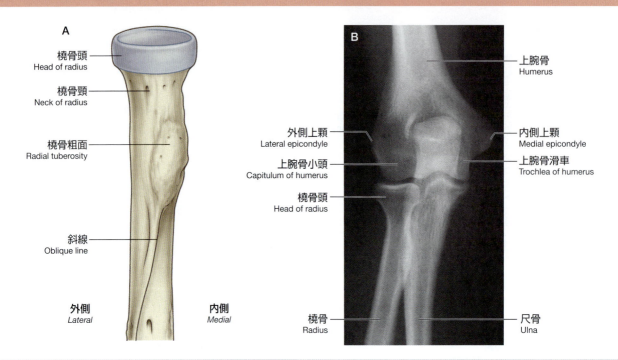

**図 7.62 橈骨の近位端と肘関節**
A：橈骨の近位端の前面. B：肘関節のX線画像（前後像）.

ここで橈骨粗面が向きを変える．このくぼみの後縁が広くなって，**回外筋稜**（Supinator crest）を形成する．鈎状突起の前面は，遠位を頂点とした三角形をしており，筋が付着するため表面が粗になっている．このような面のうち最大のものは，前面の三角形の頂点にある尺骨粗面で，上腕筋が停止する．

## ▶筋

上腕の前区画には，主に筋皮神経に支配される3つの筋，すなわち**烏口腕筋**（Coracobrachialis），**上腕筋**（Brachialis），**上腕二頭筋**（Biceps brachii）がある．

後区画には，橈骨神経の支配を受ける**上腕三頭筋**（Triceps brachii）がある．

### 烏口腕筋

烏口腕筋は，肩甲骨烏口突起の先端から起始し，上腕骨体の骨幹中央部内側に停止する（図7.64，表7.8）．この筋は，腋窩を通り，筋皮神経に支配される．

烏口腕筋は，上腕を屈曲させる．

### 上腕二頭筋

上腕二頭筋は，**短頭**（Short head）と**長頭**（Long head）をもつ．
- 短頭…烏口腕筋とともに烏口突起から起始する．
- 長頭…肩甲骨の関節上結節から，腱として起始する（図7.64，表7.8）．

長頭の腱は，上腕骨頭の上方にある肩関節を通り，結節間溝の中を通って上腕に入る．上腕で，腱は筋腹に移行し，短頭の筋腹とともに上腕筋の上を走る．

長頭と短頭は癒合して1つの腱に収束し，橈骨粗面に停止する．その腱が前腕に入ると，腱の内側から結合組織（**上腕二頭筋腱膜**（Bicipital aponeurosis））が扇状に広がり，前腕の前区画を覆う深筋膜に合流する．

上腕二頭筋は，肘関節における前腕の強力な屈筋である．また，肘関節が屈曲するときには，前腕で最も強力な回外筋としても働く．上腕二頭筋の長頭と短頭が肩関節を越えて走るので，この筋はまた，肩関節の屈曲にも関与する．

上腕二頭筋は，筋皮神経の支配を受ける．肘で上腕二頭筋の腱を叩いて腱反射をみることで，第6頸髄（C6）の機能を検査することができる．

> **臨床的事項 7.13　上腕二頭筋の腱の断裂**
>
> 上肢の筋や腱が断裂することはまれであるが，そのなかで最も断裂しやすいのは上腕二頭筋の長頭の腱である．この損傷は，単独では上肢にあまり大きい影響を及ぼさないが，肘を屈曲した際に，その断裂した筋線維が収縮して盛り上がり，**ポパイ徴候**（Popeye sign）とよばれる特徴的な変形として認められる［訳注：ポパイ（Popeye）は米国の漫画やアニメのキャラクターの名前である］．
>
> 上腕二頭筋の遠位の腱の断裂も起こることがある．断裂の部位によって修復のための外科的アプローチが異なるため，断裂が筋腱接合部，腱の中間部または停止部のいずれであるかを特定することが重要である．

# 局所解剖・上腕

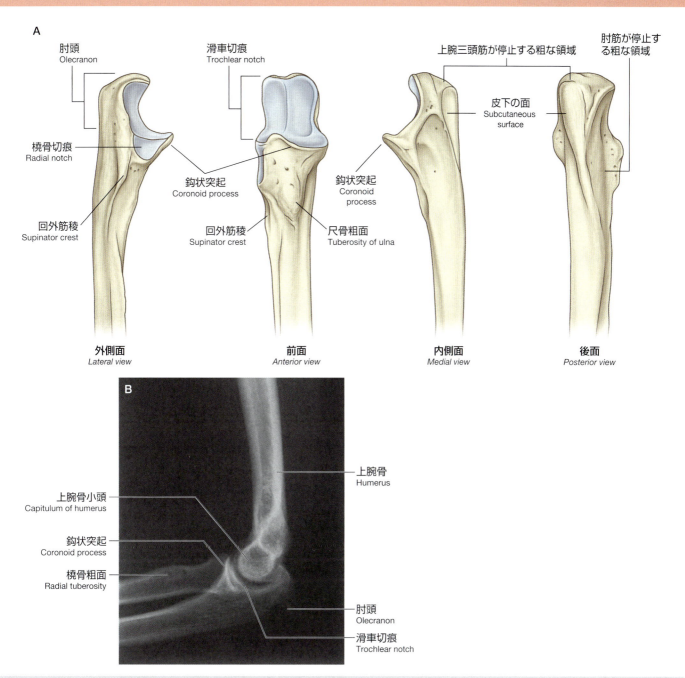

図 7.63　尺骨の近位端
A：尺骨の近位端の外側面，前面，内側面，後面．B：肘関節のX線画像（側面）．

表 7.8　上腕の前区画の筋（神経支配の太字は，筋を支配する主要な脊髄分節を示す）

| 筋 | 起始 | 停止 | 神経支配 | 作用 |
|---|---|---|---|---|
| 烏口腕筋 | 烏口突起先端 | 上腕骨体中央部内側の線状の粗面 | 筋皮神経〔C5～7〕 | 肩関節における上腕の屈曲 |
| 上腕二頭筋 | 長頭…肩甲骨の関節上結節<br>短頭…烏口突起の先端 | 橈骨粗面 | 筋皮神経〔**C5・6**〕 | 肘関節における前腕の強力な屈筋で前腕の回外筋．肩関節における上腕の補助的な屈曲 |
| 上腕筋 | 上腕骨の前面（内側面と外側面）および周囲の筋間中隔 | 尺骨粗面，鈎状突起 | 筋皮神経〔C5, **C6**〕（筋の外側部には橈骨神経〔C7〕の小さい枝が入る） | 肘関節における前腕の強力な屈筋 |

## 564　第7章　上肢

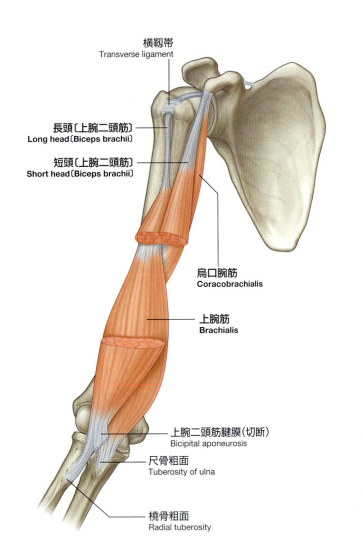

図 7.64　烏口腕筋，上腕二頭筋と上腕筋

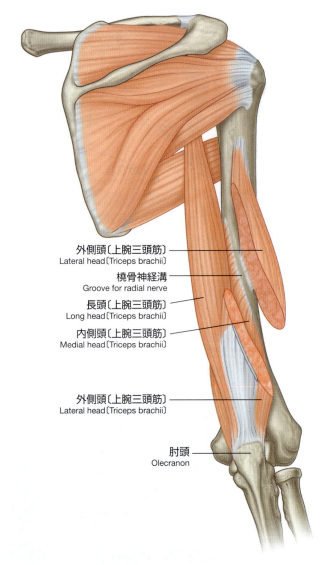

図 7.65　上腕三頭筋

表 7.9　上腕の後区画の筋（神経支配の太字は，筋を支配する主要な脊髄分節を示す）

| 筋 | 起始 | 停止 | 神経支配 | 作用 |
|---|---|---|---|---|
| 上腕三頭筋 | 長頭…肩甲骨の関節下結節<br>内側頭…上腕骨の後面<br>外側頭…上腕骨の後面 | 肘頭 | 橈骨神経（C6, **C7**, C8） | 肘関節における前腕の伸展<br>長頭は，肩関節における上腕の伸展と内転にも関与する |

## 上腕筋

上腕筋は上腕骨前面の遠位 1/2 と，筋間中隔，特に内側筋間中隔から起始する（図 7.64，表 7.8）．この筋は上腕二頭筋の深部にあって，背腹面で平たくなるが，1 つの腱に収束して尺骨粗面と鉤状突起に停止する．

上腕筋は，肘関節で前腕を屈曲させる．

主に筋皮神経に支配されるが，外側部の一部は橈骨神経に支配される．

## 後区画

上腕の後区画にある唯一の筋は，上腕三頭筋である（図 7.65，表 7.9）．上腕三頭筋は，3 つの筋頭をもつ．

- 長頭（Long head）…肩甲骨の関節下結節から起始する．
- 内側頭（Medial head）…上腕骨の橈骨神経溝よりも下方の上腕骨体の広い領域から起始する．
- 外側頭（Lateral head）…上腕骨の橈骨神経溝の上方にある線状の粗面から起始する．

3 つの筋頭が収束して 1 つの共通腱をつくり，尺骨の肘頭の上面に停止する．

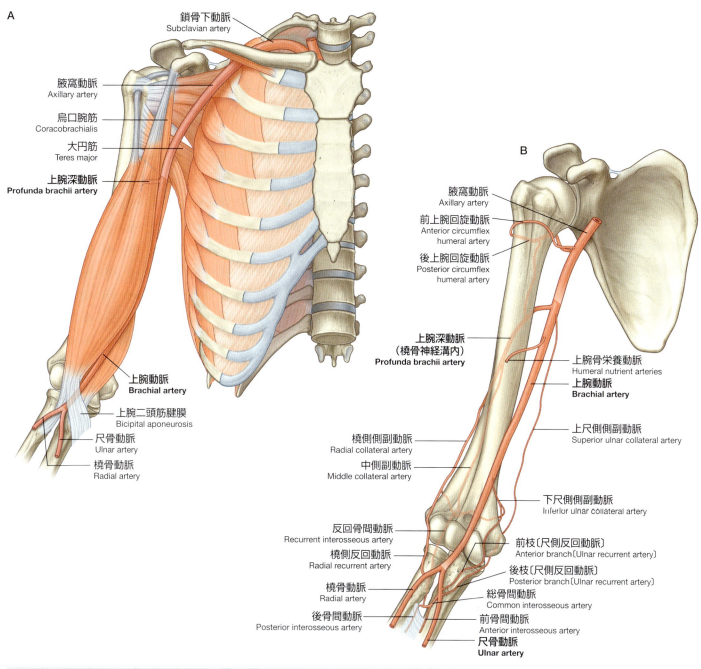

**図 7.66 上腕動脈**
A：他の構造との関係．B：枝．

上腕三頭筋は，肘関節で前腕を伸展する．

上腕三頭筋は，橈骨神経の枝に支配される．上腕三頭筋の腱を叩いて腱反射をみることによって，主に第7頸髄（C7）の機能を検査することができる．

### ▶ 動脈と静脈

#### 上腕動脈

上腕の主要な動脈である**上腕動脈**（Brachial artery）は，前区画にある（**図 7.66A**）．この動脈は，大円筋の下縁で腋窩動脈の続きとして始まり，肘関節のすぐ遠位部で**橈骨動脈**（Radial artery）と**尺骨動脈**（Ulnar artery）に分かれる（544頁の訳注参照）．

上腕の近位部では，上腕動脈は内側にある．上腕の遠位で，上腕動脈は上腕骨の外側上顆と内側上顆の中間部を走るようになる．さらに，肘関節の前方を交差し，そこで上腕二頭筋の腱のすぐ内側にくる．上腕動脈は，その全長にわたって体表から触知できる．近位部では，上腕動脈が上腕骨の内側で圧迫され

# 第7章 上肢

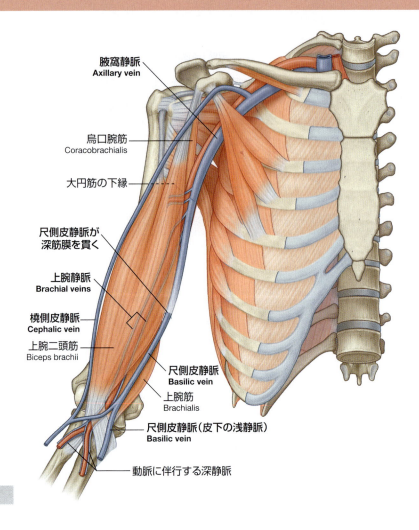

図 7.67　上腕の静脈

---

### 臨床的事項 7.14　血圧測定

　血圧(Blood pressure)の測定値は，非常に重要な生理学的指標である．高血圧(Hypertension)は適切に治療しなければ，脳卒中のような長期的な障害につながる．低血圧は，大量の失血，広範囲にわたる感染症，または心拍出量の低下(例：心筋梗塞後)によって起こる可能性がある．したがって，正確な血圧測定が不可欠である．

　医師は，血圧計(Sphygmomanometer)と聴診器(Stethoscope)を使用して血圧を測定してきた．血圧計は，上腕中央部にカフ(血圧測定バンド)を巻き，それを膨らませることによって上腕動脈を上腕骨に圧迫することで，測定を行うというものである．カフを膨らませて患者の収縮期血圧(Systolic blood pressure)を超える圧をかけ，医師が肘窩の上腕動脈の上に聴診器をあてて脈音を聴診する．血圧計のカフの圧を下げ，それが収縮期血圧よりも低くなると，脈音が規則的な強い音として聞きとれるようになる．さらにカフの圧を低くするにつれて，脈音は規則的で，より清明になってくる．しかし，カフの圧が拡張期血圧(Diastolic blood pressure)以下になると，脈音が聞きとれなくなる．患者の血圧は，血圧計の目盛りで測定することができる．血圧の正常値は，ほぼ 90～120/60～80 mmHg(収縮期血圧／拡張期血圧)である．現在では，多くの場合，血圧測定のプロセスは自動化されている．

---

ることがある．

　上腕動脈の枝には，周囲の筋への枝と上・下尺側側副動脈 (Superior/Inferior ulnar collateral artery) がある (図 7.66B)．尺側側副動脈は，肘関節周囲の動脈網の一部をなす．その他の枝には，上腕深動脈(Profunda brachii artery)と上腕骨栄養動脈(Humeral nutrient arteries)がある．後者は上腕骨骨幹部の内側前面にある栄養孔を通って上腕骨の中に入る．

## 上腕深動脈

　上腕動脈の最大の枝である上腕深動脈は，上腕の後区画を通り，周囲の構造に分布する(図 7.66A，B)．この動脈は橈骨神経とともに後区画へ入り，上腕骨体，大円筋の下縁，上腕三頭筋の長頭の外側縁によってつくられる三角裂を通る．さらに，上腕骨後面で，上腕三頭筋の外側頭の深部を橈骨神経溝に沿って走る．

　上腕深動脈の枝は，周囲の筋に分布して，後上腕回旋動脈と

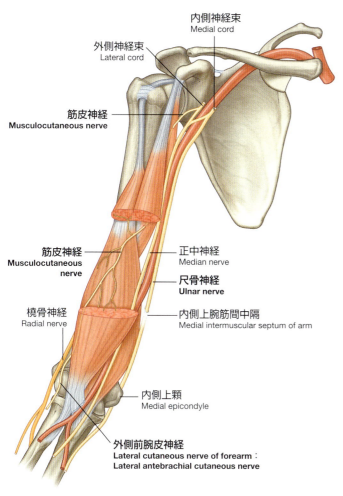

図7.68 上腕の筋皮神経，正中神経，尺骨神経

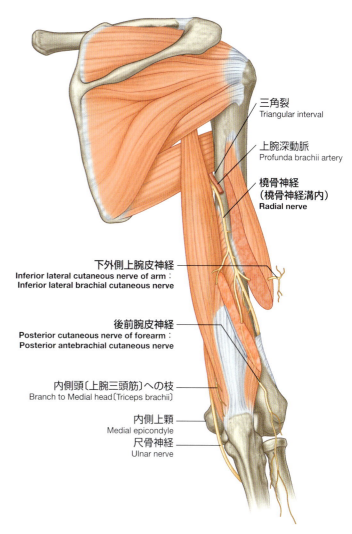

図7.69 上腕の橈骨神経

吻合する．上腕深動脈は2本の側副動脈となり，肘関節周囲の動脈網の形成に関与する（図7.66B）．

## 静脈

2本の**上腕静脈**（Brachial veins）が，上腕動脈の内側と外側に沿って走り，支流からの静脈血が流入する（図7.67）．

これらの深静脈の他に，2本の太い皮下静脈，すなわち尺側皮静脈と橈側皮静脈が上腕にある．

尺側皮静脈が上腕の遠位側の半分を垂直に上行し，深筋膜を貫いて深部に入り，大円筋下縁で腋窩静脈となる．上腕静脈は，尺側皮静脈または腋窩静脈に注ぐ（544頁の訳注参照）．

橈側皮静脈は，上腕の前外側面を上行し，腋窩の前壁を通って腋窩静脈に注ぐ．

## ▶ 神経

### 筋皮神経

筋皮神経は，腋窩を出た後，烏口腕筋を貫いて上腕に入る（図7.68）．この神経は，上腕二頭筋と上腕筋の間で斜めに上腕を下行する．上腕で運動枝を出した後，肘で上腕二頭筋の腱の横に現れて深筋膜を貫き，**外側前腕皮神経**（Lateral cutaneous nerve of forearm：Lateral antebrachial cutaneous nerve）となる．

筋皮神経は，次の役割を担う．
- 運動…上腕の前区画のすべての筋を支配する．
- 感覚…前腕外側面の皮膚に分布する．

### 正中神経

正中神経は，大円筋下縁で腋窩から上腕に入る（図7.68）．この神経は上腕内側で前区画の中を垂直に下行し，その間ずっと上腕動脈に伴行する．
- 近位部…正中神経は上腕動脈のすぐ外側にある．
- 遠位部…正中神経は上腕動脈の内側へ移り，肘関節の前方を通る．

正中神経は，上腕では大きな枝を出さない．しかし，前腕の筋の一つである円回内筋への枝が，肘関節のすぐ近位で正中神経から出ることがある．

## 尺骨神経

尺骨神経は，正中神経および腋窩動脈とともに上腕に入る（図7.68）．この神経は，近位では腋窩動脈の内側を通る．尺骨神経は，上腕の中央部で内側筋間中隔を貫いて後区画に入り，上腕三頭筋の内側頭の前に位置する．そして，上腕骨の内側上顆の後ろを通って，前腕の前区画に入る．

尺骨神経は，上腕では大きな枝を出さない．

## 橈骨神経

橈骨神経は，腕神経叢の後神経束から起始し，大円筋の下縁を通って上腕に入る（図7.69）．上腕に入ると，上腕動脈の後方に位置する．橈骨神経は，上腕深動脈とともに三角裂を貫き，上腕の後区画に入る．

橈骨神経は，後区画で上腕骨の後面にある橈骨神経溝の中を通って内側から外側へ斜めに移動する．上腕の外側で，外側筋間中隔を貫いて前区画へ入る．そこでは，上腕筋と，後区画の筋すなわち腕橈骨筋の間に位置する．腕橈骨筋は，外側顆上稜に付着する．橈骨神経は，腕橈骨筋の深部を走り，上腕骨の外側上顆の前方を通って前腕に入る．

橈骨神経は，上腕で筋枝と皮枝を出す（図7.69）．

- **筋枝**…上腕三頭筋，腕橈骨筋，長橈側手根伸筋を支配する．その他に，上腕筋外側部も支配する．上腕三頭筋の内側頭への枝のうち，1本は橈骨神経が後区画へ入る直前にこの神経から出て，尺骨神経とともに上腕を垂直に下行する．
- **皮枝**…上腕の後区画では，橈骨神経の皮枝である**下外側上腕皮神経**(Inferior lateral cutaneous nerve of arm：Inferior lateral brachial cutaneous nerve)と**後前腕皮神経**(Posterior cutaneous nerve of forearm：Posterior antebrachial cutaneous nerve)が分かれる．これらの神経は，上腕三頭筋の外側頭とそれを覆う深筋膜を貫き，その浅層の皮膚に分布する．

# 肘関節

肘関節(Elbow joint)は3つの関節からなる複合関節であり，1つの関節腔を共有している（図7.71）．

- **腕尺関節**(Humero-ulnar joint)と**腕橈関節**(Humeroradial joint)…上腕骨滑車と尺骨の滑車切痕の間，および上腕骨小頭と橈骨頭の間の関節である．肘関節の主要な関節であり，ともに前腕の屈曲と伸展に関与する．
- **上橈尺関節**(Proximal radioulnar joint)…橈骨頭と尺骨の橈骨切痕の間の関節である．前腕の回内と回外に関与する．

これらの骨の関節面は，硝子軟骨で覆われる．

滑膜は，関節軟骨の周縁に付着し，橈骨窩，鈎突窩，肘頭窩，関節包の内面，滑車の内側面を覆う（図7.72）．

鈎突窩，肘頭窩，橈骨窩の上では，関節包の線維膜と滑膜は，脂肪体によって分けられる．これらの脂肪体は，関連する骨の突起を包んで，肘が伸展・屈曲する際に衝撃を和らげる役目を

### 臨床的事項 7.15 　上腕における橈骨神経の損傷

橈骨神経は，上腕三頭筋の内側頭と外側頭の間で上腕深動脈と密着して，橈骨神経溝の中を走る．上腕骨の骨折が起こると，この部位で橈骨神経が引っ張られたり切断されたりすると，回復不能な損傷と機能喪失に陥るおそれがある．この損傷は典型的であるため，上腕骨体の中央部の骨折が疑われるときには，必ず橈骨神経についての検査を行わなければならない（図7.70）．橈骨神経が損傷すると，患者は，一般に伸筋群の支配神経の麻痺による**下垂手**(Drop hand：Wrist drop)と手背の感覚異常を呈する．

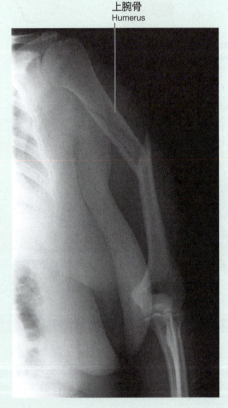

図7.70　橈骨神経を損傷した可能性がある上腕骨体の中央の骨折を示すX線画像

### 臨床的事項 7.16 　上腕における正中神経の損傷

正中神経は，上腕と前腕では比較的深い位置にあるため，外傷による損傷を受けにくい．正中神経に最も好発する神経学的異常は，手根部の屈筋支帯の深部の圧迫によって起こる（**手根管症候群**(Carpal tunnel syndrome)）．

まれに，上腕骨の前面に線維性の組織ができ，その下を正中神経が通ることがある．これは烏口腕筋が発生した際の遺残で，**Struthers靱帯**(Ligament of Struthers)とよばれる．時にこの靱帯が石灰化することがある．この靱帯が正中神経を圧迫すると，前腕の屈筋と母指球筋の筋力低下が起こる．神経伝導検査を行って，神経が圧迫されている部位を同定できる．

局所解剖・肘関節　569

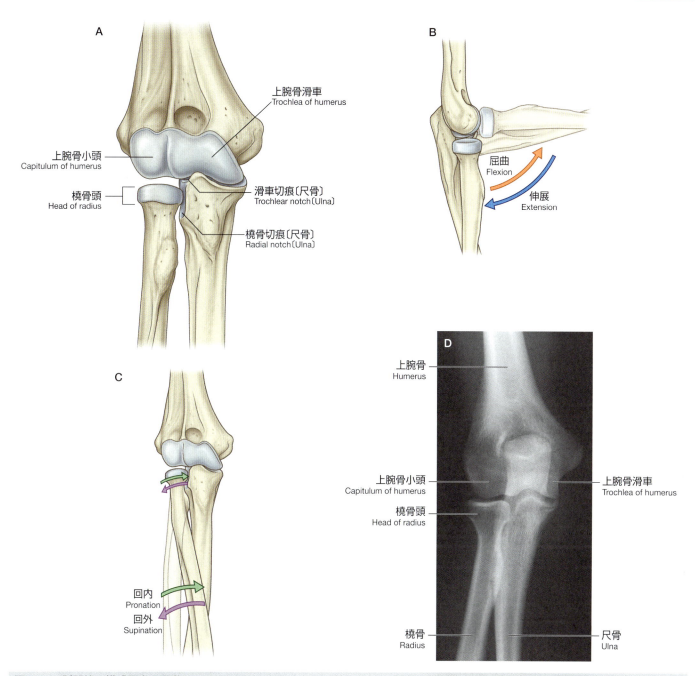

図7.71　肘関節の構成要素と運動
A：骨と関節面．B：屈曲と伸展．C：回内と回外．D：正常な肘関節のX線画像（前後面）．

### 臨床的事項7.17　上腕骨の顆上骨折

　小児の肘の骨折は，上腕骨遠位部の上顆より上で，横断骨折の形をとることが多い．この骨折は，**顆上骨折**（Supracondylar fracture）とよばれ，骨折の遠位骨片とその軟部組織が，上腕三頭筋によって後方へ引っ張られる．上腕動脈が，近位の不整な骨折片によって弓の弦を引くような形で引っ張られる．その場合，特に小児では重篤な障害が起こることがある．すなわち，前腕の前区画の筋が虚血に陥って重篤な拘縮を起こし，前区画と屈筋の機能が障害される（**Volkmann虚血性拘縮**（Volkmann's ischemic contracture）．

### 臨床的事項7.18　肘内障

　肘内障（Pulled elbow）は，主に5歳以下の小児に起こる障害である．この年齢の小児では橈骨頭がまだ形成されておらず，橈骨輪状靱帯がゆるいため，小児の手を急激に引っ張ったときに橈骨頭が亜脱臼を起こしやすい．肘内障は強い痛みを伴うが，医師が肘関節を回外し，押さえることによって容易に整復することができる．橈骨頭が元の位置に戻ったとたんに疼痛が消失し，正常に動かすことができるようになる．

570　第7章　上肢

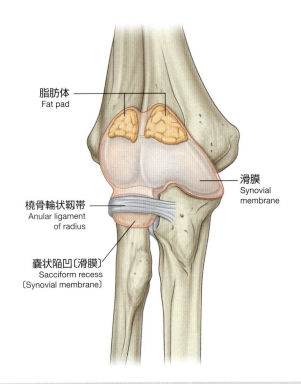

図7.72　肘関節の滑膜（前面）

### 臨床的事項 7.19　肘頭骨折

肘頭の骨折は，肘頭を直接強打したときや，両手を広げた状態で転倒したときに起こる（図7.74）．上腕三頭筋は肘頭に停止しており，この傷害により肉離れを起こすおそれがある．

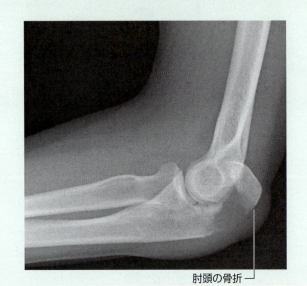

図7.74　肘頭ならびに上腕三頭筋の停止部の骨折（X線画像）

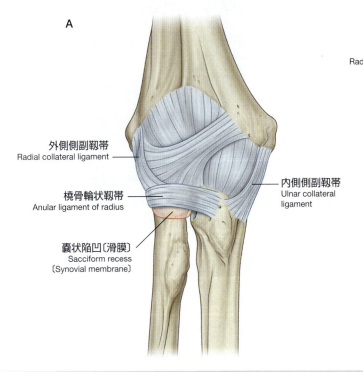

図7.73　肘関節
A：右の肘関節の関節包と靱帯．B：肘関節の冠状面のMR画像．

果たす．これらの部位の関節包には上腕筋と上腕三頭筋が付着し，それらが関節運動の際に脂肪体を引っ張ることによって，骨の突起が対応する骨の凹みに入りやすくなる．

　関節包の線維膜は，滑膜の上を覆い，関節をとり囲んで，内側上顆と上腕骨の肘頭窩，鈎突窩，橈骨窩の周縁に付着する（図7.73）．線維膜は，尺骨の鈎状突起と肘頭にも付着する．関節包の下縁は，前方の尺骨鈎状突起への付着部から橈骨頸の外側を回り，後方の肘頭にまで達する．

## 臨床的事項 7.20　肘関節の発達過程

肘関節はさまざまな原因によって損傷を受ける．損傷の型は年齢によって異なる．骨折または軟部組織の損傷が疑われるときには，側面と前後面の単純X線撮影が行われる．成人のX線画像を読影することは難しくないが，小児のX線画像の読影にあたってはいくつかの点に注意する必要がある．

肘が発達する過程で，思春期前と思春期頃に多数の**2次骨化中心**（Secondary ossification center）が出現するが，しばしばこれらのX線画像が骨折と見誤られることがある．また，骨端や骨の突起の引き抜きや破壊が起こることがある．したがって，小児の肘のX線画像を読影するときには，医師は患児の年齢を知らなければならない（図7.75）．骨の癒合は，思春期頃に起こる．骨端や骨の突起の正常像，およびそれらと骨との正常な関係を理解することは，正しい診断を下すために不可欠である．肘関節周辺の2次骨化中心が出現する年齢は，ほぼ次の通りである．

- 上腕骨小頭…1歳．
- 橈骨頭…5歳．
- 内側上顆…5歳．
- 上腕骨滑車…11歳．
- 肘頭…12歳．
- 外側上顆…13歳．

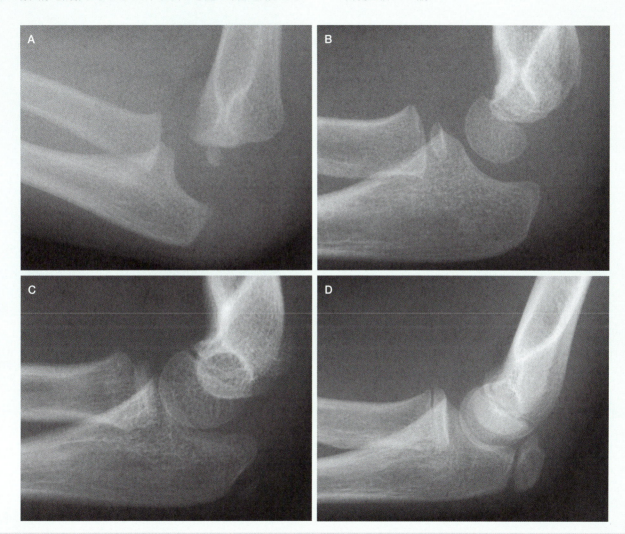

図7.75　肘関節の発達を示すX線画像
**A**：2歳．**B**：5歳．**C**：5～6歳．**D**：12歳．

関節包の線維膜は，内側と外側で肥厚して，**内側側副靱帯**（Ulnar collateral ligament）および**外側側副靱帯**（Radial collateral ligament）を形成する．これらの靱帯は，肘関節の屈曲と伸展の際に関節を支える（図7.73）．

さらに，関節包の外側は強い**橈骨輪状靱帯**（Anular ligament of radius）によって補強される．この靱帯は橈骨頭を固定し，その大部分で関節包の線維膜とつながるが，後方では両者は分離される．橈骨輪状靱帯の線維の一部は，外側側副靱帯の線維に合流する．

橈骨頭は，橈骨輪状靱帯とそれに関連する関節包に包まれて，尺骨の橈骨切痕の表面を滑走する．前腕が回内・回外するときに，上腕骨小頭の関節面で回転することができる．

### 臨床的事項 7.21　橈骨頭の骨折

橈骨頭の骨折は，比較的よくみられる外傷で，手をついて倒れたときに起こる典型的な骨折の一つである．転倒した際に手をつくと，橈骨頭に力がかかり，骨折が起こる．この骨折が起こると，肘関節を完全に伸展することができなくなり，外科的再建を行っても，肘関節の運動が回復するまでには，長い間，理学療法を行う必要がある．

橈骨頭の骨折が起こると，側面のX線画像で2次的徴候が観察される．骨折の結果，液体が滑膜腔に溜まり，鈎突窩と肘頭窩の部位にある脂肪体が押し上げられる．これらの脂肪体は，側面X線画像でX線が透過する領域として認められる．これを**脂肪体サイン**(Fat pad sign)という．橈骨頭の骨折がX線上で必ずしも明瞭にみえないことがあるので，このX線所見が骨折の診断に役立つ．原因となるような経過があり，橈骨頭周辺の圧痛と脂肪体サインが陽性であれば，たとえX線画像で骨折を確認できなくても，骨折の存在を臨床的に推定することができるので，適切な処置を施すことができる．

### 臨床的事項 7.22　テニス肘とゴルフ肘（上顆炎）

ゴルフやテニス等のスポーツをする人では，前腕の伸筋と屈筋の起始部に過度の力がかかりやすい．それによって上顆の周辺に疼痛が起こることがあるが，安静や理学療法によって軽快しうる．その他，腱の治癒と修復を促進するために，血小板が豊富な患者自身の血漿の注入療法（自己多血小板血漿（Platelet Rich Plasma: PRP）療法）を行うこともある．疼痛と炎症が持続する場合には，伸筋と屈筋の起始部を外科的に骨から分離することが必要になる．テニスプレーヤーではこの疼痛が外側上顆と伸筋の共通起始腱の部位に起こり，これは**テニス肘**(Tennis elbow)とよばれる．これに対し，ゴルファーでは一般に内側上顆と屈筋の共通起始腱に疼痛が起こり，これは**ゴルフ肘**(Golfer's elbow)とよばれる．

### 臨床的事項 7.23　肘関節炎

肘関節の**骨関節炎**(Osteoarthritis)は，しばしばみられる疾患で，通常利き腕で重篤となる．関節炎を起こした肘では，時間経過とともに変性変化が起こり，小さな骨片が関節腔に現れるようになる．比較的小さな関節腔にこうした変化が起こると，このような骨片が肘頭と鈎突窩の中に生じ，屈曲と伸展がかなり障害されることがある．

### 臨床的事項 7.24　肘における尺骨神経の損傷

尺骨神経は，上腕骨の内側上顆の後方で線維性の靱帯と骨の間につくられる管（**肘部管**(Cubital tunnel)）で固定される．高齢の患者では，この肘部管の中で変性変化が起こり，肘の屈曲時に尺骨神経が圧迫されることがある．その場合，肘関節の屈曲・伸展を反復すると，局所の神経損傷が起こり，尺骨神経が障害されることがある．直接的な外傷に伴う2次的障害として，過剰な筋束や局所の神経炎も，尺骨神経損傷を引き起こすことがある（**図 7.76**）．

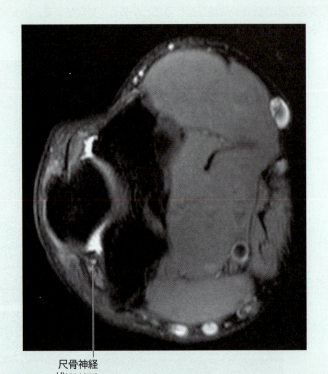

**図 7.76　右肘の内側上顆の後方の肘部管における尺骨神経の腫脹**
神経の圧迫がみられる（MR 画像）．

---

橈骨頭の側面と関節をつくる関節包の線維膜および橈骨輪状靱帯の内面は，軟骨に覆われる．関節包の下縁から滑膜のポケット（**囊状陥凹**(Sacciform recess)）が突出し，回内と回外の際に橈骨頭の回転を容易にする．

肘関節には，上腕動脈，上腕深動脈，橈骨動脈，尺骨動脈の側副枝と回旋枝がつくるネットワークの枝が分布する．

肘関節には，主に橈骨神経と筋皮神経の枝が分布するが，尺骨神経と正中神経からも若干の枝が分布することがある．

## 肘窩

肘窩は，上腕から前腕への移行部にあたる重要な部位である．肘窩は，肘関節の前方に位置し，次の2つの前腕の筋の間につくられる三角形のくぼみである（**図 7.77A**）．

- **腕橈骨筋**(Brachioradialis)…上腕骨の外側上顆の上稜から起始する．
- **円回内筋**(Pronator teres)…上腕骨の内側上顆から起始する．

肘窩の三角形の底辺をつくるのは，内側上顆と外側上顆を結ぶ水平線である．肘窩の床は，主に上腕筋によってつくられる．

肘窩には，外側から内側に，次のようなものが順に含まれる（**図 7.77B**）．

- 上腕二頭筋の腱．

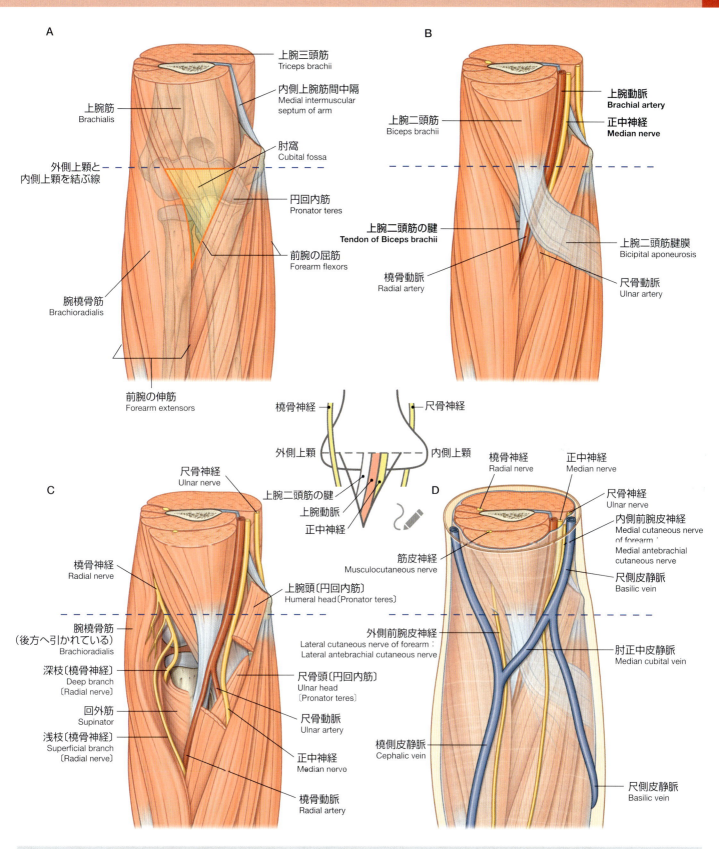

図7.77 肘窩
A：境界．B：含まれるもの．C：橈骨神経の位置．D：浅層の構造．

### 臨床的事項 7.25　透析用動静脈瘻の構造

世界中で多数の患者が，腎不全(Kidney failure)のために腎透析(Renal dialysis)を必要としている．透析を受ける患者の血液は，透析器で濾過される．そのため血液を患者から体外へとり出し，濾過装置を通した後に再び患者の体内へ戻す．透析の際には，毎分250～500 mLの速さで血液を流す必要がある．そのような大量の血液を体外へ出し再び体内へ戻すために，血液は血流の多い血管から採取される．四肢の末梢静脈にはそれに適した血流がないため，透析のための外科的処置が施される．多くの場合，手根部で橈骨動脈と橈側皮静脈を吻合する(図7.78)か，または肘で上腕動脈と橈側皮静脈を吻合する．このようにしてつくられる動・静脈の吻合を**透析用動静脈瘻**(Dialysis fistula)という．これらの血管吻合をつくるときに，動脈を移植することもある．

6週間ほど経つと，吻合された静脈は，その動脈の血流量に反応して太くなり，直接カニューレを刺入して透析を行うことができるようになる．

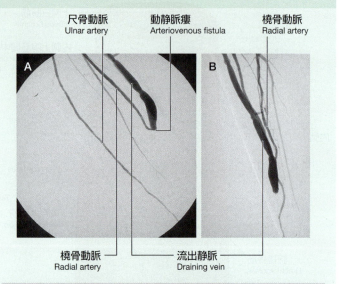

**図7.78** 外科的につくられた橈骨動脈と橈側皮静脈の間の動静脈瘻を示す前腕のサブトラクション血管造影像
**A**：前後像．**B**：側面像．

- 上腕動脈．
- 正中神経．

上腕動脈は，通常，肘窩の頂点で橈骨動脈と尺骨動脈に分かれる(図7.77B)．しかし，この分岐は上腕の高さで起始することがあり，極端な場合には腋窩で分岐する例もある．

正中神経は，上腕動脈のすぐ内側を走行し，円回内筋の尺骨頭と上腕頭の間を通って肘窩から出る(図7.77C)．

上腕動脈と正中神経は，肘窩の遠位部で前方を上腕二頭筋腱膜に覆われ，保護される(図7.77B)．上腕二頭筋の腱膜は扁平な結合組織性の膜で，上腕二頭筋の腱の内側部と前腕の深筋膜の間に張る．上腕二頭筋腱膜の鋭い内側縁は，しばしば体表から触知することができる．

肘窩の外側縁をなす腕橈骨筋の内側縁の直下を，橈骨神経が走る(図7.77C)．この位置で，橈骨神経は浅枝と深枝に分かれる．

- 浅枝…腕橈骨筋の直下を通って前腕に至る．
- 深枝…回外筋の2層の間を通って前腕の後区画に入る(590頁，図7.92参照)．

尺骨神経は，肘窩内を通らず，内側上顆の後方を走る．

肘窩は，浅筋膜と皮膚に覆われる．浅筋膜を通る最も重要な構造は**肘正中皮静脈**(Median cubital vein；図7.77D)である．この静脈は斜めに肘窩を覆う浅筋膜を横切って，上腕の内側にある尺側皮静脈および外側にある橈側皮静脈と吻合する．肘正中皮静脈は，上腕二頭筋腱膜によって，上腕動脈と正中神経から隔てられる．その他，肘窩を覆う浅筋膜を**内側前腕皮神経**(Medial cutaneous nerve of forearm：Medial antebrachial cutaneous nerve)と**外側前腕皮神経**(Lateral cutaneous nerve of forearm：Lateral antebrachial cutaneous nerve)が通る．

## 前腕

前腕(Forearm)は，肘関節の遠位で，肘関節と手根の関節(橈骨手根関節)の間にある上肢の領域である．その近位部では，大部分の主要な構造が肘窩またはその周辺を通って上腕から前腕へ入る(図7.79)．上腕骨の内側上顆の後方を走る尺骨神経だけが，その例外である．

前腕の遠位部では，手根管の中またはその前を通って前腕から手に入る構造がある(図7.79)．例外となるのは橈骨動脈であり，手根で背側に回って手に入る．

前腕を構成する骨は，平行に並ぶ橈骨と尺骨である(図7.79，7.80B)．橈骨は前腕の外側に位置し，近位では細くなって上腕骨と関節をつくる．遠位部は太くなり，手根骨と関節をつくって橈骨手根関節を形成する．

尺骨は前腕の内側にあり，橈骨とは逆に，近位で太く遠位で細くなる．橈骨と尺骨は，近位と遠位で互いに関節をつくる．橈骨の遠位端が尺骨のまわりを回転することができ，それによって手の回内・回外運動が可能になる．

上腕と同様に，前腕も前区画と後区画に分かれる(図7.79)．前腕では，これらの区画(コンパートメント)は，次のような構造によって分けられる．

- **外側筋間中隔**(Lateral intermuscular septum)…橈骨前縁から上肢の深筋膜に至る．
- **前腕骨間膜**(Interosseous membrane of forearm)…橈骨と尺骨の間の全長にわたって張る．

### 臨床的事項 7.26 橈骨と尺骨の骨折

橈骨と尺骨は，近位では上腕骨，遠位では手根骨と，複雑な靱帯によって連結する．橈骨と尺骨は別の骨であるが，それらは一体となって動く．前腕に重篤な外傷を受けると，通常，橈骨と尺骨がともに巻き込まれ，両方の骨が骨折するか，片方の骨の骨折ともう一方の骨の脱臼が起こる．一般に，外傷の機序と患者の年齢が，障害の程度を左右する．

橈骨と尺骨の骨折には，古くから次の3つが知られる．

- **Monteggia 骨折**（Monteggia's fracture）…尺骨の上 1/3 の骨折と肘における橈骨頭の前方への脱臼である．
- **Galeazzi 骨折**（Galeazzi's fracture）…橈骨の遠位 1/3 の骨折と手根の関節における尺骨頭の**亜脱臼**（Subluxation）（**不全脱臼**（Partial dislocation））である．
- **Colles 骨折**（Colles' fracture）…橈骨遠位端の骨折と後方偏位である．

X線画像で，橈骨または尺骨に骨折がみつかったときには，肘と手根の関節にも脱臼がないかを画像診断で確認する必要がある．

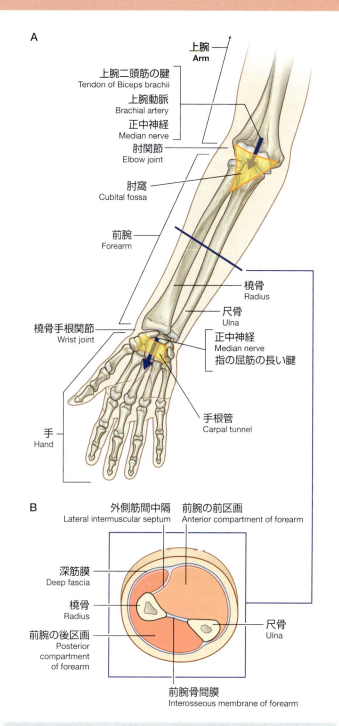

**図 7.79 前腕**
A：前腕の近位と遠位の関係．B：前腕の中央部を通る横断面．

- 尺骨の後縁に付着する深筋膜．

前腕の前区画にある筋は，手根の関節と指を屈曲し，手を回内する．後区画の筋は，手根の関節と指を伸展し，手を回外する．主要な神経と動脈は，それぞれの区画の中を通り，その中の構造に分布する．

## ▶骨

### 橈骨体と橈骨の遠位端

橈骨体は近位で細くなり，そこに**橈骨粗面**（Radial tuberosity）と**橈骨頸**（Neck of radius）がある．また，遠位端に向かって次第に太くなる（図 7.80）．

橈骨体の横断面は，ほぼ全長にわたって三角形をしており，次の部位が認められる．

- 3つの縁…**前縁**（Anterior border），**後縁**（Posterior border），**骨間縁**（Interosseous border）．
- 3つの面…**前面**（Anterior surface），**後面**（Posterior surface），**外側面**（Lateral surface）．

前縁は，橈骨粗面に続く骨の内側面から始まる．この骨の上 1/3 で，前縁が内側から外側へ斜めに移行する．後縁は，骨の中央 1/3 でのみ識別できる．骨間縁は鋭く，橈骨と尺骨を連結する前腕骨間膜が付着する．

橈骨の前面と後面はなめらかであるが，中央部の外側面には円回内筋が付着する卵円形の粗面がある．

前方からみると，橈骨は遠位部で幅広くなり，背側面と腹側面が平らになる（図 7.80）．したがって，橈骨は，遠位ほど前後面の幅が広く，内側面と外側面の幅が狭くなる．前面は，やや尖った外側縁を除いて平滑で，目立った特徴がない．

橈骨の後面には，大きな**背側結節**（Dorsal tubercle）があり，それは母指の伸筋の一つである長母指伸筋の腱のための滑車となる．内側面には，尺骨の遠位部と関節をつくるための関節面がある（図 7.80）．橈骨の外側面は菱形であり，**茎状突起**（Styloid process）として遠位に突出する．

橈骨の遠位端には，2つの手根骨（舟状骨，月状骨）と関節を

# 第7章　上肢

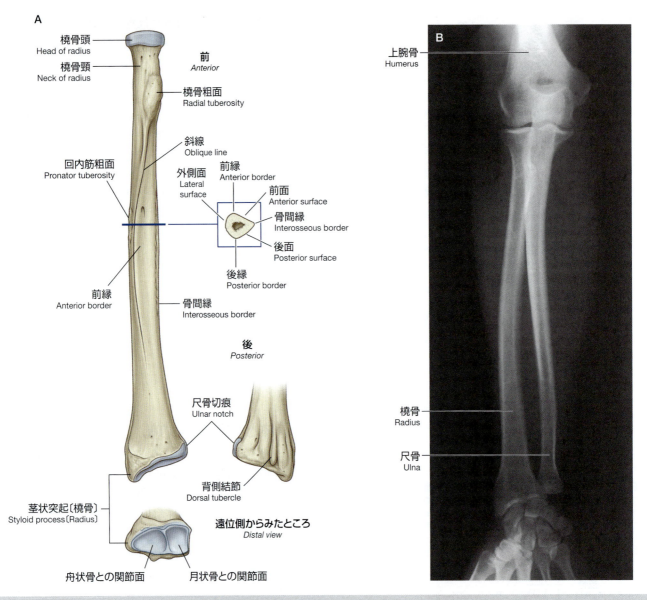

**図7.80　右の橈骨**
A：橈骨の骨幹と遠位端．B：前腕のX線画像（前後像）．

つくるための2つの小さな関節面がある．

## 尺骨体と尺骨の遠位端

　尺骨体は上方が幅広くなり，太い近位端と細い遠位端をもつ（図7.81）．橈骨と同様，尺骨体の横断面は三角形をしており，次の部位がある．

- 3つの縁…**前縁**（Anterior border），**後縁**（Posterior border），**骨間縁**（Interosseous border）．
- 3つの面…**前面**（Anterior surface），**後面**（Posterior surface），**内側面**（Medial surface）．

　尺骨の前縁は，なめらかで丸みを帯びる．後縁は，全長にわたって鋭く，体表から触知できる．骨間縁も鋭く，橈骨と尺骨を連結する前腕骨間膜がここに付着する．

　尺骨の前面は，なめらかであるが，遠位部には方形回内筋が付着する粗な線状の隆起がある．内側面はなめらかで特徴がない．後面には筋の付着部を分ける線状の構造がみられる．

　尺骨の遠位端は細く，丸い尺骨頭と茎状突起がある（図7.81）．尺骨頭の前外側部と遠位部は，関節軟骨に覆われる．尺骨の茎状突起は，尺骨の背内側面から遠位に向かってのびる．

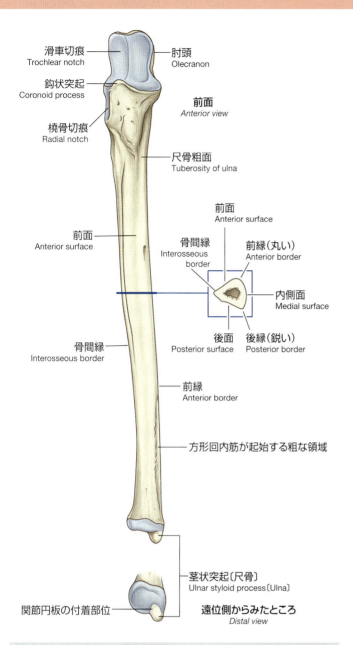

図7.81 右の尺骨の骨幹と遠位部

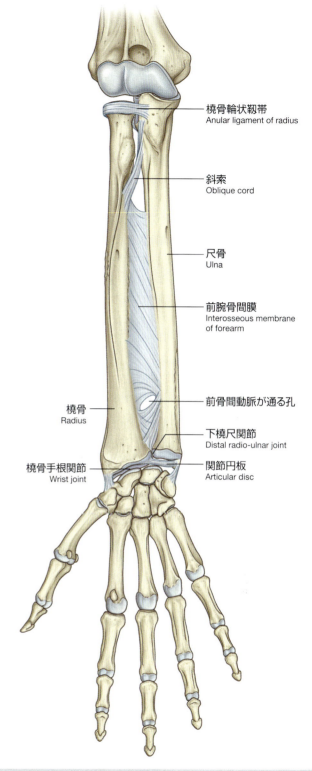

図7.82 下橈尺関節と前腕骨間膜

## 関節

### 下橈尺関節

下橈尺関節（Distal radio-ulnar joint）は，尺骨頭の関節面と橈骨遠位端の尺骨切痕，および橈骨手根関節からこの関節を隔てる線維軟骨性の関節円板によってつくられる（図7.82）．

この関節円板は三角形である．頂点は尺骨の茎状突起付け根の表面が粗なくぼみに付着する．底辺は橈骨の尺骨切痕と手根骨の関節面の間にあり，橈骨の角縁に付着する．

滑膜は，下橈尺関節の周縁に付着し，さらにその外方を線維性関節包が覆う．

下橈尺関節では，橈骨の遠位端が前内側方向へ向かって尺骨の上を動く．

### 前腕骨間膜

前腕骨間膜（Interosseous membrane of forearm）は，橈骨の内側縁と尺骨の外側縁の間に張る薄い線維性の膜である（図7.82）．前腕骨間膜のコラゲン線維は，主に橈骨から尺骨のほうに向かって斜めに下行する．

前腕骨間膜には、橈骨粗面のすぐ下方に自由縁があり、遠位1/3の部位に円形の孔がある。前腕の前区画と後区画の間を行き来する血管が、これらの通路を通って走る。

前腕骨間膜は、回内と回外運動を制約することなく橈骨と尺骨を連結し、また、前区画と後区画の筋の付着部となる。前腕骨間膜の線維の方向は、橈骨から尺骨へ向かっており、手から上腕骨へ力を伝達するのに適している。

## 回内と回外

手の回内と回外は、前腕の運動であり、肘において橈骨が回転し、橈骨の遠位端が尺骨の上を動くことで起こる(図7.83)。

肘では、橈骨頭の上関節面が上腕骨小頭の上で回転し、同時に尺骨の橈骨切痕および隣接する関節包と輪状靱帯の間で橈骨頭の側面の関節面が動く。下橈尺関節では、橈骨の尺骨切痕が、尺骨頭の凸面の上を前方へ向かってすべる。これらの運動の際、骨は次の構造によって支えられる(図7.83)。

- 橈骨の輪状靱帯…上橈尺関節にある。
- 前腕骨間膜…橈骨と尺骨の間のほぼ全長にわたって存在する。
- 関節円板…下橈尺関節にある。

手根骨が、主に橈骨と関節をつくるので、橈骨の遠位端が尺骨の上を内側に向かって動くと、手は、手掌が前を向いた位置(回外位)から手掌が後方を向いた位置(回内位)になる。

2つの筋が手を回外し、2つの筋が手を回内する(図7.83)。

## 回内と回外に関与する筋

### 上腕二頭筋

手の回外・回内に関与する4つの筋のうち最大の筋である上腕二頭筋は、肘関節の屈筋であると同時に強力な回外筋である。この筋は、前腕が屈曲位をとるときに回外筋として最も効果的に働く。

### 回外筋

回外に関与する第2の筋は、**回外筋**(Supinator)である。この筋は前腕の後区画にあり、尺骨の**回外筋稜**(Supinator crest)と上腕骨の外側上顆、および肘関節に関連する靱帯からの幅広い起始部をもつ。

回外筋は、橈骨の後面と上1/3の外側面を回り、斜線より上の橈骨体に停止する。

手が回内すると、上腕二頭筋の腱と回外筋が、ともに橈骨の近位部に覆われる(図7.83)。これらの筋が収縮すると、手が回外し、それらの筋が橈骨の陰から現れる。

### 円回内筋と方形回内筋

前腕の回内は、**円回内筋**(Pronator teres)と**方形回内筋**(Pronator quadratus)の働きによる(図7.83)。これらの筋はいずれも、前腕の前区画にある。

- 円回内筋…上腕骨の内側上顆および鉤状突起から起始し、橈骨体のほぼ中央部外側面に停止する。
- 方形回内筋…尺骨の遠位部前面から起始し、橈骨の遠位部

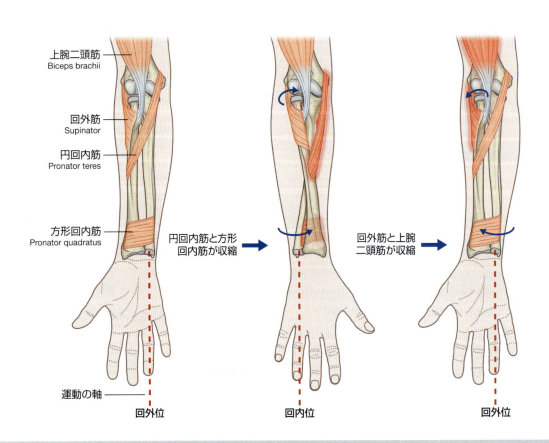

図7.83　回内と回外

前面に停止する．

これらの筋が収縮すると，尺骨の上で橈骨の遠位端を引っ張り，手を回内させる（図7.83）．

肘筋

肘関節は，蝶番関節として屈曲と伸展を行う他に，前腕が回内・回外するときに，尺骨が内転および外転して手掌の位置を前腕の軸の中心に保つ（図7.84）．この運動に関与する筋が肘筋（Anconeus）である．肘筋は，前腕の後区画にある三角形の筋で，上腕骨の外側上顆から起始し，尺骨の外側面に停止する．

# 前腕の前区画

## ▶ 筋

前腕の前区画の筋は，浅層，中間層，深層の3つの層に分けられる．これらの筋は，次の運動に関与する．
- 橈骨手根関節の運動．
- 母指を含む手指の屈曲．
- 回内．

前腕の前区画の筋は正中神経に支配されるが，尺側手根屈筋（Flexor carpi ulnaris）と深指屈筋（Flexor digitorum profundus）の内側半は，例外的に尺骨神経に支配される．

### 浅層の筋

浅層の筋，すなわち尺側手根屈筋，長掌筋（Palmaris longus），橈側手根屈筋（Flexor carpi radialis），円回内筋は，すべて上腕骨の内側上顆から一緒に起始する．円回内筋以外の筋は，橈骨手根関節を越えて手に達する（図7.85，表7.10）．

#### 尺側手根屈筋

尺側手根屈筋は，浅層の屈筋群のうちで最も内側にある筋である．この筋は，上腕骨の内側上顆からの起始の他に，肘頭から尺骨の後面に続く長い直線的な起始部をもつ（図7.85A, B）．

尺骨神経は，尺側手根屈筋の上腕頭と尺骨頭の間にできた三

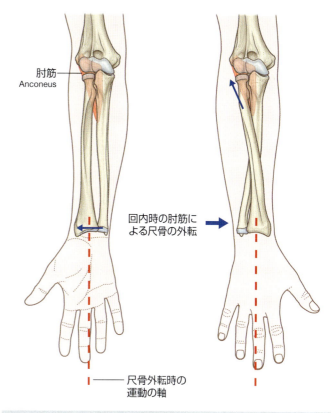

図7.84 回内時の肘筋による尺骨遠位端の外転

角形の間隙を通って，前腕の前区画に入る．筋線維は腱に収束して遠位に向かい，手根の豆状骨に停止する．この部位から，豆鈎靱帯（Pisohamate ligament）と豆中手靱帯（Pisometacarpal ligament）を介して力が有鈎骨と第5中手骨底に伝わる（図7.85B）．

尺側手根屈筋は，手根の強力な屈筋かつ内転筋であり，尺骨神経に支配される（表7.10）．

#### 長掌筋

長掌筋（Palmaris longus）は，尺側手根屈筋と橈側手根屈筋の

表7.10 前腕の前区画浅層の筋（神経支配の太字は，筋を支配する主要な脊髄分節を示す）

| 筋 | 起始 | 停止 | 神経支配 | 作用 |
|---|---|---|---|---|
| 尺側手根屈筋 | 上腕頭…上腕骨の内側上顆 尺骨頭…肘頭と尺骨後縁 | 豆状骨，豆鈎靱帯と豆中手靱帯を経て有鈎骨と第5中手骨 | 尺骨神経〔C7，**C8**，T1〕 | 手根の屈曲と内転 |
| 長掌筋 | 上腕骨の内側上顆 | 手掌腱膜 | 正中神経〔C7，**C8**〕 | 手根の屈曲 手掌腱膜が手掌の皮膚に付着しているので，手を握るときにこの筋が収縮して皮膚がずれるのを防ぐ |
| 橈側手根屈筋 | 上腕骨の内側上顆 | 第2・3中手骨底 | 正中神経〔C6，**C7**〕 | 手根の屈曲と外転 |
| 円回内筋 | 上腕頭…内側上顆と周囲の上顆上稜 尺骨頭…鈎状突起内側面 | 橈骨体中央部外側面の粗面 | 正中神経〔C6，**C7**〕 | 回内 |

# 580　第7章　上肢

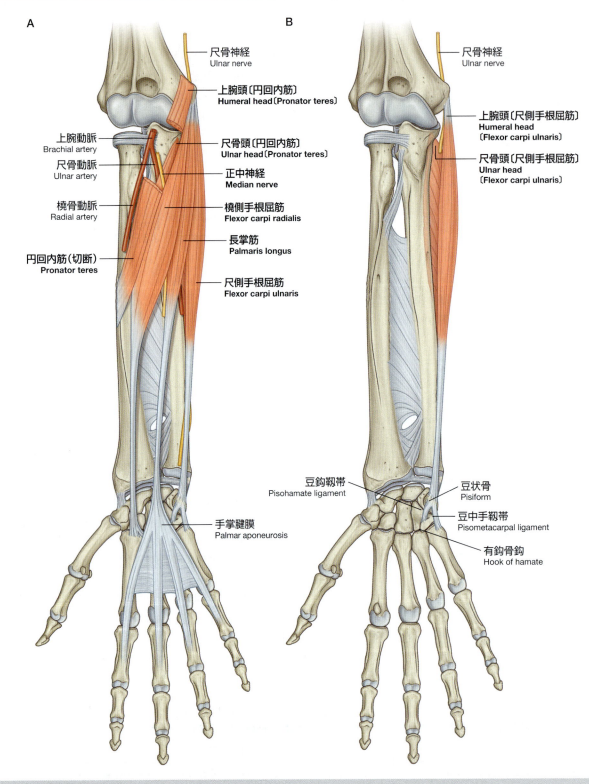

図7.85　前腕の前区画浅層の筋
A：浅層の筋（屈筋支帯は図示していない）．B：尺側手根屈筋．

間にあるが，約15％の人で欠如する（図7.85A）．この筋は紡錘状の長い腱をもち，その腱は手に入って屈筋支帯と手掌腱膜に停止する．手掌腱膜は，手掌と手指に付着する深筋膜の厚い層である［訳注：この筋の欠如の頻度には人種間に差があり，日本人では約4％といわれる］．

長掌筋は，手根の関節の補助的な屈筋として働く他に，ものをつかむときに手掌の皮膚がずれるのを防ぐ（表7.10）．

### 橈側手根屈筋

橈側手根屈筋（Flexor carpi radialis）は，長掌筋の外側にあり，前腕の遠位部で大きく目立つ腱をもつ（図7.85A，表7.10）．前腕遠位部の内側縁をなす尺側手根屈筋の腱とは異なり，橈側手根屈筋腱は前腕正中のすぐ外側に位置する．この位置で，腱を容易に触知することができ，そのすぐ外側で，脈拍の測定を行うための橈骨動脈の重要な目印となる．

橈側手根屈筋の腱は，手根前面の外側部で骨と筋膜によってつくられる区画を通り，第2・3中手骨底前面に停止する．

橈側手根屈筋は，橈骨手根関節の強力な屈筋であり，またこの関節を外転させる．

### 円回内筋

円回内筋（Pronator teres）は，上腕骨の内側上顆と上顆上稜，および尺骨の鉤状突起内側端にある小さな線状の部位から起始する（図7.85A）．正中神経は，しばしばこの筋の上腕頭と尺骨頭の間を通って肘窩から出る．円回内筋は前腕を横切り，橈骨体のほぼ中央部外側面にある卵円形の粗面に停止する．

円回内筋は，肘窩の内側縁を形成する．回内時に尺骨の上に橈骨を回転させる（表7.10）．

## 中間層の筋

### 浅指屈筋

前腕の前区画の中間層にある筋は，浅指屈筋（Flexor digitorum superficialis）である（図7.86）．この大きな筋は，2つの筋頭をもつ．

- **上腕尺骨頭**（Humero-ulnar head）…主に上腕骨の内側上顆とその近くの尺骨の鉤状突起の内側端から起始する．
- **橈骨頭**（Radial head）…橈骨前面の斜線から起始する．

正中神経と尺骨動脈は，これら2頭の間で浅指屈筋の深部を走る．

浅指屈筋は，前腕の遠位部で4本の腱をもち，それらは手根管を通って手に入り，第2〜5指に停止する．薬指と中指に停止する腱は，示指と小指につく腱よりも浅層にある．

前腕，手根管，4本の手指の近位部では，浅指屈筋の腱は深指屈筋の腱の前（浅層）にある．

各指の基節骨底の近くで，浅指屈筋の腱は2本に分かれ，指の両側にある深指屈筋の横を通って背面に至り，中節骨の両側に停止する（図7.86）．

浅指屈筋は，各指の中手指節関節と近位指節間関節を屈曲し，橈骨手根関節も屈曲させる（表7.11）．

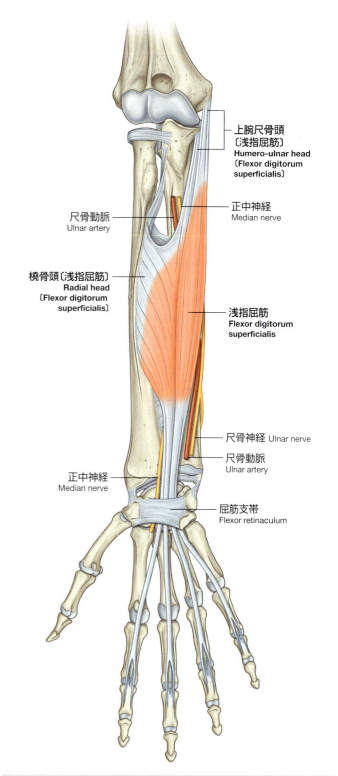

図7.86　前腕の前区画中間層の筋

## 深層の筋

前腕の前区画の深層には，深指屈筋（Flexor digitorum profundus），長母指屈筋（Flexor pollicis longus），方形回内筋（Pronator quadratus）という3つの筋がある（図7.87）．

## 582　第7章　上肢

表7.11　前腕の前区画中間層の筋（神経支配の太字は，筋を支配する主要な脊髄分節を示す）

| 筋 | 起始 | 停止 | 神経支配 | 作用 |
|---|---|---|---|---|
| 浅指屈筋 | 上腕尺骨頭…上腕骨の内側上顆と鈎状突起<br>橈骨頭…橈骨の斜線 | 4本の腱となり，第2〜5指の中節骨底掌側面に停止 | 正中神経〔C8，T1〕 | 第2〜5指の近位指節間関節を屈曲させ，これらの指の中手指節関節と手根の関節を屈曲させる |

### 深指屈筋

　深指屈筋（Flexor digitorum profundus）は，尺骨の前面と内側，前腕骨間膜の前面の内側半分から起始する（図7.87）．この筋は4つの腱に分かれ，手根管を通って第2〜5指に達する．これらの腱は，そのほぼ全長にわたって浅指屈筋の腱の深部にある．

　各指の基節骨の前で，深指屈筋の各腱は，その浅層を走る浅指屈筋の腱が2本に分かれた間を通って遠位へ向かい，末節骨底の前面に停止する．

　手掌で，虫様筋が深指屈筋の腱の両側から起始する（図7.108参照）．

　深指屈筋の外側半（橈側部）と内側半（尺側部）の神経支配は，以下のように異なる．

- 外側半（示指と中指に停止する）…前骨間神経（正中神経の枝）に支配される．
- 内側半（薬指と小指に停止する）…尺骨神経に支配される．

　深指屈筋は，4本の指の中手指節関節と近位および遠位指節間関節を屈曲させる．これらの腱は橈骨手根関節を越えて走るので，この筋は手根を屈曲させる働きもある（表7.12）．

### 長母指屈筋

　長母指屈筋（Flexor pollicis longus）は，橈骨前面とそれに続く前腕骨間膜の前面の外側半から起始する（図7.87）．これは強力な筋であり，1本の大きい腱を形成する．この腱は，手根管の中で浅指屈筋の腱と深指屈筋の腱の外側を走って母指に達し，末節骨底に停止する．

　長母指屈筋は，母指を屈曲させ，前骨間神経（正中神経の枝）に支配される（表7.12）．

### 方形回内筋

　方形回内筋（Pronator quadratus）は，前腕遠位部にある扁平な四角い筋である（図7.87）．この筋は，尺骨下端前面の線状の隆起から起始し，外側に向かって走行し，橈骨前面に停止する．この筋は，深指屈筋と長母指屈筋の深部にあり，それらの腱と交差する．

　方形回内筋は，回内の際に尺骨の上で橈骨の遠位部を前方へ引き，前骨間神経（正中神経の枝）に支配される（表7.12）．

### ▶ 動脈と静脈

　前腕の太い動脈は，前区画にあり，手に分布するために遠位に向かうとともに，後区画にも枝を出して動脈を分布する（図

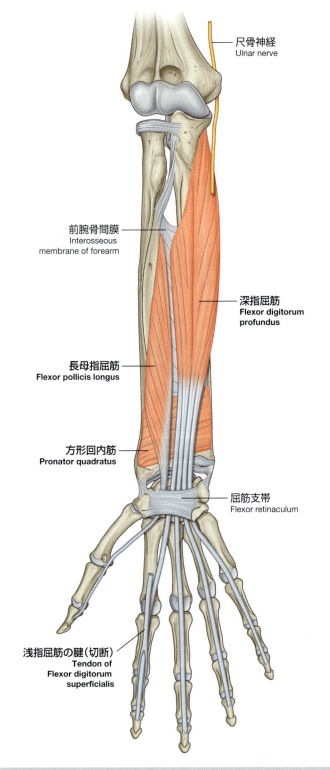

図7.87　前腕の前区画深層の筋

表7.12 前腕の前区画深層の筋(神経支配の太字は，筋を支配する主要な脊髄分節を示す)

| 筋 | 起始 | 停止 | 神経支配 | 作用 |
|---|---|---|---|---|
| 深指屈筋 | 尺骨の前面と内側面および前腕骨間膜の前内側半分 | 4本の腱に分かれ，第2～5指の末節骨遠位部の掌側面に停止 | 外側半は正中神経(前骨間神経)<br>内側半は尺骨神経〔**C8**, T1〕 | 第2～5指の遠位指節間関節を屈曲させる<br>手根の関節と中手指節間関節を屈曲させる |
| 長母指屈筋 | 橈骨前面と前腕骨間膜の橈側半分 | 母指末節骨底の掌側面 | 正中神経(前骨間神経)〔C7, **C8**〕 | 母指の指節間関節を屈曲させる<br>母指の中手指節関節も屈曲させる |
| 方形回内筋 | 尺骨遠位部の前面 | 橈骨遠位部の前面 | 正中神経(前骨間神経)〔C7, **C8**〕 | 回内 |

7.88).

　上腕動脈は，肘窩を通って上腕から前腕へ入る．この動脈は，肘窩の頂点で2つの主要な枝である**橈骨動脈**(Radial artery)と**尺骨動脈**(Ulnar artery)に分かれる．

## 橈骨動脈

　**橈骨動脈**(Radial artery)は，ほぼ橈骨頚の高さで上腕動脈から起始し，前腕の外側部を次のように走る(図7.88).

- 前腕近位部…腕橈骨筋の直下を走る．
- 前腕中央1/3…前腕外側部で橈骨神経の浅枝に伴行する．
- 前腕遠位部…腕橈骨筋の腱の内側にあり，深筋膜・浅筋膜・皮膚に覆われる．

　前腕遠位部で，橈骨動脈は橈側手根屈筋の太い腱のすぐ外側にあり，方形回内筋と橈骨遠位端のすぐ前(浅層)を走る(図7.88). 前腕遠位部で，橈側手根屈筋を指標にして橈骨動脈の位置を同定することができる．手根部で，深部にある筋と骨の上で橈骨動脈を触知できる．

　橈骨動脈は，手根の関節の外側を通って前腕から手に入り，第1・2中手骨底の間を通って手の深部を走る(図7.88). しばしば，橈骨動脈の枝が母指と示指外側部に分布する主要な動脈となる．

　前腕で起始する橈骨動脈の枝には次のものがある．

- **橈側反回動脈**(Radial recurrent artery)…肘関節周囲の動脈網および前腕外側部の筋に分布する血管網の形成に関与する(図7.66B参照).
- **掌側手根枝**(Palmar carpal branch)…手根骨と手根の関節に分布する動脈網の形成に関与する細い枝である．
- **浅掌枝**(Superficial palmar branch)…母指底で母指球筋を貫くか，その浅層を通って手に入るやや太い枝である(図7.88). 尺骨動脈によってつくられる**浅掌動脈弓**(Superficial palmar arch)と吻合する．

## 尺骨動脈

　**尺骨動脈**は，橈骨動脈よりも太く，前腕の内側を下行する(図7.88). この動脈は，円回内筋の深部を通って肘窩から出て，前腕では尺側手根屈筋と深指屈筋の間の筋膜の層を走る．

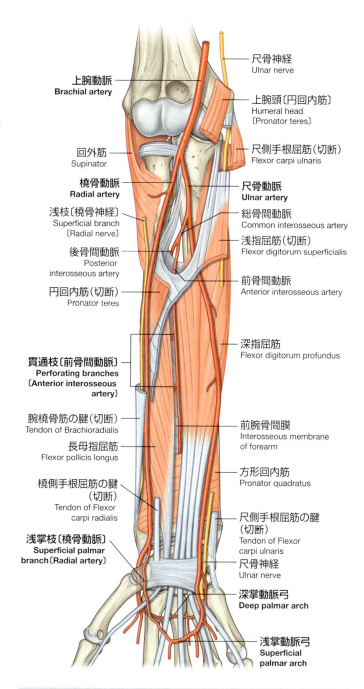

図7.88 前腕の前区画の動脈

前腕遠位部でも，尺骨動脈はしばしば尺側手根屈筋前外側部の深部にあって容易に触知できないことがある．

前腕遠位部では，尺骨神経は尺骨動脈のすぐ内側を走る．

尺骨動脈は，豆状骨の外側で屈筋支帯の上を通って前腕から手に入り，手掌で動脈弓をつくる（図7.88）．この動脈は，一般に内側3本半の指に分布する．

前腕で起始する尺骨動脈の枝には，次のものがある．

- **尺側反回動脈**（Ulnar recurrent artery）およびその**前枝**（Anterior branch）と**後枝**（Posterior branch）…肘関節周囲で血管吻合網の形成に関与する（図7.66B参照）．
- **筋枝**…周辺の筋に分布する多数の枝である．
- **総骨間動脈**（Common interosseous artery）…前および後骨間動脈に分かれる（図7.88）．
- **背側手根枝**（Dorsal carpal branch）と**掌側手根枝**（Palmar carpal branch）…手根に分布する2本の細い動脈である．

**後骨間動脈**（Posterior interosseous artery）は，前腕骨間膜の近位縁を越えて背方に向かい，前腕の後区画に入る．

**前骨間動脈**（Anterior interosseous artery）は，前腕骨間膜の前面に沿って遠位に向かい，前腕の深部の筋および橈骨と尺骨に分布する．この動脈は前腕骨間膜を貫いて後区画深層の筋に分布する多数の枝も出す．また，この動脈の細い枝が，手根骨とそれらの関節周辺の血管網の形成に関与する．前骨間動脈は，前腕遠位部で前腕骨間膜を貫き，後骨間動脈と吻合する．

## 静脈

前区画の深静脈は一般に動脈に伴行し，肘窩で上腕動脈に伴行する**上腕静脈**（Brachial veins）へ注ぐ．

### 臨床的事項 7.27　橈骨動脈または尺骨動脈の切断

橈骨動脈や尺骨動脈が容易に切断されることがあるのは，これらの動脈が皮下の浅いところを走るためである．典型的な傷害は，板ガラスに手をつくこと等によって起こる．幸いなことに，手は2本の動脈から供給されるため，外科医は通常，重大な問題が起こることなく，尺骨動脈または橈骨動脈のどちらかを結紮することができる．

## ▶ 神経

前腕の前区画にある神経は，正中神経，尺骨神経，橈骨神経の浅枝である（図7.89）．

## 正中神経

**正中神経**（Median nerve）は，前腕の前区画の筋を支配するが，尺側手根屈筋と深指屈筋の内側部（薬指と小指につく筋）はその例外である．正中神経は，円回内筋の2頭の間を通って肘窩を出て，浅指屈筋の上腕尺骨頭と橈骨頭の間を走る（図7.89）．

正中神経は，浅指屈筋の深層の筋膜中を前腕の遠位に向かっ

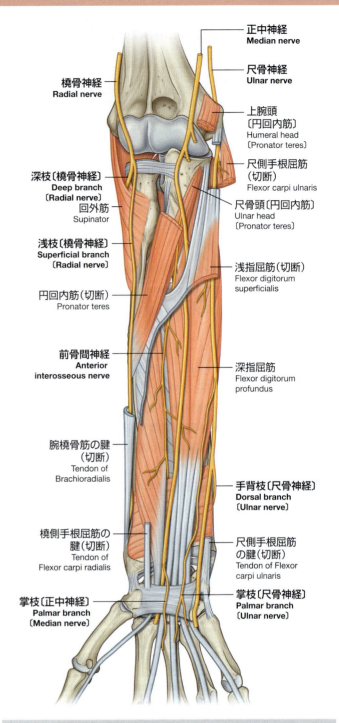

図 7.89　前腕の前区画の神経

てまっすぐ走る．手根部のすぐ近位で，正中神経は浅指屈筋の外側に回り，より浅層に近づいて長掌筋の腱と橈側手根屈筋の腱の間に移動する．この神経は，屈筋支帯の深部の手根管を通って前腕から手掌に入る．

前腕の浅層と中間層の筋に入る正中神経の枝の多くは，肘関節のすぐ遠位で内側に向かって出る．

- **前骨間神経**（Anterior interosseous nerve）…前腕における正中神経の最大の枝である．これは円回内筋の2頭の間から

起始し，前骨間動脈とともに前腕を遠位に向かう．この神経は，深層の筋（長母指屈筋，深指屈筋の外側半，方形回内筋）を支配し，前腕遠位部と手根の関節の関節枝となる．

- **掌枝**（Palmar branch）…前腕遠位部の屈筋支帯のすぐ近位で正中神経から分かれる細い掌枝は，手の浅層を通り，手掌中央部の皮膚に分布する（**図7.89**）．この掌枝は屈筋支帯の浅層を通って手に入るので，**手根管症候群**（Carpal tunnel syndrome）が起こっても障害されない．

#### 臨床的事項 7.28　前骨間神経麻痺

前骨間神経損傷は，骨折，貫通創，前腕の手術，ギプス固定等，外傷に伴って起こる．前骨間神経は，長母指屈筋，深指屈筋の橈側部，および方形回内筋を支配する．患者は，母指の指節間関節および示指の遠位指節間関節の屈曲障害を呈し，"Ok"サインができなくなる．機能的には，衣服のボタンかけ，拳の形成，筆記等に困難をきたす．

### 尺骨神経

**尺骨神経**（Ulnar nerve）は，前腕を通って手に入り，そこで主要な枝の大部分を出す．前腕では，尺側手根屈筋と深指屈筋の内側部（薬指と小指）のみを支配する（**図7.89**）．

尺骨神経は，上腕骨の内側上顆の後ろを回り，尺側手根屈筋の上腕頭と尺骨頭の間から前腕の前区画へ入る．尺側手根屈筋と深指屈筋の間の層を通って前腕の内側部を下行し，手根の近位部では尺側手根屈筋の腱の外側縁の深部に位置する．

前腕の遠位 2/3 では，尺骨動脈は尺骨神経の外側にあるが，両者は豆状骨のすぐ外側で屈筋支帯よりも浅層を通って手に入る（**図7.89**）．

尺骨神経は前腕で次の枝を出す．

- **筋枝**（Muscular branch）…尺側手根屈筋と深指屈筋の内側半への筋枝は，尺骨神経が前腕に入った直後に分かれる．
- **掌枝**（Palmar branch）と**手背枝**（Dorsal branch）…やや細い掌枝は前腕の中央部で分かれ，手に入って手掌内側部の皮膚に分布する．やや太い手背枝は，前腕の遠位部で尺骨神経から分かれ，尺側手根屈筋の腱の深部を後方へ走り，手背の内側部および内側 1 本半の指（小指と薬指内側半）の背側の皮膚に分布する．

### 橈骨神経

**橈骨神経**（Radial nerve）は，肘窩の外側部の腕橈骨筋の深部で，**深枝**（Deep branch）と**浅枝**（Superficial branch）に分かれる（**図7.89**）．

- **深枝**…主に運動性であり，回外筋の 2 層の間を通って前腕の後区画の筋を支配する．
- **浅枝**…感覚神経である．これは，前腕で腕橈骨筋の深部を前外側に向かって走り，橈骨動脈に伴行する．前腕の上

2/3 を下行したところで，橈骨神経の浅枝が腕橈骨筋の腱の深部で後外側に回り，前腕の背外側に向かう．この神経は，手に入って手背の外側部の皮膚に分布する．

# 前腕の後区画

## ▶ 筋

前腕の後区画の筋は，浅層と深層の 2 群からなり，次の運動に関与する．

- 手根の関節の運動．
- 手指の伸展．
- 回外．

前腕の後区画の筋は，すべて橈骨神経またはその枝に支配される．

### 浅層の筋

浅層の 7 つの筋は，**腕橈骨筋**（Brachioradialis），**長橈側手根伸筋**（Extensor carpi radialis longus），**短橈側手根伸筋**（Extensor carpi radialis brevis），**［総］指伸筋**（Extensor digitorum），**小指伸筋**（Extensor digiti minimi），**尺側手根伸筋**（Extensor carpi ulnaris），**肘筋**（Anconeus）である（**図7.90**）．これらの筋はすべて，上腕骨の外側上顆上稜と外側上顆に共通の起始をもち，腕橈骨筋と肘筋以外は腱として手に達する．

#### 腕橈骨筋

腕橈骨筋は，上腕骨の外側上顆上稜の近位部から起始して前腕を通って，茎状突起のすぐ近位で橈骨遠位部の外側面に停止する（**図7.90**）．

解剖学的体位において，腕橈骨筋は前腕の外側前面にある筋の一つで，肘窩の外側縁をつくる．

腕橈骨筋は，前腕の後区画にあるが，肘関節の前面にあるので，肘関節の補助的な屈筋として働く．前腕に軽度の回内位をとらせたときに，この筋が最も効率的に働き，力をかけた状態で緊張させると顕著な隆起を形成し，体表から観察できる．

橈骨神経は，上腕の腕橈骨筋の深部で後区画から現れ，腕橈骨筋を支配する．肘窩の外側で，腕橈骨筋は，橈骨神経と 2 つの枝（深枝と浅枝）への分岐部を覆う．さらに遠位部では，腕橈骨筋は橈骨神経の浅枝と橈骨動脈を覆う（**表7.13**）．

#### 長橈側手根伸筋

**長橈側手根伸筋**（Extensor carpi radialis longus）は，上腕骨の上顆上稜の遠位部と外側上顆から起始し，その腱が第 2 中手骨底の背側面に停止する（**図7.90**）．近位部では，この筋は腕橈骨筋の深部にある．

長橈側手根伸筋は，手根を橈側外転および背屈させる．浅枝と深枝に分かれる前の橈骨神経に支配される（**表7.13**）．

#### 短橈側手根伸筋

**短橈側手根伸筋**（Extensor carpi radialis brevis）は，上腕骨の

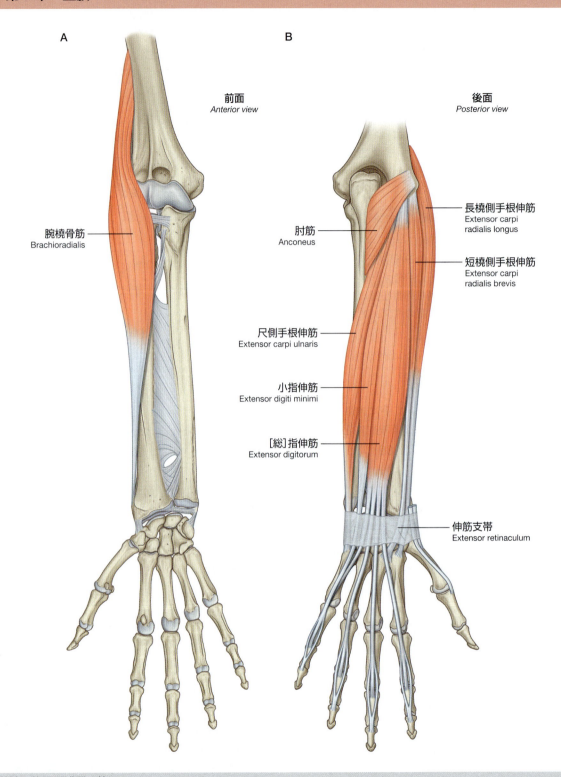

図 7.90　前腕の後区画浅層の筋
A：腕橈骨筋（前面）．B：浅層の筋（後面）．

## 表7.13　前腕の後区画浅層の筋（神経支配の太字は，筋を支配する主要な脊髄分節を示す）

| 筋 | 起始 | 停止 | 神経支配 | 作用 |
|---|---|---|---|---|
| 腕橈骨筋 | 上腕骨の外側上顆上稜の近位部とその近くの筋間中隔 | 橈骨遠位端の外側面 | 橈骨神経〔C5，**C6**〕（浅枝と深枝へ分岐する前） | 前腕が軽度回内位をとったときの肘関節の補助的な屈筋 |
| 長橈側手根伸筋 | 上腕骨の外側上顆上稜の遠位部とその近くの筋間中隔 | 第2中手骨底の背側面 | 橈骨神経〔**C6**，C7〕（浅枝と深枝へ分岐する前） | 手根の背屈と橈側外転 |
| 短橈側手根伸筋 | 上腕骨の外側上顆とその近くの筋間中隔 | 第2・3中手骨底の背側面 | 橈骨神経の深枝〔**C7**，C8〕（回外筋を貫く前） | 手根の背屈と橈側外転 |
| ［総］指伸筋 | 上腕骨の外側上顆およびその近くの筋間中隔と深筋膜 | 4つの腱として第2〜5指の指背腱膜腱帽につき，さらにこれらの指の中節骨底と末節骨底の背側面 | 後骨間神経〔**C7**，C8〕 | 第2〜5指の伸展手根の背屈 |
| 小指伸筋 | ［総］指伸筋とともに上腕骨の外側上顆と近くの筋間中隔 | 小指の指背腱膜腱帽 | 後骨間神経〔**C7**，C8〕 | 小指の伸展 |
| 尺側手根伸筋 | 上腕骨の外側上顆と尺骨の後縁 | 第5中手骨底の内側面の結節 | 後骨間神経〔**C7**，C8〕 | 手根の背屈と尺側外転 |
| 肘筋 | 上腕骨の外側上顆 | 肘頭と尺骨近位部の後面 | 橈骨神経〔**C6〜8**〕（上腕三頭筋の内側頭への枝を経由） | 回内時に尺骨の外転肘関節の伸展の補助 |

外側上顆から起始し，その腱は第2・3中手骨底の背側面に停止する（**図7.90**）．ほぼ全長にわたって，長橈側手根伸筋の深部にある．

短橈側手根伸筋は，手根の関節を背屈および橈側に外転させる．橈骨神経の深枝が回外筋の2層の間を通る前に分かれた枝に支配される（**表7.13**）．

### ［総］指伸筋

［総］指伸筋は，第2〜5指の主要な伸筋である．この筋は上腕骨の外側上顆から起始し，4本の腱となって，それぞれが手指に達する（**図7.90**）．

手背側で，隣接する［総］指伸筋の腱が互いに連結する．それぞれの腱は，手指の背側に三角形に広がる結合組織膜（指背腱膜腱帽（Extensor hood））を介して，中節骨と末節骨底の背側面に停止する．

［総］指伸筋は，後骨間神経に支配される．この神経は，橈骨神経の深枝が回外筋から現れた後に分かれる（**表7.13**）．

### 小指伸筋

小指伸筋（Extensor digiti minimi）は，小指の補助的な伸筋であり，前腕で［総］指伸筋の内側にある（**図7.90**）．上腕骨の外側上顆から起始し，［総］指伸筋の腱とともに第5指の指背腱膜腱帽に停止する．

小指伸筋は，後骨間神経に支配される（**表7.13**）．

### 尺側手根伸筋

尺側手根伸筋（Extensor carpi ulnaris）は，小指伸筋の内側にある（**図7.90**）．外側上顆から起始し，第5中手骨底の内側面に停止する．

尺側手根伸筋は，手根を背屈および尺側外転させ，後骨間神経に支配される（**表7.13**）．

### 肘筋

肘筋は，浅層の伸筋群のうちで最も内側に位置する三角形の筋である．この筋は上腕骨の外側上顆から起始し，肘頭の後外側面と尺骨の後面に広く停止する（**図7.84** 参照）．

前腕が回内するときに手掌の中央が同じ点に保つように，肘筋が尺骨を外転させる．この筋はまた，肘関節に対する補助的な伸筋と考えられる．

肘筋は，上腕三頭筋の内側頭を支配する橈骨神経の枝に支配される（**表7.13**）．

## 深層の筋

前腕の後区画の深層は，回外筋（Supinator），長母指外転筋（Abductor pollicis longus），短母指伸筋（Extensor pollicis brevis），長母指伸筋（Extensor pollicis longus），示指伸筋（Extensor indicis）という5つの筋からなる（**図7.91**）．

これらの筋のうち，回外筋以外は，橈骨，尺骨，前腕骨間膜の後面から起始して手指に達する．

- 長母指外転筋，短母指伸筋，長母指伸筋…浅層の［総］指伸筋と短橈側手根伸筋の腱の間から現れて，母指に達する．
- 長母指外転筋と短母指伸筋…前腕の遠位後外側面で，明瞭な筋の膨らみを形成する．

深層の筋はすべて，橈骨神経の深枝の枝である後骨間神経に支配される．

### 回外筋

回外筋は2層からなる．それらはともに橈骨の近位部に停止する（**図7.91**）．

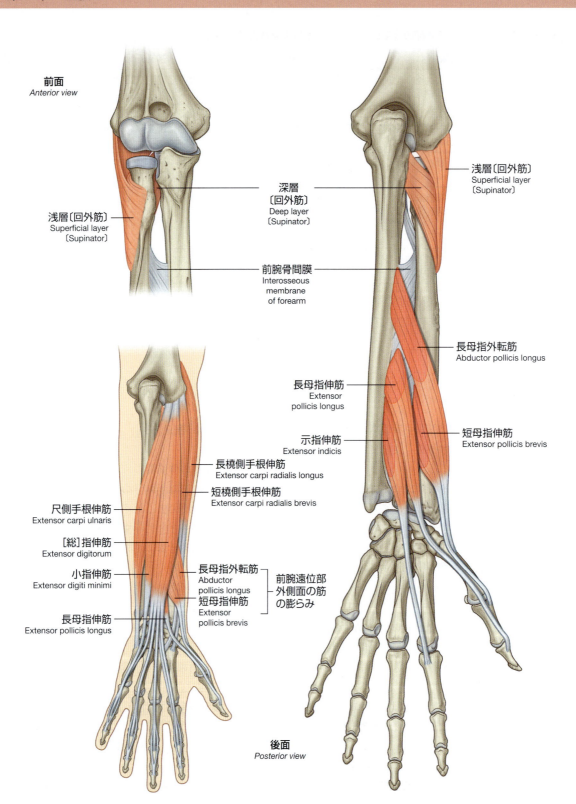

図 7.91 前腕の後区画深層の筋

**局所解剖** ● 前腕の後区画　**589**　**7**

**表7.14　前腕の後区画深層の筋（神経支配の太字は，筋を支配する主要な脊髄分節を示す）**

| 筋 | 起始 | 停止 | 神経支配 | 作用 |
|---|---|---|---|---|
| 回外筋 | 浅層…上腕骨の外側上顆，外側側副靱帯と輪状靱帯<br>深層…尺骨の回外筋稜 | 斜線より上方の橈骨の外側面 | 後骨間神経〔**C6**，C7〕 | 回外 |
| 長母指外転筋 | 尺骨と橈骨の後面（回外筋と肘筋の付着部の遠位）およびそれらの間の前腕骨間膜 | 第1中手骨底の外側面 | 後骨間神経〔**C7**，C8〕 | 母指の手根中手関節の外転<br>母指の補助的伸筋 |
| 短母指伸筋 | 橈骨後面（長母指外転筋の遠位）と近くの前腕骨間膜 | 母指基節骨底の背側面 | 後骨間神経〔**C7**，C8〕 | 母指の中手指節関節の伸展<br>母指の手根中手関節も伸展 |
| 長母指伸筋 | 尺骨後面（長母指外転筋の遠位）と近くの前腕骨間膜 | 母指末節骨底の背側面 | 後骨間神経〔**C7**，C8〕 | 母指の指節間関節の伸展<br>母指の手根中手関節と中手指節関節も伸展 |
| 示指伸筋 | 尺骨後面（長母指伸筋の遠位）と近くの前腕骨間膜 | 示指の指背腱膜腱帽 | 後骨間神経〔**C7**，C8〕 | 示指の伸展 |

- 浅層…主に上腕骨の外側上顆とそれに関連する輪状靱帯，肘関節の外側側副靱帯から起始する．
- 深層…主に尺骨の後外側面の回外筋稜から起始する．

回外筋の2つの筋層は，起始部から橈骨の頭・頸と橈骨体近位部の後外側を覆い，橈骨の近位外側面に停止する．

回外筋は，前腕と手を回外する．

橈骨神経の深枝は，回外筋を支配した後，この筋の2つの筋頭の間を通って前腕の後区画に入る（**表7.14**）．

### 長母指外転筋

手の**長母指外転筋**は，橈骨と尺骨の近位部後面およびその近くの前腕骨間膜から起始する（**図7.91**）．この筋は前腕遠位部で〔総〕指伸筋と短橈側手根伸筋の間から現れ，腱となって母指に入り，第1中手骨底の外側面に停止する．この腱は，手根で解剖学的嗅ぎタバコ入れの外側縁をつくる．

長母指外転筋の主要な機能は，第1中手骨と大菱形骨の間の関節で母指を外転させることである（**表7.14**）．

### 短母指伸筋

**短母指伸筋**は，橈骨と前腕骨間膜の後面で長母指外転筋の起始部の遠位から起始する（**図7.91**）．この筋は，長母指外転筋とともに〔総〕指伸筋と短橈側手根伸筋の間から現れ，前腕遠位部の後外側面の膨らみを形成する．短母指伸筋の腱は母指へ入り，基節骨底の背側面に停止する．この腱は手根で解剖学的嗅ぎタバコ入れの外側縁をつくる．

短母指伸筋は，母指の中手指節関節と手根中手関節を伸展する（**表7.14**）．

### 長母指伸筋

**長母指伸筋**は，尺骨とその近くの前腕骨間膜の後面から起始し，長い腱をもち，母指末節骨底の背側面に停止する（**図7.91**）．長母指外転筋および短母指伸筋と同様，長母指伸筋の腱は，〔総〕指伸筋と短橈側手根伸筋の間から現れる．しかし，長母指伸筋は橈骨遠位部で，橈骨の背側結節の内側を回るので，他の2つの母指の筋（長母指外転筋および短母指伸筋）からは離れる．この腱は，手根で解剖学的嗅ぎタバコ入れの内側縁をつくる．

長母指伸筋は，母指のすべての関節を伸展する（**表7.14**）．

### 示指伸筋

**示指伸筋**は，示指の補助的な伸筋である．この筋は，長母指伸筋の遠位で尺骨とその近くの前腕骨間膜の後面から起始する（**図7.91**）．この筋の腱は手に入り，〔総〕指伸筋の腱とともに示指の指背腱膜腱帽に停止する（**表7.14**）．

## ▶ 動脈と静脈

前腕の後区画には，主として**橈骨動脈**（Radial artery），**後骨間動脈**（Posterior interosseous artery），**前骨間動脈**（Anterior interosseous artery）の枝が分布する（**図7.92**）．

### 後骨間動脈

後骨間動脈は，前区画で尺骨動脈の枝である総骨間動脈から起始する．前腕骨間膜の近位縁から背方へ向かい，前腕の後区画に入る．その枝である**反回骨間動脈**（Recurrent interosseous artery）は，肘関節周辺の血管網の形成に関与し（**図7.66B**参照），その後，回外筋と長母指外転筋の間を通って，浅層の伸筋群に分布する．前骨間動脈の終枝を受けた後，後骨間動脈は手根の関節の背側手根動脈網に合流して終わる．

### 前骨間動脈

前骨間動脈も総骨間動脈の枝であるが，前腕の前区画で前腕骨間膜の上を走る．この動脈は多数の貫通枝をもち，それらは前腕骨間膜を貫いて，後区画深部の筋に分布する．前骨間動脈の終枝は，前腕の遠位部で前腕骨間膜の開口部を通って後方に

# 590　第7章　上肢

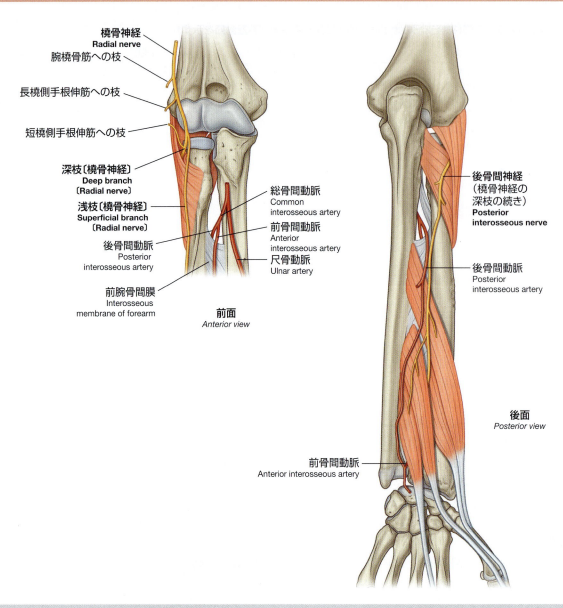

**図 7.92　前腕の後区画内を走る後骨間動脈と橈骨神経**

向かい，後骨間動脈に合流する．

## 橈骨動脈

橈骨動脈は，前腕の橈側で伸筋群に分布する筋枝をもつ．

## 静脈

後区画の深静脈は，一般に動脈に伴行する．これらの静脈は，肘窩で，上腕動脈に伴行する上腕静脈に流入する．

## ▶ 神経

### 橈骨神経

前腕の後区画の神経は**橈骨神経**（Radial nerve）である（図7.92）．後区画にある大部分の筋は橈骨神経の深枝に支配される．橈骨神経の深枝は，肘窩外側壁で腕橈骨筋の深部を走る橈骨神経から起始し，前腕後区画で回外筋の浅層と深層の間から現れた後，**後骨間神経**（Posterior interosseous nerve）となる．

橈骨神経は，肘窩外側壁で浅枝と深枝に分かれる前に，腕橈骨筋と長橈側手根伸筋に枝を出し，それらを支配する．

橈骨神経の深枝は，短橈側手根伸筋に枝を出した後，回外筋の2層の間を通り，橈骨体の近位部を回って前腕の後面に達する．橈骨神経の浅枝は，回外筋を支配した後，後骨間神経として，浅層と深層の筋に達する．

後骨間神経は，後区画のその他の筋を支配し，長母指伸筋の深部を通って手根に達し，関節枝となる．

局所解剖・手 591

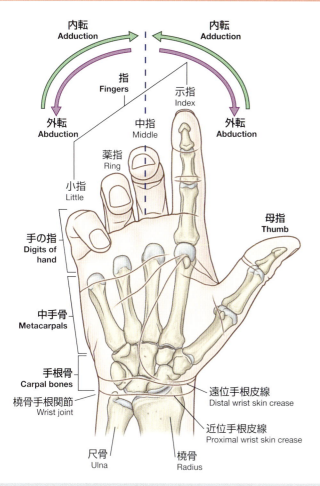

**図 7.93 右手の手指(安静時)**
安静時にやや屈曲位にある状態を示す．解剖学的体位では，指はまっすぐ伸展し，内転位をとる．

# 手

手(図 7.93)は，上肢のうち橈骨手根関節より遠位の部位をいう．それは3部に分けられる．
- 手根(Wrist)．
- 中手(Metacarpus)．
- 指(Digit)…母指を含む5本の手指．

手の5本の指は，最も外側の**母指**(第1指)(Thumb(I))と，その内側の4本の指，すなわち**示指**(第2指)(Index finger(II))，**中指**(第3指)(Middle finger(III))，**薬指**(第4指)(Ring finger(IV))，**小指**(第5指)(Little finger(V))からなる．

正常な安静位においては，手の指は軽度屈曲位をとる．そのとき，小指が最も強く屈曲し，示指の屈曲が最も弱い．解剖学的体位では，手指は伸展した状態である．

手には，前面(**手掌**(Palm))と背側面(**手背**(Dorsum of hand))がある．

指の外転と内転は，中指の長軸を基準軸とした運動である(図 7.93)．解剖学的体位では，母指の長軸が他の指と直角をなし，

母指球が内側を向く．したがって，母指の運動は他の指に対して母指が直角をなす位置を基準として定義される．

手は運動器であり，同時に感覚器である．上肢の特徴の多くは，空間で手がよく動くようにするために備わっている．

## ▶骨

手の骨には3つのグループがある(図 7.94)．
- **手根骨**(Carpal bones)…手根(手くび)の8個の骨である．
- **中手骨**(Metacarpals)…中手(手掌)の5本の骨である．
- **指[節]骨**(Phalanges)…指の骨であり，母指は2個，他の指は3個の指[節]骨をもつ．

手根骨と示指，中指，薬指，小指(第2〜5指)の中手骨は，まとまって働くことが多く，手掌の骨格の大部分を形成する．母指の中手骨は，他の指の中手骨とは独立して働き，手根中手関節の可動性が特に大きい．これは，母指が対立運動を行うのに役立つ．

### 手根骨

手根の小さな手根骨は，近位と遠位の2列に並んでおり，それぞれ4個の骨からなる(図 7.94)．

### 近位列

近位列の手根骨は，前方(掌側)からみて，外側から内側へ次の順で並ぶ(図 7.94)．
- **舟状骨**(Scaphoid)…船のような形をしている．
- **月状骨**(Lunate)…三日月の形をしている．
- **三角骨**(Triquetrum)…3つの面をもつ．
- **豆状骨**(Pisiform)…豆のような形をしている．

豆状骨は，尺側手根屈筋の腱の中にできた種子骨であり，三角骨の前面と関節をつくる．

舟状骨は，掌側面の外側に突き出した**舟状骨結節**(Tubercle of scaphoid)をもつ．

### 遠位列

遠位列の手根骨は前方からみて，外側から内側へ次の順に並ぶ(図 7.94)．
- **大菱形骨**(Trapezium)…不規則な形で4つの面をもつ．
- **小菱形骨**(Trapezoid)…4つの面をもつ．
- **有頭骨**(Capitate)…頭部をもつ．
- **有鈎骨**(Hamate)…鈎をもつ．

大菱形骨は，母指の中手骨と関節をつくり，その掌側面にある**大菱形骨結節**(Tubercle of trapezium)という前方への明らかな突出がみられる．

手根骨のうち最大の骨である有頭骨は，第3中手骨の近位端と関節をつくる．

豆状骨のすぐ外側の遠位にある**有鈎骨**は，掌側面に突き出した鈎をもち，それが前方へ突出する(**有鈎骨鈎**(Hook of hamate))．

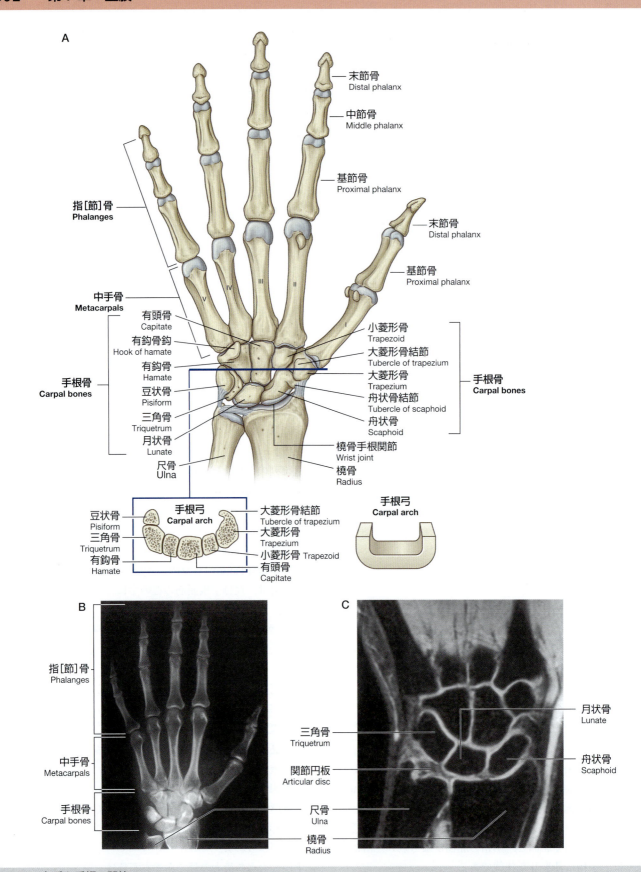

図 7.94 右手と手根の関節
A：骨．B：正常な手と手根の関節の X 線画像（前後面）．C：正常な手根の関節の MR 画像（前頭断面）．

## 中手骨

5本の中手骨は，それぞれが1本の指に対応する．
- 第1中手骨…母指に対応する．
- 第2～5中手骨…それぞれ示指，中指，薬指，小指に対応する（図7.94）．

各中手骨は，近位から遠位に，**底**(Base)，**体**(Shaft：Body)，**頭**(Head)に区分される．

中手骨底は，すべて手根骨と関節をつくり，また，各指の中手骨底どうしが互いに関節をつくる．

中手骨頭は，すべて各指の基節骨と関節をつくる．指が屈曲したときに，中手骨頭が拳（こぶし）の膨らみをつくる．

## 指[節]骨

指[節]骨は，指の骨である（図7.94）．
- 母指…**基節骨**(Proximal phalanx)と**末節骨**(Distal phalanx)の2つの指[節]骨をもつ．
- その他の指…基節骨，**中節骨**(Middle phalanx)，末節骨の3つの指[節]骨をもつ．

各指[節]骨は，近位から遠位に，それぞれ**底**(Base)，**体**(Shaft：Body)，**頭**(Head)をもつ．

基節骨底は，それぞれ対応する中手骨頭と関節をつくる．

末節骨の遠位端は，どの骨とも関節せず，平らな三日月形の末節骨粗面をもつ．この粗面は，指の先端の掌側面にある指球（パッド）の深部にある．

## ▶関節

### 橈骨手根関節

**橈骨手根関節**(Radiocarpal joint：Wrist joint)は，橈骨遠位端および尺骨遠位端関節円板と舟状骨，月状骨，三角骨の間にある滑膜性関節である（図7.94）．手根骨の関節面は全体として卵円形の凸面をなし，橈骨と関節円板がつくる凹面と関節をつくる．

橈骨手根関節は2軸性で，外転と内転，ならびに屈曲と伸展を行う．

橈骨の茎状突起が，尺骨の茎状突起よりも遠位にのびる．そのため，手は外転するよりも強く内転することができる．

橈骨手根関節の関節包を，**掌側橈骨手根靱帯**(Palmar radiocarpal ligament)，**掌側尺骨手根靱帯**(Palmar ulnocarpal ligament)，**背側橈骨手根靱帯**(Dorsal radiocarpal ligament)が補強する．さらに，橈骨および尺骨の茎状突起と近くの手根骨の間に，それぞれ**外側手根側副靱帯**(Radial collateral ligament of wrist joint)と**内側手根側副靱帯**(Ulnar collateral ligament of wrist joint)がある．これらの靱帯は，橈骨手根関節の橈側と尺側を補強し，屈曲と伸展の際に関節を支持する．

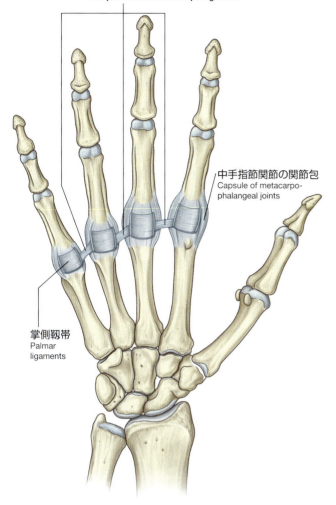

**図7.95　右手の深横中手靱帯**

## 関節面

手根骨は，多数の関節面をもつ（図7.94）．それらの面は互いに関節をつくり，さらに，遠位列の手根骨は中手骨とも関節をつくる．母指の中手骨を除いて，手根骨に対する中手骨の動きは限られる．

舟状骨と月状骨の広い関節面が，橈骨と橈骨手根関節をつくる．

## 手根骨弓

手根骨は，前頭面に対して平面状に並ばず，背面に膨らんだ弓形をしている（図7.94）．この手根骨弓の底部は，外側が舟状骨結節と大菱形骨結節によって，内側が豆状骨と有鈎骨鈎によってつくられる．

この手根骨弓の内側と外側に屈筋支帯が付着し，手根管の前壁を形成する．手根管の両側と上部は，手根骨弓によってつくられる．

## 手根間関節

手根骨間の滑膜関節は，1つの関節腔を共有し，その関節包は多くの靱帯が補強する．

**手根間関節**（Intercarpal joint）の運動可動域には限度があるが，これらの関節は外転，内転，屈曲と，特に伸展の際の手の運動に関与する．

## 手根中手関節

手根骨の遠位列とそれらに対応する中手骨の間に，5つの**手根中手関節**（Carpometacarpal joint）がある（図7.94）．

第1中手骨と大菱形骨の間の鞍関節は，母指が広範囲に動くのを可能にするが，第2～5指の手根中手関節の可動域はそれほど大きくない．母指の手根中手関節の運動は，屈曲，伸展，外転，内転，回転，描円（分回し）運動である．

第2～5中手骨と手根骨の間の手根中手関節は，母指の手根中手関節に比べて可動域が小さく，わずかにすべり運動のみが可能である．これらの関節の動きは，尺側に近づくほど大きくなるので，第5中手骨が最もよく曲がる．このことは，握りこぶしをつくるときに手の背側面をみるとよくわかる．

## 中手指節関節

**中手指節関節**（Metacarpophalangeal joint）は，中手骨の遠位端と基節骨の間の楕円関節で，屈曲，伸展，外転，内転，描円（分回し）運動，限られた回転運動を行う（図7.94）．これらの各関節の関節包は，**掌側靱帯**（Palmar ligaments）と内側および外側の**側副靱帯**（Collateral ligaments）が補強する．

## 深横中手靱帯

3つの**深横中手靱帯**（Deep transverse metacarpal ligament）は，中手指節関節の掌側靱帯を互いに連結する厚い帯状の結合組織である（図7.95）．これらの靱帯は中手骨頭を互いに連結し，中手骨の動きを制限する．したがって，これらの靱帯は，手掌の骨格をつくるのを助ける．

---

### 臨床的事項 7.29　舟状骨骨折と舟状骨近位部の虚血性壊死

手根骨の損傷で最も多いのは，舟状骨の横断骨折である（図7.96）．これ以外の手根骨の損傷はまれである．約10％の人は，舟状骨に橈骨動脈の枝が分布しており，この動脈は骨の遠位部から入る．このような人に舟状骨の横断骨折が起こると，骨の近位部への血液がとだえるため，舟状骨の近位部が虚血性壊死に陥る．ただし，どの患者にこのような血管の走行があるかを予測するのは不可能である．

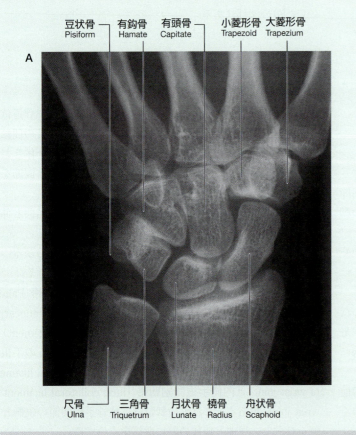
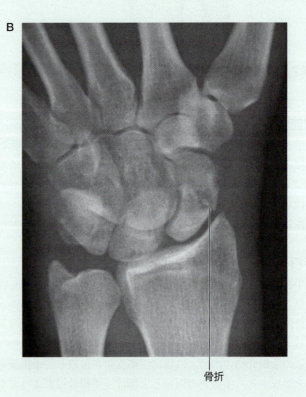

**図7.96　手根部のX線画像（前後方向）**
A：正常．B：舟状骨骨折．

### 臨床的事項 7.30　Kienböck 病

月状骨への血液の供給が遮断されると，月状骨の無血管性壊死を引き起こす可能性があり，**Kienböck 病**(Kienbock's disease)として知られる(**図 7.97**)．これは，長期的な痛みやこわばり，関節炎を起こす可能性がある．

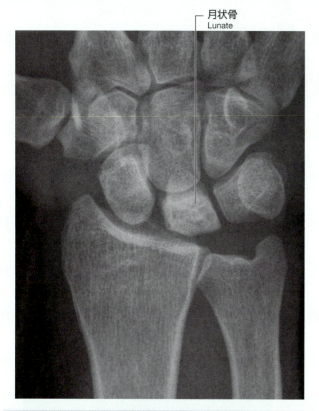

**図 7.97　手根の月状骨の硬化症(Kienböck 病)**
無血管性壊死を示す X 線画像．

### 臨床的事項 7.31　正中動脈

太い正中動脈は，一部の人にみられる解剖学的変異である．この動脈は，一側または両側で前腕の正中神経に沿って走り，手根管にまで達する．手根の深い切創のときに大量出血の危険がある．

### 臨床的事項 7.32　手根管症候群

**手根管症候群**(Carpal tunnel syndrome)は，手根管の中で正中神経が絞扼され圧迫されるために起こる神経障害である．この病因は原因が不明のことも多いが，手の筋の使いすぎや**関節リウマチ**(Rheumatoid arthritis)等による腱と腱鞘の腫張ならびに手根の関節に起因する嚢胞等によって正中神経が直接圧迫されることが判明する例もある．手根管内の圧が高くなると，静脈のうっ血が起こり，神経浮腫と正中神経の毛細血管の内皮に無酸素性の損傷が生じることがあると考えられる．

多くの場合，患者は，疼痛と正中神経の支配領域にチクチクと針で刺すような感覚を訴える．母指球筋の筋力が低下し，母指球の膨らみが減少することもある．正中神経の上を(屈筋支帯の部位で)軽く叩いたときに，上記のような症状が現れることを **Tinel 徴候**(Tinel's sign)という．

手根管症候群の初期治療は，炎症を抑え，症状を反復させている原因を除去するために行われる．これによって症状が軽快しない場合には，神経が絞扼されていないかを確認するために神経伝導検査が行われるが，場合によっては，外科的に屈筋支帯内の圧を減らすことが必要な場合もある．

母指の中手指節関節と示指の掌側靱帯との間には，深横中手靱帯が存在しない．この部位に深横中手靱帯がなく，第1中手骨と大菱形骨との間に鞍関節があることにより，第2～5指に比べて，母指の可動域が特に大きくなる．

## 手の指節間関節

**手の指節間関節**(Interphalangeal joint of hand)は，主として屈曲と伸展を行う蝶番関節である．これらの関節は，内側と外側の**側副靱帯**(Collateral ligaments)と**掌側靱帯**(Palmar ligaments)が補強する．

## ▶ 手根管と手根の構造

**手根管**(Carpal tunnel)は，手根骨がつくる手根骨弓と屈筋支帯によって，手根の前面につくられた腔間である(**図7.98**)．手根骨弓の底部は，尺側は豆状骨と有鉤骨鉤によって，橈側は舟状骨結節と大菱形骨結節によってつくられる．

**屈筋支帯**(Flexor retinaculum)は，手根骨弓底の内側部と外側部の間に張り，手根骨弓との間に手根管をつくる厚い帯状の結合組織である．

深指屈筋の4本の腱，浅指屈筋の4本の腱，長母指屈筋の腱が，正中神経とともに手根管の中を通る(**図7.98**)．

屈筋支帯は，これらの腱を手根部で骨の表面に固定し，それらが浮き上がるのを防ぐ．

滑液鞘が腱を包むことにより，手根管の中での腱の自由な動きが容易となる．深指屈筋と浅指屈筋のすべての腱は1つの共通の滑液鞘に包まれ，長母指屈筋の腱は別の滑液鞘に包まれる．正中神経は，手根管内で腱の前方を走る．

橈側手根屈筋の腱は，滑液鞘に包まれており，屈筋支帯が大菱形骨結節の内側の溝に付着する部位の近くにできる管状の通路を通る．

尺骨動脈，尺骨神経，長掌筋の腱は，屈筋支帯の前方(浅層)を通って手に入るので，手根管の中を通らない(**図7.98**)．長掌筋の腱は，滑液鞘に包まれない．

橈骨動脈は，手根の外側を回って手背に向かうため，舟状骨の浅層を走る．

伸筋の腱は，伸筋支帯によってつくられる内側，外側，背側部

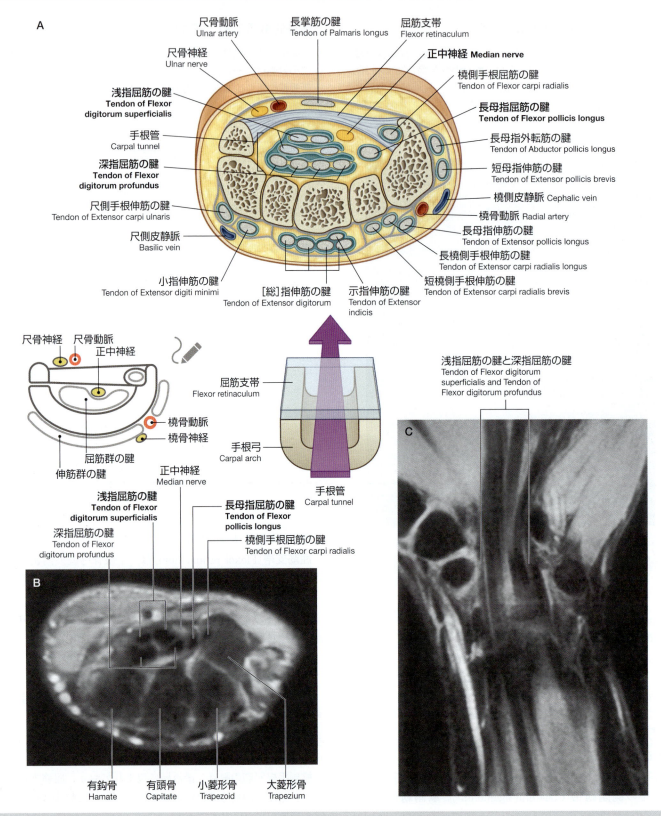

図 7.98 手根管
A：構造と位置関係．B：正常な手根部横断面の MR 画像．C：正常な手根部前頭断面の MR 画像．

にある 6 つの区画の中を滑液鞘に包まれて走り，手に入る（**図 7.98**）．

- ［総］指伸筋と示指伸筋の各腱…滑液鞘を共有して手根部後面の区画の中を一緒に走る．
- 尺側手根伸筋と小指伸筋の各腱…手根部の内側でそれぞれ別の滑液鞘に包まれ，別の区画内を走る．

- 長母指外転筋，短母指伸筋，長橈側手根伸筋，短橈側手根伸筋，長母指伸筋の各腱…それぞれ手根部外側面にある3つの区画の中を通る．

## ▶ 手掌腱膜

手掌腱膜（Palmar aponeurosis）は，手掌で扇状に広がる厚い深筋膜であり，遠位部では皮膚に付着する（図7.99）．

手掌腱膜の三角形の近位の頂点が長掌筋の腱に続く．長掌筋が欠如している人では，この腱膜が屈筋支帯に付着する．手掌腱膜は，この点から遠位へ放射状に広がり，第2～5指の基部へ達する．腱膜の一部は母指にも向かうが，その量は他の指に比べて少ない．

横束（横走線維）（Transverse fascicles）が，長軸方向に指へ向かう線維の束を互いにつなぎとめる．

血管，神経，長い屈筋の腱は，手掌では手掌腱膜の深部にある．

## ▶ 短掌筋

短掌筋（Palmaris brevis）は，四角形をした手の小さな固有の筋であり，手掌の内側部で小指球の筋，尺骨動脈と尺骨神経浅枝の浅層にある皮下の筋である（図7.99）．この筋は，手掌腱膜と屈筋支帯から起始し，手の内側縁（尺骨側）の皮膚に停止する．

短掌筋は，小指球の皮膚を引っ張って隆起を形成することで手掌のくぼみを深くし，ものをつかみやすくする．

短掌筋は，尺骨神経の浅枝に支配される．

## ▶ 解剖学的嗅ぎタバコ入れ

解剖学的嗅ぎタバコ入れ（Anatomical snuffbox）は，母指に入る伸筋の腱によって手根と第1中手骨の後外側につくられる三角形の皮膚のくぼみである（図7.100）．昔，もみほぐしたタバコ（嗅ぎタバコ）をこのくぼみに置いて鼻で吸入したので，この名がついたとされる．この三角形の領域の底辺は手根であり，頂点が母指側に向く．母指を伸展したときに，その形を最もはっきりとみることができる．

### 臨床的事項 7.33　Dupuytren 拘縮

手掌腱膜が異常に肥厚することがあり，それにより指の屈曲位が徐々に固定する．これは器用さや機能の損失をもたらし，重症の場合には肥厚した組織の外科的切除が必要となることもある．

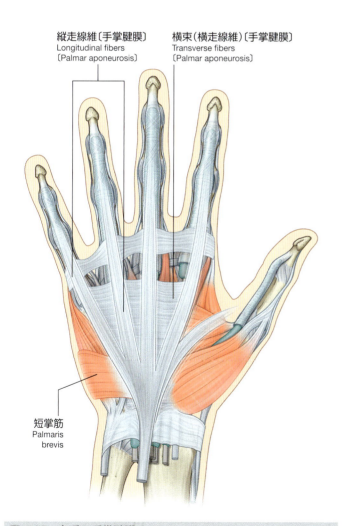

図7.99　右手の手掌腱膜

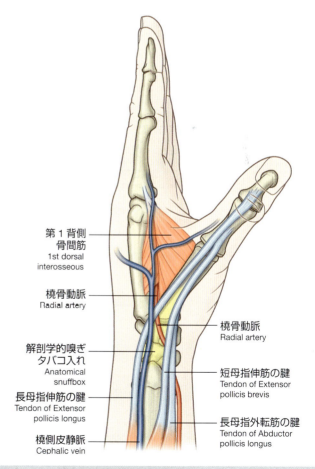

図7.100　左手の解剖学的嗅ぎタバコ入れ

- 外側縁…長母指外転筋の腱と短母指伸筋の腱による．
- 内側縁…長母指伸筋の腱による．
- くぼみの床…舟状骨と大菱形骨，ならびに長橈側手根伸筋の腱と短橈側手根伸筋の腱の遠位端による．

橈骨動脈は，解剖学的嗅ぎタバコ入れの中で，母指の伸筋腱の深部を舟状骨と大菱形骨に接しながら斜めに走る．

橈骨神経の浅枝の終末部と，手背静脈弓から始まる橈側皮静脈の起始部が，解剖学的嗅ぎタバコ入れの皮下を通る．

### 臨床的事項 7.34　解剖学的嗅ぎタバコ入れ

解剖学的嗅ぎタバコ入れは，臨床的に重要である．手を尺側へ曲げると，解剖学的嗅ぎタバコ入れの中に舟状骨を触知できるので，骨折していないかを調べることができる．橈骨動脈の拍動も，解剖学的嗅ぎタバコ入れの中で触れることができる．

## ▶ 指の線維鞘

浅指屈筋の腱と深指屈筋の腱は，手根管を出た後に，手掌を通って指の掌側の線維鞘に入る（図 7.101）．これらの線維鞘は，次のようになっている．

- 起始…中手指節関節の前方，近位から始まり，末節骨にまで達する．
- 固定…中手指節関節と指節間関節にみられる横走する**輪状部**（Annular ligament）と斜めに交差する**十字部**（Cruciate ligament）の線維が，後方で指節骨縁と**掌側靱帯**（Palmar ligament）に付着する．
- 作用…腱を骨面に固定し，指を屈曲させたときに，腱が浮き上がらないようにしている．

各線維鞘の中で，腱は滑液鞘に包まれる．母指と小指の滑液鞘は，手根管で腱を囲む線維鞘に続く（図 7.101）．

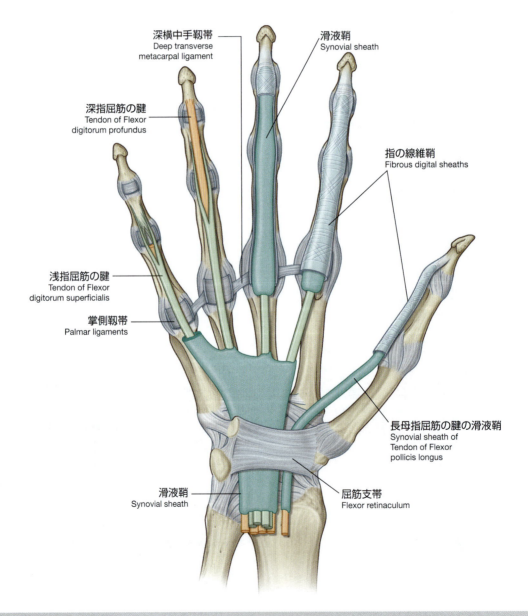

図 7.101　右手の指の線維鞘と滑液鞘

## 臨床的事項 7.35　De Quervain 病

De Quervain 病（De Quervain's disease）は，短母指伸筋の腱と長母指外転筋の腱ならびにそれらの総腱鞘を含む第1背側伸筋区画内に発生する炎症性疾患である．一般に，患者は母指の屈曲／伸展や外転が障害され，激しい手根の痛みを訴える．この障害は，しばしば酷使することが原因となる．例えば，この症候群は，頻繁に幼児を抱き上げる若い母親によくみられる．他には，関節リウマチ等の炎症性疾患によることがある（図7.102）．

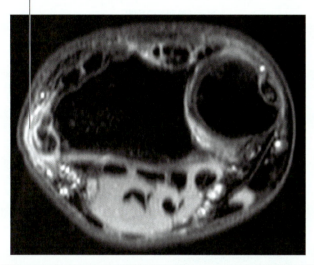

図7.102　手根の伸筋の第1管の水分と炎症
De Quervain 病（MR 画像）．

## 臨床的事項 7.36　腱鞘炎

腱鞘炎（Tenosynovitis）は，腱と腱鞘の炎症のことである．手を酷使することによって起こることがある．しかし，関節リウマチおよび結合組織の病変のような他の障害によっても起こりうる．炎症が激しくなり，その後に線維化が発生するような場合には，腱が腱鞘内をなめらかに動くことができなくなる．指の腱が癒着したり，十分に伸展または屈曲するときには，過度な力を入れることが必要になる．それが"ばね指"とよばれる現象である．

## 臨床的事項 7.37　ばね指

ばね指（Trigger finger）は，小児期後期や成人期に一般的にみられる障害である．典型的には，ひっかかることや，パチンというのを特徴とする．場合によっては，手の屈筋腱がロックされることがある．ばね指は，激しい機能障害と痛みを伴うことがある．通常，中手指節関節の高さの屈筋腱鞘の線維増多によって起こる．

## ▶指背腱膜腱帽（伸筋腱膜）

［総］指伸筋の腱と長母指伸筋の腱は，指の背側部で基節骨まで膜状に広がり，**指背腱膜腱帽（伸筋腱膜）**（Extensor hood）を形成する（図7.103A）．小指筋，示指伸筋，短母指伸筋のそれぞれの腱もこれらの腱膜に合流する．

各指背腱膜腱帽は三角形である．
- 頂点…末節骨に付着する．
- 中央部…中節骨（示指，中指，薬指，小指）または基節骨（母指）に付着する．
- 底辺の2点…中手指節関節の側面を包み，示指，中指，薬指，小指では主に深横中手靱帯に付着し，母指では両側が筋に付着する．

手の固有の筋の多くは，骨へ停止する他に各指背腱膜腱帽の両側にも付着する．これらの固有の筋は，指背腱膜腱帽に付着することによって，長い屈筋や伸筋のみでは行えない複雑で微妙な指の運動を可能にする．

示指，中指，薬指，小指では，虫様筋，骨間筋，小指外転筋が指背腱膜腱帽に付着する．母指では，母指内転筋と短母指外転筋が指背腱膜腱帽に付着し，固定する．

手の小さな固有の筋からの力が，中手指節関節の遠位側にある指背腱膜腱帽に伝わることによって，これらの筋がこの関節を屈曲させる（図7.103B）．同時に，この力は指背腱膜腱帽を介して指背部に働くので，指節間関節を伸展させる．中手指節関節を屈曲させながら同時に指節間関節を伸展するというこの運動は，手の固有の筋が指背腱膜腱帽を介して作用することによって可能になる．こうした微妙な運動は，指を前へはじくときの指の動きを可能にする（図7.103C）．

## ▶筋

手の**固有の筋**（Intrinsic muscle）は，短掌筋（図7.99，597頁参照），**骨間筋**（Interossei），**母指内転筋**（Adductor pollicis），**母指球筋**（Thenar muscles），**小指球筋**（Hypothenar muscles），および**虫様筋**（Lumbricals）である（図7.104〜7.108）．前腕に起始して手に入り，力強く手を握りしめる際に機能する筋とは異なり，手の固有の筋は手の中に起始して，主に手指の細かな正確な運動（**巧妙な握り**（Precision grip））を司る．

3つの母指球筋と外側の2つの虫様筋は，正中神経に支配されるが，それ以外の手の固有の筋は，すべて尺骨神経の深枝に支配される．固有の筋は主に，第1胸髄（T1）に支配されるが，第8頸髄（C8）にも支配される．

骨間筋は，中手骨の間にあって，それらに付着する筋である（図7.104，7.105）．骨間筋は，各指の基節骨と指背腱膜腱帽に付着し，背側骨間筋と掌側骨間筋の2つのグループに分けられる．骨間筋は，すべて尺骨神経の深枝の支配を受ける．全体として，骨間筋は指を外転および内転させ，指背腱膜腱帽によっ

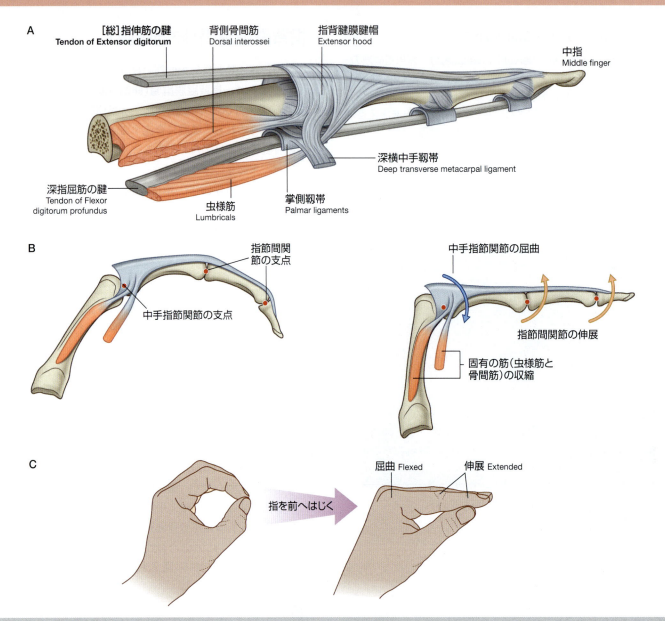

図7.103 指背腱膜腱帽
A, B：左手の中指. C：指背腱膜腱帽と固有の筋の機能.

てつくられる複雑な屈曲と伸展運動に関与する.

## 背側骨間筋

背側骨間筋（Dorsal interossei）は，固有の筋のうちで最も背方にあり，手背で体表から触れることができる（図7.104）. 4つの背側骨間筋は，それぞれ羽状筋で，隣接する中手骨の間にあって，中手骨の骨幹から起始する（図7.104）. 背側骨間筋の筋は，基節骨底と指背腱膜腱帽に停止する.

背側骨間筋の腱は，深横中手靱帯の背側を通る.

- 第1背側骨間筋…背側骨間筋の中で最も大きく，示指の外側面に停止する.
- 第2・3背側骨間筋…それぞれ中指の外側と内側に停止する.
- 第4背側骨間筋…薬指の内側面に停止する.

背側骨間筋は，指背腱膜腱帽に付着し，手指の屈曲と伸展に関与する他，中手指節関節で示指，中指，薬指を外転させる主要な筋である（表7.15）.

中指には，両側に背側骨間筋が付着するので，その長軸に対して内側と外側の両方向に外転することができる. 母指球と小指球には固有の外転筋があるので，母指と小指は背側骨間筋をもたない.

橈骨動脈は，手根の外背側にある解剖学的嗅ぎタバコ入れから手掌の深部へ向かうときに，第1背側骨間筋の2頭の間を通る.

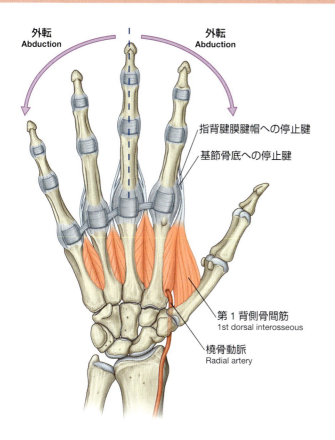

図 7.104　右手の背側骨間筋（掌側面）

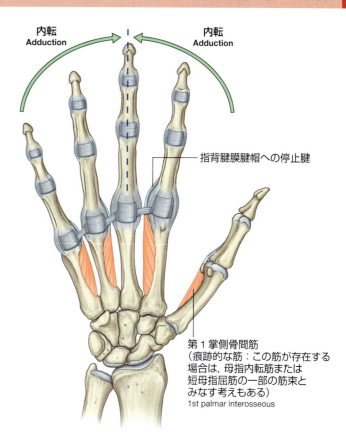

図 7.105　右手の掌側骨間筋（掌側面）

## 掌側骨間筋

　3つ（または4つ）の**掌側骨間筋**（Palmar interossei）は，背側骨間筋の前方にあり，関連する指の中手骨から起始する半羽状筋である（**図7.105**）．

　第1掌側骨間筋は痕跡的な筋で，母指内転筋または短母指屈筋の一部とみなされることもある．第1掌側骨間筋は，第1中手骨の掌側面内側部から起始し，母指基節骨底と指背腱膜腱帽に停止する．指節骨底に付着する腱の中にしばしば種子骨が生じる．

　第2掌側骨間筋は，第2中手骨の内側面から起始し，示指の指背腱膜腱帽内側部に停止する．

　第3・4掌側骨間筋は，それぞれ第4・5中手骨の外側面から起始し，それぞれの指の指背腱膜腱帽の外側部に停止する．

　背側骨間筋の腱と同様，掌側骨間筋の腱も深横中手靱帯の背側を走る．

　掌側骨間筋は，中指の長軸に対して母指，示指，薬指，小指を内転させる．この運動は，中手指節関節で起始する．これらの筋は指背腱膜腱帽に付着するので，指の複雑な屈曲と伸展にも関与する（**表7.15**）．

## 母指内転筋

　**母指内転筋**（Adductor pollicis）は，骨間筋の前方にあって手掌を横切る大きな三角形の筋である（**図7.106**）．その起始は，

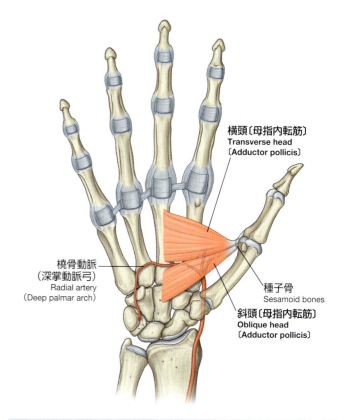

図 7.106　右手の母指内転筋

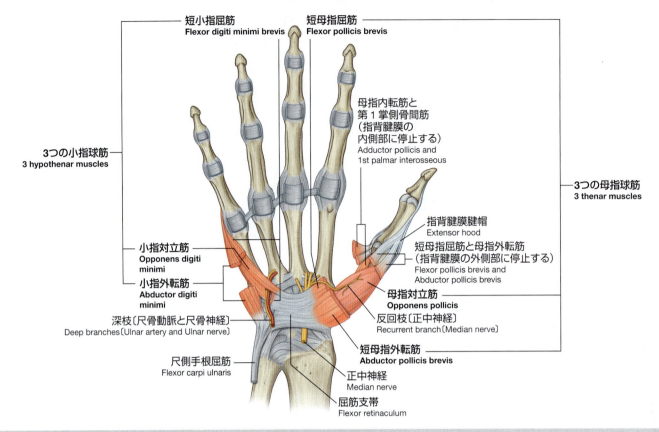

図7.107　右手の母指球筋と小指球筋

2つの筋頭をもつ.
- 横頭(Transverse head)…第3中手骨体の前面から起始する.
- 斜頭(Oblique head)…有頭骨と第2・3中手骨底から起始する.

2つの筋頭は外側で癒合し，共通の腱をつくる．この腱はしばしば種子骨を含み，母指基節骨底の内側と指背腱膜腱帽に停止する.

橈骨動脈が，この筋の2頭の間を通って前内側に向かい，手掌の深部に入って深掌動脈弓を形成する.

母指内転筋は母指の強力な内転筋で，ものを握る際に，他の指に対する母指の対立運動を補助する（表7.15）.

## 母指球筋

3つの母指球筋（母指対立筋(Opponens pollicis)，短母指屈筋(Flexor pollicis brevis)，短母指外転筋(Abductor pollicis brevis)）は，他の指に対する母指の対立運動と，母指の細かな運動に関与する（図7.107）．母指球筋は，手掌の外側部で母指の付け根にみられる母指球(Thenar eminence)という膨らみをつくる.

母指球筋は，正中神経の反回枝に支配される.

### 母指対立筋

母指対立筋は，母指球筋のうちで最大の筋であり，他の2つの筋よりも深部にある（図7.107）．この筋は，大菱形骨結節とその近くの屈筋支帯から起始し，第1中手骨の外側縁全長とそれに続く掌側面に停止する.

母指対立筋は，大菱形骨に対して第1中手骨を回転して屈曲する．そのため，母指の掌側面が他の指の掌側面に向かい合う（表7.15）.

### 短母指外転筋

短母指外転筋は，母指対立筋の浅層にあり，短母指屈筋の近位に位置する（図7.107）．この筋は，舟状骨結節と大菱形骨結節およびその近くの屈筋支帯から起始し，母指基節骨底の外側面と指背腱膜腱帽に停止する.

短母指外転筋は，主に中手指節関節で母指を外転させる．母指が外転位をとり，基節骨が中手骨の長軸に対して外転しようとするときに，この筋の動きが最もはっきりする（表7.15）.

### 短母指屈筋

短母指屈筋は，短母指外転筋の遠位にある（図7.107）．この筋は，主に大菱形骨結節とその近くの屈筋支帯から起始するが，他の手根骨とその靱帯にも起始部をもつことがある．この筋は，母指基節骨底の外側面に停止する．この筋の腱は，しば

## 局所解剖 • 手　603　7

### 表7.15　手の固有の筋（神経支配の太字は，筋を支配する主要な脊髄分節を示す）

| 筋 | 起始 | 停止 | 神経支配 | 作用 |
|---|---|---|---|---|
| 短掌筋 | 手掌腱膜と屈筋支帯 | 手の内側縁の皮膚 | 尺骨神経の浅枝〔C8，**T1**〕 | グリップ（手の握り）を強くする |
| 背側骨間筋（4筋） | 隣接する中手骨の側面 | 指背腱膜腱帽と示指・中指・薬指の基節骨底 | 尺骨神経の深枝〔C8，**T1**〕 | 中手指節関節における示指・中指・薬指の外転 |
| 掌側骨間筋（3筋または4筋） | 中手骨の側面 | 母指・示指・薬指・小指の指背腱膜腱帽と母指の基節骨 | 尺骨神経の深枝〔C8，**T1**〕 | 中手指節関節における母指・示指・薬指・小指の内転 |
| 母指内転筋 | 横頭…第3中手骨　斜頭…有頭骨と第2・3中手骨底 | 母指の基節骨底と指背腱膜腱帽 | 尺骨神経の深枝〔C8，**T1**〕 | 母指の内転 |
| 虫様筋（4筋） | 深指屈筋の腱 | 示指・中指・薬指・小指の指背腱膜腱帽 | 内側の2つは尺骨神経の深枝　外側の2つは正中神経 | 指節間関節が伸展しているときに，中手指節関節を屈曲させる |
| **母指球筋** | | | | |
| 母指対立筋 | 大菱形骨結節と屈筋支帯 | 第1中手骨の外側縁とそれに続く掌側面 | 正中神経の反回枝〔C8，**T1**〕 | 母指を小指のほうへ引く |
| 短母指外転筋 | 舟状骨結節と大菱形骨結節および近くの屈筋支帯 | 母指の基節骨と指背腱膜腱帽 | 正中神経の反回枝〔C8，**T1**〕 | 中手指節関節で母指を外転させる |
| 短母指屈筋 | 大菱形骨結節と屈筋支帯 | 母指の基節骨 | 正中神経の反回枝〔C8，**T1**〕 | 中手指節関節で母指を屈曲させる |
| **小指球筋** | | | | |
| 小指対立筋 | 有鉤骨鉤と屈筋支帯 | 第5中手骨の内側面 | 尺骨神経の深枝〔C8，**T1**〕 | 第5中手骨を母指のほうへ引く |
| 小指外転筋 | 豆状骨，豆鉤靱帯，尺側手根屈筋の腱 | 小指の基節骨底 | 尺骨神経の深枝〔C8，**T1**〕 | 中手指節関節で小指を外転させる |
| 短小指屈筋 | 有鉤骨鉤と屈筋支帯 | 小指の基節骨底 | 尺骨神経の深枝〔C8，**T1**〕 | 中手指節関節で小指を屈曲させる |

しば種子骨を含む．

短母指屈筋は，母指の中手指節関節を屈曲させる（**表7.15**）．

## 小指球筋

小指球筋（**小指対立筋**（Opponens digiti minimi），**小指外転筋**（Abductor digiti minimi），**短小指屈筋**（Flexor digiti minimi brevis））は，手掌内側部の小指の近位に**小指球**（Hypothenar eminence）という膨らみをつくる（**図7.107**）．小指球筋は，その名称や構成が母指球筋に似ている．

母指球筋は正中神経の反回枝に支配されるが，小指球筋は尺骨神経の深枝に支配される．

### 小指対立筋

小指対立筋は，他の2つの小指球筋の深部にある（**図7.107**）．この筋は，有鉤骨鉤とその近くの屈筋支帯から起始し，第5中手骨の掌側内側縁に停止する．この筋の基部を，尺骨神経と尺骨動脈の深枝が貫く．

小指対立筋は，第5中手骨を手掌側へ回転させる．しかし，この部分の手根中手関節の形が単純であり，第5中手骨頭と第4中手骨頭を連結する深横中手靱帯があるため，小指の対立運動は母指に比べると，はるかに小さい（**表7.15**）．

### 小指外転筋

小指外転筋は，小指対立筋の浅層にある（**図7.107**）．この筋は，豆状骨，豆鉤靱帯，尺側手根屈筋の腱から起始し，小指基節骨底内側面と指背腱膜腱帽に停止する．

小指外転筋は，小指の主要な外転筋である（**表7.15**）．

### 短小指屈筋

短小指屈筋は，小指外転筋の外側にある（**図7.107**）．この筋は，有鉤骨鉤とその近くの屈筋支帯から起始し，小指外転筋とともに小指基節骨底の内側面に停止する．

短小指屈筋は，小指の中手指節関節を屈曲させる．

## 虫様筋

4つの**虫様筋**（Lumbricals）があり，それぞれが第2～5指に対応する．これらの筋は，手掌で深指屈筋の腱から起始する．

■ 内側の2つの虫様筋…羽状筋で，それぞれ中指と薬指，薬指と小指につく深指屈筋の腱から起始する．

■ 外側の2つの虫様筋…半羽状筋であり，それぞれ示指と中指に関連する深指屈筋の腱から起始する．

虫様筋は，各指の外側を回って背側へ向かい，指背腱膜腱帽に停止する（**図7.108**）．これらの筋の腱は，深横中手靱帯の

604　第7章　上肢

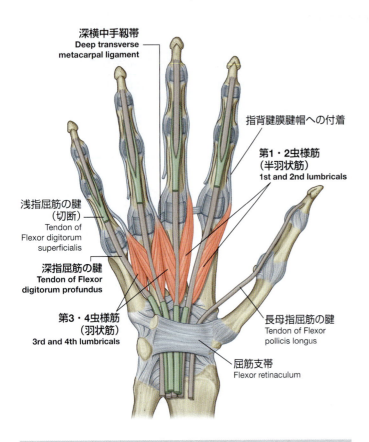

図 7.108　右手の虫様筋

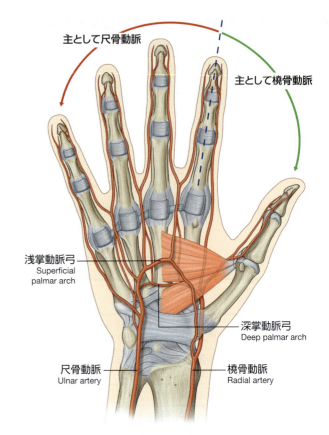

図 7.109　右手の動脈の分布

前方(掌側)にある．

　虫様筋は，屈筋腱と伸筋腱を連結するという特徴をもつ．これらの筋が指背腱膜腱帽に停止することによって，中手指節関節を屈曲させ，また，指節間関節を伸展させる．

　内側の2つの虫様筋は，尺骨神経の深枝に支配され，外側の2つの虫様筋は，正中神経の指枝に支配される(**表7.15**)．

### ▶ 動脈と静脈

　手には，橈骨動脈と尺骨動脈の枝が分布する．両動脈は手掌で互いに交通して浅掌動脈弓と深掌動脈弓をつくる(**図7.109**)．指，筋，関節に分布する動脈は，浅・深の2つの動脈弓と，その2本の親動脈から起始する．

- 橈骨動脈…基本的に母指と示指外側部に分布する．
- 尺骨動脈…主に，その他の指と示指内側部に分布する．

### 尺骨動脈と浅掌動脈弓

　**尺骨動脈**(Ulnar artery)と尺骨神経は，手根の内側部から手に入る(**図7.110**)．尺骨動脈は，短掌筋と屈筋支帯の間で，尺骨神経と豆状骨の外側を走る．遠位では，尺骨動脈は有鉤骨鉤の内側にあり，そこから手掌を横切って外側に向かい，**浅掌動脈弓**(Superficial palmar arch)を形成する．この動脈弓は，指

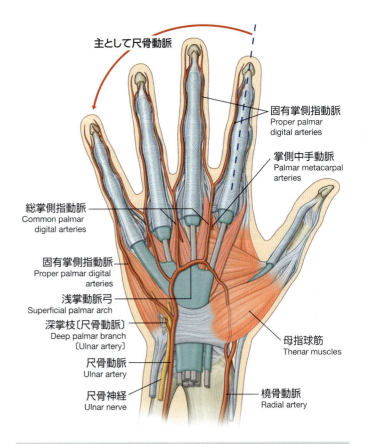

図 7.110　右手の浅掌動脈弓

の屈筋腱よりも浅層で手掌腱膜の直下にある．手掌の外側部で橈骨動脈の手掌枝と交通する．

手における尺骨動脈の一つの枝は，**深掌枝**(Deep palmar branch)である（図 7.109, 7.110）．深掌枝は，豆状骨のすぐ遠位で尺骨動脈の内側から起始し，小指球筋の起始部を貫通する．この動脈は，有鈎骨鈎を回って内側にカーブし，手掌の深部に達して，橈骨動脈からくる**深掌動脈弓**(Deep palmar arch)と吻合する．

浅掌動脈弓から出る枝には，以下のものがある．

- **掌側指動脈**(Palmar digital artery)…小指の内側に向かう．
- **総掌側指動脈**(Common palmar digital arteries；図 7.110)…小指の外側，薬指と中指との両側，示指の内側に 3 本の太い動脈を分布する．これらの動脈は，深掌動脈弓からくる掌側中手動脈と一緒になり，その遠位で二分して**固有掌側指動脈**(Proper palmar digital arteries)となって指に入る．

## 橈骨動脈と深掌動脈弓

橈骨動脈は，手根の外側を回り，解剖学的嗅ぎタバコ入れの床の上を通って手背から前方へ向かって，手掌の深部に達する（図 7.109, 7.111）．第 1 背側骨間筋の 2 頭の間，さらに母指内転筋の 2 頭の間を通って手掌の深部に達し，深掌動脈弓を形成する．

深掌動脈弓は，中手骨と長い屈筋腱の間を通って手掌の内側に向かう．手掌の内側部で，この動脈は尺骨動脈の深掌枝と交通する（図 7.109, 7.111）．

橈骨動脈は，手背を貫通する前に次の 2 本の枝を出す．

- **背側手根枝**(Dorsal carpal branch)…**背側手根動脈網**(Dorsal carpal arch)として手根を越えて内側に向かい，3 本の**背側中手動脈**(Dorsal metacarpal arteries)を起始する．この動脈は分岐して細い**背側指動脈**(Dorsal digital arteries)となり，手指に入る．

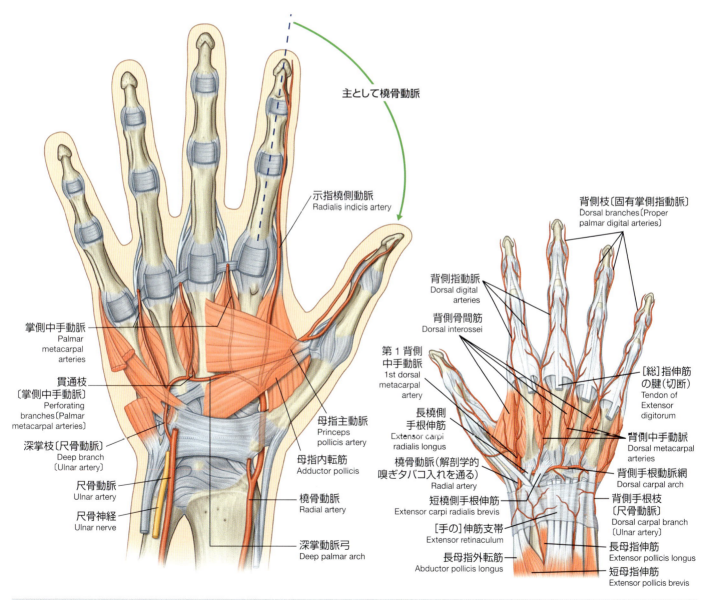

図 7.111　右手の深掌動脈弓

- 第1背側中手動脈…示指と母指の向き合う側に分布する.

第1背側骨間筋と母指内転筋の間の面で, **母指主動脈**(Princeps pollicis artery)と**示指橈側動脈**(Radialis indicis artery)の2本の動脈が, 橈骨動脈から起始する. 母指主動脈は母指の主要な動脈であり, 示指橈側動脈は示指の外側部に分布する.

深掌動脈弓は, 次の枝を出す.

- **掌側中手動脈**(Palmar metacarpal arteries)…浅掌動脈弓から起始する3本の動脈で, 総掌側指動脈と吻合する.
- **貫通枝**(Perforating branches)…背側骨間筋起始部の筋頭の間を通って後方に向かう3本の枝で, 背側手根動脈網に起始する背側中手動脈と吻合する.

### 臨床的事項 7.38　Allen 試験

Allen 試験(Allen's test)は, 橈骨動脈と尺骨動脈の間に十分な吻合があるかを調べる検査で, まず手根で橈骨動脈と尺骨動脈を同時に圧迫した後, そのどちらか一方の圧迫を除き, 手にどのように血流が戻るかをみるものである. 深掌動脈と浅掌動脈の間にほとんど吻合がなければ, 橈骨動脈の血行が回復したときに, 母指と示指外側部だけに血流が戻る(赤味を帯びる).

## 静脈

上肢によくみられるように, 手の深静脈と浅静脈は互いに連絡して, 静脈ネットワークを形成する. 深静脈は動脈に伴行し, 浅静脈は中手骨の上の手背静脈網へ流入する(**図7.112**).

**橈側皮静脈**は, 手背静脈網の外側部に始まり, 解剖学的嗅ぎタバコ入れの上を通って前腕に入る.

**尺側皮静脈**は, 手背静脈網の内側部に始まり, 前腕の背内側面に入る.

### 臨床的事項 7.39　静脈穿刺

患者の検査のために採血したり, 補液を行ったり血管内に薬物を投与するため, 静脈内に穿刺を行う必要がある. そのような目的に最適の血管は, 肘窩の静脈や解剖学的嗅ぎタバコ入れに近い橈側皮静脈である. これらの静脈は, 駆血帯で腕を圧迫することによって簡単に怒張する. 検査のために採血を行う際には, 肘部前面の皮静脈を用いることが多い. 肘部の皮静脈がみえにくい場合でも, 触診によって血管を確保することができる. 血管内に短期間, 針を留置する場合には, 橈側皮静脈がよく用いられる.

## ▶ 神経

手は, 尺骨神経, 正中神経, 橈骨神経に支配される(**図7.113〜7.115**). これらの3つの神経は, 皮膚感覚または一般感覚に関与する. 尺骨神経は手のすべての固有の筋を支配するが, 3つの母指球筋と外側の2つの虫様筋は, 正中神経が支

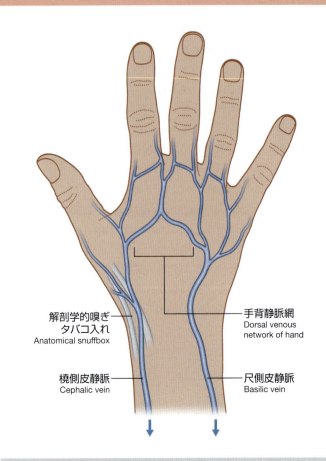

**図7.112　手背の静脈弓**

配する. 橈骨神経は手の背外側部の皮膚に分布する.

## 尺骨神経

尺骨神経は, 豆状骨の外側で尺骨動脈の背内側を通って手に入る(**図7.113**). 尺骨神経は, 豆状骨のすぐ遠位で深枝と浅枝に分かれるが, 前者は主として運動性, 後者は主として感覚性である.

尺骨神経の**深枝**(Deep branch)は, 尺骨動脈の深枝に伴行する(**図7.113**). 尺骨神経の深枝は小指球筋を支配し, それらを貫いて, 手掌の深部に達した後, 指の屈筋の深部を外側に向かって手掌を横切り, 骨間筋, 母指内転筋, 内側2つの虫様筋を支配する. さらに, 尺骨神経の深枝は手根の関節へ短い関節枝を出す.

尺骨神経の深枝が手掌を横切るときに, 有鉤骨鉤と屈筋腱の間に線維と骨でできた通路(**Guyon 管**(Guyon's canal))を通る. 時に, 手根の関節から小さな滑膜の嚢胞である**ガングリオン**(Ganglion)が膨出し, Guyon管の中で神経を圧迫することがある. その場合には, 感覚や運動障害の症状が起こることがある(Guyon 管症候群または尺骨神経管症候群).

尺骨神経の浅枝は, 短掌筋を支配し, 小指と薬指内側半分の掌側面皮膚に分布する(**図7.113**).

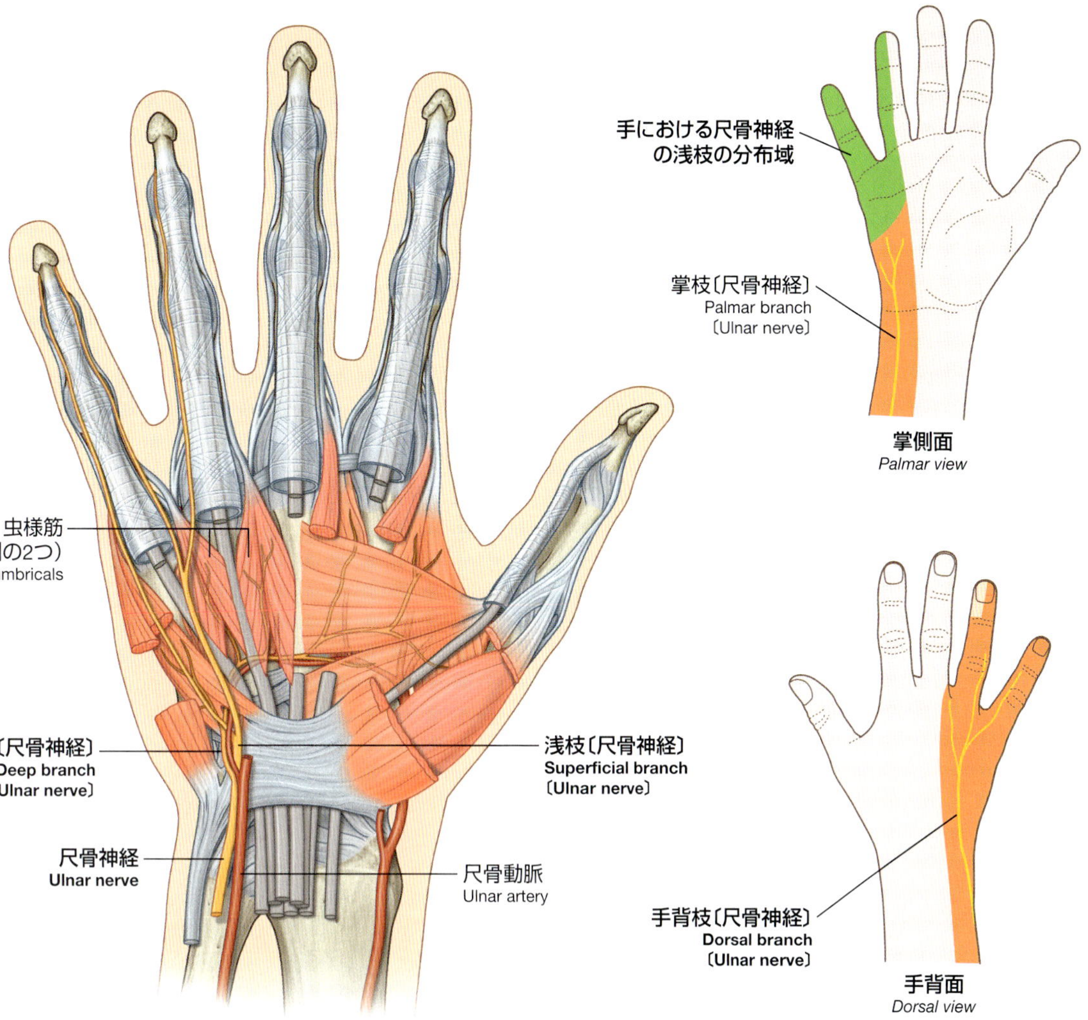

局所解剖・手 607

図 7.113 右手の尺骨神経

### 臨床的事項 7.40　尺骨神経損傷

尺骨神経は，肘と手根部の2ヵ所で最も損傷を受けやすい．
- 肘…尺骨神経は内側上顆の後方に位置する．
- 手根部…尺骨神経は屈筋支帯の浅層，豆状骨の外側にある．

尺骨神経が麻痺すると，手の固有の筋の大部分の機能が失われるので，中手指節関節が過伸展し，指骨間関節が屈曲する，いわゆる**鷲手**（Clawing：Claw hand）という特徴的な症状を呈する（図7.114）．

内側の指のすべての固有の筋の機能が失われるが，外側の2本の指の虫様筋が正中神経に支配されるため，"鷲手"の症状は内側の指でより顕著に起こる．母指内転筋の機能も失われる．

肘部で尺骨神経が損傷されると，内側の2本の指に対する尺側手根屈筋と深指屈筋の機能も失われる．"鷲手"の症状は，特に薬指と小指では，尺骨神経が肘部で損傷されたときよりも，手根で損傷されたときのほうが重篤である．それは，肘部で尺骨神経が損傷されると深指屈筋の尺側半が麻痺し，これらの指の遠位指節間関節が屈曲しなくなるからである．

肘または手根部で尺骨神経が損傷されると，内側の1本半の指（薬指内側と小指）の掌側面の皮膚感覚が障害される．

尺骨神経が手根部で損傷されたか，あるいは手根よりも近位で損傷されたかを鑑別するには，前腕遠位部から起始する尺骨神経の**手背枝**（皮枝）の機能を調べるのが役に立つ．この枝は，手背内側部の皮膚に分布する．

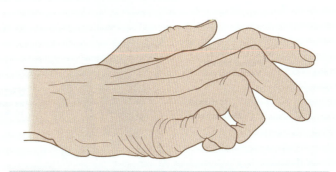

図 7.114　尺骨神経損傷による"鷲手"の症状

## 正中神経

　正中神経は，母指，示指，中指，薬指外側の皮膚に分布する，手で最も重要な感覚神経である（図7.115）．この神経は，触覚，特に母指と示指の皮膚感覚によって，手が触れる環境に関する情報を感知する．さらに，外側3本半の指からの感覚の情報によって，ものを握るときに各指が適切に力を入れることができる．

　正中神経は，母指がその他の指と対立運動を行うときに働く母指球筋も支配する．

　正中神経は，手根管を通って手に入った後，**反回枝**（Recurrent branch）と**総掌側指神経**（Common palmar digital nerves）に分かれる（図7.115）．

　正中神経の反回枝は，3つの母指球筋を支配する．反回枝は，屈筋支帯遠位縁の近くで正中神経の外側から起始し，屈筋支帯の縁を回って短母指屈筋の上を近位に向かう．反回枝はこの後，短母指屈筋と短母指外転筋の間を通り，母指対立筋に入る．

　掌側指神経は，手掌腱膜と浅掌動脈弓の深部で手掌を通って，指に入る．これらは，外側3本半の指の掌側面の皮膚と同じ指の末節骨背側の皮膚（**爪床**（Nailbed））に分布する．皮膚以外に，掌側指神経は外側の2つの虫様筋も支配する．

## 橈骨神経の浅枝

　橈骨神経の枝のうち，手に入る唯一の枝が浅枝である（図7.116）．これは，解剖学的嗅ぎタバコ入れを越えて手根の背外側から手に入る．この神経の終枝が解剖学的嗅ぎタバコ入れを横切るため，この部位で長母指伸筋の腱の上で，この神経に触れることができる．

　橈骨神経の浅枝は，手掌外側の一部の皮膚と第1～3指手背側の遠位指節間関節よりも近位の皮膚に分布する．

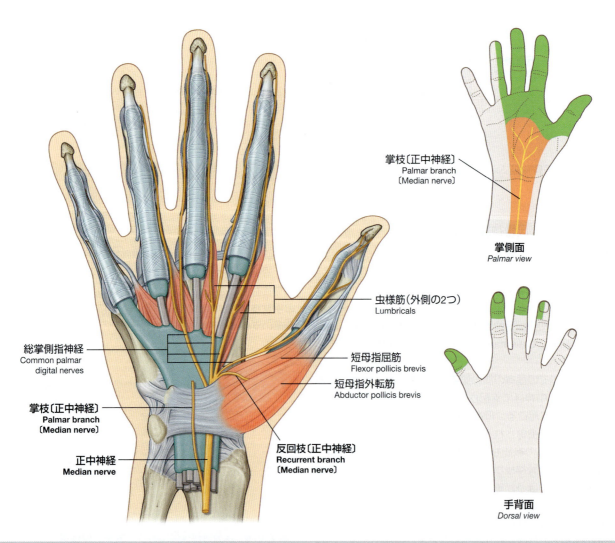

**図7.115　右手の正中神経**

### 臨床的事項 7.41　橈骨神経の障害

　橈骨神経は，肘関節付近で2本の終枝，すなわち浅枝と深枝に分かれる．

　橈骨神経の損傷は，上腕骨の橈骨神経溝で最も起こりやすい．この場合，後区画の筋がすべて麻痺し，**下垂手**（Drop hand：Wrist drop）の症状を呈する．橈骨神経は，橈骨神経溝の中を螺旋状に走行するので，上腕骨体の骨折の際に橈骨神経が損傷されることがある．この場合，主に上腕および前腕の後側と手背外側部の皮膚感覚の障害が起こる．後骨間神経が切断されると，後区画の筋が麻痺するが，この神経の分布には個人差が大きい．一般に，この患者は手指を伸展することができない．

　解剖学的嗅ぎタバコ入れの中で，橈骨神経の浅枝の遠位部が長母指伸筋の腱の上をまたぐところで，この神経が索状の構造として触診できる．この枝は皮膚の狭い領域にだけ分布するので，これが損傷されても目立った障害は起こらない．

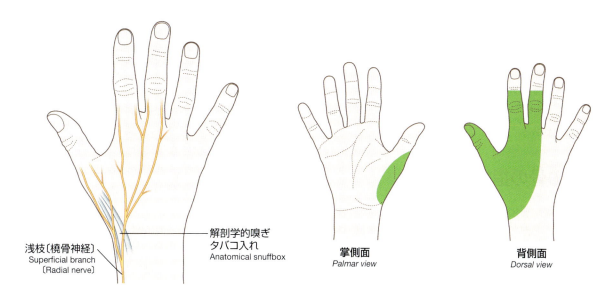

図7.116　右手の橈骨神経

# 体表解剖

## ▶ 上肢の体表解剖

上肢の腱，筋，骨格の指標（目印）は，主要な動脈，静脈，神経の位置を同定するのに用いられる．また，患者が特定の位置や方向に上肢を動かすことができるかを検査することは，神経学的検査を行ううえで不可欠である．

- 腱…脊髄の特定の分節に関連する反射を調べるのに用いられる．
- 血管…採血のため，薬物や栄養分を血管内に投与するため，また血圧や脈を調べるために用いられる．
- 神経…骨の近くや狭いスペースを通る部位で，絞扼や損傷を受けることがある．

## ▶ 肩甲後部の骨の指標と筋

肩峰および肩甲棘，肩甲骨の内側縁，下角と外側縁の一部を体表から触診することができる．肩甲骨の上縁と上角は，軟組織の深部にあるため，体表からは触知しにくい．棘上筋と棘下筋は，それぞれ肩甲棘の上方と下方で触れることができる（図7.117）．

僧帽筋は，頸部の外側面と肩の上面のなめらかな曲線をつくる．

三角筋は，肩峰の下方と肩関節周囲の筋の隆起を形成する．腋窩神経は，三角筋の深部で上腕骨の外科頸の後方を回るように走る．

広背筋は，後腋窩ヒダをつくる筋であり，斜め上方に向かい，上腕骨体に停止する．大円筋は，肩甲骨下角から上腕骨の上部へ至り，後腋窩ヒダの外側部を形づくる．

## ▶ 腋窩の構造と含まれる物および関連構造の同定

腋窩の入口および出口と腋窩の壁は，皮膚ヒダと触知できる骨の指標によって同定できる（図7.118）．

- 腋窩入口…前縁をなすのは鎖骨であり，この骨は全長にわたって触知できる．外側端はおおよそ烏口突起の先端である．烏口突起は鎖骨の外側 1/3 の直下で三角筋の内側縁の深部にあたる．
- 腋窩の前壁の下縁…前腋窩ヒダで，これが大胸筋の下縁を覆う．
- 腋窩の後壁の下縁…後腋窩ヒダで，これは外側部で大円筋，内側部で広背筋の縁を覆う．
- 腋窩の内側壁…胸郭を覆う前鋸筋の上部である．長胸神経は，垂直に腋窩を出て，後腋窩ヒダのすぐ前方の位置で，

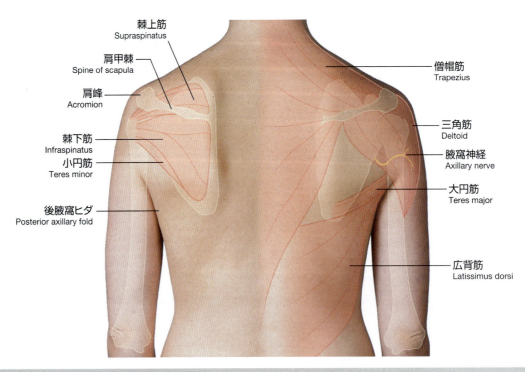

図 7.117　肩甲後部の骨の指標と筋（肩部と背部の後面像）

体表解剖　611

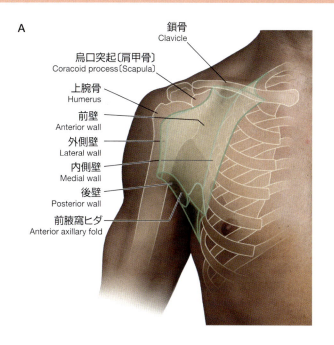
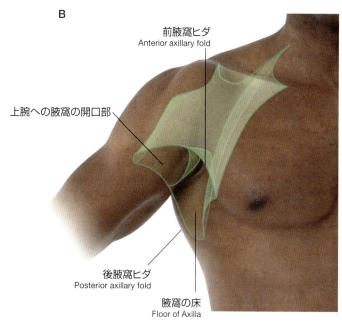
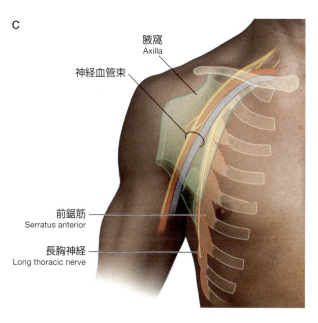
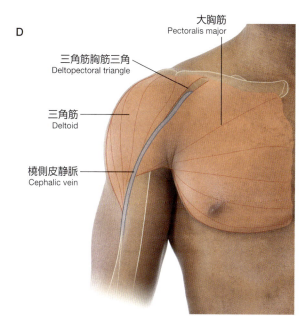

図7.118　腋窩の構造と含まれるものおよび関連の構造の同定（前方からみた図）
A：腋窩のヒダと壁を示す図．B：腋窩出口と床を示す図．C：腋窩の神経血管束と長胸神経を示す図．D：三角筋胸筋三角と橈側皮静脈を示す図．

前鋸筋の外側面を下行する．
- 腋窩の外側の境界…上腕骨である．
- 腋窩の床…前腋窩ヒダと後腋窩ヒダの間の円蓋状の皮膚である．

主要な血管，神経，リンパ管は，腋窩を通って体幹から上肢へ達する．

腋窩動脈，腋窩静脈，腕神経叢から出た神経は，腋窩の床をつくる円蓋状の皮膚の外側を通って上腕に入る．この神経血管束は，手を腋窩の皮膚の凹みに入れ，外側にある上腕骨に向かって押すことによって触知することができる．

橈側皮静脈は，三角筋と大胸筋の間の浅筋膜の中を上行し，三角筋胸筋三角で深筋膜を貫いて腋窩静脈に注ぐ．

▶ **上腕動脈の位置**

上腕動脈は，上腕の内側部で上腕二頭筋と上腕三頭筋の間を走行する（図7.119）．正中神経は上腕動脈に伴行するが，尺骨神経は上腕の遠位部で血管から離れて後方へ向かう．

## ▶上腕三頭筋の腱と橈骨神経の位置

上腕三頭筋は，上腕骨後方の軟組織をつくり，その腱が尺骨の肘頭に停止する．肘頭は，肘の先端で骨の膨らみとして体表から容易に触れることができる（図7.120）．

腕橈骨筋も，上腕外側面で筋の膨らみとして認められる．この筋は，前腕を半分回内させ，力をかけた状態で肘を屈曲しようとしたときに，特に前方に突出が認められる．

橈骨神経は，上腕遠位部で上腕骨の後方から現れ，腕橈骨筋の深部を走行する．

## ▶肘窩（前面）

肘窩は，肘関節の前方に位置し，その中に上腕二頭筋の腱，上腕動脈，正中神経がある（図7.121）．

肘窩の底辺は，上腕骨の内側上顆と外側上顆の間を結ぶ仮想的な線で示される．肘窩の外側縁は腕橈骨筋，内側縁は円回内筋によってつくられる．腕橈骨筋の筋縁は，被検者に前腕を軽度回内させ，力をかけた状態で屈曲させたときにみることができる．円回内筋の筋縁は，内側上顆と前腕外側面の長軸の中間点を結ぶ斜線によって推定できる．この線が，腕橈骨筋の筋縁と交差するところが，ほぼ肘窩の先端の部位にあたる．

肘窩に含まれるのは，外側から内側へ順に，上腕二頭筋の腱，上腕動脈，正中神経である．上腕二頭筋の腱は，容易に触知できる．しばしば，肘窩を覆う浅筋膜の中に，橈側皮静脈，尺側皮静脈，肘正中皮静脈をみることができる．

尺骨神経は，上腕骨の内側上顆の後方を通る．この部位で，神経は骨に対して"転がす"ことができる．

橈骨神経は，肘関節の前方で腕橈骨筋縁の深部を通って前腕に入る．

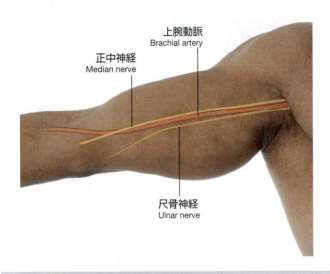

**図7.119　右の上腕における上腕動脈の位置**
上腕動脈，正中神経，尺骨神経を上腕の内側からみた図．

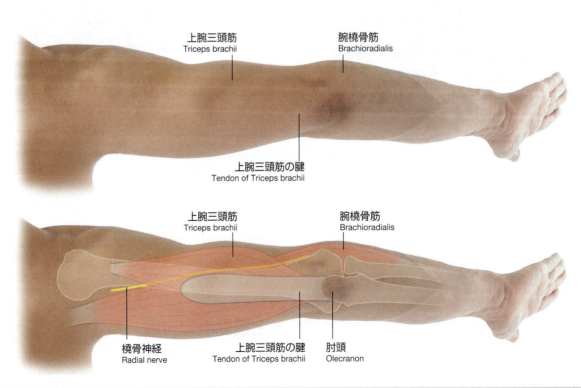

**図7.120　上腕三頭筋の腱と橈骨神経の位置（上腕を後方からみた図）**

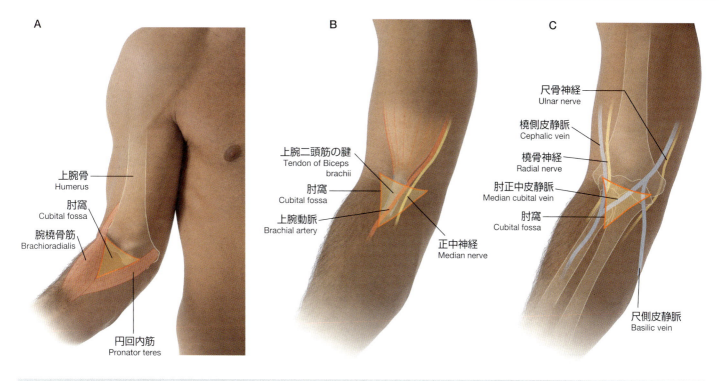

**図7.121　肘窩（右腕の前面）**
A：境界．B：肘窩に含まれるもの．C：橈骨神経，尺骨神経，静脈を示す．

## ▶前腕遠位部における腱の同定と主要な血管および神経の同定

前腕から手に入る筋の腱は，前腕の遠位部で容易にみることができ，これらは主要な血管と神経の位置を知るための指標になる．

前腕の遠位部の前面には，橈側手根屈筋の腱，尺側手根屈筋の腱，長掌筋の腱があり，触診によってまたは力をかけた状態で患者に手根を屈曲させることによって，同定することができる．

- 橈側手根屈筋の腱…前腕遠位部を縦に3等分したときに外側1/3と中央1/3の境界あたりにある．橈骨動脈がこの腱のすぐ外側にあり，ここで橈骨動脈の脈を触れることができる（図7.122A）．
- 尺側手根屈筋の腱…前腕内側縁で触知できるが，この腱は豆状骨に停止する．そのため，腱を小指球の基部までたどることにより，豆状骨に触れることができる．尺骨動脈と尺骨神経は，尺側手根屈筋の腱の外側縁の下を通り，豆状骨の外側から手に入る．
- 長掌筋…欠如することがある．長掌筋がある場合，その腱は橈側手根屈筋の腱の内側にあり，手根に力をかけた状態で屈曲すると，目立ってみえる．正中神経も，橈側手根屈筋の腱の内側にあり，長掌筋の腱の深部を走る．
- 手の指まで達する長い腱…正中神経の深部にあり，手根の長い屈筋（橈側手根屈筋と尺側手根屈筋）の間を走る．それらの位置は，手指を内側から外側へ順に何度も素早く屈曲・伸展を繰り返すことにより，みることができる．
- 前腕の遠位部と手根の後面…［総］指伸筋の腱が正中部にあって（図7.122B），手根から示指，中指，薬指，小指に広がる．
- 長橈側手根伸筋の腱と短橈側手根伸筋の腱の遠位部…手根の外側部にあり（図7.122C），手を堅く握り，拳をつくって力をかけた状態で手根の関節を伸展しようとすると，よく目立つ．
- 尺側手根伸筋の腱…尺骨遠位端と手根の間の最も内側部で触知できる．
- 解剖学的嗅ぎタバコ入れ…母指を過伸展して外転すると現れる（図7.122D）．この三角形の領域の内側縁をつくるのは長母指伸筋の腱である．この腱は，橈骨の背側結節を回るようにして母指に達する．解剖学的嗅ぎタバコ入れの外側縁は，短母指伸筋の腱と長母指外転筋の腱によってつくられる．橈骨動脈は，解剖学的嗅ぎタバコ入れの中を通って外側へ向かい，手背から第1背側骨間筋の基部を貫いて手掌の深部に達する．手根に力を入れないようにさせると，解剖学的嗅ぎタバコ入れの床で橈骨動脈の脈拍を触れることができる．橈側皮静脈は解剖学的嗅ぎタバコ入れの上を横切る．長母指伸筋の腱に沿って，もう一方の手の指を前後に動かすことで，その腱をまたぐように走る橈骨神

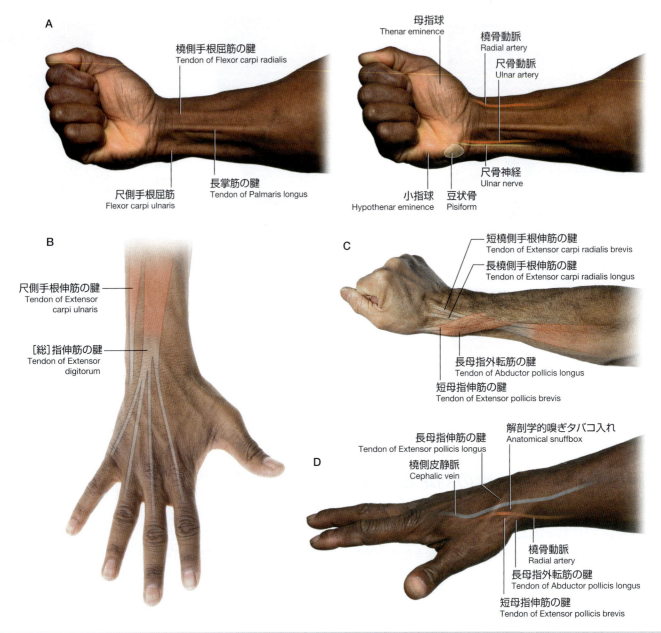

図7.122 右前腕の遠位部における腱の同定と主要な血管および神経の位置
A：前腕遠位部と手根の前面．B：前腕遠位部と手根の後面．C：手根後面と前腕の側面像　D：解剖学的嗅ぎタバコ入れ

経の皮枝に触れることができる．

## ▶手の正常な外見

安静位では，手掌と手指は特徴的な外観を示す．手指は屈曲気味で，小指の屈曲が最も大きく，示指の屈曲が最も小さくなる（図7.123A）．母指の指球（パッド）は，他の指の指球に対し直角をなす．

母指球は，母指の付け根にあり，深部にある母指球筋によってつくられる．類似の小指球は，手掌内側縁の小指の付け根にある．尺骨神経と正中神経が障害されると，母指球と小指球の形や指の位置に変化が起こる．

上肢の主要な浅静脈は手背の静脈網から始まり，中手骨の上を近位へ向かう（図7.123B）．尺側皮静脈はこの静脈網の内側部から，橈側皮静脈は外側部から始まる．

## ▶屈筋支帯と正中神経の反回枝の位置

屈筋支帯の近位縁は，2つの骨の指標によって同定することができる．

- 豆状骨…尺側手根屈筋の腱の遠位部で触れることができる．
- 舟状骨結節…橈側手根屈筋の腱の遠位端が手根へ入るところで，触れることができる（図7.124）．

体表解剖　615

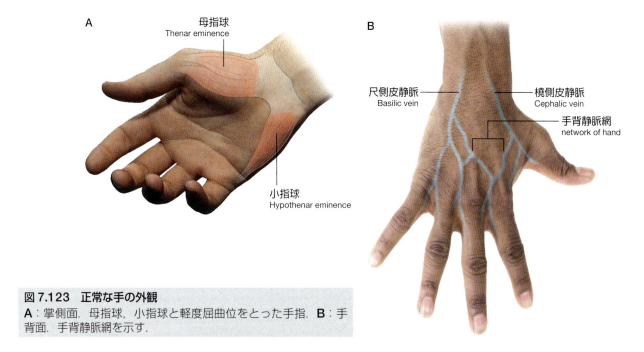

図7.123　正常な手の外観
A：掌側面．母指球，小指球と軽度屈曲位をとった手指．B：手背面．手背静脈網を示す．

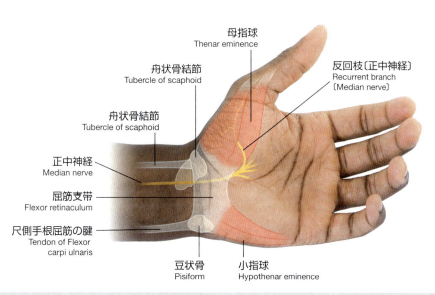

図7.124　左手の屈筋支帯と正中神経の反回枝の位置を示す前面像

　前記の2つの骨指標を結ぶ線が，屈筋支帯の近位縁にあたる．母指球の前縁が手掌の近位部で小指球と出合う点が，ほぼ屈筋支帯の遠位縁にあたる．
　正中神経の反回枝は，手掌正中線の近くで母指球の前縁を覆う皮膚と深筋膜の深部にある．

### ▶手における正中神経と尺骨神経の運動機能

　中手指節関節を屈曲し，同時に指節間関節を屈曲する運動は，すべて手の固有の筋による（図7.125A）．これらの筋は，主に（第8頸髄（C8）ならびに）第1胸髄（T1）のレベルからの神経線維による尺骨神経の深枝に支配される．
　第2～5指の間にものを挟んでつかむ手指の内転運動は掌側骨間筋の働きによって起こるが，これらの筋は，（第8頸髄（C8）ならびに）第1胸髄（T1）のレベルからの神経線維を含む尺骨神経の深枝に支配される（図7.125B）．
　母指の指球（パッド）と，他のどれかの指の指球の間で物をつかむことができるのは，母指球筋の働き（対立）による．母指球筋は第8頸髄（C8）（ならびに第1胸髄（T1））のレベルからの神経線維を含む正中神経の反回枝に支配される（図7.125C）．

## 616　第7章　上肢

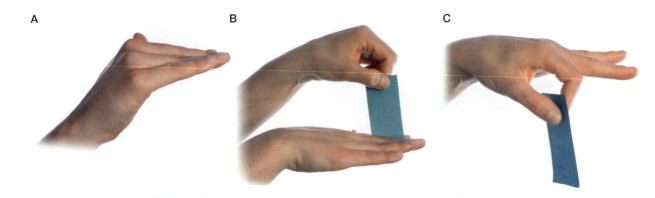

図7.125　手における正中神経と尺骨神経の運動機能
A：指節間関節を伸展して中手指節関節を屈曲させる．B：手指の間に物を挟んでもつ．C：母指の指球と示指の指球の間で物を挟んでもつ．

### ▶浅掌動脈弓と深掌動脈弓の位置の同定

手の浅掌動脈弓と深掌動脈弓の位置は，骨の指標，筋の隆起，皮膚の皺（皮線）を手がかりとして知ることができる（図7.126）．

- 浅掌動脈弓…手根で豆状骨の外側を走る尺骨動脈の続きとして始まる．この動脈弓は，手で屈筋腱の前（浅層）で外側に向かって手掌を横切る．この動脈弓は手掌の**近位手掌皮線**（Proximal transverse skin crease of palm）の位置に達したところで外側へ曲がり，前腕遠位部の橈骨動脈から出て母指球を横切ってきた動脈と吻合する．
- 深掌動脈弓…手掌外側部の屈筋腱の深部で，第1・2中手骨の近位端の間で始まる．この動脈弓は手掌を内側に向かって横切り，小指球筋の基部と豆状骨および有鈎骨鈎の間を走行する尺骨動脈の深枝と吻合する．深掌動脈弓は浅掌動脈弓よりも近位にあり，**遠位手根皮線**（Distal wrist skin crease）と手掌の近位手掌皮線のほぼ中間の位置にある．

図7.126　左手の浅掌動脈弓と深掌動脈弓の位置の視覚化
近位手掌皮線と遠位手根皮線を同定し，浅掌動脈弓と深掌動脈弓を重ね合わせている．また，豆状骨と有鈎骨鈎の位置も示す．

### ▶脈拍の触知

上肢の6ヵ所で，末梢血管の拍動を触知することができる（図7.127）．

- 腋窩動脈の拍動…腋窩動脈は，腋窩の床を覆う皮膚の円蓋の頂点の外側にある．
- 上腕中央部の上腕動脈の拍動…上腕動脈は，上腕の内側部で，上腕二頭筋と上腕三頭筋の間にある．ここは，血圧計のカフをあてる位置である．
- 肘窩の上腕動脈の拍動…上腕動脈は，肘窩で，上腕二頭筋の腱の内側を通る．ここは，血圧を測定するときに，聴診器で血管音を聞く位置である．
- 前腕の遠位部の橈骨動脈の拍動…橈骨動脈は，橈側手根屈筋の腱のすぐ外側を走る．ここは，脈拍を測定するときに最もよく用いられる部位である．
- 前腕の遠位部の尺骨動脈…尺骨動脈は，尺側手根屈筋の腱の外側縁の直下で，豆状骨の近位を通る．
- 解剖学的嗅ぎタバコ入れにおける橈骨動脈の拍動…橈骨動脈は，長母指伸筋の腱と短母指伸筋の腱および長母指外転筋の腱の間で，手根の外側部を通る．

体表解剖 617

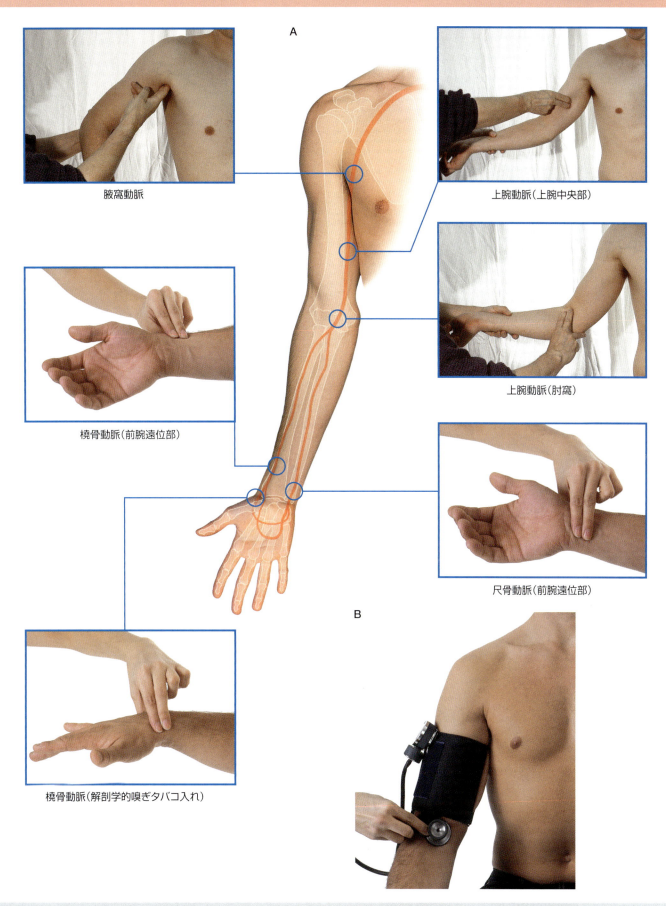

図7.127　動脈の拍動を触知できる位置
A：脈診点．B：血圧測定用のカフと聴診器の位置．

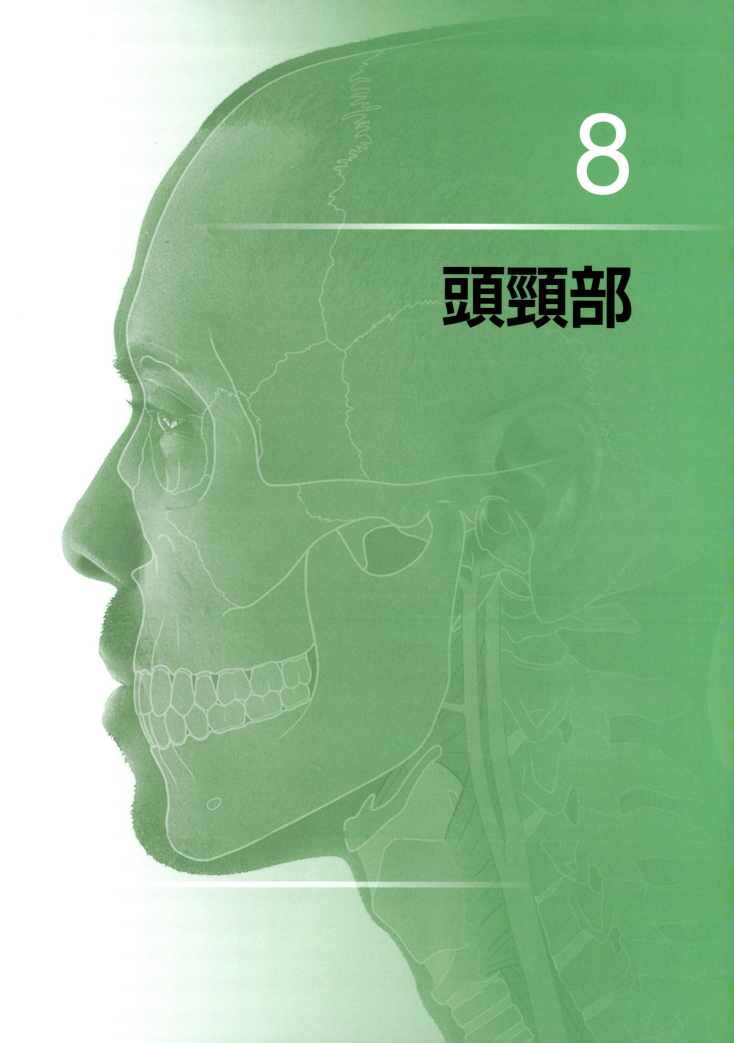

# 8

# 頭頸部

# 概観

## 概要

頭頸部は解剖学的に複雑な領域である.

### ▶ 頭部

#### 主要区画

頭部(Head)は，以下の区画からなり，骨と軟部組織によって形成される(図8.1).

- 頭蓋腔(Cranial cavity)…1個.
- 耳(Ear)…左右2個.
- 眼窩(Orbit)…左右2個.
- 鼻腔(Nasal cavity)…左右2個.
- 口腔(Oral cavity)…1個.

頭蓋腔は頭部の最大の空間であり，その中に脳と髄膜を入れる.

耳(平衡聴覚器)の大半は側頭骨の中にある．外耳は外側に開口する．

眼窩はその中に眼球を入れる．眼窩の形状は円錐形で，その先端は後内側を向く．眼窩壁は骨によって構成され，円錐の底面にあたる眼瞼は眼球の前で開閉する．

鼻腔は気道の上部を構成し，左右の眼窩間に位置する．鼻腔は壁，床，天井を有し，骨と軟骨で構成される．鼻腔の前方の開口部は外鼻孔(Nares：Nostrils)，後方の開口部は後鼻孔(Choanae：Posterior nasal apertures)である．

副鼻腔(Paranasal sinuses)は鼻腔と連続しており，鼻腔と同様に空気を含む．副鼻腔は，鼻腔から外側，上方，後方に広がる．上顎洞(Maxillary sinus)は，副鼻腔のうちで最大のもので，眼窩の下方にある．

口腔は鼻腔の下方にあって，両者の境界には硬口蓋(Hard palate)と軟口蓋(Soft palate)がある．口腔底は軟部組織によって構成される．

口腔の前方の開口部は，口裂(Oral fissure)である．後方の開口部は，口峡峡部(Oropharyngeal isthmus)である．外鼻孔と後鼻孔は常に開いているが，口裂と口峡峡部は軟部組織によって開閉する．

#### 解剖学的に定義されるその他の区画

主要区画に加えて，さらに2つの領域(側頭下窩と翼口蓋窩)が各区画の間にある(図8.2). また，頭部の外面を構成する顔

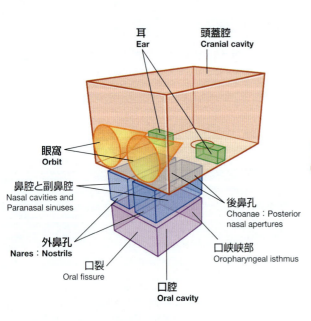
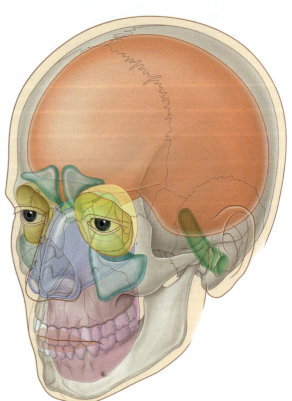

図8.1　頭部の主要区画

と頭皮の領域も，解剖学的に定義される．

側頭下窩(Infratemporal fossa)は，下顎骨の後方部(下顎枝)と上顎の後方の平坦部(蝶形骨翼状突起の外側板)との間の領域にあたる．骨と軟部組織に囲まれ，下顎神経(三叉神経の下顎枝[$V_3$])が通る．下顎神経は，頭蓋腔と口腔の間を走る．

翼口蓋窩(Pterygopalatine fossa)は，上顎のすぐ後方の左右にある．翼口蓋窩は，側頭下窩，眼窩，鼻腔，口腔と交通する．翼口蓋窩を通る主な構造の1つが，上顎神経(三叉神経の上顎枝[$V_2$])である．

顔(Face)は頭部の前面にあって，表情筋をもつ．表情筋は，深層の骨に対して皮膚を動かすことができるという点で特徴的な筋である．眼窩や口腔を開閉する働きもある(図8.3)．

頭皮(Scalp)は頭部の上方，後方，外側方にあって，頭部を覆う(図8.3)．

## ▶頸部

頸部(Neck)は，頭部と肩および胸部との間の部位である(図8.4)．頸部の上方の境界線は，下顎骨下縁と頭蓋骨後面にある上項線の高さである．頸部の後部は前部よりも高く，後鼻孔の高さに達する．

頸部の下方の境界線は，胸骨上端から，鎖骨に沿って肩峰までのびる．背部との境界はそれほど明瞭ではなく，肩峰と第7頸椎(C VII)の棘突起を結ぶ線にほぼ一致する．第7頸椎の棘突起は，体表から触診によりはっきりわかる大きな突起である．この下方の境界線は，**頸基部(頸の付け根)**(Base of neck)をとり囲む．

### 区画(コンパートメント)

頸部には4つの主要な区画(コンパートメント，図8.5)がある．頸筋膜の浅葉がこれら4つの区画をとり囲む．

- 脊柱区画…頸椎と姿勢を保つ筋が含まれる．
- 内臓区画…重要な腺(甲状腺，副甲状腺，胸腺)の他，頭部と胸部の間を走る気道，消化管が通る．
- 脈管区画…左右に2つあり，主要な血管と迷走神経が通る．

### 喉頭と咽頭

頸部には，気道にあたる**喉頭**(Larynx)と気道兼上部消化管である**咽頭**(Pharynx)がある．

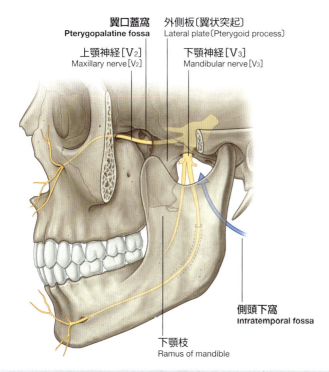

図8.2 頭部の各部が交通する領域

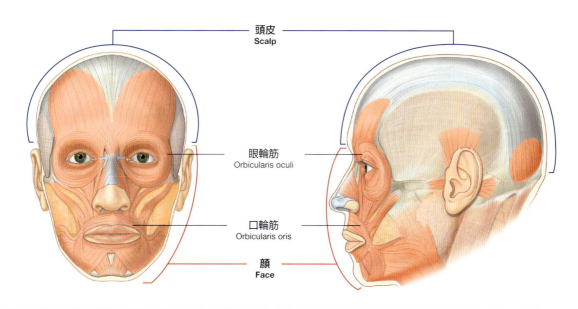

図8.3 顔面の筋

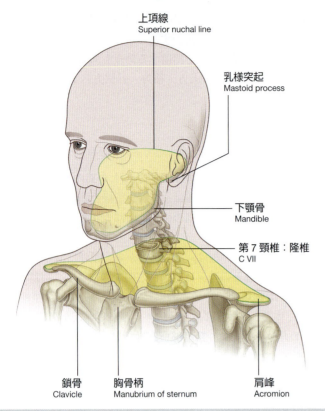

図 8.4 頸部の境界

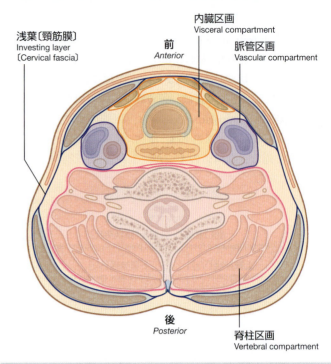

図 8.5 頸部の主要区画（コンパートメント）

喉頭（図 8.6）は気管に続く下気道の上部にあって，しなやかな膜によって舌骨につながる．舌骨は口腔底に連なる．喉頭は数個の軟骨からなる空洞状の管である．この管の形や広さは軟部組織によって調整される．最も重要なものは左右の声帯ヒダで，左右の外側壁から喉頭腔へ突出する．喉頭の上方の開口部（喉頭口（Laryngeal inlet））は斜め後方に傾き，咽頭につながる．

咽頭（図 8.6）は，筋と筋膜でできた半円柱状の管で，上方は頭蓋底に，下方は食道に固定される．左右の咽頭壁は鼻腔，口腔と喉頭の外側縁に付着する．左右の鼻腔，口腔，喉頭は咽頭の前面に開口し，咽頭腔は下方で食道に続く．

鼻腔のより後方は［咽頭］鼻部（Nasopharynx）である．口腔の後方は［咽頭］口部（Oropharynx），喉頭の後方は［咽頭］喉頭部（Laryngopharynx：Hypopharynx）である．

## 機能

### ▶ 保護作用

頭部は，脳とすべての特殊感覚の受容器，すなわち嗅覚に関連する鼻腔，視覚に関連する眼窩，聴覚と平衡感覚に関連する耳，味覚に関連する口腔を収納し保護する．

### ▶ 上気道と上部消化管との関係

頭部には呼吸器系と消化器系の上部，すなわち鼻腔と口腔があり，そこを通る空気と食物が下方に流れるのに適した構造になる．

### ▶ コミュニケーション

頭頸部は，情報の伝達（コミュニケーション）に関与する．喉頭が発する音は，咽頭と口腔で調整されて言葉となる．さらに，顔面の表情筋は表情をつくり，それによって非言語的な信号を相手に伝える．

### ▶ 頭部の位置の調節

頸部は頭部を支えて頭部を動かす．その際，特に全身を動かすことなく頭部の感覚器が適正な位置に向くことができるのは，頸部の働きによる．

### ▶ 頸部は気道と消化管の通路となる

頸部にある咽頭と喉頭は，頭部の鼻腔や口腔とつながる．下方では，胸郭上口において食道および気管と連絡する．

概観・構成要素 623

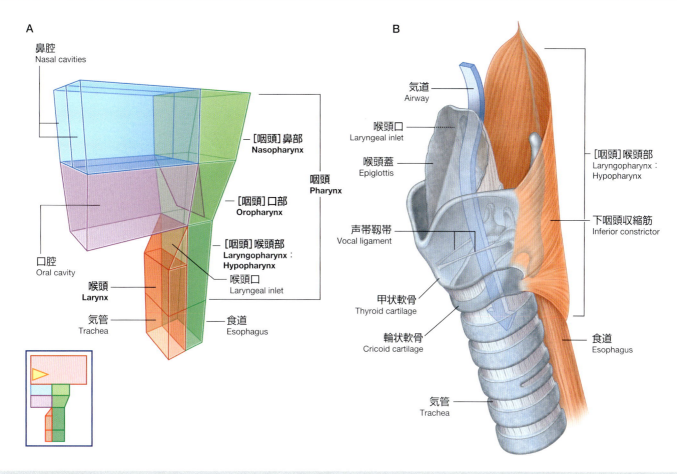

**図 8.6 頸部の区分**
A：概念図．B：解剖図．

## 構成要素

### ▶ 頭蓋

　頭部の複数の骨が**頭蓋**（Cranium）を形成する（**図 8.7A**）．それぞれの骨は，**縫合**（Suture）によって連結する．縫合は可動性のない線維性結合で，これにより頭蓋骨が互いに強く連結する（**図 8.7B**）．

　胎児と新生児では，頭蓋の骨と骨の間に骨化していない膜性組織があり，これを**[頭蓋]泉門**（Fontanelles）という．特に，頭蓋腔の最上部の泉門（**図 8.7C**）は大きな扁平骨の間隙をつくり，以下の働きをする．

- 頭部の変形…産道を通るときに起こる．
- 生後の発育．

　頭蓋泉門のほとんどは生後1歳までに閉じる．縫合線では，薄い結合組織の完全な骨化が20歳台後期に始まり，通常50歳台に完了する．

　頭部の滑膜性の関節は3つしかない．その最大のものは下顎骨と側頭骨の間にある顎関節である．他の2ヵ所の可動関節は，中耳のツチ骨，キヌタ骨，アブミ骨の3個の小さな骨（耳小骨）の間にある．

### ▶ 頸椎

　7個の**頸椎**（Cervical vertebra）が頸部の骨格を形成する．
頸椎（**図 8.8A**）の特徴は以下の通りである．

- 椎体…小さい．
- 棘突起…二分している．
- 横突起…**横突孔**（Foramen transversarium）をもつ．

　頸基部から頭蓋腔まで，椎骨動・静脈が第1～6頸椎（C I～VI）の左右にある横突孔の中を走る．

　頸椎の典型的な横突起は**前結節**（Anterior tubercle）と**後結節**（Posterior tubercle）を有する．各結節には筋が付着する．頸椎の前結節は，胸椎の肋骨と発生学的起源が同じである．時に，下位の頸椎に**頸肋**（Cervical rib）がみられることがある．

　環椎（第1頸椎（C I）），軸椎（第2頸椎（C II）），は，頭部を動かすための独特な形状をしている（**図 8.8B～E**；第2章参照）．

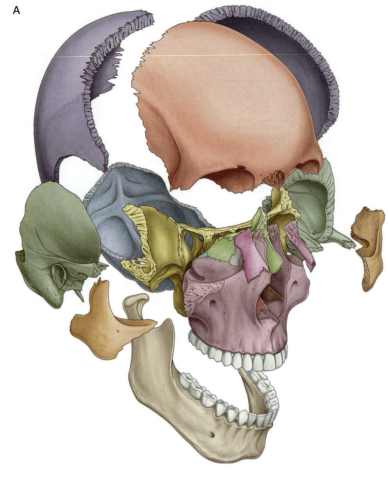
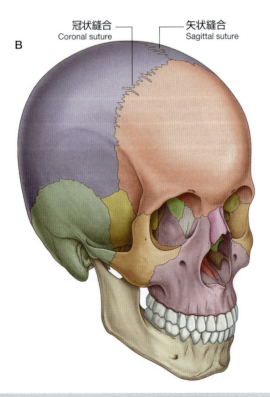
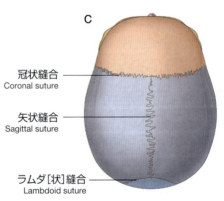
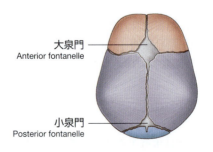

図 8.7　頭蓋
A：頭蓋を形成する骨．B：縫合．C：[頭蓋]泉門とラムダ[状]縫合．

概観 • 構成要素 625

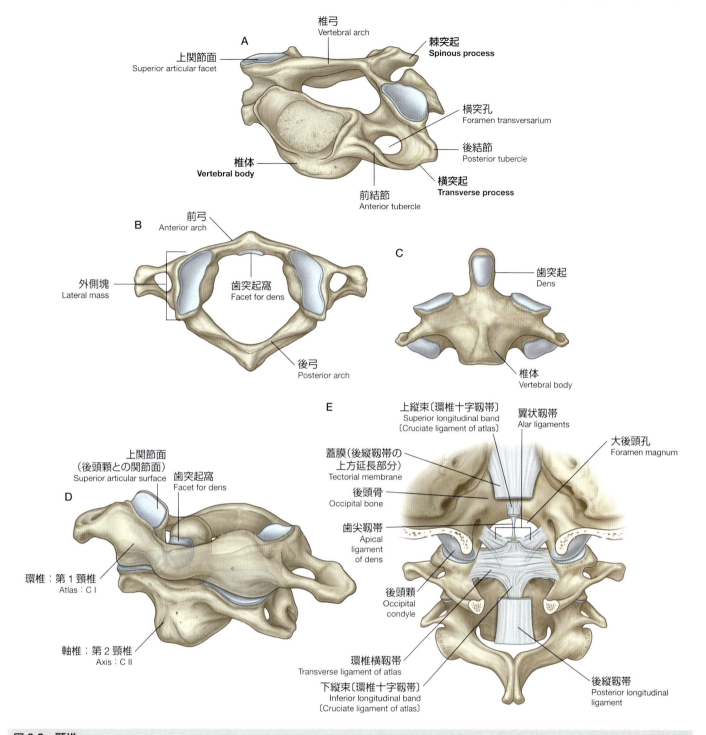

図 8.8 頸椎
A：典型的な形態的特徴．B：環椎：第1頸椎（C I）（上面）．C：軸椎：第2頸椎（C II）（前面）．D：環椎と軸椎（前外側面）．E：環椎後頭関節（後面）．

## ▶舌骨

舌骨（Hyoid bone）は，喉頭より高位の水平断面にあるU字状の小さな骨である（図8.9A）．体表から触診すると，左右に動かすことができる．

- 舌骨体（Body of hyoid bone）…前方にあってU字の底にあたる．

- 大角（Greater horn）…U字形の舌骨の2つの腕にあたり，舌骨体の両端から後方にのびる．

舌骨は，頭頸部の他の骨と関節をつくらない．
舌骨は，きわめて可動性が大きく，頭頸部のいくつかの筋と軟部組織がこの骨に強く付着する．また，舌骨は，口腔，喉頭，咽頭の移行部のあたりに位置する（図8.9B）．

- 上方…口腔底に付着する．

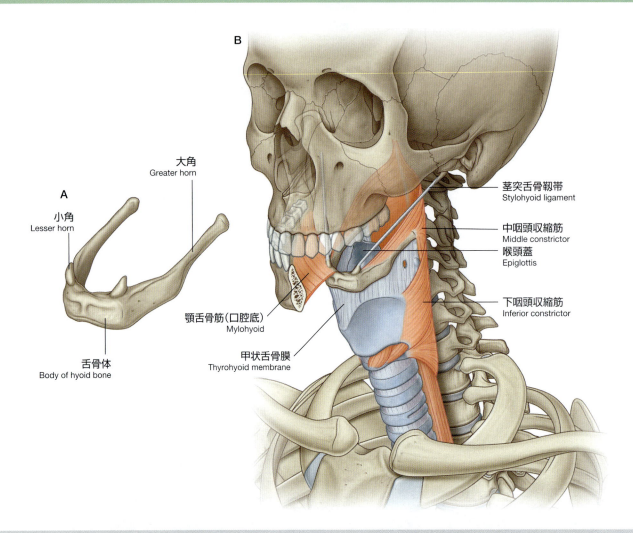

図8.9 舌骨
A：舌骨の構造．B：付着する筋等．

- 下方…喉頭に付着する．
- 後方…咽頭に付着する．

## ▶軟口蓋

軟口蓋（Soft palate）は，硬口蓋の背方にあり（図8.10A），一端を固定された翼状の軟部組織である．軟口蓋の筋がこれを挙上または下制する（図8.10B）．

口を開けると，その奥に軟口蓋とそれに付随する構造をみることができる．

## ▶頭頸部の筋

頭頸部の骨格筋は，機能，神経支配，発生学的起源に基づいて分類することができる．

### 頭部

頭部の筋群は以下の通りである．
- 外眼筋…眼球を動かし，上眼瞼を開ける．
- 中耳の筋…耳小骨の動きを調節する．
- 顔面の表情筋…表情をつくる．
- 咀嚼筋…顎関節を動かす．
- 軟口蓋の筋…口蓋を挙上または下制する．
- 舌の筋…舌を動かし，舌の形を変える．

### 頸部

頸部の筋群は以下の通りである．
- 咽頭の筋…咽頭を収縮し，上昇させる．
- 喉頭の筋…気道の形状を調節する．
- 舌骨下筋…喉頭と舌骨を頸部に支持・固定する．
- 外層の頸部の筋…頭部と上肢を動かす．
- 頸部の筋区画にある姿勢維持のための筋…頭頸部を支持・固定する．

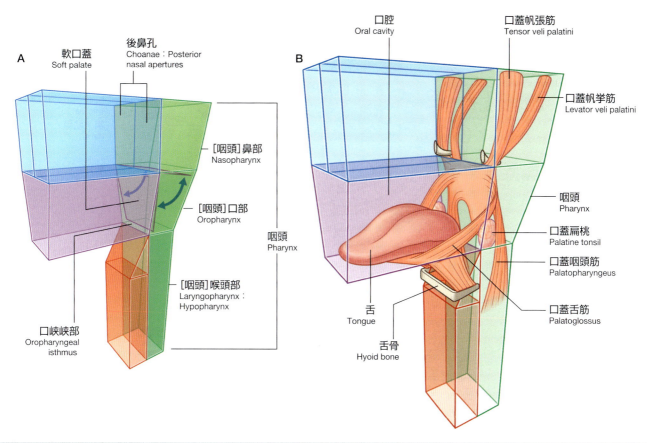

図8.10 軟口蓋
A：位置．B：軟口蓋の筋．

## 身体の他の領域との関係

### ▶胸部

　胸郭上口（Superior thoracic aperture）は，頸基部につながる胸部の入口である（図8.11）．頭部と胸部の間を走る構造は，頸部の内臓区画を通って胸郭上口に入る．頸基部では，前方に気管，中間に食道，後方に脊柱の順に並んでいる．また，気管の外側前方に太い動・静脈と神経が通る．

### ▶上肢

　腋窩入口（上肢への出入口）が，頸基部の高さで胸郭上口の上にまたがるように位置する（図8.11）．
- 脈管…第1肋骨の上を通って腋窩入口と胸部の間を走る．
- 腕神経叢…腋窩入口を通って腋窩に入り，上肢に向かう．

## 重要ポイント

### ▶第3・4頸椎間の高さと第5・6頸椎間の高さ

　頸部には2つの重要な高さがある（図8.12）．
- 第3・4頸椎（C Ⅲ・Ⅳ）間の高さ…喉頭の甲状軟骨上縁にあたり，総頸動脈（Common carotid artery）が外頸動脈と内頸動脈に分岐する．
- 第5・6頸椎（C Ⅴ・Ⅵ）間の高さ…咽頭と喉頭の下縁，すなわち気管と食道の上縁の高さに相当し，喉頭の輪状軟骨と気管軟骨の間のくぼみを触れる．

　内頸動脈は，頸部では枝を出さず，頭蓋に入って脳のほぼ全体に分布する．その他に，眼球と眼窩にも血液を送る．それ以外の頭頸部領域には，すべて外頸動脈の枝が分布する．

### ▶頸部の気道

　喉頭（図8.13）と気管は頸部において消化管の前方にあるので，喉頭よりも上部で気道が閉塞された場合には，直接気道を確保することができる．最も容易に気道を確保する方法は**輪状**

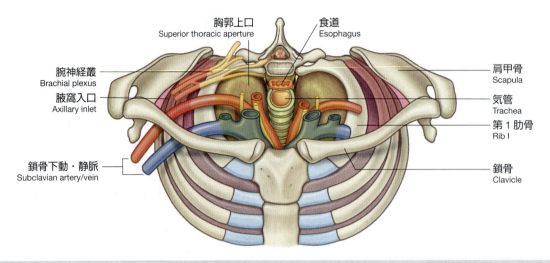

図8.11 胸郭上口と腋窩入口

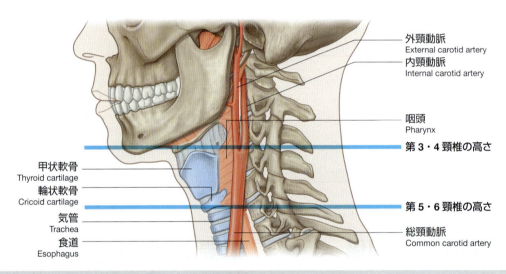

図8.12 重要な脊椎の高さ：第3・4頸椎間と第5・6頸椎間の高さ

甲状膜切開（Cricothyrotomy）で，これは輪状軟骨と甲状軟骨の間で**正中輪状甲状靱帯**（Median cricothyroid ligament）を切開するものである．正中輪状甲状靱帯は正中部で触診できる．通常，その表層には細い血管と結合組織，皮膚があるのみである．ただし，甲状腺の錐体葉が存在する場合もある．気管の前壁を外科的に開ける手術（**気管切開**（Tracheostomy））は，もう少し下方で行われる．この手術では，その浅層にある大きな静脈と甲状腺の一部を傷つけないようにすることが必要なので，気管切開の手技は難しい．

### ▶脳神経

12対の**脳神経**（Cranial nerve）がある．これらの神経は，頭蓋の孔や裂を通って頭蓋腔から外に出るのが特徴である．

すべての脳神経は，頭部と頸部の構造を支配する．ただし，**迷走神経[Ⅹ]**（Vagus nerve）は，頸部を下行して胸・腹部内臓を支配する．

頭部の副交感神経線維は，4つの脳神経（動眼神経[Ⅲ]，顔面神経[Ⅶ]，舌咽神経[Ⅸ]，迷走神経[Ⅹ]）によって，脳から運ばれる（図8.14）．そのうち，動眼神経[Ⅲ]，顔面神経[Ⅶ]，舌咽神経[Ⅸ]を通る副交感神経線維は，これらの神経から離れた後，三叉神経[Ⅴ]の枝に混じって標的器官に達する．

迷走神経[Ⅹ]は，副交感神経線維を胸・腹部内臓に運ぶ．

### ▶頸神経

8対の**頸神経**（Cervical nerve；C1～8）がある．
- 第1～7頸神経（C1～7）は，それぞれの番号の椎体の上方で脊柱管を出る．
- 第8頸神経（C8）は第7頸椎（CⅦ）と第1胸椎（TⅠ）の間から出る（図8.15A）．
- 第1～4頸神経（C1～4）の前枝は**頸神経叢**（Cervical plexus）

概観・重要ポイント 629

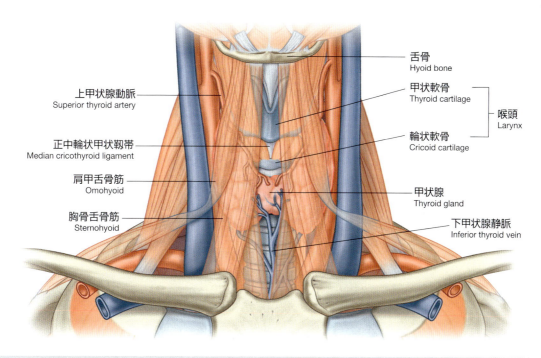

図 8.13 喉頭とそれに付随する構造

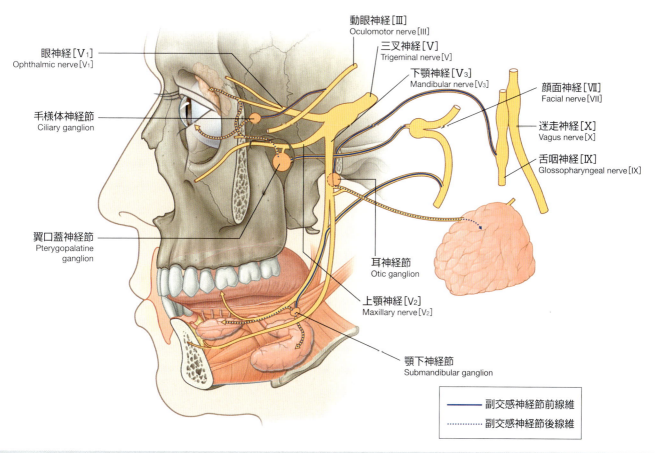

図 8.14 脳神経と副交感神経の神経支配

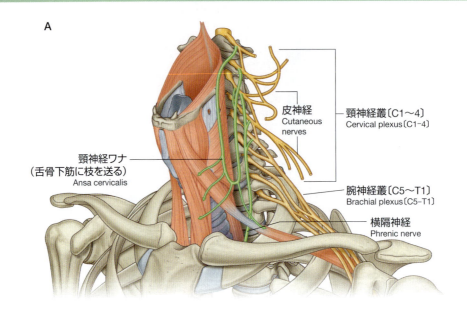

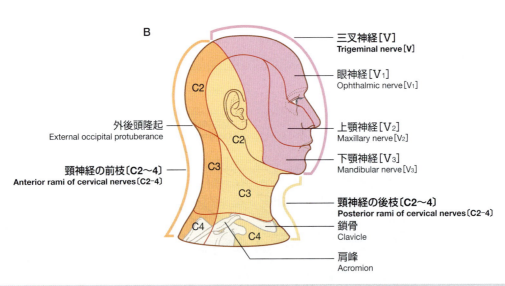

図8.15 頸神経
A：構成．B：皮節（皮膚分節）．

を形成する．頸神経叢の主要な枝は，舌骨下筋，横隔膜（横隔神経による）の運動を支配する．さらに前頸部・側頸部・前胸壁・頭部の下部の皮膚感覚も支配する（図8.15B）．

第5～8頸神経（C5～8）と第1胸神経（T1）の前枝が一緒になって**腕神経叢**（Brachial plexus）を構成し，上肢の神経支配を行う．

## ▶消化と呼吸の通路の機能的な分離

咽頭は，消化管と気道の共通の通路である．したがって，呼吸は鼻によってだけでなく，口からもできる．一方，口に入った食物が，食道に入るばかりでなく，誤って喉頭に入り込むこともある．次のことが重要である．

■ 気管内挿管…口から下気道に管を挿入する．

■ 経鼻栄養チューブ…鼻を経由して消化管（食道）に管を挿入する．

通常，軟口蓋，喉頭蓋，喉頭の軟部組織は，食物と液体が気道の下部（下気道）に入るのを防ぐための弁として働く（**図8.16A**）．

通常の呼吸時に，気道は開いており，空気は鼻腔（または口腔）から，咽頭，喉頭，気管を通って肺に達する（**図8.16B**）．食道の内腔は，通常閉じている．気道とは異なり，食道は骨格性の支持体をもたないため，開いたままの状態を保つことはできない．

口腔内に液体または食物が充満しているときには，軟口蓋が下がって口峡部を閉じる．このおかげで，口腔内でものを噛んでいるときでも呼吸することができる（**図8.16C**）．

嚥下の際に，軟口蓋と喉頭の一部は気道を塞ぐ弁の役割を果

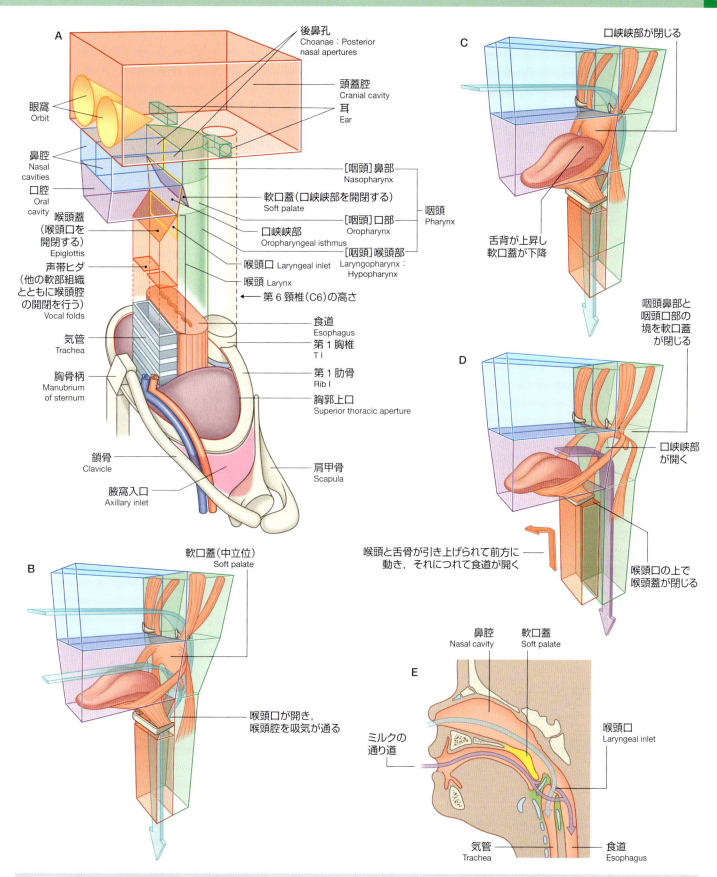

図8.16 喉頭，軟口蓋，喉頭蓋，口峡峡部
A：概観．B：正常呼吸時．C：口腔に食物や液体を含んだまま呼吸するとき．D：嚥下．E：新生児．

たし，これによって，食物が口腔から食道へ正しく送られる(図8.16D).

軟口蓋が上昇して[咽頭]鼻部が閉じると同時に，口峡峡部が開く．この働きによって，食物や液体が誤って[咽頭]鼻部や鼻腔に上がることが防がれる．

喉頭蓋は喉頭口を閉じる．さらに，両側の声帯ヒダと上方の軟部組織がそれぞれ左右から接近するため，喉頭腔が閉じた状態になる．また，喉頭が上方と前方へと引っ張られて，食物と液体が食道へ滑り込むのを助ける．

新生児では，喉頭の位置が頸部の高い位置にあるため，喉頭蓋が軟口蓋よりも高くなる(図8.16E)．したがって，乳児は乳を飲みながら同時に呼吸することができ，ミルク等の液体が誤って気道に入ることなく，喉頭のまわりを通って後方に流れる．2歳になるまでに，喉頭は成人にみられるような頸部の低い位置に下降する．

▶ 頸三角

頸部の特徴的な外形をつくる僧帽筋と胸鎖乳突筋によって頸部が**前頸三角**(Anterior triangle)と**後頸三角**(Posterior triangle)に分けられる(図8.17).
前頸三角の境界は以下の通りである．
- 頸部の前正中線．
- 下顎骨の下縁．
- 胸鎖乳突筋の前縁．

後頸三角の境界は以下の通りである．
- 鎖骨の中央 1/3．
- 僧帽筋の前縁．
- 胸鎖乳突筋の後縁．

頭部と胸部の間を走る神経・血管には，前頸三角から到達できる．

後頸三角は，一部が腋窩入口の上を覆っており，上肢に出入りする神経・血管が通る．

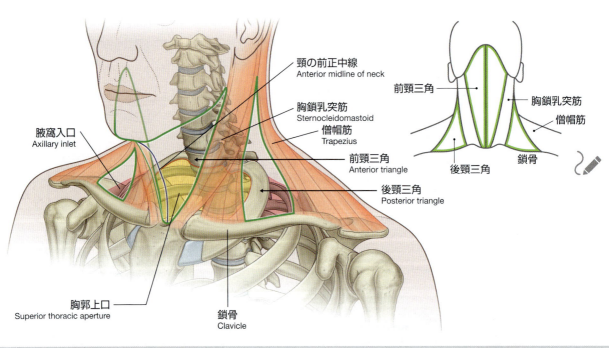

図8.17 前頸三角と後頸三角

# 局所解剖

## 頭蓋

　頭部の骨格は，耳小骨を除くと，22個の骨からなる．下顎骨以外の骨は縫合によって連結しており，互いに動くことがなく，**頭蓋**(Cranium)として1つにまとまる．
　頭蓋は次の領域に区分される．
- **頭蓋冠**(Calvaria)…脳を入れる頭蓋腔を形成する．
- **頭蓋底**(Base of the cranium)…頭蓋の土台を形成する．
- **顔面頭蓋(内臓頭蓋)**(Viscerocranium)…頭蓋の前下方で顔を形成する．

　頭蓋冠は，主に左右の側頭骨，左右の頭頂骨，無対の前頭骨・蝶形骨・後頭骨からなる．
　頭蓋底は，主に蝶形骨・側頭骨・後頭骨からなる．
　顔面頭蓋は，左右の鼻骨・口蓋骨・涙骨・頬骨・上顎骨・下鼻甲介と無対の鋤骨からなる．
　下顎骨は，脳頭蓋と顔面頭蓋のいずれにも含まれない［訳注：頭蓋冠と頭蓋底を合わせて脳頭蓋とよぶことがある］．

### ▶前面

　頭蓋の前面には上方に**額(前頭部)**(Forehead)があって，その下方に眼窩，**鼻部**(Nasal region)，鼻部と上顎の間の顔部，上顎，下顎がある（図8.18）．

### 前頭骨

　額は**前頭骨**(Frontal bone)からなる．前頭骨の下部は眼窩上縁も形成する（図8.18）．
　眼窩上縁の上方には，**眉弓**(Superciliary arch)とよばれる隆起が左右にみられる．眉弓は，女性より男性においてよく発達している．左右の眉弓の間は少しくぼんでおり，**眉間**(Glabella)とよばれる．

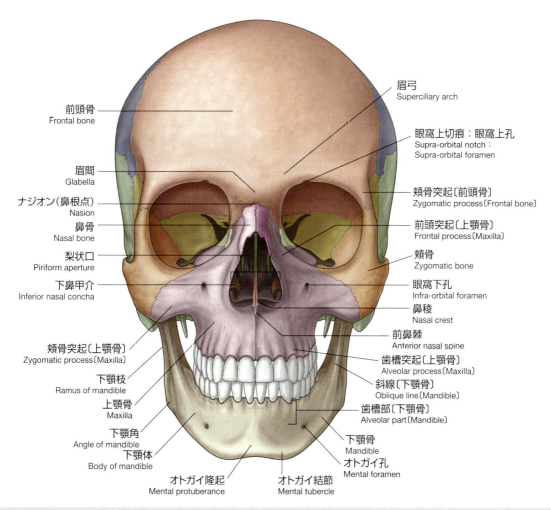

図8.18　頭蓋の前面

## 634　第8章　頭頸部

眼窩上縁の内側寄りに，**眼窩上孔**(眼窩上切痕(Supra-orbital foramen：Supra-orbital notch))が認められる(表8.1)。

内側では，前頭骨が下方へカーブして，眼窩内側縁の上部を構成する．

外側では，前頭骨の**頬骨突起**(Zygomatic process)が**頬骨**(Zygomatic bone)と連結して，眼窩外側縁の上半を占める．この突起は頬骨の**前頭突起**(Frontal process)と連結する．

### 頬骨と鼻骨

頬骨は，眼窩の外側壁の下半と下壁の外側部を構成する．

鼻の上部では，左右の**鼻骨**(Nasal bone)が正中で連結する．両者は上方で前頭骨に連結する．この連結部の**前頭鼻骨縫合**(Frontonasal suture)の中心点を**ナジオン(鼻根点)**(Nasion)という．

鼻骨は，外側で上顎骨の**前頭突起**(Frontal process)と連結する．

下方では，**梨状口**(Piriform aperture)が鼻腔の前方に大きく開口する．梨状口の上方は鼻骨によって，外側と下方は上顎骨によって囲まれる．

梨状口の奥に**鼻稜**(Nasal crest)と左右の**下鼻甲介**(Inferior nasal concha)がみえる．鼻稜は**骨鼻中隔**(Bony nasal septum)の下部にあたり，その前端は**前鼻棘**(Anterior nasal spine)である．

### 上顎骨

左右の**上顎骨**(Maxilla)は，眼窩と上顎歯の間，および左右の上顎を構成する骨である．

上方では，眼窩の内側壁と下壁を構成する．

外側では，上顎骨の頬骨突起が頬骨と連結し，内側では前頭突起が前頭骨と連結する．

下方では，鼻腔の外側部が**上顎体**(Body of maxilla)である．

眼窩下縁のすぐ下方で，**眼窩下孔**(Infra-orbital foramen)が上顎体の前面に開口する(表8.1)．

さらに下方では，上顎骨の下面が**歯槽突起**(Alveolar process)となって上顎の歯を保持し，上顎をつくる．

### 下顎骨

頭蓋を前方からみると，**下顎骨**(Mandible)が最も下方にみえる．下顎骨の前部が**下顎体**(Body of mandible)，後部が**下顎枝**(Ramus of mandible)である．下顎体と下顎枝が接合するところが**下顎角**(Angle of mandible)である．下顎のほぼすべてが前方からみえる．

下顎体は大きく2部に分けられる．

- 上部…**下顎骨の歯槽部**(Alveolar part of mandible)．
- 下部…**下顎底**(Base of mandible)．

下顎骨の歯槽部には歯がある．歯が脱落すると歯槽部は吸収される．下顎底の中央部は前方に突出し(**オトガイ隆起**(Mental protuberance))，ここで左右の下顎骨が結合している．オトガイ隆起のすぐ外側では，左右の**オトガイ結節**(Mental tubercle)が少し張り出している．

外側には，**オトガイ孔**(Mental foramen)が，ちょうど下顎骨歯槽部と下顎底の中間の高さに開口する(表8.1)．オトガイ孔の後方は高まり(**斜線**(Oblique line))をなし，下顎枝の前面から下顎体にかけて続く．斜線は下唇を下げる筋の付着部である．

### ▶外側面

頭蓋の外側面は，頭蓋冠の外側部，顔面骨の外側部と下顎によって構成される(図8.19)．

- 頭蓋冠の外側部…前頭骨，頭頂骨，後頭骨，蝶形骨，側頭骨．
- 顔面骨の側方部…鼻骨，上顎骨，頬骨．
- 下顎の側方部…下顎骨．

### 表8.1　頭蓋の外面の孔

| 孔 | 孔を通る構造 |
|---|---|
| **前面** | |
| 眼窩上孔 | 眼窩上神経．眼窩上動・静脈 |
| 眼窩下孔 | 眼窩下神経．眼窩下動脈とそれに伴行する静脈 |
| オトガイ孔 | オトガイ神経．オトガイ動・静脈 |
| **側面** | |
| 頬骨顔面孔 | 頬骨顔面枝 |
| **上面** | |
| 頭頂孔 | 導出静脈 |
| **下面** | |
| 切歯孔 | 鼻口蓋神経．蝶口蓋動・静脈 |
| 大口蓋孔 | 大口蓋神経．大口蓋動・静脈 |
| 小口蓋孔 | 小口蓋神経．小口蓋動・静脈 |
| 翼突管 | 翼突管神経．翼突管動・静脈 |
| 卵円孔 | 下顎神経[$V_3$]．小錐体神経 |
| 棘孔 | 中硬膜動脈 |
| 破裂孔 | 膜状構造(軟骨で埋められる) |
| 頸動脈管 | 内頸動脈．内頸動脈神経叢 |
| 大後頭孔 | 脳・脊髄．椎骨動脈神経叢．副神経[XI]脊髄根．髄膜．椎骨動脈，前脊髄動脈，後脊髄動脈． |
| 顆管 | 導出静脈 |
| 舌下神経管 | 舌下神経[XII]．舌下神経管静脈叢 |
| 頸静脈孔 | 内頸静脈．下錐体静脈洞．舌咽神経[IX]．迷走神経[X]．副神経[XI] |
| 茎乳突孔 | 顔面神経[VII] |

# 局所解剖・頭蓋　635

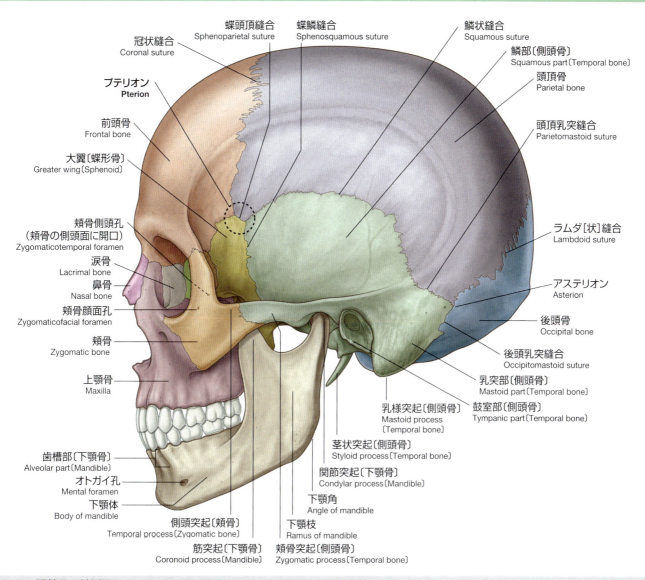

図8.19　頭蓋骨の外側面

## 頭蓋冠の外側面

　頭蓋冠を側面からみたとき，最も前方に前頭骨がある．前頭骨は，頭蓋冠の上方で頭頂骨との間に**冠状縫合**（Coronal suture）を形成する．また，頭頂骨は後頭骨との間に**ラムダ[状]縫合**（Lambdoid suture）を形成する．

　頭蓋冠の下部において，前頭骨は**蝶形骨の大翼**（Greater wing of sphenoid）と連結する（図8.19）．蝶形骨の大翼は，後方でさらに頭頂骨との間に**蝶頭頂縫合**（Sphenoparietal suture）を，また側頭骨前縁との間に**蝶鱗縫合**（Sphenosquamous suture）を形成する．

　前頭骨，頭頂骨，蝶形骨，側頭骨が会合する部位は**プテリオン**（Pterion）とよばれる．頭蓋骨骨折がプテリオンに起こると，重篤な結果をもたらすことが多い．この部位の骨は薄く，その深部を中硬膜動脈前枝が通るため，この部の骨折によって硬膜外血腫が起こりやすい．

　側頭骨と後頭骨の間の**後頭乳突縫合**（Occipitomastoid suture）が，頭蓋冠の外側下方にみられる．

## 側頭骨

　**側頭骨**（Temporal bone）は，頭蓋外側壁の下部を構成しており（図8.19），以下の各部に分けられる．

- **鱗部**（Squamous part）…平らで大きな板状部で，側頭骨の前上方部を占める．頭蓋の外側壁を構成し，前部が蝶形骨大翼との間に蝶鱗縫合を形成する．上部は，頭頂骨との間に**鱗状縫合**（Squamous suture）を形成する．

- **頬骨突起**（Zygomatic process）…鱗部から前方へ突出する．外側に突き出た後，前方へ曲がり，頬骨の側頭突起と連結して**頬骨弓**（Zygomatic arch）をつくる．

- **鼓室部**（Tympanic part）…頬骨突起起始部のすぐ下方にある．この部の外側面に**外耳孔**（External acoustic opening）がみえ，その奥が**外耳道**（External acoustic meatus）である．

- **岩様部**（Petrous part）…錐体部と乳突部に分けられる．乳突部は，側頭骨の最後部にあり，岩様部の外側にみえる．この部は前方の鱗部と連続しており，頭頂骨との間に**頭頂乳突縫合**（Parietomastoid suture）を形成する．後方は，後頭骨との

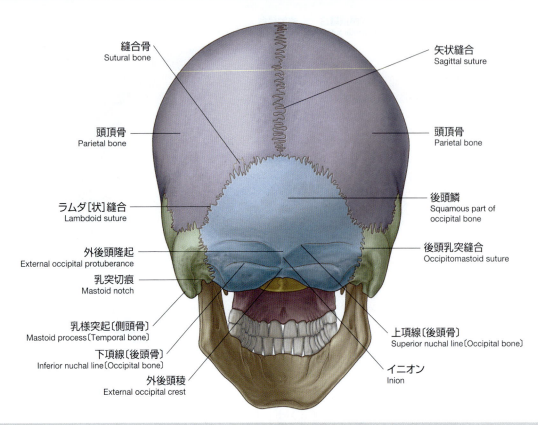

図8.20 頭蓋の後面

間に**後頭乳突縫合**(Occipitomastoid suture)をつくる．これらの2つの縫合は連続している．頭頂乳突縫合は，前方で鱗状縫合に続く．

乳突部の下部は，大きな**乳様突起**(Mastoid process)を形成し，ここに筋が付着する．

乳様突起の内側で，側頭骨の下面から**茎状突起**(Styloid process)が下向きに突出する．

## 顔面骨の外側面

頭蓋の外側面にみえる内臓頭蓋の骨は，鼻骨，上顎骨，頬骨である（**図8.19**）．

- 鼻骨…前方にある．
- 上顎骨…下方の歯槽突起には歯があり，上顎を形成する．前方の鼻骨と連結する．上部は，眼窩の内側壁と下壁を構成する．内側の前頭突起は前頭骨と，外側の頬骨突起は頬骨と連結する．
- 頬骨…頬の膨らみをつくる不規則な形をした骨である．内側部は，上顎骨の頬骨突起と関節をつくり，眼窩底の一部を形成する．上方では，前頭突起が前頭骨の頬骨突起と連結して，眼窩の外側壁を形成する．外側では，後方へ水平に突出した側頭突起が側頭骨の頬骨突起と関節をつくり，頬骨弓を形成する．

頬骨の外側面には**頬骨顔面孔**(Zygomaticofacial foramen)という小孔がみられる（**表8.1**）．頬骨の内側面には**頬骨側頭孔**(Zygomaticotemporal foramen)という小孔が開口する．

## 下顎骨

**下顎骨**(Mandible)は，外側からみたときに頭蓋の前下方に位置する骨である．前方に下顎体，後方に下顎枝があり，それらの移行部が下顎角である（**図8.19**）．

下顎体の歯槽部には歯があり，外側面にはオトガイ隆起がみられる．

オトガイ孔が下顎体の外側面に開口する．下顎枝から，**関節突起**(Condylar process)と**筋突起**(Coronoid process)が上方へのびる．

関節突起は側頭骨との間に関節をつくり，筋突起には側頭筋が付着する．

## ▶後面

頭蓋を後方からみると，後頭骨，頭頂骨，側頭骨がみえる．

## 後頭骨

中央に，**後頭骨**(Occipital bone)の平らな**後頭鱗**(Squamous part of occipital bone)がある（**図8.20**）．上方では頭頂骨との間にラムダ[状]縫合を形成し，側方では後頭乳突縫合で側頭骨と連結している．ラムダ[状]縫合の途中に，縫合によって小さく独立した**縫合骨**(Sutural bone：Wormian bone)がみられるこ

局所解剖 • 頭蓋　637

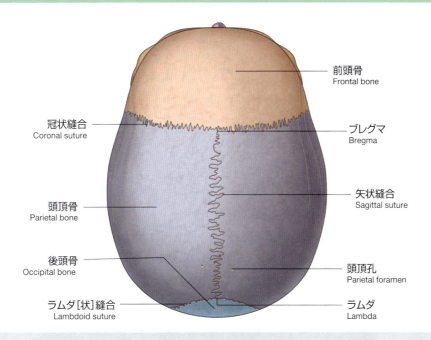

図 8.21　頭蓋の上面

ともある．
　後頭骨には特徴的な構造がいくつかある．**外後頭隆起**（External occipital protuberance）が正中部に張り出し，そこから外側方向に**上項線**（Superior nuchal line）がのびる．外後頭隆起で最も突出している点が**イニオン**（Inion）である．上項線の約 2.5 cm 下方には**下項線**（Inferior nuchal line）が同じく横方向に走る．外後頭隆起から下方へ向かって，**外後頭稜**（External occipital crest）がある．

## 側頭骨

　後方から側頭骨をみると，乳様突起が突出する（図 8.20）．乳様突起の下内側面には**乳突切痕**（Mastoid notch）があり，ここに顎二腹筋の後腹が付着する．

## ▶ 上面

　頭蓋を上面からみると，前頭骨，頭頂骨，後頭骨が頭蓋冠の上部（**頭蓋帽**（Calva））を形成する（図 8.21）．これらの骨は，前方から後方へ順に，次のように並ぶ．
- 無対の前頭骨…冠状縫合で左右の頭頂骨と連結する．
- 1 対の頭頂骨…正中線上に位置する矢状縫合で互いに連結する．
- 無対の後頭骨…ラムダ［状］縫合で頭頂骨と連結する．

矢状縫合と冠状縫合が合流するところは**ブレグマ**（Bregma）である．矢状縫合とラムダ［状］縫合が合流するところを**ラムダ**（Lambda）という．
　頭蓋の上面にみられる唯一の孔は頭頂骨の頭頂孔である．頭頂孔は矢状縫合のすぐ外側にある（図 8.21）．
　頭蓋冠をつくる骨は，緻密骨でできた内板と外板の間に 1 層

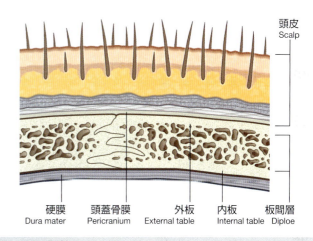

図 8.22　頭蓋冠

の海綿骨（**板間層**（Diploe））があるという独特の構造である（図 8.22）．

## ▶ 下面

　頭蓋骨を下面からみると，頭蓋底は前方の切歯から後方の上項線に及び，外側は乳様突起と頬骨弓に達する（図 8.23）．
　頭蓋底は，しばしば次の 3 部に分けて記載される．
- 前部…歯と硬口蓋を含む．
- 中間部…硬口蓋の後方から大後頭孔前縁まで広がる．
- 後部…大後頭孔から上項線まで広がる．

## 前部

　頭蓋底前部の主要な構造は，歯と硬口蓋である．
　歯は，左右の上顎の**歯槽突起**（Alveolar process）から突出す

# 638　第8章　頭頸部

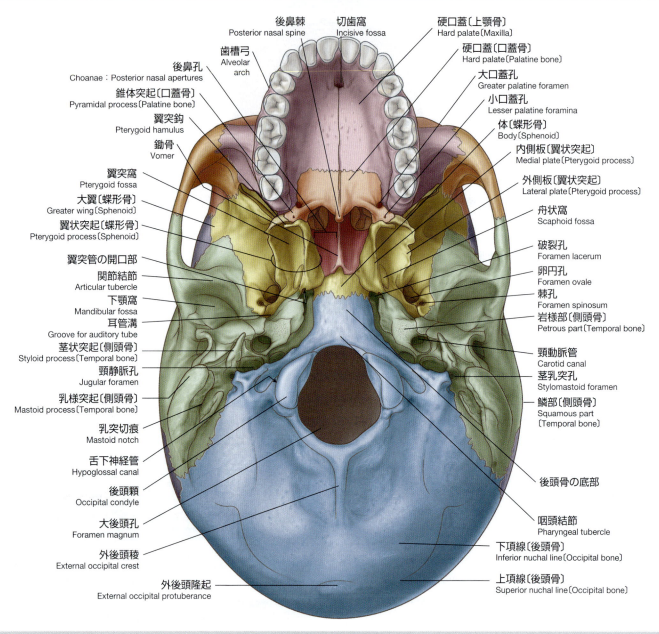

図8.23　頭蓋の下面

る．歯槽突起はU字状の歯槽弓をつくり，硬口蓋を前と左右の3方向からとり囲む（図8.23）．

硬口蓋（Hard palate）の前部は上顎骨の**口蓋突起**（Palatine process）から，後部は**口蓋骨**（Palatine bone）の**水平板**（Horizontal plate）から構成される．

左右の上顎骨の口蓋突起の間には，正中に**上顎間縫合**（Intermaxillary suture）が形成される．上顎骨と口蓋骨の間には，**口蓋上顎縫合**（Palatomaxillary suture）が形成される．左右の口蓋骨の水平板の間には，正中に**正中口蓋縫合**（Median palatine suture）が形成される．

硬口蓋のその他の特徴的な構造は以下の通りである．

- **切歯窩**（Incisive fossa）…左右の切歯のすぐ後方の正中にある．ここに**切歯孔**（Incisive foramina）があり，硬口蓋と鼻腔を結ぶ**切歯管**（Incisive canal）の開口部である．
- **大口蓋孔**（Greater palatine foramen）…硬口蓋の左右の後外側縁近くにある．これらは，**大口蓋管**（Greater palatine canal）の開口部である．
- **小口蓋孔**（Lesser palatine foramina）…大口蓋孔のすぐ後方にある．これらは，**口蓋骨錐体突起**（Pyramidal process of palatine bone）の中を走る**小口蓋管**（Lesser palatine canal）の開口部である．
- **後鼻棘**（Posterior nasal spine）…硬口蓋の後縁の正中の小さな後方への突出である．

## 中間部

頭蓋底の中間部は複雑である．

- 前半…鋤骨と蝶形骨からなる.
- 後半…後頭骨と側頭骨からなる.

## 中間部の前半

［訳注：頭蓋底中間部の前半には，鋤骨と蝶形骨がある（図8.23）.］

### 鋤骨

　鋤骨（Vomer）は正中にあり，下面からみると蝶形骨にのっているようにみえる（図8.23）. この骨は，左右の後鼻孔の間の隔壁となる骨性鼻中隔の一部を形成する.

### 蝶形骨

　頭蓋底中間部の前半は，ほとんど**蝶形骨**（Sphenoid）による.

　蝶形骨は，中央に蝶形骨の**体**（Body）があって，そこから左右に**大翼**（Greater wing）と**小翼**（Lesser wing）が出る. さらに下方に向かって左右の**翼状突起**（Pterygoid process）が張り出し，後鼻孔を左右からとり囲む.

　頭蓋骨を下面からみると，蝶形骨の体，翼状突起，大翼の3つが観察できる（図8.23）. 小翼は下方からみえない.

### 蝶形骨の体

　蝶形骨の体は骨の中央に位置し，立方形をしている.

　その中に，左右の大きな含気洞（蝶形骨洞）がある. 前方では鋤骨，篩骨，口蓋骨と，後外側では側頭骨と，後方では後頭骨と，それぞれ連結する.

### 翼状突起

　蝶形骨の体と大翼の間から下方にのびる突起が翼状突起である（図8.23）. 翼状突起は幅の狭い**内側板**（Medial plate）と，より幅の広い**外側板**（Lateral plate）からなり，内側板と外側板は**翼突窩**（Pterygoid fossa）によって分けられる.

　内側板の下端は鈎状に突出し，**翼突鈎**（Pterygoid hamulus）とよばれる. 内側板は上方で二分して**舟状窩**（Scaphoid fossa）という浅いくぼみを形成する.

　舟状窩のすぐ上方に，内側板の基部付近には**翼突管**（Pterygoid canal）の開口部がある. 翼突管は，破裂孔の前縁付近から前方へ向かう.

### 大翼

　翼状突起の外側板の外側に，蝶形骨の大翼がある（図8.23）. 大翼は，頭蓋底のみならず頭蓋外側面の構成にも関与する. また，大翼は外側と後方で側頭骨と連結する.

　頭蓋骨の下面にみえる大翼の表面の重要な構造は，翼状突起の外側板の上端から外側に開口する卵円孔と，その後外側縁にある棘孔である.

## 中間部の後半

　頭蓋底中間部の後半には，後頭骨と側頭骨がある（図8.23）.

### 後頭骨

　後頭骨の底部（Basilar part）は，蝶形骨の体のすぐ後方の正中にある. 底部の後端は**大後頭孔**（Foramen magnum）に達する. 外側は側頭骨と連結する.

　後頭骨の底部で目につくのは，**咽頭結節**（Pharyngeal tubercle）である. ここは，咽頭が頭蓋底に付着する部位である（図8.23）.

### 側頭骨

　後頭骨の底部のすぐ外側に，側頭骨の岩様部の一部である錐体部がある.

　側頭骨の錐体部は楔形をしており，前方の蝶形骨の大翼と後方の後頭骨底部とに挟まれた位置で，**錐体尖**（Apex of petrous part）が前内方を向く. 錐体尖は**破裂孔**（Foramen lacerum）の辺縁の一つとなる. 破裂孔は，一生を通じて軟骨が中を埋めており，頭蓋の孔としては例外的といえる（図8.23）.

　破裂孔の内側縁は後頭骨の底部によって，前縁は蝶形骨の体によって形成される.

　側頭骨の錐体部の下部の，破裂孔の後外側に**頸動脈管**（Carotid canal）の大きな開口部がある.

　側頭骨の錐体部と蝶形骨の大翼の間には，**耳管**（Pharyngotympanic tube：Auditory tube）の軟骨部の通る溝がある. この溝は，後外側方で側頭骨の錐体部にある骨性の管に続く.

　蝶形骨の大翼のすぐ外側には側頭骨の鱗部があって，ここに顎関節が形成される. すなわち，側頭骨の鱗部に**下顎窩**（Mandibular fossa）とよぶ凹面部があり，そこに下顎骨の関節突起が入り込む. この関節では，下顎窩前縁が下方に大きく張り出して，大きな**関節結節**（Articular tubercle）をつくる（図8.23）.

## 後部

　頭蓋底の後部は，大後頭孔前縁から後方の上項線まで広がる（図8.23）. この後部の中心は後頭骨，外側は側頭骨からなる.

### 後頭骨

　後頭骨は，頭蓋底の後部の主要な骨である（図8.23）. 後頭骨には，脳と脊髄が連絡する重要な孔である大後頭孔があり，後頭骨はこの周辺で鱗部，左右の外側部，底部の4部に分けられる.

　**後頭鱗**（Squamous part of occipital bone）は大後頭孔の後方に，左右の**外側部**（Lateral part）は外側に，**底部**（Basilar part）は前方にある（図8.23）.

　このうち後頭鱗と外側部が頭蓋底後部の形成に関与する.

　後頭鱗で最も目立つ部位は，外後頭稜である. これは，外後頭隆起から大後頭孔へのびる骨の高まりである. **外後頭稜**（External occipital crest）の中間点から左右に，**下項線**（Inferior nuchal line）が弓状にのびる.

　大後頭孔の外側にある後頭骨外側部には，次のような多数の重要な構造がある.

　まず，大後頭孔の前外側縁の左右に，丸い**後頭顆**（Occipital condyle）がある（図8.23）. これが環椎（第1頸椎（C I））と関節をつくる. 後頭顆の後方は**顆窩**（Condylar fossa）というくぼみになっており，ここに**顆管**（Condylar canal）が開く. 後頭顆の前上方に**舌下神経管**（Hypoglossal canal）が大きく開口する. 舌下神経管の外側には**頸静脈孔**（Jugular foramen）がある. 頸静脈孔は，**後頭骨の頸静脈切痕**（Jugular notch of occipital bone）

# 640　第8章　頭頸部

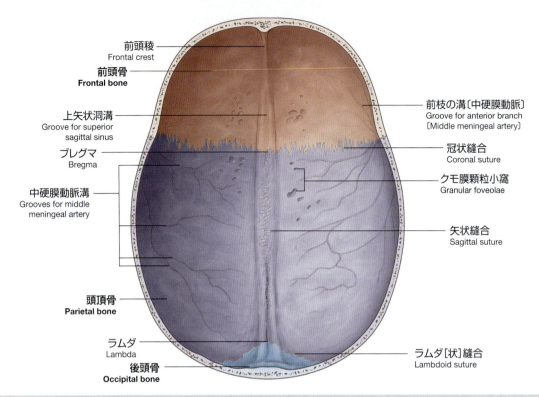

図 8.24　頭蓋腔の天井（頭蓋冠の内面）

と側頭骨の頸静脈切痕（Jugular notch of temporal bone）が対面することによってできた大きな裂孔である．

### 側頭骨

頭蓋底後部の外側に側頭骨がある．ここでは側頭骨のうち，岩様部の乳突部と茎状突起がみえる（図 8.23）．

乳突部の外側端からは，大きな乳様突起が下方に突出する．乳様突起には，数個の筋が付着する．乳様突起の内側面には深い乳突切痕があり，ここにも筋が付着する．

乳様突起の前内側からは，細い茎状突起が下方にのびる．茎状突起には多数の筋と靱帯が付着する．

茎状突起と乳様突起の間に茎乳突孔がある．

## 頭蓋腔

頭蓋腔（Cranial cavity）は，脳，髄膜，脳神経根，血管，**硬膜静脈洞**（Dural venous sinuses）を入れる頭蓋の内腔である．

### ▶ 天井（上壁）

頭蓋冠は，脳の上面を保護するドーム形の天井をつくる．前部は前頭骨，中部は左右の頭頂骨，後部は後頭骨からなる（図 8.24）．

頭蓋冠の内面を観察すると，次の縫合が認められる．
- 冠状縫合…前頭骨と頭頂骨の間にある．
- 矢状縫合…左右の頭頂骨の間にある．

- ラムダ［状］縫合…頭頂骨と後頭骨の間にある．

冠状縫合と矢状縫合が合流するところをブレグマ，ラムダ［状］縫合と矢状縫合が合流するところをラムダという．

頭蓋冠内面のその他の特徴として，骨の隆起や多数の溝とくぼみがある．

前方から後方へ順に特徴を記すと，次のようになる．
- **前頭稜**（Frontal crest）…前頭骨内面の正中線上の高まりである．大脳半球を左右に分ける硬膜の折れ込みである**大脳鎌**（Falx cerebri：Cerebral falx）が，ここに付着する．
- **上矢状洞溝**（Groove for superior sagittal sinus）…前頭稜の上端から始まり，後方にいくに従い広く深くなる．この溝を硬膜静脈洞の一つである上矢状静脈洞が通る．
- **クモ膜顆粒小窩**（Granular foveola）…上矢状洞溝に沿って，左右にくぼみがいくつかみられる．これらは，クモ膜顆粒（髄膜にある脳脊髄液の再吸収装置）を入れる小窩である．
- 硬膜血管の圧痕…頭蓋腔の天井の側壁にみられる．

### ▶ 内頭蓋底（頭蓋腔の床）

頭蓋腔の底は，前，中，後の頭蓋窩に分けられる．

### 前頭蓋窩

前頭蓋窩（Anterior cranial fossa）は，前頭骨の一部，篩骨，蝶形骨から構成される（図 8.25）．
- 前外側部…前頭骨．

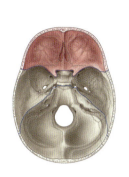
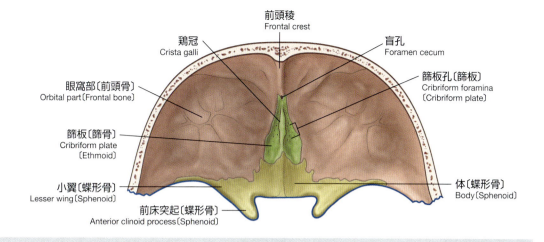

**図 8.25 前頭蓋窩**

- 正中部…篩骨．
- 後部…蝶形骨の体と小翼．

前頭蓋窩は，鼻腔や眼窩の上方にあって，大脳半球の前頭葉をのせる．

前方では，小さい楔形をした前頭稜が正中にのびる．前頭稜には大脳鎌が付着する．前頭稜の下端近くに，**盲孔**（Foramen cecum）がある（**表 8.2**）．前頭骨と篩骨の間にある盲孔は，時に鼻腔と上矢状静脈洞の間を流れる導出静脈が通る．

後方には，大きな楔形をした**鶏冠**（Crista galli）が**篩骨**（Ethmoid）から突出する．鶏冠にも大脳鎌が付着する．大脳鎌は，左右の大脳半球の間に入り込んだ垂直方向の硬膜のヒダである．

鶏冠の外側に，**篩板**（Cribriform plate）がある（**図 8.25**）．篩板の篩のような小孔の中を，鼻粘膜から嗅球に達する嗅神経の細い神経線維が通る．これらの神経線維の集合を嗅神経[Ⅰ]とよぶ．

篩骨の外側の頭蓋底は，前頭骨の菲薄な**眼窩部**（Orbital part）によって形成される．この部の骨は，眼窩上壁に相当する．前頭骨と篩骨の後方の前頭蓋窩は，蝶形骨の体と小翼によって構成される．蝶形骨の体は正中部で前方の篩骨に続き，後方は中頭蓋窩に続く．

正中部における前頭蓋窩と中頭蓋窩との境界は，**前視交叉溝**（Prechiasmatic sulcus）の前縁である．前視交叉溝は，左右の視神経管の間にある蝶形骨の体の浅い溝である．

### 蝶形骨の小翼

蝶形骨の小翼は，蝶形骨の体から外側に向かってのび，前頭蓋窩と中頭蓋窩との境界をなす．

蝶形骨の小翼は，中頭蓋窩の前部にかぶさるように突出し，上眼窩裂の外側上端の近くで前頭骨と蝶形骨の大翼が接する部位に終わる．上眼窩裂は小翼と大翼の間に位置する．

内側にいくにつれて小翼は広くなり，後方はカーブして丸みをもつ**前床突起**（Anterior clinoid process）として終わる（**図 8.25**）．前床突起は，**小脳テント**（Tentorium cerebelli：Celebellar tentorium）の前方の付着部位である．小脳テントは，

**表 8.2　頭蓋の内面の孔**

| 孔 | 孔を通る構造 |
|---|---|
| **前頭蓋窩** | |
| 盲孔 | 導出静脈（鼻腔へ向かう） |
| 篩骨孔 | 嗅神経[Ⅰ] |
| **中頭蓋窩** | |
| 視神経管 | 視神経[Ⅱ]．眼動脈 |
| 上眼窩裂 | 動眼神経[Ⅲ]，滑車神経[Ⅳ]，眼神経[$V_1$]，外転神経[Ⅵ]．眼静脈 |
| 正円孔 | 上顎神経[$V_2$] |
| 卵円孔 | 下顎神経[$V_3$]．小錐体神経 |
| 棘孔 | 中硬膜動脈 |
| 大錐体神経管裂孔 | 大錐体神経 |
| 小錐体神経管裂孔 | 小錐体神経 |
| **後頭蓋窩** | |
| 大後頭孔 | 脳幹下端・脊髄上端．副神経[Ⅺ]脊髄根．髄膜．椎骨動脈． |
| 内耳道 | 顔面神経[Ⅶ]，内耳神経[Ⅷ]．迷路動脈 |
| 頸静脈孔 | 舌咽神経[Ⅸ]，迷走神経[Ⅹ]，副神経[Ⅺ]．下錐体静脈洞・S状静脈洞（ともに内頸静脈に続く） |
| 舌下神経管 | 舌下神経[Ⅻ]．上行咽頭動脈の硬膜枝 |
| 顆管 | 導出静脈 |

大脳半球の後部と小脳とを隔てる硬膜のヒダである．前床突起のすぐ前方には，円い**視神経管**（Optic canal）が小翼に開口する．その中を視神経[Ⅱ]と眼動脈が走り，眼窩に入る．視神経管は，通常，中頭蓋窩に含める．

### 中頭蓋窩

**中頭蓋窩**（Middle cranial fossa）は蝶形骨と側頭骨によって構成される（**図 8.26**）．

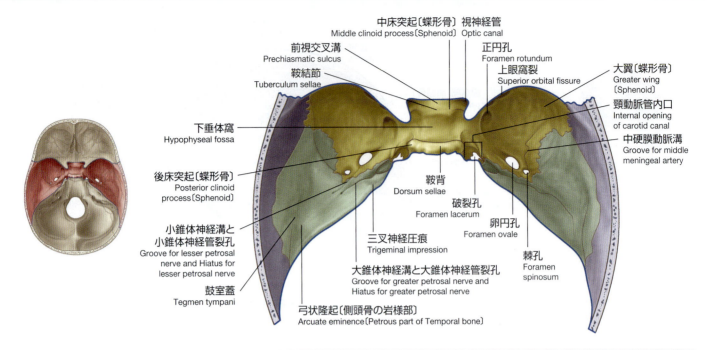

### 図 8.26 中頭蓋窩

正中部における前頭蓋窩と中頭蓋窩の境界は，前視交叉溝の前縁である．

中頭蓋窩の後方の境界は，側頭骨の岩様部の錐体部前面になる．

#### 蝶形骨

中頭蓋窩の正中部は蝶形骨の体によってつくられ，高くなっている．その外側では大翼と側頭の骨鱗部が大きな陥凹をつくる．このくぼみに大脳半球の側頭葉が入る．

#### トルコ鞍

前視交叉溝のすぐ後方に，蝶形骨体（トルコ鞍(Sella turcica)）がある．その中心部である下垂体を含む**下垂体窩**(Hypophysial fossa)はくぼんでおり，その前後の骨壁が高くなっている（図8.26）．

トルコ鞍の前壁は，垂直な壁をつくる．その最高部が**鞍結節**(Tuberculum sellae)である．ここで前視交叉溝の後縁が少し高くなる．

鞍結節の左右の角が突出して，**中床突起**(Middle clinoid process)をつくる．

トルコ鞍の後壁は**鞍背**(Dorsum sellae)である．ここで鞍背両端の骨稜が前方と上方に向かって丸く突出し，**後床突起**(Posterior clinoid process)をつくる．ここも，前床突起とともに，小脳テントの前方の付着部位となる．

#### 裂と孔

蝶形骨の体の両側で，蝶形骨の大翼が中頭蓋窩の床をつくる（図8.26）．

斜めの裂隙である**上眼窩裂**(Superior orbital fissure)は，小翼と大翼の間にあり，中頭蓋窩と眼窩を結ぶ主要な通路である．上眼窩裂を通るものは，動眼神経［Ⅲ］，滑車神経［Ⅳ］，眼神経［$V_1$］，外転神経［Ⅵ］と眼静脈である．

中頭蓋窩で上眼窩裂の内側端の後方には，**正円孔**(Foramen rotundum)が前方に向かって開口する．上顎神経［$V_2$］が，正円孔を通って中頭蓋窩から翼口蓋窩に向かう．

正円孔の後外側方には，**卵円孔**(Foramen ovale)という大きな楕円形の孔が開口し，中頭蓋窩と側頭下窩を連絡する．下顎神経［$V_3$］と小錐体神経（舌咽神経［Ⅸ］から出て鼓室神経叢を経由した神経線維）の他，時に中硬膜動脈の副硬膜枝がこの孔を通る．

卵円孔の後外側方に，小さな**棘孔**(Foramen spinosum)がみられる（図8.26）．棘孔も側頭下窩と中頭蓋窩を連絡し，その中を中硬膜動脈と中硬膜静脈が通る．中頭蓋窩の床と外側壁には中硬膜動脈溝がみられる．

卵円孔の内側後方に，**頸動脈管**(Carotid canal)の円形の開口部がみえる．このすぐ下方に，ギザギザした形状の**破裂孔**(Foramen lacerum)がある（図8.26）．破裂孔は，生涯にわたり軟骨によって閉じられているため，通り抜ける構造はない．

#### 側頭骨

中頭蓋窩の後方の境界線は，側頭骨の錐体部の前面に相当する．

内側部には**三叉神経圧痕**(Trigeminal impression)がみられる（図8.26）．これは三叉神経［Ⅴ］の位置を示す．

三叉神経圧痕の外側の錐体部前面には，**大錐体神経溝**(Groove for greater petrosal nerve)が直線状に後外側方向に走っており，**大錐体神経管裂孔**(Hiatus for greater petrosal nerve)に終わる．大錐体神経は，顔面神経［Ⅶ］の枝である．

大錐体神経溝の前外側にそれと並ぶように，細い**小錐体神経溝**(Groove for lesser petrosal nerve)と小さな**小錐体神経管裂孔**(Hiatus for lesser petrosal nerve)がみえる（図8.26）．小錐体神経は，舌咽神経［Ⅸ］から出て鼓室神経叢を経由した神経線維である．

局所解剖・頭蓋腔　643

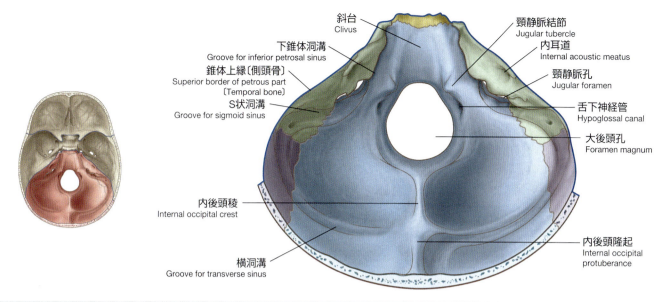

図 8.27　後頭蓋窩

これらの 2 つの裂孔の外側上方の岩様部上端付近に，**弓状隆起**(Arcuate eminence)という丸い骨の高まりがある．弓状隆起の内部には，内耳の前半規管が存在する．

そのすぐ前外側方で，錐体部の高さが少し低くなる．ここは**鼓室蓋**(Tegmen tympani)とよばれ，中耳腔の薄い骨性の屋根にあたる．

## 後頭蓋窩

**後頭蓋窩**(Posterior cranial fossa)は後頭骨と側頭骨からなり，一部が蝶形骨と頭頂骨で形成される(**図 8.27**)．後頭蓋窩は，3 つの頭蓋窩のうち最大で，最も深い．中に脳幹(中脳，橋，延髄)と小脳を入れる．

### 境界

正中部における後頭蓋窩の前方境界は，鞍背と**斜台**(Clivus)である(**図 8.27**)．斜台は大後頭孔から上方へのびる傾斜した骨面であり，後頭骨の底部と蝶形骨の体によってできている．

後頭蓋窩の外側部の前方境界は，側頭骨の錐体上縁である．

後方の境界は，後頭鱗の横洞溝の高さに相当する．外側部には，側頭骨の錐体，および頭頂骨と後頭骨の一部が含まれる．

### 大後頭孔

大後頭孔は，後頭蓋窩中央の底面に開く，頭蓋で最大の孔である．大後頭孔は，前方を後頭骨の底部，外側方を後頭骨の外側部，後方を後頭鱗によって囲まれる．

脊髄は大後頭孔を通り，上方で脳幹に移行する．

さらに，椎骨動脈，髄膜，副神経[XI]脊髄根がこの孔を通る．

### 溝と孔

斜台は，大後頭孔から上方へ向かって傾斜している．斜台の外側には，**下錐体洞溝**(Groove for inferior petrosal sinus)がみられる．この溝は後頭骨の底部と側頭骨の錐体の間にあたる(**図 8.27**)．

外側では，錐体の後面に楕円形の内耳孔(**内耳道**(Internal acoustic meatus)の開口部)がみえる．顔面神経[VII]，内耳神経[VIII](前庭蝸牛神経)，迷路動脈がこの中を通る．

内耳道の下方で側頭骨と後頭骨の間隙に，大きな頸静脈孔がみえる(**図 8.27**)．頸静脈孔には，内側から下錐体洞溝と外側から S 状洞溝(Groove for sigmoid sinus)が連絡する．

S 状静脈洞(Sigmoid sinus)は，頸静脈孔を経て内頸静脈に注ぐ．一方，下錐体静脈洞は，頸静脈孔の付近で内頸静脈に注ぐ．

舌咽神経[IX]，迷走神経[X]，副神経[XI]も頸静脈孔を通る．

頸静脈孔の内側にある後頭骨には，**頸静脈結節**(Jugular tubercle)の大きな丸い高まりがみられる．そのすぐ下方で大後頭孔の上方には**舌下神経管**(Hypoglossal canal)がある．この管を通って，舌下神経[XII]が頭蓋外に出て，上行咽頭動脈の硬膜枝が後頭蓋窩に入る．

舌下神経管のすぐ後外側には，**顆管**(Condylar canal)という小管があり(ないこともある)，その中を導出静脈が通る．

### 後頭鱗

**後頭鱗**(Squamous part of occipital bone)は以下のような特徴的な構造がある(**図 8.27**)．

- 内後頭稜…大後頭孔から正中部を上方に向かって走る．
- 後頭蓋窩…内後頭稜の左右にあり，くぼみが深く，中に小脳半球を入れる．
- 内後頭隆起…内後頭稜の上端となる．
- 横洞溝…内後頭隆起から左右に走る．これは前方に向かって S 状洞溝に合流した後，下方へ向きを変えて頸静脈孔に入る．

横静脈洞や S 状静脈洞は，硬膜静脈洞である．

### 主要な構造が出入りする孔や裂

頭蓋腔と他の領域を交通する主要な構造が出入りする孔や裂について，**図 8.28** にまとめる．

# 644　第8章　頭頸部

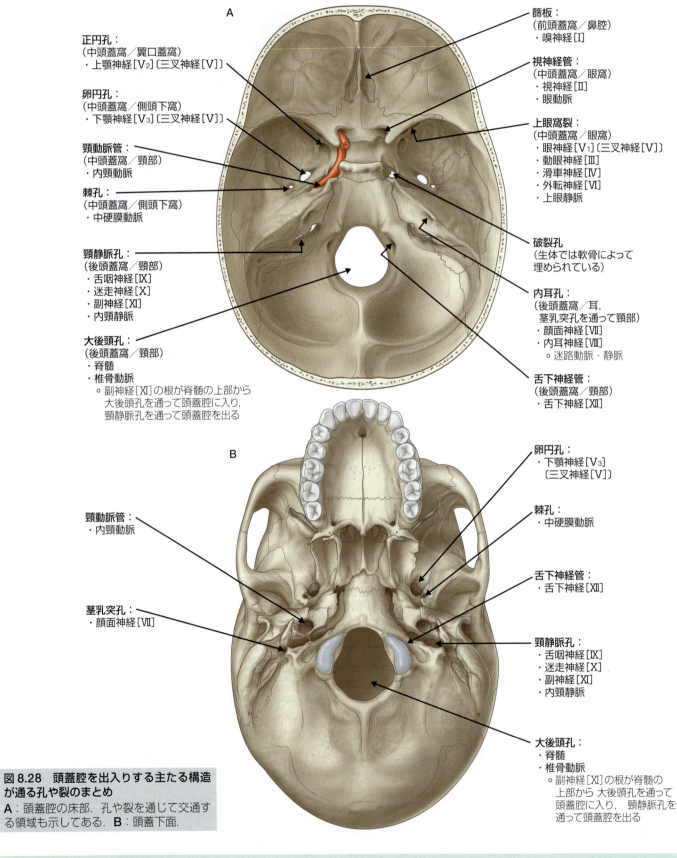

図 8.28　頭蓋腔を出入りする主たる構造が通る孔や裂のまとめ
A：頭蓋腔の床部．孔や裂を通じて交通する領域も示してある．B：頭蓋下面．

### 臨床的事項 8.1　頭蓋骨癒合症

頭蓋骨の縫合の1つ以上が骨化癒合（骨癒合症）している新生児が生まれることがある．頭蓋骨の成長パターンと方向が変わるため，頭の形が不規則となることがある．ほとんどの場合，原因不明であるが，遺伝性症候群によって引き起こされるものもある．

## 臨床的事項 8.2　頭部の医学的画像診断

### ■ X線撮影

近年，頭部の標準的な画像診断法は単純X線撮影であった．撮影は，正面後前位，側位，**Towne投影法**（Towne's view；解剖学的正位にある頭部の前後軸（AP）像）という3つの投影法が標準的である．さらに必要があれば，頭蓋底や顔面骨の孔を評価できるような投影法が用いられる．通常，外傷の診断に頭部X線画像を用いるが，その件数は減少している．頭蓋骨骨折の診断は比較的容易である（図8.29）．骨折の場合，受傷による神経症状と，その後に合併する可能性のある神経症状を考慮して患者の治療が行われる．

### ■ コンピューター断層撮影（CT）

**コンピューター断層撮影**（Computed tomography：CT）が登場して以来，頭部CTは神経放射線検査のうちで最も頻繁に用いられている．頭部CTは，脳，髄膜あるいは出血を迅速かつ簡便に判定できるため，頭部外傷の診断に適した検査法である．CTの撮影データで画像描出法を変換すれば，骨も描出することができる．

静脈性造影剤を用いる造影CTで血管を描出できるので，血管内治療を行う前に，脳動脈瘤の位置と大きさを正確に診断することができる．

### ■ 磁気共鳴画像法（MRI）

**磁気共鳴画像法**（Magnetic resonance imaging：MRI）は，他の画像診断法に比べて解像度が最も高い．脳，髄膜，脳脊髄液（Cerebrospinal fluid：CSF），脊柱等を迅速かつ簡便に検査できる．新しいイメージシークエンス法（FLAIR法）を用いれば，脳脊髄液の信号を抑制し，脳室周囲領域の病変を正確に描出できる．

**磁気共鳴血管造影法**（Magnetic resonance angiography）は，大脳動脈輪（**Willis動脈輪**（Circle of Willis））の血管像を詳細に描出できるので，関連する疾患の手術の際に必要な情報を提供する．

MRIはまた，頸動脈狭窄の診断にも不可欠な検査である．

### ■ 超音波検査

頭蓋内の超音波ドップラー検査が可能になっている．それによって，頸動脈アテローム硬化巣に由来する塞栓が脳の動脈を閉塞しているかどうかを検査できるようになった．

また，超音波検査は，腫瘍の進展度を知るのに重要な検査であり，さらには頸部の腫瘍や頸動脈分岐部の病変の診断にも威力を発揮する（図8.30）．

新生児の頭部の超音波検査は，泉門を通して簡単に行えるので有用である．

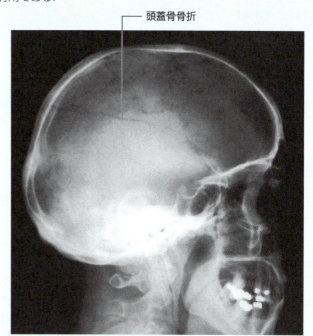

図8.29　頭蓋骨骨折の頭部X線画像（仰臥位）

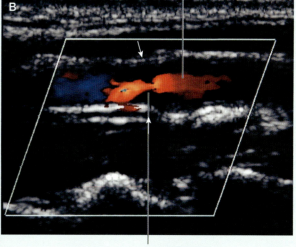

図8.30　超音波画像
A：正常な頸動脈分岐部．B：狭窄した内頸動脈．

### 臨床的事項 8.3　頭蓋骨骨折

頭蓋骨は構造がひときわ強固にできており，最も重要な器官である脳を保護する．頭蓋骨の形状は特に重要であり，頭蓋骨の形状の生体力学的特性は骨折を未然に防止するようにできている．臨床的には，頭蓋骨骨折を診断することによって，原因となった外傷や加わった外力ないしは予想される合併症を推定することができる．頭蓋骨の骨折自体は，通常，身体にほとんど支障をきたすものではない（この点が脛骨骨折等と異なる）．したがって，骨折そのものよりも，脳損傷と二次的な合併症の拡大を防止することが重要である．頭蓋骨骨折のうち，特に注意を要するのは，陥没骨折，複雑骨折，プテリオン骨折である．

■ 陥没骨折

骨片が正常の頭蓋弯曲線より下に落ち込む骨折である．そのため，動・静脈の損傷や血腫を合併することがある．局所の脳損傷をきたす場合もある．

■ 複雑骨折

頭皮の裂傷を伴う複雑骨折の場合は，感染が頭蓋内に波及するおそれがある．この種の骨折に伴う頭皮裂傷の治療には，通常，抗生物質を使用する．

髄膜炎が起こると致命的になることがあるので，注意が必要である．

ごくまれに，複雑骨折が静脈洞を横断する場合がある．最初の診察時には不明なことがあるが，そのまま放置すれば致命的になる．外傷後に頭蓋内感染症を起こしている場合には，この可能性を考慮すべきである．

■ プテリオン骨折

プテリオンは，頭蓋骨外側面の臨床的に重要な目印である．プテリオンで，前頭骨，頭頂骨，蝶形骨の大翼，側頭骨が会合する．プテリオンの深部に中硬膜動脈が走行しているので，この部位が骨折すると中硬膜動脈の損傷が起こり，放置すると致命的な硬膜外血腫をきたすことがある．

## 髄膜

脳と脊髄は，3層の**髄膜**（Meninges）に包まれている（図8.31A）．外層は部厚い**硬膜**（Dura mater），中間層は透明で薄い**クモ膜**（Arachnoid mater），内層は脳の表面に密着している**軟膜**（Pia mater）である．

脳の髄膜は，大後頭孔を越えて脊髄の髄膜に連続する．ただ，大きな相違点は，頭蓋内の硬膜のみが内・外2層からなる点であり，その内層が大後頭孔を通って下方の脊髄の硬膜に続く（図8.31B）．

### ▶ [脳]硬膜

頭蓋腔の硬膜は，厚くて強く，裂けにくい脳の外層の被膜である．2層からなり，外層は骨膜層，内層は髄膜層とよばれる（図8.31A）．

- **骨膜層**（Periosteal layer）…頭蓋骨に密着しているため頭蓋腔面の骨膜を兼ね，硬膜動脈を含む．大後頭孔やその他の頭蓋の孔のところで頭蓋外の骨膜に移行する（図8.31B）．
- **髄膜層**（Meningeal layer）…クモ膜と近接しており，大後頭孔を越えると[脊髄]硬膜に移行する．

硬膜はこのように2層構造をしていることから，次のような独特の構造をつくり上げる（図8.31A）．

- 硬膜の隔壁…内方に突き出て脳の各部を区分する．
- 硬膜静脈洞…頭蓋内の静脈路となる．

### 硬膜の隔壁

硬膜の隔壁が頭蓋腔内に突出して，頭蓋腔を細分化している．このような隔壁構造には，大脳鎌，小脳テント，小脳鎌，鞍隔膜の4つがある．

#### 大脳鎌

**大脳鎌**（Falx cerebri：Cerebral falx）は，左右の大脳半球の間に入り込んでいる三日月形の硬膜である（図8.32）．前方部は篩骨の鶏冠と前頭骨の前頭稜に付着する．後方部は小脳テントに移行する．

#### 小脳テント

**小脳テント**（Tentorium cerebelli：Celebellar tentorium）は，後頭蓋窩の小脳と大脳半球後方部を上下に隔てる水平方向の硬膜の突出部である（図8.32）．後方部は後頭骨に付着し，付着縁部には横静脈洞が通る．外側の付着縁は側頭骨の錐体につき，その付着縁の前方は後床突起と前床突起まで続く．

小脳テントの前縁と内側縁は自由縁になっている．左右の自由縁は，正中部に楕円形の開口部（**テント切痕**（Tentorial notch：Incisura of tentorium））をつくり，その中を中脳が通る．

#### 小脳鎌

**小脳鎌**（Falx cerebelli：Cerebellar falx）は，後頭蓋窩の正中部に張る硬膜の隔壁である（図8.32）．その後方部は後頭骨の内後頭稜に付着し，上方は小脳テントに続く．前縁は自由縁になって左右の小脳半球を隔てる．

#### 鞍隔膜

下垂体窩の隔壁が**鞍隔膜**（Diaphragma sellae：Sellar diaphragm）である（図8.32）．これは，蝶形骨のトルコ鞍の天井に水平に張る硬膜の小隔壁である．鞍隔膜の中央部には，下垂体の**漏斗**（Infundibulum）が通る開口部がある．漏斗は脳底と下垂体の連結部であり，下垂体動・静脈を伴う．

### 動脈

硬膜に分布する動脈は，硬膜外層である骨膜層を走行する．次のようなものがある（図8.33）．

- **前硬膜動脈**（Anterior meningeal branch）…前頭蓋窩に分布

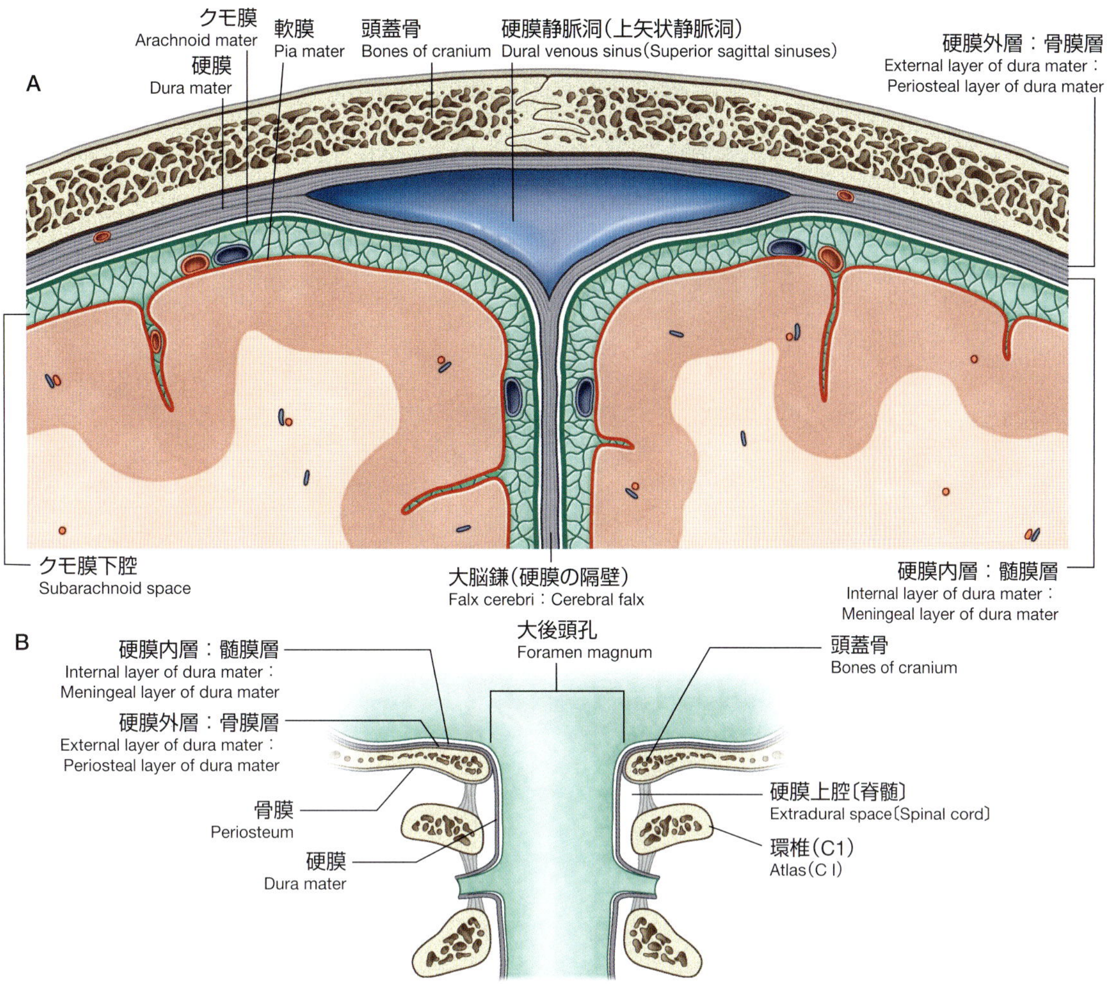

## 局所解剖・髄膜 647

### 図 8.31 頭蓋の髄膜
A：頭部上方の冠状断面. B：[脊髄]硬膜への移行部.

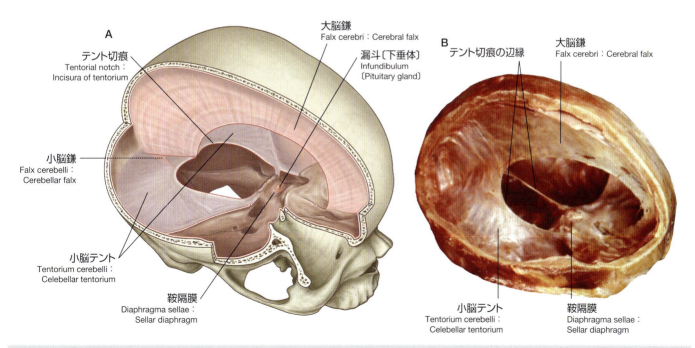

### 図 8.32 硬膜の隔壁
A：模式図. B：解剖標本.

648 第8章 頭頸部

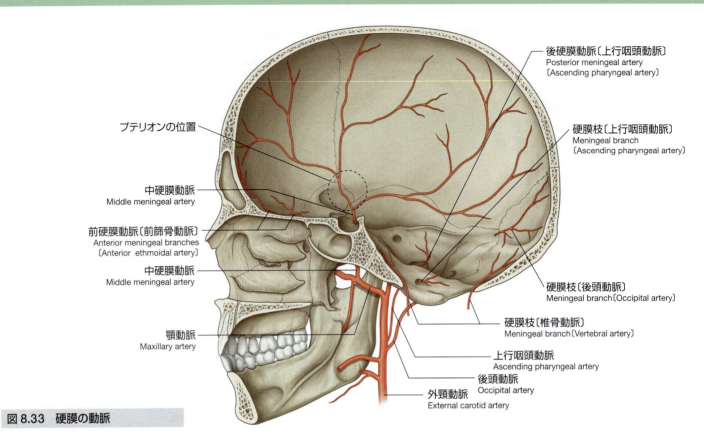

図 8.33 硬膜の動脈

する.
- **中硬膜動脈**（Middle meningeal artery）と**副硬膜枝**（Accessory branch）…中頭蓋窩に分布する.
- **後硬膜動脈**（Posterior meningeal artery）とその他の硬膜枝…後頭蓋窩に分布する.

中硬膜動脈は，硬膜に血流を送る動脈の中で最大の動脈で，最も広い領域に分布する．その他の硬膜動脈は，いずれも細く，分布する範囲も狭い．

前硬膜動脈は，**前篩骨動脈**（Anterior ethmoidal artery）の枝である．

中硬膜動脈は，**顎動脈**（Maxillary artery）の枝である．棘孔を通って中頭蓋窩に入った後，前枝と後枝に分かれる．
- 前枝…ほぼ垂直に上行し，プテリオンを通って頭頂に達する．
- 後枝…後上方に走って，中頭蓋窩の後上方部に達する．

副硬膜動脈は顎動脈の小さい枝であり，卵円孔を通って中頭蓋窩に入る．卵円孔よりも内側にある硬膜に血液を送る．

後硬膜動脈とその他の硬膜枝は，いずれも後頭蓋窩の硬膜に分布する（図 8.33）．
- 後硬膜動脈…**上行咽頭動脈**（Ascending pharyngeal artery）の終枝で，頸静脈孔を通って後頭蓋窩に入る．
- 上行咽頭動脈の硬膜枝…舌下神経管を通って後頭蓋窩に達するものがある．
- **後頭動脈**（Occipital artery）の硬膜枝…頸静脈孔と乳突孔を通って後頭蓋窩に入る．
- **椎骨動脈**（Vertebral artery）の硬膜枝…大後頭孔を通るとき

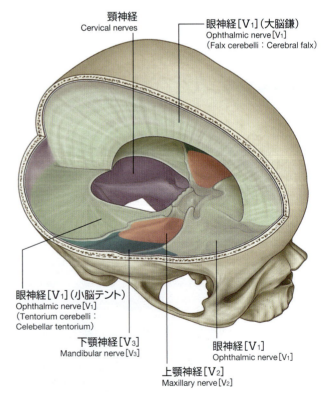

図 8.34 硬膜の神経

に，後頭蓋窩に入る．

## 神経

硬膜には，三叉神経の枝である3つの神経[$V_1$, $V_2$, $V_3$]，迷走神経[X]と第1・2頸神経(C1・2)の各硬膜枝が分布する(図8.34)．さらに第3頸神経(C3)が加わる場合もある(後頭蓋窩硬膜に舌咽神経[IX]，舌下神経[XII]の枝も入るという報告がある)．

前頭蓋窩の硬膜は，眼神経[$V_1$]から出る篩骨神経の硬膜枝が頭蓋底部と大脳鎌前部を支配する．

眼神経[$V_1$]の硬膜枝には後方に向かうものがあり，この枝は小脳テントと大脳鎌の後部に神経を送る．

中頭蓋窩内側部の硬膜は，上顎神経[$V_2$]の硬膜枝が分布する．一方，外側部の硬膜は，中硬膜動脈の分布範囲にほぼ一致して，下顎神経[$V_3$]の硬膜枝が分布する．

後頭蓋窩の硬膜には第1・2頸神経(C1・2)の硬膜枝が分布するが，時には第3頸神経(C3)からの神経線維も受けることがある．これらの頸神経の枝は，大後頭孔の他，舌下神経管や頸静脈孔を通って後頭蓋窩に入る．さらに迷走神経[X]の硬膜枝も分布する．舌咽神経[IX]と舌下神経[XII]の枝も硬膜に分布することがあるという報告もある．

## ▶ クモ膜

クモ膜は血管を欠く薄い膜である．外面が硬膜に面するが，硬膜と密着することはない(図8.35)．一方，内面からはクモ

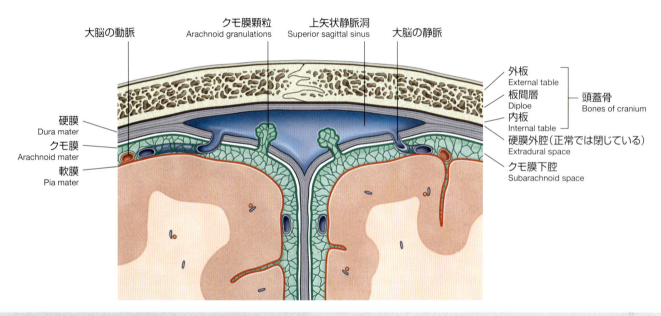

**図 8.35** 髄膜とその間隙の位置関係

---

### 臨床的事項 8.4　水頭症

水頭症(Hydrocephalus)は，脳室系が異常に拡張した病態をいう．その原因には，脳脊髄液の循環障害，産生過多，吸収障害のいずれかが考えられる．

脳脊髄液は，側脳室，第3脳室，第4脳室の脈絡叢から分泌される．側脳室で分泌された脳脊髄液は，まず室間孔(**Monro 孔**(Foramina of Monro))を通り抜けて第3脳室に達する．次いで，中脳水道(**Sylvius 水道**(Aqueduct of Sylvius))を通って第4脳室に至る．やがて，**第4脳室正中口**(Lateral aperture)(**Magendie 孔**(Foramen of Magendie))と**第4脳室外側口**(Median aperture)(**Luschka 孔**(Foramen of Luschka))を通ってクモ膜下腔に出る．

その後，下方では脊髄のクモ膜下腔を循環する．上方では脳表面に沿って上行する．脳脊髄液は硬膜静脈洞に達した後，その壁に突出するクモ膜顆粒から吸収されて静脈系に入る．成人では，1日に500 mLもの脳脊髄液が産生される．

成人水頭症の原因で最も多いのは，クモ膜顆粒での脳脊髄液の吸収障害である．このタイプの水頭症は，クモ膜下出血の後にみられる．血液がクモ膜下腔に入り，それが正常な脳脊髄液の吸収を阻害することによって起こる．この水頭症の進行を止めるためには，脳室内に細いチューブ(カテーテル)を入れて減圧する必要がある．

その他の水頭症の原因には，先天的な中脳水道の閉塞や中脳の腫瘍による中脳水道の圧迫がある．まれに，脳脊髄液を産生する脈絡叢の腫瘍が原因となることもある．

小児の水頭症は，進行が進んだ段階では修復が困難である．脳室はあらゆる方向に拡張するため，脳全体が膨隆する．頭蓋の縫合が閉鎖していなければ頭囲が拡大する．胎児期に水頭症が起こった場合は，経腟分娩に困難をきたすので，帝王切開を選択することになる．

CTとMRIの所見によって閉塞部位を診断できる．さらに，多くの場合，その原因も判明する．水頭症による脳室拡大は，脳の萎縮等が原因で生じる脳室拡大と鑑別する必要がある．

### 臨床的事項 8.5　脳脊髄液漏

クモ膜下腔からの**脳脊髄液漏**(Cerebrospinal fluid leak)は，何らかの医療行為の後に，脳，脊髄，および髄膜周囲に起こる可能性がある．この医療行為には，腰椎手術，硬膜外穿刺，ならびに脳脊髄液の吸引等が含まれる．

脳脊髄液漏症候群では，脳脊髄液が明確な理由がないのにクモ膜下腔の外に硬膜を通じて漏れる．症状には，めまい，吐き気，疲労，口の中に金属の味が広がるというものがある．その他に，顔面神経麻痺や複視がある．

### 臨床的事項 8.6　髄膜炎

**髄膜炎**(Meningitis)は，**柔膜**(Leptomeninx)(広義の軟膜であり，クモ膜と軟膜の総称)を侵すまれな感染性疾患である．髄膜の感染は血流を介して起こることが多いが，時には外傷から直接波及する場合や，鼻腔から篩骨篩板を経由して感染が広がる場合がある．

細菌感染の中には，髄膜全体に拡大し重篤な敗血症をきたすタイプの細菌がある．この細菌感染の場合，患者は急激に昏睡に陥って死亡することがある．

通常の髄膜炎は，抗生物質によって治療可能である．

髄膜炎の原因菌が髄膜炎菌の場合は，皮下の斑状出血を伴うのが特徴である．

髄膜炎の病歴は，初期には非特異的である．中等度の頭痛，発熱，傾眠傾向，嘔気がみられることがある．病状が進むと，羞明(光線をまぶしく感じること)と皮下の斑状出血が出現する場合もある．下肢の伸展テストで，患者が頸部痛と不快感を訴える徴候(**Kernig 徴候**(Kernig's sign))が陽性である場合には，緊急入院の必要がある．

髄膜炎の診断がついた場合には，大量の抗生物質の静脈内投与とその他の必要な処置を早急に実施しなければならない．

### 臨床的事項 8.7　脳腫瘍

頭蓋内腫瘍の場合，腫瘍がどの解剖学的構造から発生したのかを確定することが特に重要である．腫瘍の位置や発生部位の診断を誤ると，患者にとって不幸な結果を招くことになる．

**脳腫瘍**(Brain tumor)は，脳内が起源であるのか，あるいは脳外が起源であるのかを鑑別することが重要である．

脳外を起源とする腫瘍の代表的なものは，髄膜腫と聴神経腫瘍である．髄膜腫は髄膜から発生し，好発部位は大脳鎌，小脳テントの自由縁，中頭蓋窩の前縁である．聴神経腫瘍は，内耳神経[Ⅷ]と小脳橋角部が好発部位である(**図 8.36**)．

脳腫瘍は，原発性と続発性の2つに分けられる．続発性腫瘍のほうがずっと多く，転移性脳腫瘍が大半を占める．

多くの悪性腫瘍が脳転移を引き起こす可能性があるが，乳がんまたは肺がんの患者に特に多くみられる．

原発性脳腫瘍はまれである．その中には良性腫瘍もあるが，きわめて予後の悪い腫瘍もある．発生母体となる細胞の種類はさまざまであり，神経膠細胞腫，希突起膠細胞腫，脈絡叢乳頭腫等がある．原発性脳腫瘍はどの年齢層にもみられるが，生後5歳までの間に第1の発症ピークがあり，若年から中年にかけて第2のピークがある．

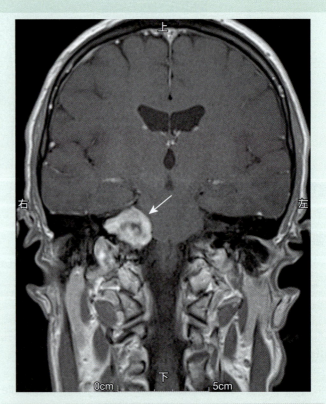

**図 8.36**　聴神経腫瘍(矢印)
T1 強調 MR 画像．冠状断．

膜小柱という細い突起がクモ膜下腔にのびて，軟膜につながる．

クモ膜は硬膜と同様に，大きく脳表を包んでいる．左右の大脳半球の間の大脳縦裂に入り込むが，軟膜とは異なり，脳溝には入り込まない．

## ▶ 軟膜

軟膜はきわめて薄い膜で，脳の全表面をくまなく包んでいる（図8.35）．軟膜だけは小さい脳溝にも入り込んでおり，脳神経の根の周囲にも密着する．

## ▶ 髄膜と間隙の位置関係

髄膜によって頭蓋内にいくつかの間隙（腔）が生じる（図8.35）．

硬膜外腔（Extradural space）は，正常では密閉された状態にあるが，クモ膜下腔（Subarachnoid space）は，正常時にも開存する．

### 硬膜外腔

硬膜外腔は，正常では密閉された間隙である（図8.35）．すなわち，硬膜外層（骨膜層）が頭蓋骨に緊密に付着しているため，これらの間に間隙は存在しない．

しかし，頭部外傷によって出血が起こった場合には，この間隙に血腫が貯留することがある．主に中硬膜動脈の破裂か，頻度は低いが硬膜静脈洞の断裂によって硬膜外腔に出血すると，硬膜外血腫が生じる．

### 硬膜下腔

解剖学的には，硬膜下に真の空間は存在しない．傷害によってこの領域に血液が貯留（硬膜下血腫）すると，硬膜の最内側にある細胞層が明らかになる．硬膜の境界になる細胞は，平坦な細胞であり，不定形の物質により細胞外腔を囲まれている．非常にまれながら，ところどころに細胞間やその下にあるクモ膜の細胞との間に細胞接合がみられることがある．大脳の静脈が硬膜静脈洞に流入するために硬膜を貫くところで断裂すると，硬膜下出血を起こすことがある．

### クモ膜下腔

クモ膜と軟膜の間には，正常時に脳脊髄液で満たされる**クモ膜下腔**（Subarachnoid space）という間隙がある（図8.35）．クモ膜は硬膜にほぼ沿うように脳の外周を大きく包んでいるが，軟膜は脳表面に密着する．クモ膜と軟膜の間に，狭いクモ膜下腔がつくられる（図8.35）．

クモ膜下腔は，脳と脊髄をとり囲み，場所によっては拡張して**クモ膜下槽**（Subarachnoid cistern）を形成する．クモ膜下腔には脳脊髄液が含まれ，動・静脈が走行する．

脳脊髄液は，脳室の脈絡叢で産生される無色透明な液体で，細胞成分は含まない．脳室から出た後，脳脊髄のクモ膜下腔を循環する．

脳脊髄液は，**クモ膜絨毛**（Arachnoid villi）を通って静脈系に吸収される．クモ膜絨毛は上矢状静脈洞でまとまって**クモ膜顆粒**（Arachnoid granulations）をつくり，静脈洞および**外側裂孔**（Lateral lacunae）へ突出する（図8.35）．

# 脳とその動脈

## ▶ 脳

脳は中枢神経系に属する．

発生の過程で，5つの脳胞が形成される（図8.37，8.38）．これらは頭側から尾側へ，次のように区分される．

- **終脳**（Telencephalon）…**大脳**（Cerebrum）の原基で，大きくなって大脳半球になる．大脳半球の表面に脳回と脳溝ができ，大脳縦裂によって左右に分かれる．小脳テントの上方の頭蓋腔を占め，各脳葉に分かれる．
- **間脳**（Diencephalon）…成人では大脳半球に覆われるため，外からはみえない．視床と視床下部，およびその他の領域に分かれ，脳幹の最頭側部に相当する（脳幹は通常，中脳，橋，延髄の総称である）．
- **中脳**（Midbrain：Mesencephalon）…正常な脳を観察したとき，脳幹の最も上方にみえ，中頭蓋窩と後頭蓋窩にまたがる．
- **後脳**（Metencephalon）…小脳と橋に分化する．小脳は左右の半球と正中部からなり，小脳テントの下方にあって後頭蓋窩の大半を占める．橋は，小脳の前方に位置する脳幹の膨隆部である．後頭蓋窩の最も前方部を占め，斜台と鞍背に面している．
- **髄脳**（Myelencephalon）…**延髄**（Medulla oblongata）の原基で，大後頭孔ないしは第1頸神経（C1）上端のレベルまで続く脳幹の下部である．第Ⅵ～Ⅻ脳神経の根がここから出る．

## ▶ 動脈

脳には，**椎骨動脈**（Vertebral artery）と**内頸動脈**（Internal carotid artery）という2対の動脈が分布する（図8.39）．これらの動脈は頭蓋内で連絡し，**大脳動脈輪**（Cerebral arterial circle）（**Willis動脈輪**（Circle of Willis））を形成する．

左右の椎骨動脈は，大後頭孔を通って頭蓋内に入り，橋のすぐ下方で左右の椎骨動脈が合流して**脳底動脈**（Basilar artery）になる．

左右の内頸動脈は，頸動脈管を通って頭蓋内に入る．

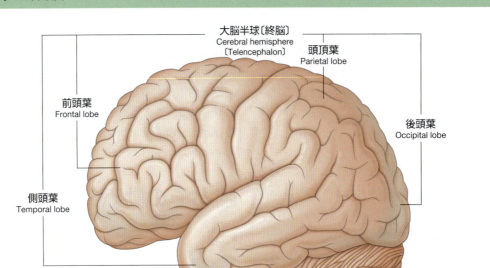

図 8.37　脳の外側面

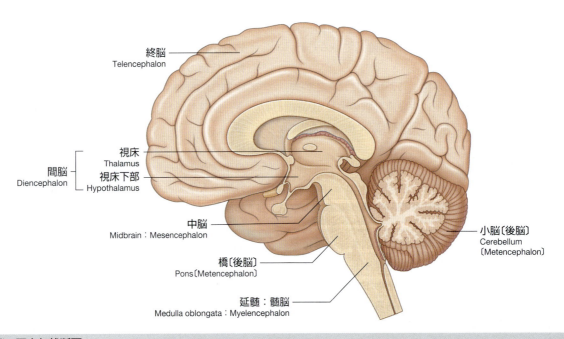

図 8.38　脳の正中矢状断面

## 椎骨動脈

　左右の椎骨動脈は，頸基部で**鎖骨下動脈**（Subclavian artery）から起始する（図 8.39）．そのまま上行して，第 6 頸椎（C Ⅵ）の横突孔に入る．そこから第 1 頸椎（C Ⅰ）まで横突孔を通り抜けた後に，大後頭孔を通って頭蓋内に入る．大後頭孔で硬膜枝を出す．

　椎骨動脈は，上行しながら次の 3 つの枝を出した後，左右の椎骨動脈が合流して脳底動脈を形成する（図 8.39，8.40）．

- **後下小脳動脈**（Posterior inferior cerebellar artery）…第 1 の枝である．
- **後脊髄動脈**（Posterior spinal artery）…第 2 の枝である．延髄の後面に回り込んで，左右それぞれの動脈が脊髄後面を

## 局所解剖・脳とその動脈　653

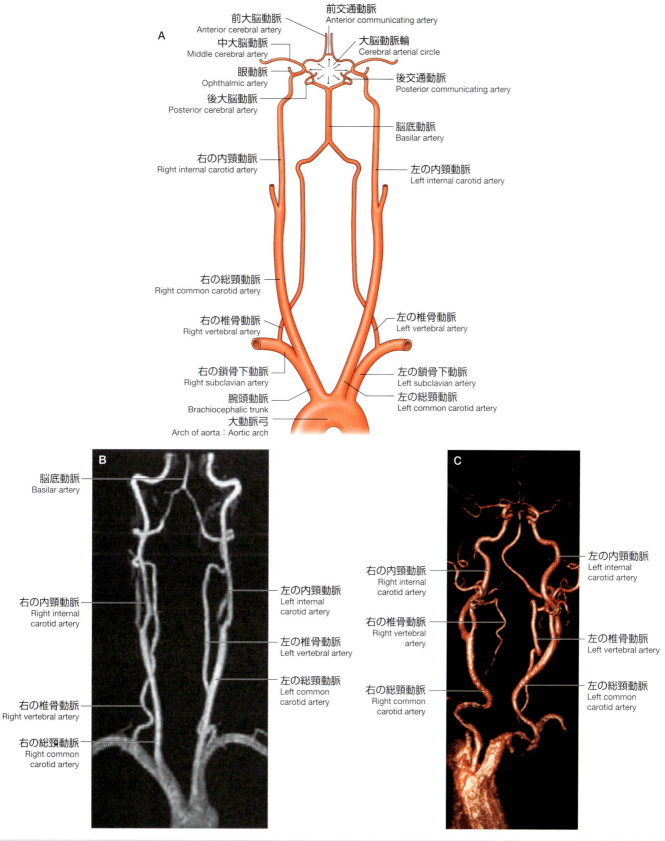

図8.39　脳の動脈
A：模式図．B：血管造影 MR 画像．正常な頸動脈と椎骨動脈を示す．C：動脈強調 CT 画像．

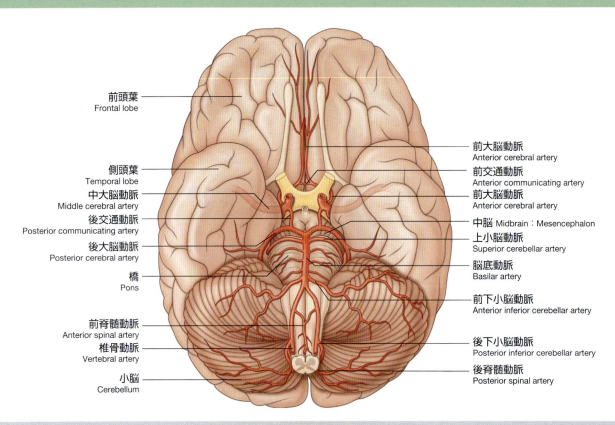

図 8.40 脳底部の動脈

下行する．脊髄の後索の外側にある後外側溝を通る（実際には後脊髄動脈は後下小脳動脈から分かれる場合がはるかに多い）．
- **前脊髄動脈**（Anterior spinal artery）…第3の枝である．左右の椎骨動脈の枝が1本に合流してから分かれる．この動脈は，脊髄の前正中裂を下行する．

脳底動脈は，橋の前面を上行する（図 8.40）．その途中で，下から上へ順に，**前下小脳動脈**（Anterior inferior cerebellar artery），数本の**橋動脈**（Pontine artery），**上小脳動脈**（Superior cerebellar artery）を出す．その後，二分して左右の**後大脳動脈**（Posterior cerebral artery）となる．

## 内頸動脈

左右の内頸動脈は総頸動脈から分かれて，頭蓋底の頸動脈管を通る（図 8.39）．

頭蓋内に入ると，まず**眼動脈**（Ophthalmic artery）を出し，その後，**後交通動脈**（Posterior communicating artery）を出してから，**中大脳動脈**（Middle cerebral artery）と**前大脳動脈**（Anterior cerebral artery）とに分かれる（図 8.40）．

## 大脳動脈輪

大脳動脈輪（Willis 動脈輪）は，椎骨脳底動脈系と内頸動脈系が合流して脳底部に形成される動脈輪である（図 8.39）．これは，次のような動脈の吻合によって形成される．

- 前交通動脈…左右の前大脳動脈が連絡する．
- 後交通動脈…左右の内頸動脈が同側の後大脳動脈と連絡する（図 8.39, 8.40）．

| 局所解剖 • 脳とその動脈 | 655 | 8 |

### 臨床的事項 8.8　脳卒中

脳卒中(Stroke)または脳血管障害(Cerebrovascular accident：CVA)とは，脳または脳幹への血流の中断が 24 時間以上持続して神経機能障害をもたらすことと定義される．24 時間以内に回復する神経学的障害は，**一過性脳虚血発作**(Transient ischemic attack：TIA)または軽度の脳卒中として知られている．脳卒中は，その病因に基づいて虚血性か出血性かのいずれかに分類される．虚血性の脳卒中は，血栓性(図 8.41A)か塞栓性かのいずれかに，さらに分けられる．後者は，脳卒中の最も一般的なタイプであり，多くの場合，頸動脈のアテローム斑から生じる塞栓が頭蓋内の血管に移動し，細い血管が詰まることによって起こる．出血性脳卒中は，血管の破裂によって起こる．

脳卒中の危険因子には，糖尿病，高血圧，喫煙等，心血管疾患の危険因子が挙げられる．血液の凝固障害，経口避妊薬ならびにコカインのような違法薬物を乱用しているような若い患者では，さらなるリスクとなりうる．

脳卒中の症状や徴候は，脳のどの部位の血流が障害されたかに依存する．一般的には，急速な片側不全麻痺または片側の感覚喪失，視野欠損，構音障害，運動失調，意識レベルの低下がみられる．

脳卒中は，神経学的に急を要する事態である．それゆえ，可及的速やかに救命治療するため，診断を確定することが重要である．発症から 3～4.5 時間以内に強力な血栓溶解薬を投与することができれば，患者の脳血流を回復させ，経過を改善させることができる．血栓は，カテーテルで吸引することによって機械的に除去することもできる(図 8.41B)．

脳卒中の疑いがあるすべての患者に対して，初期の問診と神経学的検査に続き，CT による緊急の画像診断を行うべきである．これにより，血栓溶解療法が禁忌とされる出血性脳卒中を同定し，悪性腫瘍等の除外診断を行うことができる．虚血性の脳卒中では，初期の CT 画像では正常として映る場合があるが，異常な脳灌流の領域に対応して低濃度の比較的暗い領域として映ることがある．その後の脳浮腫や脳の腫脹によって，脳から正常な脳溝のパターンが消えてしまうことがある(図 8.42A)．血栓溶解療法が行われた場合，通常 24 時間後に CT による画像診断を行うことで，頭蓋内出血のような合併症の評価を行うことができる．

脳卒中における追加の検査には，低血糖や血液の凝固障害といった原因を特定するための血液学的および生化学的検査が含まれる．毒物学的検査も，脳卒中に似た症状を示す物質による中毒を同定するために有用である．

神経学的損傷の範囲は，CT 画像に比べて軟組織分解能に優れる脳の磁気共鳴(MR)画像を行うことによって評価することができる．MR 画像は，CT 画像によって検出するには小さすぎる脳卒中を同定するのに有用である．MR 画像は，シークエンスとよばれる画像を作成する複雑なアルゴリズムを用いることによってつくられる．さまざまなシークエンスにより，脳の異なる解剖学的および生理学的特性を評価することができる．脳卒中の急性か慢性かにかかわらず，液体に感受性の高いシークエンス(T2 強調)により，明るい領域として表示される(図 8.42B)．脳卒中が急性であるかどうかを識別するために，拡散強調 MR 画像(DWI；図 8.42C)ならびに，みかけの拡散係数画像(ADC；図 8.42D)として知られるシークエンスがある．これらは，脳内の水分子の拡散

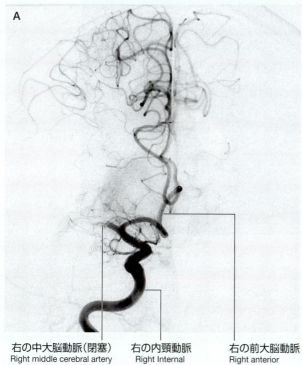
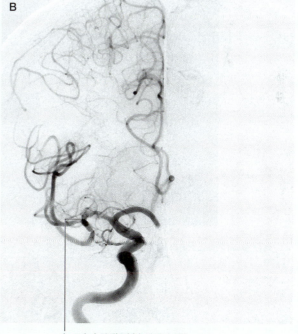

右の中大脳動脈(閉塞)　右の内頸動脈　右の前大脳動脈　　右の中大脳動脈(血栓除去後)
Right middle cerebral artery　Right Internal carotid artery　Right anterior cerebral artery　　Right middle cerebral artery

**図 8.41　右中大脳動脈の血栓による閉塞**
脳血管造影画像．**A**：血栓除去術前．**B**：カテーテルによる血栓除去術後．

(続く)

### 臨床的事項 8.8　脳卒中（続き）

を評価する．障害の起こった領域が拡散強調画像によって明るくなり，みかけの拡散係数による画像で暗くなった場合，制限つき拡散といい，急性の脳梗塞であると診断される．これらの変化は，最初の梗塞から1週間後まで持続しうる．

頸動脈および椎骨動脈の画像診断もまた，治療可能なアテローム硬化性変化および狭窄を評価するために実施される．この画像診断は，超音波検査，CT画像，数は少ないがMR画像によって行われる．

脳卒中の管理は，集学的といえる．患者を安定化するための支持療法が優先される．脳卒中の専門家，音声言語療法士，作業療法士，理学療法士は，患者のリハビリテーションにおいて重要な役割がある．アスピリンおよび心血管疾患の危険因子の緩和のための抗血小板薬の長期使用は，脳卒中の2次予防に重要である．

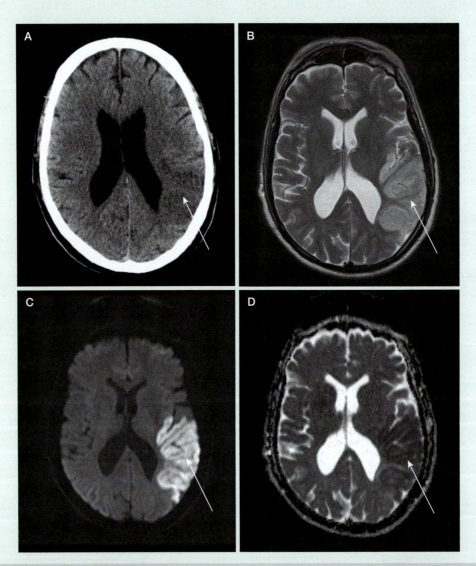

図 8.42　異なる画像様式を用いた脳梗塞の評価（矢印）
A：CT画像．B：T2強調MR画像．C：拡散強調MR画像（DWI）．D：みかけの拡散係数画像（ADC）．

## 臨床的事項 8.9　動脈内膜切除術

動脈内膜切除術とは，動脈から粥状斑を除去する外科的処置のことである．

粥状斑は，血管の内皮下層に生じ，脂質を含んだマクロファージやコレステロールの屑片を含む．形成されつつある粥状斑は，最終的には線維性結合組織が蓄積し，石灰化する．粥状斑が血管の分岐部付近に生じると，血流を制限し，遠位の器官の塞栓の原因となりうる．

動脈内膜切除術により粥状斑を除去すると，血管は再開通する．多くの場合，血管の孔にパッチを縫いつけることで，血流を改善し，血管の縫合部位から狭窄が起こるのを防ぐ．

## 臨床的事項 8.10　脳動脈瘤

**脳動脈瘤**（Intracerebral aneurysms）は，大脳動脈輪とその周辺の動脈に発生する．好発部位は，前交通動脈，後交通動脈，中大脳動脈の主要枝，脳底動脈遠位端（図 8.43），後下小脳動脈である．

脳動脈瘤が大きくなるにつれて，破裂する危険性が高くなる．脳動脈瘤があっても患者は自覚症状を示さない．ただし，脳動脈瘤が破裂すると，患者はこれまで経験したことのないような突然の激しい頭痛を訴え，また項部硬直と嘔吐をきたす．多くの患者は死に至るが，ほとんどの患者は病院に到着してから診断が確定する．CT 検査を行うことで，クモ膜下腔内の血液が確認される．そして，脳内出血の可能性も疑われる．さらなる検査として，脳血管造影が行われ，これにより放射線科医は動脈瘤の位置や大きさを判断し，動脈瘤のある動脈を同定することができる．

通常，患者は動脈瘤の頸部を結紮する複雑な手術を受ける．最近は，特定の部位の動脈瘤に対する手技には放射線科による治療が用いられる．この治療法では，大腿動脈からカテーテルを挿入し，大動脈から頸動脈，そして脳の動脈へと長いカテーテルを留置する．カテーテルの先端を動脈瘤内に留置し，微細なマイクロコイルを充填し，破裂箇所を閉鎖する（図 8.44）．

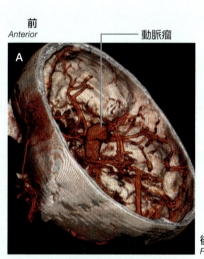
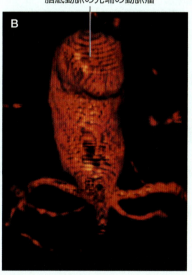

図 8.43　脳底動脈遠位部の動脈瘤
A：3 次元 CT 画像．頭蓋底を描出．B：動脈瘤の拡大像

（続く）

## 658 第8章 頭頸部

### 臨床的事項 8.10　脳動脈瘤（続き）

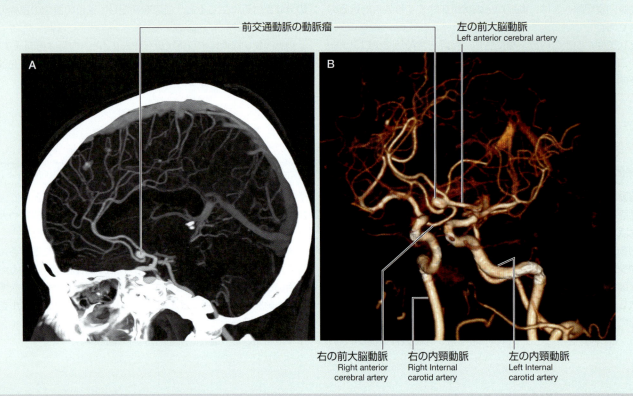

図 8.44　前交通動脈動脈瘤
A：血管撮影画像．B：CT多断面再構成像．

## ▶ 静脈の還流経路

脳の静脈は，脳内の静脈網が集まって大脳の静脈，小脳静脈や脳幹の各静脈に移行するところから始まる．これらの静脈は，最終的にすべて**硬膜静脈洞**（Dural venous sinuses）に流入する．硬膜静脈洞は，硬膜の外葉と内葉の間の間隙であり，その壁を内皮細胞が裏打ちする．硬膜静脈洞は**内頸静脈**（Internal jugular vein）に注ぐ．

**板間静脈**（Diploic veins）は，頭蓋骨の外板と内板の間を走り，硬膜静脈洞に流入する．**導出静脈**（Emissary veins）は，頭蓋骨の骨質を貫き，頭蓋外の血液を硬膜静脈洞に導いている（図8.45）．

導出静脈には弁がなく，いったん感染が起こると硬膜静脈洞へ波及する経路になるため，臨床では注意を要する静脈である．

### 硬膜静脈洞

硬膜静脈洞には，上矢状静脈洞，下矢状静脈洞，直静脈洞，横静脈洞，S状静脈洞，後頭静脈洞，静脈洞交会，海綿静脈洞，蝶形［骨］頭頂静脈洞，上錐体静脈洞，下錐体静脈洞，脳底静脈

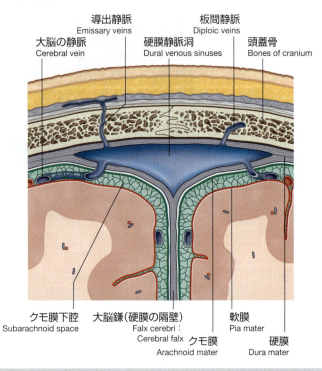

図 8.45　硬膜静脈洞

**局所解剖 ● 脳とその動脈** 659 **8**

#### 表8.3　硬膜静脈洞

| 硬膜静脈洞 | 頭蓋内における位置 | 流入する静脈等 |
|---|---|---|
| 上矢状静脈洞 | 大脳鎌の上縁 | 大脳半球上面の静脈，板間静脈，導出静脈，脳脊髄液 |
| 下矢状静脈洞 | 大脳鎌の下縁 | 大脳の一部の静脈，大脳鎌の静脈 |
| 直静脈洞 | 大脳鎌と小脳テントの接合部 | 下矢状静脈洞，大大脳静脈，大脳半球後部の静脈，上小脳静脈，大脳鎌の静脈 |
| 後頭静脈洞 | 小脳鎌と後頭骨の接合部 | 椎骨静脈叢（下方で交通する） |
| 静脈洞交会 | 内後頭隆起 | 上矢状静脈洞，直静脈洞，後頭静脈洞 |
| 横静脈洞（左右） | 静脈洞交会から小脳テント後縁および外側縁まで水平に走行 | 静脈洞交会（右の横静脈洞には主に上矢状静脈洞が流入し，左の横静脈洞には主に直静脈洞が流入），上錐体静脈洞，下大脳静脈，小脳静脈，板間静脈，導出静脈 |
| S状静脈洞（左右） | 内頸静脈まで達する横静脈洞の延長部．頭頂骨，側頭骨，後頭骨にまたがるS状洞溝 | 横静脈洞，大脳の静脈，小脳静脈，板間静脈，導出静脈 |
| 海綿静脈洞（有対） | 蝶形骨の体の外側面 | 大脳の静脈，眼静脈，蝶形［骨］頭頂静脈洞，導出静脈（翼突筋静脈叢から流入する） |
| 海綿間静脈洞 | トルコ鞍を横断 | 海綿静脈洞（左右の静脈洞をつなぐ） |
| 蝶形［骨］頭頂静脈洞（有対） | 蝶形骨の小翼の下面 | 板間静脈，硬膜静脈 |
| 上錐体静脈洞（有対） | 側頭骨の錐体上縁 | 海綿静脈洞，大脳の静脈，小脳静脈 |
| 下錐体静脈洞（有対） | 内頸静脈へと続く側頭骨の錐体と後頭骨の間の溝 | 海綿静脈洞，小脳静脈，内耳と脳幹の静脈 |
| 脳底静脈叢 | トルコ鞍のすぐ後方にある斜台 | 下錐体静脈洞（左右の静脈洞をつなぐ），椎骨静脈叢 |

叢がある（**図8.46**，**表8.3**）．

### 上矢状静脈洞

上矢状静脈洞（Superior sagittal sinus）は，大脳鎌の上縁に沿って走る（**図8.46**）．前方は盲孔から始まり，ここに鼻腔からの導出静脈が流入する．後方は静脈洞交会に入る．多くは，右に曲がり右の横静脈洞に合流する．上矢状静脈洞は，多数のクモ膜顆粒を有する外側裂孔へ広がる．

上矢状静脈洞には，大脳半球上面の静脈，板間静脈，導出静脈，脳脊髄液が流入する．

### 下矢状静脈洞と直静脈洞

下矢状静脈洞（Inferior sagittal sinus）は大脳鎌の下縁を走り（**図8.46**），大脳の一部の静脈，大脳鎌の静脈を受ける．後端は小脳テントの前端に位置し，大大脳静脈がそこに合流して**直静脈洞**（Straight sinus）になる（**図8.46**）．

直静脈洞は，大脳鎌と小脳テントの接合部を静脈洞交会まで走行し，通常はそこから左に曲がって左の横静脈洞に流れ込む．

直静脈洞は，下矢状静脈洞を流れる血液を受ける他に，大脳半球後部の静脈，半球深部の静脈血を集める大大脳静脈，上小脳静脈，大脳鎌の静脈等の血液も受ける．

### 静脈洞交会，横静脈洞，S状静脈洞

上矢状静脈洞，直静脈洞，小脳鎌にある後頭静脈洞の3静脈洞が，**静脈洞交会**（Confluence of sinuses）で合流する．静脈洞交会は，内後頭隆起に接する，静脈洞が拡張した部位である（**図8.46**）．左右の**横静脈洞**（Transverse sinus）がここから始まる．

左右の横静脈洞は，静脈洞交会から水平方向に走り，小脳テントの後縁と外側縁に沿って進む．

通常，右の横静脈洞は上矢状静脈洞の血液が流入し，左の横静脈洞には直静脈洞の血液が流入する．

横静脈洞には，その他に上錐体静脈洞，下大脳静脈，小脳静脈，板間静脈，導出静脈が流入する．

横静脈洞が後頭骨から離れて下行すると**S状静脈洞**（Sigmoid sinus）に移行する（**図8.46**）．頭頂骨，側頭骨，後頭骨の内面にS状静脈洞を入れるS状溝がある．S状静脈洞には，横静脈洞，大脳の静脈，小脳静脈，板間静脈，導出静脈が流入し，内頸静脈へとつながる．

### 海綿静脈洞

左右の海綿静脈洞は，トルコ鞍の両側で蝶形骨の体の外側面に位置する（**図8.47**，**8.48**）．この静脈洞は，静脈還流経路の要衝として，神経と血管が貫くという点で，臨床的に重要である．

海綿静脈洞は大脳の静脈の血液を受け入れる他，眼窩からの眼静脈，側頭下窩の翼突筋静脈叢からの導出静脈が流入する．したがって，これら頭蓋外の部位からの感染が血行性に頭蓋内に波及する経路にあたる．海綿静脈洞内を神経と血管が貫き，それらが壁に接しているので，炎症が起こると障害を受けやすい．

# 第8章 頭頸部

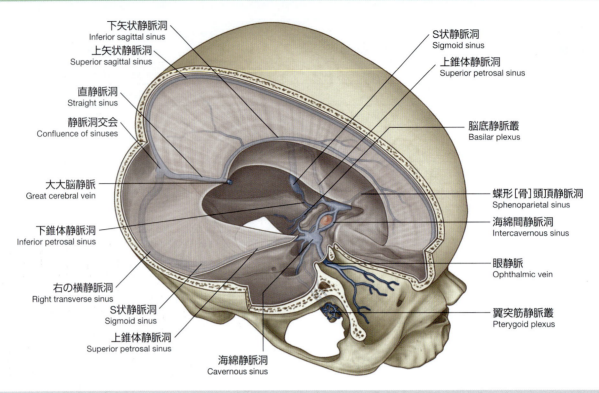

図 8.46 静脈, 髄膜と硬膜静脈洞

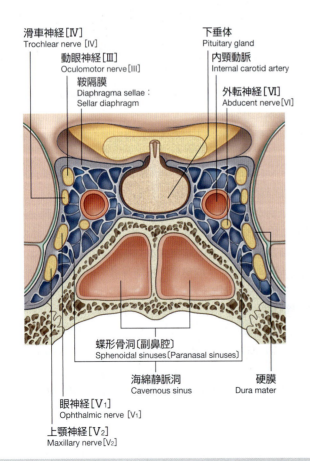

図 8.47 海綿静脈洞

海綿静脈洞内を通過する血管と神経は, 次の通りである.
- 内頸動脈.
- 外転神経[Ⅵ].

海綿静脈洞の外側壁を通る構造を上から下へ順に挙げる.
- 動眼神経[Ⅲ].
- 滑車神経[Ⅳ].
- 眼神経[V₁].
- 上顎神経[V₂].

下垂体柄の前と後ろに**前海綿間静脈洞**(Anterior intercavernous sinus)と**後海綿間静脈洞**(Posterior intercavernous sinus)があって, 左右の海綿静脈洞を結ぶ(**図 8.46**).

蝶形[骨]頭頂静脈洞が, 海綿静脈洞の前端に流入する. この静脈洞は, 蝶形骨の小翼の下面に沿って走る小さい静脈洞で, ここには板間静脈, 硬膜静脈が流入する.

## 上錐体静脈洞, 下錐体静脈洞

**上錐体静脈洞**(Superior petrosal sinus)は, 海綿静脈洞の血液を横静脈洞へ運ぶ. すなわちこの静脈洞は, 海綿静脈洞の後端から始まり, 側頭骨の錐体上縁に沿って後外側方向に走った後に, 横静脈洞に合流する(**図 8.46**). 他に大脳の静脈, 小脳静脈も流入する.

**下錐体静脈洞**(Inferior petrosal sinus)も, 海綿静脈洞の後端から始まり, 後下方に向かう. 側頭骨の錐体と後頭骨の底部の間にできた溝を下行して内頸静脈に流入する. この静脈洞は,

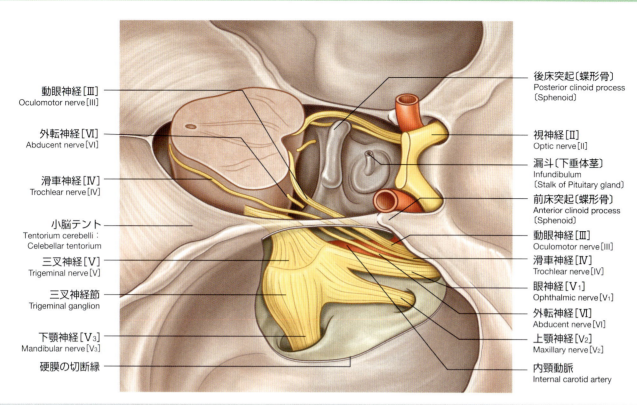

**図 8.48 右の海綿静脈洞を外側からみたところ**
海綿静脈洞の内容をみるために硬膜の髄膜層（内層）を除去してある．

海綿静脈洞の血液を流す補助的な働きをする．その他に，小脳静脈，内耳および脳幹からの静脈血も流入する．

　**脳底静脈叢**(Basilar plexus)は，両側の下錐体静脈洞を結び，下方の椎骨静脈叢とも交通する．斜台の上にあり，トルコ鞍のすぐ後方に位置する（図 8.46）．

## 臨床的事項 8.11　頭皮と髄膜

図8.49に，頭皮と髄膜の関連と臨床的意義をまとめた．

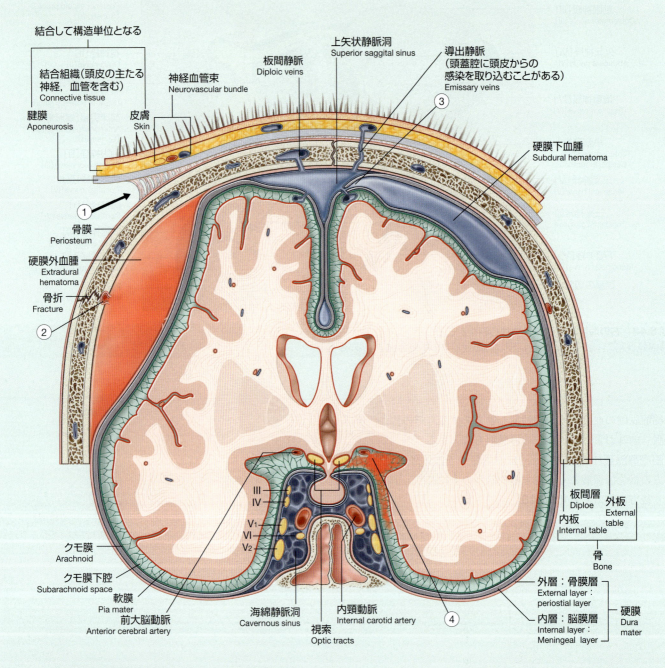

① 疎性結合組織（Loose connective tissue）（危険な領域）
　・頭皮の傷害において分離が起こる．
　・感染が容易に広がる．
　・鈍的外傷による出血が起こりうる（出血が顔面に広がり，眼瞼皮下出血を生じる）．

② 頭蓋骨の板間層内板の骨折による中硬膜動脈（またはその枝）の破裂は，硬膜外血腫を引き起こす．圧力によって，血液は，徐々に骨から硬膜を分離する．

③ 大脳静脈が硬膜を貫いて静脈洞に入るところでの裂傷によって，硬膜下出血が起こる．骨に付着する薄い層を残して，硬膜が分離する．その結果として，血腫は，硬膜の一部に由来する内境界層によって覆われることになる．

④ 動脈瘤
　・大脳動脈輪の動脈の動脈瘤の破裂は，クモ膜下腔ならびに脳脊髄液に直接出血することになる．

図 8.49　頭皮と髄膜

## 臨床的事項 8.12　頭部外傷

頭部外傷(Head injury)は日常よく遭遇する外傷の一つで，障害や死亡の原因になるので注意を要する．頭部外傷は単独で起こることもあるが，複数の外傷に合併して起こることが多いので，多発外傷では頭部外傷を見逃さないように注意する必要がある．多発外傷の場合，頭部外傷が死亡原因の50%を占める．

頭部に外傷を受けた場合，次の2つの過程が起こる．

- ■ 1次的脳損傷…はじめに頭部に減速する力が働き，脳に対しては剪断力が加わるため，神経軸索や細胞に直接傷害が及ぶ．このような損傷は通常修復できない．さらなる1次的脳損傷では脳出血や脳挫傷が起こり，灰白質と白質が障害される．
- ■ 2次的脳損傷…1次的脳損傷に続いて起こるのが2次的脳損傷である．頭皮の裂創，頭蓋骨骨折，脳血管の断裂，脳浮腫，感染等である．これらは，早期に診断がつけば，治療することが可能である．迅速で有効な治療を行えば，回復の程度が高まり，予後が良好になる．

## 臨床的事項 8.13　頭蓋内出血の種類

■ **原発性脳出血**

脳出血の原因はさまざまであるが，主な原因は脳動脈瘤破裂，高血圧(高血圧性脳内血腫)，脳梗塞等である．

■ **硬膜外血腫**

**硬膜外血腫**(Extradural hematoma)は，動脈が損傷されたときに起こる(図8.50)．プテリオン領域を走行する中硬膜動脈が破れると硬膜外層と頭蓋の間に血腫が形成される．動脈圧のため，血腫は徐々に拡大する．

典型的にはスポーツ中等に頭部外傷を受けたときにみられる．受傷後に一瞬意識を失うが，その後何時間か意識清明期がある．次いで，急速に意識が混濁し，昏睡に移行して死亡することがある．

■ **硬膜下血腫**

**硬膜下血腫**(Subdural hematoma；図8.51)は，静脈性出血で，通常，上矢状静脈洞に流入する大脳の静脈が破れるために起こる．硬膜が裂けたり，血液が漏れ出たりすることによって，硬膜の薄い細胞層と残りの硬膜との間に血腫が広がることになる．

硬膜下血腫の発症ピークは若年層と老年層にある．脳の萎縮があると，正常よりクモ膜下腔が拡張しており，上矢状静脈洞に入る大脳の静脈に負荷が大きくかかる．病歴は，通常，軽微な頭部打撲がきっかけであることが多く，その後，徐々に意識喪失が起こったり，人格の変化をきたしたりする．

■ **クモ膜下出血**

重篤な脳外傷に伴って**クモ膜下出血**(Subarachnoid hemorrhage)が起こることがある(図8.52)．しかし，一般的には**大脳動脈輪(Willis動脈輪)**に至る動脈またはその周囲の動脈に生じた脳動脈瘤の破裂が原因で起こる．

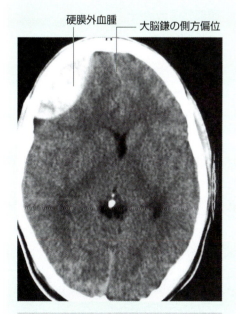

図8.50　硬膜外血腫(頭部CT画像)

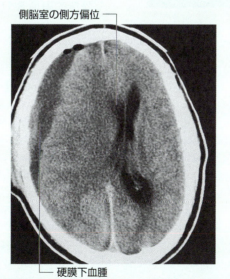

図8.51　慢性硬膜下血腫(低吸収域)(頭部CT画像)

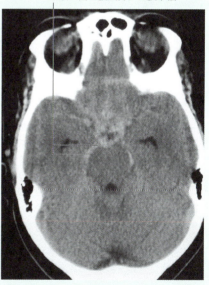

図8.52　クモ膜下出血(頭部CT画像)

### 臨床的事項 8.14　結核と中枢神経系

結核は，脳，脊髄，髄膜等の中枢神経系にも感染が広がることがある（図 8.53）．脳結核の症状には，頭痛，首のこわばり，体重減少，発熱がある．脊髄結核の症状には，脚の脱力，便失禁，尿失禁等がある．髄膜炎は，精神状態の変化，発熱，および脳卒中やてんかんの発作を引き起こすことがある．治療には，通常1年の服薬を必要とするが，脳結核の治療には2年を要することがある．

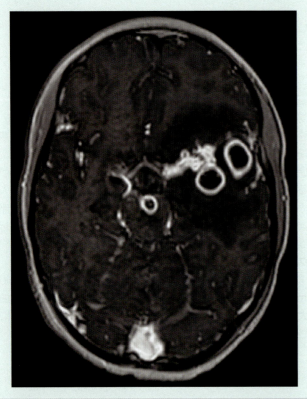

図 8.53　脳の MR 画像
左の側頭葉と大脳脚に周囲が増強された結核病変がみられる．

### 臨床的事項 8.15　導出静脈

**導出静脈**（Emissary veins）は，頭蓋外の静脈と頭蓋内の静脈をつなぐもので，この静脈を通って感染が頭蓋腔に流入することがあるため，臨床的に重要である．導出静脈は，頭頸部の大半の静脈と同様に，弁がない．

### 臨床的事項 8.16　脳震盪

**脳震盪**（**軽度外傷性脳損傷**（Mild traumatic brain injury；MTBI））は，外傷性脳損傷のうち最もよくみられる．脳震盪は，頭部の急減速の結果として，または頭蓋腔内の脳の回転によって起こる．一般的には，外傷後健忘，混乱，意識消失，頭痛，めまい，嘔吐，運動協調性の欠如，光感受性の低下等の症状がみられる．脳震盪の診断は，事故の様子，神経学的状態，患者の意識レベルに基づく．

### 臨床的事項 8.17　頭部外傷患者の臨床的評価

頭部外傷を受傷した患者の臨床診断は，困難な場合が多い．
単純な転倒から複雑な多発外傷まで，外傷の種類が実に多彩である．患者の年齢と，患者自身が外傷を認識し，それについて会話ができるかどうかが重要である．
外傷が発生した状況をしっかり記録しなければならない．なぜなら，頭部外傷が他者から攻撃されたために起こったのかもしれない．その場合には，医師は証拠を法廷に提出するよう要請されることがある．
アルコール中毒が原因で頭部外傷が起こることもあるので，頭部外傷の重症度を判定することは容易でない場合がある．
仮に診断がついて適切な治療や管理がなされたとしても，頭部外傷が起こった環境や患者が戻る場所における再発防止策を講じる必要がある（例えば，老人は階段のカーペットにたるみがあると足を引っ掛けてつまずきやすいので，注意を要する）．
診察や検査に際して，全身を診る必要があり，特に中枢神経系と末梢神経系を念入りに調べることが大切である．さらに意識レベルを判定し，**グラスゴー昏睡尺度**（Glasgow coma scale）等によって正確に記録しておく必要がある．この尺度は意識レベルを数値化して表示できるので，これによって意識レベルの悪化や改善の程度を数値として把握することができる．

■ **グラスゴー昏睡尺度**

グラスゴー昏睡尺度は，現在世界で広く用いられている尺度である．15点満点で，15/15は意識清明で正常な状態を表す．一方，3/15の場合は重篤な深昏睡の状態を表す．15点の内訳は，運動による応答（最高6点），言語による応答（最高5点），眼球運動の反応性（最高4点）の3要素から構成される．

### 臨床的事項 8.18　頭部外傷の治療

脳挫傷の治療法はきわめて限られる．神経軸索の断裂や細胞死は，修復が困難である．脳が損傷を受けると，他の多くの組織と同様に浮腫を起こす．脳は一定容積の頭蓋の中に収納されているため，浮腫によって脳機能が障害されるとともに，次のような大きな変化を引き起こす．

- ■ 脳浮腫…脳浮腫が起こると頭蓋への血液の流入が阻止されて，血圧が上昇する．
- ■ **脳ヘルニア**（Cerebral herniation）…脳全体の体積が増すため，大後頭孔から脳幹等脳の一部が圧し出される．このため，脳幹が圧迫されて，心臓や呼吸の機能が停止して死に至ることがある．局所的な脳浮腫の場合は，片側の脳が大脳鎌下縁を越えて他側にとび出し，ヘルニアを生じることがある（**大脳鎌ヘルニア**（Falcine herniation））．

脳浮腫を防止する方法には，過換気療法（脳内の酸塩基平衡を改善して浮腫を低減する）と副腎皮質ステロイドの静脈内投与（効果の発現が遅いことがある）等がある．
脳の外表の血腫は，手術によって除去することができる．
頭部外傷では，2次的脳損傷の治療の良否によって予後が決まる．1次的脳損傷が重篤な場合にも，正常な生活が送れるまで回復が期待できることもある．

### 臨床的事項 8.19　頭蓋内圧亢進と脳ヘルニア

頭蓋骨は，骨によって閉じられた空間であり，脳と脳脊髄液は，狭い範囲の頭蓋内圧の中で生理学的に維持される．血腫，脳の腫れを引き起こす傷害，または脳腫瘍等のような頭蓋内腔の空間を占めるような病変は，頭蓋内圧を上昇させ，脳を圧迫する可能性がある．重症の場合，脳は大後頭孔に押し込まれて，脳ヘルニアまたは脳嵌頓とよばれるようになる．これにより，脳幹と上部頸髄が圧迫され，致命的になる可能性がある．

後頭蓋窩が小さすぎる場合，先天性ヘルニアまたは大後頭孔を通る小脳扁桃の嵌頓も起こる可能性があり，これは Chiari 奇形のⅠ型として知られている(図 8.54)．幼年期には症状は現れず，成人になってからはじめて症状を引き起こすこともある．

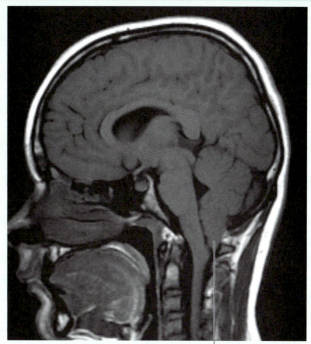

図 8.54　脳の MR 画像で見出されたⅠ型の Chiari 奇形
大後頭孔からの円錐形の小脳扁桃のヘルニアを伴う．

### 臨床的事項 8.20　上矢状洞血栓症

上矢状洞血栓症(Superior sagittal sinus thrombosis)は，**脳静脈洞血栓症**(Cerebral venous sinus thrombosis：CVST)の亜型の一つである(図 8.55)．典型的には患者は進行性の頭痛を呈するが，症状は比較的軽微なものから重大な脳卒中まで幅広い．(てんかんや脳卒中の)発作を起こす患者もいる．脳静脈洞血栓症は，通常，血栓症の薬や経口避妊薬の使用，ならびに最近では COVID-19 感染によるような凝固亢進状態に起因する．治療には抗凝固薬が用いられることが多いが，出血性梗塞が懸念される患者では注意が必要である．

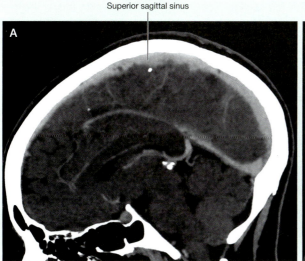
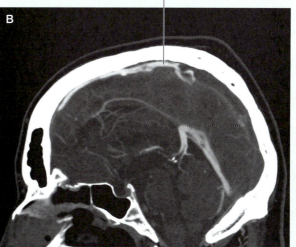

図 8.55　上矢状洞
A：正常(CT 画像)．B：血栓(CT 画像)．

# 脳神経

12対の脳神経(Cranial nerve)は，末梢神経系に属する．これらの神経は，頭蓋底の孔や裂孔を通って頭蓋の外に出る．副神経[XI]以外の脳神経は，脳から起始する．

脳神経は，脊髄神経と同様に体性神経線維と臓性神経線維をもつが，一部の脳神経は特殊感覚神経線維と鰓弓性運動神経線維も含む(表8.4，表8.5)．

特殊感覚神経線維は，聴覚，視覚，嗅覚，平衡覚，味覚を伝える神経である．

鰓弓性運動神経線維(Branchial efferent fiber：BE)は，発生の段階で体節に由来せず，鰓弓から分化する骨格筋を支配する運動神経線維である[訳注：鰓弓性運動神経線維は，**特殊臓性運動神経線維**(Special visceral efferent fiber：SVE)ともよばれる]．

ヒトの発生においては，鰓弓は6つに区分されているが，第5鰓弓は発達せず，残り5つの鰓弓に1つずつ脳神経またはその枝が進入し，その領域の筋を支配する．

鰓弓由来の筋へ運動神経を送る神経は次の5つである．5つの鰓弓と支配神経の対応関係は次のようになる．

- 第1鰓弓…三叉神経の下顎神経[$V_3$]．
- 第2鰓弓…顔面神経[VII]．
- 第3鰓弓…舌咽神経[IX]．
- 第4鰓弓…迷走神経[X]の上喉頭神経．
- 第6鰓弓…迷走神経[X]の反回神経．
- より後方…副神経[XI]．

## ▶ 嗅神経[I]

嗅神経[I](Olfactory nerve[I])は，嗅覚を伝える**特殊感覚神経線維**(Special afferent fiber：SA)を含む．この神経の感覚ニューロン(嗅細胞)は以下の特徴をもつ．

- 末梢突起…鼻粘膜の嗅上皮にのびており，その先端が嗅覚受容器として働く．
- 中枢突起…嗅神経として脳に嗅覚情報を運ぶ．

嗅細胞は，鼻腔上壁に分布している．そこから出る中枢突起が，小線維束にまとまって篩骨篩板を通り，頭蓋内に入る(図8.56)．これらの嗅神経は，嗅球内に入って2次ニューロンとシナプスを形成する(図8.57)．

## ▶ 視神経[II]

視神経[II](Optic nerve[II])は，視覚を伝える特殊感覚神経線維(SA)からなり，網膜の視細胞で受容された信号を脳に伝える．神経突起は神経束にまとまって視神経を構成し，脳内の視覚系に達する．視神経は，視神経管を通って頭蓋内に入る(図8.56)．

## ▶ 動眼神経[III]

動眼神経[III](Oculomotor nerve[III])は，次の2種類の線維を含む．

- 一般体性運動神経線維(General somatic efferent fiber：GSE)…上斜筋と外側直筋以外のすべての外眼筋を支配する．
- 一般臓性運動神経線維(General visceral efferent fiber：GVE)…末梢神経系の自律神経の副交感性神経線維の一部を構成する．

動眼神経[III]は，中脳と橋の境界のところから脳幹の前面に神経根を出す(図8.57)．小脳テントの前縁に入り，海綿静脈洞の外側壁を通り抜けて前方に進む(図8.56，8.57；図8.47

| 表8.4 脳神経の機能的分類 |||||
|---|---|---|---|
| 機能線維 | 略字 | 一般的な機能 | 対応する脳神経 |
| 一般体性感覚神経線維<br>General somatic afferent fiber | GSA | 触覚，痛覚，温度覚 | 三叉神経[V]，顔面神経[VII]，迷走神経[X] |
| 一般臓性感覚神経線維<br>General visceral afferent fiber | GVA | 内臓感覚 | 舌咽神経[IX]，迷走神経[X] |
| 特殊感覚神経線維*1<br>Special afferent fiber | SA | 嗅覚，味覚，視覚，聴覚，平衡覚 | 嗅神経[I]，視神経[II]，顔面神経[VII]，内耳神経[VIII]，舌咽神経[IX]，迷走神経[X] |
| 一般体性運動神経線維<br>General somatic efferent fiber | GSE | 骨格筋の運動 | 動眼神経[III]，滑車神経[IV]，外転神経[VI]，舌下神経[XII] |
| 一般臓性運動神経線維<br>General visceral efferent fiber | GVE | 平滑筋・心筋の運動，腺の分泌 | 動眼神経[III]，顔面神経[VII]，舌咽神経[IX]，迷走神経[X] |
| 鰓弓性運動神経線維*2<br>Branchial efferent fiber | BE | 鰓弓の中胚葉に由来する骨格筋の運動 | 三叉神経[V]，顔面神経[VII]，舌咽神経[IX]，迷走神経[X]，副神経[XI] (参照：Diogo R et al. Nature 2015; 520: 466-473) |

*1：特殊感覚神経線維は，特殊臓性感覚神経線維(SVA)(嗅覚，味覚)と特殊体性感覚神経線維(SSA)(視覚，聴覚，平衡覚)に区別される．
*2：鰓弓性運動神経線維(Branchial efferent fiber：BE)は，特殊臓性運動神経線維(Special visceral efferent fiber：SVE)ともよばれる．

## 表 8.5　脳神経（略字は表 8.4 と同じ）

| 神経 | 線維 感覚 | 線維 運動 | 頭蓋底の通過部位 | 機能 |
|---|---|---|---|---|
| 嗅神経[Ⅰ] | SA | | 篩骨篩板 | 嗅覚 |
| 視神経[Ⅱ] | SA | | 視神経管 | 視覚 |
| 動眼神経[Ⅲ] | | GSE, GVE | 上眼窩裂 | **一般体性運動神経線維（GSE）**<br>　上眼瞼挙筋，上直筋，下直筋，内側直筋，下斜筋<br>**一般臓性運動神経線維（GVE）**<br>　瞳孔括約筋（瞳孔の収縮），毛様体筋（近見反応に際し水晶体の収縮） |
| 滑車神経[Ⅳ] | | GSE | 上眼窩裂 | 上斜筋 |
| 三叉神経[Ⅴ] | GSA | BE | 上眼窩裂…眼神経[V₁]<br>正円孔…上顎神経[V₂]<br>卵円孔…下顎神経[V₃] | **一般体性感覚神経線維（GSA）**<br>　眼神経[V₁]…眼，結膜，眼窩内容，鼻腔，前頭洞，篩骨蜂巣，上眼瞼，鼻背，頭皮前部，前頭蓋窩硬膜，小脳テント上面<br>　上顎神経[V₂]…中頭蓋窩硬膜，[咽頭]鼻部，口蓋，鼻腔，上顎歯，上顎洞，眼窩下部，下眼瞼，頬骨部，上唇部<br>　下顎神経[V₃]…頬部，下唇部，耳の前半部，外耳道の一部，側頭窩，舌の前 2/3，下顎歯，乳突蜂巣，頬粘膜，下顎部，中頭蓋窩硬膜<br>**鰓弓性運動神経線維（BE）**<br>　側頭筋，咬筋，内側翼突筋，外側翼突筋，鼓膜張筋，口蓋帆張筋，顎二腹筋前腹，顎舌骨筋 |
| 外転神経[Ⅵ] | | GSE | 上眼窩裂 | 外側直筋 |
| 顔面神経[Ⅶ] | GSA, SA | GVE, BE | 茎乳突孔（内耳道を経て頭蓋底を出る．側頭骨の顔面神経管で枝分かれした後，茎乳突孔から出る．他の顔面神経の枝は，骨の裂け目や管を通って頭蓋骨から出る．） | **一般体性感覚神経線維（GSA）**<br>　外耳道の一部，外耳道周囲の耳介部<br>**特殊感覚神経線維（SA）**<br>　舌の前 2/3（味覚）<br>**一般臓性運動神経線維（GVE）**<br>　涙腺，顎下腺，舌下腺，鼻腔粘膜の鼻腺，口蓋粘膜の口蓋腺（以上の腺分泌）<br>**鰓弓性運動神経線維（BE）**<br>　第 2 鰓弓由来の顔面表情筋と頭皮の皮筋，アブミ骨筋，顎二腹筋後腹，茎突舌骨筋 |
| 内耳神経[Ⅷ] | SA | | （内耳道から頭蓋底に入る） | 前庭神経…平衡覚<br>蝸牛神経…聴覚 |
| 舌咽神経[Ⅸ] | GVA, SA | GVE, BE | 頸静脈孔 | **一般臓性感覚神経線維（GVA）**<br>　頸動脈小体の化学受容器，頸動脈洞の圧受容器<br>**一般体性感覚神経線維（GSA）**<br>　舌の後 1/3，口蓋扁桃，[咽頭]口部，中耳の粘膜，耳管，乳突蜂巣<br>**特殊感覚神経線維（SA）**<br>　舌の後 1/3（味覚）<br>**一般臓性運動神経線維（GVE）**<br>　耳下腺の分泌<br>**鰓弓性運動神経線維（BE）**<br>　茎突咽頭筋 |
| 迷走神経[Ⅹ] | GSA, GVA, SA | GVE, BE | 頸静脈孔 | **一般体性感覚神経線維（GSA）**<br>　喉頭，外耳道周囲の耳介部，外耳道の一部，後頭蓋窩硬膜<br>**一般臓性感覚神経線維（GVA）**<br>　大動脈小体の化学受容器，大動脈弓の圧受容器，食道，気管支，肺，心臓，前腸と中腸由来の腹部消化管，[咽頭]喉頭部<br>**特殊感覚神経線維（SA）**<br>　喉頭蓋と咽頭（味覚）<br>**一般臓性運動神経線維（GVE）**<br>　咽頭，喉頭，胸部内臓，前腸と中腸由来の腹部消化管（以上の平滑筋運動と腺分泌）<br>**鰓弓性運動神経線維（BE）**<br>　口蓋舌筋，軟口蓋の筋（口蓋帆張筋を除く），咽頭の筋（茎突咽頭筋を除く），喉頭の筋 |
| 副神経[Ⅺ] | | BE | 頸静脈孔 | 胸鎖乳突筋，僧帽筋（鰓弓性運動神経線維の分類については次の論文を参照のこと：Diogo R et al. *Nature* 2015; 520: 466–473.） |
| 舌下神経[Ⅻ] | | GSE | 舌下神経管 | 舌骨舌筋，オトガイ舌筋，茎突舌筋，すべての内舌筋 |

668　第8章　頭頸部

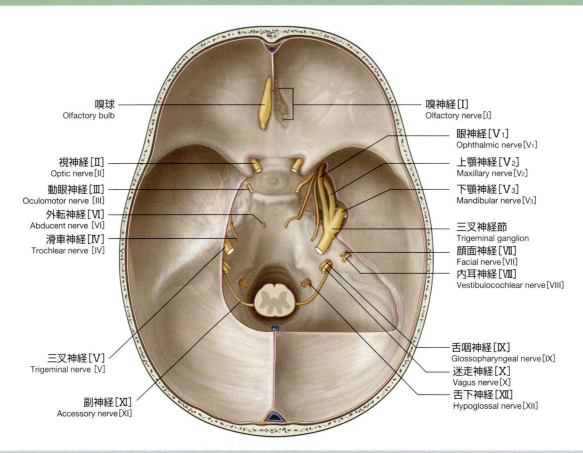

図 8.56　頭蓋底を出入りする脳神経

参照)．動眼神経は，上眼窩裂を通って眼窩に入る．

　眼窩内で，一般体性運動神経線維(GSE)は，上眼瞼挙筋，上直筋，下直筋，内側直筋，下斜筋を支配する．

　一般臓性運動神経線維(GVE)は，副交感神経節前線維を毛様体神経節に送る．節後線維は，まず瞳孔括約筋に至り，瞳孔を収縮させるように働く．毛様体筋を支配する神経線維は，近くをみるためにレンズが厚くなるように調節する．

## ▶滑車神経[IV]

　滑車神経[IV](Trochlear nerve[IV])は，外眼筋の一つである上斜筋を支配する一般体性運動神経線維(GSE)からなる．この神経は，中脳から出るが，その根は脳神経の中で唯一脳幹の背側から出る(図8.57)．中脳の外周をめぐって前へ進み，小脳テント自由縁の下面に達する．海綿静脈洞外側壁を前方に進み(図8.56，8.57；図8.47参照)，上眼窩裂を通って眼窩に入る．

## ▶三叉神経[V]

　三叉神経[V](Trigeminal nerve[V])は，頭部の体性感覚を支配する主要な神経である．あわせて下顎の運動も支配する．したがって，構成する神経線維は，**一般体性感覚神経線維**(General somatic afferent fiber：GSA)と**鰓弓性運動神経線維**(Branchial

efferent fiber：BE)の2種類である．

- 一般体性感覚神経線維(GSA)…顔面，頭皮の前方半分，口腔・鼻腔・副鼻腔の粘膜，[咽頭]鼻部，外耳・外耳道の一部，鼓膜の一部，眼窩内容，結膜，前頭蓋窩と中頭蓋窩の硬膜に分布する．
- 鰓弓性運動神経線維(BE)…咀嚼筋，鼓膜張筋，口蓋帆張筋，顎舌骨筋，顎二腹筋前腹を支配する．

　三叉神経は，橋の前外側面に太い感覚根と細い運動根をもつ(図8.57)．これらの神経線維は，後頭蓋窩から前方へ進み，側頭骨の錐体尖をまたいで中頭蓋窩に入る(図8.56)．

　さらに，中頭蓋窩の中で**三叉神経節**(Trigeminal ganglion)を形成する(図8.56)．三叉神経節は，脊髄神経節と同様に，1次感覚ニューロンの細胞体が集合したもので，側頭骨の錐体尖の前壁にできた三叉神経圧痕の中に収まる．ここでは天井に硬膜が張っているため，神経節は硬膜腔(**三叉神経腔**(Trigeminal cave))の中にある．ここでは，運動根が感覚根の下を走り，両者は完全に分かれている．

　三叉神経節の前方で，三叉神経は3つの枝に分かれる．それらは上方から順に次のように並ぶ．

- 眼神経[V₁](Ophthalmic nerve[V₁])．
- 上顎神経[V₂](Maxillary nerve[V₂])．
- 下顎神経[V₃](Mandibular nerve[V₃])．

局所解剖・脳神経 669

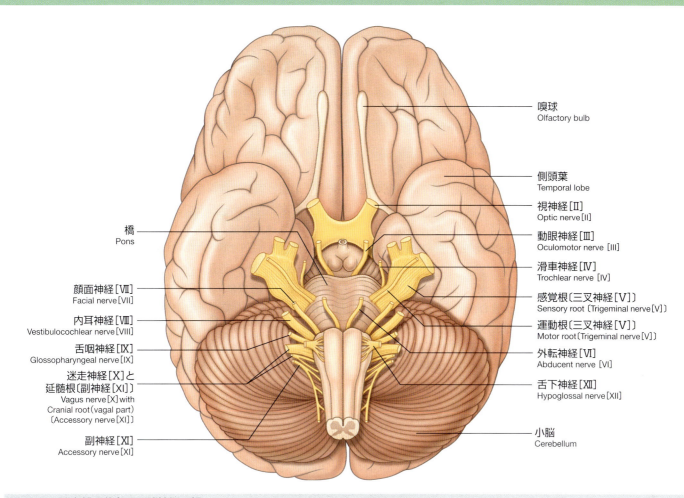

図 8.57 脳底部に分布する脳神経の根

### ▶眼神経［V₁］

眼神経［V₁］は，海綿静脈洞の外側壁を前方に進み（図 8.47 参照），上眼窩裂を通って眼窩に入る（図 8.56）．

眼神経［V₁］は，眼球，結膜，涙腺，その他の眼窩内容，鼻腔，前頭洞，篩骨蜂巣，大脳鎌，前頭蓋窩硬膜，小脳テントの上面，上眼瞼，鼻背，頭皮の前方半分からの感覚神経線維を運ぶ．

### ▶上顎神経［V₂］

上顎神経［V₂］は，海綿静脈洞外側壁で眼神経［V₁］のすぐ下方にあって（図 8.47 参照），一緒に前方へ走行するが，やがて正円孔を通り抜け（図 8.56），翼口蓋窩に達する．

上顎神経［V₂］は，中頭蓋窩硬膜，［咽頭］鼻部，口蓋，鼻腔，上顎歯，上顎洞，眼窩下部，下眼瞼，頬骨部，上唇部からの感覚神経線維を受ける．

### ▶下顎神経［V₃］

下顎神経［V₃］は，三叉神経節の下縁から起始し，卵円孔を通って頭蓋の外へ出て，側頭下窩に入る（図 8.56）．

これに伴行して三叉神経の運動根が頭蓋外に出て，下顎神経［V₃］の感覚神経と一緒になる．したがって，下顎神経［V₃］は運動神経線維を含む線維という点で，眼神経［V₁］や上顎神経［V₂］と異なる．

運動神経線維は，側頭筋，咬筋，内側翼突筋，外側翼突筋の 4 つの咀嚼筋の他，鼓膜張筋，口蓋帆張筋，顎二腹筋前腹，顎舌骨筋を支配する．

下顎神経［V₃］の感覚神経線維は，頬部，下唇部，耳の前半部，外耳道の一部，側頭窩，舌の前 2/3，下顎歯，乳突蜂巣，頬粘膜，下顎部，中頭蓋窩硬膜に分布する．

### ▶外転神経［Ⅵ］

外転神経［Ⅵ］（Abducent nerve［Ⅵ］）は，一般体性運動神経線維（GSE）で，外側直筋を支配する．外転神経の根は，橋と延髄の境界部から脳幹の前面に出て，斜台の硬膜を貫いて前方へ向かう（図 8.56，8.57）．さらに上方へ向かって側頭骨の岩様部の上縁を横切った後，内頸動脈のすぐ下外側の位置で海綿静脈洞を貫き（図 8.47 参照），その後，上眼窩裂を通って眼窩に入る．

### ▶顔面神経［Ⅶ］

顔面神経［Ⅶ］（Facial nerve［Ⅶ］）は，一般体性感覚神経線維（GSA），特殊感覚神経線維（SA），一般臓性運動神経線維（GVE），

鰓弓性運動神経線維(BE)を含む.

■ 一般体性感覚神経線維(GSA)…外耳道の一部と,耳介の外耳道周囲に分布する.

■ 特殊感覚神経線維(SA)…舌の前2/3の味覚を伝える.

■ 一般臓性運動神経線維(GVE)…副交感神経節前線維である.涙腺,顎下腺,舌下腺の腺分泌を促進し,また,鼻腔および硬口蓋と軟口蓋の粘液腺を支配する.

■ 鰓弓性運動神経線維(BE)…第2鰓弓由来の顔面表情筋と頭皮の皮筋,アブミ骨筋,顎二腹筋後腹,茎突舌骨筋の運動を支配する.

顔面神経[Ⅶ]の根は,橋と延髄の間で脳幹の外側面から出る(図8.57).1本の細い感覚根(**中間神経(Intermediate nerve)**)と1本の太い運動根から構成される.

■ 中間神経…味覚神経線維(SA),副交感神経線維(GVE),一般体性感覚神経線維(GSA)を含む.

■ 運動根…鰓弓性運動神経線維(BE)を含む.

顔面神経の運動根と感覚根は,後頭蓋窩で内耳道に入る(図8.56).側頭骨錐体の顔面神経管に入った後,各根が癒合して顔面神経[Ⅶ]になる.その付近で,**膝神経節(Geniculate ganglion)** が形成される.この神経節は,脊髄神経節と同様,1次感覚ニューロンが集まってできたものである.

膝神経節を出ると,顔面神経[Ⅶ]は急に方向を変える.このとき,膝神経節からまっすぐ前方に**大錐体神経(Greater petrosal nerve)** が出る.大錐体神経は,副交感神経節前線維(GVE)を運ぶ(表8.6).

顔面神経[Ⅶ]は,顔面神経管を進む途中に**アブミ骨筋神経**(Nerve to stapedius)と**鼓索神経**(Chorda tympani)を出し,最終的に茎乳突孔を通って頭蓋の外に出る.

鼓索神経は,舌の前2/3の味覚を伝える特殊感覚神経線維(SA)と顎下腺の分泌を促す一般臓性運動神経線維(GVE)(副交感神経節前線)を含む(表8.6).

## ▶ 内耳神経[Ⅷ]

**内耳神経[Ⅷ](前庭蝸牛神経)**(Vestibulocochlear nerve[Ⅷ])は,次の2種類の特殊感覚神経線維(SA)から構成される.

■ 前庭神経…平衡覚.

■ 蝸牛神経…聴覚.

内耳神経[Ⅷ]の神経根は,橋と延髄の境界で脳幹の外側面にある.内耳道から頭蓋内に入り,後頭蓋窩を通って脳幹に至る(図8.56,8.57).側頭骨の錐体内で前庭神経と蝸牛神経が1本にまとまって内耳神経となる.

## ▶ 舌咽神経[Ⅸ]

**舌咽神経[Ⅸ]**(Glossopharyngeal nerve[Ⅸ])は,一般臓性感覚神経線維(GVA),一般体性感覚神経線維(GSA),特殊感覚神経線維(SA),一般臓性運動神経線維(GVE),鰓弓性運動神経線維(BE)の5種類の線維を含む.

■ 一般臓性感覚神経線維(GVA)…頸動脈小体,頸動脈洞の感覚を中枢へ運ぶ.

■ 一般体性感覚神経線維(GSA)…舌の後1/3の領域,口蓋扁桃,[咽頭]口部,中耳の粘膜,耳管,乳突蜂巣の感覚を中枢へ運ぶ.

■ 特殊感覚神経線維(SA)…舌の後1/3領域の味覚を運ぶ.

■ 一般臓性運動神経線維(GVE)…耳下腺の腺分泌活動を高める副交感神経節前線維である.

■ 鰓弓性運動神経線維(BE)…第3鰓弓由来の茎突咽頭筋を支配する.

舌咽神経[Ⅸ]は,延髄上部の前外側溝から数本の根として出る(図8.57).各根は,後頭蓋窩を横断して頸静脈孔に入る(図8.56).頸静脈孔内で,各根がまとまって1本の舌咽神経となる.

舌咽神経が頸静脈孔から出て頭蓋底を離れる直前に,**上神経節(Superior ganglion)** と**下神経節(Inferior ganglion)** という2つの神経節を形成する.これらの神経節には,感覚ニューロンの細胞体が含まれる.

### 鼓室神経

頸静脈孔の中で,またはそこから出た直後に,舌咽神経[Ⅸ]から**鼓室神経**(Tympanic nerve)が分かれる.鼓室神経は再び側頭骨に入って中耳腔に進み,その壁で**鼓室神経叢**(Tympanic plexus)を形成する.感覚神経線維を中耳腔内,耳管,乳突蜂巣の粘膜に送る.

鼓室神経もまた,一般臓性運動神経線維(GVE)に寄与する.この神経線維は鼓室神経叢から**小錐体神経**(Lesser petrosal nerve)として出る.この神経は,側頭骨を出た後,中頭蓋窩に進む細い神経で,卵円孔を通って耳神経節に達する(表8.6).

## ▶ 迷走神経[Ⅹ]

**迷走神経[Ⅹ]**(Vagus nerve[Ⅹ])は,一般体性感覚神経線維(GSA),一般臓性感覚神経線維(GVA),特殊感覚神経線維(SA),一般臓性運動神経線維(GVE),鰓弓性運動神経線維(BE)の5種類の線維を含む.

■ 一般体性感覚神経線維(GSA)…耳介の外耳道周囲,外耳道の一部,後頭蓋窩硬膜からの感覚を中枢へ運ぶ.

■ 一般臓性感覚神経線維(GVA)…咽頭,[咽頭]喉頭部,の化学受容器,大動脈弓の圧受容器,食道,気管支,肺,心臓,前腸と中腸由来の腹部消化管からの感覚を運ぶ.

■ 特殊感覚神経線維(SA)…喉頭蓋と咽頭の領域の味覚を伝える.

■ 一般臓性運動神経線維(GVE)…咽頭,喉頭,胸部内臓,前腸と中腸由来の腹部消化管に分布し,平滑筋の運動と腺分

#### 表 8.6　頭部の副交感性神経節

| 神経節 | 節前線維の起始脳神経 | 節前線維が神経節に到達する神経の枝 | 機能 |
|---|---|---|---|
| 毛様体神経節 | 動眼神経[Ⅲ] | 毛様体神経節への枝 | 瞳孔括約筋の収縮（瞳孔収縮），毛様体筋の収縮（近見反応に際して水晶体を厚くする） |
| 翼口蓋神経節 | 顔面神経[Ⅶ] | 大錐体神経 | 涙腺・鼻腔の鼻腺・上顎洞の粘液腺・口蓋の口蓋腺の分泌促進 |
| 耳神経節 | 舌咽神経[Ⅸ] | 小錐体神経 | 耳下腺の分泌促進 |
| 顎下神経節 | 顔面神経[Ⅶ] | 鼓索神経から舌神経 | 顎下腺と舌下腺の分泌促進 |

### 臨床的事項 8.21　脳神経の障害

| 脳神経 | 臨床所見 | 障害部位の例 |
|---|---|---|
| 嗅神経[Ⅰ] | 嗅覚の脱失（無嗅覚症） | 篩板の損傷．先天的欠損 |
| 視神経[Ⅱ] | 視力障害，視野欠損，対光反射の喪失 | 眼窩外傷．視覚路の障害 |
| 動眼神経[Ⅲ] | 瞳孔散大，対光反射の喪失，眼球の下方偏位・外方偏位 | 後交通動脈，後大脳動脈，上小脳動脈の動脈瘤による圧迫．鉤ヘルニア（偽局在徴候）．海綿静脈洞の腫瘍や血栓 |
| 滑車神経[Ⅳ] | 眼球内転時の下方視障害 | 脳幹周囲を走行する滑車神経の経路の障害．眼窩骨折 |
| 三叉神経[Ⅴ] | 3つの主神経の支配領域での感覚脱失と無痛覚．障害側咀嚼筋の麻痺 | 3つの主神経の頭蓋底通過部位に発生した腫瘍．三叉神経節の局在病変 |
| 外転神経[Ⅵ] | 眼球の外転障害 | 眼窩に及ぶ脳または海綿静脈洞の病変 |
| 顔面神経[Ⅶ] | 顔面の表情筋の麻痺 | 耳下腺内の枝に対する損傷 |
| | 舌の前 2/3 の味覚異常と結膜乾燥症 | 側頭骨の障害．顔面神経のウイルス感染 |
| | 病変反対側の顔面下半分にみられる表情筋麻痺 | 脳幹の障害 |
| 内耳神経[Ⅷ] | 進行性の一側性難聴と耳鳴 | 小脳橋角部の腫瘍 |
| 舌咽神経[Ⅸ] | 舌の後 1/3 の味覚脱失と軟口蓋の感覚脱失 | 脳幹の障害．頸部の貫通創 |
| 迷走神経[Ⅹ] | 口蓋垂の正常側への変位．軟口蓋の麻痺，声帯筋麻痺 | 脳幹の障害．頸部の貫通創 |
| 副神経[Ⅺ] | 胸鎖乳突筋・僧帽筋の麻痺 | 後頸三角の貫通創 |
| 舌下神経[Ⅻ] | 障害側舌筋の萎縮と舌の障害側への変位．発語障害 | 頸部の貫通創．頭蓋底の病変 |

泌を促進する．

■ 鰓弓性運動神経線維（BE）…口蓋舌筋，軟口蓋の諸筋（口蓋帆張筋を除く），咽頭の諸筋（茎突咽頭筋を除く），喉頭の諸筋を支配する．

迷走神経[Ⅹ]は，舌咽神経[Ⅸ]の根の下方で，数本の根として出る（図8.57）．それらの根は後頭蓋窩を進んで頸静脈孔に入る（図8.56）．頸静脈孔内でこれらの根がまとまって1本の迷走神経[Ⅹ]となる．頸静脈孔の中またはそこを出た直後に，上神経節（Superior ganglion）と下神経節（Inferior ganglion）という2つの神経節を形成する．これらの神経節には，感覚ニューロンが含まれる．

### ▶ 副神経[Ⅺ]

副神経[Ⅺ]（Accessory nerve[Ⅺ]）は，胸鎖乳突筋と僧帽筋を支配する鰓弓性運動神経線維（BE）を含む（参照：Diogo R et al. *Nature* 2015; 520: 466-473）．副神経の根は第1～5頸髄（C1～5）の運動ニューロンに由来する（図8.57）．このように，副神経は頸髄から起始するという点で，他の脳神経とは異なる．これらの根は頸髄の外側面から出て上行し，1本になって大後頭孔から頭蓋内に入る（図8.56）．後頭蓋窩を通った後，頸静脈孔を通って頭蓋外へ出て後頸部へ下行し，両筋に裏面から運動神経線維を送る．

### 副神経[Ⅺ]の延髄根

副神経[Ⅺ]の延髄根は，迷走神経[Ⅹ]の根の下方から出る少数の根をいう．これらの根は，延髄下端の前外側面から出ており，最終的に迷走神経[Ⅹ]に合流する（図8.57）．副神経[Ⅺ]の延髄根と脊髄根は，並んで頸静脈孔に入るが，頸静脈孔の中で延髄根が迷走神経[Ⅹ]に合流する．副神経[Ⅺ]の延髄根は，迷走神経[Ⅹ]の一部として，咽頭の諸筋に鰓弓性運動神経線維（BE）を送る．

## 672　第8章　頭頸部

### 臨床的事項 8.22　脳神経のまとめ

**脳神経の反射 Cranial nerve reflexes**
角膜（瞬目）反射
・求心路：三叉神経[V]
・遠心路：顔面神経[VII]
瞳孔（光）反射
・求心路：視神経[II]
・遠心路：動眼神経[III]
咽頭反射
・求心路：舌咽神経[IX]
・遠心路：迷走神経[X]

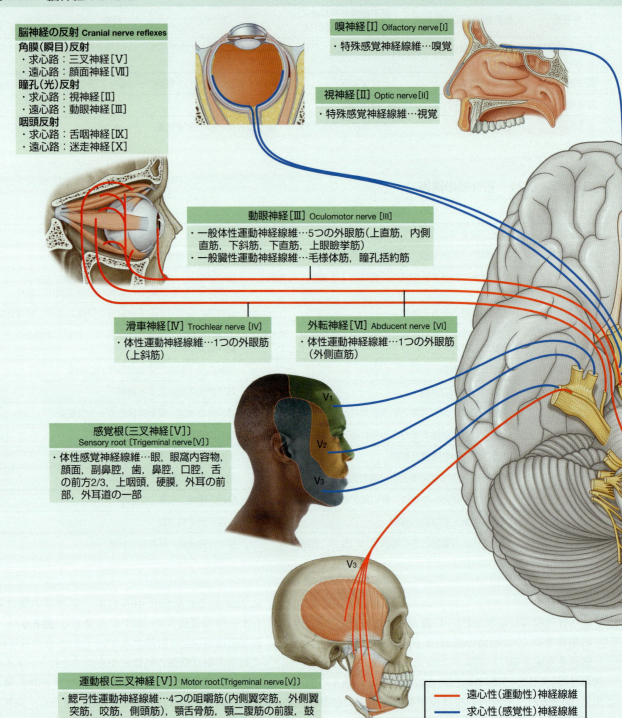

**嗅神経[I]** Olfactory nerve [I]
・特殊感覚神経線維…嗅覚

**視神経[II]** Optic nerve [II]
・特殊感覚神経線維…視覚

**動眼神経[III]** Oculomotor nerve [III]
・一般体性運動神経線維…5つの外眼筋（上直筋，内側直筋，下斜筋，下直筋，上眼瞼挙筋）
・一般臓性運動神経線維…毛様体筋，瞳孔括約筋

**滑車神経[IV]** Trochlear nerve [IV]
・体性運動神経線維…1つの外眼筋（上斜筋）

**外転神経[VI]** Abducent nerve [VI]
・体性運動神経線維…1つの外眼筋（外側直筋）

**感覚根〔三叉神経[V]〕** Sensory root [Trigeminal nerve [V]]
・体性感覚神経線維…眼，眼窩内容物，顔面，副鼻腔，歯，鼻腔，口腔，舌の前方2/3，上咽頭，硬膜，外耳の前部，外耳道の一部

**運動根〔三叉神経[V]〕** Motor root [Trigeminal nerve [V]]
・鰓弓性運動神経線維…4つの咀嚼筋（内側翼突筋，外側翼突筋，咬筋，側頭筋），顎舌骨筋，顎二腹筋の前腹，鼓膜張筋，口蓋帆張筋

― 遠心性（運動性）神経線維
― 求心性（感覚性）神経線維

図 8.58　脳神経の概要

局所解剖 • 脳神経　673

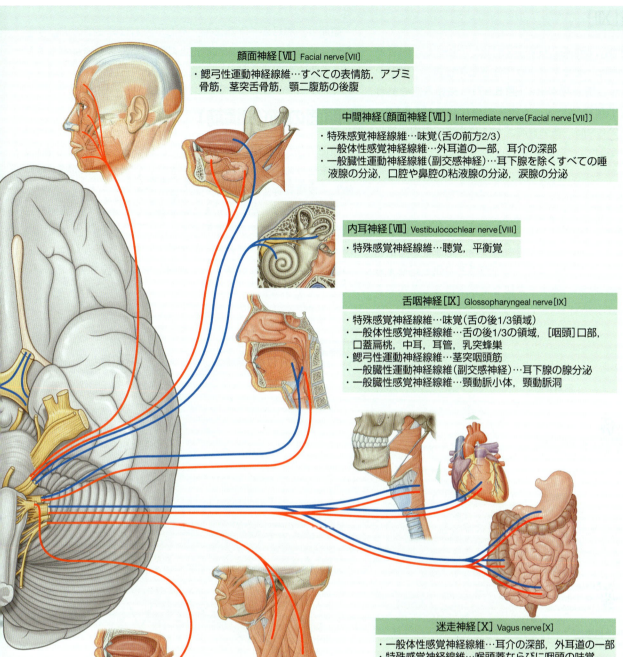

### 顔面神経［Ⅶ］Facial nerve [VII]

・鰓弓性運動神経線維…すべての表情筋，アブミ骨筋，茎突舌骨筋，顎二腹筋の後腹

### 中間神経〔顔面神経［Ⅶ］〕Intermediate nerve [Facial nerve [VII]]

・特殊感覚神経線維…味覚（舌の前方2/3）
・一般体性感覚神経線維…外耳道の一部，耳介の深部
・一般臓性運動神経線維（副交感神経）…耳下腺を除くすべての唾液腺の分泌，口腔や鼻腔の粘液腺の分泌，涙腺の分泌

### 内耳神経［Ⅷ］Vestibulocochlear nerve [VIII]

・特殊感覚神経線維…聴覚，平衡覚

### 舌咽神経［Ⅸ］Glossopharyngeal nerve [IX]

・特殊感覚神経線維…味覚（舌の後1/3領域）
・一般体性感覚神経線維…舌の後1/3の領域，[咽頭]口部，口蓋扁桃，中耳，耳管，乳突蜂巣
・鰓弓性運動神経線維…茎突咽頭筋
・一般臓性運動神経線維（副交感神経）…耳下腺の腺分泌
・一般臓性感覚神経線維…頸動脈小体，頸動脈洞

### 迷走神経［Ⅹ］Vagus nerve [X]

・一般体性感覚神経線維…耳介の深部，外耳道の一部
・特殊感覚神経線維…喉頭蓋ならびに咽頭の味覚
・鰓弓性運動神経線維…茎突咽頭筋を除くすべての咽頭の筋，口蓋帆張筋を除くすべての軟口蓋の筋，すべての喉頭の固有の筋
・一般臓性運動神経線維（副交感神経）…胸部内臓，中腸までの腹部内臓
・一般臓性感覚神経線維…喉頭，下咽頭，胸部内臓，中腸までの腹部内臓，化学受容器，圧受容器（頸動脈小体からも受ける場合がある）

### 舌下神経［Ⅻ］Hypoglossal nerve [XII]

・一般体性運動神経線維…口蓋舌筋を除くすべての舌筋

### 副神経［Ⅺ］Accessory nerve [XI]

・鰓弓性運動神経線維…胸鎖乳突筋，僧帽筋

## ▶舌下神経［XII］

舌下神経［XII］(Hypoglossal nerve[XII])は，すべての内舌筋とほとんどの外舌筋を支配する一般体性運動神経線維(GSE)を含む．延髄前面から根が数本出て(**図8.57**)，後頭蓋窩を外側に走った後，舌下神経管を通って頭蓋の外に出る(**図8.56**)．舌骨舌筋，オトガイ舌筋，茎突舌筋，およびすべての内舌筋に運動神経線維を送る．

## 顔面

互いに顔をあわせて会うことは，人間どうしの接触の重要な第一歩である．このとき，感情を伝えるのに，顔面の表情が大きな役割を演じる．診察の際にも，医師が患者の顔を観察することによって，健康状態に関する大切な情報を得ることができる．

顔面は，眉弓から下顎まで，そして左右は耳までの広がりをもつ領域である．その内部構造と特徴的な働きを理解することは，診療を行ううえで特に意義が大きい．

## ▶顔面の筋（表情筋）

顔面の筋(**図8.59**)は，第2鰓弓に由来し，顔面神経[VII]の支配を受ける．各筋は浅筋膜内にあって，骨または筋膜から起始し，皮膚に停止する．

これらの筋は，顔の表情をつくる働きがあるので，顔面の表情筋とよばれる．顔面の眼瞼裂や口裂，外鼻孔のような顔面の出入口においては，括約筋や散大筋としての作用ももつ．顔面の筋は，機能ごとに整理すると理解しやすい(**表8.7**)．

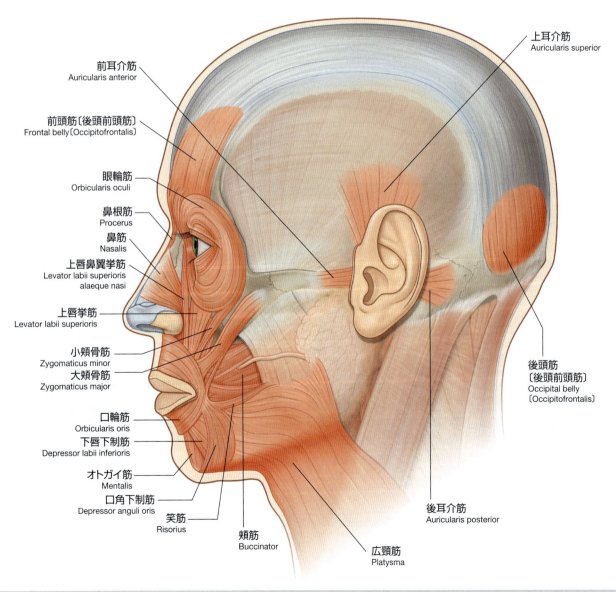

**図8.59** 顔面の筋

局所解剖 ● 顔面　675　**8**

**表 8.7　顔面の筋**

| 筋 | 起始 | 停止 | 神経支配 | 作用 |
|---|---|---|---|---|
| **眼窩の筋** | | | | |
| 眼輪筋 | | | | |
| 　眼瞼部 | 内側眼瞼靱帯 | 外側眼瞼縫線 | 顔面神経［Ⅶ］ | 瞼を軽く閉じる |
| 　眼窩部 | 前頭骨鼻部<br>上顎骨前頭突起<br>内側眼瞼靱帯 | 筋線維は輪状をなし，途切れることなく眼窩外周を楕円形にとり巻く | 顔面神経［Ⅶ］ | 瞼を強く閉じる |
| 皺眉筋 | 眉弓内側端 | 眉間から眉弓の内側部にかけての皮膚 | 顔面神経［Ⅶ］ | 眉を内下方に引く |
| **鼻の筋** | | | | |
| 鼻筋 | | | | |
| 　横部 | 鼻のすぐ外側の上顎骨 | 鼻背の腱膜 | 顔面神経［Ⅶ］ | 鼻孔を圧平する |
| 　鼻翼部 | 外側切歯を覆う上顎骨（歯槽隆起） | 鼻翼軟骨 | 顔面神経［Ⅶ］ | 鼻翼軟骨を外下方に引き，鼻孔を拡大する |
| 鼻根筋 | 鼻骨，外側鼻軟骨の上部 | 眉間の皮膚 | 顔面神経［Ⅶ］ | 眉間の皮膚を引き下げ，鼻背の皮膚に横皺をつくる |
| 鼻中隔下制筋 | 内側切歯を覆う上顎骨 | 鼻中隔の皮膚 | 顔面神経［Ⅶ］ | 鼻中隔を引き下げる |
| **口の周囲の筋** | | | | |
| 口角下制筋 | 犬歯から第1大臼歯にかけての下顎骨斜線 | 口角の皮膚（一部は口輪筋と合流する） | 顔面神経［Ⅶ］ | 口角を引き下げる |
| 下唇下制筋 | 下顎骨の斜線の前部 | 下唇正中部の皮膚（左右の下唇下制筋が合流する） | 顔面神経［Ⅶ］ | 下唇を外下方に引く |
| オトガイ筋 | 下顎切歯の下方 | オトガイ部の皮膚 | 顔面神経［Ⅶ］ | オトガイ部の皮膚に皺を寄せ，下唇を前方に突き出す |
| 笑筋 | 咬筋筋膜 | 口角部の皮膚 | 顔面神経［Ⅶ］ | 口角を外上方に引く |
| 大頬骨筋 | 頬骨外側面の後部 | 口角部の皮膚 | 顔面神経［Ⅶ］ | 口角を外上方に引く |
| 小頬骨筋 | 頬骨外側面の前部 | 口角よりやや内側寄りの上唇 | 顔面神経［Ⅶ］ | 上唇を引き上げる |
| 上唇挙筋 | 上顎骨の眼窩下縁 | 上唇の外側半分 | 顔面神経［Ⅶ］ | 上唇を引き上げる<br>鼻唇溝をつくる |
| 上唇鼻翼挙筋 | 上顎骨の前頭突起 | 鼻翼軟骨，上唇 | 顔面神経［Ⅶ］ | 上唇を引き上げ，外鼻孔を広げる |
| 口角挙筋 | 眼窩下孔より下方の上顎骨 | 口角の皮膚 | 顔面神経［Ⅶ］ | 口角を引き上げる<br>鼻唇溝をつくる |
| 口輪筋 | 隣接筋群からの筋線維が合流<br>一部は上顎骨，下顎骨の正中部から | 楕円形に口裂をとり囲む | 顔面神経［Ⅶ］ | 口唇を閉じる<br>口唇を突き出す |
| 頬筋 | 上顎骨後部，下顎骨後部<br>翼突下顎縫線 | 口角と口輪筋に合流する | 顔面神経［Ⅶ］ | 頬を歯列に押しつける<br>頬が膨らむのを押さえる |
| **その他の筋** | | | | |
| 前耳介筋 | 側頭筋膜の前部 | 耳輪 | 顔面神経［Ⅶ］ | 耳介を前上方に引く |
| 上耳介筋 | 帽状腱膜に続く腱膜 | 耳介の上部 | 顔面神経［Ⅶ］ | 耳介を引き上げる |
| 後耳介筋 | 側頭骨の乳様突起 | 耳介の後面で耳甲介の後方 | 顔面神経［Ⅶ］ | 耳介を後上方に引く |
| 後頭前頭筋 | | | | |
| 　前頭筋 | 眉部の皮膚 | 帽状腱膜 | 顔面神経［Ⅶ］ | 眉を引き上げる<br>額に横皺を寄せる |
| 　後頭筋 | 後頭骨の上項線の外側部，側頭骨の乳様突起 | 帽状腱膜 | 顔面神経［Ⅶ］ | 頭皮を後方に引く |

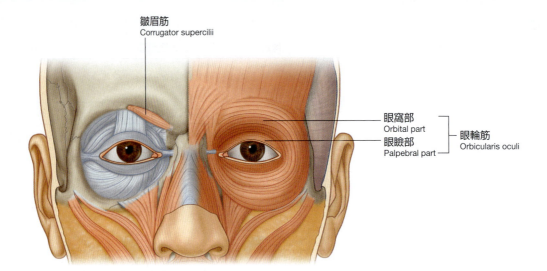

図 8.60　眼窩の筋

## 眼窩の筋

眼輪筋（Orbicularis oculi）と皺眉筋（Corrugator supercilii）の 2 筋がある．

### 眼輪筋

眼輪筋は，眼窩の入口の全周をとり囲み，眼瞼にまで達する幅の広い大きい筋である（図 8.60）．この筋は眼瞼を閉じる作用をもち，次の 2 部からなる．

- 眼窩部（Orbital part）…外周部にあたる．眼窩の入口を幅広くとり囲み，最も外周の筋線維は眼窩の周囲にまで広がる．
- 眼瞼部（Palpebral part）…内周部にあたる．筋線維は，内眼角から起始し，上・下眼瞼を弓状に走行した後，外眼角のところで上下の筋線維が合流する．

各部の筋は，瞼を閉じる際の役割が異なる．眼瞼部の筋が眼瞼を軽く閉じるのに対して，眼窩部の筋はずっと強く閉瞼できる．このため，眼尻と額に皺をつくることができる．

眼輪筋には，さらに小さな涙嚢部がある．この筋は内側の深部にあって，涙嚢の後方の骨から起始する．

### 皺眉筋

皺眉筋は，眼輪筋よりはるかに小さい筋である（図 8.60）．眉毛と眼輪筋の深部にあって，眉をひそめて不機嫌な表情をするときにこの筋が働く．眉弓内側端から起始し，外上方に走行した後，眉部中央部から内側部にかけての皮膚に停止する．眉間に縦皺を寄せる．

## 鼻の筋

鼻筋（Nasalis），鼻根筋（Procerus），鼻中隔下制筋（Depressor septi nasi）の 3 筋がある（図 8.61）．

### 鼻筋

鼻筋はこのグループで最大の筋で，鼻孔を広げたり狭めたりする（図 8.61）．横部（Transverse part；鼻孔圧迫筋）と［鼻］翼

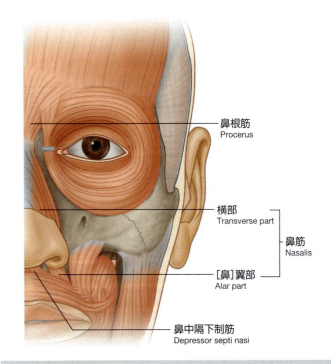

図 8.61　鼻の筋

部（Alar part；鼻孔開大筋）の 2 部からなる．

- 横部（鼻孔圧迫筋）…鼻孔を圧迫して狭くする筋である．筋線維は，上顎骨から起始し，内上方に走る．鼻背の腱膜で左右の筋線維が合流する．
- ［鼻］翼部（鼻孔開大筋）…鼻翼軟骨を外下方に引っ張ることによって鼻孔を拡張する筋である．筋線維は，横部の起始部よりも内下方の上顎骨から起始し，鼻翼軟骨に終わる．

### 鼻根筋

鼻根筋は，鼻骨に付着する小筋で，不機嫌な顔をするときに

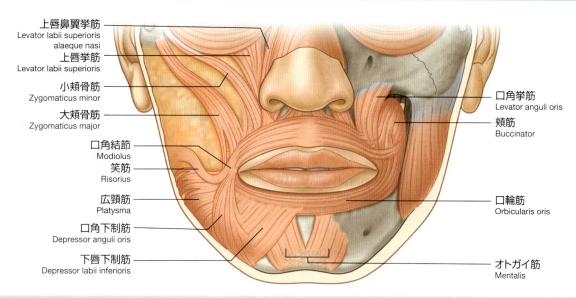

**図 8.62　口腔周囲の筋**

働く筋である（**図 8.61**）．鼻骨と外側鼻軟骨から起始し，上方に向かって進み，眉間の皮膚に停止する．一部の筋線維は前頭筋に合流する．

鼻根筋は，眉間の皮膚を引き下げて，鼻背の皮膚に横皺をつくる．

### 鼻中隔下制筋

鼻中隔下制筋は，鼻孔を広げるように働く筋である（**図 8.61**）．筋線維は，切歯の内側上方の上顎骨から起始し，上方に向かって鼻中隔下部に停止する．

鼻中隔下制筋は，鼻中隔を引き下げ，鼻筋の鼻翼部とともに鼻孔を拡大する．

## 口の周囲の筋

口の周囲の筋は，口唇と頬を動かす筋群で，**口輪筋**（Orbicularis oris），**頬筋**（Buccinator），および口裂より上方の筋，口裂より下方の筋がある（**図 8.62**）．各筋は左右の口角の**口角結節**（Modiolus）で合流する．

### 口輪筋

口輪筋は，口裂をとり巻く筋線維から構成される（**図 8.62**）．筋の作用は口を閉じることであり，口笛を吹くときのように口をすぼめる動作のときに主として働く．筋線維の一部は上顎または下顎の正中部から起始するが，その他の筋線維は頬筋や口唇の諸筋からのものが加わる．口輪筋は，口唇の皮膚と粘膜に停止し，また口輪筋の線維どうしが合流している．

口輪筋が収縮すると，口裂が狭くなり，口唇が閉じる．

### 頬筋

頬筋は，頬の緊張を保つ筋として働き，口腔に空気が入って頬が膨らむたびに活動する（**図 8.62，8.63**）．頬筋は上顎と下顎の間に存在し，他の顔面表情筋の深部に位置する．

頬筋は，上顎，下顎の後部で大臼歯の部位（歯槽隆起）と翼突

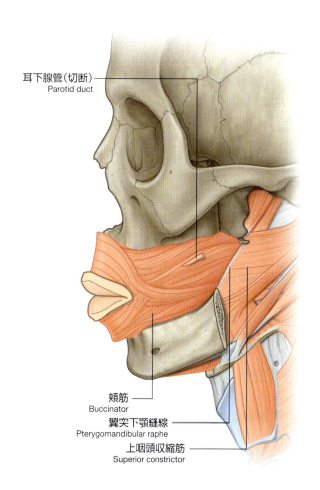

**図 8.63　頬筋**

### 臨床的事項8.23　除皺術とボトックス療法

顔の皺取り術(**除皺術**(Rhytidectomy))は、顔面と首の下半分にある皮膚をもち上げて後方に引き、顔面をより良くみせることを目的とする．切開部を慎重に検討することは，皮膚や顔にゆがみをつくらないようにし，毛を失わないようにするためにも重要である．最も一般的に，両側で側頭から耳輪にまで，さらに耳珠の後ろ，耳たぶのまわり，後頭部にまで広く切開を行う．

ボトックスは，**ボツリヌス菌**(Clostridium botulinum)によって産生される毒素に由来し，神経筋接合部を遮断して筋肉を弛緩させる．斜視のときに外眼筋に注射をする等，多くの治療法で使われている．その注射は，まばたきが止まらないとき(眼瞼痙攣)，筋の痙攣，過活動膀胱の治療にも用いられる．また，顔面筋を弛緩させて顔のヒダや皺等の美容的改善や，過度の発汗を伴う患者(多汗症)の治療にも用いられる．

**下顎縫線**(Pterygomandibular raphe)から起始する．翼突下顎縫線は，上方の翼突鈎と下方の下顎の間に張る腱様の筋膜で，頬筋と上咽頭収縮筋がここから起始する．

頬筋の筋線維は，口角に達して口唇に停止するが，口輪筋と独特な形で合流する．頬筋の中心部の線維は，下方の線維が上唇に向かい，上方の線維が下唇に向かうというように，両者が交差しながら口輪筋に合流する(図8.63)．一方，頬筋の上部の線維と下部の線維は，交差せずにそれぞれ上唇と下唇に向かって走行する．

頬筋が収縮すると，頬を歯列に押しつける．この作用によって，頬が緊張を保ち，食塊が口腔前庭へ逸脱しないようにして咀嚼を助ける．また，この筋は，頬から空気を勢いよく吹き出すのを助ける．

#### 口裂より下方の筋

**口角下制筋**(Depressor anguli oris), **下唇下制筋**(Depressor labii inferioris), **オトガイ筋**(Mentalis)がある(図8.62).

- **口角下制筋**…不機嫌な顔つきをするときに働く筋である．起始部位は犬歯から第1大臼歯に至る下顎骨の斜線で，停止部位は口角付近の皮膚と口輪筋上部である．作用は，口角を下方に引くことである．
- **下唇下制筋**…下顎骨の前面から起始する．筋線維は，口角下制筋の深層を走り，内上方に向かう．筋線維の一部は正中で対側の同筋と合流し，その他は口輪筋に合流する．停止部位は下唇である．この筋は，下唇を引き下げ，外側に引く作用がある．
- **オトガイ筋**…コップの縁に口唇をつけたり，口を尖らせたりするときに働く．口裂より下方の筋の中では最も深部にある．下顎切歯の下方(歯槽隆起)から起始し，内下方に走行した後，オトガイ部の皮膚に停止する．下唇を前方に突き出し，オトガイ部の皮膚に皺をつくる．

#### 口裂より上方の筋

**笑筋**(Risorius), **大頬骨筋**(Zygomaticus major), **小頬骨筋**(Zygomaticus minor), **上唇挙筋**(Levator labii superioris), **上唇鼻翼挙筋**(Levator labii superioris alaeque nasi), **口角挙筋**(Levator anguli oris)がある(図8.62).

- **笑筋**…歯を出して笑うときに働く(図8.62)．薄い皮筋であり，口角から外方に向かってやや上向きに走行している．笑筋が収縮すると，口角を外上方に引く．
- **大頬骨筋と小頬骨筋**…笑顔をつくるときに働く(図8.62)．大頬骨筋は，眼輪筋の深層にあって，頬骨外側面の後部から起始して下方に向かう．口輪筋に合流した後，口角の皮膚に停止する．小頬骨筋は，大頬骨筋の起始部よりも前方の頬骨から起始し，大頬骨筋と並んで下方に向かった後，口角内側寄りの上唇部に停止する．両筋とも，口角を引き上げ，口角を外側へ引く．
- **上唇挙筋**…悲しい表情をするようなときに鼻唇溝の皺をいっそうはっきりさせる(図8.62)．上顎骨の眼窩下縁から起始し，筋線維は内下方に向かって口輪筋に合流し，上唇の皮膚に停止する．
- **上唇鼻翼挙筋**…上唇挙筋の内側を走行する．鼻のすぐ外側の上顎骨から起始し，鼻翼軟骨と上唇の皮膚に停止する(図8.62)．鼻孔を広げるのに補助的に働く．
- **口角挙筋**…上唇挙筋や上唇鼻翼挙筋や大・小頬骨筋のさらに深層にある(図8.62)．眼窩下孔より下方の上顎骨から起始し，口角の皮膚に停止する．口角を引き上げるとともに，悲しいとき等に鼻唇溝の皺を深くするのに補助的に働く．

### その他の筋

顔面の周囲には，顔面筋と同様に第2鰓弓由来の筋がいくつかある．これらの筋は，いずれも顔面神経[Ⅶ]に支配される．このグループの筋には，**広頸筋**(Platysma), **耳介筋**(Auricular), **後頭前頭筋**(Occipitofrontalis)がある(図8.59参照).

#### 広頸筋

広頸筋は，頸部の浅頸筋膜内にある，幅が広く薄い筋である．鎖骨を越えた胸部上部の皮下に起始し，頸部を上行した後，下顎部に達する．内側寄りの筋線維はここで下顎に停止するが，外側の筋線維は口腔の筋に合流する．

[訳注：広頸筋の起始・停止については，本書のように記載しているものと，下顎の下縁を起始，胸部上部の皮膚を停止としているものがみられる．広頸筋は顔面神経に支配され，表情筋の起源となったと考えることができることから，前者の考え方も理解できる．一方で，表情筋と共通の機能や作用をもつことから，後者の考え方のほうが合理的であるともいえる.]

広頸筋は，頸部の皮膚の緊張を高め，下唇と口角を下に引く．

#### 耳介筋

耳介筋には，**前耳介筋**(Auricularis anterior), **上耳介筋**

# 局所解剖・顔面

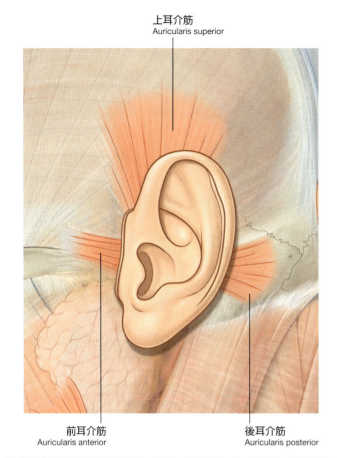

図 8.64　耳介の筋

(Auricularis superior), 後耳介筋(Auricularis posterior)の3筋がある(図8.64).

- 前耳介筋…耳介の前方にあって耳を前上方に引く.
- 上耳介筋…耳介の上方にあって耳を引き上げる.
- 後耳介筋…耳介の後方にあって耳を後上方に引く.

### 後頭前頭筋

後頭前頭筋は頭皮の筋で，前方の前頭筋と後方の後頭筋の2つからなる(図8.59参照).前頭筋と後頭筋の間には，帽状腱膜が中間腱として存在し，2筋をつなぐ.

- 前頭筋…帽状腱膜から起始して額を覆うように上行し，眉部の皮膚に停止する.
- 後頭筋…後頭部から起始する筋で，前頭筋よりやや小さい.

後頭前頭筋は，頭皮を動かし，額に皺をつくる働きがある.

## ▶耳下腺

耳下腺(Parotid gland)は，頭部にある3対の大唾液腺のうちで最大の唾液腺である.多数の神経と血管が腺内を通過する.耳下腺は耳の前下方に位置し，腺体のほとんどは下顎枝よりも浅層に存在するが，腺体の一部は下顎枝の後方からその深層に入り込む(図8.65).腺体の下端は，下顎の下縁の高さ，上端

は頬骨弓の高さに達する.さらに腺体の後端は胸鎖乳突筋前縁に達し，前端は咬筋の後部を覆う.

耳下腺管(Parotid duct)が，耳下腺の前縁から出て前方にのびる.耳下腺管の出る高さは，頬骨弓と口角の中間の位置にあたる(図8.65).耳下腺管は，そのまま前方に向かって水平に進み，咬筋の内側縁を越えたところで，方向を変えて頬脂肪体の中に潜り込む.やがて頬筋を貫いて頬粘膜に達した後，口腔に開口する.開口部(耳下腺乳頭)は，上顎第2大臼歯付近の頬粘膜にある.

### 重要な相互関係

重要な血管や神経が，耳下腺の内部やそのすぐ後方を走る.顔面神経[Ⅶ]，外頸動脈とその枝，下顎後静脈とその支流等である(図8.65).

### 顔面神経

顔面神経[Ⅶ]は，茎乳突孔を通って頭蓋の外へ出る.まもなく耳下腺の内部に深く進入し，そこで上下2本の神経幹に分かれる.耳下腺内部でさらに枝分かれや吻合が起こる.

耳下腺の上縁，前縁，下縁から，側頭枝(Temporal branches)，頬骨枝(Zygomatic branches)，頬筋枝(Buccal branches)，下顎縁枝(Marginal mandibular branch)，頸枝(Cervical branch)という顔面神経[Ⅶ]の5本の終枝が現れる(図8.65).

顔面神経[Ⅶ]は，耳下腺の内部で複雑に枝を出すため，例えば外科的に耳下腺を摘出する場合にすべての神経枝を温存することは不可能に近い.

### 外頸動脈とその枝

外頸動脈は，耳下腺内部に入り込むか，その下縁の深部を走行する(図8.65).外頸動脈は，上行しながら後耳介動脈(Posterior auricular artery)を出した後，耳の下縁付近で終枝にあたる顎動脈(Maxillary artery)と浅側頭動脈(Superficial temporal artery)に分かれる.

- 顎動脈…下顎骨の深部を水平に走行する.
- 浅側頭動脈…上行しながら顔面横動脈(Transverse facial artery)を前方に出した後に，耳下腺の上縁で表面に現れる.

### 下顎後静脈とその枝

耳下腺の内部で浅側頭静脈(Superficial temporal veins)と顎静脈(Maxillary veins)が合流して下顎後静脈(Retromandibular vein)になる(図8.65).下顎後静脈はそのまま下行を続け，耳下腺の下縁の近くで前枝と後枝に分かれる.

### 耳下腺の動脈

耳下腺には，内部を通る多数の動脈が分布する.

### 神経支配

耳下腺の感覚神経は，下顎神経[V₃]の枝の耳介側頭神経(Auriculotemporal nerve)である.下顎神経は卵円孔を通って

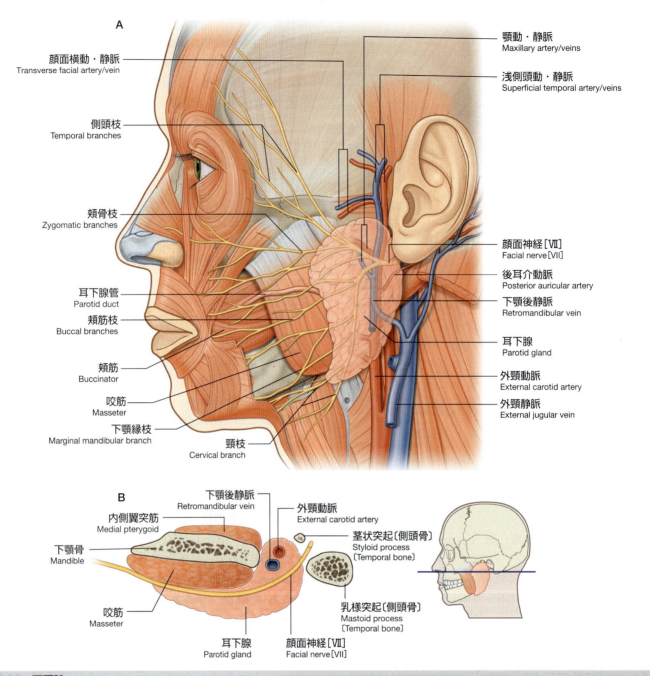

図8.65 耳下腺
A：外側面．B：横断面．

頭蓋の外に出る．

　耳介側頭神経には，耳下腺の分泌運動神経も含まれる．これは耳神経節から発する副交感神経節後線維である．耳神経節は，卵円孔のすぐ下方に位置する．耳神経節に入る副交感神経節前線維は，舌咽神経[Ⅸ]からの線維である．

局所解剖・顔面 681

#### 臨床的事項 8.24　耳下腺

耳下腺は最大の唾液腺であり，強靱な耳下腺筋膜に包まれる．

耳下腺でつくられる唾液は，漿液性で唾液アミラーゼを含む．唾液とアミラーゼは食物を咀嚼するときに食塊を形成し，口腔内で消化を行う．さらに食塊の嚥下をなめらかに行うのに役立つ．

■ **耳下腺腫瘍**

耳下腺腫瘍で最も多くみられるのは，より浅いところにできる良性腫瘍である（図 8.66）．多形性腺腫と腺リンパ腫が多数を占める．これらの腫瘍の問題点は，顔面神経[Ⅶ]との解剖学的な位置関係である．腫瘍の外科的切除に際して，顔面神経[Ⅶ]を切除せざるを得ないかどうか，事前によく評価しておく必要がある．もし，顔面神経の上半の枝を損傷した場合，患者は自発的に"閉眼する"ことができなくなり，結膜や角膜の損傷につながる可能性がある．患者には，こまめに点眼薬を使用し，目を保護することを勧める．顔面神経の下半の枝を損傷した場合，顔の非対称性が生じることがあり，特に口を動かしたときに顕著に現れる．

■ **耳下腺結石**

耳下腺結石（Parotid gland stone）はまれではない．好発部位は，管径の大きな耳下腺管内である．この場合，唾液分泌に伴う激痛がしばしば認められる．疼痛が食事で誘発されることが多いため，患者は摂食を避けるようになる．診察時にレモン水を口内に含ませると，耳下腺結石による痛みを簡単に誘発できる．

結石の生じる部位によっては，手術的摘出が可能である．耳下腺管開口部の結石の場合，頰粘膜の切開と耳下腺乳頭切開によって結石を摘出する．一方，耳下腺管の根元にできた結石の場合は，耳下腺の全摘出が必要な場合がある．

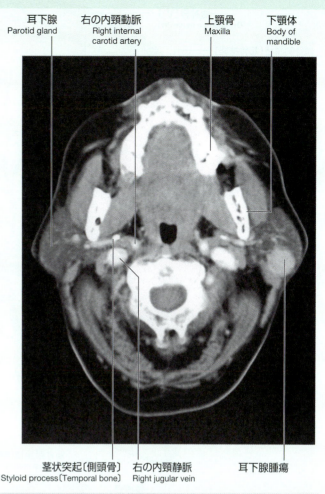

**図 8.66**　耳下腺腫瘍（CT 横断画像）

### ▶ 神経支配

脳神経が発生する過程で，各鰓弓へ特定の脳神経が進入する．顔面は基本的に第 1・2 鰓弓から発生するため，これらの神経との関係は次のようになる．

- 三叉神経[Ⅴ]…第 1 鰓弓由来の顔面の構造．
- 顔面神経[Ⅶ]…第 2 鰓弓由来の顔面の構造．

### 感覚神経の分布

顔面は第 1 鰓弓由来の多くの構造に由来し，したがって顔面皮膚の感覚神経は三叉神経[Ⅴ]である．

三叉神経[Ⅴ]は，中頭蓋窩内で眼神経[$V_1$]，上顎神経[$V_2$]，下顎神経[$V_3$]の 3 本の神経に分かれる（図 8.67）．これらの 3 本の神経は，頭蓋の外に出て，顔面の異なる領域にそれぞれ分布するので，顔面のほとんどの領域の皮膚感覚は，これらの 3 本の神経だけで分布する．例外は下顎角と下顎枝下縁の皮膚および耳の一部で，これらの部位には，顔面神経[Ⅶ]，迷走神経[Ⅹ]，頸神経が分布する．

#### 眼神経[$V_1$]

眼神経[$V_1$]は，上眼窩裂を通って頭蓋内から眼窩に入る．この神経の顔面に分布する枝を次に挙げる（図 8.67）．

- **眼窩上神経**（Supra-orbital nerve）と**滑車上神経**（Supratrochlear nerve）…眼窩上縁から出て，上眼瞼，額，頭皮に分布する．
- **滑車下神経**（Infratrochlear nerve）…内眼角の近くで眼窩を離れ，上眼瞼内側半分の他，内眼角から鼻の外側にかけての皮膚に分布する．
- **涙腺神経**（Lacrimal nerve）…外眼角で眼窩から出て前方に向かい，上眼瞼外側半分と外眼角周辺の皮膚に分布する．
- **外鼻枝**（External nasal nerve）…鼻尖および鼻翼に分布する（図 8.68）．

#### 上顎神経[$V_2$]

上顎神経[$V_2$]は，正円孔を通って頭蓋の外に出る．この神経の顔面に分布する枝を次に挙げる（図 8.67）．

682 第8章 頭頸部

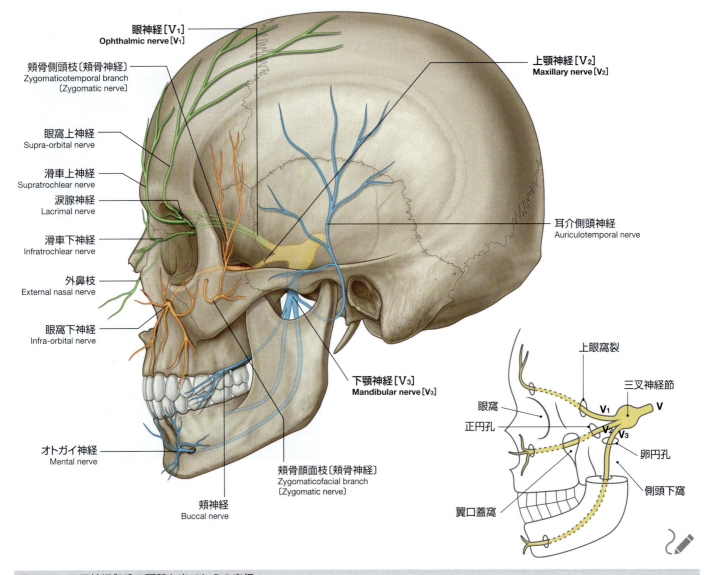

図8.67 三叉神経[V]の頭蓋を出てからの走行

- 頬骨神経(Zygomatic nerve)の頬骨側頭枝(Zygomaticotemporal branch)…頬骨における同名の孔から出て，頬骨弓より上方の側頭部皮膚に分布する．
- 頬骨神経の頬骨顔面枝(Zygomaticofacial branch)…頬骨における同名の孔から出て，頬骨の表層の皮膚に分布する．
- 眼窩下神経(Infra-orbital nerve)…上顎骨の眼窩下孔から出て，多数の枝に分かれた後，下眼瞼，頬部，鼻，上唇に分布する(図8.68)．

### 下顎神経[V₃]

下顎神経[V₃]は，卵円孔を通って頭蓋から出る．この神経の顔面に分布する枝を次に挙げる(図8.68)．

- 耳介側頭神経(Auriculotemporal nerve)…顎関節の後方で顔面に出る．耳下腺の中を通り，耳のすぐ前方を上行しながら外耳道と鼓膜に小枝を送る．側頭部皮膚の広い範囲に分布する．
- 頬神経(Buccal nerve)…頬筋の浅層を通り，頬に分布する．
- オトガイ神経(Mental nerve)…オトガイ孔から出て多数の小枝に分かれた後，下唇の皮膚と粘膜およびオトガイの皮膚に分布する．

### 運動神経支配

顔面の筋は，耳介の筋，頭蓋の筋とともに第2鰓弓から分化する．したがって，この鰓弓に関連する顔面神経[Ⅶ]の枝がこれらの筋を支配する．

顔面神経[Ⅶ]は，後頭蓋窩を進み内耳道に入る．側頭骨の内部を走行中に数本の枝を出した後，茎乳突孔を通って頭蓋の外に出る(図8.69)．頭蓋を出てまもなく後耳介神経(Posterior auricular nerve)を出す．この枝は，耳の後方を上行して後頭筋

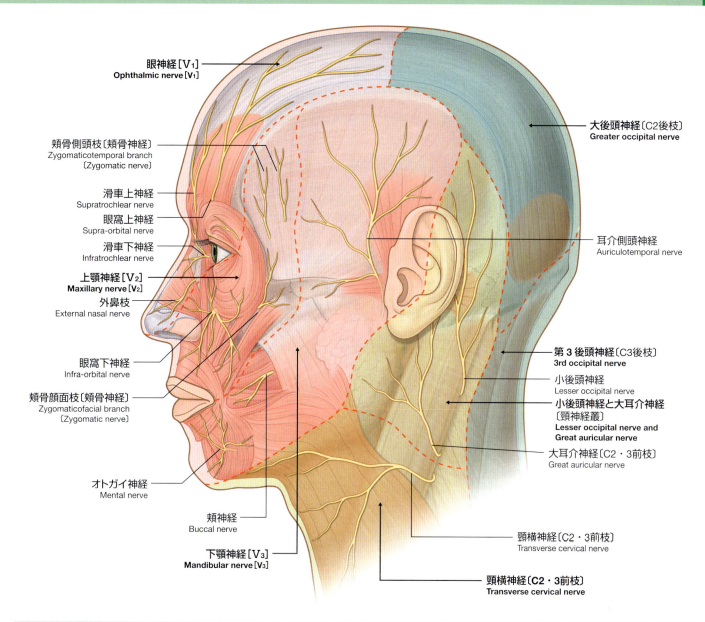

**図 8.68 三叉神経[V]の皮膚への分布**
太字はその神経の支配域であることを示す.

と後耳介筋に分布する.
　顔面神経[Ⅶ]は, 次に顎二腹筋と茎突舌骨筋を支配する二腹筋枝を出す. ここから顔面神経は耳下腺の深層へ入り込む(**図 8.69B**).
　耳下腺内で, 顔面神経はまず上枝(側頭顔面枝)と下枝(頸顔面枝)に二分する. これらの各枝は, 耳下腺内を進む途中でさらに分枝と吻合を繰り返す. その結果, 腺内で神経叢(耳下腺神経叢)を形成する.
　最終的に, 耳下腺の前縁から5本の終枝(側頭枝, 頬骨枝, 頬筋枝, 下顎縁枝, 頸枝)が出て, 顔面とその周辺に分布する(**図 8.69A**).
　5本の終枝の分布には若干の個体差がみられるが, 基本的な分布パターンは次の通りである.

- 側頭枝…耳下腺の上縁から出て側頭部, 額, 眼窩上部の筋を支配する.
- 頬骨枝…耳下腺の前上縁から出て眼窩下部, 鼻部, 上唇の筋を支配する.
- 頬筋枝…耳下腺の前縁から前方に進み, 頬筋, 上唇の筋, 口角の筋を支配する.
- 下顎縁枝…耳下腺の前下縁から出て, 下唇とオトガイの筋を支配する.
- 頸枝…耳下腺の下縁から出て, 広頸筋を支配する.

684 第8章 頭頸部

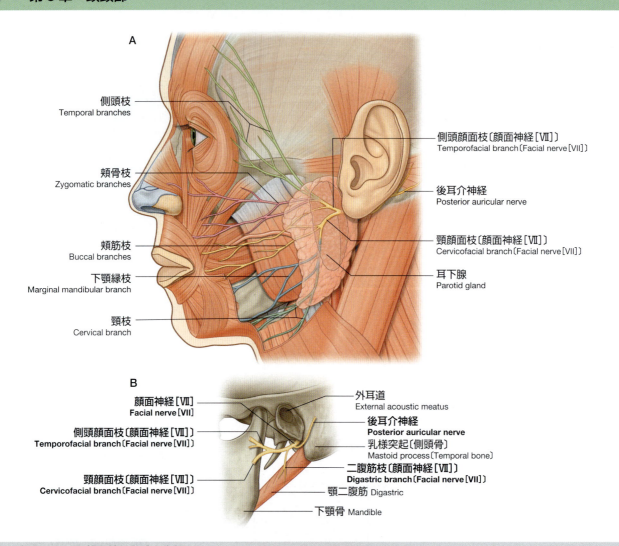

図8.69 顔面における顔面神経[Ⅶ]の走行
A：顔面神経の終枝．B：耳下腺に入る前に出る枝．

## ▶血管

顔面には外頸動脈の枝が分布するが，一部の領域には内頸動脈の枝が分布する．

静脈の還流に関しては，顔面領域の静脈のほとんどは内頸静脈に注ぐが，顔面領域の静脈血が頭蓋内に還流して海綿静脈洞に入ることがあることは重要である．

## 動脈
### 顔面動脈

顔面の広範な領域に分布するのが**顔面動脈**（Facial artery）である（図8.70）．顔面動脈は，外頸動脈から前方に起始し，頸部の深部を通って顎下腺の後方から下顎下縁に達する．そして，咬筋のすぐ前方で下顎の前面に出る．この部位で皮下に脈拍を触知できる．そこから内上方に曲がりながら顔面を上行する．鼻の近くを上行して内眼角に達し，**眼角動脈**（Angular artery）という終枝になる．

顔面動脈は，その走行中に，広頸筋，笑筋，大・小頬骨筋の深層，頬筋，口角挙筋の浅層を走る．さらに，上唇挙筋を貫くか，あるいはその浅層を走る．

顔面動脈の枝には，**下唇動脈**（Inferior labial branch），**上唇動脈**（Superior labial branch），**鼻外側枝**（Lateral nasal branch）がある（図8.70）．

上・下唇動脈は口角で分かれる．
- 下唇動脈…下唇に分布する．
- 上唇動脈…上唇に分布し，鼻中隔にも枝を出す．

上唇と下唇の正中部で，左右の上・下唇動脈がそれぞれ吻合している．そのため左右の顔面動脈や外頸動脈は，この吻合を通じて対側に分布することができる．

鼻外側枝は，鼻の横を通る顔面動脈の枝であり，鼻背や鼻の外側に分布する．

### 顔面横動脈

顔面に分布するもう1本の動脈が**顔面横動脈**（Transverse facial artery；図8.70）で，これは浅側頭動脈（外頸動脈の2本の終枝のうち細いほうの枝）から起始する．

浅側頭動脈は，耳下腺組織内を上行する途中で顔面横動脈を

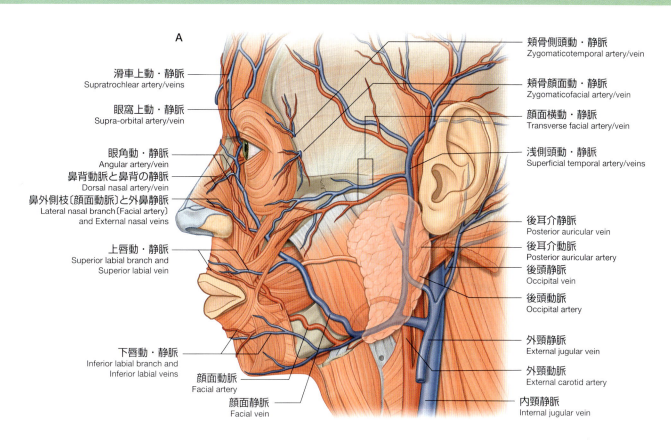

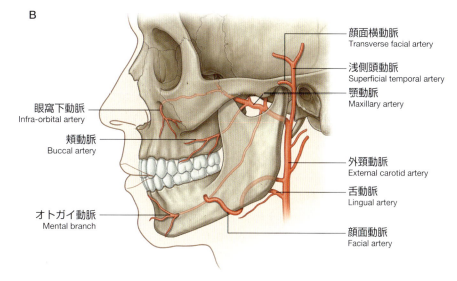

図8.70 顔面の動・静脈
A：外側面．B：顎動脈の枝．

出す．顔面横動脈は，顔面を横断しながら前方へ走る．この動脈は，頬骨弓と耳下腺管の間の高さで，咬筋の浅層を走る．

## 顎動脈

顎動脈(Maxillary artery)と浅側頭動脈は，いずれも外頸動脈の終枝であるが，顎動脈のほうが太い．顎動脈は，顔面に以下の枝を出す．

- 眼窩下動脈(Infra-orbital artery)…眼窩下孔から顔面に出て，下眼瞼，上唇，眼窩下領域に分布する．

- 頬動脈(Buccal artery)…頬筋の浅層から顔面に出て，頬筋部の皮膚に分布する．
- オトガイ動脈(Mental branch)…オトガイ孔から顔面に出て，オトガイ部の皮膚に分布する．

## 眼動脈

内頸動脈から出る眼動脈(Ophthalmic artery)の2本の小枝が，眼窩を経て顔面に分布する．

- 頬骨顔面動脈(Zygomaticofacial artery)と頬骨側頭動脈

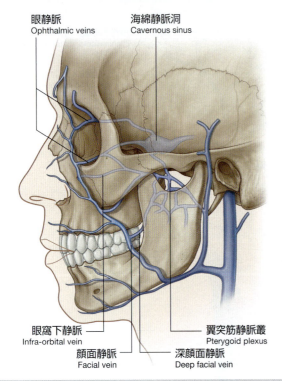

図 8.71　頭蓋内の静脈との交通

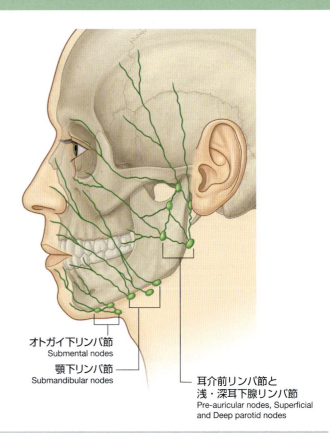

図 8.72　顔面のリンパの走行

（Zygomaticotemporal artery）…涙腺動脈から分かれる（図8.70）．それぞれ頬骨顔面孔と頬骨側頭孔を通って，頬骨部の皮膚に分布する．
- **鼻背動脈**（Dorsal nasal artery）…眼動脈の終枝である．内眼角から出て鼻背に分布する．
- **眼窩上動脈**（Supra-orbital artery）と**滑車上動脈**（Supratrochlear artery）…頭皮の前部に分布する．

## 静脈
### 顔面静脈

　顔面静脈（Facial vein）は，顔面で最大の静脈である（図8.70）．まず，滑車上静脈（Supratrochlear veins）と眼窩上静脈（Supra-orbital vein）が合流して，眼角静脈（Angular vein）になる．眼角静脈は，眼窩の内側縁から下行して顔面静脈になり，顔面動脈の後方にくる．顔面静脈は顔面動脈に伴行しつつ顔面を後下方に横断して，下顎の下縁に達する．ここで動脈と離れて顎下腺の浅層を後方へ進み，内頸静脈に流入する．

　顔面静脈は，顔面を走行中に，眼瞼，鼻，口唇，頬，オトガイに分布する支流からの静脈血を受ける．これらの静脈も動脈に伴行する．

### 顔面横静脈

　顔面横静脈（Transverse facial vein）は，同名の動脈に伴行する細い静脈である（図8.70）．耳下腺の内部で浅側頭静脈に合流する．

### 頭蓋内の静脈との交通

　顔面静脈は，走行中に深部の静脈と交通する（図8.71）．

- 眼静脈…眼窩の内側縁で交通する．
- 眼窩下静脈…頬部で眼窩下孔を通って交通する．
- 顔面深部の静脈…例えば深顔面静脈は，翼突筋静脈叢と交通する．

　以上の交通路は，さらに導出静脈を介して頭蓋内の海綿静脈洞と交通する．顔面静脈にも頭部の深部静脈にも静脈弁がないため，血液はいずれの方向にも流れることができる．したがって，静脈は相互に連結しているため，顔面，特に口より上（すなわち"危険領域"）では，感染が頭蓋内方向に拡大するのを防ぐために細心の注意を払う必要がある．

## リンパ系

　顔面のリンパの流れは，原則として3つのリンパ節に集まる（図8.72）．

- **オトガイ下リンパ節**（Submental nodes）…オトガイの後下方にあって，下唇内側部とオトガイからのリンパを集める．
- **顎下リンパ節**（Submandibular nodes）…下顎体の下方で顎下腺の表面にある．眼窩内側縁，外鼻，頬内側部，上・下唇外側部からのリンパを集める．リンパ管の走行はほぼ顔面動脈に沿う．
- **耳介前リンパ節**（Pre-auricular nodes）と**浅・深耳下腺リンパ節**（Superficial/Deep parotid nodes）…耳の前方にあって，眼瞼，鼻の一部，頬外側部からのリンパを集める．

## 局所解剖 • 頭皮　687　8

### 臨床的事項 8.25　顔面神経［Ⅶ］麻痺（Bell 麻痺（Bell's palsy））

顔面神経の複雑さは，出現するさまざまな過程や症状，部位が示している．

顔面神経［Ⅶ］は，脳幹の顔面神経核から起始し，橋と延髄の境界溝（延髄橋溝）から脳幹の表面に出る．やがて内耳道に入り，膝神経節に達したところで大錐体神経を前方に出す．その後，側頭骨の中を屈曲しながら走行し，茎乳突孔から頭蓋を出る．まもなく耳下腺内に入ると，5 本の終枝に分かれて顔面の表情筋に分布するとともに，より後方や深部の筋にも枝を送る．顔面神経の走行経路における障害部位によって出現する症状が異なるため，症状に基づいて臨床的に障害部位の鑑別診断が行われる．

#### ■ 中枢性病変

脳幹のレベルで上位運動ニューロンが障害されると，顔面神経［Ⅶ］の感覚と運動の機能が影響を受ける．左右の線維が正中で交叉するレベルよりも上位で障害が起こると，対側の顔面の下半分に運動麻痺が出現する．特殊機能が温存されるか否かは，原因病変の程度によって決まる．

#### ■ 膝神経節とその近傍の病変

膝神経節とその近傍の病変によって現れる典型的な症状は，同側の顔面筋全体の運動麻痺である．さらに，舌の前 2/3 領域の味覚と涙腺や唾液の分泌の一部も影響を受ける可能性がある．これらの障害は，病変のレベルが大錐体神経や鼓索神経が分かれる部位よりも中枢寄りにあるために起こる．

#### ■ 茎乳突孔とその近傍の病変

顔面神経［Ⅶ］の障害が最も多く発生する部位である．側頭骨の顔面神経管内を走行中の顔面神経が，茎乳突孔に達する直前で障害を受けるもので，ウイルス感染によって起こることが多い．同側の顔面筋全体にわたる運動麻痺が起こる．この運動麻痺の場合，顔面の表情が著しく変化するとともに，食物を噛むことも困難になる．一般に，病変の部位が大錐体神経と鼓索神経の分岐部よりも末梢側にあるときには，涙液の分泌や味覚の機能は障害されない．

### 臨床的事項 8.26　三叉神経痛

三叉神経痛（Trigeminal neuralgia；疼痛（性）チックともよばれる）は，三叉神経感覚根の疼痛発作である．疼痛は，三叉神経第 3 枝の下顎神経［V₃］または第 2 枝の上顎神経［V₂］の分布域にみられ，急激な痛みの発作を特徴とする．しばしば，その顔面の部位に触れることによって神経痛が誘発される．

三叉神経痛の原因は不明であるが，上顎神経［V₂］や下顎神経［V₃］の感覚神経の経路に隣接する血管の異常が関与している可能性がある．

症状が持続して薬物治療が奏功しない症例では，三叉神経を圧迫する異常血管を神経から分離する手術を考慮する必要がある．もちろん，この減圧手術には危険が伴うこと，除痛が無効な場合もあることには注意しなければならない．

# 頭皮

頭皮（Scalp）は，前方の眉弓から後方の外後頭隆起と上項線までの範囲の頭部の一部である．左右は下方の頰骨弓に達する．

頭皮は複数の層から構成されており，表層から深層へ "SCALP" の順に並ぶ（図 8.73）．

- S：皮膚（Skin）．
- C：（密性）結合組織（(Dense) connective tissue）．
- A：腱膜層（Aponeurotic layer）．
- L：疎性結合組織（Loose connective tissue）．
- P：頭蓋骨膜（Pericranium）．

## ▶ 頭皮の層

頭皮の層を観察すると，表層に近い 3 層が強固に結合している．したがって，この 3 層は狭義の頭皮と考えられる．頭皮の擦過傷の場合，これらの 3 層が一緒に剥離することがある．

### 皮膚

皮膚は，頭皮の最外層として頭を覆う（図 8.73，8.74）．身体の皮膚と同様の構造であるが，頭皮全体に毛髪が生える．

### 密性結合組織

皮下にあって，皮膚を下層の腱膜に結合している．その中を，動・静脈と神経が走る．頭皮が切れた場合，密性結合組織が強靭なために血管の切断端が閉じることができず，大量出血をきたすことがある．

### 腱膜層

腱膜層は第 3 層にあって，密性結合組織と強く結合している．腱膜は，その後方と前方にそれぞれ後頭筋と前頭筋（あわせて後頭前頭筋と称する）をもつ．これら 2 つの筋の間にある腱膜は，特に帽状腱膜（Epicranial aponeurosis）とよばれる（図 8.75）．

前頭筋は，眉毛の部位から起始し，額を上方に走行した後，帽状腱膜に移行する．

後頭筋は，上項線から起始し，前方で帽状腱膜に移行する．

後頭前頭筋は，頭皮を動かし，額に皺をつくり，さらに眉毛を上方に動かす．前頭筋は顔面神経［Ⅶ］の側頭枝に支配され，後頭筋は顔面神経［Ⅶ］の後耳介枝の支配を受ける．

# 688　第8章　頭頸部

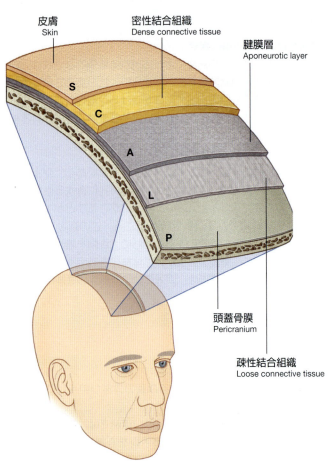

図8.73　頭皮の5つの層

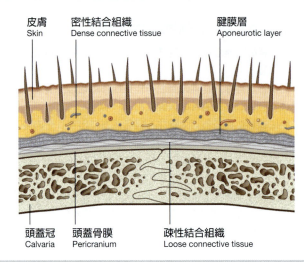

図8.74　頭皮の層（断面図）

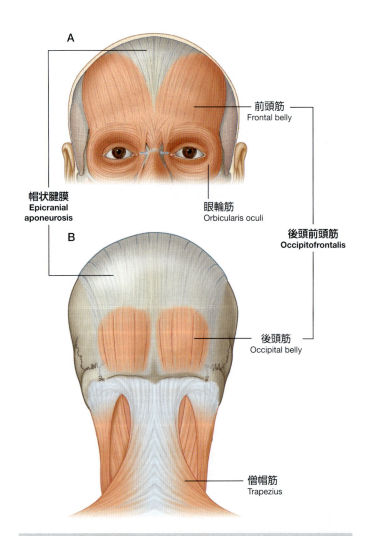

図8.75　後頭前頭筋
A：前頭筋．B：後頭筋．

## 疎性結合組織

この組織は，深層の頭蓋骨膜と浅層の腱膜層とを隔て，狭義の頭皮の動きを助ける（図8.73, 8.75）．疎性結合組織は独特の柔軟性を有するため，感染がこの層を伝って拡散しやすいので，注意が必要である（臨床的事項8.11参照）．

## 頭蓋骨膜

頭皮の最も深層にあり，頭蓋冠の外面の骨膜に相当する．骨髄は，縫合を除き，頭蓋冠の骨に密着しているが，剥がすこともできる．

## ▶神経支配

頭皮には，三叉神経と頸神経に由来する感覚神経が分布する．耳と頭頂を結ぶ線より前方が三叉神経，後方が頸神経の分布域である（図8.76）．後頭前頭筋は，顔面神経[Ⅶ]に支配される．

### 耳と頭頂を結ぶ線より前方の領域

耳と頭頂を結ぶ線よりも前方の領域には，感覚神経として三叉神経[Ⅴ]の次の4枝が分布する（図8.76）．

- 滑車上神経（Supratrochlear nerve）…眼窩から出て前頭筋の中を通って上行した後，額の正中寄りの部位に分布する．
- 眼窩上神経（Supra-orbital nerve）…眼窩上切痕または眼窩

局所解剖・頭皮 689

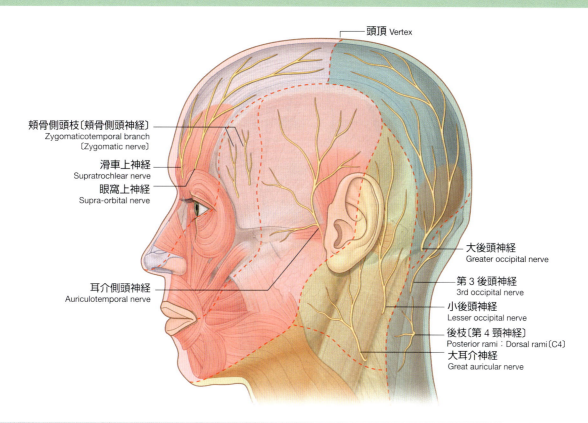

図 8.76　頭皮の神経

上孔から眼窩を出て，前頭筋を通過した後，頭皮を上行して頭頂に至る．
- 頬骨側頭枝（Zygomaticotemporal nerve）…頬骨の頬骨側頭孔から出て上行し，側頭部前方の小領域の頭皮に分布する．
- 耳介側頭神経（Auriculotemporal nerve）…耳下腺の深部から頭皮に向かい，耳の前方に現れる．さらに耳から前上方に走行し，頭頂付近に達して，耳と頭頂を結ぶ線よりも前方の側頭部の頭皮を支配する．

## 耳と頭頂を結ぶ線より後方の領域

耳と頭頂を結ぶ線より後方の領域に分布する感覚神経は，第2・3頸神経（C2・3）に由来する（図 8.76）．ここに分布する神経枝には，**大耳介神経**（Great auricular nerve），**小後頭神経**（Lesser occipital nerve），**大後頭神経**（Greater occipital nerve），**第3後頭神経**（3 rd occipital nerve）がある．
- 大耳介神経…頸神経叢の枝である．第2・3頸神経（C2・3）の前枝に由来し，胸鎖乳突筋の浅層を上行する．耳介の後部とその周辺の頭皮に分布する．
- 小後頭神経…頸神経叢の枝である．第2頸神経（C2）の前枝に由来し，胸鎖乳突筋後縁を上行する．耳の後方と上方の頭皮に分布する．
- 大後頭神経…第2頸神経（C2）の後枝の枝である．下頭斜筋の下方から皮下に出て後頭下三角を上行し，頭半棘筋と僧帽筋を貫いて頭頂付近までの後頭部の広い領域の頭皮に分布する．
- 第3後頭神経…第3頸神経（C3）の後枝の枝である．頭半棘筋と僧帽筋を貫いて，後頭下部の狭い領域に分布する．

## ▶ 血管

### 動脈

頭皮の動脈は，外頸動脈の枝の他，内頸動脈から眼動脈を経て分布する枝もある（図 8.77）．

### 眼動脈の枝

滑車上動脈と眼窩上動脈が，頭皮の前部と上部に分布する．これらの動脈は眼窩内で眼動脈から枝分かれし，滑車上神経と眼窩上神経にそれぞれ伴行して額に達する．同名の神経とともに額を上行し，頭頂付近までの頭皮に分布する．

### 臨床的事項 8.27　頭皮裂創

頭皮は，血管が豊富に分布する．そのため，頭皮に裂創ができると大出血になりやすい．多くの場合，出血が動脈性であることに注意する必要がある．その理由は2つある．第1に，起立位では静脈圧がきわめて低くなることである．第2に，裂創で出血した血管が走る結合組織が硬くて変形しにくく，血管の断端が周囲の組織による圧迫を受けず，閉じないため，創部が開き続ける．

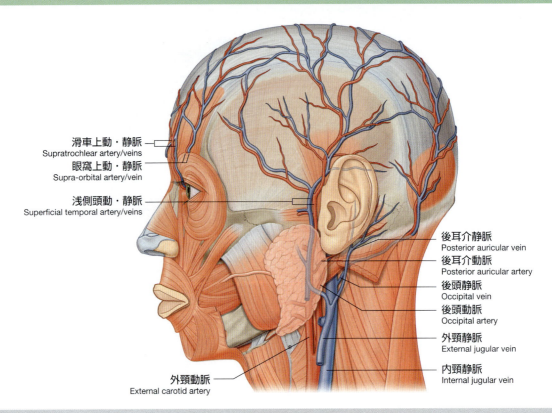

図8.77 頭皮の血管

## 外頸動脈の枝

外頸動脈から起始する**後耳介動脈**（Posterior auricular artery），**後頭動脈**（Occipital artery），**浅側頭動脈**（Superficial temporal artery），の3本の動脈が，頭皮の外側部から後部にかけての広い領域に分布する（図8.77）．

- **後耳介動脈**…3本のうちで最小の枝である．外頸動脈から後方に向かって起始し，耳下腺の深層から表層に達した後，耳介の後部に分布する．
- **後頭動脈**…同じく外頸動脈から後方に向かって起始し，後頭部に向かう．項部の筋を貫いて，後頭部の頭皮に広く分布する．
- **浅側頭動脈**…外頸動脈の終枝である．耳の前方を上行し，前枝と後枝に分かれる．頭部外側面の頭皮に広く分布する．

## 静脈

頭皮に分布する静脈は，動脈に伴走する．

- **滑車上静脈**（Supratrochlear vein）と**眼窩上静脈**（Supra-orbital vein）…眉弓から頭頂までの頭皮の前部部の血流を眼窩内の眼静脈に還流する（図8.77）．さらに下方に走行して眼角静脈に注ぐ．眼角静脈は顔面静脈の支流である．
- **浅側頭静脈**（Superficial temporal veins）…頭蓋外側面の広い範囲からの血流を集める．下行して，下顎後静脈の支流に注ぐ．
- **後耳介静脈**（Posterior auricular vein）…耳介後部の血流を還流する．最終的に下顎後静脈に注ぐ．
- **後頭静脈**（Occipital vein）…外後頭隆起と上項線から頭頂にかけての後頭部の頭皮からの血流を集める．

## ▶リンパ系

頭皮のリンパの還流経路は，動脈の走行にほぼ一致する．

後頭部のリンパ管は，後頭リンパ節に集まる．後頭リンパ節は僧帽筋の起始部付近の後頭部にある（図8.78）．ここからリンパ管がさらに下行して，上深リンパ節に続く．後頭部から直接，上深リンパ節に向かうリンパ経路もある．

頭蓋上方と前方の頭皮からは次の2方向にリンパが還流する．

- **乳突リンパ節**（Mastoid nodes）…頭頂よりも後方のリンパが流れ込む．このリンパ節は乳様突起の近傍に位置し，ここを出たリンパはさらに上深リンパ節に向かう．
- **耳介前リンパ節と浅・深耳下腺リンパ節**…頭頂よりも前方のリンパが流入する．

額のリンパの一部は，顔面動脈の走行に沿って下方に進み，顎下リンパ節に流入する．

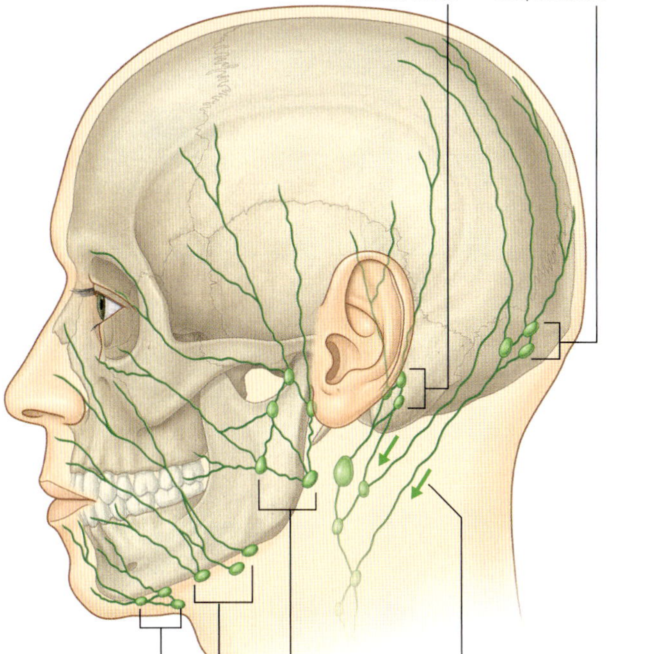

局所解剖・眼窩 691

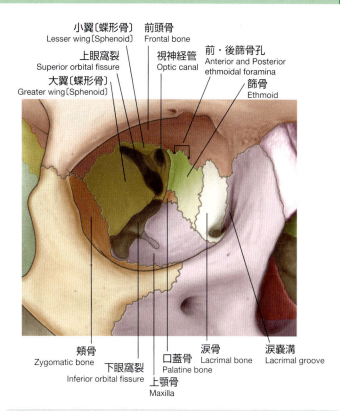

図8.79 眼窩を構成する骨

図8.78 頭皮のリンパ系

# 眼窩

眼窩(Orbit)は，顔面の上半部にあって，前頭蓋窩の下方，中頭蓋窩の前方に位置する．中に眼球，視神経，外眼筋，涙器，脂肪組織，筋膜，神経と血管を入れる．

## ▶ 骨性眼窩

眼窩を構成する骨は7つある(図8.79)．すなわち，上顎骨，頬骨，前頭骨，篩骨，涙骨，蝶形骨，口蓋骨の7つが，ピラミッド形をした**骨性眼窩**(Bony orbit)を組み立てている．ピラミッドの底面は前方に向かって開いており，先端は後方でやや内側に向く．ピラミッドの各側面は，内側，外側，上，下の4つの壁に相当する．

眼窩の先端には，視神経管がある．一方，底面の4辺にあたる眼窩縁は，次のように構成される．

- 上縁…前頭骨によって構成される．
- 内側縁…上顎骨の前頭突起によって構成される．
- 下縁…上顎骨の頬骨突起と頬骨によって構成される．
- 外側縁…頬骨，頬骨の前頭突起，前頭骨の頬骨突起によって構成される．

## 上壁

眼窩の**上壁**(Roof)は，前頭骨の眼窩部がその大半を構成し，残りは蝶形骨が構成する(図8.79)．上壁は，薄い板状の骨である．これらの骨が眼窩内と前頭蓋窩の脳を隔てる．

上壁の特徴的構造を次に挙げる．

- 内側前部…上斜筋が通る滑車を入れる滑車窩がある．また，前頭洞の一部により，前頭骨の隆起がみられる．
- 外側前部…涙腺の眼窩部を収める涙腺窩がある．

上壁の後部は，蝶形骨小翼によって構成される．

## 内側壁

左右の眼窩の**内側壁**(Medial wall)は，互いに平行に位置している．内側壁は，上顎骨，涙骨，篩骨，蝶形骨の4つの骨で構成される(図8.79)．

最も大きな領域は，篩骨の眼窩板である．その内部には，篩骨蜂巣がある．骨標本では，これらが透けてよく観察できる．

上壁と内側壁の移行部に，**前篩骨孔**(Anterior ethmoidal foramen)と**後篩骨孔**(Posterior ethmoidal foramen)が開口する．これらの孔は，通常，前頭篩骨縫合にみられ，それぞれ同名の神経と血管が中を通って眼窩を出る．

篩骨の前方には，小さい骨である涙骨があり，さらに上顎骨の前頭突起が内側壁の前部をつくる．これら2つの骨の間に，**涙嚢溝**(Lacrimal groove)が形成される．涙嚢溝は，その中に涙嚢を入れ，涙骨の**後涙嚢稜**(Posterior lacrimal crest)と上顎骨

692　第8章　頭頸部

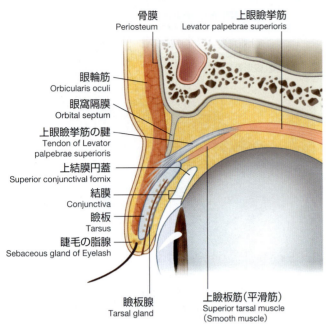

図 8.80　眼瞼

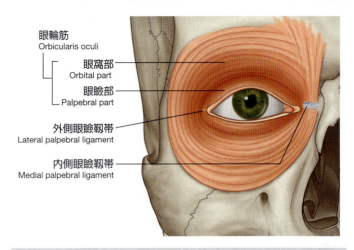

図 8.81　眼輪筋

の**前涙囊稜**（Anterior lacrimal crest）によって前後を囲まれる．

篩骨より後方では，蝶形骨によって内側壁は構成され，視神経管の内側壁を形成する．

## 下壁

眼窩の**下壁**（Floor）は，上顎洞の上壁にあたる．その大半は上顎骨からなり，一部が頬骨と口蓋骨からなる（図 8.79）．

眼窩の下壁の後端から外側の境界線に沿って，下眼窩裂が開いている．頬骨が，下眼窩裂の前端から眼窩下縁までを構成する．

後方では，口蓋骨の眼窩突起が，上顎骨，篩骨，蝶形骨の接合部付近の眼窩底に一部寄与する．

## 外側壁

眼窩の**外側壁**（Lateral wall）は，前方は頬骨，後方は蝶形骨大翼によって構成される（図 8.79）．上眼窩裂は，上壁を構成する蝶形骨の大翼と小翼の間にある．

## 眼瞼

**上眼瞼**（Upper eyelid）と**下眼瞼**（Lower eyelid）が眼球の前方で開閉し，眼球を保護する．

両眼瞼の間の間隙を，**眼瞼裂**（Palpebral fissure）という．

眼瞼の各層は，表面から深部へ順に，皮膚，皮下組織，骨格筋，眼窩隔膜，瞼板，結膜である（図 8.80）．

上下の眼瞼は，基本的な構造は共通するが，上眼瞼のみにつく筋が2つある点で異なる．

### 皮膚と皮下組織

眼瞼の皮膚は特に丈夫なものではなく，薄い皮下組織の深部に随意筋がある（図 8.80）．そのため，薄い皮下組織は疎で，

### 臨床的事項 8.28　眼窩骨折

眼窩の骨折は珍しいことではなく，上顎骨，前頭骨，頬骨による眼窩縁が含まれる．これらの骨折は，多くの場合，複雑な顔面骨折の一部としてみられる．眼窩内の骨折は，しばしば，眼窩床や内側壁に起こる．しかしながら，上壁や外側壁の骨折も起こりうる．眼窩床の骨折が最も起こりやすい．これらの骨折は，下斜筋や，骨折線に接する構造を巻き込むことがある．このような例では，患者は上方注視障害（上方注視時に複視）を起こすことがある．内側壁の骨折では，X線画像で眼窩内に空気がみられるのが特徴的である．これは，眼窩と篩骨内の副鼻腔である篩骨迷路が，骨折によって交通することによる．患者が鼻をかんだときに眼窩内に空気が充満するのを感じることがある．

外傷の場合にはしばしば血液等の液体が貯留する場となる．

### 眼輪筋

皮下組織の深層には，**眼輪筋**（Orbicularis oculi）の**眼瞼部**（Palpebral part）がある（図 8.80）．これは眼輪筋の一部で，眼輪筋は眼瞼部の周囲に大きく広がった**眼窩部**（Orbital part）を有する．眼輪筋は，顔面神経[Ⅶ]の支配を受け，眼瞼を閉じる筋である．

眼輪筋の眼瞼部は薄い筋で，眼瞼の内側で**内側眼瞼靱帯**（Medial palpebral ligament）によって固定される（図 8.81）．この靱帯は前涙囊稜に付着する．眼輪筋の眼瞼部は，外側の**外側眼瞼靱帯**（Lateral palpebral ligament）で，下眼瞼の筋の線維と癒合する（図 8.81）．

眼輪筋の第3のグループは，内側縁で後涙囊稜に付着する涙囊部の筋線維である．眼輪筋の涙囊部は涙液の流出に関与すると考えられる．

### 眼窩隔膜

眼輪筋眼瞼部の深部には，眼窩骨膜が上下の眼瞼に向かって延長した構造がある（図 8.82）．これが**眼窩隔膜**（Orbital septum）で，眼窩の内部および外部の骨膜に続く（図 8.82）．

局所解剖・眼窩　693

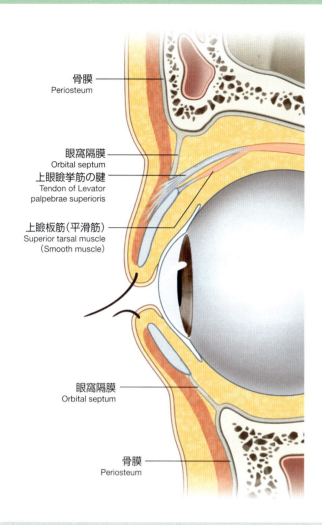

図 8.82　眼窩隔膜

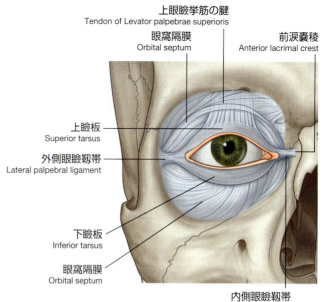

図 8.83　瞼板

眼窩隔膜は，上眼瞼では上眼瞼挙筋の腱に，下眼瞼では瞼板に付着する．

### 瞼板と上眼瞼挙筋

　各眼瞼の芯に相当するのが瞼板である（図8.83）．上眼瞼にある上瞼板（Superior tarsus）は大きく，下眼瞼の下瞼板（Inferior tarsus）は小さい（図8.83）．各瞼板は，密性結合組織からなり，内側では内側眼瞼靱帯を介して上顎骨の前涙嚢稜に，外側では外側眼瞼靱帯を介して頬骨の眼窩結節に付着する．

　上下の瞼板は，形や機能が類似するが，上瞼板には上眼瞼挙筋（Levator palpebrae superioris）が付着する点が異なる（図8.83）．この筋は，上眼瞼を挙上する．この筋の起始部は，眼窩上壁の後部で，視神経管のすぐ上方にある．停止部は上瞼板の前面であるが，一部の筋線維が上眼瞼の皮膚に停止する．動眼神経［Ⅲ］によって支配される．

　上瞼板筋（Superior tarsal muscle）は，上眼瞼挙筋の下面と上瞼板の上縁の間をつなぐ（図8.80）．この筋は平滑筋で，支配神経は上頸神経節から起始する交感神経節後線維によって支配される．

　上眼瞼挙筋または上瞼板筋の機能が障害されると，上眼瞼に重度または軽度の眼瞼下垂が起こる．

### 結膜

　結膜（Conjunctiva）は，上下眼瞼の後面を覆う薄い膜である（図8.80）．結膜は，眼瞼の後面を覆った後，反転して，眼球表面の強膜（Sclera）の上を覆う．結膜は，強膜と角膜の移行部で眼球に付着する．両眼瞼を閉じると，結膜によってとり囲まれた結膜嚢（Conjunctival sac）ができる．結膜嚢の上下の広がりを，それぞれ上結膜円蓋（Superior conjunctival fornix）と下結膜円蓋（Inferior conjunctival fornix）という（図8.80）．

### 分泌腺

　瞼板の深層に瞼板腺が埋まっており（図8.80），各眼瞼の自由縁に開口する．これらは，汗腺が変化した分泌腺であり，油性の液体を分泌する．この分泌物は，涙液の粘度を上げて，眼球の表面から涙液が蒸散するのを防ぐ働きがある．瞼板腺が閉塞した場合には，瞼の内面に霰粒腫（Chalazion）という腫れが起こる．

　眼瞼には，瞼板腺の他に，睫毛の毛包に伴う脂腺と汗腺がある（図8.80）．これら睫毛の分泌腺が炎症等によって腫れると，眼瞼の縁に麦粒腫（Stye）という腫脹硬結ができる．

### 血管

　眼瞼には，次のような多くの動脈の枝が分布する（図8.84）．

- 滑車上動脈，眼窩上動脈，涙腺動脈，鼻背動脈…眼動脈の枝である．
- 眼角動脈…顔面動脈の枝である．
- 顔面横動脈…浅側頭動脈の枝である．
- 眼瞼枝…浅側頭動脈からの直接枝である．

　眼瞼の静脈の還流は，眼窩の外部で動脈に伴行する静脈による経路と，眼静脈によって眼窩内に血液が運ばれる経路がある．

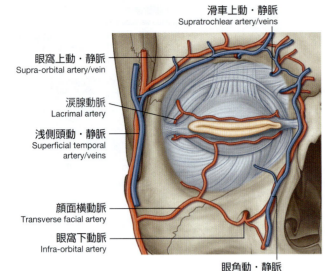

図8.84　眼瞼の血管

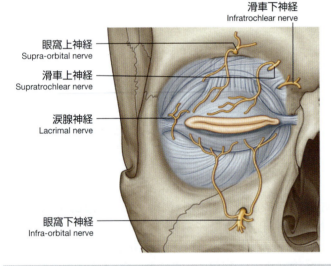

図8.85　眼瞼の神経

眼瞼のリンパは，主として浅・深耳下腺リンパ節に入る．ただし，一部は内眼角から眼角動脈と顔面動脈に沿って顎下リンパ節に向かう．

### 神経支配

眼瞼には，次のような感覚神経と運動神経が分布する．
感覚神経は，三叉神経の以下の枝が分布する（図8.85）．
- 眼窩上神経，滑車上神経，滑車下神経，涙腺神経…眼神経[$V_1$]の枝である．
- 眼窩下神経…上顎神経[$V_2$]の枝である．

運動神経としては，以下の神経が支配する．
- 顔面神経[Ⅶ]の枝…眼輪筋の眼瞼部に分布する．
- 動眼神経[Ⅲ]の枝…上眼瞼挙筋を支配する．
- 交感神経…上瞼板筋を支配する．

眼輪筋を支配する顔面神経[Ⅶ]が障害されると，眼瞼をしっかりと閉じることができなくなる．下眼瞼も閉じられなくなるため，涙がこぼれやすくなる．

上眼瞼挙筋を支配する動眼神経[Ⅲ]が障害されると，上眼瞼を開くことができなくなり，重度の眼瞼下垂をきたす．

上瞼板筋を支配する交感神経が障害されると，十分に眼瞼を開くことが困難になり，軽度の眼瞼下垂をきたす．

### 臨床的事項 8.29　Horner症候群

Horner症候群（Horner's syndrome）は，頭部の交感神経の機能不全による症状をいう．次の三大徴候を示す．
- 瞳孔の縮小（縮瞳）…瞳孔散大筋の麻痺による．
- （軽度の）眼瞼下垂…上瞼板筋の麻痺による．
- 患側の頭頸部の無発汗…患側の汗腺の神経の麻痺による．

また，次の2つの症状が2次的に起こる．
- 患側の頭頸部の皮下血管の拡張…皮下の血管を支配する交感神経の麻痺による．
- 眼球陥凹（眼球が眼窩の奥に落ち込む）…眼窩筋の麻痺によるといわれる．ただし，本症候群には，まれにしかみられない．

**眼窩筋**は，下眼窩裂の上をまたがるように走る平滑筋である．眼窩内容を前方に向かって保持する作用がある．

Horner症候群の原因疾患としては，星状神経節（頸胸神経節）を侵す腫瘍が最も多く，肺尖部の肺がんがその代表である．

**■星状神経節切除によるHorner症候群**

高度の発汗（多汗症）を治療するために胸部交感神経節切除が行われることがある．このような患者は大量の発汗で全身の消耗が著しく，また，発汗の不安から非社交的となり，自宅に引きこもりがちになる．手術は発汗を促す神経路を遮断するもので，次のようにして星状神経節（頸胸神経節）を切除する．麻酔下で，先が2つに分かれた気管内チューブを，左右の気管支に挿入する．肋間部に小切開を加えて人工気胸をつくる．患者は手術を行うのと反対の肺で換気を行う．

内視鏡を用いて，肺尖部に星状神経節を確認する．神経節の破壊手技としては，熱凝固や外科的切除法がある．神経節切除の後，内視鏡を抜去し肺の再膨張をはかる．切開部を閉じて手術を終える．

## ▶涙器

**涙器**（Lacrimal apparatus）は，涙液を生成，分泌し，眼球の表面から排出する器官である．**涙腺**（Lacrimal gland）と涙腺の導管の他，**涙小管**（Lacrimal canaliculus），**涙嚢**（Lacrimal sac），**鼻涙管**（Nasolacrimal duct）がこれに含まれる．

涙腺は，眼窩の上外側寄りで眼球の前方に位置し（図8.86），上眼瞼挙筋によって次のように上下の2部に分けられる（図8.87）．
- 大きな**眼窩部**（Orbital part）…前頭骨の涙腺窩というくぼみの中にある．

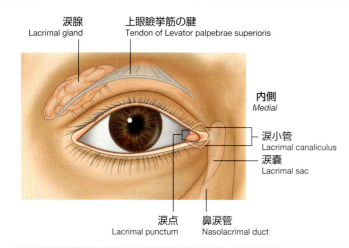

図 8.86 涙腺（前面）

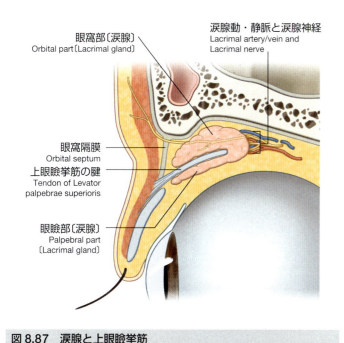

図 8.87 涙腺と上眼瞼挙筋

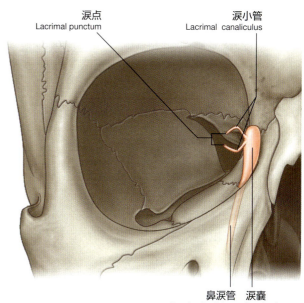

図 8.88 涙嚢

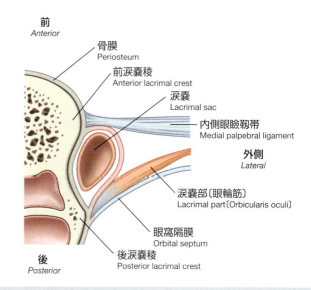

図 8.89 涙嚢の位置

■ 小さな**眼瞼部**（Palpebral part）…眼瞼の外上方にあって上眼瞼挙筋の下方にある．

涙腺からは，多数の導管が上結膜円蓋の外側部に開口している．

涙液は常に涙腺から分泌されており，瞬目のたびに眼球の表面を外側から内側の方向に移動する．

涙液は，内側に移動して**涙湖**（Lacrimal lake：Lacus lacrimalis）に集まり，涙小管に流れ込む．涙小管は，上・下眼瞼に1本ずつある（図 8.86）．涙小管の始まりは，その開口部である**涙点**（Lacrimal punctum）である．

上下の涙小管は，内側に進んで合流し，涙嚢の前涙嚢稜と後涙嚢稜の間に入る．これは，内側眼瞼靱帯の後方，眼輪筋涙嚢部の前方にあたる（図 8.88，8.89）．瞬目によって眼輪筋が収縮すると，涙嚢が拡張するため，結膜嚢から涙小管を通って涙液が涙嚢の中に入る．

## 神経支配

涙腺には，3種類の神経が分布する（図 8.90）．

### 感覚神経

涙腺の感覚神経は，眼神経［V₁］の枝である涙腺神経である．

### 分泌運動（副交感神経）

副交感神経が，涙腺の分泌を促進する．まず，節前線維は，顔面神経［Ⅶ］の成分として脳幹を出て，途中で大錐体神経として前方に向かい，やがて**翼突管神経**（Nerve of pterygoid canal）となる（図 8.90）．

696　第8章　頭頸部

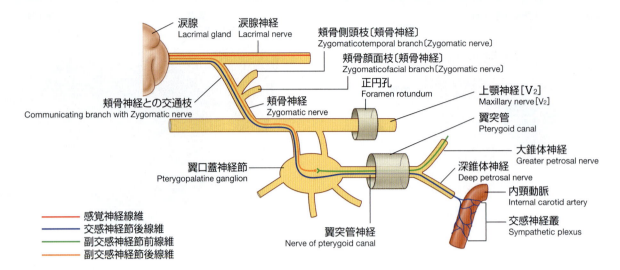

図8.90　涙腺の神経

　翼突管神経は，翼口蓋神経節で節後ニューロンにシナプスを形成する．節後ニューロンは上顎神経［V₂］に合流し，そこから頬骨神経が分岐するまで上顎神経とともに走り，頬骨側頭枝が分岐するまで胸骨神経とともに進み，最終的に涙腺神経に合流する小枝となる．涙腺神経は，涙腺を通る．

### 交感神経

　涙腺に達する交感神経は，副交感神経と同じ経路を通る．交感神経の節後線維は，上頸神経節から起始し，内頸動脈の血管壁で壁在神経叢を形成しながら上行する（図8.90）．そこから深錐体神経となり，翼突管神経の副交感神経と合流する．そして，翼口蓋神経節を通った後，上述の副交感神経節後線維と同じ経路を通って涙腺に達する．

### 血管

　涙腺には眼動脈の枝が分布する．そして，涙腺からの血液は眼静脈に還流する．

## ▶眼窩の裂と孔

　眼窩の裂と孔を通って，多くの神経，血管が出入りしている（図8.91）．

### 視神経管

　骨性眼窩を外側前方からみたとき，眼窩尖で円形にみえる管が**視神経管**（Optic canal）である．これは，後方で中頭蓋窩につながり，管の内側は蝶形骨の体，外側は蝶形骨の小翼に囲まれている．管の中を，視神経と眼動脈が通る（図8.92）．

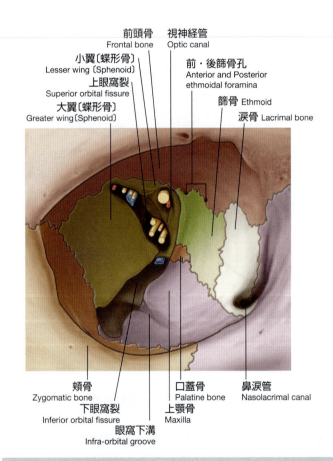

図8.91　骨性眼窩の開口部

### 上眼窩裂

　視神経管のすぐ外側寄りに三角形の裂孔があり，眼窩の上壁と外側壁の境界になっている．これが**上眼窩裂**（Superior orbital fissure）であり，眼窩と中頭蓋窩の間を行き来する構造が通る（図8.91）．

　この管の中を通るものは，動眼神経［Ⅲ］上枝と下枝，滑車神経［Ⅳ］，外転神経［Ⅵ］，眼神経［V₁］の枝である涙腺神経，前

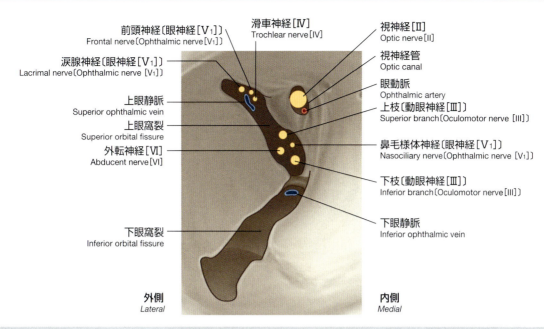

**図 8.92　視神経管と上眼窩裂**

頭神経，鼻毛様体神経，および上眼静脈である（図8.92）．

## 下眼窩裂

下眼窩裂（Inferior orbital fissure）は，前後方向にのびる裂孔で，眼窩の外側壁と下壁の境界にあたる（図8.91）．周囲を，蝶形骨大翼，上顎骨，口蓋骨，頬骨がとり囲む．下眼窩裂を介して，次の領域の交通が可能になる．

- 後部…翼口蓋窩と眼窩と交通する．
- 中間部…側頭下窩と眼窩と交通する．
- 前部…側頭窩と眼窩と交通する．

下眼窩裂を通るのは，上顎神経［$V_2$］，頬骨神経，眼窩下動・静脈，翼突筋静脈叢に向かう静脈である．

## 眼窩下孔

眼窩下溝（Infra-orbital groove）は，下眼窩裂の後2/3のあたりで，下眼窩裂と交差するように始まり，眼窩底を前方に向かう（図8.91）．眼窩下溝は，ここで眼窩下管（Infra-orbital canal）となる．眼窩下管は，上顎骨の内部を前下方に進んだ後，眼窩下孔（Infra-orbital foramen）として顔面に開口する．

眼窩下管の中を，上顎神経［$V_2$］の枝である眼窩下神経と同名の動・静脈が貫き，顔面に分布する．

## その他の開口部

上記以外に，骨性眼窩の内側壁には，次の小さな開口部が存在する（図8.91）．

前篩骨孔（Anterior ethmoidal foramen）と後篩骨孔（Posterior ethmoidal foramen）が，眼窩の上壁と内側壁の境界部に開口する．これらの孔の中を眼窩から篩骨に向けて，それぞれ前・後篩骨神経と同名の動・静脈が通る．

内側壁前端の下方には涙嚢が入る涙嚢窩がある．涙嚢窩は涙骨と上顎骨の前頭突起との間につくられたくぼみで，骨性の鼻涙管に続く．鼻涙管は下鼻道に開口する．骨性鼻涙管の管腔には，涙器である鼻涙管が通る．

## ▶ 特殊化した眼窩の被膜

### 眼窩骨膜

眼窩の骨を覆う骨膜が，**眼窩骨膜**（Periorbita）である（図8.93A）．これは，眼窩前縁で頭蓋骨の骨膜に移行する．また，上下の眼瞼に**眼窩隔膜**（Orbital septum）をのばす．

眼窩の裂や孔では，眼窩骨膜は硬膜外層（骨膜層）に移行して頭蓋腔に続く．特に，後方では眼窩骨膜が肥厚して視神経管と上眼窩裂の中心部をとり巻く．これが**総腱輪**（Common tendinous ring）であり，外眼筋である4つの直筋の起始部となる．

### 眼球鞘

**眼球鞘**（Fascial sheath of eyeball）は，眼球の主部を包む嚢状の結合組織である（図8.94，8.95）．

- 後部…眼球から視神経が出る部位で眼球の強膜に強固に付着する．
- 前方…角膜（眼球の透明部）縁付近で強膜に強固に付着する．
- 眼球に眼筋が停止する部位…眼筋の腱や筋腹を覆う眼筋筋膜に移行する．

眼球鞘の下部は，**眼球提靱帯**（Suspensory ligament of

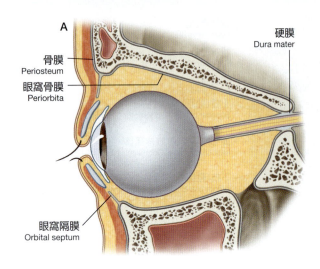

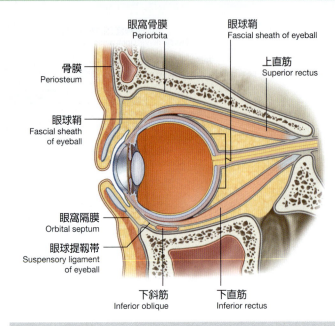

図8.94　眼球鞘

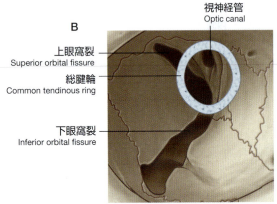

図8.93　眼窩骨膜
A：外側面．B：総腱輪．

eyeball)となって眼球を支える(図8.94，8.95).このつりひも状の靱帯は，眼球鞘と内側直筋，外側直筋，下斜筋，下直筋のそれぞれの筋膜が一体となってできる．

### 内側直筋と外側直筋の制動靱帯

　眼窩には，特に発達した筋膜である**制動靱帯**(Check ligament)がある(図8.95).これは，内側直筋と外側直筋の筋膜が延長して眼窩の骨壁に付着したものである［訳注：なお，『解剖学用語』には**外側直筋制動靱帯**(Check ligament of lateral rectus muscle)という用語があるだけで，内側については掲載されていない］．

- **内側直筋制動靱帯**…内側直筋の筋膜が延長して涙骨の後涙嚢稜のすぐ後方に付着したものである．
- **外側直筋制動靱帯**…外側直筋の筋膜が延長して頬骨の眼窩結節に付着したものである．

これらの制動靱帯は，機能的には，内側直筋と外側直筋の動きを制限していると考えられる．

## ▶ 眼筋

眼窩の筋には，次の2種類がある．
- **外眼筋**(Extra-ocular muscles)…眼球を動かし上眼瞼を挙上する．
- **内眼筋**(Intra-ocular muscles)…水晶体の形と瞳孔の大きさを調節する．

外眼筋には，**上眼瞼挙筋**(Levator palpebrae superioris)，**上直筋**(Superior rectus)，**下直筋**(Inferior rectus)，**内側直筋**(Medial rectus)，**外側直筋**(Lateral rectus)，**上斜筋**(Superior oblique)，**下斜筋**(Inferior oblique)がある．
内眼筋には，**毛様体筋**(Ciliary muscle)，**瞳孔括約筋**(Sphincter pupillae)，**瞳孔散大筋**(Dilator pupillae)がある．

### 外眼筋

7つの外眼筋のうち，上眼瞼挙筋は上眼瞼を挙上し，他の6つの筋は眼球を動かす筋である(表8.8).
眼球運動は，3次元的に次のように分類できる(図8.96).
- 挙上…瞳孔を上方に向ける．
- 下制…瞳孔を下方に向ける．
- 外転…瞳孔を外側に向ける．
- 内転…瞳孔を内側に向ける．
- 内旋…瞳孔の上部を内側に回転する(鼻側に近づける)．
- 外旋…瞳孔の上部を外側に回転する(耳側に近づける)．

眼球が前方に向くのに対し，眼窩の軸は後方から前方にいくに従い，やや外側に向く(図8.97).そのため，外眼筋には，1つの筋でいくつもの作用をもつものもあれば，単一の作用しかもたない筋もある．

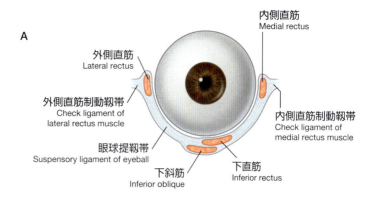

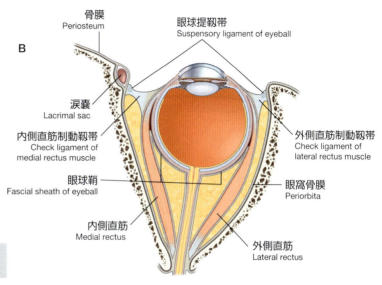

**図 8.95　制動靱帯**
A：前面．B：上面．

### 表 8.8　外眼筋

| 筋 | 起始 | 停止 | 神経支配 | 作用 |
|---|---|---|---|---|
| 上眼瞼挙筋 | 視神経管の前方の蝶形骨の小翼 | 瞼板の前面　一部の筋線維は皮膚と上結膜円蓋へ停止 | 動眼神経[Ⅲ]の上枝 | 上眼瞼の挙上 |
| 上直筋 | 総腱輪の上部 | 眼球，赤道の前方の上面 | 動眼神経[Ⅲ]の上枝 | 眼球の挙上，内転，内旋 |
| 下直筋 | 総腱輪の下部 | 眼球，赤道の前方の下面 | 動眼神経[Ⅲ]の下枝 | 眼球の下制，内転，外旋 |
| 内側直筋 | 総腱輪の内側部 | 眼球，赤道の前方の内側面 | 動眼神経[Ⅲ]の下枝 | 眼球の内転 |
| 外側直筋 | 総腱輪の外側部 | 眼球，赤道の前方の外側面 | 外転神経[Ⅵ] | 眼球の外転 |
| 上斜筋 | 視神経管の内側上方の蝶形骨の体 | 眼球，赤道の後方の外側，上面 | 滑車神経[Ⅳ] | 眼球の下制，外転，内方回旋 |
| 下斜筋 | 眼窩内側縁の後方．鼻涙管の外側の上顎骨 | 眼球，赤道の後方の外側，下面 | 動眼神経[Ⅲ]の下枝 | 眼球の挙上，外転，外方回旋 |

## 上眼瞼挙筋

　上眼瞼を挙上する筋で（**表 8.8**），眼窩の最上部にある．筋の起始部は，蝶形骨の小翼の下面に相当する眼窩の天井で，視神経管のすぐ前方にある（**図 8.98B**）．この筋のほとんどの筋線維は上瞼板の前面に停止するが，一部の筋線維は上眼瞼の皮膚や上結膜円蓋に達して，これらの部位に停止する．
　動眼神経[Ⅲ]の上枝に支配される．
　上眼瞼挙筋が収縮すると，上眼瞼が挙上する．

　本筋の特徴は，筋の下面から上眼瞼の上端に向かって上瞼板筋という平滑筋が付着していることである（**図 8.80** 参照）．この筋も，上眼瞼の挙上を助ける．この筋は，上頸神経節に由来する交感神経節後線維に支配される．
　動眼神経[Ⅲ]の機能が障害されると，上眼瞼を挙上することができなくなる（高度の眼瞼下垂）．一方，上瞼板筋を支配する交感神経が障害されると，上眼瞼を十分に挙上することが困難になる（軽度の眼瞼下垂）．

第 8 章　頭頸部

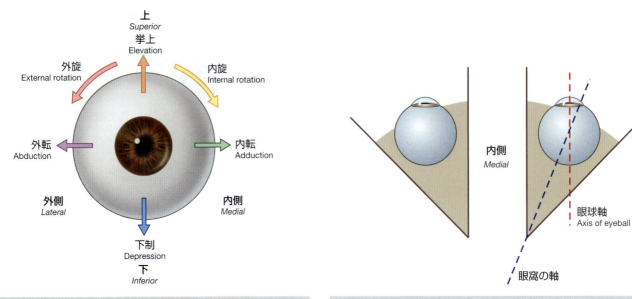

図 8.96　眼球の動き

図 8.97　眼球軸と眼窩の軸

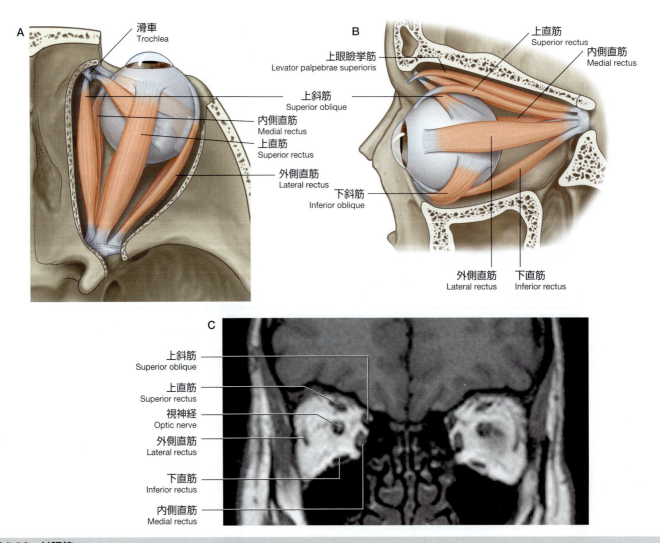

図 8.98　外眼筋
A：上面．B：外側面．C：MR 画像（眼窩の冠状断面）．

## 4つの直筋

内側，外側，上，下の4つの直筋が眼球を4方向からとり囲むように配置し，それぞれの方向に各筋の起始と停止がある(図8.98，表8.8)．これら4つの直筋は，眼窩尖の総腱輪から起始し，総腱輪を頂点とする四角錐をつくる．4つの直筋の眼球上の停止部が，この四角錐の4つの底辺となる．

### 上直筋と下直筋

上直筋と下直筋の作用は単純ではない．それは，各筋の起始部が，前方をまっすぐみたときの眼球軸よりも内側寄りにあるからである(図8.99)．

- 上直筋…視神経管上方の総腱輪の上部から起始する．
- 下直筋…視神経管下方の総腱輪の下部から起始する．

これらの筋は，眼球の赤道よりも前方の強膜に停止するが，眼窩内を前方へ向かう際にやや外側寄りの方向をとる(図8.98)．そのため，次のような作用をもつことになる．

- 上直筋が収縮すると，眼球が挙上，内転，内旋する(図8.100A)．
- 下直筋が収縮すると，眼球が下制，内転，外旋する(図8.100A)．

上直筋は，動眼神経[Ⅲ]の上枝(Superior branch of oculomotor nerve)に支配される．一方，下直筋は，動眼神経[Ⅲ]の下枝(Inferior branch of oculomotor nerve)の支配を受ける．

各筋の機能を個別に検査するには，検者の指を目で追うように指示したうえで，外側をみつめさせた状態で，上方または下方をみさせる(図8.100B)．外側をみつめることにより，両筋の軸と眼球軸の方向が重なる．その状態で上方視および下方視を行わせると，上直筋および下直筋の運動をそれぞれ調べることができる(図8.100B)．

### 内側直筋と外側直筋

これら両筋の方向と作用は，上直筋や下直筋よりも単純でわかりやすい．

内側直筋は，視神経管の内側下方に位置する総腱輪の内側部から起始する．一方，外側直筋は上眼窩裂をまたぐ総腱輪の外側部から起始する(図8.99)．

両筋とも前方に走り，眼球の赤道よりも前方に停止する(図8.98)．内側直筋は眼球を内転し，外側直筋は眼球を外転する(図8.100A)．

内側直筋は動眼神経[Ⅲ]の下枝に支配され，外側直筋は外転神経[Ⅵ]に支配される(表8.8)．

各筋の作用を調べるには，検者の指を水平に内側と外側に動かしながら，それを追う患者の眼の動きを観察する(図8.100B)．

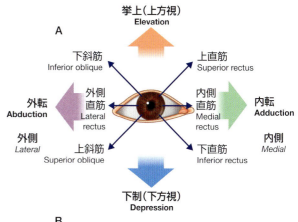

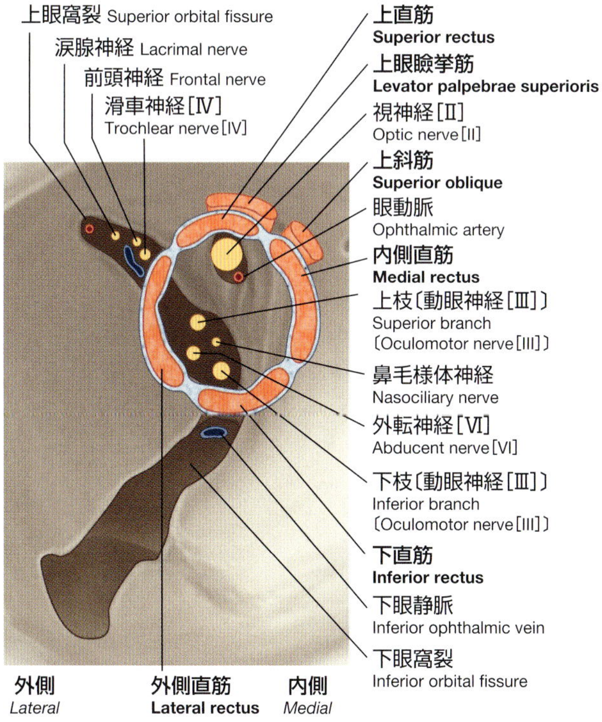

図8.99 外眼筋の起始部(冠状断面)

図8.100 外眼筋の作用と検査
A：筋の単独作用(解剖学的な作用)．B：眼筋の検査．

### 臨床的事項 8.30　眼の検査

眼の検査には，視力，眼筋の検査に加えて，さまざまな眼疾患および眼に関連する全身疾患の検査も含まれる．

すなわち，視力，眼振，視野，色覚特性（色弱でないかを調べる）の検査の他，網膜，視神経，眼窩組織，水晶体，角膜等も調べる．

外眼筋を支配する外転神経［Ⅵ］，滑車神経［Ⅳ］，動眼神経［Ⅲ］の機能も，眼の検査で評価できる．

外眼筋は協同して働き，眼を最適の位置に動かして，眼の統合的な運動を可能にしている．筋の神経支配は次の通りである．
- 外側直筋…外転神経［Ⅵ］．
- 上斜筋…滑車神経［Ⅳ］．
- その他の外眼筋…動眼神経［Ⅲ］．

全身疾患には眼の障害を起こすものがあり，その代表例として糖尿病が知られている．糖尿病には，白内障，黄斑部病変，網膜出血がしばしば合併し，視力が低下する．

まれに，外眼筋の片側性麻痺が起こることがある．原因としては，腫瘍による圧迫または頭部外傷による脳幹や外眼筋の支配神経の障害がある．特定の方向に眼球を動かすことによって，麻痺筋を診断できる．片側性麻痺の典型的な症状は複視である．

■ 眼球の周辺の筋を支配する神経の障害

眼輪筋を支配する顔面神経［Ⅶ］が障害されると，眼瞼をしっかり閉じるのが困難になり，下眼瞼も閉じないため涙がこぼれ出る．結膜が乾燥し，表面に潰瘍の形成や感染が起こることがある．

動眼神経［Ⅲ］の障害により上眼瞼挙筋が麻痺すると，高度の眼瞼下垂が起こる．動眼神経［Ⅲ］の損傷は，しばしば重篤な頭部外傷に伴って発生する．

交感神経線維の損傷により上瞼板筋の麻痺が起こると，軽度の眼瞼下垂をきたす．交感神経幹を侵す疾患は，この症状を合併することがある．なお，眼瞼下垂は Horner 症候群に起因する場合があるので，肺尖部の悪性腫瘍の可能性を常に念頭に置く必要がある（**臨床的事項 8.29** 参照）．

### 臨床的事項 8.31　H 字試験（外眼筋の機能検査）

外眼筋を支配する神経の簡単な覚え方は，「LR$_6$SO$_4$, 残りは3」というものである．これは，外側直筋（Lateral Rectus）は外転神経［Ⅵ］の支配，上斜筋（Superior Oblique）は滑車神経［Ⅳ］の支配，上眼瞼挙筋を含むすべての残りの筋は動眼神経［Ⅲ］の支配を受けることによる．

両眼窩内で眼球を動かすすべての外眼筋とその神経の機能［Ⅲ, Ⅳ, Ⅵ］は，患者の頭を動かすことなく，眼球を動かすことによって同時に簡単に調べられる．それはペンの先や指を"H字型"に動かし，それを追わせることで行う．ペンの先や指を動かすのは，左右の目の間から始める（**図 8.101**）．

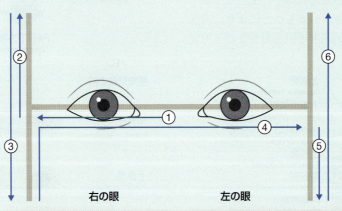

① 外側直筋（外転神経［Ⅵ］）Lateral rectus　　内側直筋（動眼神経［Ⅲ］）Medial rectus
② 上直筋（動眼神経［Ⅲ］）Superior rectus　　下斜筋（動眼神経［Ⅲ］）Inferior oblique
③ 下直筋（動眼神経［Ⅲ］）Inferior rectus　　上斜筋（滑車神経［Ⅳ］）Superior oblique
④ 内側直筋（動眼神経［Ⅲ］）Medial rectus　　外側直筋（外転神経［Ⅵ］）Lateral rectus
⑤ 上斜筋（滑車神経［Ⅳ］）Superior oblique　　下直筋（動眼神経［Ⅲ］）Inferior rectus
⑥ 下斜筋（動眼神経［Ⅲ］）Inferior oblique　　上直筋（動眼神経［Ⅲ］）Superior rectus

図 8.101　H 字試験（H-test）

## 上斜筋と下斜筋

これらの筋は，眼窩の上部と下部にあるが，総腱輪からは起始しない．また，眼球軸に対して斜めに角度を保ちつつ，赤道よりも後方に停止する（**表 8.8**）．

### 上斜筋

上斜筋の起始部は蝶形骨の体で，ちょうど視神経管の内側上

方に位置する．すぐ外側に上眼瞼挙筋の起始部がある（図8.98，8.99）．上斜筋は眼窩の内側壁に沿って前方に走るが，線維軟骨でできた滑車（Trochlea）を通るところで中間腱をつくる．滑車は，前頭骨の滑車窩に付着する．

上斜筋は，滑車を通り抜けると方向を後外側方向に転じて，眼球上面を外側に向かう．上直筋の下をくぐって，眼球外側面の赤道よりも後方に停止する．

上斜筋が収縮すると，瞳孔が下方かつ外側に向く（図8.100A）．

支配神経である滑車神経[IV]が，上斜筋の上面に入る．

この筋の作用を調べるには，検者の指を追うように指示し，内側をみつめさせて筋の腱の方向と眼球軸を一致させた状態で，視線を下方に向けさせる（図8.100B）．

### 下斜筋

下斜筋は，外眼筋の中でただ一つ眼窩の前方から起始する筋である．起始部は，眼窩底内側部で，眼窩縁近くの上顎骨眼窩面にあって，鼻涙管のすぐ外側に位置する（図8.98）．

下斜筋は，眼窩底を後外方に走り，下直筋の下方を通過した後，外側直筋の下で眼球外側面の赤道よりも後方に停止する．

下斜筋が収縮すると，瞳孔が上方および外側を向く（図8.100A）．

下斜筋は，動眼神経[III]の下枝に支配される．

下斜筋の単独の作用をみるには，まず内側をみつめさせる．この位置では，筋の作用軸と眼球軸が重なるので，次いで，上方をみるようにさせれば，この筋の働きを検査できる（図8.100B）．

### 外眼筋と眼の動き

7つの外眼筋のうち，6つの筋（内側直筋，外側直筋，上直筋，下直筋，上斜筋，下斜筋）が，眼球を動かす筋である．

これらの6つの筋は，それぞれ独自の作用をもつ一方，他の筋と協同して働く（表8.8）．実際には，各筋が単独で働くことはなく，協同して眼を適正な方向に向けるように働く．

例えば，外側直筋は眼球を外側に向ける筋であるが，眼球が外側を向く際には上斜筋と下斜筋も補助的に働く．

## ▶血管

### 動脈

眼窩と眼球に分布する動脈は，眼動脈である（図8.102）．眼動脈は，内頚動脈が海綿静脈洞を出た直後に枝分かれし，視神経とともに視神経管を通って眼窩に入る．

眼窩内では，眼動脈は視神経の外側下方にある（図8.102）．前方へ進むにつれて視神経の上方に回り，眼窩の内側部へ移行する．

眼動脈は，眼窩内で以下の枝を出す．

- **涙腺動脈**（Lacrimal artery）…視神経の外側面で分かれる．眼窩の外側部を前方に進み，涙腺に達する．さらに前毛様体動脈を眼球内に，眼瞼の外側部に外側眼瞼動脈を送る．
- **網膜中心動脈**（Central retinal artery）…視神経に入り，その中心を網膜に向かって前方に進む．眼底検査で，網膜におけるその分布を確認できる．この動脈またはその親動脈の閉塞が起こると失明に至る．
- **長後毛様体動脈**（Long posterior ciliary arteries）と**短後毛様体動脈**（Short posterior ciliary arteries）…眼球に後方から入る動脈で，強膜を貫いて眼球内に分布する．
- **筋枝**（Muscular artery）…外眼筋に分布する．
- **眼窩上動脈**（Supra-orbital artery）…眼動脈が視神経の上を越えた後に，眼動脈から分かれる．前方に進んで眼窩上孔から眼窩上神経とともに出る．額の他，頭頂に至る頭皮に分布する．
- **後篩骨動脈**（Posterior ethmoidal artery）…後篩骨孔から眼窩を出て，篩骨蜂巣と鼻腔に分布する．
- **前篩骨動脈**（Anterior ethmoidal artery）…前篩骨孔から眼窩を出て，前頭蓋窩に入る．前硬膜動脈を出した後，さらに鼻腔に進み，鼻中隔と鼻腔外側壁に分布する．鼻背動脈となって終わる．
- **内側眼瞼動脈**（Medial palpebral artery）…上下眼瞼の内側部に分布する．
- **鼻背動脈**（Dorsal nasal artery）…眼動脈の2本の終枝の1つである．眼窩から出て鼻背に分布する．
- **滑車上動脈**（Supratrochlear artery）…眼動脈の2本の終枝の1つであり，滑車上神経とともに眼窩を出て額を横切るように上行し，額に分布する．

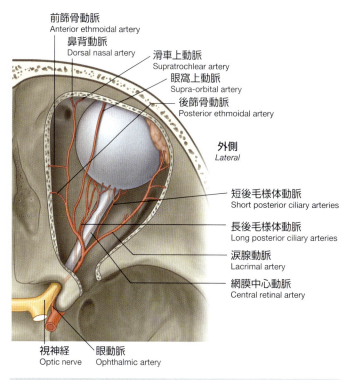

図8.102 眼窩と眼球の動脈

## 静脈

眼窩には，**上眼静脈**（Superior ophthalmic vein）と**下眼静脈**（Inferior ophthalmic vein）の2系統の静脈がある（図8.103）．

上眼静脈は，眼窩の前部で眼窩上静脈と眼角静脈が合流して始まる．眼窩の上部を後方に進み，途中で眼動脈各枝に伴行している静脈の枝と眼球の後部から出る静脈の枝からの血流を受ける．上眼静脈は，上眼窩裂を通って眼窩を出て，海綿静脈洞に注ぐ．

下眼静脈は，上眼静脈よりも細い．眼窩の前部に始まり，眼窩底を通る．途中で，眼筋と眼球後部からくる静脈を受ける．

下眼静脈は，次の経路を通って眼窩の後方へ出る．
- 上眼窩裂…上眼静脈と吻合し，海綿静脈洞に注ぐ．
- 下眼窩裂…側頭下窩に入って翼突筋静脈叢に注ぐ．

上・下眼静脈は海綿静脈洞とつながっているため，頭蓋外から頭蓋内に感染が波及する経路になる．

### ▶神経支配

眼窩内の諸構造に分布する神経は多数ある．視神経[Ⅱ]，動眼神経[Ⅲ]，滑車神経[Ⅳ]，外転神経[Ⅵ]，自律神経である．さらに，眼神経[Ⅴ₁]等が眼窩内の構造を支配するとともに，眼窩を通って周辺部に分布する．

## 視神経

視神経[Ⅱ]は，厳密な意味では脳神経の仲間ではない．むしろ，脳の組織が一部眼窩内へ突出したものと考えるのが適当である．視神経は，網膜から始まる求心性（感覚性）神経線維が直接脳内の視中枢へ到達する経路にあたる．視神経は，脳と同様，髄膜にとり囲まれており，クモ膜下腔が眼球にまで達する．

頭蓋内圧が亢進すると，視神経周囲のクモ膜下腔の圧も上がる．このため，静脈が圧迫されて，網膜静脈の還流が阻害される．その結果，視神経円板（視神経乳頭）の浮腫をきたすので，眼底検査でみつけられる．

視神経は，眼動脈とともに視神経管を通る（図8.104）．

## 動眼神経

動眼神経[Ⅲ]は，中脳と橋の境界部で脳幹から出る．海綿静脈洞の外側壁に沿って前方へ進む．

そこから眼窩へ入る直前に，上枝と下枝に分かれる（図8.105）．これらの枝は，上眼窩裂から眼窩内に入り，総腱輪の中を通る（図8.104）．

上枝は下枝より細く，視神経の外側を上方に進み，上直筋と上眼瞼挙筋を支配する（図8.105）．

下枝は次の3枝に分かれる．
- 第1の枝…視神経の下から内側に進み内側直筋を支配する．
- 第2の枝…下行して下直筋を支配する．
- 第3の枝…眼窩底を進み，下斜筋を支配する（図8.105）．

第3の枝は，**毛様体神経節への枝**（Branch to ciliary ganglion）である．この枝は副交感神経節前線維で，これは毛様体神経節でシナプスを形成し，そこから出る節後線維は**短毛様体神経**（Short ciliary nerves）として眼球内に入った後，瞳孔括約筋と毛様体筋を支配する．

## 滑車神経[Ⅳ]

滑車神経[Ⅳ]は，中脳の背側面から出て，中脳の側面を弧を描くように前方へ進む．やがて，小脳テントの縁に入って硬膜内を前方に進み，海綿静脈洞の外側壁では動眼神経[Ⅲ]のすぐ

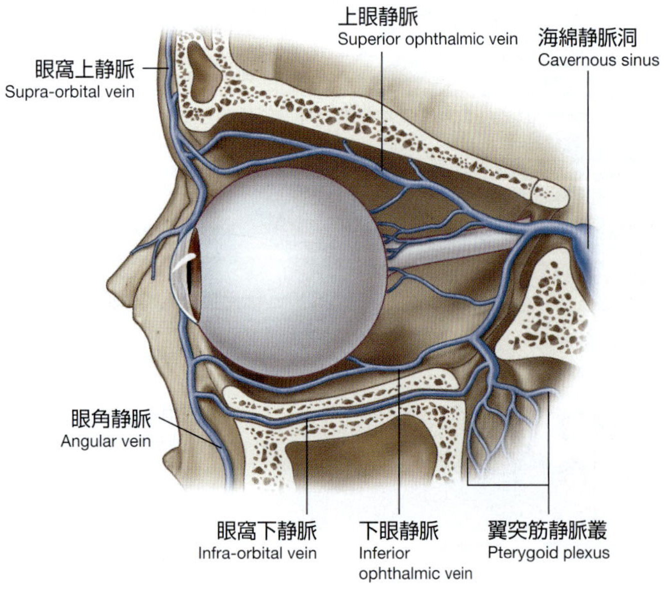

図8.103 眼窩と眼球の静脈

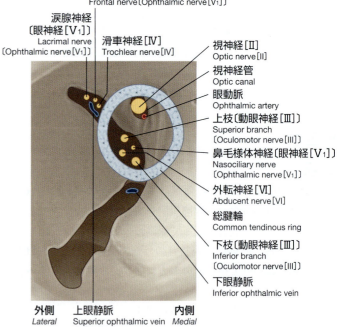

図8.104 眼窩と眼球の神経

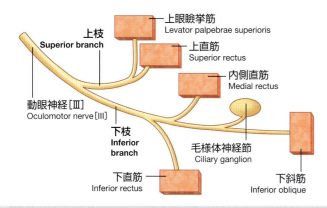

図 8.105　動眼神経[Ⅲ]とその枝

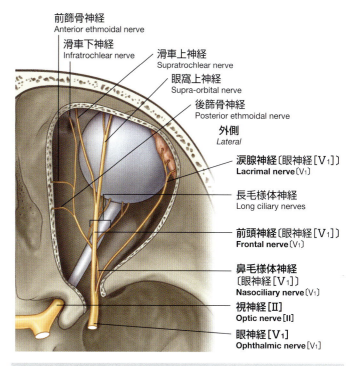

図 8.107　眼神経[V₁]とその枝

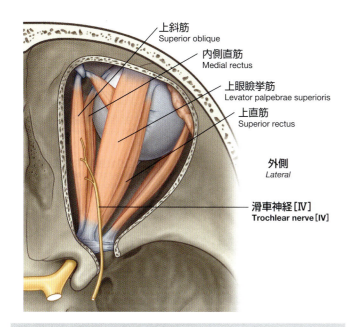

図 8.106　眼窩内の滑車神経[Ⅳ]

下方に並んで進む．

　眼窩へ入る前に，滑車神経は動眼神経[Ⅲ]の上方に出てから上眼窩裂を通過する．次いで，総腱輪の上方を抜けて眼窩内を前方に進む（図 8.104）．さらに上内側に向かい，上眼瞼挙筋の上を横断して上斜筋の上面からこの筋に入る（図 8.106）．

## 外転神経[Ⅵ]

　外転神経[Ⅵ]は，橋と延髄の間で脳幹から出る．斜台の硬膜を貫いて前方に進み，海綿静脈洞に達する．

　外転神経は，海綿静脈洞内で内頸動脈の外側を通る．やがて上眼窩裂から総腱輪の中を通って眼窩内に入る（図 8.104）．さらに外側へ方向を転じて，外側直筋に入る．

## 交感神経節後線維

　交感神経節前線維は，第 1 胸髄（T1）を中心とする上部胸髄から起始する．白交通枝を経て交感神経幹に入った後，**上頸神経節**（Superior cervical ganglion）に向かって上行する．節前線維は，ここで節後神経線維とシナプスを形成する．

　神経節から出る節後線維が，内頸動脈とその枝に沿って血管の分布域に分布する．

　眼窩内に分布する交感神経節後線維は，眼動脈に沿って眼窩に入る．眼球内に分布する線維は，次のいずれかの経路を通る．

- 短毛様体神経…毛様体神経節で，シナプスを形成せずに通り抜け，この神経を通って眼球に入る．
- 長毛様体神経…この神経を通って眼球に入る．

　眼球内の交感神経節後線維は，内眼筋の一つである瞳孔散大筋を支配する．

## 眼神経[V₁]

　眼神経[V₁]は，三叉神経の 3 つの枝のうちで最も細く，3 つの枝のうち最も上部に分布する感覚神経である．眼窩の他，周辺の顔面と頭皮の領域の感覚を司る．

　三叉神経節を出た眼神経[V₁]は，海綿静脈洞の外側壁を前方に進む．このとき，滑車神経[Ⅳ]と動眼神経[Ⅲ]の下方を通る．眼窩に入る直前に，鼻毛様体神経，涙腺神経，前頭神経の 3 枝に分かれる（図 8.107）．これらの 3 枝は上眼窩裂を通って眼窩に入るが，総腱輪の中を通るのは鼻毛様体神経だけで，他の 2 枝は総腱輪の中を通らない（図 8.104）．

### 涙腺神経

　涙腺神経（Lacrimal nerve）は，眼神経[V₁]の 3 枝の中で最も細い神経である．眼窩内では，外側直筋の上面を通って前方に進む（図 8.108）．途中で頬骨側頭枝の枝を受ける．この枝には，涙腺を支配する副交感神経と交感神経の節後線維が含まれる．

　涙腺神経は，眼窩の前外側面で，涙腺の他，結膜や上眼瞼の

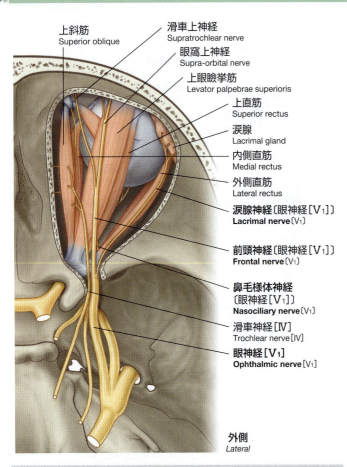

図 8.108　眼神経[V₁]とその枝.
外眼筋との位置関係.

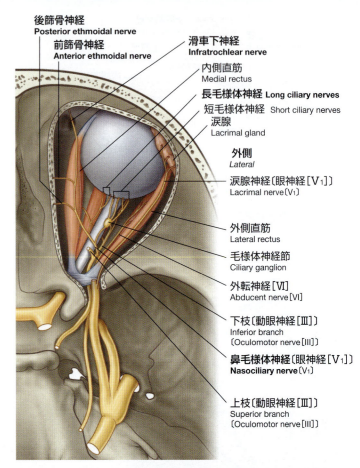

図 8.109　鼻毛様体神経（眼神経[V₁]の枝）の経路

外側部にも線維を送る.

### 前頭神経

　前頭神経（Frontal nerve）は，眼神経[V₁]の枝の中で最も太い神経で，眼窩外からの感覚入力を受ける．この神経は，上眼窩裂から出た後，前頭神経は上眼瞼挙筋の上面と眼窩骨膜の間を通って前方に進む（図 8.104）．眼窩を半分程進んだところで，前頭神経は2本の終枝である眼窩上神経と滑車上神経に分かれる（図 8.107，8.108）．

- 滑車上神経…前内側方に向かって滑車の上方を進み，眼窩上孔よりも内側寄りの眼窩縁から眼窩外に出る．結膜，上眼瞼の皮膚，内眼角上方の額の皮膚に分布する．
- 眼窩上神経…滑車上神経よりも太い．上眼瞼挙筋の上を通って前方に進む（図 8.108）．眼窩上切痕から眼窩外に出て額と頭皮に進む．分布する範囲は，上眼瞼とその結膜，額，および頭頂までの頭皮である．

### 鼻毛様体神経

　鼻毛様体神経（Nasociliary nerve）は，涙腺神経と前頭神経の中間の太さで，最初に眼神経[V₁]から枝分かれする（図 8.107）．総腱輪の中で，動眼神経[Ⅲ]の上枝と下枝の間を進む（図 8.104 参照）．
　鼻毛様体神経は，視神経の上をまたぐようにして，上直筋の下方を内側に向かう（図 8.107，8.109）．最初の枝は，毛様体神経節との交通枝（毛様体神経節への感覚根）（Communicating branch with ciliary ganglion（Sensory root to ciliary ganglion））である．
　鼻毛様体神経は，眼窩の内側壁に沿って，上斜筋と内側直筋の間を前方へ向かう（図 8.109）．次の枝を出す．

- 長毛様体神経（Long ciliary nerves）…眼球に分布する感覚神経線維と瞳孔散大筋に向かう交感神経節後線維を含む．
- 後篩骨神経（Posterior ethmoidal nerve）…後篩骨孔から眼窩を出て，篩骨蜂巣後部と蝶形骨洞に分布する．
- 滑車下神経（Infratrochlear nerve）…上下の眼瞼の内側部，涙嚢，鼻の上半分の皮膚に分布する．
- 前篩骨神経（Anterior ethmoidal nerve）…前篩骨孔から眼窩を出て，前頭蓋窩，鼻腔，鼻の下半分の皮膚に分布する（図 8.109）．

### 毛様体神経節

　毛様体神経節（Ciliary ganglion）は，動眼神経[Ⅲ]の副交感神経節である．この神経節は，眼神経[V₁]の枝である鼻毛様体神経と交通する．副交感神経が，眼球に向かう際に節前線維と節後線維がシナプスを形成するところである．交感神経と感覚神経が，毛様体神経節を通り抜けて眼球に入る．

毛様体神経節はきわめて小さい神経節で，眼球の後方，視神経のすぐ外側にあって，外側直筋の内側に位置する（図8.109）．この神経節は，通常2，3本の枝を眼窩内の他の神経から受ける．

## 副交感神経根

動眼神経[Ⅲ]の下枝が，毛様体神経節に枝を送っている．この交通枝は副交感神経節前線維で，毛様体神経節内でシナプスを形成し，神経節から副交感神経節後線維が出る（図8.110）．

この副交感神経節後線維は，短毛様体神経となって，視神経の周囲から眼球に入る．

眼球内で，副交感神経節後線維は次の筋を支配する．
- 瞳孔括約筋…瞳孔を縮小（縮瞳）する．
- 毛様体筋…近くをみるときに水晶体の厚みを調節する．

## 感覚根

第2の枝である感覚神経枝が，鼻毛様体神経からの交通枝として毛様体神経節に入る（図8.110）．この枝は後上方から神経節に入り，そのまま通過して短毛様体神経に混じって眼球に向かう．眼球全体に感覚神経線維を分布させる．

## 交感神経根

第3の毛様体神経節への枝の走行は変異が多い．上頸神経節に始まる交感神経節後線維が，毛様体神経節を通過する（図8.110）．これらの神経線維は，途中で内頸動脈神経叢を形成しながら海綿静脈洞を上行してくるが，眼窩内では総腱輪内を通って毛様体神経節に達する．この枝は神経節をそのまま通り過ぎ，短毛様体神経に混じって眼球に入る．しかしながら，交感神経線維は他の経路を通って眼球に達することがある．

眼球に向かって走行する交感神経線維は，独立した経過をとるわけではない．むしろ，節後線維によっては，海綿静脈洞の内頸動脈神経叢から出た後，眼神経[V₁]の枝である鼻毛様体神経に混じって毛様体神経節に達するものもある．加えて鼻毛様体神経に運ばれる交感神経線維は，毛様体神経節にまったく入らず，長毛様体神経によって眼球に直接入ることもある（図8.110）．走行経路は一様ではないが，交感神経節後線維は眼球内に入り，瞳孔散大筋を支配する．

## ▶眼球

眼球（Eyeball）は，球形をなし，眼窩の前部に位置している．眼球の前面は球形のカーブがくずれ，前方に膨隆している．この膨隆部は眼球全体の容積の1/6を占めており，透明な**角膜**（Cornea）に覆われる（図8.111）．

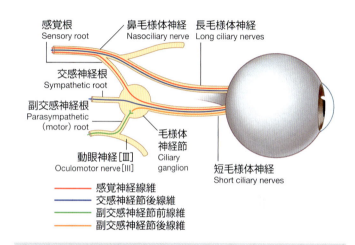

図8.110　毛様体神経節

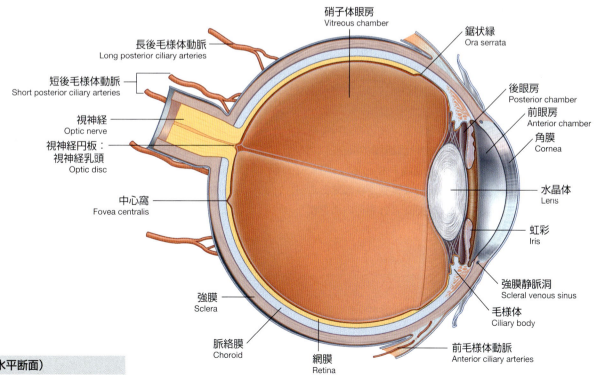

図8.111　眼球（水平断面）

角膜から後方へ順に，**前眼房**（Anterior chamber），**虹彩**（Iris），**瞳孔**（Pupil），**後眼房**（Posterior chamber），**水晶体**（Lens），**硝子体眼房**（Vitreous chamber），**網膜**（Retina）がある．

## 前眼房と後眼房

**前眼房**は，角膜の後方で，色素を含む**虹彩**よりも前方の領域をいう．虹彩の中心には，**瞳孔**が開く．一方，虹彩の後方で水晶体までのやや狭い領域を，**後眼房**という．

前後の眼房は，瞳孔を介してつながる．眼房は**眼房水**（Aqueous humor）によって満たされる．眼房水は後眼房で分泌され，瞳孔を通って前眼房に流入する．最終的に**強膜静脈洞（Schlemm 管）**（Scleral venous sinus）内に吸収される．この静脈洞は，虹彩と角膜が接合する虹彩角膜角に輪状に並んでいる（図 8.111）．

眼房水は，血管のない角膜と水晶体に栄養を与え，眼圧を一定に調節する．眼房水の産生，吸収における正常なサイクルがくずれて眼房水が増加すると，眼圧が上昇する．これが**緑内障**（Glaucoma）といわれる病気で，さまざまな視覚障害をきたす．

## 水晶体と硝子体

**水晶体**（Lens）は，眼球の前 1/5 と後 4/5 を分ける（図 8.111）．透明で，前後に凸面をもつ弾力に富む円板である．周辺を眼球外壁からの筋によって牽引されるため，水晶体は厚みを変え，光の屈折率を変化させて適正な視力を維持することができる．水晶体が不透明になることを，医学的に**白内障**（Cataract）という．

眼球の後 4/5 の，水晶体から網膜までの間を，硝子体眼房という（図 8.111）．この内部は，**硝子体**（Vitreous body）が満たされる．これは，眼房水とは異なり，入れ替わることはない．

## 眼球壁

眼球内容を包んでいるのは，眼球壁をなす被膜である．3 層からなり，外層が線維層，中間層が血管層，内層が網膜である（図 8.111）．

- 外層…線維層は，前方の角膜と，後方の強膜である．
- 中間層…血管層は，後方では**脈絡膜**（Choroid）であり，これは前部の毛様体と虹彩に連続する．
- 内層…**網膜**（Retina）は，後方は視覚受容部であるが，前部は視覚非受容部となって毛様体と虹彩の内面を覆う．

## 血管
### 動脈

眼球の動脈は，次のように複数の動脈に由来する．

- 短後毛様体動脈…眼動脈の枝として視神経に沿って前方に進み，眼球の強膜を貫き脈絡膜に分布する（図 8.111）．
- 長後毛様体動脈…通常，視神経の内側と外側に 1 本ずつあって，強膜を貫き脈絡膜に分布する．前方で前毛様体動脈と吻合する．
- 前毛様体動脈…眼動脈の筋枝で，内眼筋に向かう（図 8.111）．脈絡膜で長後毛様体動脈と吻合する．
- 網膜中心動脈…視神経の中心を通り，視神経円板を通って網膜に分布する．

### 静脈

眼球では，主として脈絡膜の血流を還流する静脈が発達している．このため，眼球後部において，脈絡膜から 4 本の**渦静脈**（Vorticose vein）が強膜を貫いている．渦静脈は上眼静脈と下眼静脈に入る．また，網膜中心動脈には同名の静脈が伴行する．

## 眼球の線維膜（外膜）

眼球の線維膜（外膜）には，**強膜**（Sclera）と角膜がある．強膜は眼球の後 5/6 の領域を覆い，角膜は前 1/6 の領域を覆う（図 8.111）．

### 強膜

強膜は，不透明な白色の緻密結合組織である．眼を前方からみると，結膜を通して"白眼"にあたる強膜がみえる．後方から，視神経をはじめ，その他の神経や血管が強膜を貫いて眼球に出入りする．また，強膜は外眼筋の付着部となる．

強膜の外面は，後方の視神経の出口から前方の角膜移行部にかけて，眼球鞘に覆われる．強膜の内面は脈絡膜に接着するが，両者の結合は強くない．

### 角膜

強膜は，前方で角膜に移行する．角膜は透明な膜で，眼球の全表面の前 1/6 の領域を覆う．光は角膜を通り抜け，眼球内に入る．

## 眼球の血管層

眼球の血管層は，後方から前方へ，**脈絡膜**（Choroid），**毛様体**（Ciliary body），**虹彩**（Iris）の 3 部からなる（図 8.111）．

---

### 臨床的事項 8.32　緑内障

眼房水の産生と吸収が障害されて眼房水が増加すると，眼内圧が上昇する．緑内障はこのような状態を指し，失明等さまざまな視力障害をきたす．眼圧の上昇によって，網膜とその血行が圧迫されるのが原因である．

### 臨床的事項 8.33　白内障

加齢や特定の病気に伴って，水晶体が白く不透明になる．この白濁が増すと視力障害をきたす．治療のためには，白濁した水晶体を摘出し，人工水晶体を眼内に入れる手術が一般的に行われる．

## 臨床的事項 8.34　眼底検査

ほとんどの診療施設で，硝子体眼房を直接検査することができる．眼底鏡は，瞳孔と水晶体の奥の硝子体や網膜を観察できる，小型レンズつきの眼底検査用の電池つきの小型ライトである．これを用いて，広範囲の観察を行う際には，散瞳薬を点眼することがある．

視神経は，視神経円板として容易にみることができ，そこから出る4本の網膜中心動脈と近くの中心窩も観察できる．

眼底検査によって，視神経や血管の異常，網膜の病変等を検査できる（図8.112）．

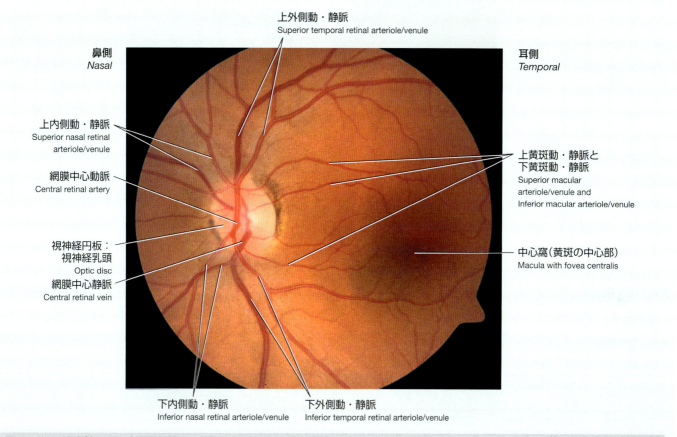

図8.112　眼底鏡でみた左の眼底像

## 脈絡膜

脈絡膜は，後方にあり，血管層のおよそ2/3の領域を占める．脈絡膜は，薄くて血管に富み，色素性顆粒をもつ．内方の網膜近くには小血管，外方の強膜近くには大きな血管が，それぞれ多数分布する．内方の網膜との結合は密であるが，外方の強膜とはゆるく結合する．

## 毛様体

脈絡膜の前縁から，毛様体がのび出す（図8.111）．毛様体は三角形をしており，脈絡膜と虹彩の間に位置して，水晶体を輪状にとり囲む．毛様体には，**毛様体筋**（Ciliary muscle）と**毛様体突起**（Ciliary processes）が含まれる（図8.113）．

毛様体筋は，経線線維，輪走線維，放線線維の3種類の平滑筋線維からなり，動眼神経［Ⅲ］に含まれる副交感神経線維の支配を受ける．これらの筋線維が収縮することによって，毛様体がつくる輪の大きさが小さくなる．

毛様体突起は，毛様体内面にみられる放射状に配列するヒダである（図8.113）．毛様体突起から**小帯線維**（Zonular fiber）が出て水晶体につき，水晶体を牽引して適正な位置に保つ．この懸垂装置全体を，**水晶体の支持靱帯**（Suspensory ligament of lens）という．

毛様体筋が収縮すると，毛様体がつくる輪の大きさが縮小するため，水晶体の支持靱帯の張力が減少する．その結果，水晶体は弾性によって膨らむ．これが，近くをみるときの水晶体の調節反応である．

毛様体突起はまた，眼房水の産生部位でもある．

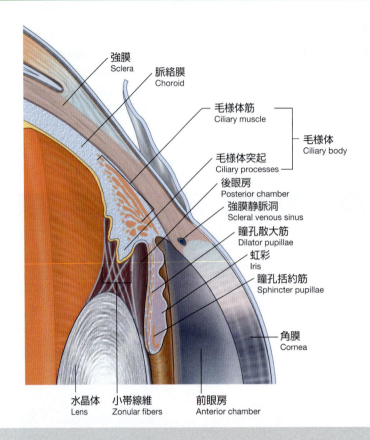

図8.113 毛様体

表8.9 内眼筋

| 筋 | 部位 | 神経支配 | 作用 |
|---|---|---|---|
| 毛様体筋 | 毛様体の筋線維 | 動眼神経[Ⅲ]の副交感神経線維 | 毛様体がつくる輪の大きさを縮小し，水晶体の張力を減少することで，水晶体の厚みを増す |
| 瞳孔括約筋 | 虹彩の輪状筋線維 | 動眼神経[Ⅲ]の副交感神経線維 | 瞳孔を縮小（縮瞳） |
| 瞳孔散大筋 | 虹彩の放射状筋線維 | 上頸神経節（T1に起始する交感性節前線維を受ける）からの交感神経線維 | 瞳孔を開大（散瞳） |

## 虹彩

眼球の血管層のうちで最も前方にあるのが，虹彩である（図8.111）．毛様体から突出した輪状の構造をなし，色素を含む．中心部の開口は**瞳孔**（Pupil）である．瞳孔の大きさを調節するのは，虹彩にある平滑筋線維（瞳孔括約筋）と筋上皮細胞（瞳孔散大筋）である（図8.113）．

- **瞳孔括約筋**（Sphincter pupillae）…線維が輪状に走行している（表8.9）．この筋は副交感神経に支配され，収縮すると，瞳孔が縮小する（縮瞳）．
- **瞳孔散大筋**（Dilator pupillae）…収縮性の線維が放射状に走行している．この筋は交感神経に支配され，収縮すると，瞳孔が開大する（散瞳）．

## 眼球の内層

眼球の内層には網膜があり，2部に分かれる（図8.111）．後部は**網膜視部**（Optic part of retina）で，光を感じる．前部は**網膜盲部（非光受容部）**（Nonvisual part of retina）で，毛様体と虹彩の内面を覆う．視部と盲部の境界は，鋸歯状をした**鋸状縁**（Ora serrata）である．

### 網膜の視部

視部は，外層の**色素[上皮]層**（Pigmented layer）と内層の**神経層**（Neural layer）の2層からなる．

- **色素[上皮]層**…脈絡膜に密に結合している．前方では，この層が毛様体と虹彩の内面を覆う．
- **神経層**…細胞の構成によって9層に分けられる．視神経周辺部と鋸状縁において，神経層が色素[上皮]層と接着している．

### 臨床的事項 8.35　高解像度光干渉断層撮影

高解像度光干渉断層撮影(HD-OCT)とは，半透明または不透明な物質の表面下の構造の画像を得る手法である(図8.114)．この手法は，高解像度の断面画像を生成するために，音ではなく光を用いるということを除けば，超音波と似ている．視神経と網膜疾患の診断と管理において特に有用である．

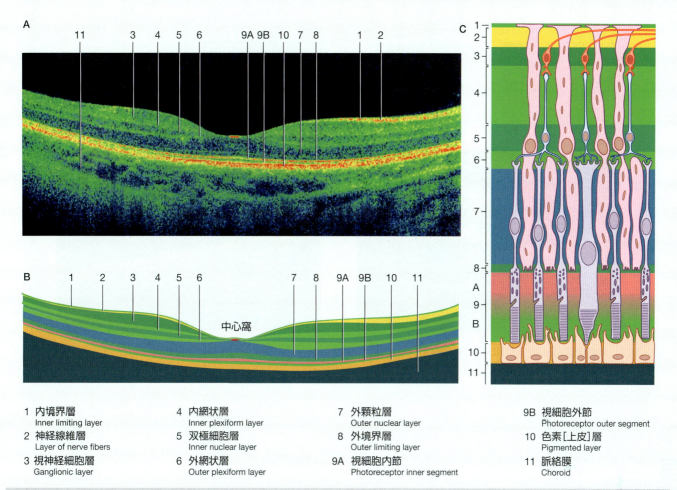

1 内境界層　Inner limiting layer
2 神経線維層　Layer of nerve fibers
3 視神経細胞層　Ganglionic layer
4 内網状層　Inner plexiform layer
5 双極細胞層　Inner nuclear layer
6 外網状層　Outer plexiform layer
7 外顆粒層　Outer nuclear layer
8 外境界層　Outer limiting layer
9A 視細胞内節　Photoreceptor inner segment
9B 視細胞外節　Photoreceptor outer segment
10 色素[上皮]層　Pigmented layer
11 脈絡膜　Choroid

**図8.114　健康な目の網膜の層構造**
**A**：健康な目の高解像度光干渉断層撮影(HD-OCT)による画像．**B**：健康な目の高解像度光干渉断層撮影(HD-OCT)による網膜の層構造を示す模式図．**C**：網膜の層構造の模式図．

（続く）

---

網膜剥離は，色素上皮層と神経層とが分離することをいう．網膜視部の後面には，次の構造がある．

**視神経円板**(Optic disc)は，網膜から視神経が出るところである(図8.112)．周辺の網膜よりも色が薄く，ここから網膜中心動脈が網膜内に広がる．円板内には光受容細胞がないため，網膜の**盲点**(Blind spot)とよばれる．

円板の外側部には，黄色く色素沈着した**黄斑**(Macula lutea)があり，その中心部はくぼんだ**中心窩**(Fovea centralis)となる(図8.112)．中心窩は網膜の中で最も層が薄く，視覚感受性が最も高い部位である．それは，この部位に，**杆体細胞**(Rods；暗いとき活発になり，色に反応しない視細胞)が少なく，**錐体細胞**(Cones；明るいとき活発になり，色によく反応する視細胞)が多く集まっているためである．

## 臨床的事項 8.35　高解像度光干渉断層撮影（続き）

■ 網膜上膜

網膜上膜（網膜前膜）とは，線維性組織の薄い層であり，黄斑の領域における網膜の表面に発生する（図8.115）．この膜は視覚に重大な問題を起こす原因となりうる．視覚的な問題が大きい場合には，この膜の外科的除去が必要となることがある．

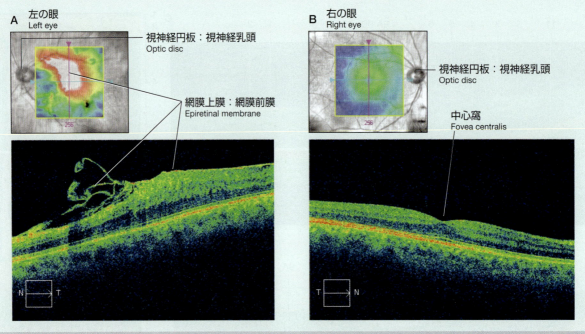

図8.115　高解像度光干渉断層（HD-OCT）画像
A：異常のある目．B：健康な目．

# 耳

耳（Ear）は，聴覚と平衡覚を司る器官で，次の3部から構成される（図8.116）．

- 外耳（External ear）…頭部外側面に付着する部と，内部と交通する管からなる．
- 中耳（Middle ear）…側頭骨錐体内の外側部にある腔所である．外耳とは鼓膜によって隔てられる．内方は，耳管を介して咽頭につながる．
- 内耳（Internal ear）…側頭骨錐体内の腔所で，中耳と内耳道の間に位置する．

内耳は，中耳から受けた機械的信号を電気的信号に変換して脳に伝える．内耳はまた，身体の動きと位置の感覚を検知する受容器を含む．

## ▶ 外耳

外耳は，2部に分けられる．頭部外側面に付着する**耳介**（Auricle：Pinna）と，内部と交通する**外耳道**（External acoustic meatus）である．

## 耳介

耳介は，頭部の外側に張り出して，音を補足するのに役立つ．耳介の軟骨を皮膚が覆い，いくつかの隆起と陥凹をつくる（図8.117）．

耳介の中で，大きい弓状の外側縁が，**耳輪**（Helix）である．耳介の下端は，軟部組織からなる**耳垂**（Lobule of auricle）である．耳垂は軟骨を欠く．

耳介中央部のくぼみが**耳甲介**（Concha of auricle）で，その前方に外耳道が開口する．

外耳道開口部のすぐ前方，耳甲介の前面には，**耳珠**（Tragus）という突起がある．耳珠に面するように，耳垂の上に，**対珠**（Antitragus）というもう1つの隆起がある．耳輪の前方では，対珠に続く**対輪**（Antihelix）が，耳輪に平行にそれよりもやや小さい曲線を描く．

## 筋

耳介には，固有の筋と，頭蓋から起始して耳介につく外来の筋がある．

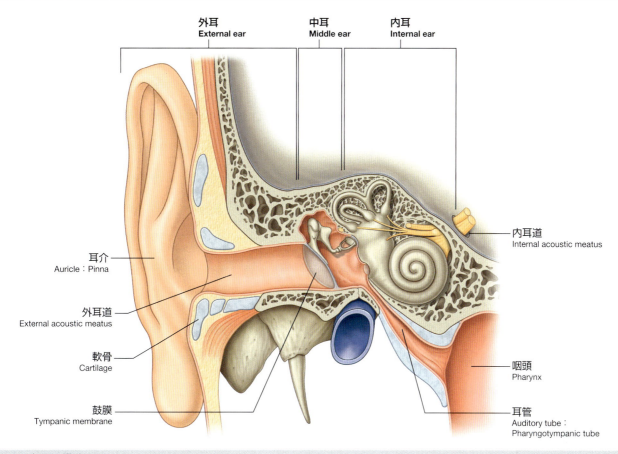

図 8.116　右耳の構造

- 固有の筋…耳介軟骨間に存在し，時に耳介の形を変化させる．
- 外来の筋…前，上，後の耳介筋がある．頭皮ないし頭蓋から起始して耳介につき，耳介を動かす（図 8.59 参照）．

これらの筋は，いずれも顔面神経[Ⅶ]に支配される．

## 神経

耳介に分布する感覚神経は，起源が多様である（図 8.118）．

- 耳介外周部…頸神経叢に由来する大耳介神経（耳介前部ならびに後部の下半分を支配）と小後頭神経（耳介後部の上半分を支配）の他，下顎神経[V₃]の枝である耳介側頭神経（耳介の前部上端を支配）が分布する．
- 耳介の中央部…迷走神経[Ⅹ]耳介枝が分布する．さらに顔面神経[Ⅶ]の枝がこれに加わる．

## 血管

耳介には，外頸動脈の枝である後耳介動脈，浅側頭動脈の前耳介枝，後頭動脈の耳介枝が分布する．

静脈血は，これらの動脈枝に伴行する静脈によって還流する．

耳介のリンパは，前方の浅・深耳下腺リンパ節，後方の乳突リンパ節，さらに上深リンパ節に流入する．

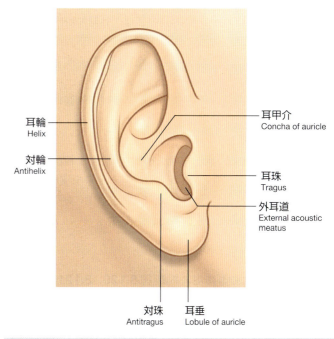

図 8.117　耳介

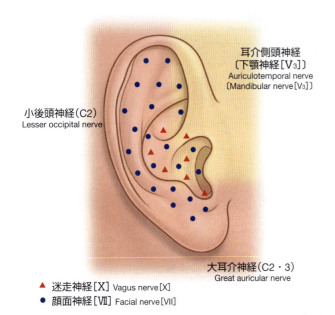

図8.118 耳介の神経

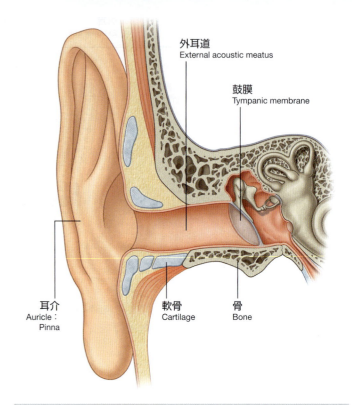

図8.119 外耳道

## 外耳道

外耳道は，耳甲介の深部から**鼓膜**（Tympanic membrane）までの，長さ約2.5 cmの腔である（図8.119）．外耳道は，入口に近い1/3の壁面が軟骨性であり，奥の2/3が側頭骨の骨性のトンネルである．入口の軟骨は，耳介軟骨の続きにあたる［訳注：近年は，軟骨性と骨性の割合を1：1とする記述も多い］．

外耳道は，全長にわたって皮膚に覆われており，毛が生えている部位もある．また，外耳道には，**耳垢**（Cerumen）を出す特殊な汗腺（耳垢腺）がある．外耳道の径は，外側部が内側部よりもやや大きい．

外耳道はまっすぐではなく，入口からしばらく前上方に向かい，その後，後上方に進み，再び前下方に曲がる．鼓膜を診察する場合は，外耳道を少し後上方に引き上げ，外側に引っ張ってまっすぐにすれば，鼓膜が観察しやすい．

### 神経

外耳道には，複数の感覚神経が分布する．主な神経は，下顎神経［$V_3$］の耳介側頭神経（外耳道の前壁と上壁を支配）と迷走神経［X］の耳介枝（外耳道の後壁と下壁を支配）であり，顔面神経［Ⅶ］の枝も後者の枝に混じることがある．

## 鼓膜

鼓膜は，外耳と中耳の境にある（図8.120，8.121）．鼓膜は斜めになっており，上方から下方へ，そして前方から下方へと内側方向に傾く．このため，外耳からみた場合，鼓膜は前下方に向く．鼓膜の芯は結合組織で，外側面は皮膚に，中耳側は粘膜に覆われる．

鼓膜の外周は**線維軟骨輪**（Fibrocartilaginous ring）がとり囲み，鼓膜を側頭骨に付着させている．鼓膜の中心は凹んでいる．

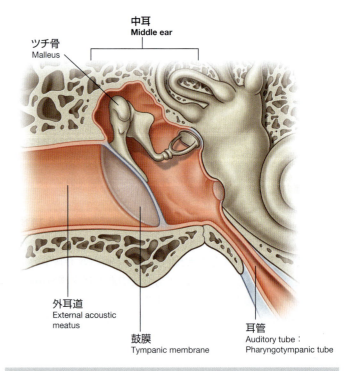

図8.120 中耳

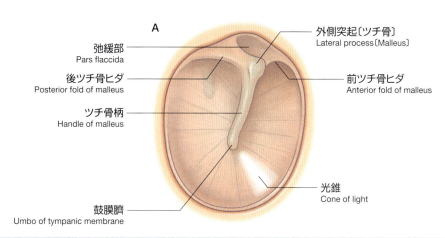
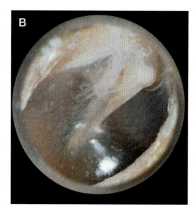

**図 8.121 鼓膜(右耳)**
A：模式図．B：耳鏡による写真．

ツチ骨柄(Handle of malleus)がここに付着して，鼓膜を中耳側に引っ張っているためである．ツチ骨柄の付着部が最も深くなり，ここを**鼓膜臍**(Umbo of tympanic membrane)という．

耳鏡で観察すると，鼓膜臍の前下方が輝いてみえる．これを**光錐**(Cone of light)という．

鼓膜臍の上方では，ツチ骨柄が付着しているのがみえる(**図8.121**)．ツチ骨柄の最上部には，**外側突起**(Lateral process)という膨らみがあり，鼓膜を外側へ押している．ここから前後に，**前ツチ骨ヒダ**(Anterior fold of malleus)と**後ツチ骨ヒダ**(Posterior fold of malleus)という鼓膜の膨らみがのびる．両ヒダよりも上方の鼓膜は薄く，**弛緩部**(Pars flaccida)となってたるんでいる．ここよりも下方の鼓膜は，**緊張部**(Pars tensa)とよばれ，厚くて緊張している．

### 神経
鼓膜は，外面と内面で分布する神経が異なる．
- 外面の皮膚…下顎神経[V₃]の耳介側頭神経が分布し，これに迷走神経[X]の耳介枝が加わる．後者の枝には，顔面神経[VII]の他，舌咽神経[IX]の細枝が分布することがある．
- 内面の粘膜…舌咽神経[IX]が分布する．

### 臨床的事項 8.36　中耳炎

耳管は中耳と咽頭をつなぎ，外耳と中耳の間の圧力の均衡を保つ．特に小児における風邪やアレルギーは，耳管の内層の腫れを引き起こす可能性があり，それによって中耳からの正常の滲出液の排出を損なう可能性がある．滲出液は鼓膜の後ろに蓄積し，バクテリアやウイルスが繁殖しやすくなり，**中耳炎**(Otitis media)を引き起こす．治療せずに放置すると，中耳炎は鼓膜の穿孔，難聴，髄膜炎，および脳膿瘍を引き起こす可能性がある．

### 臨床的事項 8.37　耳の検査

耳は，外耳，中耳，内耳の3部から構成される．
臨床的には，耳の検査で聴覚と平衡覚を調べ，さらに耳鏡検査と画像診断を行う．

■ 外耳
外耳は容易に検査できる．外耳道と鼓膜の検査には耳鏡を用いることが必要である(**図8.121B**)．耳鏡は，外耳道や鼓膜を検査するために光をあてて拡大して外耳道や鼓膜を観察する機器である．

検査を始めるには，耳介の後上方部を引っ張って外耳道をまっすぐにする．健常な鼓膜は透明に近く，灰赤色である．ツチ骨柄が鼓膜の中心付近にみえる．右耳の場合，そこから5時の方向に光錐が輝いてみえる．

■ 中耳と内耳
中耳のツチ骨，キヌタ骨，アブミ骨は，CTとMRIで調べる．3つの骨の位置関係と腫瘤等を検査する．
内耳もCTとMRI検査で評価する．

### 臨床的事項 8.38　スイマーズイヤー(外耳炎)

**スイマーズイヤー**(Swimmer's ear)は，しばしば外耳炎とよばれ，外耳道の感染に起因する痛みを伴う状態である．しばしば水泳をする人に起こる．

### 臨床的事項 8.39　サーファーズイヤー(外耳道外骨腫)

冷たい水でサーフィンや水泳をする人に多くみられる**サーファーズイヤー**(Surfer's ear)は，外耳道の"骨の塊"の発生による．骨腫の成長は，最終的に外耳道を狭窄し，聴力を弱める．

### 臨床的事項 8.40 鼓膜の穿孔

鼓膜の穿孔をきたす原因はいろいろあるが，外傷と感染が最も多い．

鼓膜穿孔は自然治癒が期待できるが，穿孔が広範囲にわたるときは外科的治療が必要になる．

しばしば鼓膜を通して中耳に達することが必要となる．鼓索神経が鼓膜の上 1/3 のところを通過しているので，鼓膜切開はこれよりも下方で行わなければならない．鼓膜の後部は血流が豊富であるので，切開は後下部で行うのが標準的な手技である．

## ▶中耳

中耳は，内腔に空気を満たした側頭骨の腔で，腔の壁を粘膜が覆う．中耳の外側には鼓膜，内側には内耳の外側壁がある．中耳は，次の2つの腔に分けられる（図8.122）．

- 鼓室（Tympanic cavity）…鼓膜のすぐ内側の腔である．
- 鼓室上陥凹（Epitympanic recess）…上方の腔である．

中耳は，後方で乳突蜂巣と，前方では耳管を介して［咽頭］鼻部と交通する．中耳の基本的な役割は，音を鼓膜から内耳に伝えることである．その間に3つの耳小骨があり，互いの連結は可動性に富んでいる．これらの骨は，**ツチ骨**（Malleus；鼓膜と連結する），**キヌタ骨**（Incus；ツチ骨と滑膜性に連結する），**アブミ骨**（Stapes；キヌタ骨と滑膜性に連結し，また内耳の外側壁の前庭窓（卵円窓）に連結する）である．

## 境界

中耳の境界は，天井（上壁），底（下壁）と前壁，後壁，内側壁，外側壁である（図8.123）．

### 室蓋壁（上壁）

中耳の天井となる**室蓋壁**（Tegmental wall）は，薄い骨でできており，これが上方の中頭蓋窩と中耳を隔てる．この天井の中頭蓋窩側を**鼓室蓋**（Tegmen tympani）という．これは，側頭骨の錐体前外側の少し膨れたところに相当する．

### 頸静脈壁（下壁）

中耳の下壁となる**頸静脈壁**（Jugular wall）は，薄い骨でできており，内頸静脈がそのすぐ下方を通る．下壁には乳突蜂巣が入り込んでやや厚くなるところがある．

下壁内側縁のあたりで，舌咽神経［IX］の鼓室神経が小さい孔を通って鼓室に入る．

### 鼓膜壁（外側壁）

中耳の外側壁である**鼓膜壁**（Membranous wall）は，ほぼ全体が鼓膜で構成される．鼓膜の上方は骨性の壁になるが，外側に拡張して鼓室上陥凹をつくる．

### 乳突壁（後壁）

中耳の後壁となる**乳突壁**（Mastoid wall）は，部分的にしか形成されていない．この壁の下部は，鼓室と乳突蜂巣の間の仕切

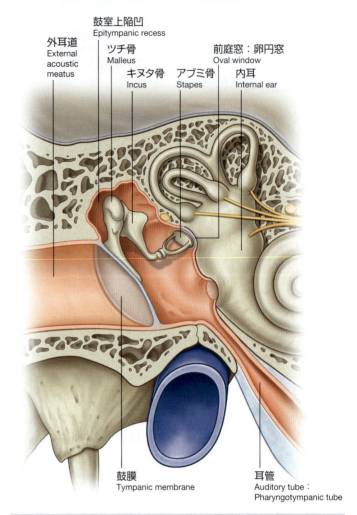

図8.122 中耳の構造

りとなる．上方の鼓室上陥凹は**乳突洞口**（Aditus to mastoid antrum）に続く（図8.123，8.124）．

後壁には次の構造がみられる．

- 錐体隆起…アブミ骨筋の腱が通る小隆起である．
- 鼓索神経の出口…顔面神経［VII］の枝である鼓索神経が中耳に入る．

### 頸動脈壁（前壁）

前壁の下部には，**頸動脈壁**（Carotid wall）という薄い骨性の壁があって，これが中耳と内頸動脈を隔てる．前壁の上部は，次の構造が通るため壁を欠く．

- 耳管…大きな耳管鼓室口を通じて中耳に開口する．
- 鼓膜張筋…小さな開口部を通る．

鼓索神経が中耳から出る孔も，前壁に開く（図8.123）．

### 迷路壁（内側壁）

中耳の内側壁である**迷路壁**（Labyrinthine wall）は，内耳の外側壁に相当する．最も目立つのが**岬角**（Promontory）という丸い隆起で（図8.123），**蝸牛**（Cochlea）の基底回転の部位に相当する．蝸牛は，内耳の聴覚器である．

岬角の表面を覆う粘膜には，**鼓室神経叢**（Tympanic plexus）

# 局所解剖・耳

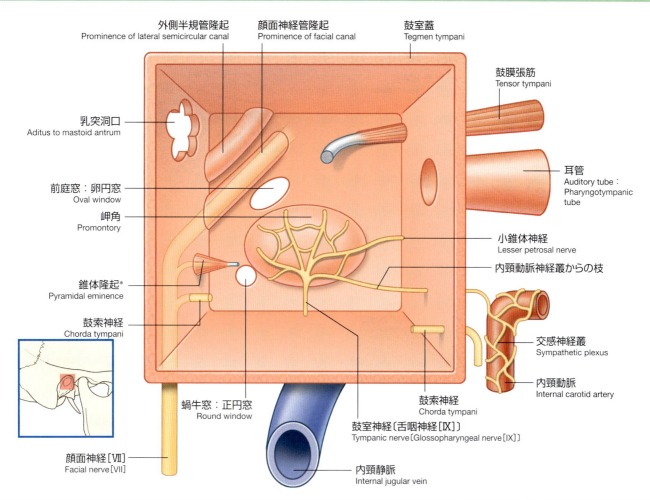

**図 8.123** 右中耳の境界・外側（鼓膜側）からみた模式図
＊：錐体隆起は骨の隆起でアブミ骨筋の腱が通る．

がみられる．これは，舌咽神経[IX]の枝である鼓室神経に内頸動脈神経叢からの神経線維が加わって構成される．鼓室神経叢は，中耳内腔，乳突洞，耳管に線維を送る．

さらに，鼓室神経叢から前方へ小錐体神経が出る．この神経は，中耳の前壁から出て側頭骨錐体の前面を通り，卵円孔を通って頭蓋から出て，耳神経節に達する．中耳の内側壁にはさらに次の構造がみられる（**図 8.123**）．

- **前庭窓（卵円窓）**（Oval window）…岬角の後上方にあり，ここに，**アブミ骨底**（Base of stapes）がはまる．音が振動として鼓膜から耳小骨に伝わり，ここから内耳の蝸牛に伝えられる．
- **蝸牛窓（正円窓）**（Round window）…岬角の後下方にある．
- **顔面神経管隆起**（Prominence of facial canal）…前庭窓（卵円窓）の後上方にある．これは，顔面神経[VII]の側頭骨中の通路である顔面神経管による隆起である．
- **外側半規管隆起**（Prominence of lateral semicircular canal）…顔面神経管隆起のすぐ後上方にあり，外側半規管による隆起である．半規管は，頭部の動きを感受する．

## 乳突部

鼓室上陥凹の後方に乳突洞口があり，**乳突洞**（Mastoid antrum）がここに開く（**図 8.124**）．

乳突洞は，さらに奥の**乳突蜂巣**（Mastoid air cell）に続く．乳突蜂巣は，小さな含気腔が側頭骨乳突部一帯に分布している構造である．乳突洞は，薄い鼓室蓋によって上方の中頭蓋窩から隔てられる．

乳突蜂巣の内腔を裏打ちする粘膜は，中耳腔の粘膜に続く．したがって，中耳の炎症は乳突部へ波及しやすい．

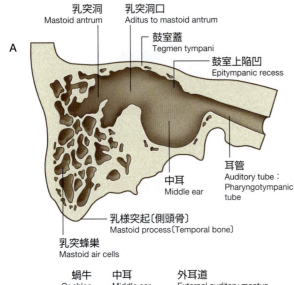

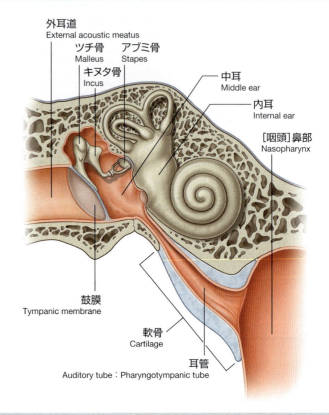

図8.125 耳管

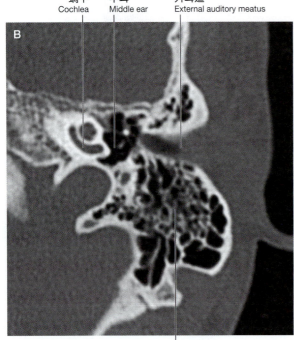

図8.124 乳突洞と周辺の骨
A：模式図．B：左耳（側頭骨錐体）の高解像度CT画像．

### 臨床的事項8.41　乳様突起炎

乳突洞と乳突蜂巣の炎症は，一般に中耳の炎症が波及することによって起こる．含気腔は起炎菌の培地になりやすく，骨に波及して骨髄炎を起こすこともある．また，中頭蓋窩まで炎症が波及することもある．

乳突部に膿がある場合は排膿する必要がある．手術法はいろいろあるが，手術の際に中耳の乳突壁を傷つけて顔面神経［Ⅶ］を損傷しないように注意しなければならない．また，頭蓋腔に達するような亀裂が入ると，菌が頭蓋腔に入って髄膜炎を起こすことになるので，注意が必要である．

## 耳管

**耳管**（Pharyngotympanic tube：Auditory tube）は，中耳と［咽頭］鼻部の腔を連絡する（**図8.125**）．耳管を開閉することによって，鼓膜の外と中耳の圧が等しくなる．耳管は，中耳前壁から出て，前内方に向かってやや下行しながら進んで，下鼻道後方の［咽頭］鼻部に開口する．耳管は次の2部からなる．

- **骨部**（Bony part）…中耳側にあり，耳管全長の1/3にあたる．
- **軟骨部**（Cartilaginous part）…咽頭側にあり，耳管全長の2/3にあたる．

外頭蓋底で，耳管骨部の開口部が確認できる．その位置は，卵円孔と棘孔のすぐ後方で，側頭骨の錐体と鱗部の移行部にあたる．

### 血管

耳管に分布する動脈は，外頸動脈の枝である**上行咽頭動脈**（Ascending pharyngeal artery）からの枝，ならびに顎動脈の枝である中硬膜動脈と翼突管動脈のそれぞれからの枝である．

耳管からの静脈血は，側頭下窩の翼突筋静脈叢へ還流する．

### 神経

耳管の粘膜は，鼓室の他，鼓膜内側面や乳突洞，乳突蜂巣の内壁を裏打ちする粘膜と連続しているので，鼓室神経叢からの感覚神経線維が分布している．鼓室神経叢は，舌咽神経［Ⅸ］の枝である鼓室神経が鼓室内で神経叢を形成したものである．

## 耳小骨

中耳には、ツチ骨(Malleus)、キヌタ骨(Incus)、アブミ骨(Stapes)の3つの耳小骨(Auditory ossicle)がある。3つの耳小骨は、鼓膜と内耳の前庭窓(卵円窓)の間にこの順に並び、両者を連絡している(図8.126)。

耳小骨には、振動の伝達を調節する筋がつく。

### ツチ骨

ツチ骨は最大の耳小骨で、鼓膜に付着する。ツチ骨頭(Head of malleus)、ツチ骨頸(Neck of malleus)、前突起(Anterior process)、外側突起(Lateral process)、ツチ骨柄(Handle of malleus)をもつ(図8.126)。ツチ骨頭は丸く、鼓室上陥凹に入り込む。その後面にキヌタ・ツチ関節がある。

ツチ骨頭の下はくびれてツチ骨頸になり、そこから前突起と外側突起が出る。

- 前突起…靱帯によって中耳前壁に付着する。
- 外側突起…鼓膜の前・後ツチ骨ヒダに付着する。

ツチ骨柄は下方にのび、先端が鼓膜臍に付着する。

### キヌタ骨

ツチ骨に続く耳小骨で、キヌタ骨体(Body of incus)、長脚(Long limb)、短脚(Short limb)に区分される(図8.126)。

- キヌタ骨体…大きい中心部で、キヌタ・ツチ関節を形成する。鼓室上陥凹内にある。
- 長脚…キヌタ骨体から下方にのびてツチ骨柄と平行に並ぶ。先端は内側に曲がり、アブミ骨と関節をつくる。
- 短脚…後方に張り出し、靱帯で中耳の後壁上部に付着する。

### アブミ骨

アブミ骨は最も内側に位置する耳小骨で、前庭窓(卵円窓)に付着する。アブミ骨頭(Head of stapes)、前脚(Anterior limb)、後脚(Posterior limb)、アブミ骨底(Base of stapes)に区分される(図8.126)。

- アブミ骨頭…最も外側に位置し、キヌタ骨の長脚と関節をつくる。
- 前脚と後脚…アブミ骨底に別々に付着する。
- アブミ骨底…内耳の前庭窓(卵円窓)にはまる。

### 耳小骨筋

鼓膜張筋(Tensor tympani)とアブミ骨筋(Stapedius)の2筋が、耳小骨に停止する(図8.127、表8.10)。

### 鼓膜張筋

耳管の上方に鼓膜張筋がある。筋の起始部は、耳管軟骨部、蝶形骨の大翼、鼓膜張筋半管内である。筋線維は後方に向かい、やがて腱となって直角に外側に曲がり、ツチ骨柄の上部に停止する。

この筋は、下顎神経[V₃]の枝に支配される。

鼓膜張筋が収縮すると、ツチ骨柄を内側に引く。その結果、鼓膜を緊張させ、過大音響を受けたときに振動を弱める作用をもつ。

### アブミ骨筋

アブミ骨筋は、中耳後壁の小隆起である錐体隆起の内部から起始する極小の筋である(図8.127)。この筋の腱が、錐体隆起先端から出て前方に進んだ後、アブミ骨頭の後面に停止する。

アブミ骨筋は、顔面神経[Ⅶ]の枝に支配される。

過大音響を受けると、アブミ骨筋が収縮してアブミ骨を後方に引っ張り、過剰な振動が内耳に伝わるのを防ぐ。

### 血管

中耳は、次のように複数の動脈が分布する。

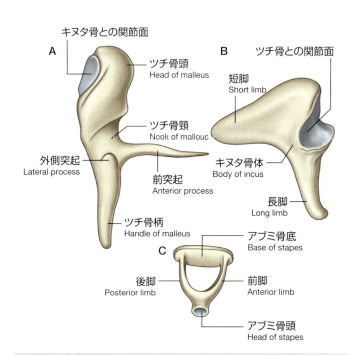

図8.126 耳小骨
A：ツチ骨。B：キヌタ骨。C：アブミ骨。

### 表8.10 中耳の筋

| 筋 | 起始 | 停止 | 神経支配 | 作用 |
|---|---|---|---|---|
| 鼓膜張筋 | 耳管軟骨部、蝶形骨の大翼、鼓膜張筋半管 | ツチ骨柄上部 | 下顎神経[V₃]の枝 | ツチ骨柄を内側に引き、鼓膜を緊張させる |
| アブミ骨筋 | 錐体隆起の内部 | アブミ骨頭 | 顔面神経[Ⅶ]の枝 | 過大音響を受けてアブミ骨を後方に引き、過剰な振動を減衰させる |

# 第8章 頭頸部

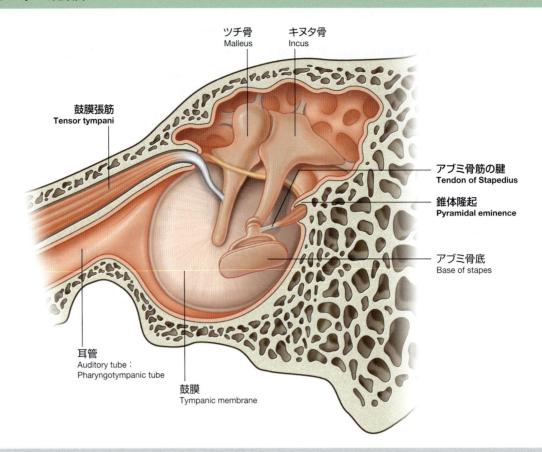

図8.127　耳小骨に働く筋（右耳）

- 2本の太い動脈…顎動脈から出る**前鼓室動脈**（Anterior tympanic artery）と、後頭動脈または後耳介動脈の**乳突枝**（Mastoid branch）である。
- 細い枝…中硬膜動脈、上行咽頭動脈、翼突管動脈からの枝や内頸動脈の鼓室枝がある。

中耳の静脈血は、翼突筋静脈叢と上錐体静脈洞へ還流する。

### 神経

**鼓室神経叢**（Tympanic plexus）が、中耳、乳突部、耳管の壁面を裏打ちする粘膜に分布し、支配する。鼓室神経叢は、舌咽神経［Ⅸ］の枝である**鼓室神経**（Tympanic nerve）が中耳内で枝分かれして、岬角を覆う粘膜内に形成される。ここにはさらに、内頸動脈神経叢からの交感神経線維も加わる。岬角は、迷路を包む壁が中耳内に丸く隆起したものである（図8.128）。

舌咽神経［Ⅸ］が、頸静脈孔から出るときに鼓室神経を出す。この神経は、小孔を通って再び頭蓋内に入り、さらに中耳壁に達する。

中耳内で、鼓室神経が鼓室神経叢を形成するが、そこには、内頸動脈神経叢から分かれた**頸鼓神経**（Caroticotympanic nerve）が交感神経線維として混じる。岬角の鼓室神経叢から出る枝が、中耳腔、耳管、乳突部の粘膜に分布する。

鼓室神経叢は、さらに主枝として小錐体神経を出す。舌咽神経内の副交感神経節前線維が、この神経を通って耳神経節まで運ばれる（図8.128）。

小錐体神経は、岬角を出て中耳を離れ、錐体前部から中頭蓋底に現れる。錐体内では小錐体神経管裂孔と小錐体神経溝を通過する。そのすぐ上方では大錐体神経が同名の管裂孔・溝を通過して前方に向かう（図8.129）。小錐体神経は、錐体前面を斜めに走った後、卵円孔を通って頭蓋から出て、すぐ下方にある耳神経節に達する。

## ▶内耳

内耳は、骨性の**骨迷路**（Bony labyrinth）と、その中にある膜性の管および嚢からなる**膜迷路**（Membranous labyrinth）から構成される。内耳全体は側頭骨錐体内にあって、その外側に中耳、内側には内耳道がある（図8.130, 8.131）。

骨迷路を構成するものは、**前庭**（Vestibule）、**骨半規管**（Semicircular canal）、**蝸牛**（Cochlea）である（図8.131）。骨の内腔は骨膜に覆われ、**外リンパ**（Perilymph）という透明な液体によって満たされる。

膜迷路は外リンパ隙の中にあって、**半規管**（Semicircular duct）、**蝸牛管**（Cochlear duct）、そして**卵形嚢**（Utricle）と**球形嚢**（Saccule）からなる。しかし、膜迷路は、骨迷路全体を満た

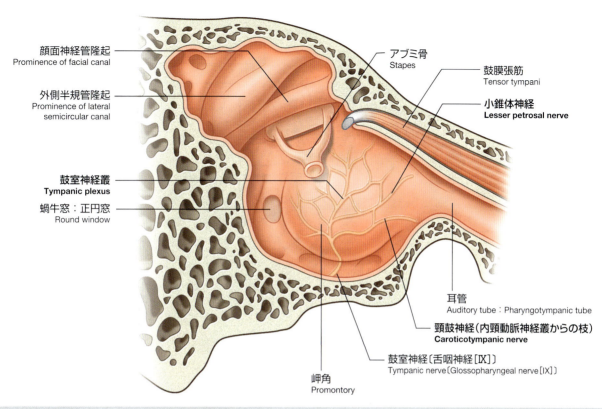

図8.128 中耳の神経

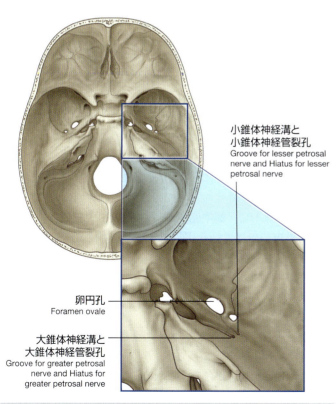

図8.129 大・小錐体神経溝と大・小錐体神経管裂孔

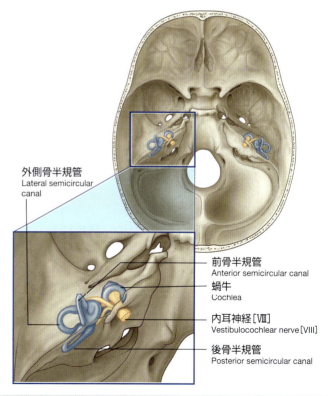

図8.130 側頭骨内の内耳の位置

722　第8章　頭頸部

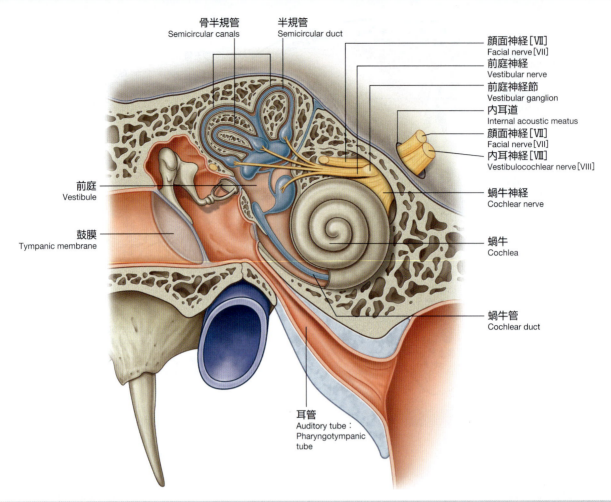

図8.131　内耳

すわけではない．膜迷路の内腔は，**内リンパ**（Endolymph）によって満たされる．

内耳の各構成要素は，聴覚と平衡覚を脳へ伝える．
- 蝸牛管…聴覚器官である．
- 卵形嚢，球形嚢，半規管…平衡覚器官である．

支配神経は内耳神経［Ⅷ］である．これは，内耳道内で蝸牛神経（聴覚）と前庭神経（平衡覚）とに分かれる（図8.131）．

## 骨迷路

前庭の外側壁には，前庭窓（卵円窓）がある．前庭は，骨迷路の中央にあって，前方の蝸牛，後上方の骨半規管とそれぞれつながる（図8.132）．

**前庭水管（内リンパ管）**（Vestibular aqueduct（Endolymphatic duct））という細管が，前庭から後方に出て，錐体後面に開く．

## 骨半規管

前庭から後上方に向かって，**前骨半規管**（Anterior semicircular canal），**後骨半規管**（Posterior semicircular canal），**外側骨半規管**（Lateral semicircular canal）がのびる（図8.132）．3つの骨半規管はそれぞれ円周の2/3の円弧をなして，その両端が前庭につながる．それぞれの円弧は，一端が膨れて**膨大部**（Ampulla）になる．各骨半規管は，互いに直角をなす．

## 蝸牛

蝸牛は，前庭の前方にある骨内のラセン状の腔所で，**蝸牛軸**（Modiolus）という骨性の柱の周囲に2½～2¾回転する．蝸牛の外観は円錐形で，**蝸牛底**（Base of cochlea）を後内方に，蝸牛頂を前外方に向けている（図8.133）．この位置関係でちょうど内耳道に蝸牛底が向くことになり，蝸牛神経がまっすぐ蝸牛底から蝸牛軸に入り込む．

蝸牛軸から管腔に向けて，**骨ラセン板**（Osseous spiral lamina）がラセン階段状に突出する．骨ラセン板の外側には蝸牛管が付着し，膜迷路として蝸牛の全長にわたって蝸牛軸をとり巻く．

蝸牛の壁に蝸牛管が付着するため，その上と下にそれぞれ間隙（**前庭階**（Scala vestibuli）と**鼓室階**（Scala tympani））をつくる．前庭階と鼓室階は，それぞれ管状に蝸牛軸をとり巻き，両者は蝸牛頂において，**蝸牛孔**（Helicotrema）を通じて連絡する．
- 前庭階…前庭に連続する．
- 鼓室階…蝸牛窓（正円窓）を覆う第2鼓膜によって，中耳腔

局所解剖・耳　723

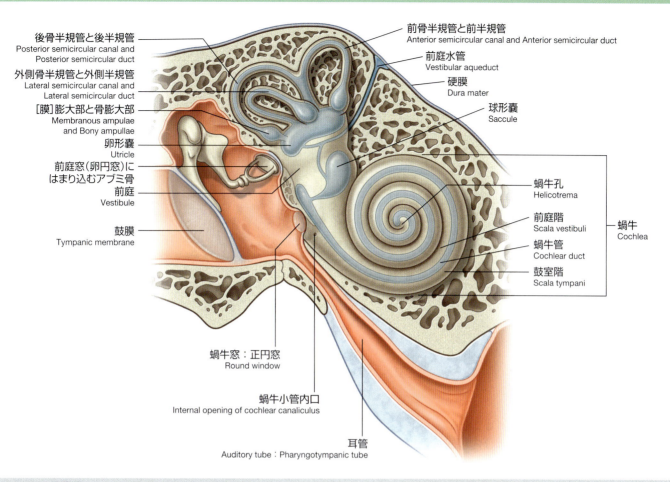

**図 8.132　骨迷路**

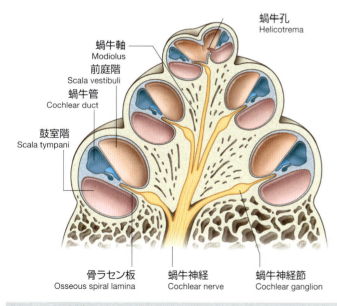

**図 8.133　蝸牛**

から隔てられる（**図 8.134**）．

蝸牛窓（正円窓）の近傍には，**蝸牛小管**（Cochlear canaliculus）があり，中を外リンパ管が通る．この小管は側頭骨の下面で後頭蓋窩に開く．これが，蝸牛の外リンパ腔とクモ膜下腔を連絡する導管である（**図 8.134**）．

### 膜迷路

膜迷路は，骨迷路の中にある一続きの管と囊であり，中に内リンパを入れる．骨迷路の内腔壁に張る骨膜と膜迷路の間にできる外リンパ隙には，外リンパがある．

膜迷路は，次のような2つの囊（卵形嚢，球形嚢）と4つの管（三半規管，蝸牛管）からなり，平衡覚と聴覚を脳に伝える．

- 卵形嚢，球形嚢，三半規管…前庭器官として平衡覚を感受する．
- 蝸牛管…聴覚器官である．

膜迷路の位置関係は次のようになっている（**図 8.134**）．

- 卵形嚢と球形嚢…骨迷路中央部の前庭内にある．
- 三半規管…骨迷路後部の3つの骨半規管内にある．
- 蝸牛管…骨迷路前部の蝸牛内にある．

### 平衡器

上述の6種類の膜迷路の器官のうち，卵形嚢，球形嚢，前・

# 第8章 頭頸部

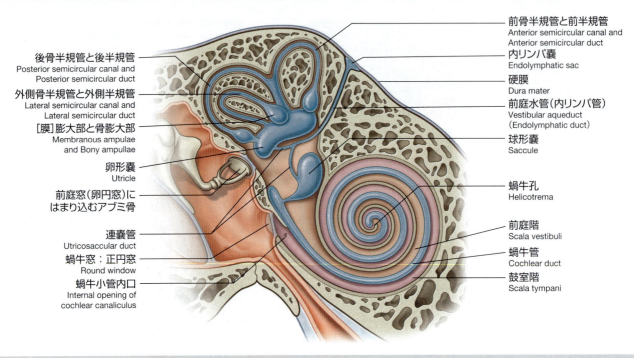

図 8.134　膜迷路

後・外側の半規管の5つが平衡器官である.

### 卵形嚢，球形嚢，三半規管および内リンパ管

卵形嚢は球形嚢よりも大きく，ややいびつな卵形をなしており，前庭の後上方に位置する.

三半規管はいずれも卵形嚢に開く．いずれの半規管も形状は骨半規管とほぼ等しく，一端に膨大部を有する.

球形嚢は，骨迷路前庭の前下部に位置する小型の丸い嚢で(図8.134)，蝸牛管がここに開く．

連嚢管(Utriculosaccular duct)は膜迷路連結し，これによって膜迷路の内腔はすべて一続きになる．連嚢管からは**内リンパ管**(Endolymphatic duct)が分かれ，前庭水管を通る．内リンパ管はさらに錐体後面にのびて，後頭蓋窩の硬膜外腔に**内リンパ嚢**(Endolymphatic sac)を形成する．内リンパ嚢は内リンパの吸収装置と推定される．

### 感覚受容器

平衡器官の感覚受容器は，特殊な形状をしている．卵形嚢と球形嚢では，感覚受容器はそれぞれ**卵形嚢斑**(Macula of utricle)と**球形嚢斑**(Macula of saccule)にある．一方，三半規管の受容器は**膨大部稜**(Ampullary crest)にある．

卵形嚢は，水平面内の直線加速度つまり頭を横に向けるときに反応する．一方，球形嚢は垂直面内の直線加速度，つまり前後方向や上下方向の動きに反応する．しかし，三半規管内の受容体は，任意の方向の回転運動に反応する．

### 聴覚器
#### 蝸牛管

蝸牛管は，骨迷路の蝸牛の中央に位置する膜迷路で，これによって蝸牛内にさらに前庭階と鼓室階という2つの管ができ

る．蝸牛管は，中心の蝸牛軸から出る骨ラセン板に付着し，末端は蝸牛の外方の壁に付着する(図8.135).

蝸牛管の断面は三角形をなし，次のような位置関係にある.

- 外方の壁…**ラセン靱帯**(Spiral ligament)という上皮層をもつ厚い骨膜に付着する．
- 上壁…**前庭膜**(Vestibular membrane)で，これが蝸牛管内腔の内リンパと前庭階の外リンパを隔てる．この膜は，2層の上皮とその間に挟まれた結合組織からなる．
- 下壁…内腔の内リンパと鼓室階の外リンパを隔てる．床の内方部は骨ラセン板の自由縁からなる．床の外方部は，蝸牛外側壁のラセン靱帯の上にある．床の中央部には，**基底板**(Basal lamina)がある．

基底板の上には音波の受容・変換器である**ラセン器**(Corti器)(Spiral organ：Organ of Corti)があり，蝸牛管の内リンパ腔に張り出す(図8.135).

### 血管

内耳の動脈は，骨迷路に分布するものと膜迷路に分布するものは異なる.

骨迷路に分布する動脈は，周辺の側頭骨に分布する動脈と同一で，顎動脈の枝の前鼓室動脈，後耳介動脈の枝の茎乳突孔動脈，中硬膜動脈の枝の岩様部枝である．

膜迷路は，**迷路動脈**(Labyrinthine artery)が分布する．迷路動脈は，前下小脳動脈の枝として，または直接脳底動脈から起始する．顔面神経[Ⅶ]や前内耳神経[Ⅷ]とともに内耳道を通って内耳に入った後，次の枝に分かれる．

- **蝸牛枝**(Cochlear branch)…蝸牛軸を進み蝸牛管に分布する．

# 局所解剖・耳　725

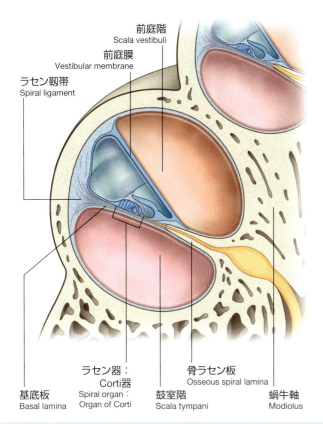

図8.135　膜迷路(横断面)

- **前庭枝**(Vestibular branch)…1〜2本あり，前庭器官に分布する．

内耳の血液は，同名の動脈に伴行する前庭静脈と蝸牛静脈によって還流される．これらの静脈は，合流して**迷路静脈**(Labyrinthine vein)をつくり，下錐体静脈洞またはS状静脈洞に注ぐ．

## 神経

内耳神経[Ⅷ]は，聴覚(蝸牛神経)と平衡覚(前庭神経)を脳に伝える特殊体性感覚神経である．内耳道を出た後，後頭蓋窩を横切って，橋と延髄の間で脳幹外側部に入る．

内耳道内で，内耳神経は次の2つの神経に分かれる(図8.131参照)．

- **蝸牛神経**(Cochlear nerve)．
- **前庭神経**(Vestibular nerve)．

前庭神経は，内耳道で**前庭神経節**(Vestibular ganglion)を形成し，この神経節より末梢で**上部**(Superior part)と**下部**(Inferior part)に分かれて前庭器官に分布する(図8.131参照)．

蝸牛神経は，蝸牛底に入って蝸牛軸を上行する．蝸牛神経の神経節細胞は，骨ラセン板の底部に**蝸牛神経節**(Cochlear ganglion)(**ラセン神経節**(Spiral ganglion)ともいう)を形成する(図8.133参照)．蝸牛神経は，骨ラセン板を抜け出て，その末梢に位置するラセン器の感覚細胞に達する．

### 側頭骨中の顔面神経[Ⅶ]

顔面神経[Ⅶ]は，側頭骨内の内耳道に入るとき，内耳神経[Ⅷ]と並んで走る．側頭骨内を進む途中に，内耳や中耳に近接して，関連する神経枝を出しながら走行する．

顔面神経[Ⅶ]は，側頭骨の錐体内の内耳道に入る(図8.136A)．内耳神経と迷路動脈が顔面神経に伴行する．

顔面神経[Ⅶ]は，内耳道の奥で顔面神経管に入り，内耳と中耳の間を抜ける．ここで顔面神経[Ⅶ]はやや膨大し，そこから外側後方に向きをかえる．この膨隆部は，1次感覚ニューロンを含む**膝神経節**(Geniculate ganglion)である．顔面神経はまもなく下に向きを変えてほぼ垂直に下行し，茎乳突孔を通って頭蓋を離れる(図8.136A)．

### 顔面神経の枝

#### 大錐体神経

顔面神経[Ⅶ]は，膝神経節において大錐体神経を出す(図8.136A)．これが，顔面神経[Ⅶ]の第1番目の枝である．大錐体神経は，膝神経節から側頭骨をくぐり抜けて前内側に進み，錐体前面の大錐体神経管裂孔から出て破裂孔に向かう(図8.129参照)．大錐体神経は副交感神経節前線維を，翼口蓋神経節に運ぶ．

膝神経節から出た顔面神経[Ⅶ]は，顔面神経管の中を後方へ進む．中耳の内側壁に顔面神経管隆起がみられる(図8.128参照)．

#### アブミ骨筋神経と鼓索神経

顔面神経[Ⅶ]は，やがて垂直に下行を始めるところで，**アブミ骨筋神経**(Nerve to stapedius)という小枝を出す(図8.136A)．この神経は，アブミ骨筋の運動神経である．さらに，顔面神経管の出口の直前で，顔面神経[Ⅶ]は**鼓索神経**(Chorda tympani)を出す．

鼓索神経は，茎乳突孔から出ることなく，側頭骨内の鼓索神経小管内を中耳に向かって進む．鼓索神経小管鼓室口から中耳の後壁に顔を出すと，そこから鼓膜の上面を前方に向かって進む．このとき，鼓索神経はツチ骨とキヌタ骨の間を通り抜ける(図8.136B)．鼓索神経は，さらに中耳の前壁から再び側頭骨の中を抜けて，**錐体鼓室裂**(Petrotympanic fissure)を通って頭蓋を出る．この後，側頭下窩で舌神経に合流する．

## 音の伝達

音波は，外耳道から鼓膜に達して鼓膜を内側に振動させる(図8.137)．このとき，ツチ骨柄も一緒に押されるため，ツチ骨頭はそれと逆向きに動く．ツチ骨と関節をつくるキヌタ骨体は，ツチ骨頭の動きに従って動く．この結果，キヌタ骨長脚が内側方向に押される．最終的にアブミ骨が内側に動き，前庭窓(卵円窓)のアブミ骨底に内側方向に押す力が加わる．

このようにして，音圧による鼓膜の動きが，内耳の前庭階の外リンパを振動させる力に変換される．鼓膜の振動が，耳小骨

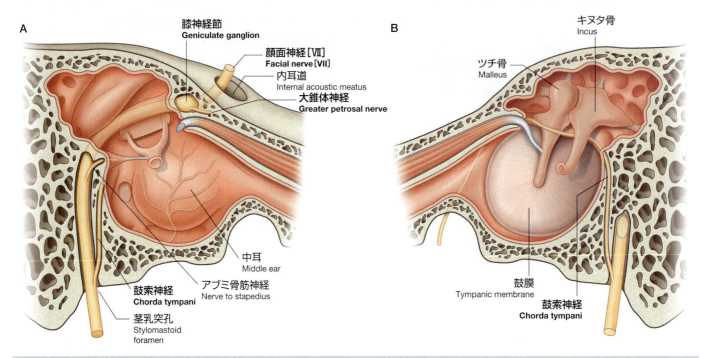

図8.136 側頭骨内の神経
A：顔面神経［Ⅶ］．B：側頭骨内の鼓索神経．

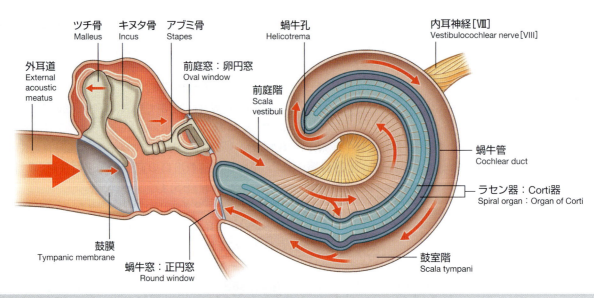

図8.137 音の伝達

に働くテコの原理によって，大きな力に変わる．前庭階では，外リンパ中を波が伝わる．

外リンパの波は，さらに鼓室階にも伝わり，蝸牛窓（正円窓）に張った第2鼓膜を外側に圧迫する（図8.137）．この波によって基底膜が振動し，ラセン器の感覚受容細胞を刺激する．

内耳の信号は，蝸牛神経によって脳に伝えられ，音感として受容される．

過大な音響が鼓膜を振動させた場合には，ツチ骨に付着している鼓膜張筋とアブミ骨に付着しているアブミ骨筋が収縮して，耳小骨の過剰な振動を抑制する．すなわち，これらの筋が前庭窓（卵円窓）に到達する振動の強さを調節する．

## 側頭窩と側頭下窩

側頭窩（Temporal fossa）と側頭下窩（Infratemporal fossa）は，ともに頭部の外側面で相互に交通する領域である（図8.138）．これらの境界は骨と軟部組織でつくられる．

側頭窩は側頭下窩よりも上方で，頬骨弓の上方に位置する．

# 局所解剖・側頭窩と側頭下窩

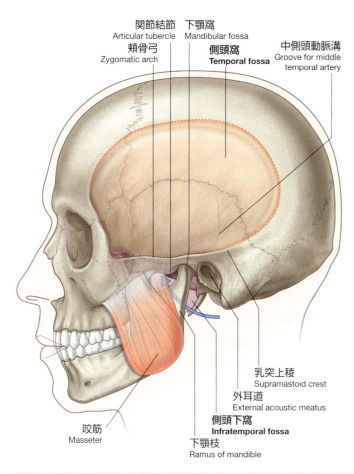

図8.138 側頭窩と側頭下窩

頬骨弓と頭蓋骨との間隙は，側頭窩と側頭下窩を上下に隔てる．

側頭下窩は，咬筋や下顎枝の深部にあって楔形をしたスペースである．頭蓋腔，頸部，翼口蓋窩，口腔底，眼窩底，側頭窩および頭部の浅層に出入りする神経と脈管が，側頭下窩を通って行き来する．

4つの咀嚼筋（咬筋，側頭筋，内側翼突筋，外側翼突筋）は，顎関節を動かす筋である．このうち，咬筋は側頭下窩の外側にある．内側翼突筋と外側翼突筋は側頭下窩の中にあり，側頭筋は側頭窩を埋める．

## ▶ 側頭窩と側頭下窩を構成する骨

側頭窩と側頭下窩の構成に関与する骨は，側頭骨，頬骨，蝶形骨，上顎骨，下顎骨である（図8.139，8.140）．
さらに，前頭骨と頭頂骨の一部が加わる．

### 側頭骨

側頭骨の鱗部が，側頭窩と側頭下窩の骨格の一部を構成する．

側頭骨の鼓室部は，側頭下窩の天井の後内側部を構成し，顎関節で下顎頭と関節をつくる．

側頭骨の鱗部の外側面は，側頭窩の内側面にあたる．ここに

は次の2つの目印がある．

- **乳突上稜**（Supramastoid crest）…頬骨弓から後方へ水平に走る骨稜で，側頭窩の後下方の境界にあたる．
- **中側頭動脈溝**（Groove for middle temporal artery）…同名の動脈を入れる垂直に走る溝である．

頬骨弓の基部にある関節結節と下顎窩は，顎関節の構成要素である．両方とも横に長く，下顎窩の後方には外耳道がある．側頭骨の鼓室部は，下顎窩の後方から下方に弯曲した平らな凹状の骨で，外耳道の一部を構成する．

下方からみると，鼓室部と鱗部の間に**鼓室鱗裂**（Tympano-squamous fissure）がみえる．内側には錐体の一部がこの裂に入り込むようになっており，この入り込んだ骨と鼓室の間にできるのが**錐体鼓室裂**（Petrotympanic fissure）である（図8.139）．

鼓索神経は，錐体鼓室裂の内側端に出て，側頭下窩に入る．

### 蝶形骨

側頭下窩を構成する蝶形骨は，翼状突起の外側板と大翼である（図8.139）．大翼は，側頭窩の内側壁も構成している．

蝶形骨の大翼は，蝶形骨体から両側にのびて上方に曲がる．大翼の下面が側頭下窩の天井になり，大翼の外側面が側頭窩の内側面になる．

大翼の下面と外側面の角張った境界部を，**側頭下稜**（Infratemporal crest）という（図8.139）．大翼の底部に卵円孔と棘孔が開口し，それぞれの中を下顎神経[$V_3$]と中硬膜動脈が通って，中頭蓋窩と側頭下窩の間を行き来する．さらに，導出静脈が，卵円孔の前内方で大翼の基部を貫き，側頭下窩の翼突筋静脈叢と海綿静脈洞の間を交通する．

棘孔のすぐ内側にある大翼から垂直に突き出す不規則な形をした**蝶形骨棘**（Spine of sphenoid）には，蝶下顎靱帯の頭側端が付着する．

翼状突起の外側板が，翼状突起から後外側方向に出ている（図8.139）．外側板の外側面には外側翼突筋が，内側面には内側翼突筋が付着する．

### 上顎骨

上顎骨後面の一部が，側頭下窩の前壁を構成する（図8.139）．この面には，後上歯槽神経と同名の動・静脈が通る孔が開く．上顎骨の上端は，下眼窩裂の下端を形成する．

### 頬骨

頬骨は四角形の形状を呈し，頬部において体表からその隆起を触れることができる．

- **上顎突起**（Maxillary process）…前内側方向にのびて，上顎骨の頬骨突起と連結する．
- **前頭突起**（Frontal process）…上方の突起であり，前頭骨の頬骨突起と連結する．
- **側頭突起**（Temporal process）…外側の突起であり，後方に

# 728　第8章　頭頸部

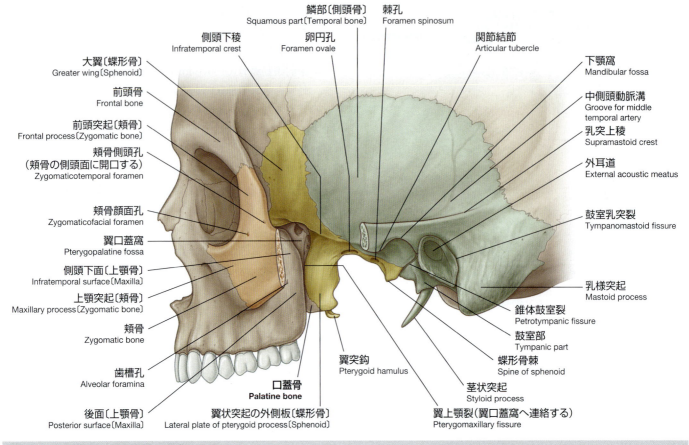

図 8.139　側頭窩と側頭下窩を構成する骨

のびて側頭骨の頬骨突起と連結し，頬骨弓をつくる．外側面に，頬骨顔面枝と同名の動・静脈が通る小孔が開く．

頬骨の前頭突起からは，薄いシート状の骨が後内側方向にアーチを描き，側頭窩の前壁と眼窩の外側壁をつくる．側頭窩に向かう面には，頬骨側頭枝を通す小孔が開く．

## 下顎枝

下顎枝（Ramus of mandible）は，ほぼ四角形の本体に内側面と外側面があり，関節突起と筋突起が上方にのびる（図 8.140）．

下顎枝の外側面は，斜めに走る小さい隆起を除いて全体に平坦である．外側面に，咬筋のつく広い咬筋粗面がある．

下顎枝の後下縁は**下顎角**（Angle of mandible），上縁中央の切れ込みは**下顎切痕**（Mandibular notch）とよばれる．下顎枝の前縁は鋭く，下顎体の**斜線**（Oblique line）に続く．

**筋突起**（Coronoid process）が，上面の前端から上方へのびる．この平坦な三角形状の突起に，側頭筋が停止する．

**関節突起**（Condylar process）が，上面の後端から上方へのびる．関節突起は次の要素から構成される．

- **下顎頭**（Head of mandible）…内側に膨らんでおり，顎関節の形成に関与する．
- **下顎頸**（Neck of mandible）…その前面に浅い陥凹（**翼突筋窩**（Pterygoid fovea））があり，外側翼突筋がここに停止する．

下顎枝の内側面は，側頭下窩の外側壁にあたる（図 8.140B）．中央に**下顎孔**（Mandibular foramen）があり，下顎管がここから始まる．下顎管には，下歯槽神経と同名の動・静脈が通る．

下顎孔のすぐ前上方で，骨が三角形状に突出する（**下顎小舌**（Lingula））．ここに蝶下顎靱帯が付着する．

下顎孔から下顎体にかけて，細長い溝（**顎舌骨筋神経溝**（Mylohyoid groove））が斜めに走っており，**顎舌骨筋神経**（Nerve to mylohyoid）がここを通る．

顎舌骨筋神経溝と下顎孔の後下方では，下顎枝の内側面は表面がやや粗く，内側翼突筋が停止する．

## ▶顎関節

顎関節（Temporomandibular joint）は，上下2つの関節からなり，口腔を開閉し，また食塊を嚙みこなしたり（咀嚼），下顎を側方に移動したりする．

上下の関節とも滑膜性関節で，下顎頭と，側頭骨の関節窩および関節結節の間に形成される（図 8.141A）．

他の多くの滑膜性関節では関節面が硝子軟骨層に覆われるが，顎関節では関節面は線維軟骨に覆われる．さらに，関節の中央には，線維性の**関節円板**（Articular disc）があって，これが顎関節を上下の関節に二分する．

局所解剖 • 側頭窩と側頭下窩　729

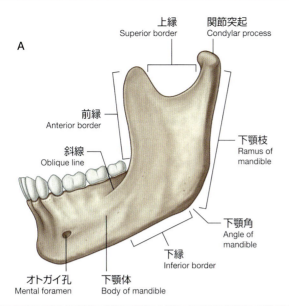
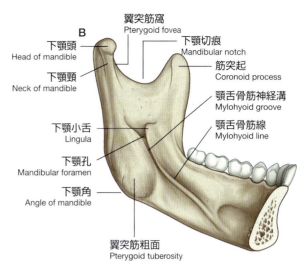

**図8.140　下顎骨**
A：左側の外側面．B：左側の内側面．

- 下関節…主に下顎の下制と挙上を行う蝶番関節である．
- 上関節…下顎頭を関節結節にあたるまで前進させ，また，あわせて下顎頭を下顎窩まで後退させる．

口を開ける際には，下顎の下制と前突の運動がともに必要である（図8.141B）．

下顎が前突するときには，下顎頸につく構造が，下顎角を後方に移動させないようにすることにより，下顎の下制が起こる．

## 関節包

滑膜（Synovial membrane）が，上・下関節包の内面を裏打ちして非関節面も覆い，関節円板の周囲に付着する．

関節の線維膜（Fibrous membrane）が関節全体を覆い，次の各部に付着する．
- 上方…関節結節の前縁．
- 外側と内側…関節窩の辺縁．
- 後方…鼓室鱗裂．
- 下方…下顎頸上部の外周．

関節円板の辺縁は，全周にわたって線維膜の内面に付着する．

## 関節包の靭帯

顎関節には，次の3つの靭帯がある（図8.142）．
- 外側靭帯（Lateral ligament）…顎関節の最も近くにある靭帯である．関節のすぐ外側に位置し，関節結節から斜め下方に走行し下顎頸に達する．
- 蝶下顎靭帯（Sphenomandibular ligament）…顎関節の内側にあり，蝶形骨棘から出て下顎小舌につく．
- 茎突下顎靭帯（Stylomandibular ligament）…側頭骨の茎状突起から，下顎後縁と下顎角に達する．

## 下顎の運動

食塊を噛んだりすりつぶしたりするような下顎の運動は，左右の顎関節が協働することによって可能になる．下顎の運動は，下制，挙上，前突，後退に分けられる（図8.143）．
- 下制…左右の顎二腹筋，オトガイ舌骨筋，顎舌骨筋が行い，重力にも助けられる．下制時には下顎頭が前方の関節結節まで動くが，この運動には外側翼突筋が働く．
- 挙上…側頭筋，咬筋，内側翼突筋が協働する強力な運動である．この運動は，下顎頭が下顎窩に入り込む動きを伴う．
- 前突…外側翼突筋が主に行い，内側翼突筋がこの運動を補助する．
- 後退…オトガイ舌骨筋と顎二腹筋の他，側頭筋後部と咬筋深部が働く．

第1頸神経（C1）に支配されるオトガイ舌骨筋を除き，すべての顎関節を動かす筋は三叉神経の運動枝が支配する．この運動枝は側頭下窩で下顎神経［$V_3$］から起始する．

## ▶咬筋

咬筋（Masseter）は，下顎骨を挙上させる強力な咀嚼筋である（図8.144，表8.11）．この筋は，下顎枝の外側面を覆う．

咬筋の形状は四角形で，頰骨弓から起始し，下顎枝の外側面に広く停止する．

咬筋の浅部（Superficial part of masseter）は，頰骨の上顎突起と頰骨弓から起始する．下顎角および下顎枝の外側面の後部に停止する．

咬筋の深部（Deep part of masseter）は，頰骨弓の内側面と下縁から起始し，停止部は下顎枝外側面の中央部から筋突起の高

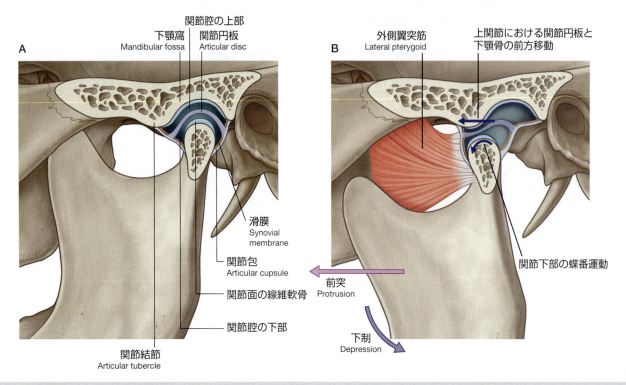

図 8.141 顎関節
A：閉口時．B：開口時．

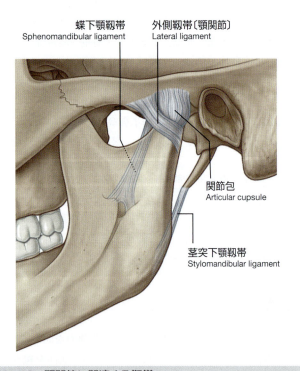

図 8.142 顎関節に関連する靱帯

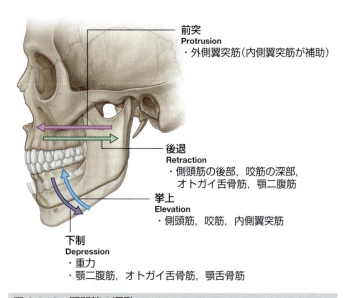

図 8.143 顎関節の運動

さに及ぶ．
　咬筋は，下顎神経［$V_3$］の枝である咬筋神経によって支配される．この筋には，顎動脈の枝である咬筋動脈が分布する．

咬筋神経と咬筋動脈は，側頭下窩で起始して外側へ進み，下顎切痕を越えて咬筋の深層に入る（**図 8.144**）．

## 側頭窩

側頭窩は，頭蓋外側面を覆う扇形の狭い領域である（図8.145A）．

- 上縁…上・下側頭線で，これは，前頭骨の頬骨突起から側頭骨乳突上稜までの頭蓋の表面を走る弓状の線である．
- 外側縁…側頭筋膜（Temporal fascia）に相当する．側頭筋膜は側頭筋を覆う扇状の強靱な腱膜で，外縁は上側頭線に，下縁は頬骨弓に付着する．
- 前縁…頬骨の前頭突起と前頭骨の頬骨突起のいずれも後面にあたる．これらの突起より前方が，眼窩になる．
- 下縁…外側部が頬骨弓に，内側部が蝶形骨の大翼の側頭下稜による（図8.145B）．外側部と内側部の間で，側頭窩の下縁が内側で側頭下窩と，外側で咬筋を含む層と交通する．

### 構成要素

側頭窩の主たる構成要素は，側頭筋である．

さらに，上顎神経[$V_2$]の枝である頬骨神経の頬骨側頭枝が，頬骨の同名の孔を通って側頭窩に入る．

#### 側頭筋

側頭筋（Temporalis）は，大きな扇形の筋で，側頭窩を満たす（図8.146）．下側頭線より下方の側頭窩の骨面から起始するが，外側の筋線維は側頭筋膜から起始する．前方の筋線維は垂直方向に走るが，後方の筋線維はほとんど水平方向に走る．側頭筋は下方で停止腱をつくり，この腱は，頬骨弓と蝶形骨の側頭下稜の間を通って，下顎骨の筋突起に停止する．

側頭筋の停止部は筋突起にとどまらず，歯列後方の下顎枝にまで及ぶ．

側頭筋は，下顎を強く挙上する．挙上時の下顎頭は，関節結節後方の位置からさらに後方に移動して下顎窩に戻るように動くため，側頭筋は下顎を後方に引く運動も同時に行う．さらに，側頭筋は下顎の側方移動にも協働筋として働く．

側頭筋は，下顎神経[$V_3$]の枝である深側頭神経に支配される．この神経は，側頭下窩で起始し，側頭窩に入る．

側頭筋は，深側頭動脈と中側頭動脈が分布する．深側頭動脈は，同名の神経に伴行する．中側頭動脈は，頬骨弓の後端で側頭筋膜を貫いて側頭筋に入る．

#### 深側頭神経

通常2本の深側頭神経が，側頭下窩で下顎神経[$V_3$]の前神経幹から起始する（図8.147）．これらの深側頭神経は，側頭下稜を越えて上行して側頭窩に入り，深部から側頭筋を支配する．

#### 頬骨側頭枝

頬骨側頭枝は，頬骨神経の枝である（図8.90参照）．頬骨神経は，上顎神経[$V_2$]の枝で，翼口蓋窩で起始し，眼窩に入る．

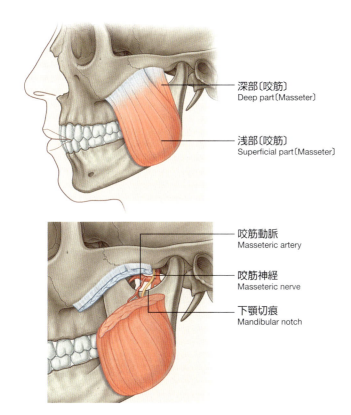

図8.144　咬筋

（深部〔咬筋〕 Deep part〔Masseter〕／浅部〔咬筋〕 Superficial part〔Masseter〕／咬筋動脈 Masseteric artery／咬筋神経 Masseteric nerve／下顎切痕 Mandibular notch）

### 表8.11　咀嚼筋

| 筋 | 起始 | 停止 | 神経支配 | 作用 |
|---|---|---|---|---|
| 咬筋 | 頬骨弓，頬骨の上顎突起 | 下顎枝の外側面 | 咬筋神経（下顎神経[$V_3$]前神経幹から） | 下顎の挙上 |
| 側頭筋 | 側頭窩，側頭筋膜 | 下顎骨の筋突起，下顎枝の前縁（大臼歯の部位まで） | 深側頭神経（下顎神経[$V_3$]の前神経幹から） | 下顎の挙上，後退 |
| 内側翼突筋 | 深頭…翼状突起の外側板の内側面，口蓋の骨錐体突起　浅頭…上顎結節，口蓋骨の錐体突起 | 下顎角の内側面の翼突筋粗面 | 内側翼突筋神経（下顎神経[$V_3$]の前神経幹から） | 下顎の挙上，側方移動 |
| 外側翼突筋 | 上頭…側頭下窩の天井　下頭…翼状突起の外側板の外側面 | 顎関節包の関節円板の付着部　下顎頸の翼突筋窩 | 外側翼突筋神経（下顎神経[$V_3$]の前神経幹または頬神経の枝から） | 下顎の前進，側方移動 |

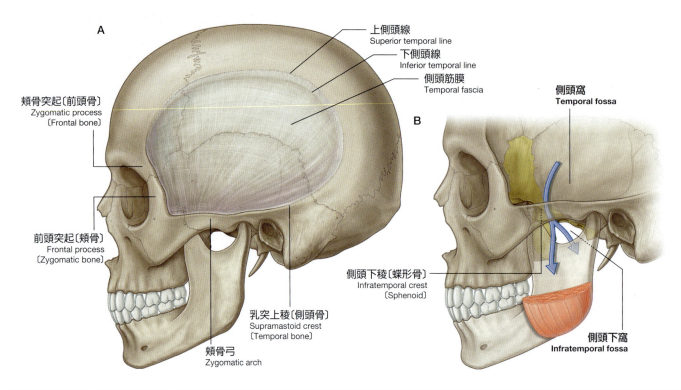

図8.145 側頭窩
A：外側面．B：側頭下窩との関係を示す外側面の図．

頬骨側頭枝は，同名の小孔から側頭窩に入る．この孔は，頬骨の側頭窩面に1つまたは複数開口する．
　この神経は，側頭筋の内側面を上行し，側頭筋膜を貫いて側頭部の皮膚に分布する（図8.147）．

### 深側頭動脈
通常2本の深側頭動脈が，側頭下窩で顎動脈から起始する．同名の神経とともに，側頭下稜を回って上行し，側頭筋に達する（図8.147）．これらの動脈は，中側頭動脈の枝と吻合する．

### 中側頭動脈
中側頭動脈は，外耳の前方で，頬骨弓の後端の皮下を走る浅側頭動脈から起始する（図8.147）．やがて側頭筋膜を貫き，側頭筋の内側面を上行する．
　中側頭動脈は，側頭筋に分布し，深側頭動脈の枝と吻合する．

## ▶側頭下窩

側頭下窩は，側頭窩の下方にある楔形のくぼみで，外側の下顎枝と内側の咽頭の間に挟まれる．側頭下窩には，上壁，外側壁，内側壁，前壁があるが，後下方は頸部に続く（図8.148）．
- 上壁…蝶形骨の大翼の下面と側頭骨の下面によってつくられ，ここに棘孔，卵円孔，錐体鼓室裂が開口する．蝶形骨の大翼の側頭下稜の外側で，上方の側頭窩と交通する．
- 外側壁…下顎枝の内側面がつくる．ここに下顎管が開口する．

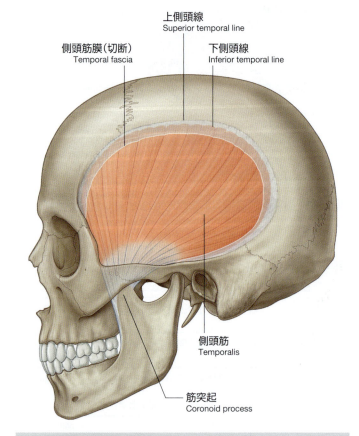

図8.146 側頭筋（外側面）

局所解剖・側頭窩と側頭下窩　733

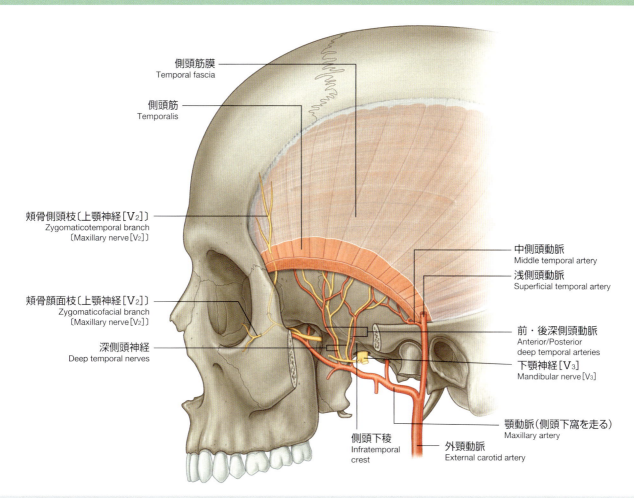

図8.147　側頭窩の神経と動脈

- 内側壁…前方を翼状突起の外側板が，後方を咽頭と口蓋帆張筋および口蓋帆挙筋がつくる．前方に翼上顎裂があり，ここを通って翼口蓋窩と交通する．
- 前壁…上顎骨後面によって形成される．前壁には歯槽孔があり，前壁の上部は下眼窩裂に続く．

## 構成要素

側頭下窩には，蝶下顎靱帯，内側翼突筋，外側翼突筋（表8.11），顎動脈，下顎神経[V₃]，顔面神経[Ⅶ]の枝，舌咽神経[Ⅸ]の枝，翼突筋静脈叢が含まれる．

### 蝶下顎靱帯

この靱帯は，顎関節の関節外靱帯である．上端は蝶形骨棘に，下端は下顎小舌と下顎孔後縁に付着する（図8.149）．

### 内側翼突筋

内側翼突筋（Medial pterygoid）は，四角形の筋で，深頭（Deep head）と浅頭（Superficial head）をもつ（図8.149）．
- 深頭…翼状突起の外側板の内側面と口蓋骨の錐体突起から起始する．蝶下顎靱帯の内側を後下方に走行した後，下顎角付近の下顎骨の内側面にある翼突筋粗面に停止する．
- 浅頭…上顎結節と口蓋骨の錐体突起から起始する．停止部では深頭と一緒に翼突筋粗面につく．

内側翼突筋の主な作用は，下顎骨の挙上である．また，内側翼突筋は斜め後方に走行しているため，外側翼突筋による下顎骨の前進運動の際に，協働筋として働く．

内側翼突筋は，下顎神経[V₃]の枝である内側翼突筋神経に支配される．

### 外側翼突筋

外側翼突筋（Lateral pterygoid）は，三角形の厚い筋である．内側翼突筋と同様に，2頭を有する（図8.150）．
- 上頭（Upper head）…卵円孔と棘孔の外側の，側頭下窩上壁（蝶形骨の大翼の下面と側頭下稜）から起始する．
- 下頭（Lower head）…上頭より大きく，翼状突起の外側板の外側面から起始する．下頭の下部は，起始部において内側翼突筋の2頭の間に挟まれる．

外側翼突筋の2頭の筋線維は収束して，一部は下顎頸の翼突筋窩に，残りは関節円板の付着する顎関節の関節包に停止する．内側翼突筋の筋線維は上下方向に走るが，外側翼突筋の筋線維はほぼ水平方向に走る．そのため，外側翼突筋が働くと，関節円板と下顎頭を前方の関節結節まで引く．すなわち，下顎の前進運動の主動筋は外側翼突筋である．

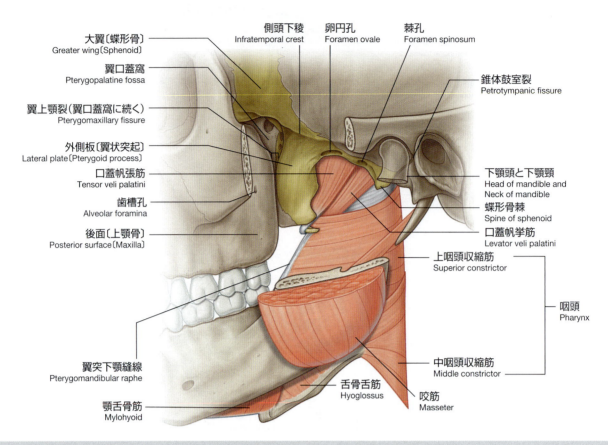

図 8.148 側頭下窩の境界

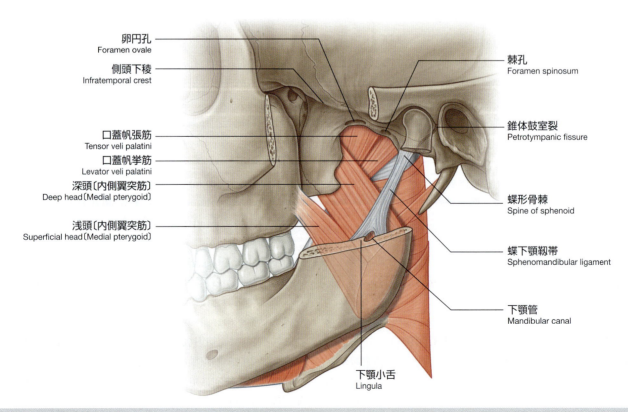

図 8.149 内側翼突筋

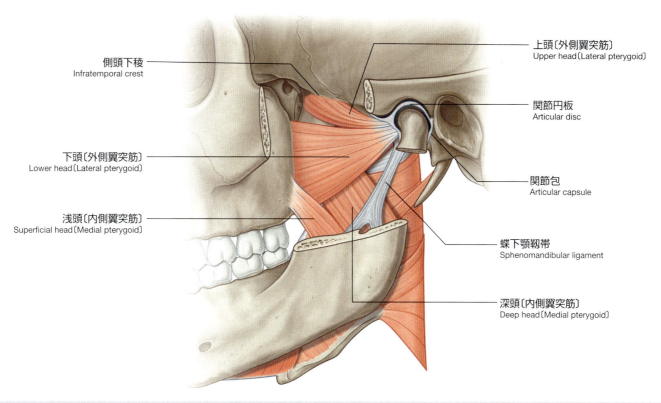

図 8.150　外側翼突筋

外側翼突筋は，下顎神経[$V_3$]の枝である外側翼突筋神経に支配される．

片側の外側翼突筋と内側翼突筋が一緒に収縮すると，オトガイが反対側に動く．この運動が両側で円滑に行われることによって，正しく咀嚼することができる．

## 下顎神経[$V_3$]

下顎神経[$V_3$]は，三叉神経の3枝のうちで最大の枝である．

眼神経[$V_1$]と上顎神経[$V_2$]が感覚神経であるのに対し，下顎神経[$V_3$]は感覚成分と運動成分をともに含んでいる．

感覚成分は，下顎の歯と歯肉，舌の前2/3領域，口腔底の粘膜，頭蓋硬膜の一部の一般感覚を脳に伝える．一方，運動成分は，顎運動筋，鼓膜張筋，口蓋帆張筋に運動神経線維を送る．

下顎神経[$V_3$]は，側頭下窩ですべての枝を出す．

眼神経[$V_1$]および上顎神経[$V_2$]と同様に，下顎神経[$V_3$]の感覚根は中頭蓋窩で三叉神経節から出る（図8.151）．

- 下顎神経[$V_3$]の感覚根…卵円孔を出てただちに下行し，口蓋帆張筋と外側翼突筋の上頭の間を通って側頭下窩に入る．
- 三叉神経[V]の運動根…感覚根より細い．頭蓋内で三叉神経節の内側を通り，卵円孔を通って頭蓋外に出た後，ただちに下顎神経[$V_3$]の感覚根に合流する．

### 下顎神経の枝

感覚根と運動根が合流した後，まもなく下顎神経は硬膜に小枝を出す．次いで，内側翼突筋神経を出した後，前神経幹と後神経幹に二分する（図8.151）．

- 前神経幹…主として感覚神経である頬神経，運動神経である咬筋神経，深側頭神経，外側翼突筋神経が出る．
- 後神経幹…感覚神経である耳介側頭神経，舌神経，下歯槽神経が出る．運動神経には，下歯槽神経から分かれる顎舌骨筋神経がある．

### 硬膜枝

**硬膜枝**(Meningeal branch)は，下顎神経[$V_3$]の内側から起始し，側頭下窩に出て，中硬膜動脈に伴行しながら棘孔を抜けて再び頭蓋内に入る（図8.151）．主として中頭蓋窩の硬膜に感覚神経を送る．また，乳突蜂巣にも感覚神経を送る．

### 内側翼突筋神経

**内側翼突筋神経**(Nerve to medial pterygoid)も下顎神経[$V_3$]の内側から起始し（図8.151），下行して内側翼突筋の深頭に入る．この神経は起始部の近くで次の筋へ枝を出す．

- 口蓋帆張筋．
- 鼓膜張筋…この筋は，耳管に平行に走る側頭骨内の鼓膜張筋半管の中を走る．

### 頬神経

**頬神経**(Buccal nerve)は，下顎神経[$V_3$]前神経幹から出る（図8.151）．構成する神経の大部分は感覚神経であるが，一部は運動神経を含み，外側翼突筋と，側頭筋の一部を支配する．

頬神経は，外側翼突筋の上頭と下頭の間を通って外側に進み，下顎枝の前縁を下行する．しばしば，側頭筋の停止腱をくぐり

# 第8章 頭頸部

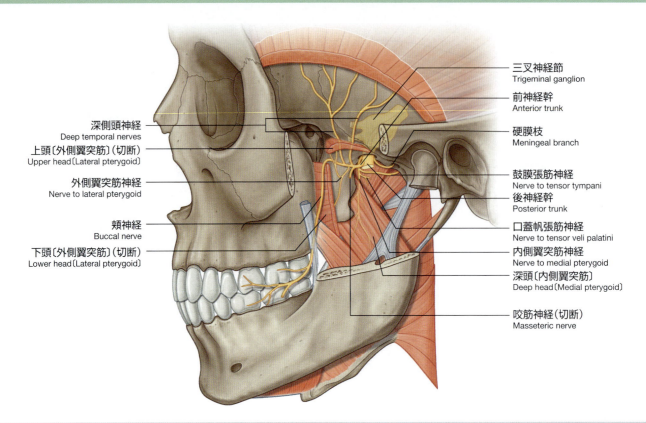

**図8.151　下顎神経［V₃］の前神経幹**
硬膜枝と内側翼突筋神経．

抜ける．頬筋の外側を通って，頬部の皮膚，頬側の口腔粘膜と下顎臼歯の歯肉に分布し，これらの部位の一般感覚を伝える．

**咬筋神経**

咬筋神経（Masseteric nerve）は，下顎神経［V₃］前神経幹の運動枝の一つである（図8.151；図8.144参照）．外側翼突筋の外側から下顎切痕を通り，咬筋に入る．

**深側頭神経**

深側頭神経（Deep temporal nerve）は通常片側に2本あり，下顎神経［V₃］前神経幹の運動枝である（図8.151；図8.147参照）．外側翼突筋の上方から外側に出る．側頭下稜を回って上行し，側頭窩に入って深層から側頭筋に入る．

**外側翼突筋神経**

外側翼突筋神経（Nerve to lateral pterygoid）は，下顎神経［V₃］の前神経幹の直接の枝，または頬神経の枝として出る運動神経である（図8.151）．この神経は起始した後，そのまま外側翼突筋に深層から入る．

**耳介側頭神経**

耳介側頭神経（Auriculotemporal nerve）は，下顎神経［V₃］の後神経幹の最初の枝で，枝分かれしてまもなく2つの根に分かれる．これら2根の間を，顎動脈から棘孔に向かって上行する中硬膜動脈が通る（図8.152）．

耳介側頭神経は，まず口蓋帆張筋と外側翼突筋の上頭の間を通って後方に進み，次いで，蝶下顎靱帯と下顎頸の間を通り抜ける．下顎頸の後方から外側に向かい，耳下腺の深部で顎関節と外耳の間を上行する．

耳介側頭神経の終枝は，側頭部の広い範囲からの一般感覚を伝える．それ以外に，外耳，外耳道，鼓膜，顎関節からの感覚神経線維も運ぶ．また，耳介側頭神経は，舌咽神経［Ⅸ］からの副交感神経節後線維を耳下腺へ運ぶ．

**舌神経**

舌神経（Lingual nerve）は，下顎神経［V₃］の後神経幹から出る太い感覚神経である（図8.152A，B）．舌の前2/3の領域，口腔底の粘膜，下顎歯と舌側歯肉の一般感覚を脳に伝える．

舌神経は，顔面神経［Ⅶ］から分かれた鼓索神経と，側頭下窩の上部で合流する（図8.152C）．鼓索神経は次の神経線維を含む．

■ 味覚神経線維…舌の前2/3の味覚を伝える．
■ 副交感神経線維…口腔底に開口する唾液腺を支配する．

舌神経は，まず口蓋帆張筋と外側翼突筋の間を下行し，鼓索神経と合流する．さらに，内側翼突筋の外側面を下行して口腔に入る．

舌神経は，上咽頭収縮筋の翼突下顎縫線への付着部と顎舌骨筋の**顎舌骨筋線**（Mylohyoid line）への付着部の間を通って，口腔に入る．このとき，舌神経は大臼歯のすぐ内側下方の浅い溝

## 局所解剖 • 側頭窩と側頭下窩　737

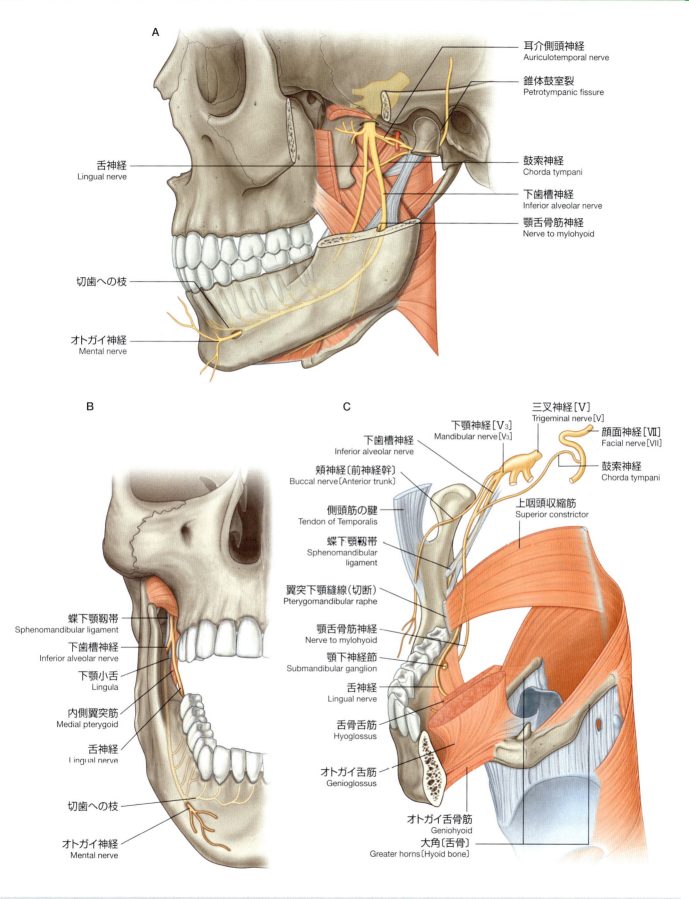

図 8.152　下顎神経［V₃］の後神経幹
A：外側方から．B：前方から．C：前内側方から．

を通るため，この部位で口腔粘膜の上からこの神経を触知することができる．したがって，臼歯や周辺の歯肉の手術を行う際には，舌神経を損傷しないように注意する必要がある（図8.152C）．

舌神経は，舌骨舌筋の外側面から舌に入る．その途中で，**顎下神経節**（Submandibular ganglion）に枝を出す．この神経節は副交感神経節で，舌神経にのって運ばれてきた副交感神経の節前線維が，ここで副交感神経の節後線維とシナプスを形成する（図8.153）．

### 下歯槽神経

**下歯槽神経**（Inferior alveolar nerve）は，舌神経と同様，下顎神経[V₃]の後神経幹から出る太い感覚神経である（図8.152A～C）．下顎歯と歯肉の他，下唇の粘膜からオトガイ部の皮膚に分布する．下歯槽神経は途中で顎舌骨筋神経を出すが，この神経は，同名の筋と顎二腹筋の前腹の運動を支配する．

下歯槽神経は，外側翼突筋の深層を，舌神経とともに走る．内側翼突筋の外側面を下行して，蝶下顎靱帯と下顎枝の間をくぐり抜けた後，下顎孔から下顎管に入る．その直前に**顎舌骨筋神経**（Nerve to mylohyoid）を出す（図8.152C）．この神経は，下顎孔に入ることなく，その下方の顎舌骨筋神経溝に沿って前方に進み，口腔底にある顎舌骨筋と顎二腹筋の前腹に入る．

下歯槽神経は，下顎管を通って前方へ進む．下顎管を通る神経と血管は，ちょうど下顎大臼歯歯根の直下にあるため，しばしば歯根が曲がっていて，抜歯等の際に歯根の処理に困難をきたすことがある．

下歯槽神経は，3本の大臼歯と2本の小臼歯に枝を送る他，唇側の歯肉にも分布する．さらに，次の2本の終枝に分かれる．

- **切歯神経**（Incisive nerve）…下顎管からさらに歯槽の前方に進み，第1小臼歯，切歯，犬歯およびそれらの部位の歯肉に分布する．
- **オトガイ神経**（Mental nerve）…オトガイ孔から下顎管を出て下唇とオトガイに分布する（図8.152A，B）．オトガイ神経は，小臼歯の歯根の近傍で口腔粘膜の上から触知できる．また，神経が粘膜を通して透けてみえることもある．

### 鼓索神経と小錐体神経

側頭下窩で，下顎神経[V₃]に2本の脳神経の枝が合流する（図8.153）．その1本は，顔面神経[VII]から枝分かれした鼓索神経である．もう1本は，舌咽神経[IX]に由来し中耳の鼓室神経叢の枝である小錐体神経である（図8.128，720頁参照）．

### 鼓索神経

鼓索神経（図8.153）は，舌の前2/3の領域からの味覚神経線維と，口腔底の唾液腺を支配する副交感神経節前線維を運ぶ．

鼓索神経は，側頭骨内で顔面神経[VII]から分かれ，中耳の乳様突起の壁内を走り，細い鼓索神経小管を前方に向かって通り抜け，中耳の外側に入る．中耳を前上方に進むと，ツチ骨柄により鼓膜から離れる．鼓索神経は，錐体鼓室裂の内側端を通って中耳を離れ，側頭下窩に入る．蝶形骨棘の内側を外側翼突筋

に向かって下行し，舌神経と合流する．

鼓索神経は，副交感神経節前線維を運ぶ．この節前線維は，顎下神経節で節後ニューロンとシナプスを形成する．この神経節は口腔底で舌神経にぶら下がるような格好で付着する（図8.153）．

顎下神経節を出た節後線維は，次に進む．

- 舌…再び舌神経に戻り，舌内に分布する．
- 顎下腺と舌下腺…顎下神経節から直接入る（図8.153）．

鼓索神経から舌神経内を走行する味覚神経線維（特殊感覚神経線維）は，顎下神経節を通ることなく，そのまま舌に向かって舌内に分布する．

---

### 臨床的事項 8.42　舌神経の損傷

鼓索神経と舌神経が側頭下窩で合流する部位よりも中枢側で舌神経が損傷された場合には，舌の前2/3の領域，口腔粘膜，歯肉，下唇，オトガイの各部位からの一般感覚が消失する．

一方，舌神経と鼓索神経の合流地点よりも末梢側で舌神経が損傷を受けると，口腔底の唾液腺の分泌障害と舌の前2/3の領域の味覚障害も起こる．

---

### 小錐体神経

**小錐体神経**（Lesser petrosal nerve）は，主として耳下腺を支配する副交感神経節前線維を運ぶ（図8.153）．節前線維は，舌咽神経[IX]から起始し，頸静脈孔を通って頭蓋を出る．頸静脈孔の中またはそれを出た直後に舌咽神経から枝分かれするのが鼓室神経である（図8.153B）．

鼓室神経は，側頭骨の鼓室神経小管を通って，再び中耳に入る．鼓室神経小管は，頸静脈孔と頸動脈管の間の骨の高まりに開口する．やがて，鼓室神経は中耳の内側壁に至り，岬角で鼓室神経叢をつくる．小錐体神経は，この神経叢から起始する（図8.153B）．

小錐体神経の神経成分は，主として副交感神経節前線維である．中耳を出ると小錐体神経管裂孔を出て，同名の溝を前方に進んだ後，中頭蓋窩に入る．ここでは，大錐体神経管裂孔のすぐ外側下方に並んで前方に向かう．さらに，小錐体神経は，下顎神経[V₃]とともに卵円孔を通って頭蓋の外に出る．

側頭下窩に入ると，小錐体神経は耳神経節に入り，節後ニューロンにシナプスを形成して終わる．耳神経節は，内側翼突筋神経が出る付近で，下顎神経[V₃]の内側面に位置する．耳神経節から出た節後線維は，耳介側頭神経に交じって耳下腺に入り，耳下腺の分泌を支配する．

## 顎動脈

**顎動脈**（Maxillary artery）は，外頸動脈の最大の枝である．主に鼻腔，頬，上顎，歯，頭蓋硬膜に分布する．顎動脈は，側頭下窩で枝を出しながら前方に走り，翼口蓋窩に入って終枝を出

局所解剖 • 側頭窩と側頭下窩　739

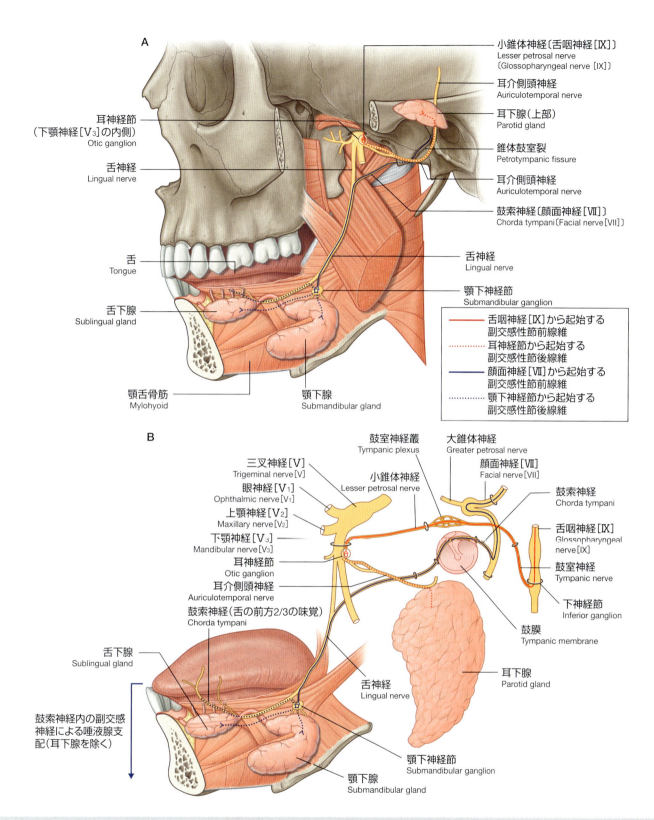

図 8.153　鼓索神経と小錐体神経
A：頭蓋を出た後の走行．B：副交感神経線維の走行．

### 臨床的事項 8.43　歯科麻酔

歯科の臨床で，下歯槽神経の麻酔が広く行われる．この神経は下顎神経[$V_3$]の中で最も太い枝の一つで，歯と下顎および下顎領域の皮膚のかなり広い範囲に感覚神経線維を分布する．

下歯槽神経は，下顎管に入り，下顎骨に沿って進み，オトガイ孔から下顎の前面に顔を出す．

歯科では，局所麻酔薬をこの神経の周囲に浸潤させる．下歯槽神経に麻酔を施すには，口腔で口蓋舌弓の外側に注射針を刺入し，下顎枝の内側縁に沿って針を進める．下顎枝の下1/3の領域を中心に麻酔薬を浸潤させる．

同様の麻酔法は，眼窩下神経，頬神経に対しても必要に応じて行われる．

---

す（図8.154）．

顎動脈は，耳下腺実質内で始まり，下顎頸と蝶下顎靱帯の間を前方に進み，側頭下窩に入る．さらに，側頭下窩を斜め上方に進み，翼上顎裂（Pterygomaxillary fissure）を通って翼口蓋窩に達する．その際，顎動脈は外側翼突筋の下頭の外側または内側を通る．外側翼突筋の下頭の内側を通る場合は，外側翼突筋の下頭と上頭の間をくぐって外側に曲がった後に，翼上顎裂に入る．

#### 顎動脈の枝

顎動脈は3部に分けられ，各部から次のような枝が出る（図8.154）．

- 顎動脈の第1部…下顎頸と蝶下顎靱帯の間である．ここでは，中硬膜動脈と下歯槽動脈という2本の太い枝が起始する．また，深耳介動脈，前鼓室動脈，副硬膜枝等の細い枝が起始する．
- 顎動脈の第2部…外側翼突筋と接する．ここでは，深側頭動脈，咬筋動脈，頬動脈，翼突筋枝が起始する．これらの枝は，下顎神経[$V_3$]の各枝と一緒に走る．
- 顎動脈の第3部…翼口蓋窩の中を走る（図8.161参照）．

#### 中硬膜動脈

中硬膜動脈（Middle meningeal artery）は，顎動脈から分かれて垂直に上行し，棘孔を通って頭蓋腔に入る（図8.154）．側頭下窩では，蝶下顎靱帯と外側翼突筋内側面の間を上方に進み，棘孔の手前で耳介側頭神経の内根と外根の間をくぐり抜ける（図8.154）．

中硬膜動脈は，硬膜に分布する動脈のうちで最大の動脈であり，頭蓋の硬膜，骨，骨髄に分布する．

頭蓋内で，中硬膜動脈は，硬膜外層（骨膜層）と骨の間を走行する．外層は，骨に緊密に付着する．この動脈の分布する頭蓋外側部は，外力を受けて損傷しやすい部位である．この動脈が破れると，硬膜外層と骨の間に動脈性の出血が起こり，硬膜外血腫をきたす．

#### 下歯槽動脈

下歯槽動脈（Inferior alveolar artery）は，顎動脈から下行して

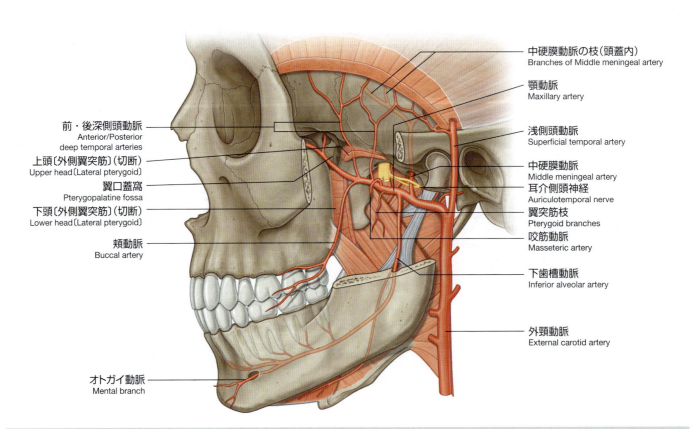

図8.154　顎動脈

下顎管に入り，下歯槽神経に伴行する（図8.154）．下歯槽動脈は，下顎歯，頬側の歯肉，オトガイ，下唇に分布する．

下顎孔に入る直前に，下歯槽動脈は，顎舌骨筋枝を出す．この細枝は，顎舌骨筋神経に伴行して顎舌骨筋に分布する．

#### 深耳介動脈，前鼓室動脈，副硬膜枝

これらの動脈は，いずれも顎動脈の第1部から枝分かれする細い枝である．それぞれ外耳道，鼓膜の中耳面，頭蓋硬膜に分布する．

このうち副硬膜枝は，側頭下窩で付近の筋に枝を出しながら，卵円孔を通って上行し，頭蓋腔に入って硬膜に分布する．

#### 顎動脈の第2部から枝分かれする枝

通常2本の深側頭動脈が顎動脈の第2部から枝分かれし，深側頭神経に伴行して側頭窩に入った後，側頭筋に分布する（図8.154）．

顎動脈の第2部からは多くの翼突筋枝が起始し，翼突筋に分布する．

さらに，咬筋動脈も第2部から起始する．咬筋動脈は，咬筋神経とともに下顎切痕を外側に向かって越え，咬筋に分布する．

頬動脈が，頬神経とともに，頬の皮膚，筋，口腔の頬側粘膜に分布する．

#### 翼突筋静脈叢

翼突筋静脈叢（Pterygoid plexus）は，内側翼突筋と外側翼突筋の間，および外側翼突筋と側頭筋の間に発達している静脈叢である（図8.155）．

この静脈叢は，顎動脈の分布域の側頭下窩と翼口蓋窩から還流する静脈血を集める．鼻腔，口腔の上壁と外側壁，上・下顎の歯，側頭下窩の諸筋，副鼻腔，鼻咽頭の各部位からの静脈血がこの静脈叢に流入する．さらに，下眼静脈が，下眼窩裂を経て翼突筋静脈叢に注ぐ．

注意すべきことは，翼突筋静脈叢から出る側頭下窩の導出静脈がしばしば頭蓋内の海綿静脈洞と交通していることである．導出静脈は，卵円孔，破裂孔の軟骨，翼状突起の外側板の内側面に開口する蝶形骨の小孔等を通って海綿静脈洞と交通しているため，歯等の炎症が頭蓋内へ波及するおそれがある．さらに，頭部，頸部の静脈は弁をもたないため，誤って本静脈叢内に麻酔薬が流入すると，頭蓋内の静脈系に麻酔薬が逆流することがある．

翼突筋静脈叢は，次の静脈とも交通する．
- 下顎後静脈…後方では，短い顎静脈を介して交通する．
- 顔面静脈…前方では，深顔面静脈を介して交通する．

## 翼口蓋窩

翼口蓋窩（Pterygopalatine fossa）は，涙滴を逆向きにしたような形状の間隙で，上顎骨のすぐ後方にある（図8.156）．

翼口蓋窩は小さな領域であるが，次のような多くの部位と交通する．
- 中頭蓋窩．
- 側頭下窩．
- 眼窩底．
- 鼻腔外側壁．
- ［咽頭］口部．

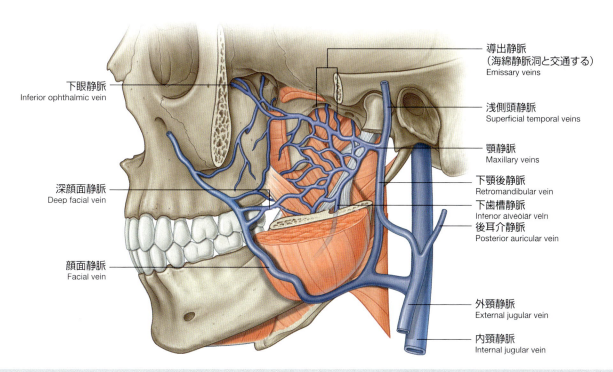

図8.155　翼突筋静脈叢

■ 口蓋．

翼口蓋窩は重要な位置にあり，上顎神経［$V_2$］および顎動脈終末部の主要な分岐点である．さらに翼口蓋窩には，翼口蓋神経節がある．この神経節では，顔面神経［Ⅶ］内の副交感神経節前線維（大錐体神経）がシナプスを形成し，神経節から出る節後線維は上顎神経［$V_2$］の枝に交じって分布する．第1胸髄（T1）レベルから出る交感神経線維は，上頸神経節でシナプスを形成した後，翼口蓋神経節ではシナプスを形成せずにここを通過し，上顎神経［$V_2$］の枝に加わる．

上顎の歯すべてに，上顎神経［$V_2$］の枝が分布し，顎動脈の枝が分布する．これらの枝は，翼口蓋窩を通過する．

### ▶構成する骨

翼口蓋窩の壁は，口蓋骨，上顎骨，蝶形骨のそれぞれ一部から構成される（図8.156）．
- 前壁…上顎骨の後面がつくる．
- 内側壁…口蓋骨の外側面がつくる．
- 後壁と上壁…蝶形骨がつくる．

### 蝶形骨

蝶形骨の翼状突起の前面は，翼口蓋窩の後壁を形成する（図8.157）．ここには，次の2つの開口部が存在する．
- 正円孔（Foramen rotundum）…翼口蓋窩後壁の外側上方寄りの孔である上顎神経［$V_2$］が通る．正円孔は，後方で中頭蓋窩と交通する（図8.157B）．
- 翼突管（Pterygoid canal）…顔面神経［Ⅶ］から出た大錐体神経と内頸動脈神経叢からの交感神経線維（深錐体神経）が合流してできた翼突管神経が，前進して翼口蓋窩に入る．

### 翼突管

翼突管（図8.157A）は，翼状突起の根部を水平に通過する骨性の管である．前方で翼口蓋窩に開口する．後方は破裂孔を埋める軟骨の中を貫いて中頭蓋窩に開く．このすぐ上後方で，内頸動脈が頸動脈管を通って中頭蓋窩に入る（図8.157B）．

### ▶翼口蓋窩の出入口

翼口蓋窩の出入口は，合計7ヵ所の孔と裂である（図8.158）．
- 正円孔と翼突管…後壁にあり，中頭蓋窩と交通する．
- 口蓋骨鞘突管（Palatovaginal canal）…後壁上部にあり，［咽頭］鼻部と交通する．
- 大口蓋管…下方に開口し，口腔の上壁（硬口蓋）と交通する．
- 蝶口蓋孔…内側壁に開口し，鼻腔の外側壁と交通する．
- 翼上顎裂（Pterygomaxillary fissure）…翼口蓋窩の外側が側頭下窩に続く．翼上顎裂は，上顎骨後面と蝶形骨の翼状突起の間にできる間隙である．
- 下眼窩裂…翼口蓋窩の前壁の上部に開口して，眼窩底と交通する．

### ▶翼口蓋窩の構成要素

上顎神経［$V_2$］および顎動脈の第3部が，翼口蓋窩内で枝分

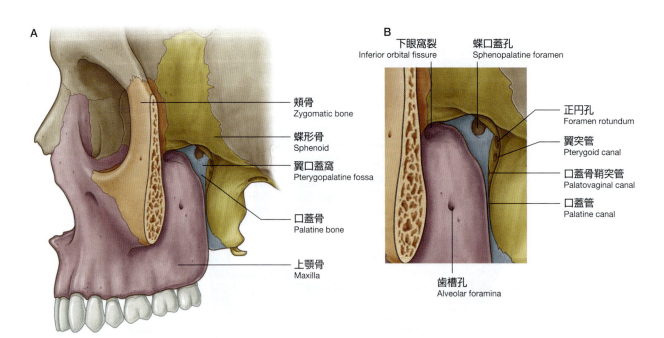

図8.156　翼口蓋窩
A：外側面．B：Aの拡大図．

局所解剖・翼口蓋窩　743

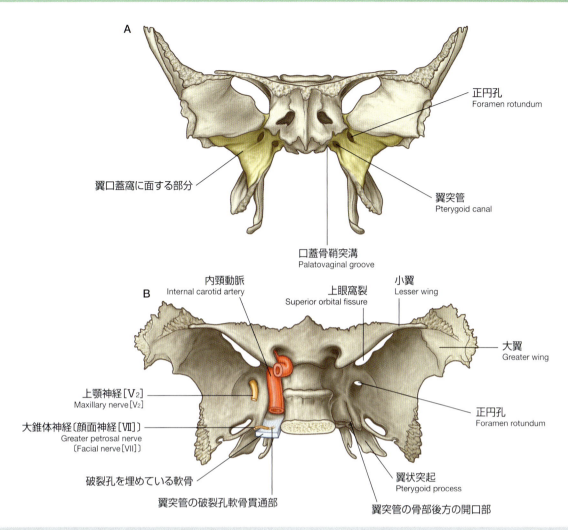

図 8.157　蝶形骨
A：前面．B：後上面．

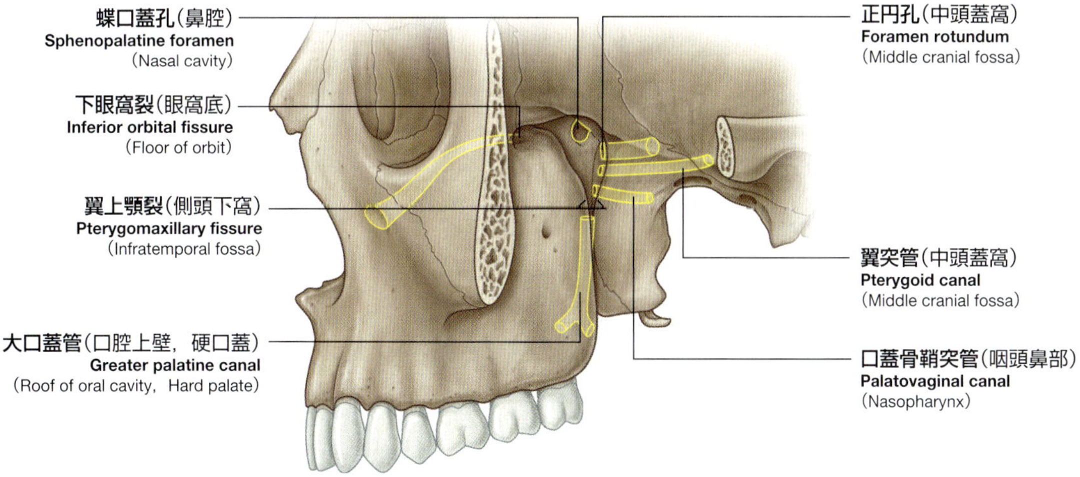

図 8.158　翼口蓋窩の出入口
括弧内は隣接する部位を示す．

かれする．さらに，翼突管神経が翼口蓋窩に入る．この神経には，次のような神経線維が含まれる．

- 副交感神経節前線維…顔面神経［Ⅶ］から出た大錐体神経に含まれる．
- 交感神経節後線維…内頸動脈神経叢からの深錐体神経に含まれる．

このうち，副交感神経線維は，翼口蓋窩で翼口蓋神経節の節後ニューロンにシナプスを形成する．翼口蓋神経節の節後線維は，上顎神経［V₂］の各枝に交じって分布する．一方，交感神経線維は翼口蓋神経節を通り抜けて，上顎神経［V₂］の各枝に入る．

翼口蓋窩には，これらの神経，動脈の他に静脈とリンパ管も走る．

### 上顎神経［V₂］

上顎神経［V₂］は，純粋な感覚神経である．中頭蓋窩で三叉神経節から出ると，正円孔を通って翼口蓋窩に入る（図8.159）．前方に進んで翼口蓋窩を出ると，眼窩下神経となって，下眼窩裂から眼窩底に進む．

上顎神経［V₂］は，翼口蓋窩の中で，頬骨神経，後上歯槽神経および2本の神経節枝を出す（図8.159）．2本の神経節枝が上顎神経の下面から出て，翼口蓋神経節を通過する．

一方，翼口蓋神経節からは副交感神経節後線維が起始し，上顎神経［V₂］に入って感覚神経線維に合流し，各所に分布する．同様に，内頸動脈神経からきた交感神経節後線維も感覚神経線維とともに走る．翼口蓋神経節から出る神経線維には，このように3種類の線維が混在しており，眼窩，口蓋，鼻腔，咽頭に分布する．

### 上顎神経の枝

#### 眼窩枝

眼窩枝（Orbital branch）は，下眼窩裂を通って眼窩壁に分布する他，蝶形骨洞と篩骨蜂巣にも分布する小枝である．

#### 大口蓋神経と小口蓋神経

大口蓋神経（Greater palatine nerve）と小口蓋神経（Lesser palatine nerves）は，翼口蓋神経節から出て口蓋管内を下行する．それぞれ大口蓋孔と小口蓋孔を通って，口蓋に達する（図8.159）．

大口蓋神経は，硬口蓋を前方に走って，口蓋粘膜と歯肉に感覚神経線維を送るとともに，口蓋腺を支配する．

口蓋管を走行中に，大口蓋神経は下後鼻枝（Posterior inferior nasal nerve）を出す．この神経は，口蓋骨の垂直板にある小孔を通り抜けて，鼻腔の外側壁に分布する．

小口蓋神経は，小口蓋孔を通り抜けると後方に出て，軟口蓋に分布する．

#### 鼻腔に向かう神経

鼻腔に向かう神経は約7本あって，これらは蝶口蓋孔を通って鼻腔に入る（図8.159）．多くの神経は前方に進んで鼻腔の外側壁に分布するが，中には鼻腔の上壁を越えて鼻中隔に分布

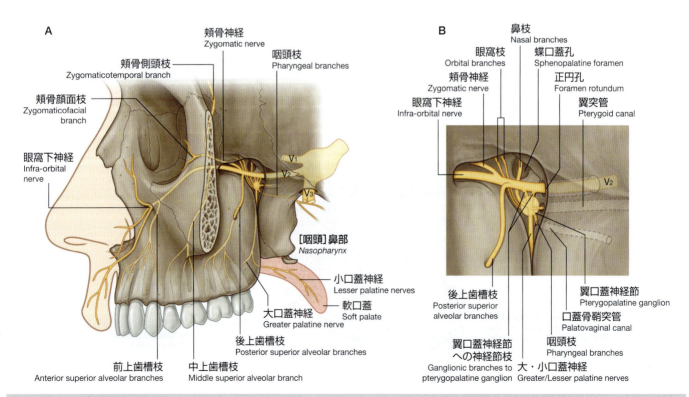

**図8.159　上顎神経［V₂］**
A：終枝．B：翼口蓋神経節との関係．

するものもある.

この中で，**鼻口蓋神経**(Nasopalatine nerve)は上壁を越えて鼻中隔に達し，前下方に向かって走る神経であり鼻腔の神経のうち最大の枝である．この神経はさらに切歯管に入り，切歯窩から硬口蓋に出て，周囲の粘膜や歯肉の他，切歯近傍の口蓋腺にも分布する．

咽頭神経

**咽頭神経**(Pharyngeal nerve)は，口蓋神経節を通って後方に向かい，口蓋骨鞘突管を通って［咽頭］鼻部に出る（図8.159）．この神経は，［咽頭］鼻部の粘膜と腺に分布する．

頬骨神経

**頬骨神経**(Zygomatic nerve)は，翼口蓋窩で上顎神経［$V_2$］から直接枝分かれする（図8.159）．頬骨神経は，翼口蓋窩から下眼窩裂を通って眼窩に入る．眼窩外側壁を前方に走行して，頬骨側頭枝と頬骨顔面枝に二分する．

- **頬骨側頭枝**(Zygomaticotemporal branch)…眼窩の外側壁の基部を前方に走り，頬骨の前頭突起の後面で頬骨側頭孔という小孔を通り抜けて側頭窩に出る．側頭部の皮膚に分布する．
- **頬骨顔面枝**(Zygomaticofacial branch)…眼窩外側壁の基部を前方に走り，頬骨顔面孔という小孔に入った後，頬骨内を進む．やがて，多数の小孔を通って頬骨の前外側面で顔面に出て，頬骨を覆う皮膚に分布する．

上歯槽神経の後上歯槽枝

**上歯槽神経の後上歯槽枝**(Posterior superior alveolar branches)は，翼口蓋窩内で上顎神経［$V_2$］から枝分かれする（図8.159）．翼口蓋窩の外側に進み，翼上顎裂を通って側頭下窩に入る．さらに，外側下方に向かって上顎骨後面を下り，上顎大臼歯と下眼窩裂のほぼ中間の高さで歯槽孔に入る．やがて，後上歯槽枝は，上顎洞粘膜の深部に出て，**上歯神経叢**(Superior dental plexus)に合流する．

後上歯槽枝は，上顎大臼歯とその近傍の頬側歯肉の他，上顎洞粘膜に分布する．

眼窩下神経

**眼窩下神経**(Infra-orbital nerve)は，上顎神経［$V_2$］から前方に続く神経で，翼口蓋窩から下眼窩裂に入る（図8.159）．眼窩底において眼窩下溝に入り，やがて眼窩下管内を前方へ進む．

眼窩底を前方に走行する間に，眼窩下神経は眼窩下溝内で**中上歯槽枝**(Middle superior alveolar branch)を，また眼窩下管内で**前上歯槽枝**(Anterior superior alveolar branches)を出す．いずれの神経も上顎の歯に分布するが，その手前で**上歯槽神経叢**(Superior alveolar plexus)を形成する．

- 中上歯槽枝…上顎洞にも分布する．
- 前上歯槽枝…鼻枝も出し，これが鼻腔の外側壁を通って鼻腔底部と鼻腔壁の一部に分布する．

眼窩下神経は，眼窩の直下にある眼窩下孔で眼窩下管から出た後，鼻枝，下眼瞼枝，上唇枝の3枝に分かれる．

- 鼻枝…鼻背の皮膚と鼻中隔部の一部に分布する．
- 下眼瞼枝…下眼瞼の皮膚に分布する．
- 上唇枝…頬の皮膚ならびに上唇の皮膚と粘膜に分布する．

### 翼突管神経と翼口蓋神経節

中頭蓋窩で，次の2つの神経が合流して翼突管神経になる（図8.160）．

- 大錐体神経…顔面神経［Ⅶ］の枝である．

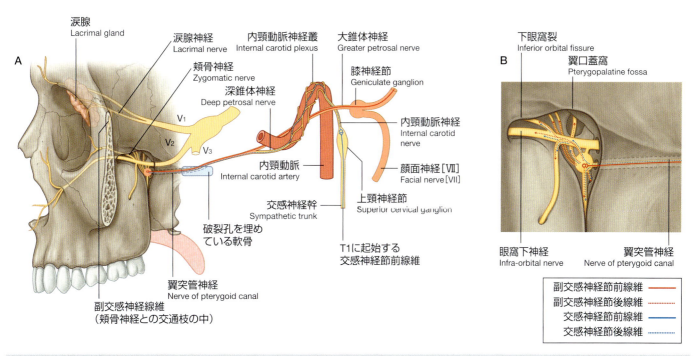

**図8.160　翼突管神経**
A：概観．B：翼口蓋神経節との関係．

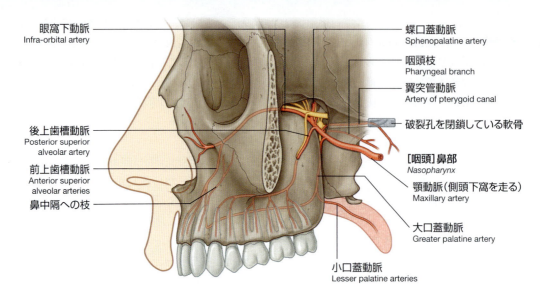

**図 8.161　翼口蓋窩内の顎動脈**

■ 深錐体神経…内頸動脈神経叢から出る．

翼突管神経は，翼口蓋窩に入ると翼口蓋神経節に加わる．この神経には，副交感神経節前線維と交感神経節後線維が含まれる．

### 大錐体神経

側頭骨内の顔面神経［Ⅶ］の**膝神経節**（Geniculate ganglion）から出る**大錐体神経**（Greater petrosal nerve）は，大錐体神経溝を進み，側頭骨の錐体部前面に開口する大錐体神経管裂孔を通って側頭骨を出る．大錐体神経管裂孔は，中頭蓋窩の後縁に沿って前内側に通り，内頸動脈の下を通って破裂孔を埋める軟骨の上面に達する．

大錐体神経は，内頸動脈の下を通るときに深錐体神経と合流し，翼突管に入り**翼突管神経**（Nerve of pterygoid canal）になる．

大錐体神経は，副交感神経節前線維を翼口蓋神経節まで運ぶ．この神経は，次のような分泌腺を支配する．

- 鼻腔の粘液腺．
- 口蓋の唾液腺．
- 涙腺．

大錐体神経には，味覚線維が少数含まれる．この味覚線維は，小口蓋神経支配の軟口蓋領域に分布する．中枢への求心路として，小口蓋神経および大錐体神経が用いられる．

### 深錐体神経

**深錐体神経**（Deep petrosal nerve）は，**上頸神経節**（Superior cervical ganglion）から起始する交感神経節後線維であり，神経節を出ると**内頸動脈神経**（Internal carotid nerve）となる．

交感神経節前線維は，第 1 胸髄（T1）のレベルから起始し，交感神経幹を上行した後，上頸神経節で節後ニューロンにシナプスを形成する．

内頸動脈神経は，内頸動脈神経叢をつくり，内頸動脈が頭蓋に入り内頸動脈管に達する．深錐体神経がここから枝分かれして，同じく中頭蓋窩を前方に向かう大錐体神経と合流しながら翼突管に向かう．

深錐体神経は，主に血管に分布する交感神経節後線維を含む．

### 翼口蓋神経節

翼突管神経は，破裂孔の上面を前方に向かって走る．破裂孔には軟骨が埋まり，神経はその上面を前方に進み，まもなく翼突管に入る．翼突管は，蝶形骨の翼状突起の根元に前後方向に開口する小管である．翼突管神経は，翼口蓋窩に出ると，翼口蓋神経節に合流する．神経節の上方には，太い上顎神経［V₂］が前方に向かって走り，神経節に枝を出す（**図 8.160**）．

**翼口蓋神経節**（Pterygopalatine ganglion）は，頭部の副交感神経の神経節のうちで最大の神経節である．顔面神経［Ⅶ］の大錐体神経を通る節前線維が，翼突管神経を経てこの神経節に到達し，節後ニューロンにシナプスを形成する．

翼口蓋神経節から始まる副交感神経節後線維は，交感神経節後線維とともに，上顎神経［V₂］の神経節枝に交じって翼口蓋神経節を離れる．末梢では，眼窩枝，大・小口蓋神経，鼻腔へ向かう神経，咽頭神経の各枝に分かれてそれぞれの支配領域に分布する．

一方，副交感神経節後線維と交感神経線維は，一緒になって上顎神経［V₂］の主幹に交じり，上顎神経［V₂］の主要枝である頬骨神経，後上歯槽神経および眼窩下神経の経路を進む．この中では，涙腺を支配する副交感神経線維および交感神経線維が重要である．これらの線維は頬骨神経に伴って眼窩に入り，涙腺に到達する．

### 涙腺の神経支配

涙腺に向かう副交感および交感神経線維は，まず頬骨神経に交じって眼窩の中ほどまで走行する．これらの自律神経線維は，ここで頬骨側頭枝から分かれた後，眼窩外側壁を上行して涙腺神経に合流する（**図 8.160**，**図 8.90** 参照）．

涙腺神経は，眼神経[$V_1$]の枝であり，感覚神経線維を主体とする．眼窩の上壁と外側壁の境を前方に走行する．

副交感神経線維および交感神経線維は，涙腺神経に交じって涙腺に到達する．

涙腺支配の副交感神経は，脳を離れてから顔面神経[Ⅶ]や眼神経[$V_1$]の各枝に交じりながら長い距離を走行して涙腺に至る．したがって，この経路上のいかなる部位で神経損傷が起こっても，ドライアイ（乾性角結膜炎）になり，また，視力を喪失する原因となる可能性がある．

## 顎動脈

顎動脈（Maxillary artery）は，外頸動脈の主要な枝である．下顎頸の近くで外頸動脈から起始し，側頭下窩を前方に走行する．やがて，翼上顎裂を通って翼口蓋窩に入る（図8.161）．

顎動脈の翼口蓋部（第3部）は，翼口蓋窩を通過し，翼口蓋神経節に出入りする上顎神経[$V_2$]の各枝に伴行する動脈枝を出す．

顎動脈の枝には，**後上歯槽動脈**（Posterior superior alveolar artery），**眼窩下動脈**（Infra-orbital artery），**大口蓋動脈**（Greater palatine artery），**咽頭枝**（Pharyngeal branch），**蝶口蓋動脈**（Sphenopalatine artery），**翼突管動脈**（Artery of pterygoid canal）等がある（図8.161）．分布域は鼻腔のほぼ全領域，鼻腔上壁，口蓋，上顎歯に及ぶ．さらには副鼻腔，［咽頭］口部，眼窩底にも顎動脈の枝が分布する．

## 顎動脈の枝

### 後上歯槽動脈

後上歯槽動脈（Posterior superior alveolar artery）は，翼上顎裂内で顎動脈から起始する（図8.161）．後上歯槽神経とともに歯槽孔に入り，上顎の大臼歯，小臼歯，歯肉，上顎洞に分布する．

### 眼窩下動脈

眼窩下動脈（Infra-orbital artery）は，同名の神経とともに翼口蓋窩から出て，前方へ走る（図8.161）．下眼窩裂から眼窩に入り，眼窩下神経とともに眼窩下溝と眼窩下管を通り抜けた後，眼窩下孔から出て顔面の一部に分布する．

眼窩下動脈は，眼窩下管の中で次の枝を出す（図8.161）．

- 下直筋，下斜筋，涙嚢に分布する枝…眼窩底に進み，各構造に分布する．
- **前上歯槽動脈**（Anterior superior alveolar arteries）…上顎の切歯，犬歯，上顎洞に分布する．

### 大口蓋動脈

大口蓋動脈（Greater palatine artery）は，同名の神経とともに大口蓋管内を下行する（図8.161）．途中で，**小口蓋動脈**（Lesser palatine arteries）を出す（図8.161）．小口蓋動脈は，小口蓋孔を出て軟口蓋に分布する．大口蓋動脈は，大口蓋孔を出て硬口蓋に分布する．大口蓋動脈の枝が前方の切歯孔から切歯管を上方に進み，鼻中隔の前部に分布する．

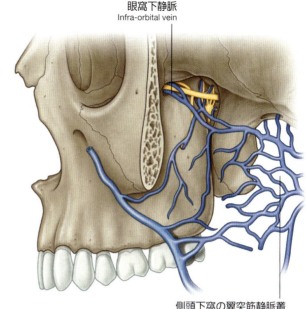

図8.162　翼口蓋窩の静脈

### 咽頭枝

咽頭枝（Pharyngeal branch）は，顎動脈から起始し，咽頭神経とともに後方に向かって翼口蓋窩を出る（図8.161）．口蓋骨鞘突管を通り，鼻腔上壁の後部，蝶形骨洞，耳管に分布する．

### 蝶口蓋動脈

蝶口蓋動脈（Sphenopalatine artery）は，顎動脈の終枝である（図8.161）．翼口蓋窩から蝶口蓋孔を通って内側に出る．鼻腔に向かう神経に伴行して，次の各枝を出す．

- 外側後鼻枝…鼻腔の外側壁に分布し，副鼻腔にも枝を送る．
- 中隔後鼻枝…鼻腔の上壁を内側に進み，鼻中隔に分布する．この中で最も長い枝は，鼻中隔を前下方に走行し，大口蓋動脈の枝と吻合する．

### 翼突管動脈

翼突管動脈（Artery of pterygoid canal）は，翼口蓋窩から後方に向かい，翼突管に入る．翼突管の周辺部に枝を送るとともに，破裂孔を埋める軟骨を通り抜け，［咽頭］鼻部に達して粘膜に分布する．

## 静脈

顎動脈分布領域からの血液を環流する静脈は，顎動脈の各枝に伴行して翼口蓋窩に入る．

翼口蓋窩を出た静脈は，翼上顎裂を経て側頭下窩に進み，**翼突筋静脈叢**（Pterygoid plexus）に合流する（図8.162）．

**眼窩下静脈**（Infra-orbital vein）は，眼窩下部の静脈血を集めて後方に向かい，下眼窩裂の外側部を通り抜け，翼口蓋窩を通らず，直接側頭下窩に向かう．

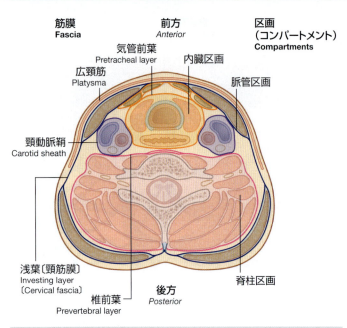

図8.163　頸部の区画（コンパートメント）

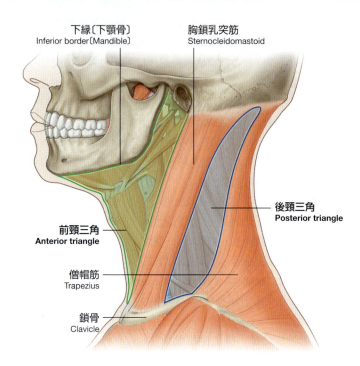

図8.164　前頸三角と後頸三角

# 頸部

　頸部（Neck）は，頭部と体幹部を結ぶ筒状の部位である．頸部の前面では，下顎の下縁が頭部との境界になる．胸部との境界は，胸骨柄の上端である．頸部の後面では，後頭骨の上項線が頭部との境界，第7頸椎（C VII）と第1胸椎（T I）の間の椎間円板が胸部との境界になる．頸部は，縦方向の4つの区画（コンパートメント）に分けることができる（図8.163）．

- 内臓区画…前方にあって，消化器系，呼吸器系，内分泌腺を含む．
- 脊柱区画…後方にあって，頸椎，脊髄，頸神経，脊柱周囲の筋を含む．
- 脈管区画…左右それぞれの外側にあって，頸動・静脈等の大血管と迷走神経［X］を含む．

各区画は，それぞれ固有の筋膜に包まれる．

　説明のために，頸部は，前頸三角と後頸三角に分ける（図8.164）．

- 前頸三角（Anterior triangle）…胸鎖乳突筋の前縁，下顎骨の下縁，頸部の前正中線を3辺とする三角形の領域である．
- 後頸三角（Posterior triangle）…胸鎖乳突筋の後縁，僧帽筋の前縁，鎖骨の中央1/3の領域によって囲まれる三角形の領域である．

## ▶ 頸部の筋膜

　頸部には，次の筋膜がある．

　浅筋膜（Superficial fascia）は，その中に広頸筋（Platysma）という薄い筋を含む．広頸筋は，胸部の浅層の筋膜から起始し，上方に走行した後，下顎に停止する．停止部の筋線維は，顔面筋の筋線維と合流する．広頸筋は，顔面神経［VII］の頸枝に支配される．

　浅筋膜の深層には，次の頸筋膜が配置される（図8.163）．

- 浅葉（Investing layer）…頸部全体を包む．
- 椎前葉（Prevertebral layer）…脊柱と頸椎周囲の筋を包む．
- 気管前葉（Pretracheal layer）…頸部の内臓を包む．
- 頸動脈鞘（Carotid sheath）…上記の3つの筋膜の葉とつながり，頸部の両側を走る主要な血管神経束をとり囲む．

## 浅葉

　頸筋膜の浅葉は，頸部をとり囲み，僧帽筋と胸鎖乳突筋も包む（図8.165）．

　後方では，項靱帯と第7頸椎（C VII）の棘突起に付着する．僧帽筋を包む際に2葉に分かれる．僧帽筋の前縁で1葉になって後頸三角を覆った後，再度2葉に分かれて胸鎖乳突筋を包む．さらに前方で1葉になって，左右の浅葉が会合する．

　前方では，浅葉は舌骨下筋を包む筋膜と癒合する．

　浅葉が骨に付着する部位は，次の通りである．

- 上方…外後頭隆起と上項線につく．
- 外側…乳様突起と頬骨弓につく．
- 下方…肩甲棘，肩峰，鎖骨，胸骨柄につく．

　外頸静脈と前頸静脈，ならびに小後頭神経，大耳介神経，頸横神経，鎖骨上神経等の頸神経叢の皮枝が浅葉を貫く．

局所解剖・頸部 749

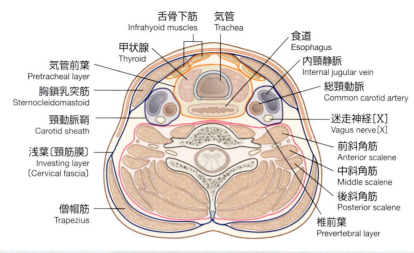

図8.165 頸筋膜（横断面）

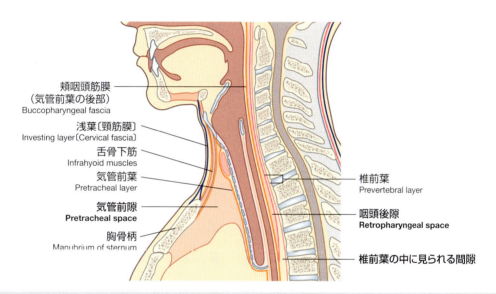

図8.166 頸筋膜（矢状断面）

## 椎前葉

椎前葉は，脊柱と周囲の筋をとり巻く円柱状の筋膜である（図8.165）．椎前葉に包まれる筋は，椎前筋，前・中・後斜角筋，固有背筋である．

椎前葉は，後方で項靱帯に付着する．上方では，頭蓋底に円周状の線で付着する．椎前葉の頭蓋底における付着端は次の部位を通る．

- 前方…後頭骨の底部，頸静脈孔，頸動脈管の部位に付着する．
- 外側…乳様突起に付着する．
- 後方…上項線に付着し，外後頭隆起において左右の椎前葉が合流する．

椎前葉の前面は，第1〜7頸椎（CI〜VII）の椎体と横突起に付着する．

椎体前面の椎前葉の構造は特殊である．ここで椎前葉は，前後2葉に分かれ，各葉の間には粗性結合組織を含む縦方向の間隙が，頭蓋底から胸部にかけて存在する（図8.165，8.166）．

頸胸移行部において，椎前葉の筋膜が特別な形状を示す．すなわち，前斜角筋と中斜角筋を包む椎前葉が，そのまま腕神経叢と鎖骨下動脈を包みながら，腋窩へ移行する．このように，椎前葉の腋窩への延長部が**腋窩鞘**（Axillary sheath）である．

## 気管前葉

気管前葉は，気管，食道，甲状腺を包む筋膜である（図8.165）．前方では，舌骨下筋を包み，気管と甲状腺を覆い，上方の舌骨から下方の胸腔上部まで続く．外側ではこの筋膜は気管と甲状腺を包む．気管前葉は，上方は舌骨から始まり，下方は胸腔上部に終わる．この筋膜は外側では甲状腺をとり囲み，さらに後方では食道をとり囲む筋膜と連続する．

咽頭の後方では，頬咽頭筋膜が気管前葉の後部を構成している．この筋膜は咽頭を包み，その後方の椎前葉から隔てる（図8.166）．

## 第8章　頭頸部

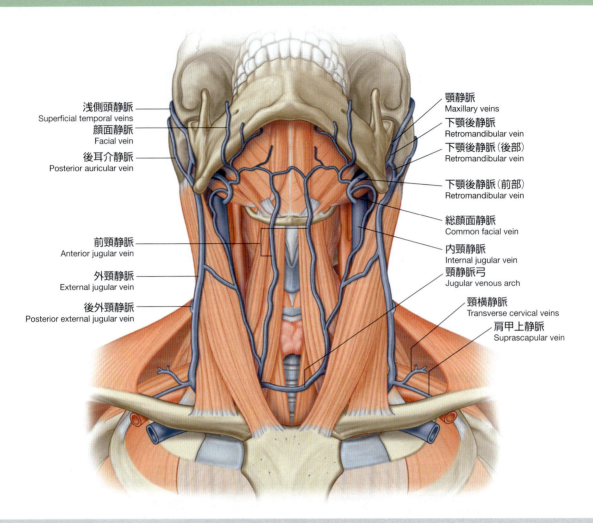

**図8.167　頸部浅層の静脈**

頬咽頭筋膜は，上方は頭蓋底に始まり，下方は胸腔で食道を包む筋膜に続く．

### 頸動脈鞘

左右の頸動脈鞘は，頸部において総頸動脈，内頸動脈，内頸静脈，迷走神経を包む円柱状の筋膜である（**図8.165**）．

頸動脈鞘の筋膜は，浅葉，椎前葉，気管前葉のそれぞれの筋膜からの線維を受ける．

### 頸部の筋膜の区画（コンパートメント）

各筋膜の構成によって，頸部には4つの縦方向の区画（コンパートメント）ができる（**図8.163**）．

- 第1の区画…浅葉が包む最大の区画で，他の3つの区画をとり囲む．
- 第2の区画…椎前葉が包む区画で，脊柱，深背筋等を入れる．
- 第3の区画…気管前葉が包む内臓の区画で，咽頭，気管，食道，甲状腺を入れる．
- 第4の区画…頭蓋底から胸腔に至る頸動脈鞘は，主要な血管と神経を入れる．頸動脈鞘の筋膜には，他の区画の筋膜

の葉とつながる．

### 筋膜の間隙

頸部の筋膜どうしの間には，間隙が存在する．これらの間隙は，炎症が頸部から縦隔へ波及する際の通り道になる．

このような筋膜の間隙には，次の3つがある（**図8.166**）．

- 気管前隙（Pretracheal space）…浅葉（舌骨下筋の後方）と気管前葉（気管と甲状腺の前方）の間にある．頸部から上縦隔の前部に達する．
- 咽頭後隙（Retropharyngeal space）…頬咽頭筋膜（咽頭と食道の後方）と椎前葉（頸椎の椎体と横突起の前方）の間にある．頭蓋底から縦隔後部の上部までの範囲にわたる．
- 椎前隙（Fascial space within prevertebral layer）…椎前葉の2葉の間にできる間隙で，咽頭後隙の後方にある．頭蓋底から縦隔の後部を通って横隔膜まで達する．

## ▶頸部の浅層の静脈還流

頸部の浅層の静脈血を還流する主な静脈は，**外頸静脈**（External jugular vein）と**前頸静脈**（Anterior jugular vein）である

### 臨床的事項 8.44　中心静脈カテーテルの挿入

多くの場合，上肢または下肢の静脈に注射針を刺入するだけで，薬物の静脈内注入や血液の採取ができる．しかし，中心静脈に太いカテーテルを留置することが必要になるときもある．例えば，静脈血栓を起こす可能性のある薬物を静脈から投与する場合や，中心静脈栄養法または透析等の場合である．

鎖骨下静脈または頸静脈を経皮的に穿刺する方法が以前はよく行われた．しかし，鎖骨下静脈穿刺は合併症を起こしやすい．鎖骨下静脈は鎖骨の深層を下行しながら肺尖部を通過するため，穿刺の位置によっては，注射針が肺尖部の胸膜を突き抜けて気胸を起こす場合がある．また，誤って動脈を刺したり，静脈の壁を傷つけたりすると，血胸を起こすことがある．

一方，内頸静脈を穿刺する場合（図8.168）は，このような危険性は減少するが，穿刺部の皮下血腫と総頸動脈の損傷に注意する必要がある．

現在では，合併症をなるべく避けるために，超音波検査を併用して大血管を識別する方法や，直視下に静脈穿刺する方法が採用される．

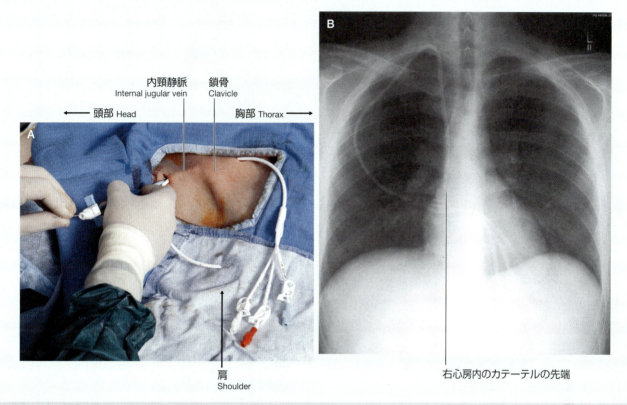

図8.168　中心静脈カテーテルの頸部留置
A：手技．B：胸部X線画像．カテーテルの先端が右心房内に入っている．

（図8.167）．

## 外頸静脈

**後耳介静脈**（Posterior auricular vein）と**下顎後静脈**（Retromandibular vein）が下顎角の後方で合流して，外頸静脈になる．

- 後耳介静脈…耳の上方と後方の頭皮からの静脈血を集める．
- 下顎後静脈…浅側頭静脈（Superficial temporal veins）と顎静脈（Maxillary vein）が耳下腺内で合流して形成される．この静脈は，下顎角に向かって下行した後，前・後の2部に分かれる（図8.167）．後部は，後耳介静脈と合流して外頸静脈になる．一方，前部は，**顔面静脈**（Facial vein）と合流して総顔面静脈になり，その後，深層に向かい，内頸静脈に注ぐ．

外頸静脈は，一度形成されると頸部の皮下を直線的に通り抜け，下降する．この過程で，終始，胸鎖乳突筋の浅層に位置する．頸部の下部に達すると，鎖骨の直上ならびに胸鎖乳突筋の直後で頸筋膜の浅葉を貫いて深部に入り，**鎖骨下静脈**（Subclavian vein）に流入する．

外頸静脈に注ぐ支流には，**後外頸静脈**（Posterior external jugular vein；後頸部浅層に分布），**頸横静脈**（Transverse cervical veins），**肩甲上静脈**（Suprascapular vein；肩甲骨後部に分布）がある．

# 第8章 頭頸部

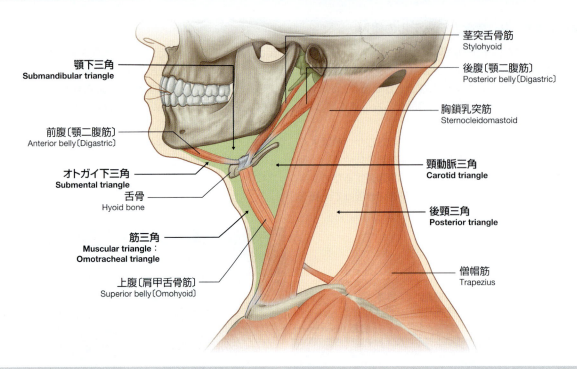

図8.169 前頸三角の境界と区分

## 前頸静脈

前頸静脈（Anterior jugular vein）は，走行に変異が多い静脈で，頸部の前面に分布する（図8.167）．左右の前頸静脈は，上方で小静脈から始まり，舌骨の高さまたはそれより上方で左右が吻合する．前頸静脈は，左右別々に頸部の前面を下行する．

胸鎖乳突筋の鎖骨起始部付近で，前頸静脈が頸筋膜の浅葉を貫いて鎖骨下静脈に流入する．しかし，前頸静脈がまず外頸静脈に入ってから鎖骨下静脈に注ぐ場合もある．

しばしば，左右の前頸静脈が胸骨の頸切痕付近で合流し，**頸静脈弓**（Jugular venous arch）を形成する．

## ▶ 前頸三角

前頸三角は，胸鎖乳突筋の前縁，下顎骨の下縁，頸部の正中線を3辺とする三角形の領域である（図8.169；表8.14参照）．前頸三角は，さらに次の4つの小さな三角に分けられる．

- **顎下三角**（Submandibular triangle）…下顎骨の下縁と顎二腹筋の前腹および後腹によって囲まれる．
- **オトガイ下三角**（Submental triangle）…舌骨体を下縁，両側の顎二腹筋の前腹を外側縁，正中の下顎結合を上方の点として囲まれる．
- **筋三角**（Muscular triangle：Omotracheal triangle）…舌骨，肩甲舌骨筋の上腹，胸鎖乳突筋の前縁，正中線によって囲まれる．
- **頸動脈三角**（Carotid triangle）…肩甲舌骨筋の上腹，茎突舌骨筋，胸鎖乳突筋の前縁によって囲まれる．

それぞれの三角には，多くの構造が含まれる．これらの構造については，特定の三角の中にとどまる構造なのか，ある三角から他の三角に入る構造なのか，あるいはいくつかの三角を通過するような構造なのかを，区別することが必要である．

したがって，各三角内にある筋，神経，血管については，まず局所的に記載し，それらを系統的に結びつけて理解することで，はじめて前頸三角全体の構成を把握することができる．

### 筋

前頸三角にある筋は，舌骨との位置関係に基づいて次のように分類できる（表8.12）．

- **舌骨上筋**（Suprahyoid muscle）…舌骨の上方にある茎突舌骨筋，顎二腹筋，顎舌骨筋，オトガイ舌骨筋である．
- **舌骨下筋**（Infrahyoid muscle）…舌骨の下方にある肩甲舌骨筋，胸骨舌骨筋，甲状舌骨筋，胸骨甲状筋である．

### 舌骨上筋

4つの舌骨上筋が，オトガイ下三角と顎下三角に関係する（図8.169）．いずれの筋も，舌骨から頭蓋底ないし下顎に向けて上方に筋線維が走る．嚥下の際に，舌骨を上方に引く．

### 茎突舌骨筋

茎突舌骨筋（Stylohyoid）は，茎状突起の基部から起始し，筋線維が前下方に向かって，舌骨体の外側部に停止する（図8.170）．嚥下のとき，舌骨を後上方に引く．顔面神経［Ⅶ］に支配される．

### 顎二腹筋

顎二腹筋（Digastric）は，**前腹**（Anterior belly）と**後腹**（Posterior belly）が中間腱で結合する．中間腱は舌骨体に付着する（図8.170）．

## 表8.12 前頸三角の筋（舌骨上筋と舌骨下筋）

| 筋 | 起始 | 停止 | 神経支配 | 作用 |
|---|---|---|---|---|
| 茎突舌骨筋 | 茎状突起の基部 | 舌骨体の外側部 | 顔面神経[Ⅶ] | 舌骨を後上方に引く（挙上） |
| 顎二腹筋 | | | | |
| 　前腹 | 下顎骨内側面の下方の二腹筋窩 | 舌骨体の中間腱の付着部 | 下顎神経[V₃]（下歯槽神経の枝の顎舌骨筋神経） | 下顎を下方に引く（下制）舌骨を挙上する |
| 　後腹 | 乳様突起の内側にある乳突切痕 | 前腹に同じ | 顔面神経[Ⅶ] | 舌骨を後上方に引く（挙上） |
| 顎舌骨筋 | 下顎骨の顎舌骨筋線 | 舌骨体と対側の筋線維 | 下顎神経[V₃]（下歯槽神経の枝の顎舌骨筋神経） | 口腔底を支え挙上する舌骨を挙上する |
| オトガイ舌骨筋 | 下顎骨内側面の下オトガイ棘 | 舌骨体の前面 | C1の前枝の枝（舌下神経[Ⅻ]と伴走する） | 下顎骨を固定している場合には舌骨を挙上し前方に引く 舌骨を固定している場合には下顎骨を後下方に引く |
| 胸骨舌骨筋 | 胸鎖関節の後面および隣接する胸骨柄 | 舌骨体．肩甲舌骨筋の停止部位の内側 | C1～3の前枝（頸神経ワナを経由する） | 嚥下の後，舌骨を引き下げる |
| 肩甲舌骨筋 | 肩甲切痕内側の肩甲骨上縁 | 舌骨体の下縁．胸骨舌骨筋の停止部位のやや外側 | C1～3の前枝（頸神経ワナを経由する） | 舌骨を引き下げる．舌骨を固定する |
| 甲状舌骨筋 | 甲状軟骨板の斜線 | 舌骨の大角およびその近傍の舌骨体 | C1の前枝（舌下神経[Ⅻ]に伴走する） | 舌骨を引き下げる．舌骨を固定している場合には喉頭を挙上する |
| 胸骨甲状筋 | 胸骨柄の後面 | 甲状軟骨板の斜線 | C1～3の前枝（頸神経ワナを経由する） | 喉頭（甲状軟骨）を下方へ引く |

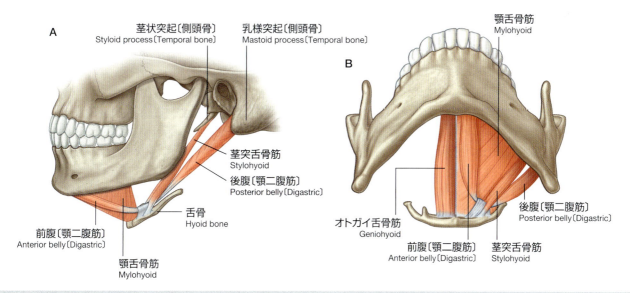

**図8.170 舌骨上筋**
A：側面．B：下面．

- **後腹**…側頭骨の乳突切痕から起始する．
- **前腹**…下顎骨内側面にある二腹筋窩から起始する．

中間腱は，滑車によって舌骨体に固定され，そこに前腹と後腹がともに停止する．そのため，顎二腹筋は，どの骨が固定されているかによって，さまざまな作用をする．

- **下顎を固定した場合**…舌骨を挙上する．
- **舌骨を固定した場合**…下顎を下方に引いて口腔を開く．

顎二腹筋は2つの異なる脳神経に支配される．

顎二腹筋の後腹は顔面神経[Ⅶ]に，前腹は三叉神経[V]の下顎神経[V₃]の枝の顎舌骨筋神経に支配される．

### 顎舌骨筋

**顎舌骨筋**（Mylohyoid）は，顎二腹筋の前腹の上方にあり，左右の筋が口腔底を形成する（図8.170）．下顎骨の顎舌骨筋線から起始し，舌骨体に停止する．正中で左右の筋が合流する．

顎舌骨筋は，口腔底を支えるとともにもち上げ，また舌骨を挙上する．三叉神経[V]の下顎神経[V₃]の枝である顎舌骨筋

# 第8章 頭頸部

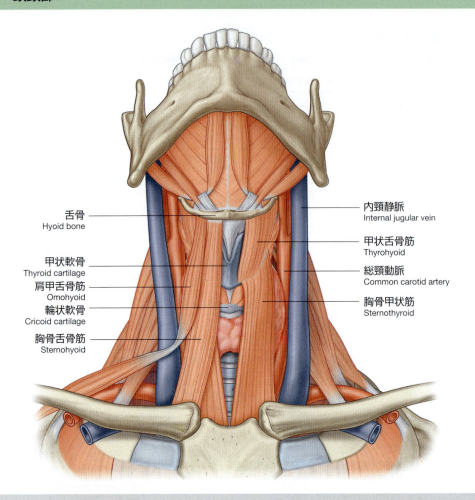

**図 8.171** 舌骨下筋

神経に支配される．

### オトガイ舌骨筋

オトガイ舌骨筋（Geniohyoid）は，口腔底の上方にあり前頸三角の筋とは考えられていない．しかしながら舌骨上筋とされている（図 8.170）．この筋は舌骨上筋の最後の筋である．顎舌骨筋の内側部の上方にある細い筋である．左右のオトガイ舌骨筋は正中で接する．

オトガイ舌骨筋は，下顎骨の下オトガイ棘から起始して後下方に走行した後，舌骨体に停止する．

どの骨が固定されているかによって2つの作用がある．

- 下顎骨が固定されている場合…舌骨を挙上して前方に引く．
- 舌骨が固定されている場合…下顎骨を後方かつ下方へ引く．

オトガイ舌骨筋の支配神経は第1頸神経（C1）の前枝で，この線維は舌下神経［XII］に運ばれる．

### 舌骨下筋

4つの筋からなる舌骨下筋が，筋三角をつくる（図 8.169）．舌骨下筋は，舌骨よりも下方の構造と舌骨を連結し，舌骨を下方に引く．また，それによって舌骨の動きを抑え，舌骨上筋の働きを助ける．舌骨下筋は，その外観から"Strap muscles"という別称がある［訳注：Strap muscles は，革ひものように平たくて細長い形状から，舌骨下筋のことを指す］．

#### 胸骨舌骨筋

胸骨舌骨筋（Sternohyoid）は，細長い筋で，胸鎖関節の後面とその内側の胸骨柄から起始し，舌骨体に停止する（図 8.171）．舌骨を下方に引く．第1～3頸神経（C1～3）の前枝に支配される．支配神経は，頸神経ワナの枝である．

#### 肩甲舌骨筋

肩甲舌骨筋（Omohyoid）は，胸骨舌骨筋の外側にある（図 8.171）．下腹（Inferior belly）と上腹（Superior belly）からなり，中間腱をもつ．筋は前頸三角と後頸三角を通る．

- 下腹…肩甲切痕内側の肩甲骨上縁から起始し，後頸三角を横切って前上方に走行し，中間腱に停止する．
- 上腹…中間腱から上方に向かって進み，舌骨体の胸骨舌骨筋停止部のすぐ外側に停止する．
- 中間腱…鎖骨の内側端近傍で，つり革状の頸筋膜によって鎖骨の方向に引っ張られる．

肩甲舌骨筋は，舌骨を下方に引き，その位置を固定する．第1～3頸神経（C1～3）の前枝に支配される．支配神経は，頸神経ワナの枝である．

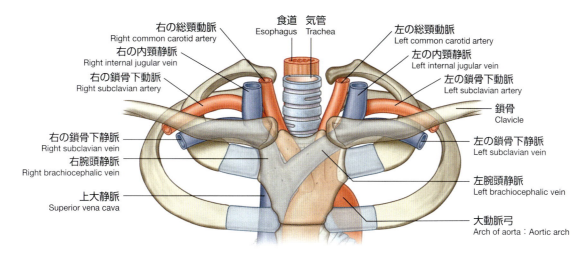

図8.172 総頸動脈の起始部

## 甲状舌骨筋

甲状舌骨筋(Thyrohyoid)は、肩甲舌骨筋と胸骨舌骨筋よりも深層を走行する(図8.171)．甲状軟骨板の斜線から起始し、ここから上方へ進んで、舌骨の大角およびその近くの舌骨体に停止する．

筋の作用は、どの骨が固定されているかによってさまざまな作用がある．この筋は、舌骨を引き下げる．しかし、舌骨が固定された状態では、喉頭を挙上する(高い音程の歌を歌うとき等)．甲状舌骨筋は第1頸神経(C1)の前枝に支配される．支配枝は舌下神経[Ⅻ]に伴走する．

## 胸骨甲状筋

胸骨甲状筋(Sternothyroid)は、胸骨舌骨筋の深層を走行し、甲状舌骨筋につながる舌骨下筋である(図8.171)．胸骨柄の後面から起始し、甲状軟骨板の斜線に停止する．

胸骨甲状筋は、喉頭(甲状軟骨)を下方に引く．第1〜3頸神経(C1〜3)の前枝に支配される．支配神経は、頸神経ワナの枝である．

## 血管

前頸三角を通る動脈は、**総頸動脈**(Common carotid artery)、およびその枝である外頸動脈と内頸動脈である．これらの血管が、頭頸部の大半の領域に分布する．

頭頸部のほとんどの領域からの静脈血を集める静脈は、内頸静脈とその支流である．これらの血管は、頭頸部のすべての構造からの静脈を受ける．

### 頸動脈系

#### 総頸動脈

総頸動脈は、頸動脈系の起始部である(図8.172)．

- **右の総頸動脈**(Right common carotid artery)…胸鎖関節のすぐ後方で腕頭動脈から起始する．この動脈の全経過は頸部にある．
- **左の総頸動脈**(Left common carotid artery)…胸部で大動脈

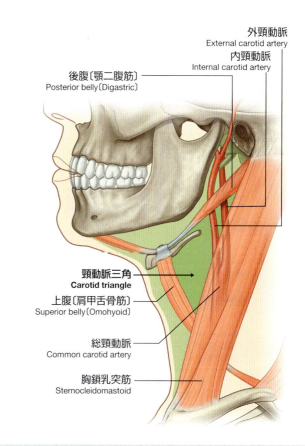

図8.173 頸動脈三角

弓の直接の枝である．上行した後、胸鎖関節の近傍で頸部に入る．

両側の総頸動脈は、頸動脈鞘という筋膜の区画に包まれた状態で、気管と食道の外側を上行する．頸部を通過する間は、枝を出さない．

甲状軟骨の上縁に近い高さで、総頸動脈は**外頸動脈**(External carotid artery)と**内頸動脈**(Internal carotid artery)に二分する(図8.173)．

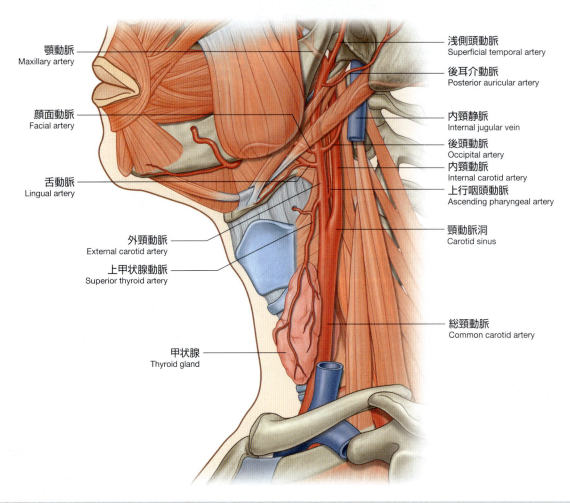

図 8.174 頸動脈系

表 8.13 外頸動脈の枝

| 枝 | 分布先 |
|---|---|
| 上甲状腺動脈 | 喉頭の内部．甲状腺．甲状舌骨筋．胸鎖乳突筋．輪状甲状筋 |
| 上行咽頭動脈 | 咽頭収縮筋群．茎突咽頭筋．口蓋．扁桃．耳管．後頭蓋窩の髄膜 |
| 舌動脈 | 舌筋．口蓋扁桃．軟口蓋．喉頭蓋．口腔底．舌下腺 |
| 顔面動脈 | 顔面（咬筋の前方の下顎下縁から内眼角に至る領域）．軟口蓋．口蓋扁桃．耳管．顎下腺 |
| 後頭動脈 | 胸鎖乳突筋．固有背筋．後頭蓋窩の硬膜．乳突蜂巣．後頭部の頭皮 |
| 後耳介動脈 | 耳下腺とその周辺の筋．外耳．中耳．内耳．耳より後方の頭皮 |
| 浅側頭動脈 | 耳下腺と耳下腺管．咬筋．側頭筋．顔面の外側部．外耳の前部．側頭窩 |
| 顎動脈 | 外耳道．鼓膜の外側面と内側面．顎関節．頭蓋外側壁の硬膜．頭蓋骨の内板．側頭窩の頭蓋骨の外板．側頭下窩の諸構造．三叉神経節と周辺の硬膜．顎舌骨筋．上・下顎の歯．オトガイ部の皮膚．眼窩下部の皮膚．側頭筋．上顎洞．歯肉．口蓋．咽頭上壁．鼻腔 |

　総頸動脈の上部と頸動脈分岐部は，頸動脈三角の中にある（図 8.173）．頸動脈三角は，前頸三角の中の小さい三角形の領域である（図 8.169）．

　頸動脈分岐部では，総頸動脈と内頸動脈起始部が拡張している．ここが，**頸動脈洞**（Carotid sinus）である（図 8.174）．頸動脈洞には血圧の変化を検知する受容器がある．圧受容器は，舌咽神経［IX］の枝に支配される．

　さらに，頸動脈分岐部には，血液中の酸素濃度を検知する受容器もある．これは，**頸動脈小体**（Carotid body）とよばれ，舌咽神経［IX］と迷走神経［X］に支配される．

内頸動脈

　**内頸動脈**は，上行して頭蓋底に向かう（図 8.174）．内頸動脈は頸部で枝を出すことなく，側頭骨の錐体にある頸動脈管に入る．

　内頸動脈は，大脳半球，眼球，眼窩内の諸構造，額部に枝を送る．

外頸動脈

　**外頸動脈**は，頸動脈分岐部のすぐ上から次のような多くの枝を出す（図 8.174，表 8.13）．

- **上甲状腺動脈**(Superior thyroid artery)…第1の枝で，頸動脈分岐部の直上で外頸動脈の前面から出る．前下方に走行し甲状腺の上極に入る．
- **上行咽頭動脈**(Ascending pharyngeal artery)…第2の枝で，最も細い枝である．外頸動脈の後面から出て，内頸動脈と咽頭の間を上行する．
- **舌動脈**(Lingual artery)…舌骨の高さで外頸動脈の前面から起始する．舌下神経[XII]よりも深層を走り，中咽頭収縮筋と舌骨舌筋の間を舌に向かって進む．
- **顔面動脈**(Facial artery)…前方に向かって出る第3の枝である．舌動脈よりも上方で起始し，茎突舌骨筋と顎二腹筋の深層を走る．顎下腺と下顎骨の間の深部を進んだ後，咬筋の前縁で下顎骨の下縁を回って前面に現れ，顔面に入る．
- **後頭動脈**(Occipital artery)…顔面動脈の起始とほぼ高さで外頸動脈から後方に起始し，後上方に走行する．顎二腹筋の後腹の深部を進んで，後頭部の頭皮下に出る．
- **後耳介動脈**(Posterior auricular artery)…外頸動脈から後方に起始する細い動脈で，後上方に向かう．
- **浅側頭動脈**(Superficial temporal artery)…外頸動脈の2本の終枝の1つである．外頸動脈がまっすぐ上行してこの動脈に移行するようにみえる．下顎頸の後方から始まり，耳の前方を上行して，側頭骨の頬骨突起を横切った後，前枝と後枝に2分する．
- **顎動脈**(Maxillary artery)…外頸動脈の2本の終枝の一つである．浅側頭動脈より太い．下顎頸の後方から始まり，耳下腺を通り抜けて前方に進み側頭下窩に入る．さらに，翼口蓋窩に入る．

### 静脈

**内頸静脈**(Internal jugular vein)は，頭蓋，脳，顔面，頸部の一部からの静脈血を集める．内頸静脈の起始部は，硬膜静脈洞の最終部にあたる**S状静脈洞**(Sigmoid sinus)からの続きで，拡張している．この拡張部を**頸静脈上球**(Superior bulb of jugular vein)という．もう1つの硬膜静脈洞(**下錐体静脈洞**(Inferior petrosal sinus))が，頸静脈上球に流入する．内頸静脈は，舌咽神経[IX]，迷走神経[X]，副神経[XI]とともに頸静脈孔を通って頭蓋を出て，頸動脈鞘に入る．

内頸静脈は頸動脈鞘の中を下行し，はじめ内頸動脈の後方に位置する．下行するにつれてより外側に位置するようになる．それ以下の部位では，総頸動脈の外側を走る．迷走神経[X]は内頸静脈の後方または内頸静脈と総頸動脈の間を走る．

左右の内頸静脈は，鎖骨内側端の後方で鎖骨下静脈と合流し，左右の**腕頭静脈**(Brachiocephalic vein)になる(**図8.172**)．

内頸静脈に注ぐ静脈には，下錐体静脈洞の他，**顔面静脈**(Facial vein)，**舌静脈**(Lingual vein)，**咽頭静脈**(Pharyngeal vein)，**後頭静脈**(Occipital vein)，**上甲状腺静脈**(Superior thyroid vein)，**中甲状腺静脈**(Middle thyroid veins)がある．

---

#### 臨床的事項 8.45　頸静脈の拍動

頸静脈の拍動は，静脈圧やその波形を知るうえでの重要な臨床上の徴候である．これは，右心系の心機能を反映している．

---

## 神経

多くの脳神経と脊髄神経があり，次のように分類される．
- 前頸三角を通って最終的な分布域に達する神経
- 前頸三角の内部や三辺を構成する構造を支配する神経
- 前頸三角にあるが，その近傍の構造を支配する神経

これらの分類に関連する，脳神経には，顔面神経[VII]，舌咽神経[IX]，迷走神経[X]，副神経[XI]，舌下神経[XII]がある．

また，これらの分類に関連する脊髄神経の枝には，頸神経叢から出る頸横神経と，頸神経ワナの上根および下根がある．

### 顔面神経[VII]

顔面神経[VII]は，茎乳突孔から出て，前頸三角の次の2筋に枝を送る．
- 顎二腹筋の後腹
- 茎突舌骨筋

前頸三角と後頸三角の一部を覆う広頸筋も顔面神経に支配される．

### 舌咽神経[IX]

舌咽神経[IX]は，頸静脈孔から出た後，内頸動脈と内頸静脈の間を下方に走行する．このとき，舌咽神経[IX]は，茎状突起とこの突起に付着する筋群の深部を通る．やがて，舌咽神経[IX]は内頸動脈と外頸動脈の間から前方へ進み，茎突咽頭筋の後方から外側縁を回って前方へ向かう(**図8.175**)．舌咽神経[IX]は，さらに舌骨舌筋の深層を通って前方へ進み，舌根部と口蓋扁桃の領域に分布する．

舌咽神経[IX]が前頸三角を通り抜けるとき，茎突咽頭筋に運動枝を送るとともに，頸動脈洞と咽頭にそれぞれ感覚枝を送る．

### 迷走神経[X]

迷走神経[X]は，舌咽神経[IX]と副神経[XI]の間を通って頸静脈孔から頭蓋の外に出る．

頸動脈鞘の中を下行する際には，内頸静脈の内側を走行し，内頸動脈と総頸動脈の後方を通る(**図8.176**)．

迷走神経[X]が前頸三角を通り抜けるとき，咽頭支配の運動枝の他，頸動脈小体への感覚枝，上喉頭神経(外枝と内枝に二分する)，および心臓枝を出す．

### 副神経[XI]

副神経[XI]は，舌咽神経と迷走神経の後方を通って頸静脈孔を出る．頸部を下行する際，はじめは内頸静脈の内側の位置にあるが，内頸静脈と内頸動脈の間を下行し，最後には内頸静脈の前方を横切って外側に向かい後下方に進む．さらに，胸鎖乳突筋に枝を出し，またその深部を通って後方に向かう(**図8.177**)．

副神経は，前頸三角内では枝を出さないまま通過する．

# 758　第 8 章　頭頸部

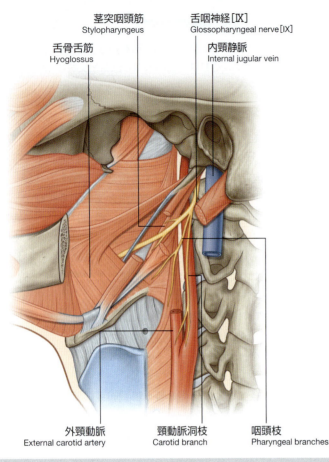

図 8.175　前頸三角を通る舌咽神経 [IX]

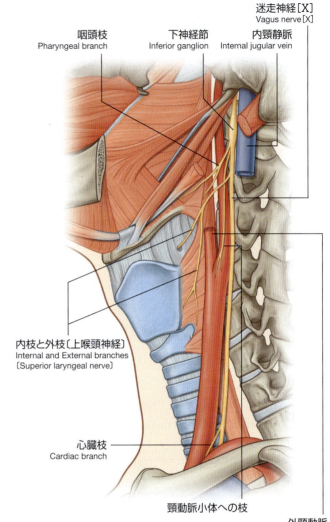

図 8.176　前頸三角を通る迷走神経 [X]

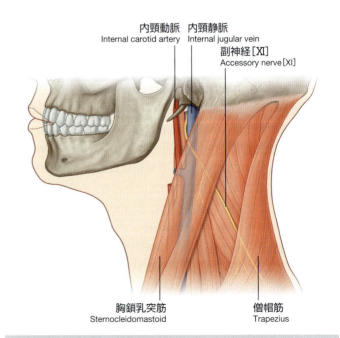

図 8.177　後頸三角を通る副神経 [XI]

## 舌下神経 [XII]

　舌下神経 [XII] は，舌下神経管を通って頭蓋の外へ出る．はじめ内頸静脈と内頸動脈の内側に位置するが，下行するにつれて内頸動脈と内頸静脈の間を通って外方に出る（図 8.178）．舌下神経は，やがて後頭動脈の横を回り，内頸動脈，外頸動脈，舌動脈の外側を横切って前方に進む．さらに，顎二腹筋の前腹と茎突舌骨筋の深部を通り，舌骨舌筋の内側で舌に入る．

　舌下神経 [XII] は，前頸三角内では枝を出さずに舌に向かう．

## 頸横神経

　頸横神経（Transverse cervical nerve）は，第 2・3 頸神経（C2・3）の前枝に由来し，頸神経叢から出る枝である．胸鎖乳突筋の深部から後縁に出た後，筋の中央付近を横切って前方に進み，頸部を横断する（図 8.179）．走行中に，前頸三角内で皮枝を出す．

## 頸神経ワナ

　頸神経ワナ（Ansa cervicalis）は，第 1～3 頸神経（C1～3）に由来する神経線維がつくるループ状の神経をいう．頸神経ワナから出る神経線維は，前頸三角にある 4 つのうちの 3 つの舌骨下筋を支配する（図 8.180）．なお，第 1 頸神経の枝の一部は頭蓋を出た舌下神経 [XII] に伴走する．

　舌下神経 [XII] が下行を終えると，内頸動脈と外頸動脈を横

局所解剖・頸部 759

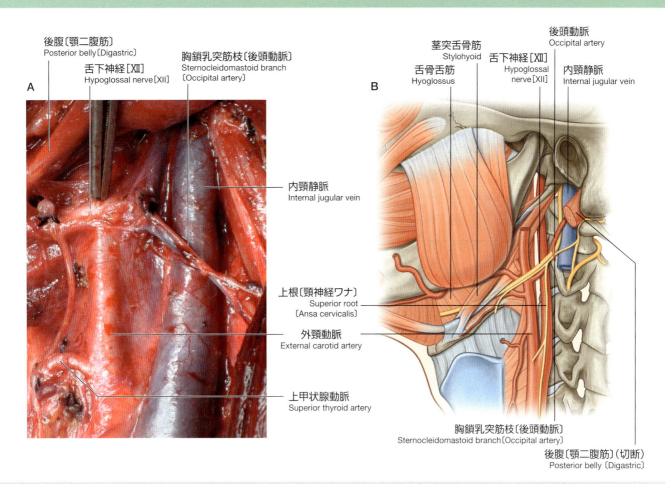

**図8.178　舌下神経[XII]**
A：前頸三角を通る舌下神経の手術野．B：模式図．

切って前方に走行し，舌下神経[XII]に合流していた頸神経線維の一部がそこから離れ，内頸静脈と内頸動脈，さらに総頸動脈の間を下行する．この線維は頸神経ワナの**上根**(Superior root)である．上根の枝は，肩甲舌骨筋の上腹の他，胸骨舌骨筋の上部と胸骨甲状筋の上部を支配する．

第2・3頸神経(C2・3)がつくる頸神経叢から直接出る枝により，頸神経ワナはつくられる（図8.180）．この線維を頸神経ワナの**下根**(Inferior root)という．下根は，内頸静脈の内側または外側に沿って下方に進み，上根と合流して神経ワナを形成する．ワナの下端と下根から出る運動神経線維は肩甲舌骨筋の下腹，胸骨舌骨筋の下部，胸骨甲状筋の下部を支配する［訳注：ワナは，ひもなどを輪状にしたものをいう］．

## 消化器系ならびに呼吸器系の構成要素

食道，気管，咽頭，喉頭は頸部の前頸三角にみられる．

### 食道

食道は消化器系の一部であるが，頸部でみられる領域は短い．食道は，上方は第6頸椎(C VI)の高さで咽頭に続いて始まり，下方は胸郭入口を通過するように経過する．食道は，脊柱の直前に位置する（図8.181B）．

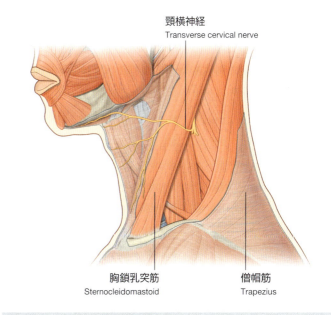

**図8.179　前頸三角を通る頸横神経**

### 気管

気管は，下気道の一部であり，食道のように第6頸椎(C VI)の高さに始まり，上方は喉頭に連続する（図8.181B）．気管は

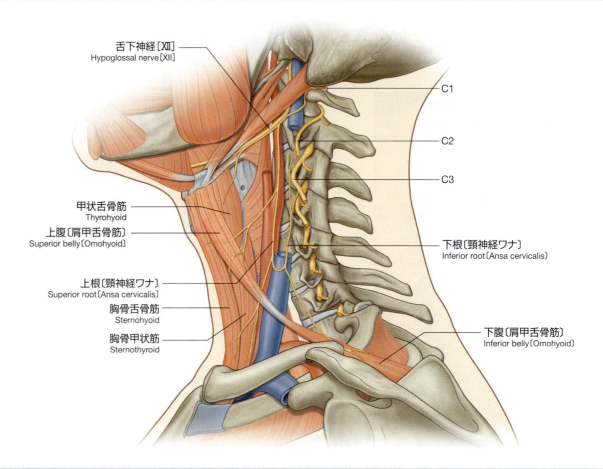

図8.180　頸神経ワナ

食道の直前にあり，下方で胸郭に入る．

### 咽頭と喉頭

咽頭は，空気と食物の共通の通り道であり，頭部と下頸部の呼吸器系と消化器系をつなぐ（777 ～ 787 頁参照）．

喉頭は下気道の上端である．喉頭は，下方では気管に連続し，後上方で咽頭に接続する（787 ～ 801 頁参照）．

## 甲状腺と副甲状腺

甲状腺（Thyroid gland）と副甲状腺（上皮小体）（Parathyroid gland）は，前頸部にある内分泌腺である．

両者は原始咽頭から発生し，胎生期に前頸部まで下降する．

甲状腺は，正中部に位置する無対の大きな腺組織である．一方，副甲状腺は，上下左右の4つの小さな腺組織であり，甲状腺の後面に存在する．

### 甲状腺

甲状腺は前頸部にあり，甲状軟骨の外側下方に位置する（図8.181）．左葉と右葉の2つの葉（Lobe；気管，輪状軟骨，甲状軟骨下部の前外側面を覆う）からなり，両葉を峡部（Isthmus）がつなぐ．峡部は，第2・3気管軟骨の前面に位置する．

甲状腺は，胸骨舌骨筋，胸骨甲状筋，肩甲舌骨筋の深部にあり，頸部の内臓区画に属する．内臓区画には咽頭，気管，食道もあり，全体が頸筋膜の気管前葉に包まれる（図8.181）．

甲状腺は，舌根近くの咽頭の腹側部において，正中部の内胚葉が肥厚して発生する．舌盲孔は，甲状腺の原基が発生した部位の名残である．甲状舌管は，舌盲孔から甲状腺が下降した経路の名残を示す．通常，甲状舌管は発生の早期に閉鎖する．しかし，時に，その遺残物が甲状舌管嚢胞や甲状舌管瘻として残ることがある．

下降経路に迷入した甲状腺組織が，異所性甲状腺として，次のような部位にみられることがある．

- 舌内甲状腺．
- 移動経路途中の迷入甲状腺組織．
- 甲状腺の錐体葉…甲状舌管の終末部に甲状腺組織が残ったものである．

### 動脈

甲状腺の動脈は上下2対ある．

#### 上甲状腺動脈

上甲状腺動脈（Superior thyroid artery）は，外頸動脈の第1枝である（図8.182）．甲状舌骨筋の外側縁を下行し，甲状腺の葉の上極に達する．前，後の腺枝に分かれて甲状腺に入る．

- 前腺枝（Anterior glandular branch）…甲状腺の左葉と右葉の上縁に分布し，左右の枝が峡部で吻合する（図8.182）．
- 後腺枝（Posterior glandular branch）…甲状腺の後面に分布し，下甲状腺動脈と吻合する（図8.183）．

# 局所解剖・頸部　761

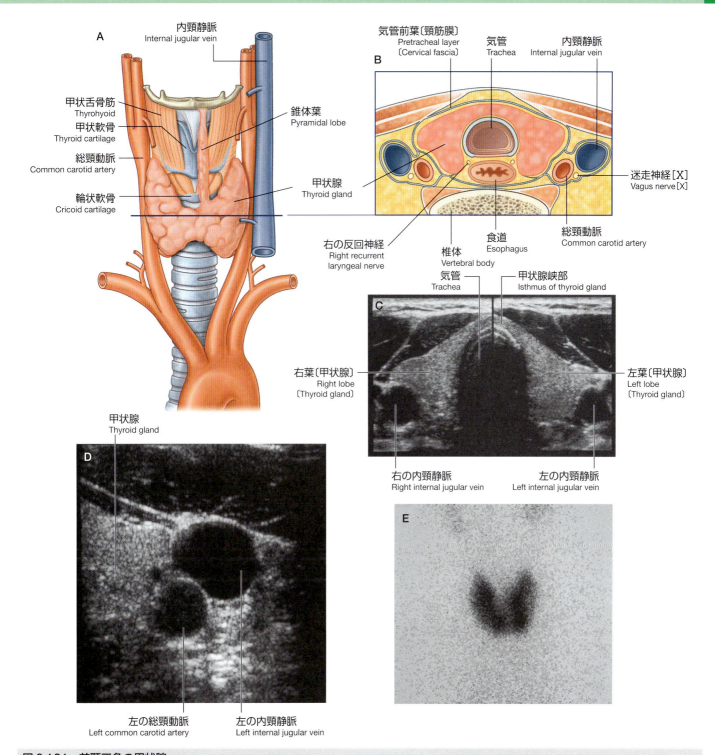

**図8.181　前頸三角の甲状腺**
A：前面．B：水平断面．C：超音波断層画像（頸部水平断面，複合像）．D：超音波画像（頸部水平断面）．E：核医学画像．正常な甲状腺が放射性同位元素をとり込み描出されている．

### 下甲状腺動脈

**下甲状腺動脈**（Inferior thyroid artery）は，**甲状頸動脈**（Thyrocervical trunk）の枝である．甲状頸動脈は鎖骨下動脈から起始する（図8.182，8.183）．下甲状腺動脈は，前斜角筋の内側縁に沿って上行し，頸動脈鞘の後方を回って甲状腺葉の下極に入る．

下甲状腺動脈は腺内で次の枝を出す．
- 下枝…甲状腺下部に分布し，上甲状腺動脈の後腺枝と吻合する．
- 上行枝…副甲状腺に分布する．

まれに，**最下甲状腺動脈**（Thyroid ima artery）が甲状腺に入ることがある．この動脈は，腕頭動脈または大動脈弓から起始

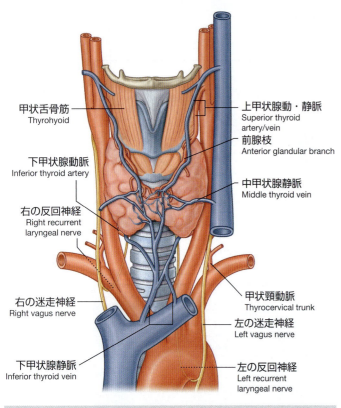

図8.182 甲状腺の血管（前面）

し，気管の前面を上行する．

### 静脈とリンパの還流

甲状腺には3つの静脈がある（図8.182）．

- **上甲状腺静脈**（Superior thyroid vein）…上甲状腺動脈の分布領域からの静脈血を集める．
- **中甲状腺静脈**（Middle thyroid vein）および**下甲状腺静脈**（Inferior thyroid vein）…上記以外の甲状腺からの静脈血を還流する．

上・中甲状腺静脈は，内頸静脈に注ぐ．下甲状腺静脈は，左右の腕頭静脈に注ぐ．

甲状腺から出たリンパは，気管傍リンパ節，および肩甲舌骨筋の下方で内頸静脈に沿って並ぶ深リンパ節に注ぐ．

### 反回神経

甲状腺の近傍を，**反回神経**（Recurrent laryngeal nerve）が通る．右の反回神経は，迷走神経［X］から枝分かれした後，鎖骨下動脈の下を回って上行する神経である．左の反回神経は，迷走神経［X］から枝分かれした後，大動脈弓の下を回って上行する．反回神経は，気管と食道の間の溝を上行し，甲状腺葉の後内側面の後方を通過する（図8.183）．さらに，下咽頭収縮筋の下縁の深部を通って喉頭に達する．

反回神経は，下甲状腺動脈の枝に伴行して甲状腺の後面を通る．ここには靱帯様の結合組織があり，それを介して甲状腺は

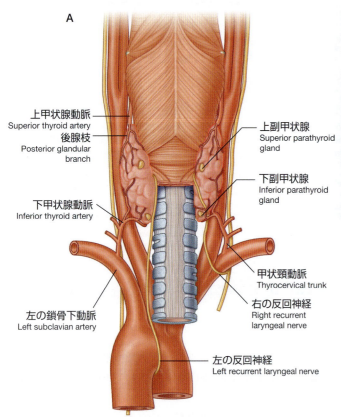

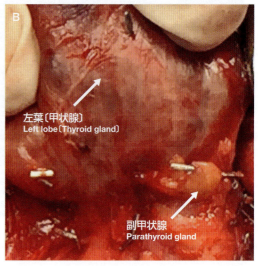

図8.183 上下の甲状腺動脈と左右の反回神経ならびに甲状腺と副甲状腺
A：後面．B：前外側からみた副甲状腺．甲状腺の左葉を翻転してある．

## 臨床的事項 8.46　甲状腺

甲状腺の原基は，舌根部の正中部から発生する．甲状腺の原基は，この領域の舌盲孔から甲状舌管を通って舌骨の高さまで下降し，舌骨の前面に出る．そこからさらに下降を続け，頸基部の高さで気管の前方に停止する．

もし，発生の途中で甲状腺組織の移動が停止すれば，移動途中の部位に甲状腺組織の遺残がみられることになる．しかし，この

ような異所性甲状腺組織は比較的まれである．むしろ，甲状舌管の囊胞性病変のほうが多くみられる．この囊胞は，正中線上に発生するのが特徴で，超音波検査によって囊胞性病変の性状と位置を比較的容易に診断できる．治療法は，通常，外科的切除が行われる．再発を防ぐため，囊胞とともに甲状舌管と舌骨前部の小領域も切除する必要がある．

## 臨床的事項 8.47　甲状腺切除

甲状腺切除（Thyroidectomy）は，よく行われる手術の一つである．通常，全摘出はせず，甲状腺の一部を残す．多結節性甲状腺腫のような良性疾患や甲状腺がんに対して行われることが多い．

甲状腺の位置を考慮すると，甲状腺切除術で損傷を受ける可能性のある構造には，副甲状腺（甲状腺とともに摘出される場合がある），反回神経がある（図 8.184）．反回神経は，甲状腺と喉頭をつなぐ靱帯と密接な関係があり，手術中に容易に傷害される可能性がある．そのため，甲状腺の手術の前後には声帯の評価を行う必要がある．

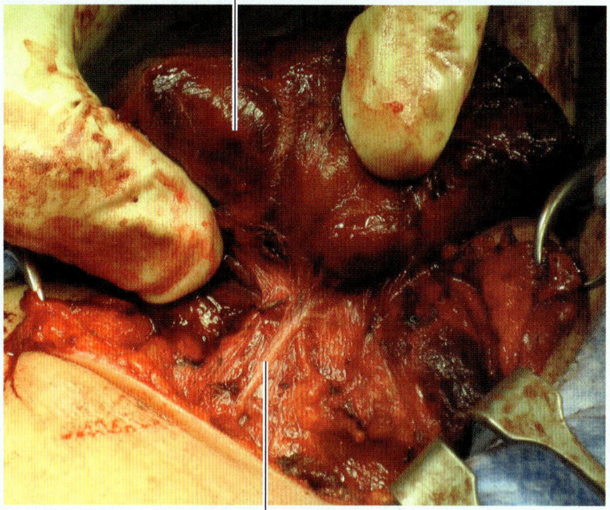

左葉〔甲状腺〕
Left lobe〔Thyroid gland〕

左の反回神経
Left recurrent laryngeal nerve

図 8.184　肥大した甲状腺（甲状腺腫）の作用と反回神経との密接な関係を示すための手術野

## 臨床的事項 8.48　甲状腺の病理

甲状腺の病理像はきわめて複雑で，基本的には 2 つの観点が大切である．第 1 に，甲状腺の腫大がびまん性か限局性かという点である．それぞれさまざまな原因が考えられる．第 2 に，甲状腺ホルモンであるサイロキシン（チロキシン）の分泌低下や分泌亢進がみられるか，という点である．

**多結節性甲状腺腫**（Multinodular goiter）は，日常よく遭遇する疾患の一つである．びまん性に不整形の腫大をきたし，組織像では肥大とコロイド膿胞の形成を認める．多くの場合，甲状腺機能は正常である（血清サイロキシン値が正常）．典型的な症状は，頸部のびまん性腫脹であり，一般には内科的に治療するが，腫瘍が大きくて呼吸等の日常生活に支障をきたす場合には切除する．

甲状腺に弧発性の結節がみられる場合は，多結節性甲状腺腫の一部が腫大したものか，あるいは腫瘍が考えられる．サイロキシンの分泌は正常か低下する場合が多く，細胞像によって異なる．通常は外科的切除を行う．

免疫疾患で，甲状腺の変化を伴い，甲状腺が過剰に刺激されてサイロキシン分泌が亢進することがある．この場合，甲状腺以外の部位においても，眼球突出，脛骨前部の粘液水腫，爪の菲薄化等の甲状腺機能異常の所見がみられることがある．その他，甲状腺機能が亢進する疾患に，ウイルス性甲状腺炎がある．**粘液水腫**（Myxedema）では，甲状腺の萎縮とサイロキシンの分泌低下がみられる．

両葉とも気管ないしは輪状軟骨と接する．甲状腺摘出手術で甲状腺を剝離するときには，反回神経を損傷しないように注意する必要がある．

### 副甲状腺（上皮小体）

副甲状腺（上皮小体）は，左右上下に計 4 つある，黄色で小型

の内分泌腺で，卵円形をしている．甲状腺の左葉と右葉の後面の上下に位置しており，それぞれを上副甲状腺（上上皮小体）と下副甲状腺（下上皮小体）とよぶ（図 8.183）．しかし，副甲状腺の位置は変異に富んでおり，頸動脈の分岐部から縦隔にかけてのさまざまな部位にみられることがある．

### 臨床的事項 8.49　異所性副甲状腺

副甲状腺は第3・4咽頭嚢から発生し，発生中に成人の位置に移動する．副甲状腺の位置には，変異が多い．しばしば頸部や胸部の高い位置にもみられる．腫瘍は，これらの位置のどこにでも発生することがある（図8.185）．

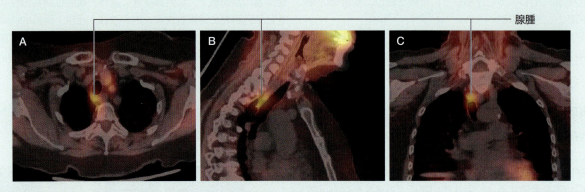

図8.185　上縦隔の異所性副甲状腺（非造影ハイブリッド単一光子放射断層（SPECT/CT））画像
A：横断面．B：矢状面．C：冠状面．

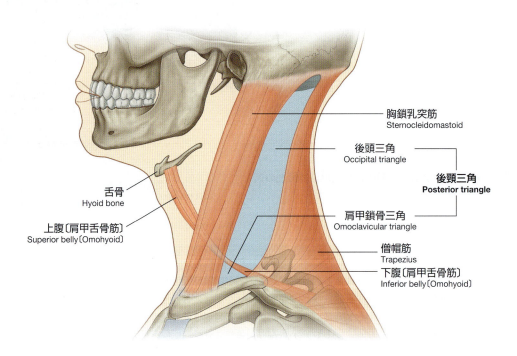

図8.186　後頸三角の境界

　下副甲状腺は第3鰓嚢に由来し，上副甲状腺は第4鰓嚢に由来する．発生の初期に両者が下方へ移動する過程で上下関係が逆転するため，成人では上下の位置関係に対応した名前がつけられている．
　副甲状腺には，下甲状腺動脈が分布する．しかし，上甲状腺動脈が分布することもある．甲状腺の静脈とリンパの還流路は伴走する．

### 前頸三角内の領域とその内容

　前頸三角内の領域とその内容を表8.14に示す．構造には，1つの領域内にとどまるもの，前頸三角の外から1つの領域を通過するもの，1つの領域から別の領域を通過するもの，あるいは複数の領域を通り抜けるものなどを区別することができる．

### ▶後頸三角

　後頸三角は頸部の外側部にあって，上肢に続く部位である（図8.186）．後頸三角の境界は，次の構造によってつくられる．
■ 前方…胸鎖乳突筋の後縁である．

局所解剖 ● 頸部　765　8

#### 表8.14　前頸三角内の小三角とその内容

| 区分 | 境界 | 内容 |
|---|---|---|
| オトガイ下三角(無対) | 下顎結合, 顎二腹筋の前腹, 舌骨体 | オトガイ下リンパ節. 前頸静脈の枝 |
| 顎下三角(有対) | 下顎下縁, 顎二腹筋の前腹, 顎二腹筋の後腹 | 顎下腺. 顔面動・静脈. 顎下リンパ節. 舌下神経[XII]. 顎舌骨筋 |
| 頸動脈三角(有対) | 顎二腹筋の後腹, 肩甲舌骨筋の上腹, 胸鎖乳突筋の前縁 | 総頸動脈, 外頸動脈, 内頸動脈, 上甲状腺動脈, 上行咽頭動脈, 舌動脈, 顔面動脈, 後頭動脈. 顔面静脈の枝, 内頸静脈. 顔面神経[VII]の頸枝, 迷走神経[X], 副神経[XI], 舌下神経[XII], 頸神経ワナの上根と下根, 頸横神経 |
| 筋三角(有対) | 頸部の正中線, 肩甲舌骨筋の上腹, 胸鎖乳突筋の前縁 | 胸骨舌骨筋, 肩甲舌骨筋, 胸骨甲状筋, 甲状舌骨筋. 甲状腺, 副甲状腺 |

#### 表8.15　後頸三角の筋(含まれることがある神経根を括弧内に記す)

| 筋 | 起始 | 停止 | 神経支配 | 作用 |
|---|---|---|---|---|
| 胸鎖乳突筋 | | | | |
| 胸骨頭 | 胸骨柄前面の上部 | 上項線の外側1/2 | 運動…副神経[XI] 固有感覚…C2・3 (C4)の前枝 | 片側の筋…頭部を同側の肩の方向に傾け, 顔面を反対側に向ける 両側の筋…頭部を前方に引く |
| 鎖骨頭 | 鎖骨の内側1/3の上面 | 乳様突起の外側面 | | |
| 僧帽筋 | 上項線. 外後頭隆起. 項靭帯. 第7頸椎～第12胸椎(C VII～T XII)の棘突起 | 鎖骨の外側1/3. 肩峰. 肩甲棘 | 運動…副神経[XI] 固有感覚…C3・4 | 水平位より高い位置に上腕骨を外転しているときに肩甲骨を回転させる 筋の上部…肩甲骨を挙上する 筋の中部…肩甲骨を内転する 筋の下部…甲骨を下制する |
| 頭板状筋 | 項靭帯の下半分. 第7頸椎～第4胸椎(C VII～T IV)の棘突起 | 乳様突起, 上項線の外側1/3より下方の後頭骨 | 頸神経の後枝(頸髄の中ほどのレベルから出る) | 両側の筋…頭部を後方に引く 片側の筋…頭部を同側に引き, 顔を同側に向ける |
| 肩甲挙筋 | 第1～4頸椎(C I～IV)の横突起 | 肩甲骨の内側縁の上部 | C3・4および肩甲背神経[C4・5] | 肩甲骨を挙上する |
| 後斜角筋 | 第4～6頸椎(C IV～VI)の後結節 | 第2肋骨の上面 | C5～7の前枝 | 第2肋骨を挙上する |
| 中斜角筋 | 第2～7頸椎(C II～VII)の横突起 | 第1肋骨の上面. 鎖骨下動脈溝の後方 | C3～7の前枝 | 第1肋骨を挙上する |
| 前斜角筋 | 第3～6頸椎(C III～VI)の前結節 | 第1肋骨の前斜角筋結節 | C4～7の前枝 | 第1肋骨を挙上する |
| 肩甲舌骨筋 | 肩甲切痕より内側の肩甲骨の上縁 | 舌骨体の下面 | 頸神経ワナ[C1～3の前枝] | 舌骨を下方に引く |

- 後方…僧帽筋の前縁である.
- 底辺…鎖骨の中央1/3である.
- 頂点…乳様突起後方の後頭骨にあたり, 胸鎖乳突筋と僧帽筋がここで近接する.

後頸三角の表層を頸筋膜の浅葉が覆う. この筋膜は, 胸鎖乳突筋と僧帽筋を包む.

後頸三角の深層には, 頸筋膜の椎前葉に包まれた深層筋がある. これらの筋は上から下へ, 頭板状筋, 肩甲挙筋, 後斜角筋, 中斜角筋, 前斜角筋の順に並ぶ.

## 筋

多数の筋が, 後頸三角の3辺と床をつくる(**表8.15**).

さらに, **肩甲舌骨筋**(Omohyoid)が後頸三角の下部を横切り, 胸鎖乳突筋の深部を通って前頸三角に現れる(**図8.187**). 肩甲舌骨筋は, 頸筋膜の浅葉に包まれた状態で後頸三角を横断する. この筋は, 肩甲切痕のすぐ内側の肩甲骨の上縁から起始し, 舌骨体の下縁に停止する. この筋は2つの筋腹をもち, それらが中間腱によって連結される. 中間腱は鎖骨内側端近傍で, 鎖骨に付着している頸筋膜に包まれる.

- 上腹…前頸三角にある.
- 下腹…後頸三角を横切る. その結果, 下腹の下方に**肩甲鎖骨三角(鎖骨下三角)**(Omoclavicular or subclavian triangle)という小さな三角形の領域ができる. また, 下腹の上方には, **後頭三角**(Occipital triangle)という大きな三角形の領

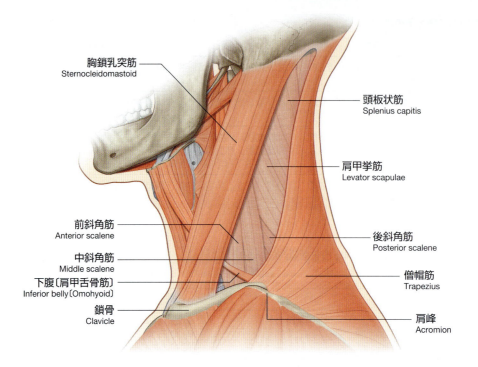

図8.187　後頸三角の筋

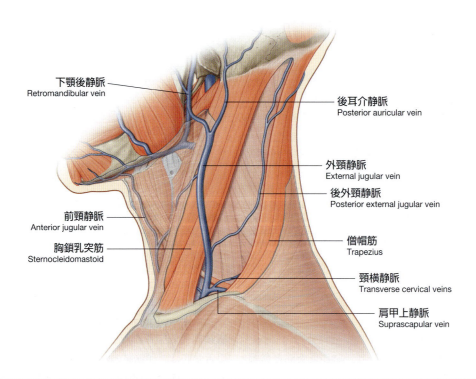

図8.188　後頸三角の外頸静脈

域ができる．

肩甲舌骨筋は，頸神経ワナ(第1～3頸神経(C1～3)の前枝)に支配される．この筋は，舌骨を下方に引く．

## 血管
### 外頸静脈

外頸静脈(External jugular vein)は，後頸三角の中で最も浅層にある太い静脈である(**図8.188**)．下顎角の近くで下顎後静脈と後耳介静脈が合流して外頸静脈が始まり，浅頸筋膜の層

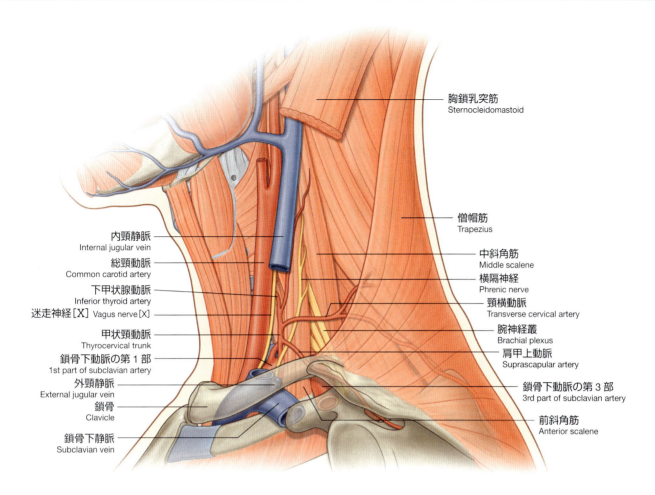

**図 8.189** 後頸三角の動脈

を通って，頸部を下行する．

外頸静脈は胸鎖乳突筋の浅層を横切り，後頸三角に入って，さらに下行を続ける．

外頸静脈は，後頸三角の下部で頸筋膜の浅葉を貫いて鎖骨下静脈に注ぐ．

後頸三角内で外頸静脈に注ぐ支流には，頸横静脈，肩甲上静脈，前頸静脈がある．

### 鎖骨下動脈とその枝

後頸三角には数本の動脈が走行している．最も太いのは鎖骨下動脈の第3部で，後頸三角の底部を横断する（**図 8.189**）．

**鎖骨下動脈第1部**（1 st part of subclavian artery）…右側では鎖骨下動脈が腕頭動脈から分かれてから前斜角筋の内側縁に達するまで，左側では大動脈弓から分かれてから前斜角筋の内側縁までの区間を指す．この間に多くの枝を出す．

**鎖骨下動脈第2部**（2 nd part of subclavian artery）…前斜角筋の後方にある鎖骨下動脈の区間をいう．この間に1本の枝を出すことがある．

**鎖骨下動脈第3部**（3 rd part of subclavian artery）…前斜角筋の外側縁から第1肋骨の外側縁までの区間で，後頸三角の底部を横断する（**図 8.189**）．第1肋骨の外側縁で**腋窩動脈**（Axillary artery）になり，腋窩動脈は腋窩から上腕に向かって進む．

鎖骨下動脈の第3部は，枝を出さないのが一般的であるが，時に**肩甲背動脈（下行肩甲動脈）**（Dorsal scapular artery）を出すことがある．肩甲背動脈は，後外側に進んで肩甲骨の上角に達した後，菱形筋の後方を通って肩甲骨の内側縁を下行する．

### 頸横動脈と肩甲上動脈

これら2本の動脈は，ともに後頸三角の底部を横断する（**図 8.189**）．いずれも甲状頸動脈の枝である．甲状頸動脈は，鎖骨下動脈の第1部から起始する動脈である．

**頸横動脈**（Transverse cervical artery）は，甲状頸動脈から出て外側に進む．前斜角筋と腕神経叢の前方を横切りながら，後頸三角の底部を後方に向かう．僧帽筋の深層に達したところで，頸横動脈は浅枝と深枝に2分する．

- **浅枝**（Superficial branch）…僧帽筋の深層を走行する．
- **深枝**（Deep branch）…肩甲骨の内側縁で菱形筋の深層を走行する．

**肩甲上動脈**（Suprascapular artery）は，甲状頸動脈から分かれて，すぐに外側やや下方に向かって進む．後頸三角の最も低い位置を横断し，鎖骨の後方で外側に向かう（**図 8.189**）．肩甲骨に接近すると，肩甲上動脈は肩甲切痕の近くで上肩甲横靱帯

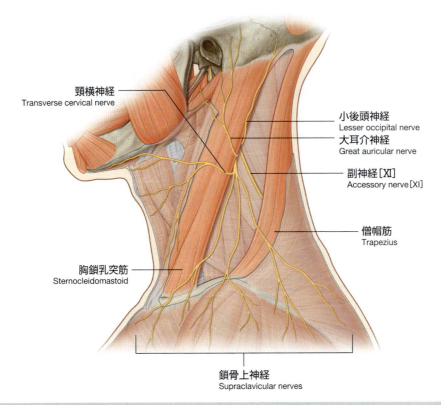

図 8.190　後頸三角の副神経［XI］と頸神経叢の皮枝

を越えて，肩甲骨背側面の筋に分布する．

### 静脈

静脈は，上記の各動脈に伴行する．

**鎖骨下静脈**(Subclavian vein)は，腋窩静脈の続きで，第1肋骨外側縁で名称を変える．後頸三角の底部を横断するが，そこでは，外頸静脈が合流する他，肩甲上静脈と頸横静脈も合流することがある（図8.188）．胸鎖関節の近くで，内頸静脈と合流して腕頭静脈になる．後頸三角では，鎖骨下静脈は鎖骨下動脈の前方のやや下方に位置し，前斜角筋の前方を通る．

頸横静脈と肩甲上静脈は，ともに同名の動脈に伴行し，外頸静脈もしくは直接鎖骨下静脈に注ぐ．

## 神経

後頸三角には，副神経［XI］，頸神経叢の枝，腕神経叢を構成する神経，および腕神経叢の枝が通る．

### 副神経

副神経［XI］は，頸静脈孔を出た後，頸部を後方へ向かって下行する．胸鎖乳突筋の上縁でその深部に入り，この筋に支配神経を出して，さらに下方に向かって進み，後頸三角に入る（図8.190）．そこでは，副神経［XI］は，胸鎖乳突筋と僧帽筋を包む頸筋膜の浅葉の中を走る．副神経［XI］は，僧帽筋の前縁に達するとその深部に入り，この筋を支配する．副神経は，後頸三角の浅層を通過するため，ここで外傷による損傷を受けやすい．

### 頸神経叢

**頸神経叢**(Cervical plexus)は，第4頸神経（C4）までの前枝によって構成される（図8.191）．

頸神経叢は，椎前葉に包まれ，後頸三角の床を構成する深筋群の中で形成される．頸神経叢は次の枝からなる．

- 筋枝…深枝．
- 皮枝…浅枝．

このうち，皮枝は，後頸三角で胸鎖乳突筋の後縁を回って浅層に現れる（図8.190）．

### 筋枝

頸神経叢の筋枝（深枝）の中で大きな枝は，**横隔神経**(Phrenic nerve)である．横隔神経は，横隔膜に運動枝と感覚枝を送る（図8.191）．第3～5頸神経（C3～5）の前枝に由来し，前斜角筋の上部で外側縁を回り込むようにして筋の前面に出て，そのまま下方に進む．横隔神経は，頸筋膜の椎前葉に包まれた状態で胸部に進入する（図8.192）．横隔神経が頸部を下行するときは，その前方を外側に向かって走る頸横動脈と肩甲上動脈によって，あたかも前斜角筋に張りつけられたようにして下方に進む（図8.189）．

頸神経叢の筋枝は，椎前筋と脊柱外側の筋，すなわち前頭直筋，外側頭直筋，頸長筋，頭長筋に神経線維を送る（図8.192，表8.16）．

頸神経叢は，さらに頸神経ワナの上根と下根の形成に関与する（図8.191）．頸神経ワナは第1～3頸神経（C1～3）の前枝

によって構成され，上根と下根から舌骨下筋を支配する枝が出る．

### 皮枝

頸神経叢の皮枝(浅枝)は，胸鎖乳突筋の後縁で後頸三角の浅層に現れる(**図 8.190**，**8.191**)．

- 小後頭神経(Lesser occipital nerve)…第 2 頸神経(C2)から出る皮枝である(**図 8.191**)．胸鎖乳突筋の後縁を上行し，耳よりも後方の頭頸部皮膚に分布する．
- 大耳介神経(Great auricular nerve)…第 2・3 頸神経(C2・3)から出る皮枝である．胸鎖乳突筋の後縁から現れ，筋の表面を上行して，耳の根元に達する．分布範囲は，耳下腺部，外耳および乳突部の皮膚である．
- 頸横神経(Transverse cervical nerve)…第 2・3 頸神経(C2・3)から出る皮枝である．胸鎖乳突筋の中央部を前方に横切って走行し，頸部の外側部と前頸部の皮膚に分布する．
- 鎖骨上神経(Supraclavicular nerves)…第 3・4 頸神経(C3・4)から出る皮枝である．胸鎖乳突筋の後縁から現れ，鎖骨部および肩から第 2 肋骨の高さまでの皮膚に分布する．

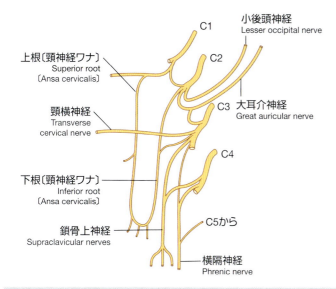

図 8.191　頸神経叢

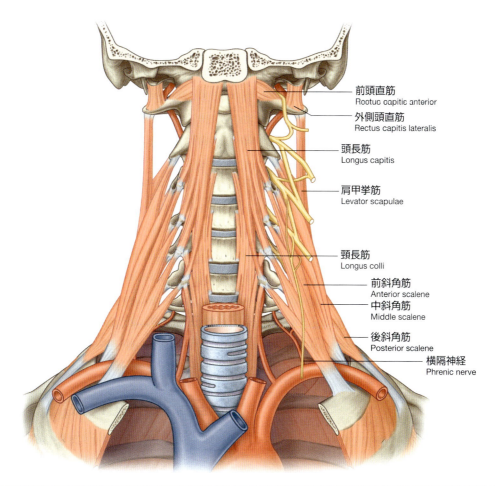

図 8.192　頸神経叢の枝の支配を受ける椎前筋と頸部外側の深層筋

# 第8章 頭頸部

表8.16 椎前筋と脊柱外側の筋

| 筋 | 起始 | 停止 | 神経支配 | 作用 |
|---|---|---|---|---|
| 前頭直筋 | 環椎の外側塊と横突起 | 後頭骨の底部 | C1～2の前枝の枝 | 環椎後頭関節で頭部を前屈する |
| 外側頭直筋 | 環椎の横突起上面 | 後頭骨の頸静脈突起 | C1～2の前枝の枝 | 頭部を側屈する |
| 頸長筋 | | | | |
| 　上斜部 | 第3～5頸椎（CⅢ～Ⅴ）の前結節 | 環椎（CⅠ）の前結節 | C2～6の前枝の枝 | 頸を前屈・側屈し，顔をやや反対側に向ける |
| 　下斜部 | 第1～3胸椎（TⅠ～Ⅲ）の椎体前面 | 第5・6頸椎（CⅤ・Ⅵ）の横突起 | C2～6の前枝の枝 | 頸を前屈・側屈し，顔をやや反対側に向ける |
| 　垂直部 | 第1～3胸椎（TⅠ～Ⅲ）と第5～7頸椎（CⅤ～Ⅶ）の椎体前面 | 第2～4頸椎（CⅡ～Ⅳ）の椎体前面 | C2～6の前枝の枝 | 頸を前屈・側屈し，顔をやや反対側に向ける |
| 頭長筋 | 第3～6頸椎（CⅢ～Ⅵ）の横突起 | 後頭骨の底部 | C1～3の前枝の枝 | 頭部を側屈し，頭部を前屈する |

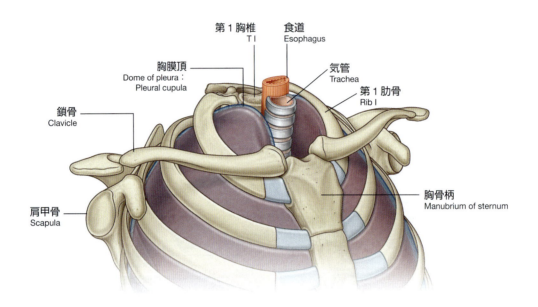

図8.193　頸基部（頸の付け根）

## 腕神経叢

　腕神経叢（Brachial plexus）は，第5～8頸神経と第1胸神経（C5～8，T1）の前枝によって構成される神経叢である．神経叢を構成する各前枝は，まず前斜角筋と中斜角筋の間を通り抜ける．この区間は，腕神経叢の根（Root）とよばれる．やがて斜角筋隙を出たところで，前枝は次の3つの神経幹（Trunk）を形成する．

- 上神経幹（Upper trunk）…第5・6頸神経（C5・6）の前枝からなる．
- 中神経幹（Middle trunk）…第7頸神経（C7）の前枝からなる．
- 下神経幹（Lower trunk）…第8頸神経と第1胸神経（C8，T1）の前枝からなる．

　各神経幹は，後頸三角の床を外側に向かって進む（図8.189参照）．後頸三角では，腕神経叢の次の枝が確認できる（図7.57参照）．

- 肩甲背神経（Dorsal scapular nerve）…肩甲挙筋，大・小菱形筋に向かう．
- 長胸神経（Long thoracic nerve）…前鋸筋に向かう．
- 鎖骨下筋神経（Subclavian nerve）…鎖骨下筋に向かう．
- 肩甲上神経（Suprascapular nerve）…棘上筋と棘下筋に向かう．

## ▶頸基部（頸の付け根）

　頸部下端部（Root of neck；図8.193）は，胸郭上口と腋窩入口の直上に位置する．その境界をなす構造は次の通りである．

- 前方…胸骨柄の上端と鎖骨の上縁．
- 後方…第1胸椎（TⅠ）の上端から肩甲骨の上縁を通り烏口

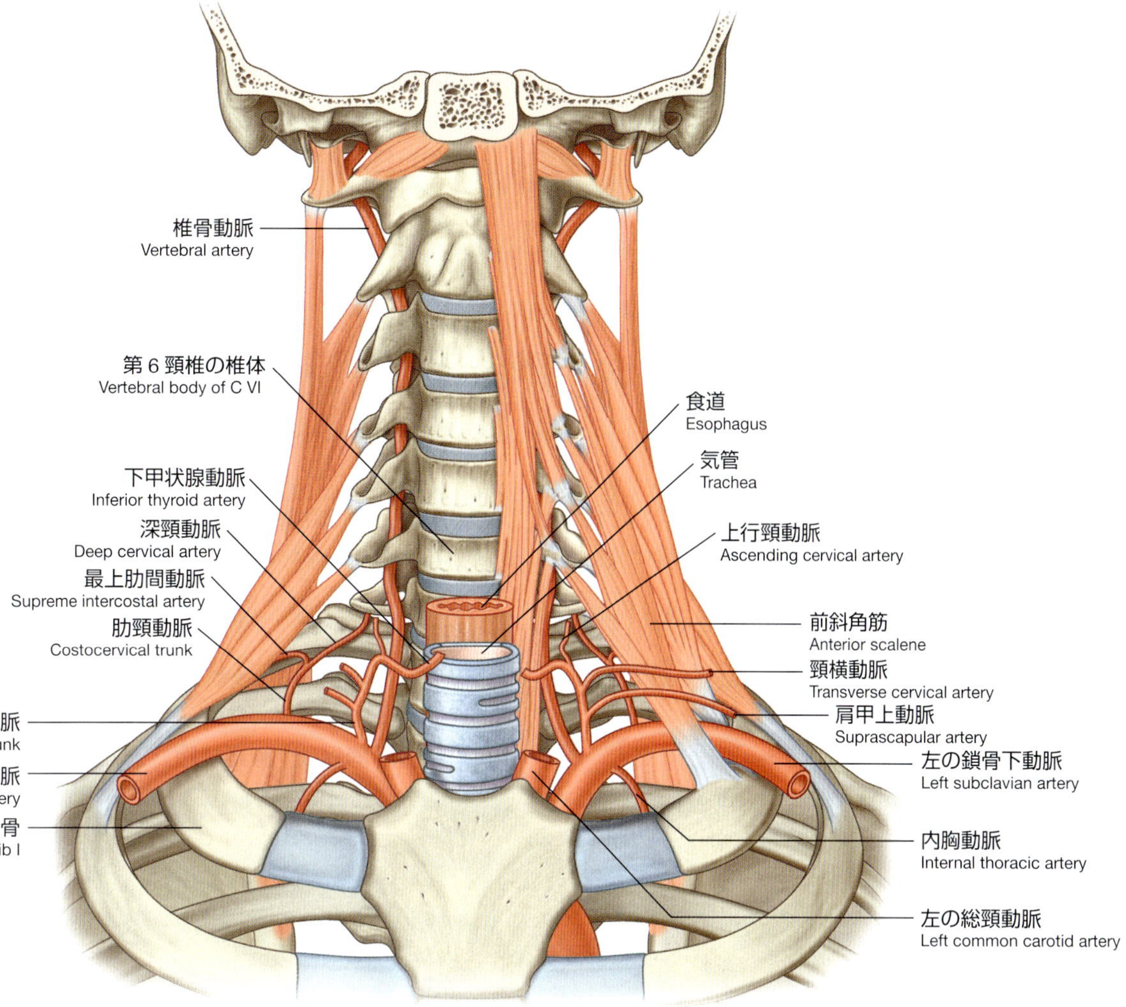

局所解剖 ● 頸部　771　8

椎骨動脈
Vertebral artery

第6頸椎の椎体
Vertebral body of C VI

下甲状腺動脈
Inferior thyroid artery

深頸動脈
Deep cervical artery

最上肋間動脈
Supreme intercostal artery

肋頸動脈
Costocervical trunk

甲状頸動脈
Thyrocervical trunk

右の鎖骨下動脈
Right subclavian artery

第1肋骨
Rib I

食道
Esophagus

気管
Trachea

上行頸動脈
Ascending cervical artery

前斜角筋
Anterior scalene

頸横動脈
Transverse cervical artery

肩甲上動脈
Suprascapular artery

左の鎖骨下動脈
Left subclavian artery

内胸動脈
Internal thoracic artery

左の総頸動脈
Left common carotid artery

図 8.194　頸基部の動脈

　突起まで.

　頸胸移行部には，頸部，胸部，腋窩の間を行き来する神経・脈管が通る．胸腔の上部も，一部ここへ入り込む（**図8.193**）．すなわち，左右の胸膜腔が上方に膨らんで，壁側胸膜の頸部（胸膜頂）と左右の肺上葉の頂部（肺尖）が頸部の領域にまで入り込む.

　前方では，胸膜腔の上端が，胸骨柄と第1肋骨よりも高い位置まで突出する．一方，後方では，胸郭上口が前方へ傾斜するように斜面状になるため，胸膜頂の高さは第1胸椎（TI）の上端よりも低い.

## 血管
### 鎖骨下動脈

　鎖骨下動脈は，左右とも胸部から頸部下端部に入る（**図8.194**）.

　右の鎖骨下動脈（Right subclavian artery）は，胸鎖関節のすぐ後方で腕頭動脈に続く．上外側方に弧を描きながら胸膜頂の前方を外側に向かって進み，前斜角筋の後方を通過する．第1肋

骨を越え，その外側縁で**腋窩動脈**と名前を変える.

　左の鎖骨下動脈（Left subclavian artery）は，右の鎖骨下動脈よりも低い位置で大動脈弓から直接起始する．左の総頸動脈の後方，気管の外側にあって，上行し，外側方に弧を描きながら外側に向かって走行する．胸膜頂の前方を通過し，前斜角筋の後方を抜けて第1肋骨の外側に出る．ここで腋窩動脈と名前を変える.

　左右の鎖骨下動脈は，前斜角筋によって次の3部に分けられる（**図8.194**）.

- 第1部…鎖骨下動脈の起始部から前斜角筋の内側縁までの区間.
- 第2部…前斜角筋の後方を走る区間.
- 第3部…前斜角筋の外側縁から第1肋骨外側縁までの区間.

　鎖骨下動脈の主要な枝は，左右とも第1部から出る（**図8.194**）．主な枝には，**椎骨動脈**（Vertebral artery），**甲状頸動脈**（Thyrocervical trunk），**内胸動脈**（Internal thoracic artery），**肋頸動脈**（Costocervical trunk）がある．なお，右の肋頸動脈は

### 臨床的事項 8.50　椎骨動脈

頸部では，椎骨動脈は第6～1頸椎（CⅥ～Ⅰ）までの椎骨の横突孔を頭蓋骨の方向に上行し，頭蓋腔に入って脳に分布する．この動脈は，上位6個の頸椎の横突起を含む骨折があると，頸部で損傷を受けやすい．

第2部から出る．

### 椎骨動脈

椎骨動脈は，頸部下端部における鎖骨下動脈の第1の枝である（図8.194）．椎骨動脈は太く，鎖骨下動脈の第1部から起始すると，上行して第6頸椎（CⅥ）の横突孔に入る．そして，その上位にある第5～1頸椎（CⅤ～Ⅰ）の横突孔を通る．第1頸椎の上縁で，椎骨動脈は内側に向きを変えて環椎の後弓の上方を横切る．ここから大後頭孔を通って後頭蓋窩に入る．

### 甲状頸動脈

鎖骨下動脈の第2の枝は，甲状頸動脈である（図8.194）．この動脈は，鎖骨下動脈第1部から起始し，下甲状腺動脈，頸横動脈，肩甲上動脈の3本の枝に分かれる．

### 下甲状腺動脈

**下甲状腺動脈**（Inferior thyroid artery；図8.194）は，甲状頸動脈から出て，前斜角筋の前方を上行し，内側に方向を変えて頸動脈鞘と椎骨動脈の間を通る．甲状腺の後面に達して腺内に分布する．

下甲状腺動脈が内側に曲がるところで，**上行頸動脈**（Ascending cervical artery）という重要な枝を出す．この動脈は，椎前筋の前面を上行しながら，椎前筋の他，脊髄にも分布する．

### 頸横動脈

甲状頸動脈の中ほどから起始する枝が，頸横動脈である（図8.194）．頸横動脈は，前斜角筋と横隔神経の前方を外側に向かって走行し，後頸三角の底部を通る．僧帽筋の深部で次の2枝に分かれる．

- 浅枝…そのまま僧帽筋の深部を走って，この筋と肩甲挙筋，棘上筋に分布する．
- 深枝…肩甲骨の内側縁に沿って菱形筋の深層を走り，この筋と僧帽筋の下半，前鋸筋に分布する．

### 肩甲上動脈

**肩甲上動脈**（Suprascapular artery）は，甲状頸動脈の最も低い位置から，外側に向かって起始する（図8.194）．この動脈は，前斜角筋，横隔神経，鎖骨下動脈の第3部，腕神経叢の神経幹の前方を通り，肩甲切痕に達する．ここから上肩甲横靱帯の上を通って後方に向かい，棘上窩に入る．

### 内胸動脈

鎖骨下動脈の第3の枝が，内胸動脈である（図8.194）．鎖骨下動脈の下縁から出て，下方に向かう．

鎖骨と鎖骨下静脈の後面を通り，胸膜腔の前面を下行する．胸腔内で肋骨の後面をさらに下行しながら胸横筋の前方を通り抜ける．この走行中に多数の枝を出す．

### 肋頸動脈

肋頸動脈は，鎖骨下動脈の最後の枝である（図8.194）．左右で起始の位置が微妙に異なる．

- 左の肋頸動脈…前斜角筋のすぐ内側で鎖骨下動脈の第1部から起始する．
- 右の肋頸動脈…前斜角筋の後方で鎖骨下動脈の第2部から起始する．

いずれの側の肋頸動脈も上行し，前斜角筋の後面で胸膜頂の上方を後方に向かって進む．最終的に次の2枝に分かれる．

- **深頸動脈**（Deep cervical artery）…後頸部を上行し，後頭動脈の下行枝と吻合する．
- **最上肋間動脈**（Supreme intercostal artery）…第1肋骨の前方を下行して枝分かれし，第1および第2肋間動脈を形成して，それらが第1・第2肋間隙に分布する．

### 静脈

頸部下端部には，多数の静脈が分布している．小静脈は上記の動脈に伴行し，次のような大きい静脈に注ぐ．

**鎖骨下静脈**は，**腋窩静脈**（Axillary vein）の続きで，第1肋骨外側縁に始まる．前斜角筋の前方を内側に向かって走り，内頸静脈と合流して腕頭静脈になる．

鎖骨下静脈に直接流入する静脈は，外頸静脈だけである．それ以外の静脈は，他の静脈に流入する．

## 神経

頸部下端部には，次の各神経が分布する．

### 横隔神経

横隔神経は，頸神経叢から生じ，第3～5頸神経（C3～5）の前枝が合流して横隔神経となる．前斜角筋の上部の外側縁からこの筋の前内側に向かって，頸筋膜の椎前葉の中を下行する（図8.195）．前斜角筋の下縁を離れて，鎖骨下動脈と鎖骨下静脈の間を通って胸腔内に入り，さらに下行して横隔膜に達する．

### 迷走神経［Ⅹ］

迷走神経［Ⅹ］は，頸動脈鞘に包まれて頸部を下行する．頸動脈鞘の中では，総頸動脈と内頸静脈の間に位置して，それらの血管の後方を走る．

頸部の下部において，迷走神経［Ⅹ］は心臓枝を出す．心臓枝は下行しつつ内側に向かい，鎖骨下動脈の後方を通って胸腔に入る．

頸基部（頸の付け根）では，迷走神経［Ⅹ］は鎖骨下動脈の前方，鎖骨下静脈の後方を通って胸腔に入る（図8.195）．

### 反回神経

頸基部では，右の反回神経の起始部と，左の反回神経の上行部がそれぞれみえる．

**右の反回神経**（Right recurrent laryngeal nerve）は，鎖骨下動

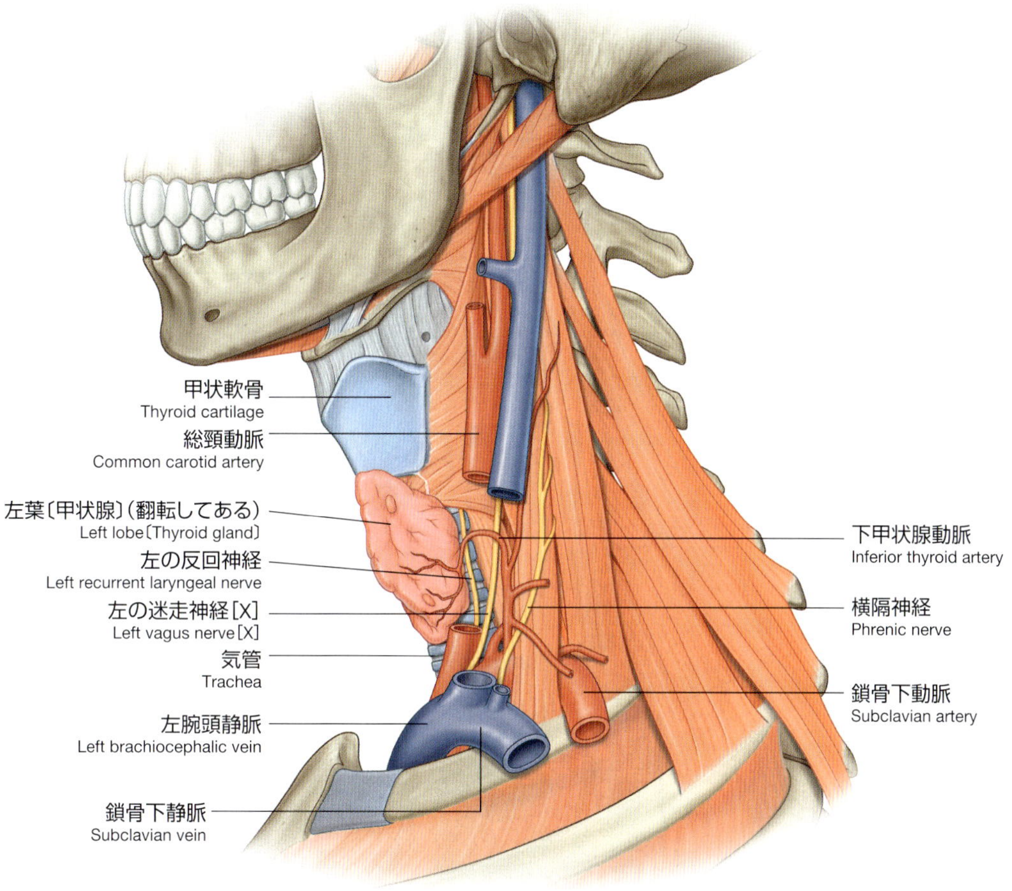

局所解剖 • 頸部　773　8

図 8.195　頸基部の神経

甲状軟骨
Thyroid cartilage

総頸動脈
Common carotid artery

左葉〔甲状腺〕（翻転してある）
Left lobe〔Thyroid gland〕

左の反回神経
Left recurrent laryngeal nerve

左の迷走神経［X］
Left vagus nerve［X］

気管
Trachea

左腕頭静脈
Left brachiocephalic vein

鎖骨下静脈
Subclavian vein

下甲状腺動脈
Inferior thyroid artery

横隔神経
Phrenic nerve

鎖骨下動脈
Subclavian artery

### 臨床的事項 8.51　反回神経麻痺

　右または左の反回神経のいずれかの障害は，初期には嗄声となり，最終的には話すことができないことにつながる．反回神経麻痺は，その全長のどこに障害がある場合にも生じうる．さらに，反回神経を出す前の迷走神経に障害が起こった場合にも，喉頭に症状がみられることがある．

　右の肺尖のがんは，右の反回神経に影響しうる．一方，"大動脈肺動脈窓"として臨床的に知られる肺動脈と大動脈の間の領域にがんが浸潤すると，左の反回神経に影響しうる．甲状腺手術も反回神経を傷つけることがある．

脈の第1部の下縁で右の迷走神経［X］から出る反回枝である．鎖骨下動脈の後方に回ったのち，内側に向かいながら上行する．気管と食道の間の溝を走り，喉頭に入る．

　左の反回神経（Left recurrent laryngeal nerve）は，左の迷走神経［X］が上縦隔を下行する途中で大動脈弓を通過する際に出る反回枝である．大動脈弓の下をくぐって後方に回ったのち，気管の外側を喉頭まで上行する（図8.195）．

## 交感神経系

　頸基部を通るさまざまな交感神経系の要素がみられる（図8.196）．頸部下端部の交感神経系には次の成分が含まれる．

- 頸部交感神経幹．
- 頸部交感神経幹の神経節．
- 頸部交感神経幹から出る心臓神経．

　交感神経幹は，頭蓋底から尾骨にわたり，脊椎に沿ってその左右で上下方向に走る．神経幹の途中には，神経節がほぼ等間隔で配列している．神経節は，中枢神経系の外にある神経細胞の集合体を指す．

### 頸部交感神経幹

　頸部交感神経幹（Cervical part of sympathetic trunk）は，頸長筋と頭長筋の前方で，頸動脈鞘に包まれた総頸動脈や内頸動脈の後方に位置する．交感神経幹は，灰白交通枝によって各頸神経と連絡する（図8.197）．胸髄と腰髄上部では白交通枝が交感神経幹に入るが，頸髄では白交通枝を欠く．

### 神経節（幹神経節）

　頸部交感神経幹には，3つの神経節がある．胸髄上部から起始した交感神経節前線維が，交感神経幹を上行して，これらの神経節で節後ニューロンとシナプスを形成する．神経節からは

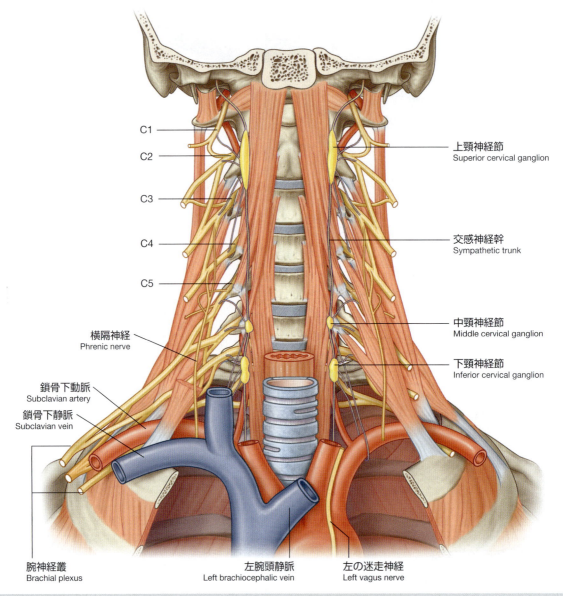

図 8.196　頸部の交感神経系

節後線維が出て，末梢に分布する．

上頸神経節

　第1・2頸椎（CⅠ・Ⅱ）間の高さにある特に大型の神経節が，**上頸神経節**（Superior cervical ganglion）である（図 8.196，8.197）．この神経節は，交感神経幹の上端の目印となり，次の節後線維を出す．

- 壁在神経叢…内頸動脈と外頸動脈の血管壁に達する．
- 灰白交通枝…第1〜4頸神経（C1〜4）と交通する．
- 咽頭枝…咽頭に達する．
- **上頸心臓神経**（Superior cervical cardiac nerve）…心臓に達する．

中頸神経節

　**中頸神経節**（Middle cervical ganglion）は，上頸神経節より低位の交感神経幹（ほぼ第6頸椎（CⅥ）の高さ）にあり（図 8.196，8.197），次の節後線維を出す．

- 灰白交通枝…第5・6頸神経（C5・6）と交通する．
- **中頸心臓神経**（Middle cervical cardiac nerve）…心臓に達する．

下頸神経節

　**下頸神経節**（Inferior cervical ganglion）は，頸部交感神経幹の下端に位置する．しばしば，その下方にある第1胸神経節と一体となって，大型の**頸胸神経節**（Cervicothoracic ganglion）（**星状神経節**（Stellate ganglion））を形成する．下頸神経節（図 8.196，8.197）は，第1肋骨の肋骨頭と第7頸椎（CⅦ）の横突起の前方，鎖骨下動脈の第1部と椎骨動脈の起始部の後方に位置する．

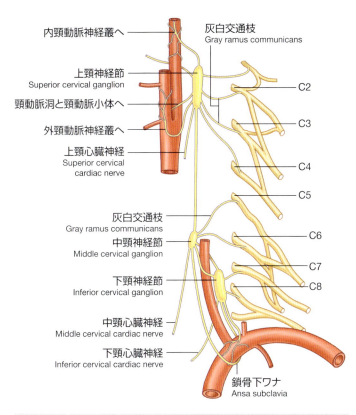

図8.197 頸部の交感神経幹

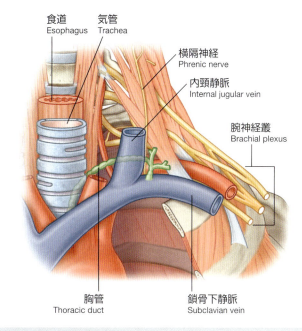

図8.198 頸基部の胸管

この神経節から，次の節後線維が出る．
- 灰白交通枝…第7頸神経〜第1胸神経(C7〜T1)と交通する．
- 壁在神経叢…椎骨動脈に達する．
- 下頸心臓神経(Inferior cervical cardiac nerve)…心臓に達する．

下頸神経節は，時に第1胸神経(T1)ないしまれに第2胸神経(T2)からの白交通枝を受けることがある．

## リンパ系
### 胸管

胸管(Thoracic duct)は，腹部で始まり，胸部内を上行する太いリンパ管である．頸部の左の静脈角で鎖骨下静脈に注ぐ．胸腔の下部では正中部を上行し，次の各構造と並走する．
- 左側…胸大動脈が走る．
- 右側…奇静脈が走る．
- 前方…食道がある．

胸管は，ほぼ第5胸椎(TⅤ)の高さで左側に寄り，食道の左側をさらに上行する．上縦隔を通過して，食道の左側に並んだまま頸部の下端部に到達する(図8.198)．そこから外側に向きを変えて頸動脈鞘の後方を通過した後，甲状頸動脈，横隔神経，椎骨動脈の前方を通って下方に向かう．

胸管は，左の内頸静脈と左の鎖骨下静脈の合流部(左静脈角)で静脈系に流入する(図8.198)．この近くでは，さらに次の3本のリンパ本幹も合流する(図8.199)．
- 左頸リンパ本幹(Left jugular trunk)…頭頸部の左側からのリンパを集める．
- 左鎖骨下リンパ本幹(Left subclavian trunk)…左上肢からのリンパを集める．
- 左気管支縦隔リンパ本幹(Left bronchomediastinal trunk)…胸部の左半分からのリンパを集める．

右側においても，左側と同じ3本のリンパ本幹がみられる．次の3本のリンパ本幹が，右の内頸静脈と右の鎖骨下静脈の合流部(右の静脈角)に流入する(図8.199)．
- 右頸リンパ本幹(Right jugular trunk)…頭頸部の右側からのリンパを集める．
- 右鎖骨下リンパ本幹(Right subclavian trunk)…右上肢からのリンパを集める．
- 右気管支縦隔リンパ本幹(Right bronchomediastinal trunk)…胸腔の右半分と右の肋間隙上部からのリンパを集める．

以上のリンパ本幹が主要静脈へ流入する様式はさまざまである．右リンパ本幹が1本にまとまって静脈に流入する場合もあり，3本のリンパ本幹がそれぞれ別個に静脈に注ぐ場合もある．

### 頸部のリンパ路

頭部と頸部のリンパ路を別々に記述するのは困難なため，頭頸部のリンパの流れを一体として考えるのがわかりやすい．まず，頭部の浅リンパ節(Superficial nodes)と頸部の外頸静脈に沿って散在する浅リンパ節がある．さらに頸部には，内頸静脈に沿って散在する深リンパ節がある(図8.200)．

基本的なリンパの流れは次のようになっている．浅リンパ管

# 776　第8章　頭頸部

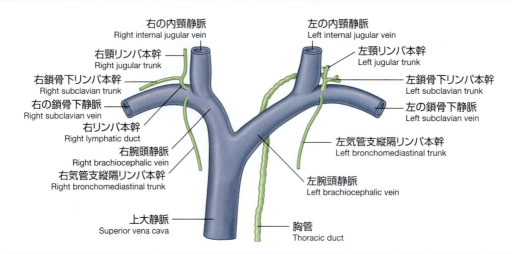

図 8.199　頸基部におけるリンパ本幹の静脈系への流入

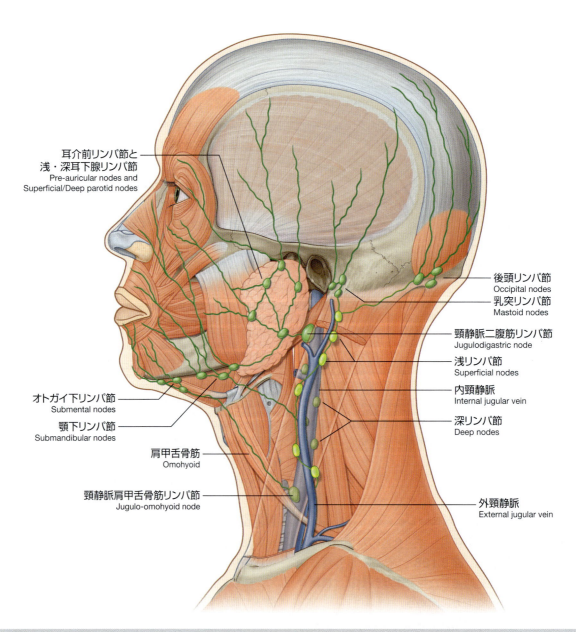

図 8.200　頸部のリンパ系

は浅リンパ節へ流入する．浅リンパ節からのリンパは頸部の浅リンパ節へ流入し，次いで，深リンパ節に集約される．その一方で，直接頸部の深リンパ節へ流入するリンパ管もある．

## 頭部の浅リンパ節

頭部，顔面，頭皮のリンパを集めているのが浅リンパ節で，次の5群に分けられる．いずれのリンパ節も，動脈の分布に似た走行を示すリンパ管を受け入れる．

後方から前方への順に次のリンパ節が並ぶ（図8.200）．

- 後頭リンパ節(Occipital nodes)…僧帽筋の起始部付近にあって，後頭動脈の経路にある．後頭部の頭皮と後頸部のリンパを集める．
- 乳突リンパ節(Mastoid nodes)…耳介の後方で胸鎖乳突筋停止部の近傍にあって，後耳介動脈の経路にあたる．側頭部頭皮の後部からのリンパを集める．
- 耳介前リンパ節(Pre-auricular nodes)および浅・深耳下腺リンパ節(Superficial/Deep parotid nodes)…耳介の前方にあって浅側頭動脈と顔面横動脈の経路に存在する．耳介の前面，側頭部頭皮の前部，顔面の上半分，眼瞼部，頰部からのリンパを集める．
- 顎下リンパ節(Submandibular nodes)…下顎体の下にあって顔面動脈の経路に存在する．前額部の高さまでの顔面動脈の分布域，歯肉，歯，舌からのリンパを集める．
- オトガイ下リンパ節(Submental nodes)…オトガイの後下方にある．下唇中央部，オトガイ部，口腔底，舌尖，下顎の切歯からのリンパを集める．

以上の浅リンパ節から出たリンパは，次の経路をたどって流れる．

- 後頭リンパ節と乳突リンパ節からのリンパ…外頸静脈に沿う浅リンパ節に入る．
- 耳介前リンパ節および浅・深耳下腺リンパ節，顎下リンパ節，オトガイ下リンパ節からのリンパ…深リンパ節(Deep nodes)に入る．

## 頸部の浅リンパ節

浅リンパ節は，外頸静脈に沿って散在するリンパ節の集団で，胸鎖乳突筋の浅層に位置する（図8.200）．後頭部と側頭部後方の頭皮領域からのリンパが，後頭リンパ節と乳突リンパ節に集まった後，ここに流入する．また，ここから出たリンパは，深リンパ節に向かって流れる．

## 頸部の深リンパ節

深リンパ節は，内頸静脈の経路に沿って分布する一連のリンパ節である（図8.200）．上部と下部の2群に分かれる．下部のリンパ節群は，ちょうど肩甲舌骨筋の中間腱が総頸動脈と内頸静脈を横切る付近に集まる．

上部のリンパ節群のうち，最も高い位置にあるリンパ節は，**頸静脈二腹筋リンパ節**(Jugulodigastric node)という大きいリンパ節である（図8.200）．顎二腹筋の後腹が内頸静脈と交差する位置にあり，扁桃とその周辺領域からのリンパを集める．

下部のリンパ節群に属する大型のリンパ節が，**頸静脈肩甲舌骨筋リンパ節**(Jugulo-omohyoid node)である（図8.200）．このリンパ節は，肩甲舌骨筋の中間腱の高さか，そのすぐ下にあって，舌からのリンパを集める．

結局，深リンパ節は，直接に，または各部のリンパ節群を介して間接的に，頭部と頸部のリンパをすべて集める．

深リンパ節を出たリンパは，左右の頸リンパ本幹となり，これらが右では右リンパ本幹に，左では胸管に入る．

## 咽頭

咽頭(Pharynx)は，筋と筋膜からなる半円筒状の器官で，頭部の口腔および鼻腔と頸部の喉頭および食道の間にある（図8.201）．咽頭腔は，空気と食塊の共通の通路である．

咽頭の上端は頭蓋底に接し，下端はほぼ第6頸椎(C Ⅵ)の高さで食道上端に移行する．咽頭の前壁は鼻腔，口腔，喉頭につながり，その位置関係をもとに，咽頭は上から下へ，[咽頭]鼻部，[咽頭]口部，[咽頭]喉頭部の3部に分けられる．

- [咽頭]鼻部…後鼻孔を経て鼻腔につながる．
- [咽頭]口部…口峡部を経て口腔につながる．
- [咽頭]喉頭部…喉頭口(上方の入口)を経て喉頭につながる．

これらの出入口の他，舌の後1/3や喉頭の後壁が咽頭腔の前部に続く．また，[咽頭]鼻部の外側壁に，左右の耳管が開口する．

舌扁桃，咽頭扁桃，口蓋扁桃の3つの扁桃が，咽頭壁にあって管腔に面している．

咽頭の後壁と脊柱の間には，疎性結合組織からなる咽頭後隙がある．

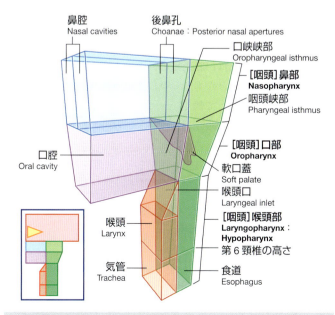

図8.201 咽頭

## 臨床的事項 8.52　頭頸部の臨床リンパドレナージ

頸部リンパ節の腫脹（頸部リンパ節炎）は，頭頸部の病気に伴ってよくみられる症状である．さらに，リンパ腫，サルコイドーシス，EBウイルスやヒト免疫不全ウイルス（HIV）等の感染の際に，頸部リンパ節の腫脹が起こる．

頸部リンパ節の状態を的確に把握することが，リンパ節腫脹をきたす疾患の性質や病因を同定するうえで，きわめて重要である．

病態を把握するために，特に頭頸部に関する症状を調べることが基本である．リンパ節の腫脹の特徴を詳しく調べれば，下記のように疾患の病理的な性質の手がかりを得られることがある．

- リンパ節がやわらかく，圧痛があり炎症を伴う場合…感染等，急性の炎症が最も疑われる．
- リンパ節が硬く，多結節性で大きく，弾力性に富む場合…リンパ腫が疑われる．

鎖骨上窩，腋窩，腹膜後隙，鼠径部等，他の部位のリンパ節も，注意深く調べる必要がある．

さらに，消化管の内視鏡検査，胸部X線画像，全身CT検査等が必要になることもある．

頸部のリンパ節は容易に触診することができ，生体組織検査（バイオプシー）も実施しやすい．超音波装置を使いながら生体組織検査を行えば，正確にリンパ節組織の検体を採取することができる．

臨床的にみると，頸部のリンパの流路はやや複雑である．頭頸部の原発腫瘍がリンパ行性に波及する場合に，リンパ節の状態を調べてその領域を把握することができる．比較的わかりやすい腫大リンパ節の領域の分類表が考案されている．リンパ節の領域と大きさが確定すれば，それに最も適した治療法が選択される．治療法には，外科的切除の他，放射線照射と化学療法がある．リンパ節の領域は，その疾患の予後を示すことが多い．領域は，次のようなⅠ～Ⅶで示される（**図8.202**）．

- 領域Ⅰ…正中からオトガイ下三角までで，顎下腺よりも上方の領域
- 領域Ⅱ…頭蓋底から舌骨までで，胸鎖乳突筋の後縁よりも前方の領域
- 領域Ⅲ…舌骨下面から輪状軟骨までで，胸鎖乳突筋の後縁よりも前方かつ正中線までの領域
- 領域Ⅳ…輪状軟骨の下面から胸骨の頸切痕までで，胸鎖乳突筋の後縁よりも前方の領域
- 領域Ⅴ…胸鎖乳突筋の後方，僧帽筋の前縁までで，鎖骨よりも上方の領域
- 領域Ⅵ…舌骨の下方で胸骨の頸切痕までの領域
- 領域Ⅶ…胸骨の頸切痕よりも下方の領域

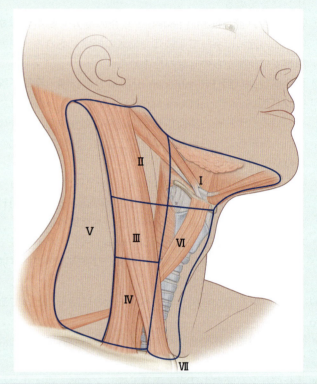

**図8.202**　頸部のリンパ節の評価のために臨床的に用いられる領域

---

軟口蓋は，一般には口腔上壁の一部と考えられているが，咽頭とも密接なつながりがある．軟口蓋は，硬口蓋の後縁に続き，一種の逆流防止弁として働く．

- 軟口蓋の挙上…咽頭峡部を閉鎖し，[咽頭]口部と[咽頭]鼻部を分離する．
- 軟口蓋の下垂…口峡峡部を閉鎖し，[咽頭]口部と口腔を分離する．

## ▶ 咽頭を構成する骨

咽頭は，その上縁と前縁において，骨，軟骨，および靱帯に付着する．また，咽頭の後面は正中線上で咽頭縫線という索状の靱帯を形成し，そこで左右の咽頭壁が接合する．咽頭縫線は，頭蓋底の咽頭結節から下にのびて第6頸椎（CⅥ）の高さにまで達し，ここで食道後壁の結合組織に移行する．

頭蓋底に咽頭壁が付着する線は，やや曲がったC字状をなす（**図8.203**）．Cの字の開いているところが鼻腔につながる部位である．Cの字が始まるところは，蝶形骨の翼状突起内側板の後端で，ちょうど耳管軟骨部の下方にあたる．C字状の線は耳管の下を横切って後方に続き，側頭骨の岩様部に進むと口蓋帆挙筋の起始部にあたる錐体の粗面の内側を通る．ここからこのC字状の線は内側に曲がり，後頭骨の正中線上にある咽頭結節という大きな隆起部で対側の線に連続する．

## 咽頭の外側壁の付着部位

咽頭の外側壁の付着の縦線を上から下へたどると，連続した1本の線にならず，その付着部位によって3部に分けられる（**図8.204**）．

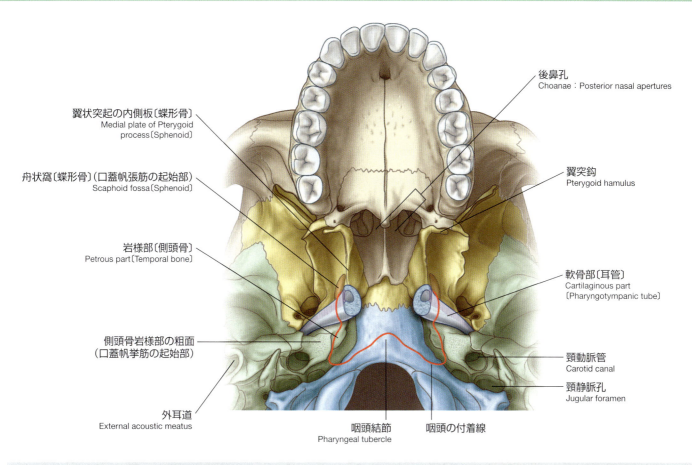

図 8.203　頭蓋底への咽頭の付着線

## 第1部

両側の咽頭の外側壁の前方の付着線は，蝶形骨の翼状突起内側板の後縁の上方，耳管がこの板に接するところのすぐ下方から始まる．この付着部のすぐ上方には，耳管がある．この付着線は，翼状突起の内側板の縁に沿って下方にのび，翼突鈎に達する．そこから，付着線は翼突下顎縫線に沿って下顎に達し，そこで終わる．

翼突下顎縫線（Pterygomandibular raphe）は，翼突鈎と下顎の間に張った直線状の結合組織からなる靱帯である．下顎では，第3大臼歯のすぐ後方にある三角形の粗面に付着する．この靱帯は，上咽頭収縮筋と頰筋の起始部となる．

## 第2部

第2部の咽頭の外側壁の付着線は，舌骨である．付着線は，まず茎突舌骨靱帯の下端から始まる．この靱帯は，茎突突起の先端と舌骨の小角の間に張る．付着線は小角に沿って進んだ後，外側に方向を変えて，大角全体の上面にのびて，そこで終わる．

## 第3部

第3部であり，最下部の咽頭の外側壁の付着線は，甲状軟骨の上甲状結節から始まり，斜線に沿って下甲状結節まで下行する．

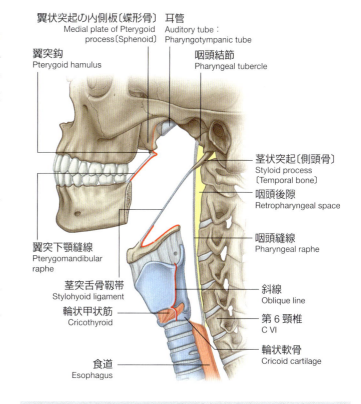

図 8.204　咽頭外側壁の付着部位

付着線は，さらに下甲状結節から肥厚した腱膜に沿って輪状甲状筋の上を越え，輪状軟骨に達して，そこで終わる．

### ▶ 咽頭壁

咽頭壁（Pharyngeal wall）は，骨格筋と筋膜によって構成される．筋と筋との間にできる間隙は筋膜によって補強されており，この間隙を通って血管や神経が出入りする．

### 筋

咽頭の筋は，その筋線維の走行をもとに，収縮筋と縦走筋の2群に分けられる．

収縮筋の筋線維は咽頭壁を丸く囲み，縦走筋の筋線維は上下方向に走る．

#### 収縮筋

咽頭の収縮筋は，上・中・下の3筋からなり，その名称が筋の位置関係を示す（図8.205，表8.17）．いずれの筋も，左右の後縁が接合して咽頭縫線を形成する．前方では，これらの筋は，鼻腔および口腔の外側縁，ならびに喉頭の骨格，軟骨や靱帯に付着する．

咽頭収縮筋は，3つの植木鉢を重ねて置いたように，それぞれが重なり合って上下方向に並ぶ．下咽頭収縮筋は中咽頭収縮筋の下縁をとり囲み，中咽頭収縮筋は上咽頭収縮筋の下縁をとり囲む．

すなわち，この3筋が協働して咽頭腔を狭めるように働く．

嚥下の際には，上・中・下の咽頭収縮筋が上から順に収縮し，それによって食塊が咽頭から食道へ送られる．

これらの筋は，いずれも迷走神経［Ⅹ］の咽頭枝の支配を受け

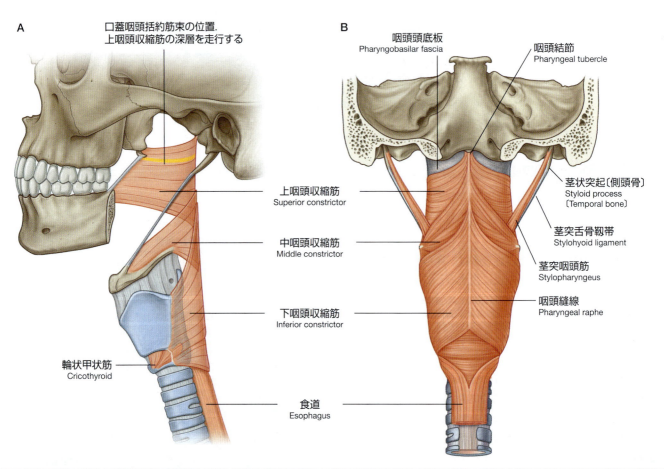

**図8.205 咽頭収縮筋**
A：外側面．B：後面．

**表8.17 咽頭収縮筋**

| 筋 | 起始 | 停止 | 神経支配 | 作用 |
|---|---|---|---|---|
| 上咽頭収縮筋 | 翼突下顎縫線とその周辺の下顎骨領域．翼突鈎 | 咽頭縫線 | 迷走神経［Ⅹ］ | 咽頭の収縮 |
| 中咽頭収縮筋 | 舌骨大角の上面．舌骨小角．茎突舌骨靱帯 | 咽頭縫線 | 迷走神経［Ⅹ］ | 咽頭の収縮 |
| 下咽頭収縮筋 | 甲状軟骨の斜線．輪状軟骨．輪状甲状筋を横断して両軟骨間に張る靱帯 | 咽頭縫線 | 迷走神経［Ⅹ］ | 咽頭の収縮 |

局所解剖 ● 咽頭　781　8

る.

### 上咽頭収縮筋

上咽頭収縮筋（Superior constrictor）は，咽頭腔の上部をとり囲む（図 8.205）.

起始部は，筋の前方にある翼突鈎，翼突下顎縫線，周辺の下顎骨領域である．これらの部位から始まる筋線維は，後方で扇形に広がり，左右の筋線維が咽頭縫線で癒合する.

特別な帯状の筋（**口蓋咽頭括約筋**（Palatopharyngeal sphincter））（**口蓋咽頭筋の後束**（Posterior fascicle of palatopharyngeus））が軟口蓋の前外側面から起始し，咽頭壁の内面（粘膜側）を輪状に走行する．すなわち，この筋線維は，上咽頭収縮筋の管腔側の筋線維に交じって走行する.

嚥下時に上咽頭収縮筋が収縮すると，咽頭壁に大きな高まりができ，この帯状の筋が挙上した軟口蓋の縁とつながる．これによって，[咽頭]鼻部と[咽頭]口部の境界をなす咽頭峡部が軟口蓋によって閉ざされて，嚥下がうまく行われる.

### 中咽頭収縮筋

中咽頭収縮筋（Middle constrictor）は，茎突舌骨靱帯の下部と舌骨の小角および大角の上面から起始する（図 8.205）.

上咽頭収縮筋と同様に，中咽頭収縮筋の筋線維は後方で拡散し，咽頭縫線に停止する.

筋の後方の一部は，上咽頭収縮筋に重なる.

### 下咽頭収縮筋

下咽頭収縮筋（Inferior constrictor）の起始部は，甲状軟骨の斜線と輪状軟骨である．また，輪状甲状筋をまたいで両軟骨の間に張る靱帯からも，筋の一部が起始する（図 8.205）.

他の 2 つの咽頭収縮筋と同様に，筋線維は後方で広がりながら咽頭縫線に停止する.

筋の後方の一部は，中咽頭収縮筋と重なる．さらに，下方の筋線維の一部は食道の壁に進入し，そこに停止する.

輪状軟骨に起始する筋は，咽頭腔の最も狭い領域をとり囲む.

### 縦走筋

咽頭には，3 つの縦走筋がある（図 8.206，表 8.18）．それらは，側頭骨の茎状突起から起始する茎突咽頭筋，耳管軟骨部から起始する**耳管咽頭筋**（Salpingopharyngeus：“*salpinx*” はギリシア語に起源をもち，“管”を意味する），軟口蓋から起始する口蓋咽頭筋で，いずれの筋も咽頭壁を下行して咽頭壁に停止する.

縦走筋は，咽頭の側壁を挙上する．すなわち，嚥下の際に食塊周囲の咽頭壁を引き上げることによって，食塊を咽頭から食道へ移動させるように働く.

### 茎突咽頭筋

茎突咽頭筋（Stylopharyngeus）は，側頭骨の茎状突起の基部の内側面から起始する円柱状の筋である（図 8.206A）．上咽頭収縮筋と中咽頭収縮筋の間を下方に走り，咽頭の側壁に入って広がりながら咽頭壁の深層に停止する．支配神経は舌咽神経[IX]である.

### 耳管咽頭筋

耳管咽頭筋（Salpingopharyngeus）は，耳管の下部から起始する小型の筋である（図 8.206B）．咽頭の側壁を下行して，咽頭の側壁の深層に停止する．支配神経は迷走神経[X]である.

### 口蓋咽頭筋

口蓋咽頭筋（Palatopharyngeus）は，咽頭の筋であるが（図 8.206B），軟口蓋の筋でもある（830 ～ 832 頁参照）．口蓋腱膜の上面から起始し，後下方に走って咽頭の側壁の深層に停止する.

口蓋咽頭筋は，粘膜に覆われ，**口蓋咽頭弓**（Palatopharyngeal arch）を形成する．口腔を前方からみたときに，この粘膜ヒダを観察できる．これは，その前方にある**口蓋扁桃**（Palatine tonsil）をみつける目印になる.

さらに，口蓋咽頭筋には咽頭を挙上する作用がある．軟口蓋を下方に引き，左右の口蓋咽頭弓を正中に引き寄せることによって，口峡峡部を閉じるように働く.

口蓋咽頭筋は，迷走神経[X]に支配される.

## ▶ 筋膜

咽頭筋膜は 2 層に分かれ，その間に咽頭の筋を挟む.

- **頬咽頭筋膜**（Buccopharyngeal fascia）…筋層を外方から覆う薄い筋膜である．頸筋膜気管前葉の後部を構成する（832 頁参照）.
- **咽頭頭底板**（Pharyngobasilar fascia）…内方の厚い筋膜である.

咽頭頭底板は，咽頭壁の筋層を欠く領域を補強する．特に，上咽頭収縮筋の上方は，もっぱら筋膜が咽頭壁を構成する（図 8.206）．この領域は，口蓋帆張筋と口蓋帆挙筋という軟口蓋の 2 筋によって外側から補強される.

## ▶ 咽頭壁の筋間隙とそこを通過する筋，神経，血管

咽頭壁の筋間隙は，筋，神経，血管の通過する重要な経路となる（図 8.207）.

上咽頭収縮筋の上方の，筋を欠く領域は，咽頭筋膜によって完全に覆われる.

口蓋帆張筋と口蓋帆挙筋は，頭蓋底の起始部から下行し，咽頭筋膜の外側に位置して咽頭筋膜を左右から補強しつつ，次のように走行する.

- 口蓋帆挙筋…耳管の下方で咽頭筋膜を通り抜け，軟口蓋に入る.
- 口蓋帆張筋の腱…翼突鈎のところで内側に方向を転じ，頬筋の起始部を通り抜けて軟口蓋に入る.

咽頭の側壁の最大の筋間隙であり，最も重要な通路は，上・

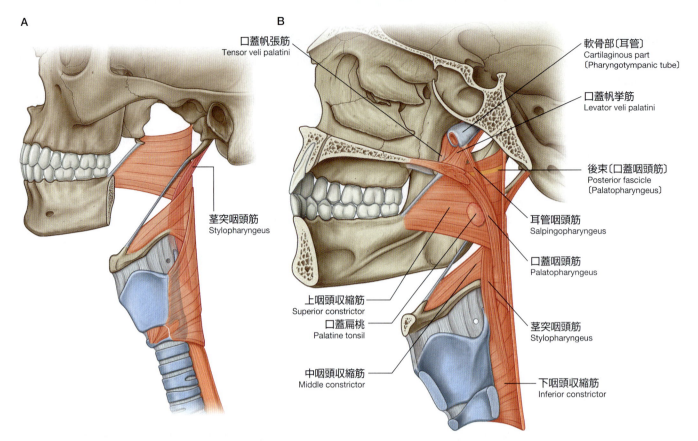

図8.206 咽頭の縦走筋
A：茎突咽頭筋．外側からみたところ．B：内側からみたところ．

表8.18 咽頭の縦走筋

| 筋 | 起始 | 停止 | 神経支配 | 作用 |
|---|---|---|---|---|
| 茎突咽頭筋 | 側頭骨の茎状突起の基部の内側面 | 咽頭壁 | 舌咽神経［IX］ | 咽頭を挙上する |
| 耳管咽頭筋 | 咽頭側壁の耳管開口部の下面 | 咽頭壁 | 迷走神経［X］ | 咽頭を挙上する |
| 口蓋咽頭筋 | 口蓋腱膜の上面 | 咽頭壁 | 迷走神経［X］ | 咽頭を挙上する 口峡部を閉じる |

中咽頭収縮筋の間にある．ここは，口腔底の筋である顎舌骨筋の後縁にあたる（図8.207）．この三角形の筋間隙（口峡三角）には茎突咽頭筋が入り，咽頭側壁に向かって進む．それ以外に，咽頭側壁から舌をはじめとする口腔内に出入りする筋，神経，血管がこの筋間隙を通る．

中・下咽頭収縮筋の間にできた間隙には，上喉頭神経の内枝と上喉頭動・静脈が出入りし，甲状舌骨膜を貫いて喉頭に達する．

下咽頭収縮筋の下縁から，輪状軟骨の後方の深部に向けて，反回神経の枝の下喉頭神経および下喉頭動・静脈が進入し喉頭へ向かう．

## ▶ ［咽頭］鼻部

［咽頭］鼻部（Nasopharynx）は，後鼻孔の後方に続く咽頭の上部をいい，軟口蓋の高さより上方を指す（図8.208）．上壁は，頭蓋底の蝶形骨体の後部と後頭骨の底部からなるが，後ろのほうが低くなる．［咽頭］鼻部の上壁と側壁は円蓋状を呈するが，前方と下方には壁がなく，常に開口している．

下方は［咽頭］口部につながり，両者の間に咽頭峡部が存在する．咽頭峡部は，咽頭壁の粘膜ヒダが目印となる．このヒダの中には，上咽頭収縮筋の一部をなす口蓋咽頭括約筋（口蓋咽頭筋の後束）が走る．

嚥下の動作中に，軟口蓋が挙上し，口蓋咽頭括約筋（口蓋咽頭筋の後束）が収縮することによって，咽頭峡部が閉じ，［咽頭］鼻部が［咽頭］口部から分離される．

局所解剖 ● 咽頭　783

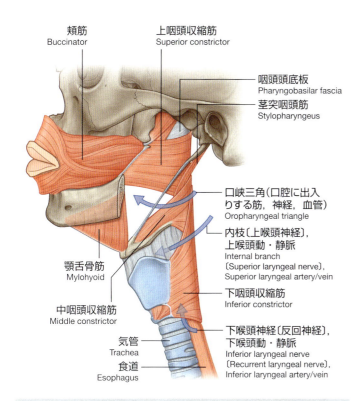

図 8.207　咽頭壁の筋間隙

[咽頭]鼻部の上壁を覆う粘膜には，大量のリンパ様組織（**咽頭扁桃**(Pharyngeal tonsil)）が存在する．咽頭扁桃が肥大した状態を**アデノイド**(Adenoid)という．これが極端に大きくなって[咽頭]鼻部を塞いでしまうと，口で呼吸をしなければならなくなる（図 8.208A）．

[咽頭]鼻部の側壁には，次の特徴がある．
- 耳管が開口する．
- 耳管咽頭口の周囲に，耳管と周辺の筋による粘膜の高まりとヒダが生じる．

耳管咽頭口は，硬口蓋よりも後方で少し高い位置にあり，軟口蓋上縁の外側にある（図 8.208A）．

耳管は，[咽頭]鼻部に外側後方から入る（図 8.208A）．そのため耳管の開口部の後縁が，咽頭の側壁上に盛り上がる（**耳管隆起**(Torus tubarius)）．その後方には深いくぼみができる（**咽頭陥凹**(Pharyngeal recess)）．

耳管の粘膜ヒダには，さらに次のヒダがある．
- **耳管咽頭ヒダ**(Salpingopharyngeal fold)…上下方向に走る小さなヒダで，耳管隆起から下方に向かい，耳管咽頭筋を覆う．
- **挙筋隆起**(Torus levatorius)…耳管咽頭口の下にみられる幅広いヒダである．内側へ向かって軟口蓋の上面に続き，口蓋帆挙筋を覆う．

### ▶[咽頭]口部

[咽頭]口部(Oropharynx)は，口腔の後方にある咽頭腔で，軟口蓋の下方で，喉頭蓋上縁よりも上方である（図 8.208）．口腔との境界は，口蓋舌筋を覆う粘膜ヒダ，すなわち左右の口蓋舌弓である．左右の粘膜ヒダの間にできる弓状の開口部は口峡峡部とよばれ，[咽頭]口部の口腔側の入口にあたる．口蓋舌弓の内側後方には，口蓋咽頭筋を覆う口蓋咽頭弓がある．

口峡峡部の下方の[咽頭]口部前壁は，舌の後 1/3 の領域の上部（舌の咽頭部）がつくる．舌根の粘膜下には，大量のリンパ様組織である**舌扁桃**(Lingual tonsil)がある．1 対の粘膜性のくぼみである**喉頭蓋谷**(Epiglottic vallecula)は，舌の基部と喉頭蓋の間を占める正中部の両側にある．これは，正中粘膜ヒダと舌と喉頭蓋をつなぐ 2 つの外側ヒダの間に形成されるくぼみである．

[咽頭]口部の側壁には，口蓋扁桃がある．口蓋扁桃は，大型で卵円形のリンパ様組織で，上咽頭収縮筋の粘膜下および口蓋舌弓と口蓋咽頭弓の間の粘膜下にある．口腔の中を前方からみると，口蓋舌弓のすぐ後方に口蓋扁桃を確認できる．

口の中に液体や固形物を入れているときには，軟口蓋が下垂し，舌背が高くなり，さらに口蓋舌弓と口蓋咽頭弓が正中部へ寄ることによって，口峡峡部が閉じられる．この状態で，人は咀嚼しながら同時に呼吸することができる．

嚥下の際には，口峡峡部が開き，軟口蓋が上方に挙上される．さらに，喉頭腔が閉じて，食塊や水分が食道に入る．このとき，同時に呼吸ができないのは，気道が咽頭峡部と喉頭の 2 ヵ所で同時に閉じるからである．

### ▶[咽頭]喉頭部

[咽頭]喉頭部(Laryngopharynx：Hypopharynx)は，咽頭の喉頭蓋上縁から食道上端（第 6 頸椎（C Ⅵ）の高さ）までをいう（図 8.208）．

[咽頭]喉頭部の前壁には，喉頭口が開口する．その下方では，喉頭の後面が[咽頭]喉頭部の前壁になる．

喉頭の中央部とその外側の甲状軟骨板との間には，**梨状陥凹**(Piriform fossa：Piriform recess)という溝がある．ここは，食塊や水分が口腔から喉頭口の左右を通って食道へ移動する際の通路になる．

### ▶扁桃

鼻腔や口腔につながる咽頭の入口では，身体の防御システムの一つとしてのリンパ様組織が粘膜下に集合する（**Waldeyer扁桃輪**(Waldeyer's tonsillar ring)）．最も大きく発達したものは，リンパ様組織塊である**扁桃**(Tonsil)をつくる．扁桃は主に次の 3 ヵ所で発達する（図 8.208）．

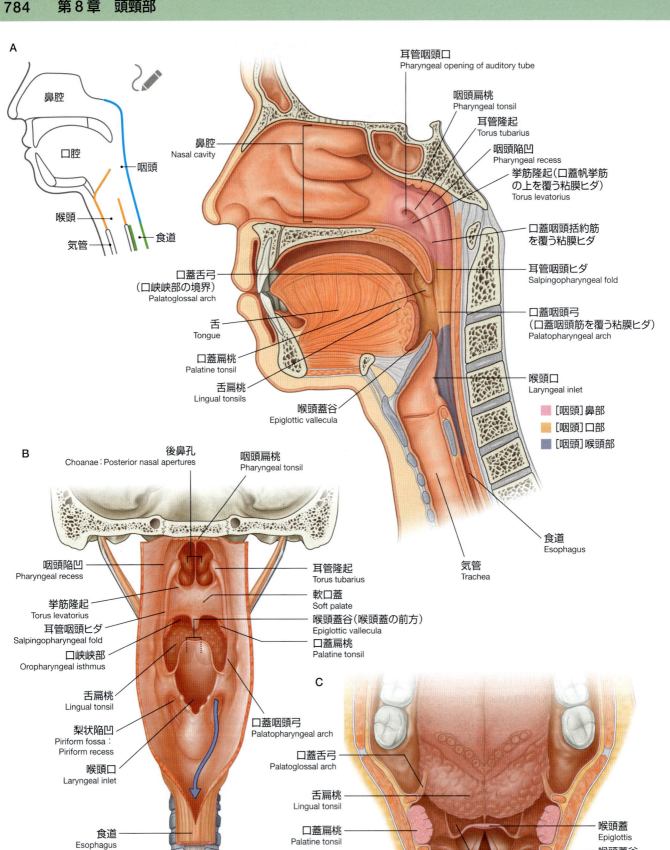

図 8.208 咽頭粘膜にみられる構造
A：正中矢状断面．B：後方から（咽頭後壁を開いてある）．C：上方から．

- 咽頭扁桃…[咽頭]鼻部上壁の正中部にあり，肥大した組織はアデノイドとよばれる．
- 口蓋扁桃…[咽頭]口部の左右に1つずつある．口峡峡部のすぐ後方で，口蓋舌弓と口蓋咽頭弓の間にある．口を開けて前方からみたときに，舌を押し下げると口蓋扁桃がよく観察できる．
- 舌扁桃…舌の後1/3の領域に存在する多くのリンパ様組織の総称である．

この他にも，耳管咽頭口付近や軟口蓋の上面に，小型のリンパ小節が分布する．

## ▶ 血管

### 動脈

咽頭には，多数の血管が分布する(図8.209)．
咽頭の上部に分布する動脈には，次のようなものがある．

- 上行咽頭動脈．
- 上行口蓋動脈と顔面動脈の扁桃枝．
- 顎動脈と舌動脈の枝．

これらの動脈はすべて外頸動脈の枝である．
咽頭の下部に分布する動脈としては，下甲状腺動脈の咽頭枝がある．下甲状腺動脈は，鎖骨下動脈の枝の甲状頸動脈から起始する．

口蓋扁桃には，主として顔面動脈の扁桃枝が分布する．この枝は，上咽頭収縮筋を貫いて口蓋扁桃に至る．

### 静脈

咽頭の静脈は静脈叢を形成し，上方では側頭下窩の翼突筋静脈叢に，下方では顔面静脈と内頸静脈に流れ込む(図8.210)．

### リンパ系

咽頭からのリンパ管は，深頸リンパ節に注ぐ．深頸リンパ節

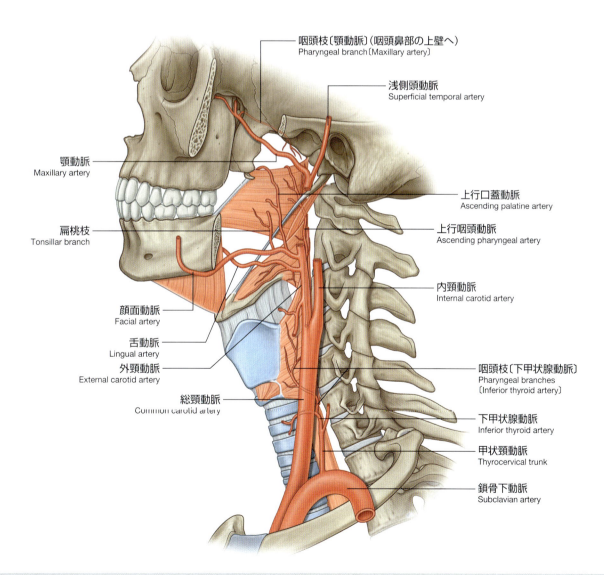

図8.209 咽頭の動脈

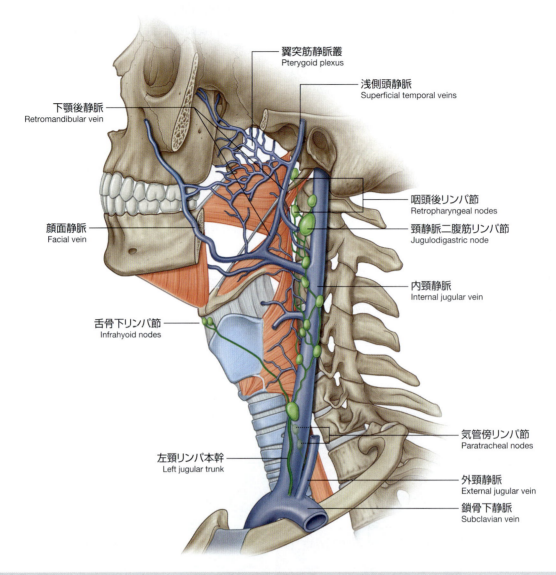

図8.210　咽頭の静脈とリンパ路

には，鼻咽頭と椎体の間にある**咽頭後リンパ節**(Retropharyngeal nodes)，**気管傍リンパ節**(Paratracheal nodes)，**舌骨下リンパ節**(Infrahyoid nodes)等がある(図8.210)．

口蓋扁桃からのリンパは，咽頭壁を通り頸静脈二腹筋リンパ節に入る．この部位では，顔面静脈が内頸静脈に注ぎ，また顎二腹筋の後腹の下方にあたる．

### ▶神経

咽頭の運動枝と[咽頭]鼻部以外の咽頭の感覚枝は，舌咽神経[Ⅸ]および迷走神経[Ⅹ]の枝であり，両神経は咽頭外方の筋膜内で咽頭神経叢を形成する(図8.211A)．

**咽頭神経叢**(Pharyngeal plexus)は，次の神経によって構成される．

- 迷走神経[Ⅹ]の咽頭枝．
- 迷走神経[Ⅹ]の枝である**上喉頭神経**(Superior laryngeal nerve)の**外枝**(External branch)．
- 舌咽神経[Ⅸ]の咽頭枝．

迷走神経[Ⅹ]の**咽頭枝**(Pharyngeal branch)は，**下神経節**(Inferior ganglion)の上部から出る．上喉頭神経はそれよりも低い位置より出る．咽頭枝は，咽頭の主要な運動枝であるとともに，[咽頭]喉頭部へ感覚枝を送る．

咽頭のほとんどの筋は，主として咽頭神経叢を通過してくる迷走神経[Ⅹ]の支配を受ける．唯一の例外は，舌咽神経[Ⅸ]に，直接支配される茎突咽頭筋である(図8.211B)．

咽頭の感覚神経支配は，部位によって次のように異なる．

- [咽頭]鼻部…上顎神経[V₂]の咽頭枝が分布する．この神経は，翼口蓋窩で始まり，蝶形骨の口蓋骨鞘突管を抜けて咽頭上壁に達する．
- [咽頭]口部…舌咽神経[Ⅸ]が咽頭神経叢を経て分布する．

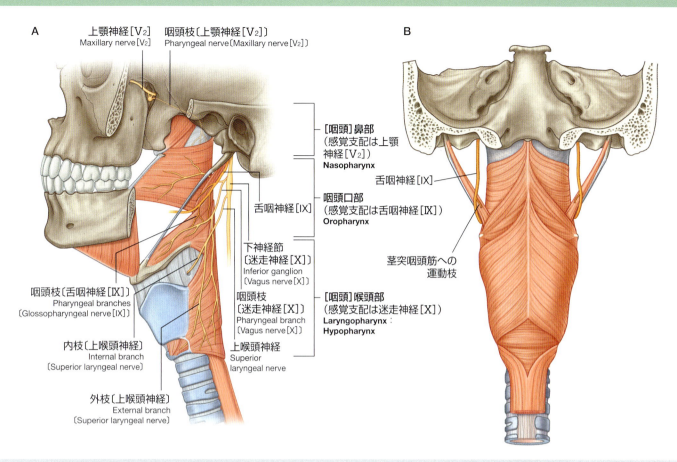

図8.211 咽頭の神経
A：外側面．B：後面．茎突咽頭筋の神経支配を示す．

- [咽頭]喉頭部…迷走神経[X]が上喉頭神経の内枝を介して支配する．

## 舌咽神経[IX]

舌咽神経[IX]は，頭蓋を出てから咽頭の近傍を走行する．

まず，頸静脈孔を出ると，茎突咽頭筋の後面を下方に走行する（図8.211B）．やがて，この筋の外側に回ってから，上咽頭収縮筋，中咽頭収縮筋，顎舌骨筋の間の筋膜（口峡三角）を貫通して前方に向かって進み，舌の後面に達する．

舌咽神経[IX]は，上咽頭収縮筋の下端から咽頭に入るが，そのすぐ上方に口蓋扁桃がある．

舌咽神経[IX]の咽頭枝は，頸部で枝分かれして咽頭神経叢に達する．また，運動枝を茎突咽頭筋に送る．[咽頭]口部の感覚のため，舌咽神経[IX]が分布する．そのため，舌咽神経は，口蓋扁桃への感覚枝と催吐反射（Gag reflex）の求心枝を含む（**臨床的事項8.21** 参照）．

## 喉頭

喉頭（Larynx）は，筋と靱帯からなる中空の器官であり，下気道の入口である．

喉頭腔は，下方で気管に続く．上方では，すぐ後方の咽頭に開口するが，その高さは舌と口峡峡部のやや下方である（図8.212）．

喉頭は，下気道を閉鎖する弁（括約装置）として働き，同時に発声器官でもある．喉頭は，次の要素から構成される．

- 大型で無対の3つの軟骨…**輪状軟骨**（Cricoid cartilage），**甲状軟骨**（Thyroid cartilage），**喉頭蓋**（Epiglottis）．
- 小型で有対の3組の軟骨…**披裂軟骨**（Arytenoid cartilage），**小角軟骨**（Corniculate cartilage），**楔状軟骨**（Cuneiform cartilage）．
- 弾性膜と多数の喉頭筋．

喉頭は，上方の舌骨と下方の気管によって固定され，それらの間を膜組織と靱帯がつなぐ．喉頭は頸部において高い可動性を有し，喉頭自身や舌骨に付着する外喉頭筋によって上下前後の方向に動くことができる．

嚥下の際，喉頭は上方と前方によく動き，それによって喉頭口を閉鎖するとともに，食道の入口を開く．

喉頭の運動枝と感覚枝は，いずれも迷走神経[X]の枝である．

## 788　第8章　頭頸部

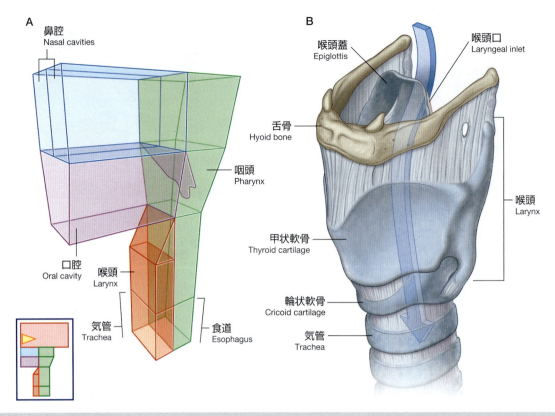

**図 8.212　喉頭**
A：他の腔との関係．B：左前方からみたところ．

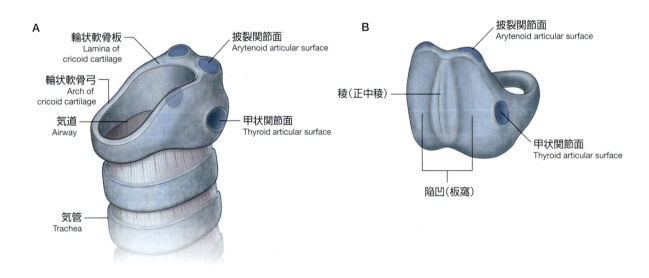

**図 8.213　輪状軟骨**
A：左前方から．B：後方から．

## ▶ 喉頭の軟骨

### 輪状軟骨

　輪状軟骨は，喉頭の軟骨のうちで最も下位にあり，気道の周囲を1周している環状の軟骨である（図8.213）．上下に幅広い**輪状軟骨板**（Lamina of cricoid cartilage）が後方にあって，幅の狭い**輪状軟骨弓**（Arch of cricoid cartilage）が前方から気道をとり囲む．

　輪状軟骨板の後面には正中に垂直方向の稜である正中稜が

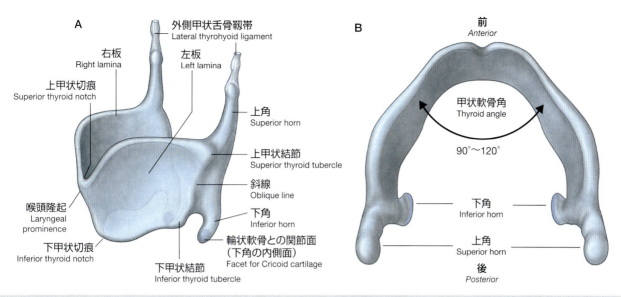

図8.214　甲状軟骨
A：左前方から．B：上方から．

あって，その左右に浅い卵円形の陥凹である板窩ができる．食道は正中稜に付着する．また，板窩からは後輪状披裂筋が起始する．

輪状軟骨は，次のように左右にそれぞれ2つずつの関節面をもつ．

- 披裂関節面…輪状軟骨板の上外側面にあり，披裂軟骨底と関節をつくる．
- 甲状関節面…輪状軟骨板の外側面の下方にあり，甲状軟骨下角の内側面と関節をつくる．

## 甲状軟骨

甲状軟骨は，喉頭軟骨の中で最大の軟骨である．左右の甲状軟骨板は，後方では互いに離れているが，前方でつながっている（図8.214）．正中部の最も上方が喉頭隆起（Laryngeal prominence）（喉仏（Adam's apple））で，前方に突出する．左板と右板のなす角度は男性が90度，女性が120度で，男性のほうが強く突出してみえる．

喉頭隆起の上方には上甲状切痕（Superior thyroid notch）があり，左板と右板を分ける．喉頭隆起と上甲状切痕は，頸部で体表から触診できる目印の一つである．甲状軟骨底の正中下部には，下甲状切痕（Inferior thyroid notch）があるが，こちらは触診してもわかりにくい．

左板も右板もその後縁は上下にのびて，上角（Superior horn）と下角（Inferior horn）をつくる．

- 上角…外側甲状舌骨靱帯（Lateral thyrohyoid ligament）により舌骨大角の後端につながる．
- 下角…内側面には輪状軟骨との関節面がある．

甲状軟骨板の外側面には，斜線（Oblique line）という稜線が上角の基部から前下方に走り，外側面の下縁の少し手前で終わる．

斜線に続く上下端は，それぞれ幅が広くなって，上甲状結節（Superior thyroid tubercle）と下甲状結節（Inferior thyroid tubercle）に移行する．斜線には外喉頭筋（胸骨甲状筋，甲状舌骨筋，下咽頭収縮筋）が付着する．

## 喉頭蓋

喉頭蓋（Epiglottis）は葉状の軟骨で，喉頭蓋茎によって甲状軟骨の後面に付着する（図8.215）．喉頭蓋は，付着部から後上方にやや傾斜して突き出している．甲状軟骨とは甲状喉頭蓋靱帯（Thyro-epiglottic ligament）によって結合しており，この靱帯は正中部で喉頭隆起と下甲状切痕との間に付着する．喉頭蓋の上縁は舌根部のすぐ後方に位置する．

喉頭蓋の後面の下半分には，喉頭蓋結節（Epiglottic tubercle）という縦に走る高まりがある．

## 披裂軟骨

披裂軟骨は，三角錐の形をした軟骨で，左右に1対ある．3つの面をもち，下方と上方にそれぞれ披裂軟骨底（Base of arytenoid cartilage）と披裂軟骨尖（Apex of arytenoid cartilage）がある（図8.216）．

- 披裂軟骨底…くぼみがあり，輪状軟骨板の上外側面との関節面を形成する．
- 披裂軟骨尖…小角軟骨と関節をつくる．
- 内側面（Medial surface）…左右の面が互いに向かい合う．
- 前外側面（Anterolateral surface）…2つのくぼみをもち，両窩の間に弓状稜がある．これらのくぼみに，声帯筋と室靱帯が付着する．
- 後面…横披裂筋によって覆われる（図8.226 参照）．

披裂軟骨底の前角は，前方にのびて**声帯突起**(Vocal process)をつくり，ここに声帯靱帯がつく．外側角は筋突起を形成し，ここに後輪状披裂筋と外側輪状披裂筋がつく．

## 小角軟骨

小角軟骨は，披裂軟骨尖の上にある小円錐状の軟骨である（図8.217）．小角軟骨尖は後内側に曲がり，左右の尖は互いに向き合う．

## 楔状軟骨

楔状軟骨は，小さな棒状の軟骨である（図8.217）．小角軟骨の前方で，披裂軟骨と喉頭蓋の外側縁を結ぶ喉頭弾性膜（披裂喉頭蓋ヒダ）の中にある．

## ▶外喉頭靱帯

### 甲状舌骨膜

**甲状舌骨膜**(Thyrohyoid membrane)は，甲状軟骨の上縁と舌骨下面の間に張る強靱な，弾性線維に富んだ膜である（図8.218）．甲状軟骨板の上縁と上角の前縁に付着する．舌骨では，大角の内側と舌骨体の後方を上行して，それぞれの上縁に付着する．

甲状舌骨膜の外側部に，上喉頭動・静脈，上喉頭神経およびリンパ管が通る孔がある．

甲状舌骨膜の後縁は厚くなって，**外側甲状舌骨靱帯**(Lateral thyrohyoid ligament)をつくる．同様に前方正中部も厚くなって，**正中甲状舌骨靱帯**(Median thyrohyoid ligament)をつくる．

外側甲状舌骨靱帯には，まれに**麦粒軟骨**(Triticeal cartilage)という小軟骨をみることがある．

### 舌骨喉頭蓋靱帯

**舌骨喉頭蓋靱帯**(Hyo-epiglottic ligament)は，喉頭蓋の正中部から前上方の舌骨体に向かって張る靱帯である（図8.218）．

### 輪状気管靱帯

**輪状気管靱帯**(Cricotracheal ligament)は，輪状軟骨の下縁から第1気管軟骨の上縁に向かって張る靱帯である（図8.218）．

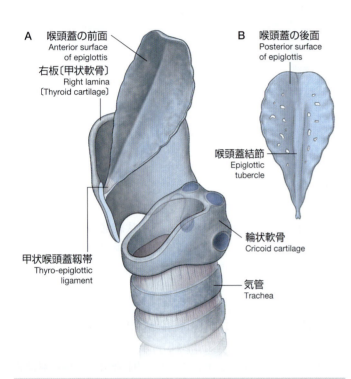

図8.215　喉頭蓋
A：左前方から．B：後面．

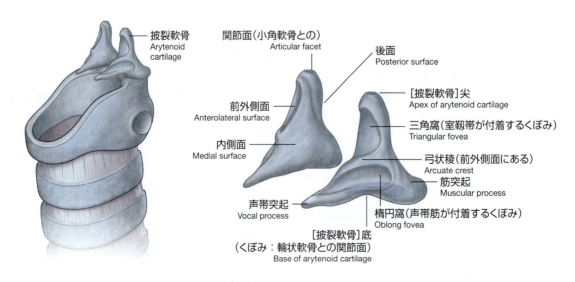

図8.216　披裂軟骨

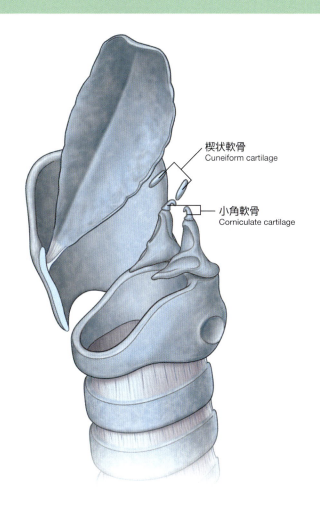

図 8.217 小角軟骨と楔状軟骨

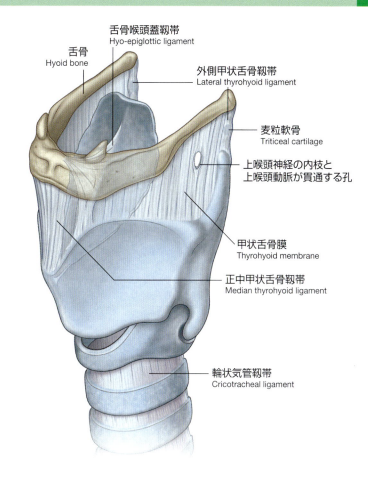

図 8.218 外喉頭靱帯

## ▶ 内喉頭靱帯

### 喉頭弾性膜

喉頭弾性膜（Fibro-elastic membrane of larynx）は，喉頭軟骨の間に張る膜で，喉頭腔を構築する．下方の輪状声帯膜と上方の四角膜からなる．

### 輪状声帯膜

輪状声帯膜（Cricovocal membrane）は，輪状軟骨弓から上方にのびて自由縁に終わる（図 8.219）．この靱帯は，次のように甲状軟骨にとり囲まれる．

- 自由縁の前方…甲状軟骨に付着する．
- 自由縁の後方…披裂軟骨の声帯突起に付着する．

自由縁は厚くなり，**声帯靱帯**（Vocal ligament）をつくる．声帯靱帯は喉頭の粘膜に覆われ，**声帯ヒダ**（Vocal fold）（**真声帯**（True vocal cord））をなす．

輪状声帯膜は，正中線上の前方で部厚くなり，**正中輪状甲状靱帯**（Median cricothyroid ligament）をつくる．この靱帯は輪状軟骨弓から下甲状切痕にかけて張っており，さらに甲状軟骨の後面を，声帯靱帯の付着部までのびる．

### 四角膜

四角膜（Quadrangular membrane）は，喉頭蓋の外側縁と披裂軟骨の前外側面との間に張る（図 8.220）．小角軟骨にも付着しているが，この軟骨は底面が披裂軟骨尖にまたがるように関節をつくる．

四角膜の上縁と下縁は自由縁になっている．上縁は喉頭蓋から小角軟骨までが自由縁である．特に下縁は厚くなって**室靱帯**（**前庭靱帯**）（Vestibular ligament）を形成する．室靱帯を覆う喉頭の粘膜ヒダが，**[喉頭]前庭ヒダ**（Vestibular fold）（**仮声帯**（False vocal cord））である．

室靱帯は，後方では披裂軟骨の三角窩につき，前方では甲状軟骨後面正中部の声帯靱帯付着部のやや上方に付着する．

室靱帯と声帯靱帯の間には喉頭室の間隙が存在し，両靱帯は連続していない．後方の披裂軟骨への付着部をみると，室靱帯のほうが声帯靱帯よりも外側に付着しているので，上方からみると，室靱帯が声帯靱帯の外側部に観察される（図 8.221）．

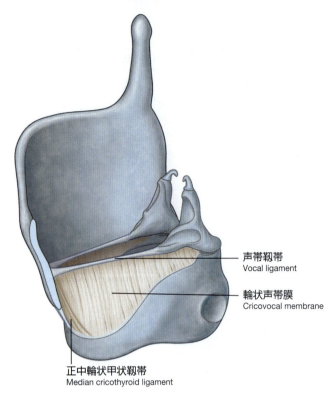

図8.219　輪状声帯膜

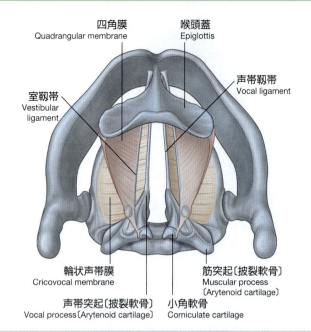

図8.221　喉頭弾性膜（上方から）

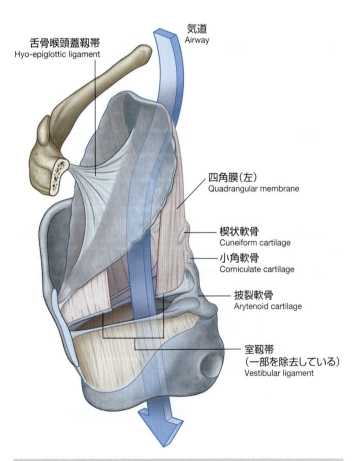

図8.220　四角膜

## ▶喉頭の関節

### 輪状甲状関節

　甲状軟骨下角と輪状軟骨の間の関節と，輪状軟骨と披裂軟骨の間の関節は，いずれも滑膜性の関節である．すなわち，各関節は関節包をもち，その周囲を靱帯が補強する．甲状軟骨は，**輪状甲状関節**（Cricothyroid joint）で前方に移動し，輪状軟骨に接近するように前方へ傾く（**図8.222**）．
　声帯靱帯は，甲状軟骨後面正中部から披裂軟骨にかけて張っており，また，披裂軟骨は輪状軟骨板の上にのる．したがって，甲状軟骨が輪状軟骨の上で前進・前傾すると，声帯靱帯を引っ張り，声帯靱帯の張力を増す．

### 輪状披裂関節

　**輪状披裂関節**（Crico-arytenoid joint）は，輪状軟骨の上外側面と披裂軟骨底との間に形成され，披裂軟骨を水平方向に滑らせて，両側の披裂軟骨を近づけたり遠ざけたりする．さらに，披裂軟骨を回旋して，声帯突起を正中線に近づけたり，遠ざけたりする．これらの動きによって，声帯靱帯が内転または外転する（**図8.223**）．

## ▶喉頭腔

　喉頭腔は，管状で，内面を粘膜に覆われる（**図8.224**）．喉頭弾性膜と喉頭軟骨が，内腔の構造を維持している．
　上方の開口部にあたる喉頭口は，舌根下部の高さで咽頭の前方に開く（**図8.224**）．

■喉頭口の前縁…喉頭蓋上縁の粘膜である．

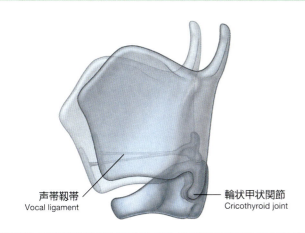

図 8.222　輪状甲状関節の動き

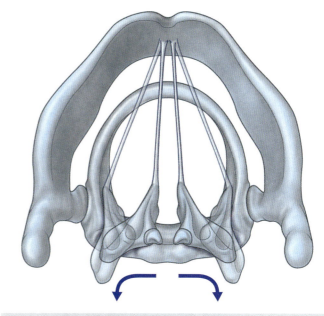

図 8.223　輪状披裂関節の動き

- 喉頭口の外側縁…披裂喉頭蓋ヒダ(Ary-epiglottic fold)になる．この粘膜ヒダは四角膜の上縁と周辺の軟部組織を覆う．そのさらに外側後方では，楔状軟骨と小角軟骨を粘膜が覆って，楔状結節と小角結節をそれぞれつくる．
- 喉頭口の後縁…正中で披裂間切痕(Interarytenoid notch)という溝をつくる．この切痕は左右の小角結節の間にある．

一方，喉頭の下方の開口部は，気管の内腔に連続する．また，開口面は喉頭口のそれとは異なり，全周を輪状軟骨に囲まれて水平面内にある．喉頭口は喉頭蓋によって閉鎖することができるが，喉頭の下端は常に開いており，気管の内腔に対して閉じることはない．

## 喉頭腔の 3 つの領域

喉頭腔の側壁から[喉頭]前庭ヒダと声帯ヒダが内側に突出することによって，喉頭腔を狭めるとともに，これらのヒダにより，喉頭腔が喉頭前庭，喉頭室，声門下腔の 3 つの領域に区分される(図 8.224B)．

- 喉頭前庭(Laryngeal vestibule)…喉頭口から[喉頭]前庭ヒダまでの腔所である．[喉頭]前庭ヒダは室靱帯と関連の軟部組織を覆う．
- 喉頭室(Laryngeal ventricle)…[喉頭]前庭ヒダと声帯ヒダに挟まれた中間の腔所である．
- 声門下腔(Infraglottic cavity)…声帯ヒダよりも下方で喉頭の下端までの腔所である．声帯ヒダは，声帯靱帯を覆う．

## 喉頭室と喉頭小嚢

喉頭腔の左右で，室靱帯と声帯靱帯の間の腔所が外側に膨隆して喉頭室(Laryngeal ventricle)をつくる(図 8.224A)．喉頭室は，その先端が前上方に拡張して，甲状軟骨と室靱帯の間に喉頭小嚢(Laryngeal saccule)を形成する．喉頭小嚢は，甲状軟骨の上端に達することもある．この部位の粘膜には粘液腺が多数存在しており，粘液を分泌して声帯ヒダの動きをなめらかにする．

## [喉頭]前庭裂と声門裂

喉頭の内腔を上からみると，[喉頭]前庭裂(Rima vestibuli)が三角形の形に開口して，その下に喉頭室がみえる(図 8.224C, D)．[喉頭]前庭裂は，両側の[喉頭]前庭ヒダの間にできる裂隙である．三角形の頂点を前方に，底辺を後壁側に向ける．

[喉頭]前庭ヒダの下方には，左右の声帯ヒダによってつくられる声門裂(Rima glottidis)という，やや狭い三角形の裂隙がみえる．声帯ヒダ(真声帯)は，声帯靱帯を覆う粘膜のヒダである．声門裂より上方が喉頭室で，下方が声門下腔である．声門裂の三角形の底辺は，披裂間切痕にできた披裂間ヒダに相当する．

喉頭前庭裂と声門裂はともに，披裂軟骨と喉頭弾性膜の動きによって開閉することができる．

## ▶ 喉頭筋

喉頭筋(Laryngeal muscles)は，声帯靱帯の緊張の調節，声門裂の開閉，喉頭前庭の形状の調整，喉頭前庭裂の閉鎖，喉頭口閉鎖の促進等の作用をもつ(表 8.19)．具体的には，次のような作用をもつ．

- 輪状甲状関節と輪状披裂関節を動かす．
- 喉頭蓋と披裂軟骨の間の距離を調節する．
- 声帯靱帯を直接引っ張る．
- 四角膜と室靱帯の周囲の軟部組織を正中に近づけるように働く．

## 輪状甲状筋

輪状甲状筋(Cricothyroid)は，扇形の筋で，輪状軟骨弓の前外側面から後上方に走行し，甲状軟骨に停止する(図 8.225)．

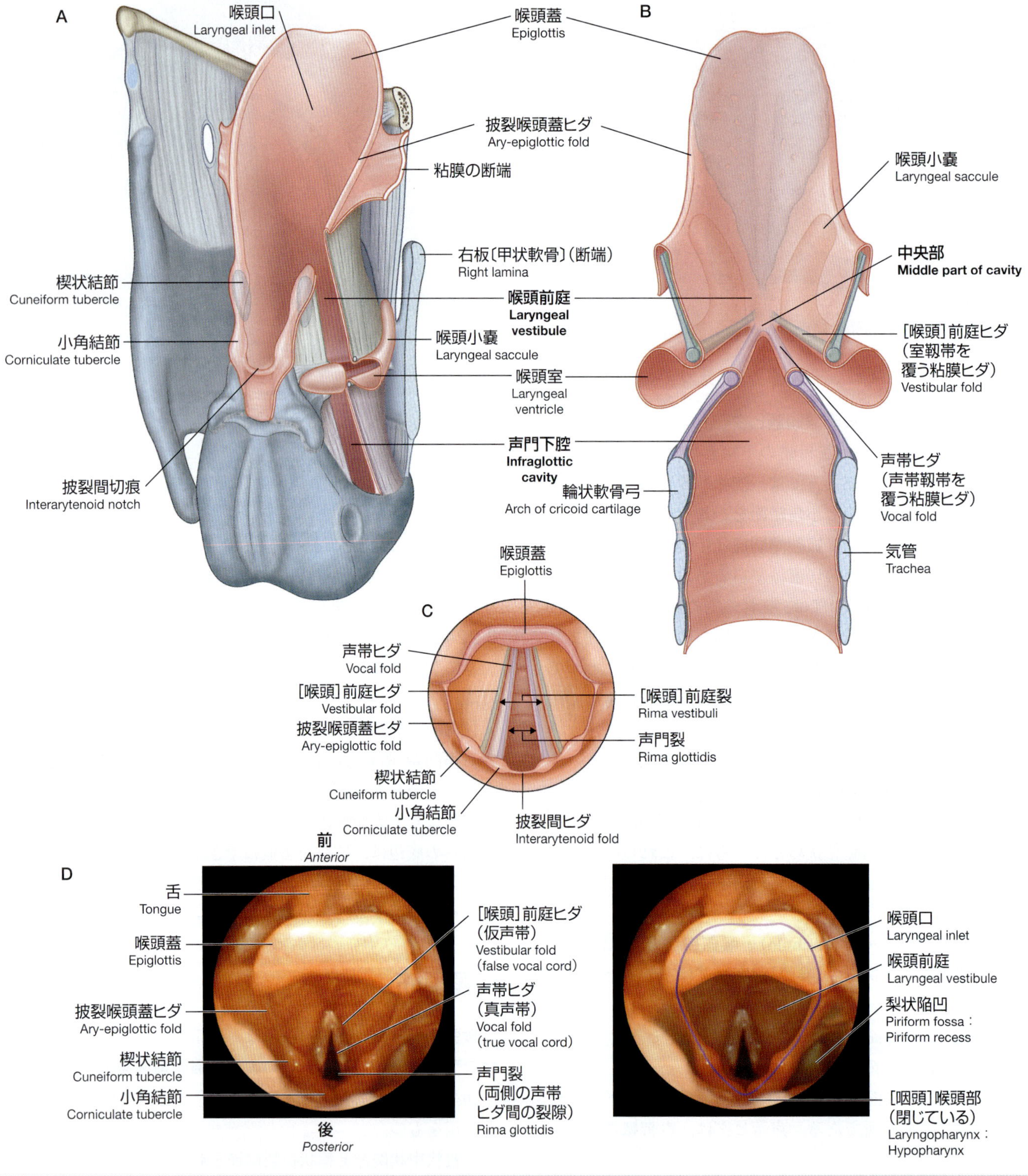

794　第8章　頭頸部

A

喉頭口
Laryngeal inlet

喉頭蓋
Epiglottis

B

披裂喉頭蓋ヒダ
Ary-epiglottic fold

粘膜の断端

喉頭小嚢
Laryngeal saccule

右板〔甲状軟骨〕（断端）
Right lamina

中央部
Middle part of cavity

楔状結節
Cuneiform tubercle

喉頭前庭
Laryngeal
vestibule

[喉頭]前庭ヒダ
（室靱帯を
覆う粘膜ヒダ）
Vestibular fold

小角結節
Corniculate tubercle

喉頭小嚢
Laryngeal saccule

喉頭室
Laryngeal
ventricle

声門下腔
Infraglottic
cavity

声帯ヒダ
（声帯靱帯を
覆う粘膜ヒダ）
Vocal fold

披裂間切痕
Interarytenoid notch

輪状軟骨弓
Arch of cricoid cartilage

気管
Trachea

喉頭蓋
Epiglottis

C

声帯ヒダ
Vocal fold

[喉頭]前庭ヒダ
Vestibular fold

[喉頭]前庭裂
Rima vestibuli

披裂喉頭蓋ヒダ
Ary-epiglottic fold

声門裂
Rima glottidis

楔状結節
Cuneiform tubercle

小角結節
Corniculate tubercle

披裂間ヒダ
Interarytenoid fold

前
Anterior

D

舌
Tongue

喉頭蓋
Epiglottis

[喉頭]前庭ヒダ
（仮声帯）
Vestibular fold
(false vocal cord)

喉頭口
Laryngeal inlet

披裂喉頭蓋ヒダ
Ary-epiglottic fold

声帯ヒダ
（真声帯）
Vocal fold
(true vocal cord)

喉頭前庭
Laryngeal vestibule

楔状結節
Cuneiform tubercle

梨状陥凹
Piriform fossa：
Piriform recess

小角結節
Corniculate tubercle

声門裂
（両側の声帯
ヒダ間の裂隙）
Rima glottidis

[咽頭]喉頭部
（閉じている）
Laryngopharynx：
Hypopharynx

後
Posterior

図 8.224　喉頭腔
A：右後方から．B：後方から（前額断した前半分）．C：喉頭口から下方をみたところ．D：喉頭の領域を上方からみたところ．

輪状甲状筋は，斜部（Oblique part）と直部（Straight part）に分かれる．

■ 斜部…輪状軟骨弓の外側部から後上方に走り，甲状軟骨下角に停止する．

■ 直部…輪状軟骨弓から，より垂直に近い方向に上行し，甲

状軟骨板の後下縁に停止する．

輪状甲状筋は，輪状甲状関節を動かして甲状軟骨を前進させ，同時に前屈させる．この動きによって声帯ヒダが引っ張られる．

喉頭筋のうち，輪状甲状筋だけが迷走神経[X]の上喉頭神経

## 表8.19 喉頭筋

| 筋 | 起始 | 停止 | 神経支配 | 作用 |
|---|---|---|---|---|
| 輪状甲状筋 | 輪状軟骨弓の前外側面 | 斜部…甲状軟骨の下角<br>直部…甲状軟骨の下縁 | 迷走神経[X]の上喉頭神経外枝 | 甲状軟骨を前進，前屈する |
| 後輪状披裂筋 | 輪状軟骨板後面の陥凹 | 披裂軟骨の筋突起後面 | 反回神経(迷走神経[X]の枝)の下喉頭神経 | 披裂軟骨を外旋，外転する<br>後輪状披裂筋は，声帯の主たる外転筋である(声帯を開く主筋) |
| 外側輪状披裂筋 | 輪状軟骨弓の上面 | 披裂軟骨の筋突起前面 | 反回神経(迷走神経[X]の枝)の下喉頭神経 | 披裂軟骨を内旋する<br>声帯ヒダを内転する |
| 横披裂筋 | 披裂軟骨後面の外側縁 | 対側の披裂軟骨後面の外側縁 | 反回神経(迷走神経[X]の枝)の下喉頭神経 | 披裂軟骨を内転する |
| 斜披裂筋 | 披裂軟骨の筋突起の後面 | 対側の披裂軟骨尖の後面(筋線維は披裂喉頭蓋ヒダにも分布する) | 反回神経(迷走神経[X]の枝)の下喉頭神経 | 喉頭口の括約作用をもつ |
| 甲状披裂筋 | 甲状軟骨の後面正中部と近傍の正中輪状甲状靱帯 | 披裂軟骨の前外側面(筋線維の一部は披裂喉頭蓋ヒダの中に広がり喉頭蓋の外側縁にも分布する) | 反回神経(迷走神経[X]の枝)の下喉頭神経 | 喉頭前庭と喉頭口の括約作用をもつ |
| 声帯筋 | 披裂軟骨声帯突起の外側面 | 声帯靱帯，甲状軟骨の後面正中部 | 反回神経(迷走神経[X]の枝)の下喉頭神経 | 声帯ヒダの緊張度を調節する |

に支配される．他の喉頭筋はすべて迷走神経[X]の反回神経の下喉頭神経に支配される．

## 後輪状披裂筋

**後輪状披裂筋**(Posterior crico-arytenoid)は，輪状軟骨板後面の陥凹から起始し，外側上方に走行して披裂軟骨の筋突起に停止する(**図 8.226**)．

この筋は，披裂軟骨を外転および外旋し，この動作によって声門裂を開く．声帯ヒダを外転するための主動筋である．迷走神経[X]の反回神経に支配される．

## 外側輪状披裂筋

**外側輪状披裂筋**(Lateral crico-arytenoid)は，輪状軟骨弓の上面から起始し，後上方に走って披裂軟骨の筋突起に停止する(**図 8.226**)．

披裂軟骨を内旋し，この動作によって声帯ヒダを内転(閉鎖)する．

迷走神経[X]の反回神経に支配される．

## 横披裂筋

**横披裂筋**(Transverse arytenoid)は，左右の披裂軟骨の外側縁の間に筋線維を張り，これらの軟骨の後面を覆う筋である(**図 8.226**)．披裂軟骨を互いに近づけ，声門裂を閉じる．迷走神経[X]の反回神経に支配される．

## 斜披裂筋

**斜披裂筋**(Oblique arytenoid)は，披裂軟骨の筋突起後面から対側の披裂軟骨尖に向かって走る(**図 8.226**)．筋線維の一部

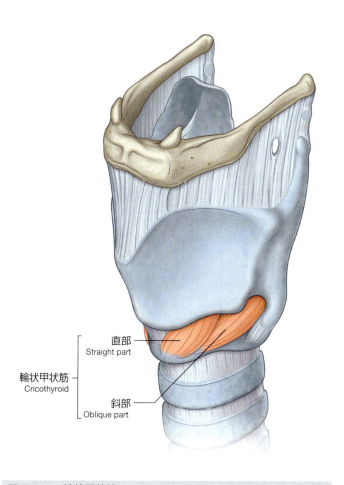

図 8.225 輪状甲状筋

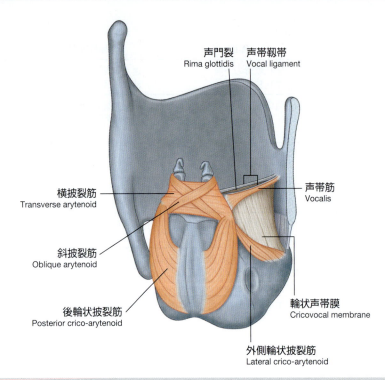

図8.226 輪状披裂筋，横披裂筋，斜披裂筋，声帯筋

は，そこからさらに披裂喉頭蓋ヒダの中を走行し，**披裂喉頭蓋部**（Ary-epiglottic part）として続く（図8.227）．

斜披裂筋は，披裂軟骨と喉頭蓋を近づけて喉頭口を狭める．迷走神経［X］の反回神経に支配される．

### 声帯筋

**声帯筋**（Vocalis）は，声帯靱帯の外側でそれらと平行に走る細長い筋である（図8.226）．筋線維は披裂軟骨の声帯突起の外側面および楕円窩から起始し，前方に向かって，声帯靱帯と甲状軟骨後面正中部に停止する．

この筋は，声帯ヒダの緊張度を調節する．迷走神経［X］の反回神経に支配される．

### 甲状披裂筋

**甲状披裂筋**（Thyro-arytenoid）は，喉頭弾性膜，喉頭室，喉頭小囊の外側をとり囲む幅の広い筋である（図8.227）．筋線維は，甲状軟骨後面正中部と近傍の輪状甲状靱帯から起始し，披裂軟骨の前外側面に向かって走る．筋線維の一部は，披裂喉頭蓋ヒダの中に入り，喉頭蓋の外周部に分布する．この筋線維を**甲状喉頭蓋部**（Thyro-epiglottic part）という．

甲状披裂筋は四角膜を外側から覆うように走行するため，この筋が収縮すると，内側の軟部組織を正中の方向に押して，喉頭前庭を狭くする．さらに，この筋の働きで披裂軟骨が前方に引っ張られ，喉頭口が狭くなる．同時に，喉頭蓋が披裂軟骨に近づく．

迷走神経［X］の反回神経に支配される．

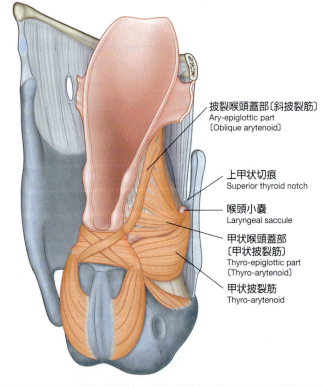

図8.227 甲状披裂筋

## ▶喉頭の機能

喉頭は，下気道の精巧な括約装置であるとともに，発声器官でもある．喉頭腔中央部の開き具合を最適に調節するために

は，声門裂，喉頭前庭裂，喉頭前庭，喉頭口の形状を微妙に変えることが必要になる（図8.228）．このためには，喉頭の各筋の動きのみならず，喉頭の各構造が統合的に働く機構も重要である．

## 呼吸

安静時呼吸をしているとき，喉頭口，喉頭前庭，喉頭前庭裂，および声門裂は開いている．披裂軟骨が外転し，声門裂が三角形になる（図8.228A）．強制吸気の場合は，主に後輪状披裂筋の働きによって披裂軟骨が外旋する（図8.228B）．その結果，声帯ヒダが外転し，声門裂が開大して菱形になる．このとき，気道の断面が最も広くなる．

## 発声

発声時には，披裂軟骨と声帯ヒダが内転し，狭くなった声門裂を空気が無理に開けるようにして通り抜ける（図8.228C）．

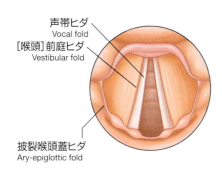

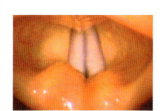

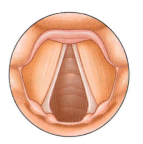

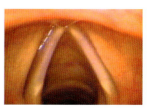

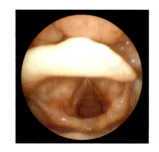

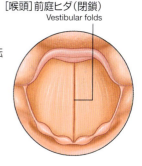

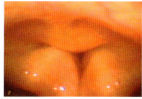

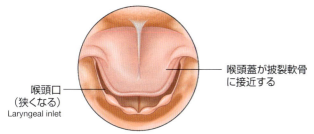

図8.228 喉頭の機能
A：安静時呼吸．B：強制吸気．C：発声．D：努力性声門閉鎖（息こらえ）．E：嚥下．

このときに，左右の声帯ヒダが振動して音を発する．この音は，上方の気道と口腔で修飾を受ける．声帯ヒダの緊張度は，声帯筋と輪状甲状筋によって調節される．

## 努力性声門閉鎖（息こらえ）

努力性声門閉鎖（息こらえ）は，例えば重いものをもち上げるときのように体幹を安定させるときや，腹圧を上げるために吸気を胸腔内に保持しようとするときに起こる動きである（図8.228D）．そのとき，声門裂は［喉頭］前庭裂とともに完全に閉鎖して，気道が強制的に完全に閉じられる．

## 嚥下

嚥下の際には，声門裂，［喉頭］前庭裂，喉頭前庭が閉鎖し，喉頭口が狭くなる．喉頭はもち上げられ，前方に移動する．この動きが起こると，喉頭蓋が披裂軟骨の方向へ下降し，喉頭口を閉じる（図8.228E）．喉頭が上方かつ前方へ移動することにより，輪状軟骨板の後面に付着している食道の内腔が拡張する．これらの一連の動きによって，食塊と水分が気道には入らずに，梨状陥凹を流れ落ちるようにして食道に向かう．

## ▶ 血管

### 動脈

喉頭に分布する動脈は，**上喉頭動脈**（Superior laryngeal artery）と**下喉頭動脈**（Inferior laryngeal artery）である（図8.229）．

- **上喉頭動脈**…甲状軟骨の上端で，外頸動脈の枝である上甲状腺動脈から起始する．上喉頭神経の内枝とともに，甲状舌骨膜を貫いて喉頭に進入する．
- **下喉頭動脈**…鎖骨下動脈の枝の甲状頸動脈から起始する下甲状腺動脈の枝である．反回神経とともに，気管と食道の間の溝を上行する．下咽頭収縮筋の深部を通って喉頭に進入する．

### 静脈

喉頭の静脈は次の2本である（図8.230）．

- **上喉頭静脈**（Superior laryngeal vein）…上甲状腺静脈を経て内頸静脈に注ぐ．
- **下喉頭静脈**（Inferior laryngeal vein）…下甲状腺静脈を経て左腕頭静脈に注ぐ．

### リンパ系

喉頭のリンパの還流は，声帯ヒダの上方と下方で異なる．

- 声帯ヒダより上方のリンパ…上喉頭動脈に沿って頸動脈分岐部に達し，そこで頸部の深リンパ節に注ぐ．
- 声帯ヒダより下方のリンパ…下甲状腺動脈近傍の深リンパ節，または正中輪状甲状靱帯の前方もしくは気管上部の前方に位置するリンパ節に注ぐ．

---

**臨床的事項 8.53　輪状甲状靱帯切開術**

気道が声帯の高さより上で閉塞されるような緊急時には，輪状甲状腺靱帯に穴を開け，細い管を切開部から挿入して気道を確保する．小血管や，まれに甲状腺の錐体葉が存在することを除けば，通常，正中輪状甲状靱帯と皮膚との間には注意すべき構造はほとんどない．

---

**臨床的事項 8.54　気管切開**

**気管切開**（Tracheostomy）は，気管の前壁を開き，小開口部からチューブを気管内腔に入れて，人為的に換気を可能にする外科的手技である．

異物誤嚥等で喉頭に閉塞がある場合やアナフィラキシー反応で喉頭浮腫が強度の場合，または頭頸部外傷等の場合に，気管切開が行われる．

気管切開は，本来は手術室内で落ち着いた雰囲気の中で実施するものである．前頸部にまず小さな横切開を加え，舌骨下筋を左右に分けて正中部を剥離すると気管がみえる．まれに，甲状腺の錐体葉を分離する必要が生じることがある．気管の第2・3軟骨を切開し，気管切開チューブを挿入する．

気管切開をしておく必要がなくなった場合には，このチューブを抜去する．切開孔は自然に閉鎖する．

長期にわたって気管切開チューブを挿入していると，空気が声帯を通らないので，患者は発声ができない．

---

**臨床的事項 8.55　外因性テストステロンと声帯の大きさ**

男性化ホルモン療法のためにテストステロンを投与されている人（例：トランスジェンダーの男性）では，声帯がのびて厚くなり，基本周波数と音程が低下し，男性化した声を発する．

---

**臨床的事項 8.56　喉頭鏡検査**

喉頭鏡検査は，喉頭を検査するために用いられる．喉頭鏡検査により，嚥下困難，声帯の評価，喉頭の腫瘍や腫瘤ならびに声量の弱い患者の評価を行うことができる．

喉頭は，通常2つの方法によってみることができる．間接喉頭鏡検査は，小さな棒に取り付けられた鏡（デンタルミラーに似ている）を中咽頭に挿入し，それを通して喉頭を間接的にみる方法である．直接喉頭鏡検査は，舌を押さえることのできる弯曲した金属の先端を喉頭蓋まで進め，喉頭を直接的にみるものである．この検査は，意識のない患者や咽頭反射がない患者にのみ行うことができる．他の検査としては，光ファイバーによる内視鏡を口腔または鼻腔から通すことによって行うものがある．

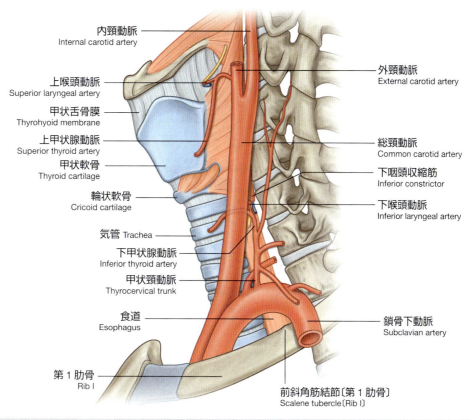

図 8.229 喉頭の動脈（左側方から）

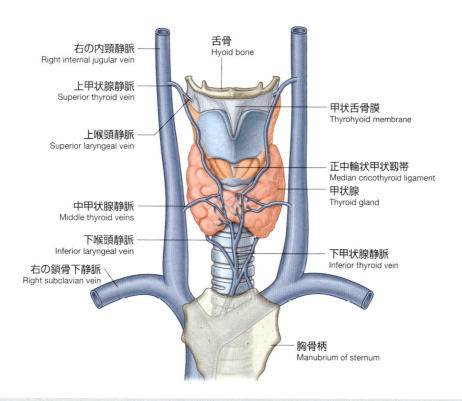

図 8.230 喉頭の静脈

# 第8章 頭頸部

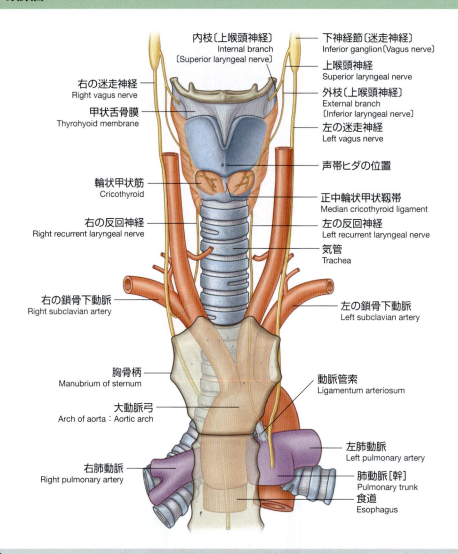

図8.231 喉頭の神経

## 神経

喉頭には，迷走神経［X］の枝である**上喉頭神経**(Superior laryngeal nerve)と反回神経の2枝が分布し，それぞれ運動枝と感覚枝を喉頭に送る（図8.231）．

### 上喉頭神経

上喉頭神経は，頸部の迷走神経の下神経節から起始する神経である（図8.231）．この神経は，内頸動脈の内側を下行して，舌骨大角のすぐ上方で**外枝**(External branch)と**内枝**(Internal branch)に分かれる．

- 外枝…咽頭側壁を下方に進み，下咽頭収縮筋を貫き，運動枝を送る．さらに喉頭に達して，輪状甲状筋に運動枝を送る．
- 内枝…前下方に走行し，甲状舌骨膜を貫いて喉頭内に入る．主として感覚神経で，感覚枝を声帯ヒダの高さまでの喉頭腔の粘膜に送る．

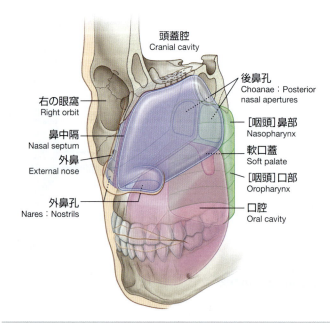

図8.232 鼻腔（左前方から）
口腔や咽頭との関係を示す．

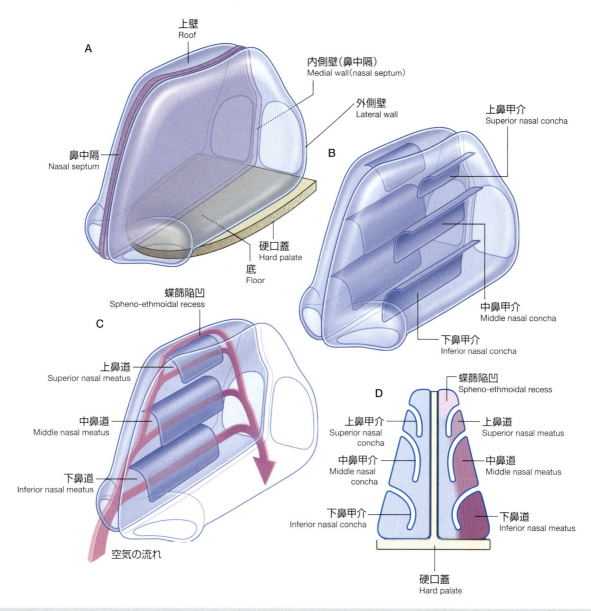

**図 8.233　鼻腔**
A：底，上壁，外側壁．B：外側壁の鼻甲介．C：右鼻腔の空気の流れ．D：前額断面（後方より）．

## 反回神経

　反回神経（Recurrent laryngeal nerve）は，次の枝を喉頭に送る（図 8.231）．
- 感覚枝…声帯ヒダの高さよりも下方の喉頭腔に分布する．
- 運動枝…輪状甲状筋を除くすべての喉頭筋を支配する．

　左の反回神経は胸部から，右の反回神経は頸基部から上行してくる．両神経とも，気管と食道の間の溝を上行した後，下咽頭収縮筋の深部から喉頭に入る．反回神経は，**甲状腺提靱帯（Berry 靱帯）**（Suspensory ligament of thyroid gland）の中またはその内側か外側を通る．甲状腺提靱帯は，甲状腺と気管および輪状軟骨の下部を結合する靱帯である．

## 鼻腔

　左右の**鼻腔**（Nasal cavity）は，気道の最上端に位置し，同時に嗅覚受容器でもある．鼻腔は，前後に細長い楔形の間隙で，底面が広く上壁のスペースは狭くなる（図 8.232，8.233）．鼻腔の骨と軟骨がその形を保持しているため，内腔はいつも開いている．

　鼻腔の前部は顔面で外鼻によって囲まれ，後部は頭蓋の中心部に位置する後鼻孔に続いている．外鼻孔は，鼻の下面に開口する．後鼻孔の後方は，[咽頭]鼻部につながる．

　鼻腔は，次のような構造により，隣接器官と分けられる．
- 鼻中隔…正中にあり，左右の鼻腔を分ける．
- 硬口蓋…口腔と鼻腔を分ける．
- 前頭骨，篩骨，蝶形骨…頭蓋腔と鼻腔を分ける．

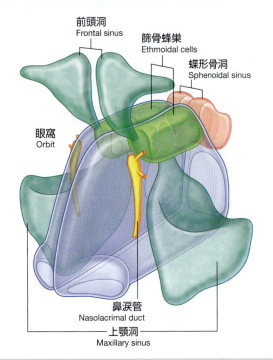

図8.234 副鼻腔と鼻涙管

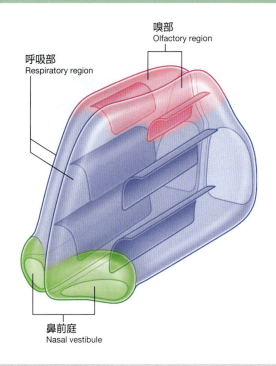

図8.235 鼻腔の区分

鼻腔の外側には，眼窩がある．鼻腔には，底，上壁，内側壁，外側壁がある（図8.233A）．

## ▶外側壁

鼻腔の外側壁には，鼻甲介という棚状の構造が3つある．3つの鼻甲介は，上下方向に3層に重なるようにして，内側下方に向かって突出する（図8.233B）．鼻甲介の前縁，内側縁，後縁は，自由縁となる．

3つの鼻甲介によって，鼻腔の前後方向に4つの通路ができる（図8.233C, D）．

- 下鼻道（Inferior nasal meatus）…下鼻甲介（Inferior nasal concha）と鼻腔底の間．
- 中鼻道（Middle nasal meatus）…下鼻甲介と中鼻甲介（Middle nasal concha）の間．
- 上鼻道（Superior nasal meatus）…中鼻甲介と上鼻甲介（Superior nasal concha）の間．
- 蝶篩陥凹（Spheno-ethmoidal recess）…上鼻甲介と鼻腔上壁の間．

鼻甲介は，空気と接触する鼻腔外側壁の表面積を増やす．

副鼻腔の開口部が，鼻腔の外側壁と上壁にある．副鼻腔は，小児期から青年期にかけて，鼻腔が外周の骨内に広がってできた腔所である（図8.234）．鼻腔の外側壁には，さらに鼻涙管が開口し，涙嚢から流れてくる涙液を鼻腔へ排出する．

## ▶区分

鼻腔は，次の3つの領域に区分される（図8.235）．

- 鼻前庭（Nasal vestibule）…外鼻孔の内部にある小さな拡張した空間である．皮膚の続きで，毛包を有する．
- 呼吸部（Respiratory region）…鼻腔で最大の領域を占め，神経と血管が豊富に分布する．線毛細胞や粘液細胞からなる気道上皮が表面を覆う．
- 嗅部（Olfactory region）…上壁にある小領域．嗅上皮からなり，嗅覚受容細胞を含む．

鼻腔は嗅覚を受容するばかりでなく，豊富な血流によって，吸気を加温，加湿する．また，空気中のほこり等の微粒子を捕獲し除去する役目も果たす．このために鼻前庭の鼻毛が気流をろ過し，鼻腺粘液の中に異物を捕捉するように働く．この粘液は，通常，鼻腔上皮細胞の線毛によって後方へ移動し，嚥下される．

## ▶神経支配と血管

鼻腔には，次の3種類の機能を担当する脳神経が分布している．

- 嗅覚…嗅神経［Ⅰ］がこれを司る．
- 体性感覚…前部は三叉神経第1枝の眼神経［$V_1$］，後部は三叉神経第2枝の上顎神経［$V_2$］が分布する．
- 腺の分泌…顔面神経［Ⅶ］の枝である大錐体神経を通る副交感神経線維が支配する．この神経線維は，翼口蓋神経節から上顎神経［$V_2$］を通り，鼻腺に分布する．

交感神経線維は，第1胸神経(T1)レベルから発し，主に上頸神経節でシナプスを形成する．節後線維には，外頸動脈の血管壁を通って鼻腔に分布する神経線維の他，翼口蓋窩で上顎神経[V₂]に交じって鼻腔に達する神経線維がある．

鼻腔に分布する動脈には，次のものがある．

- 顎動脈と顔面動脈の終枝…外頸動脈の枝である．
- 眼動脈の前・後篩骨動脈を経て鼻腔に分布する枝…内頸動脈の枝である．

## ▶ 構成する骨

鼻腔の骨格は，次の骨によって構成される．

- 無対の骨…篩骨，蝶形骨，前頭骨，鋤骨．
- 有対の骨…鼻骨，上顎骨，口蓋骨，涙骨，下鼻甲介．

このうち，篩骨が鼻腔の中心の骨である．

### 篩骨

篩骨(Ethmoid)は，複雑な構造をもつ頭蓋骨である．篩骨には上壁，外側壁，内側壁があり，内部に篩骨蜂巣をもつ．

篩骨は，全体として立方体をしている(図8.236A)．左右に直方体の篩骨迷路(Ethmoidal labyrinth)がある．正中部には，篩板(Cribriform plate)という孔の開いた板状の骨があって，左右の迷路は，篩板を介して，その上部で互いに交通している．篩板からは，垂直板(Perpendicular plate)という板状の骨が正中面内で下方へ張り出し，これが鼻中隔の骨を構成する．

篩骨迷路には，次のように内外の薄板状の骨があり，その間に篩骨蜂巣を挟む．

- 外側の薄板…平坦な面をもち，眼窩の内側壁である眼窩板(Orbital plate)を構成する．
- 内側の薄板…鼻腔外側壁の上部をつくり，ここから上鼻甲介と中鼻甲介をつくる突起が出る(図8.236B)．これら2つの甲介は曲線を描き，先端を下方に曲げながら自由縁に終わる．中鼻甲介が出る高さよりも下方では，中篩骨蜂巣を含む薄板が篩骨胞(Ethmoidal bulla)をつくり，迷路の内側壁から膨隆する．

篩骨胞の前上方には，篩骨漏斗(Ethmoidal infundibulum)という溝が前頭洞の方向にのびる．この溝は，狭くなって篩骨迷路の前部を貫き，前頭洞と鼻腔をつなぐ前頭鼻管に開く．

篩骨迷路の上面は，篩骨蜂巣の上壁をつくる前頭骨と接合する．篩骨迷路の前面は，上顎骨の前頭突起および涙骨と接合する．一方，篩骨迷路の下面は，上顎骨の上内側面と接合する．

薄い板状の鉤状突起(Uncinate process)が，篩骨迷路の前端から出て，後下方に向かう．この突起は，上顎骨の内側壁の上方にある大きな間隙である上顎洞裂孔(Maxillary hiatus)を横切って，下鼻甲介の上面に接合する．

篩板は，鼻腔の頂点にあって，前頭骨の篩骨切痕(Ethmoidal notch)に嵌入する(図8.236)．篩板の上方が頭蓋腔で，下方

が鼻腔になる．篩板の小孔の中を嗅神経[I](嗅糸)が通る．

鶏冠(Crista galli)は，篩板の正中線上に上方に向かって突出した三角形の骨稜で，頭蓋腔内の硬膜である大脳鎌がつく．

垂直板は，四角形の骨板で，篩板から下方に向かって，鼻中隔の上部を構成する(図8.236)．垂直板は，それぞれ次の骨と接合する．

- 後上方…蝶形骨稜．
- 前上方…前頭骨の鼻棘，ならびに正中にある左右の鼻骨の接合部．
- 前下方…鼻中隔軟骨．
- 後下方…鋤骨．

## ▶ 外鼻

外鼻(External nose)は，鼻腔の前端部にあって，顔面の中央に突き出す．外鼻の下面には，外鼻孔が開口する(図8.237)．外鼻は，先端を前に向けた錐体状をしている．鼻根は，両眼窩の間に位置し，上方の額に続く．

後鼻孔と同様，外鼻も，それを構成する骨格によって常に開口している．外鼻の一部は骨性で，大部分は軟骨性である．

- 骨性部…頭蓋に続く鼻骨，上顎骨，前頭骨からなる．
- 軟骨部…鼻中隔軟骨の外側突起(Lateral process of septal cartilage)，大鼻翼軟骨(Major alar cartilage)および3～4個の小鼻翼軟骨(Minor alar cartilage)が外鼻の前方の形状を保持する．また，正中の鼻中隔軟骨が鼻中隔の前方部をつくる．

## ▶ 副鼻腔

篩骨蜂巣(Ethmoidal cells)，蝶形骨洞(Sphenoidal sinus)，上顎洞(Maxillary sinus)，前頭洞(Frontal sinus)という4つの副鼻腔(Paranasal sinuses)があり(図8.238A, B)，いずれもそれを含む骨の名がつけられている．

副鼻腔は，鼻腔の腔間が周囲の骨内に拡張したものであり，次の特徴をもつ．

- 気道粘膜が内腔を裏打ちする．粘膜には線毛があり，粘液を分泌する．
- 鼻腔と連絡する．
- 支配神経は三叉神経[V]の枝である．

### 前頭洞

前頭洞は，左右に1つずつあって，形は大小不同である(図8.238A～C)．前頭洞は，最も高い位置にある三角形の副鼻腔で，額の高さの前頭骨内にある．三角形の正中近くの底辺は，鼻根の上で垂直方向に位置する．三角形の頂点にあたる外側端は，眼窩上縁の内側から約1/3の位置まで達する．

前頭洞は，前頭鼻管を経て中鼻道の外側壁に開口する．前頭

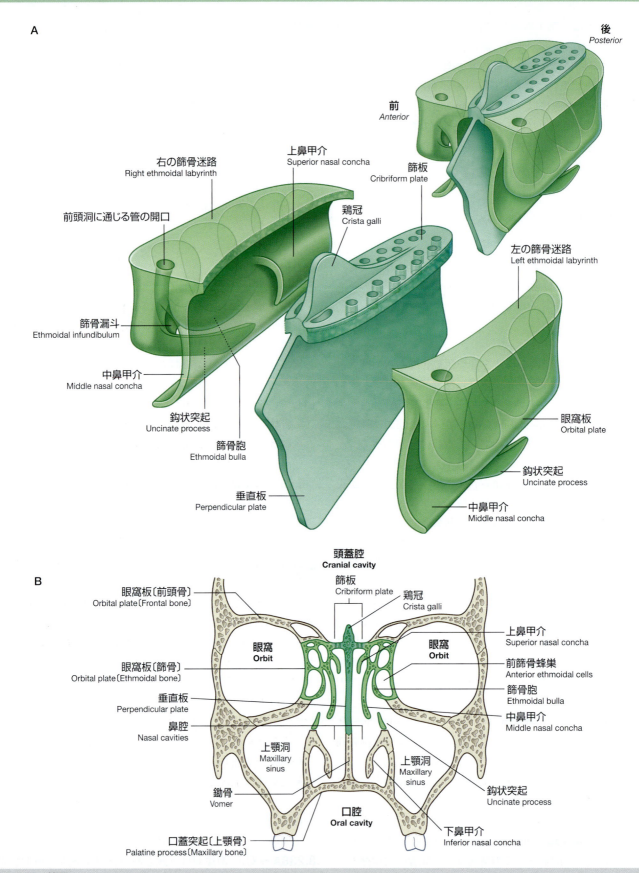

図 8.236　篩骨
A：全体像．B：頭蓋前額断面．

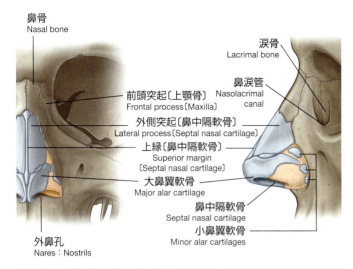

図8.237 外鼻

### 臨床的事項 8.57　下垂体への外科的アプローチ

下垂体窩と蝶形骨洞を隔てる骨と，鼻腔と蝶形骨洞を隔てる骨は，ともに薄いため，下垂体の手術では，鼻腔から到達する方法を採用することがある．この経鼻的手術法では，まず蝶形骨洞の前壁を開いて洞内に進み，そこから蝶形骨洞上壁を開いて下垂体に到達する．

鼻管は，篩骨迷路を通り，**半月裂孔**（Semilunar hiatus）の前端のところで篩骨漏斗になって終わる．

前頭洞の支配神経は，眼神経[$V_1$]の枝である眼窩上神経である．また，前頭洞には，前篩骨動脈の枝が分布する．

## 篩骨蜂巣

篩骨迷路の中に篩骨蜂巣がある（図8.238A，B）．眼窩との間に篩骨迷路の眼窩板があり，鼻腔との間には篩骨迷路の内側壁がある．

篩骨蜂巣の構成要素は，篩骨蜂巣の多数の含気腔である．篩骨蜂巣は，歴史的に鼻腔外側壁への開口部の位置によって，前部，中部，後部の3部に分けられる．

- 前部…篩骨漏斗または前頭鼻管に開口する．
- 中部…篩骨胞またはそのやや上方の鼻腔外側壁に開口する（臨床的には，現在，中部は篩骨蜂巣の前部の一部と考えられている）．
- 後部…上鼻道外側壁に開口する．

篩骨蜂巣は，しばしば周囲の骨を侵食して広がるため，その範囲は篩骨迷路にとどまらず，周囲の前頭骨，上顎骨，涙骨，蝶形骨，口蓋骨に達することがある．

篩骨蜂巣には，次の神経が分布する．

- **前篩骨神経**（Anterior ethmoidal nerve）と**後篩骨神経**（Posterior ethmoidal nerve）…眼神経[$V_1$]の枝の鼻毛様体神経の枝である．
- 上顎神経[$V_2$]の眼窩枝…翼口蓋神経節から出る．

篩骨蜂巣は，前・後篩骨動脈からの血液を受ける．

## 上顎洞

上顎洞は，最大の副鼻腔で，洞の全体は上顎骨の中にある（図8.238A，B）．上顎洞は，外側に頂点をもち，底面を鼻腔外側壁に向けた錐体の形をしている．内側の底面は上顎骨によって構成されるが，上顎洞裂孔には下鼻甲介と口蓋骨の一部もその構成に関与する．

上顎洞口は，この内側面の上縁近くにある．これは，ちょうど半月裂孔の中央部にあたり，中鼻道に開口する．

上顎洞とその周辺との関係は，次のようになる．

- 上外側面（上壁）…眼窩底の骨である．
- 前外側面…下方には上顎の大臼歯，小臼歯が，正面は顔面がある．
- 後壁…側頭下窩がある．

上顎洞には，上顎神経[$V_2$]の枝である眼窩下神経と上歯槽神経が分布する．また，上顎洞には，顎動脈の枝である眼窩下動脈と前・後上歯槽動脈が分布する．

## 蝶形骨洞

蝶形骨洞は，蝶形骨の体の中にあって，左右で対になる．開口部は，蝶形骨洞前壁の高いところにあり，蝶篩陥凹の後壁の開口部で鼻腔の上壁に連絡する（図8.238C，D）．

周辺との関係は次のようになる．

- 上壁…頭蓋腔，特に下垂体と視[神経]交叉に接する．
- 側壁…頭蓋腔の海綿静脈洞に接する．
- 底面と前面…鼻腔に接する．

蝶形骨洞には，次の神経が分布する．

- 眼神経[$V_1$]の枝である後篩骨神経．
- 上顎神経[$V_2$]の眼窩枝…翼口蓋神経節から下眼窩裂を経て，眼窩壁から洞内に入る．

蝶形骨洞には，顎動脈の咽頭枝が分布する．

## ▶鼻腔の側壁，底，上壁

### 鼻腔の内側壁

鼻腔の内側壁は，粘膜で覆われた鼻中隔である．鼻中隔は，鼻腔の正中面を垂直方向に走る骨板で，左右の鼻腔を隔てる．

鼻中隔の構成要素は，次の通りである（図8.239）．

- **鼻中隔軟骨**（Septal nasal cartilage）…前方部をつくる．
- 鋤骨と篩骨の垂直板…鼻中隔後方部の下方と上方をつくる．
- 左右の鼻骨の正中接合部と前頭骨の鼻棘…これらは鼻中隔の構成に関与する．
- 上顎骨鼻稜，口蓋骨の鼻稜，蝶形骨吻，上顎骨の切歯稜…これらも鼻中隔の一部の構成に関与する．

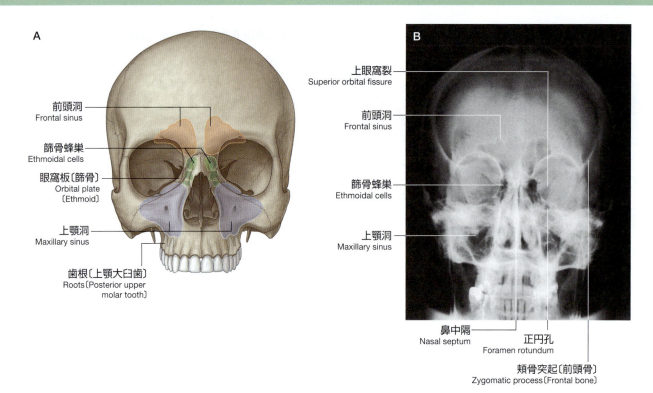
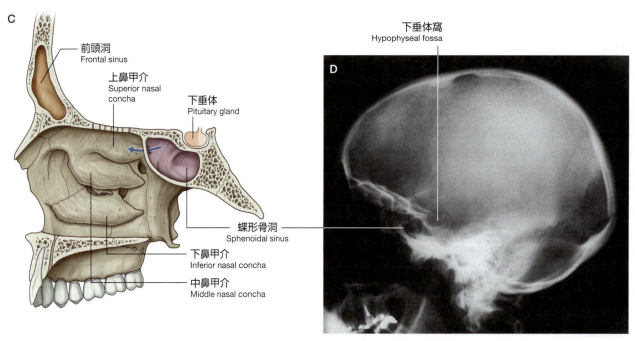

図 8.238　副鼻腔
A：前方から．B：頭部 X 線画像（正面後前位）．C：頭部正中傍矢状断面（右鼻腔外側壁）．D：頭部 X 線画像（側位）．

## 鼻腔底

鼻腔の底部は，平坦でくぼんでおり（図 8.240），上壁よりもかなり広い．鼻腔底の構成要素は次の通りである．
- 外鼻の軟部組織．
- 上顎骨の口蓋突起と口蓋骨の水平板の上面…両者が硬口蓋を形成する．

鼻腔底の前方に外鼻孔が開口する．硬口蓋の前端では，鼻中

### 臨床的事項 8.58　鼻中隔弯曲

鼻中隔は，一般的には正中に位置する．しかし，中隔が一方に偏位することは珍しいことではない．多くの場合，直接的な外傷による二次的なものである．弯曲が非常に強い場合は，鼻閉塞を起こすことがある．弯曲は，外科的に矯正することができる．

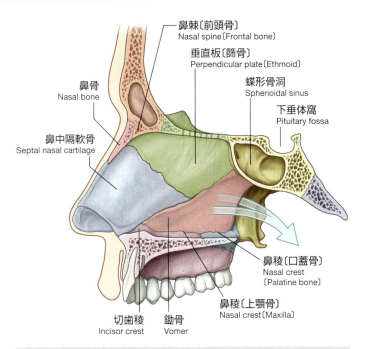

図 8.239 鼻中隔（鼻腔内側壁）

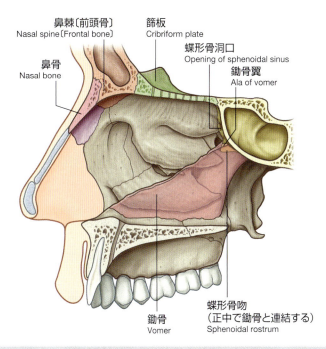

図 8.241 鼻腔の上壁

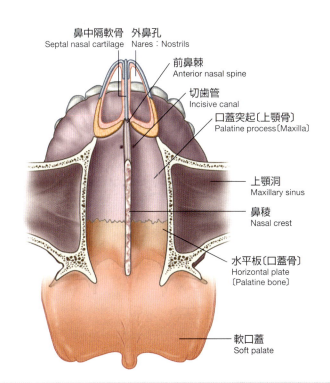

図 8.240 鼻腔底（上方から）

隔のすぐ外側の粘膜下に左右の切歯管の開口部がある．

## 鼻腔の上壁

鼻腔の上壁は狭く，篩骨の篩板がつくる中央部が最も高くなる（図 8.241）．
篩板より前方部は，下方に傾斜して外鼻孔に続き，次の骨から構成される．

- 前頭骨の鼻棘と鼻骨．
- 鼻中隔軟骨の外側突起と大鼻翼軟骨．

また，篩板より後方部も，下方に傾斜して後鼻孔に続く．この部は，次の骨で構成される．

- 蝶形骨の前面．
- 鋤骨翼とその近くにある口蓋骨の蝶形骨突起．
- 蝶形骨の翼状突起内側板の鞘状突起．

上壁の粘膜下では，篩板に多数の小孔が開口する．その前方では，前頭骨との境界部に前篩骨孔が開口し，そこを前篩骨神経および同名の動・静脈が通る．
上壁の後方の傾斜が始まる蝶篩陥凹に蝶形骨洞の開口部がある．

## 鼻腔の外側壁

鼻腔の外側壁は，骨，軟骨，軟部組織から構成され，壁面は起伏に富む．
次の骨が外側壁を構成する（図 8.242A）．

- 篩骨迷路，上鼻甲介，中鼻甲介，篩骨の鉤状突起．
- 口蓋骨垂直板．
- 蝶形骨の翼状突起の内側板．
- 涙骨と上顎骨の内側面．
- 下鼻甲介．

外鼻の外側壁は，軟骨（鼻中隔軟骨の外側突起および大・小鼻翼軟骨）と軟部組織によって構成される．鼻腔の外側壁は起伏に富み，3 つの鼻甲介によって区画される．
上・中・下の鼻甲介は，鼻腔の内側面近くまで張り出し，鼻腔の空気の通り道を 4 つに分ける（図 8.242B）．鼻甲介は，外鼻まではのびない．各鼻甲介の前端は下方に曲がり，それぞれ

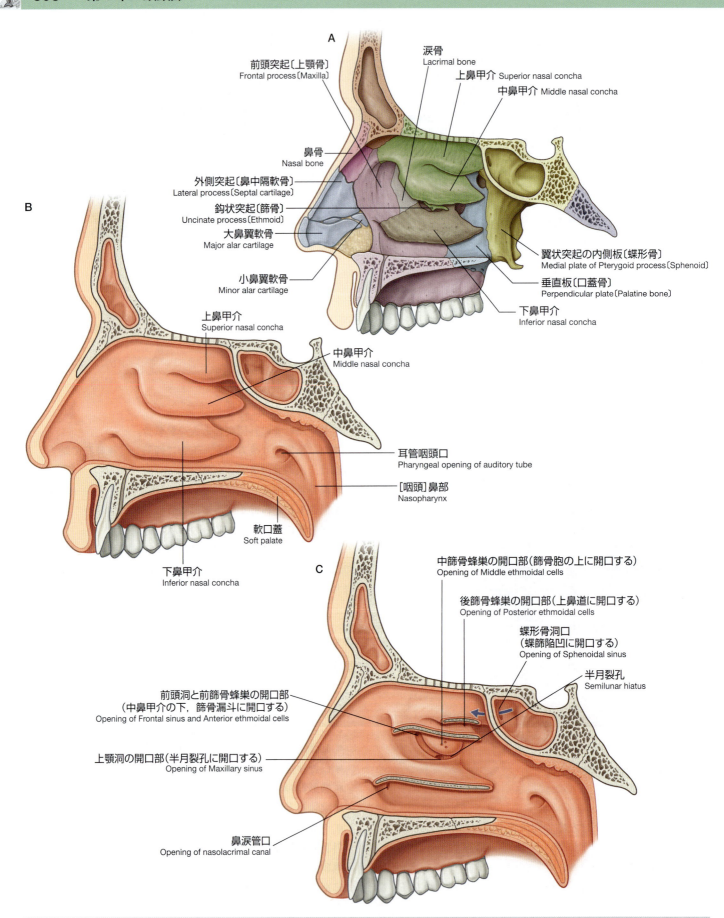

図 8.242 鼻腔の外側壁（続き）
A：構成する骨．B：粘膜に覆われた状態．C：3つの鼻甲介を切除してある．

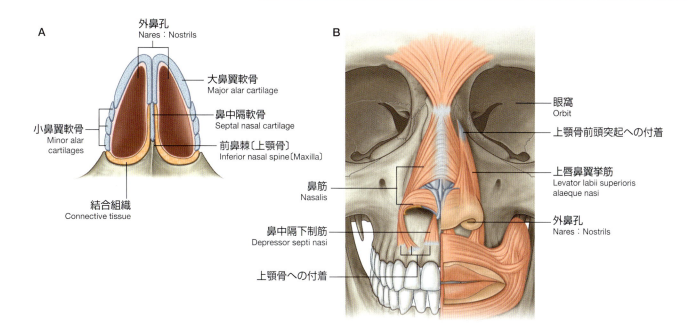

**図8.243 外鼻孔**
A：下方からみた図．B：外鼻の筋．

の鼻道に覆いかぶさる．

　中鼻甲介の基部の下方の，中鼻甲介の前端から中央部までは，外側壁からドーム状に隆起して，その中に篩骨胞をつくる（図8.242C）．

　篩骨胞の下には，半月裂孔という弯曲した溝がある．この溝は，篩骨胞と篩骨の鉤状突起との間に形成される粘膜の陥凹である．

　半月裂孔の前端は狭くなって篩骨漏斗となり，上方に曲がりながら前頭鼻管に続く．前頭鼻管は，篩骨蜂巣前部を貫き，前頭洞に開口する．

　鼻腔の外側壁には，鼻涙管とほとんどの副鼻腔が開口する（図8.242C）．

- 鼻涙管…下鼻甲介前端部近くの下鼻道外側壁に開口する．鼻涙管は，結膜嚢の涙液を鼻腔に排出する管で，眼窩の前内側壁にある涙嚢の下端から始まる．
- 前頭洞…前頭鼻管と篩骨漏斗を経て半月裂孔の前端に開口する．前篩骨蜂巣は，前頭鼻管または篩骨漏斗に開口する（時に，前頭洞が中鼻道の前端部に直接開口することがある．このとき，前頭鼻管は前篩骨蜂巣で盲端として終わる）．
- 中篩骨蜂巣…篩骨胞またはそのすぐ上方に開口する．
- 後篩骨蜂巣…通常，上鼻道に開口する．
- 上顎洞…半月裂孔に開口する．開口部は，上顎洞の上壁の高さにあって，篩骨胞中央部のすぐ下方にある．

　鼻腔の外側壁に開口しない唯一の副鼻腔が，蝶形骨洞である．これらは，通常，鼻腔の上壁が後方で傾斜を始めるところに開口する．

## ▶外鼻孔

　外鼻孔（Nares：Nostrils）は，外鼻の下面に楕円形の形で開いた鼻腔前方の孔である（図8.243A）．鼻中隔と鼻翼の軟骨，および上顎骨の前縁と前鼻棘によって形が保持されるため，外鼻孔は閉じることがない．

　外鼻孔は常に開口しているが，関連する顔面表情筋（鼻筋，鼻中隔下制筋，上唇鼻翼挙筋）の作用によって，さらに大きく開くことができる（図8.243B）．

## ▶後鼻孔

　後鼻孔（Choanae：Posterior nasal apertures）は，鼻腔と〔咽頭〕鼻部の境界をなす楕円形の開口部である（図8.244）．外鼻孔が軟骨と軟部組織に囲まれているのとは異なり，後鼻孔の周囲は，次の各骨によって構成される．

- 底面…口蓋骨の水平板の後縁がつくる．
- 外側…翼状突起の内側板の後縁がつくる．
- 内側…鋤骨の後縁がつくる．

後鼻孔の上壁は，次のように構成されている．

- 前部…鋤骨翼と翼状突起の内側板の鞘状突起がつくる．
- 後部…蝶形骨体がつくる．

## ▶鼻腔の出入口

　鼻腔の粘膜下に分布する神経と血管は，次の通路を通って鼻腔と他の部位との間を行き来する（図8.245）．それらは，篩板，

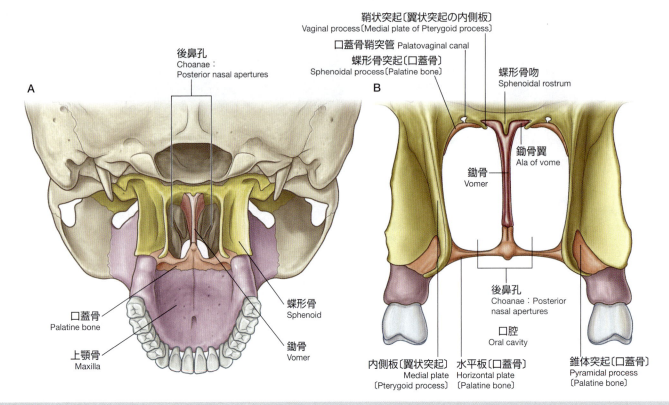

図 8.244 後鼻孔（後方から）
A：概観． B：拡大図．

蝶口蓋孔〔Sphenopalatine foramen〕，切歯管〔Incisive canal〕，鼻腔外側壁にある小孔，および外鼻孔の周辺である．

## 篩板

嗅神経［Ⅰ］線維（嗅糸）は，篩板の小孔を通って鼻腔から頭蓋に入る．これとは別に，前篩骨孔という小孔が，篩板と前頭骨の境界に開口する．前篩骨孔は，眼窩と前頭蓋窩を交通しており，眼窩から出た眼神経［V₁］の枝の前篩骨神経と同名の動・静脈が通る．これらの神経と血管は，眼窩から頭蓋内に入り，再び篩板の小孔を通って鼻腔に入る．

鶏冠と前頭骨の間には，通常，盲端で終わっている盲孔がある．時に，上矢状静脈洞の前端部が盲孔を貫いて，鼻静脈と交通することがある．

## 蝶口蓋孔

蝶口蓋孔は，上鼻道後方の外側壁に開く重要な孔である．開口部は中鼻甲介後端のすぐ上方に位置し，蝶形骨の体と口蓋骨の蝶口蓋切痕が接するところにあたる．

蝶口蓋孔は，鼻腔と翼口蓋窩を結ぶ通路として，次の神経と血管を通す．

- 顎動脈の枝の蝶口蓋動脈．
- 上顎神経［V₂］の枝の蝶口蓋神経．
- 上顎神経［V₂］の枝の上後鼻枝．

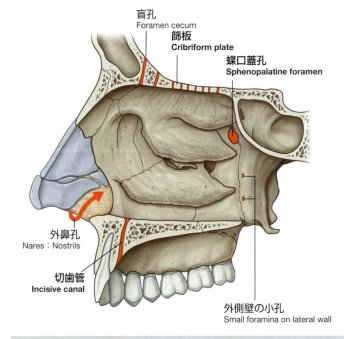

図 8.245 鼻腔の出入口

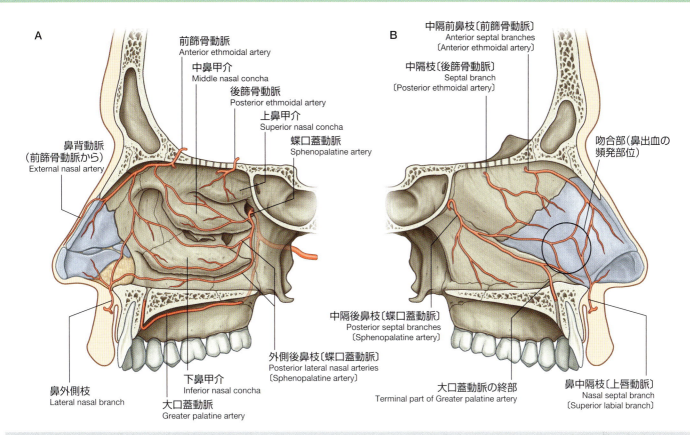

**図 8.246 鼻腔の動脈**
A：右鼻腔の外側壁．B：右鼻腔の鼻中隔．

## 切歯管

鼻腔に血管や神経が出入りするもう1つの経路は，左右の鼻腔底にある**切歯管**（Incisive canal）である．切歯管は，鼻中隔のすぐ外側，上顎の中切歯の根のすぐ後上方にある．左右に1本ずつある2本の切歯管は，どちらも口腔底にある1つの切歯窩に開口する．次の神経と血管が通る．

- 鼻口蓋神経…鼻中隔から口蓋に向かって走る．
- 大口蓋動脈…口蓋から鼻腔に走行する．

## 鼻腔外側壁の小孔

血管や神経が鼻腔に出入りするその他の経路としては，外鼻孔や鼻腔の外側壁の小孔がある．

- 上顎神経［$V_2$］の眼窩下神経の内鼻枝と顔面動脈の鼻外側枝の鼻翼枝…顔面から外鼻孔の外周を回って鼻腔に入り，鼻腔の外側壁に分布する．
- 上顎神経［$V_2$］の枝の大口蓋神経から出る下後鼻枝…大口蓋管から鼻腔外側壁の小孔を経て鼻腔外側壁に分布する．

## ▶ 血管

鼻腔では，鼻粘膜の血流が豊富なため，吸気が加湿され，加温される．実際，鼻の呼吸部の粘膜下には血管が豊富な領域があって，特に鼻甲介と鼻中隔でよく発達する．ここでは，入ってくる血流に応じて組織の厚みが変わる．

### 動脈

鼻腔には，外頸動脈と内頸動脈の枝が分布する（図8.246）．

- 外頸動脈の枝…蝶口蓋動脈，大口蓋動脈，上唇動脈，鼻外側枝．
- 内頸動脈の枝…前・後篩骨動脈．

### 蝶口蓋動脈

**蝶口蓋動脈**（Sphenopalatine artery）は，鼻腔の最大の動脈で，翼口蓋窩から発する顎動脈の終枝である（図8.246）．蝶口蓋動脈は，翼口蓋窩から内側に向かい，蝶口蓋孔を通って鼻腔外側壁に達する．

**外側後鼻枝**（Posterior lateral nasal arteries）は，外側壁に広範に分布し，前方の前・後篩骨動脈の枝や顔面動脈の枝の鼻外側枝と吻合する．

**中隔後鼻枝**（Posterior septal branches）は，鼻腔の上壁を鼻中隔に向かって走る枝で，鼻中隔の壁に分布する．このうち1枝は，鼻中隔をさらに下行し，大口蓋動脈や上唇動脈の鼻中隔枝と吻合する．

### 大口蓋動脈

**大口蓋動脈**（Greater palatine artery）の終部は，口腔側から切

歯管の中を通って鼻腔底に達する(図8.246).

翼口蓋窩で顎動脈から起始した大口蓋動脈は，口蓋管を下行し，大口蓋孔から出て，硬口蓋の後端で口腔に現れる．硬口蓋の粘膜下を前方に走って，切歯窩から切歯管を通り抜けて鼻腔底に達する．鼻腔では，鼻中隔の前部とその周辺の鼻腔底に分布し，蝶口蓋動脈の中隔後鼻枝と吻合する．

### 上唇動脈と鼻外側枝

上唇動脈と鼻外側枝は，顔面動脈の枝である．

上唇動脈(Superior labial branch)は，口角で顔面動脈から起始し，上唇を内側に向かって走る．その途中で，鼻翼枝と中隔枝の2本の枝を出す．鼻翼枝は，外鼻孔の外側面に分布する．中隔枝は，鼻中隔の前部に分布する．

鼻外側枝(Lateral nasal branch)は，外鼻の近傍で顔面動脈から分かれ，外鼻に分布する．鼻翼枝は，外鼻孔の周縁を曲がって鼻前庭に分布する．

### 前篩骨動脈と後篩骨動脈

前・後篩骨動脈は，眼窩内で内頸動脈の枝の眼動脈から起始する(図8.246)．これらの動脈は，それぞれ眼窩内側壁の前・後篩骨孔から頭蓋腔に入り，篩板の小孔を通って鼻腔に達する．篩骨孔は，前頭骨と篩骨迷路の境界にある溝である．これらの動脈は，走行中に近傍の副鼻腔に枝を送る．

後篩骨動脈(Posterior ethmoidal artery)は，篩骨の篩板から鼻腔に入り，外側壁と鼻中隔の上部に分布する．

前篩骨動脈(Anterior ethmoidal artery)は，前篩骨神経とともに，鶏冠のすぐ外側で篩板の小孔を通って鼻腔に入る．外側壁と鼻中隔に枝を送りながら前方へ走行し，鼻骨の内面に分布する．別の1枝は，鼻骨と鼻中隔軟骨の間から外鼻に達し，鼻背動脈としてそこの皮膚に分布する．

鼻腔の動脈には吻合が多い．特に吻合の多い部位は，鼻中隔の前部である．ここでは，大口蓋動脈，蝶口蓋動脈，上唇動脈，前篩骨動脈の吻合が集中し，粘膜が薄くなっている(図8.246B)．したがって，鼻出血(Nose bleeding：Epistaxis)が起こりやすい部位でもある．

## 静脈

鼻腔の静脈は，動脈に伴行する(図8.247)．
- 顎動脈枝の分布域から始まる静脈…側頭下窩の翼突筋静脈叢に還流する．
- 鼻腔前部の静脈…顔面静脈に注ぐ．

時に，前頭骨の盲孔を鼻静脈が通過することがある．この場合は，上矢状静脈洞の前端に注ぐ．この鼻静脈は，頭蓋の内外を連絡することから，導出静脈とみなすことができる．導出静脈は，末梢器官の炎症が頭蓋内に波及する経路となりやすい．前・後篩骨動脈に伴行する同名の静脈は，いずれも上眼静脈の支流である．上眼静脈は，海綿静脈洞へ注ぐ静脈のうちで最大の導出静脈である．

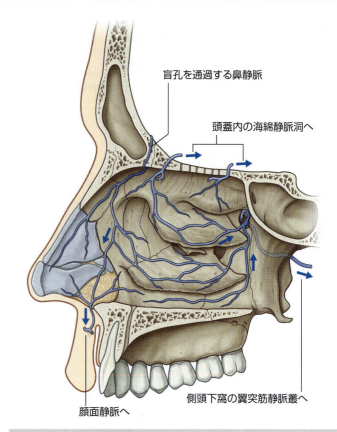

図8.247 鼻腔の静脈の還流

## ▶ 神経

次の各神経が鼻腔に分布する(図8.248).
- 嗅神経[Ⅰ](嗅糸)…嗅覚．
- 眼神経[V₁]と上顎神経[V₂]の枝…一般体性感覚．

鼻腔と副鼻腔の粘液腺(鼻腺)の分泌は，顔面神経[Ⅶ]由来の副交感神経が行う．この神経は，翼口蓋神経節から節後線維が出て，これが上顎神経[V₂]枝に交じって鼻腔に分布する．

### 嗅神経[Ⅰ]

嗅神経[Ⅰ](Olfactory nerve[Ⅰ])は，鼻腔上部(嗅部)の嗅上皮に存在する嗅覚受容細胞の軸索が中枢側にのびたものである．軸索は束状になって上行し，篩板の小孔を通過して，直上の嗅球の中で，中枢へ向かうニューロンにシナプスを形成する．

### 眼神経[V₁]の枝

眼窩の鼻毛様体神経から出る前・後篩骨神経が，鼻腔に分布する．

### 前篩骨神経と後篩骨神経

前篩骨神経(Anterior ethmoidal nerve)は，同名の動脈とともに眼窩の内側壁にある前篩骨孔から前頭蓋窩に出る(図8.248)．この孔は，篩骨迷路と前頭骨の間にある．走行中に前篩骨蜂巣と前頭洞に枝を出す．前篩骨神経は，篩板の前方で

局所解剖・鼻腔 813

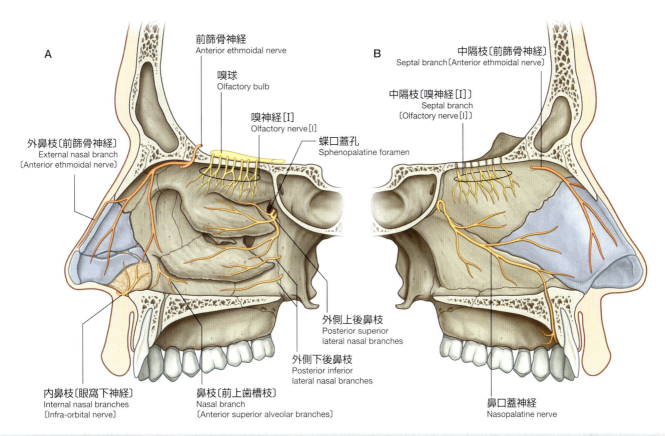

図 8.248 鼻腔の神経
A：右鼻腔の外側壁．B：右鼻腔の鼻中隔．

鶏冠のすぐ外側の小孔から前頭蓋窩を出て，鼻腔上壁に入る．前篩骨神経は，鼻腔外側壁と鼻中隔にそれぞれ枝を出し，鼻骨の内面を前方に向かう．鼻骨と鼻中隔軟骨の間から外鼻の皮下に出る終枝が，**外鼻枝**（External nasal nerve）である．外鼻枝は，外鼻孔周辺の皮膚の他，鼻尖や鼻前庭に分布する．

**後篩骨神経**（Posterior ethmoidal nerve）は，後篩骨孔を通って眼窩から出る．後篩骨蜂巣と蝶形骨洞の粘膜に分布するが，鼻腔にまでこの神経が達することはほとんどない．

## 上顎神経［V₂］の枝

上顎神経［V₂］の多くの枝が鼻腔に分布する．鼻腔の神経の多くが，翼口蓋窩で上顎神経から起始し（図 8.248），蝶口蓋孔を外側から内側方向へ通って鼻腔に達するか，小さな孔を通して鼻腔の外側壁に達する．

- **外側上後鼻枝**（Posterior superior lateral nasal branches）…蝶口蓋孔から出て，そのまま鼻腔の外側壁を前方に走る．
- **内側上後鼻枝**（Posterior superior medial nasal branches）…鼻腔の上壁を越えて鼻中隔に至る．鼻腔の上壁と鼻中隔に分布する．
- **鼻口蓋神経**（Nasopalatine nerve）…最大の枝で，鼻中隔を前下方に向かって走る．切歯管に入り，口腔の上壁に出た後，切歯の後方の硬口蓋の粘膜に分布する．

- **外側下後鼻枝**（Posterior inferior lateral nasal branches）…大口蓋神経が翼口蓋窩から口蓋管を下行する途中で分かれる枝である．骨の小孔を通って鼻腔の外側壁に現れ，外側壁の下部を前方に走行する．
- **上歯槽神経の前上歯槽枝の鼻枝**…上顎骨の中を内側に向かい，主に下鼻甲介の前端を中心とする鼻腔の外側壁の小領域に分布する．

## 副交感神経支配

鼻腔と副鼻腔の粘膜の腺分泌は，顔面神経［Ⅶ］の枝である大錐体神経に支配されており，副交感神経節前線維がこの神経によって運ばれる．節前線維は，翼口蓋窩（745頁，図 8.160 参照）で翼口蓋神経節ニューロンにシナプスを形成する．このニューロンは，節後線維を鼻腔と副鼻腔の分泌腺に送る．節後線維は，鼻腔に分布する上顎神経［V₂］に交じって走行する．

## 交感神経支配

鼻腔の交感神経は，主として血流を調節する．第1胸髄（T1）の高さで脊髄を離れた節前線維は，交感神経幹に入り，頸部を上行して上頸神経節のニューロンにシナプスを形成する．このニューロンから始まる節後線維は，内頸動脈の外壁を上行して頭蓋に入る．やがて，血管壁の線維は，深錐体神経としてまと

まって，大錐体神経と合流する．両神経は，翼突管を通って翼口蓋窩に入る(図8.159, 8.160, 742, 745頁参照).

交感神経節後線維は，上述の副交感神経と同様に，上顎神経[$V_2$]枝に交じって鼻腔に分布する．

### リンパ系

鼻腔の前部のリンパは，外鼻孔を通って顔面に出て(図8.249)，そこから顎下リンパ節に流入する．

鼻腔の後部のリンパは，副鼻腔のリンパとともに上深リンパ節に流入する．一部のリンパは，まず咽頭後リンパ節に流入する．

## 口腔

口腔(Oral cavity)は，鼻腔の下方にあって(図8.250A)，上壁，底，側壁をもつ．口腔は口裂によって顔面に開口し，後方は口峡峡部を経て咽頭に続く．

口腔の上壁は，前方の硬口蓋と後方の軟口蓋からなる．口腔底は，筋性の隔膜と舌，およびその他の軟部組織から構成される．側壁(頬)は，筋が芯になり，前方で口裂(口腔の前方の開口部)をとり囲む口唇に続く．

口腔の後方は，口峡峡部という開口部を境に，後方の[咽頭]口部に続く．

上・下の歯列弓は歯と歯槽骨からなり，口腔は次の2部に分けられる(図8.250B)．

- **口腔前庭**(Oral vestibule)…口腔の外方部にある馬蹄型の腔所で，上・下歯列弓と頬・口唇の内面との間にできた領域である．口裂は，口腔前庭に開き，顔面表情筋と下顎の運動によって開閉する．
- **固有口腔**(Oral cavity proper)…上・下の歯列弓によってとり囲まれた腔所である．

顎関節において下顎が挙上または下制(下降)することによって，上・下歯列弓間の開き具合が決まる．

口峡峡部は，軟口蓋と舌等の軟部組織の動きによって開閉する．

口腔は，次のように多くの機能を有する．

- 消化器系…入口であり，食塊の咀嚼や嚥下を行う．唾液腺からの唾液の分泌が，これらを助ける．
- 発声器官…喉頭でつくられる音の調整と言語の構成を行う．

空気の出入口として，口腔は呼吸のために咽頭に空気を出入りさせる．咽頭は，食塊と空気の共通の通路である．したがって，医師は口腔から気道に達することができる．歯科では治療の際に，"ラバーダム"というシートを口腔に用いることがあり，それによって歯の切削片が咽頭から食道や下気道に入り込むのを防ぐ．

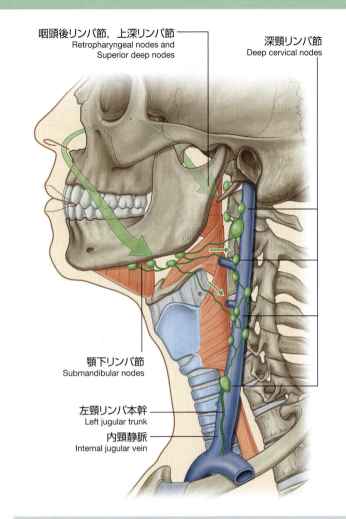

図8.249 鼻腔のリンパ路

### ▶口腔を支配する神経

口腔の体性感覚については，主として三叉神経[$V$]が分布する．

- 口腔上部の口蓋と上顎歯…上顎神経[$V_2$]が分布する．
- 口腔下部の下顎歯と口腔内の舌(前2/3の領域)…下顎神経[$V_3$]が分布する．
- 口腔内の舌(前2/3の領域)の味覚神経線維(特殊臓性感覚神経線維)…顔面神経[$VII$]に由来するが，途中から三叉神経[$V$]の枝に交じって舌に入る．
- 口腔腺を支配する副交感神経…顔面神経[$VII$]に由来するが，途中から三叉神経[$V$]の枝に交じって口腔に達する．
- 口腔を支配する交感神経…第1胸髄(T1)から起始し，上頸神経節でシナプスを形成して，最終的に三叉神経[$V$]の枝に交じり，もしくは血管壁を伝わって口腔に分布する．

口蓋舌筋は，迷走神経[$X$]に支配されるが，それ以外のすべての舌筋は舌下神経[$XII$]に支配される．

軟口蓋の筋のうち，口蓋帆張筋だけは下顎神経[$V_3$]に支配され，それ以外の軟口蓋の筋はすべて迷走神経[$X$]に支配され

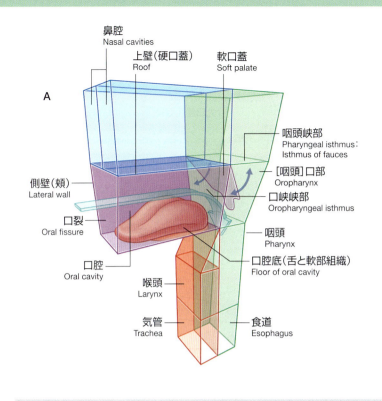
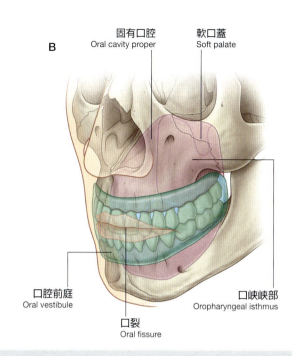

図 8.250　口腔
A：他の腔との関係．B：口腔前庭と固有口腔．

る．口腔底の顎舌骨筋は，下顎神経[$V_3$]に支配される．

## ▶口腔を構成する骨

口腔の骨格ならびに口腔の解剖学的構造に関連する骨は，次の通りである．
- 左右1対の上顎骨，口蓋骨，側頭骨．
- 無対の下顎骨，蝶形骨，舌骨．

さらに，耳管軟骨部が頭蓋底にあって，軟口蓋の筋の起始部となる．

### 上顎骨

左右の上顎骨が口腔の上壁を形成する．口蓋突起と歯槽突起が上壁に含まれる（図 8.251A）．

口蓋突起は水平位の棚状の突起で，歯槽突起よりも少し上方の上顎骨内側面から張り出す．正中線上にある上顎間縫合で，左右の口蓋突起が接合する．口蓋突起は，硬口蓋の前 2/3 の領域をつくる．

硬口蓋の下面の正中ならびに上顎間縫合前端付近に，切歯窩という小窩がある．これは，切歯のすぐ後方にあたり，上方の切歯管に続く．切歯管は途中で左右に二分し，それぞれ後上方にのびて左右の鼻腔底に開口する．切歯管と切歯窩を，大口蓋動・静脈と鼻口蓋神経が通る．

### 口蓋骨

口蓋骨は，L字状の骨である．口腔を構成するのは，水平板と錐体突起である（図 8.251A）．

水平板は，口蓋骨の下面から内側に向かってのび，左右の水平板が正中で縫合をつくる．水平板の前方は，上顎骨の口蓋突起と縫合をつくる．

**後鼻棘**（Posterior nasal spine）は，水平板の後端の，正中での突出部をいう．後鼻棘と水平板の後縁は，軟口蓋の付着端になる．

大口蓋孔は，口蓋骨の水平板とその外側の上顎骨の間に形成され，水平板の外側後方部に開口する．この孔は，大口蓋管の下端の開口部である．大口蓋管は，上方の翼口蓋窩に始まり，その中を大口蓋神経と同名の動・静脈が硬口蓋に向かって走行する．

口蓋骨にもう1つ開口する孔が，小口蓋孔である．この孔は，短い小口蓋管の下方の開口部であり，ここから大口蓋管からの枝や小口蓋管を走る小口蓋神経および同名の動・静脈が出て，軟口蓋に分布する．

錐体突起は，後方に張り出し，蝶形骨の翼状突起の内側板と外側板の間にできる翼突切痕に嵌入する．

### 蝶形骨

軟口蓋と関係の深い蝶形骨の部位は，翼状突起と蝶形骨棘である（図 8.251A）．

816 第8章 頭頸部

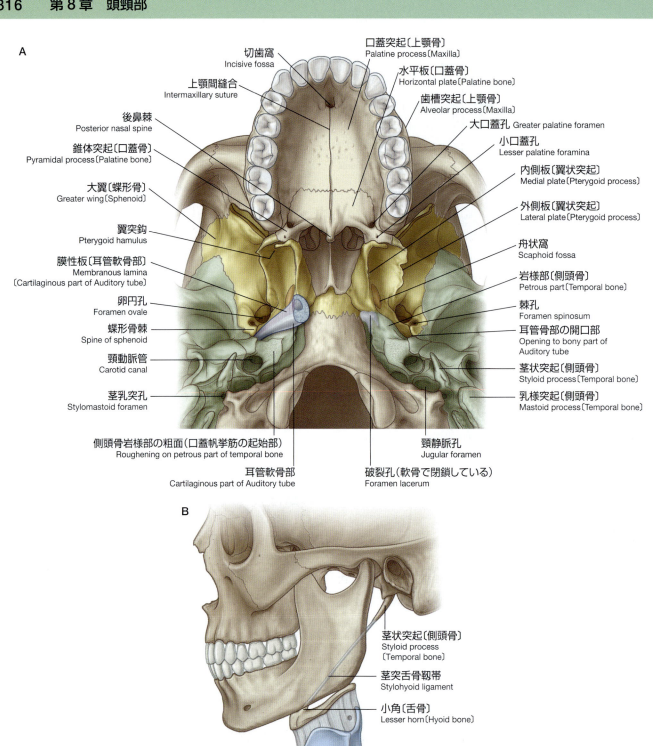

図8.251 頭蓋底と頭蓋外側面
A：頭蓋底．口腔に関連する構造を示す．B：側頭骨の茎状突起．

翼状突起は，蝶形骨の体の左右の外側面から下方に張り出す大きな突起で，内側板と外側板をもつ．内側板と外側板は，翼状突起の後部から張り出し，垂直方向にのびる．内側板と外側板の間にＶ字状の間隙である翼突窩ができるが，その下端部に口蓋骨の錐体突起が入り込んでその間隙である翼突切痕を塞ぐ．

翼状突起の内側板の下端から，翼突鈎という鈎状の細長い突起が外側下方にのびる．翼突鈎は，歯槽弓のすぐ後方で硬口蓋

の後縁の下方に位置し，次の役割を有する．

- 口蓋帆張筋の滑車…この筋は軟口蓋の筋の一つである．
- 翼突下顎縫線の上方の起始部…翼突下顎縫線は，下顎との間に張る靱帯で，ここから上咽頭収縮筋と頬筋が起始する．

翼状突起の内側板の基部の頭蓋底には**舟状窩**（Scaphoid fossa）というカヌー形の小窩がみられる．舟状窩は，卵円孔の内側から内側前方に向かって内側板の基部のところまでのび（図8.251A），軟口蓋の筋の一つである口蓋帆張筋の起始部になる．

蝶形骨棘は，蝶形骨の大翼の下面から垂直方向に出る突起であり（図8.251A），棘孔の内側後方に位置する．

蝶形骨棘の内側面からは，口蓋帆張筋の最外側部が起始する．

### 側頭骨

舌筋と軟口蓋の筋は，それぞれ側頭骨の茎状突起と岩様部の下面に付着する．

茎状突起は，側頭骨の下面から前下方に出る突起で，2.5 cmの長さをもつ．舌骨の小角へ向かう茎突舌骨靱帯がここに付着する（図8.251B）．突起の根元は，茎乳突孔のすぐ前方で，頸静脈孔の外側にあたる．茎状突起の前外側面からは，茎突舌筋が起始する．

側頭骨の錐体の下面で頸動脈管下口のすぐ内側前方に，三角形の粗面がある（図8.251A）．ここから，軟口蓋の筋の一つである口蓋帆挙筋が起始する．

### 耳管軟骨部

**耳管軟骨部**（Cartilaginous part of Auditory tube）は，ラッパのような形をしており，側頭骨の錐体前縁と蝶形骨の大翼後縁との間の溝に顔を出す（図8.251A）．

耳管軟骨部の内・外側壁は軟骨でできているが，下外側壁は線維性の壁で構成されており，ここは**膜性板**（Membranous lamina）とよばれる．

耳管軟骨部は，外側の耳管峡で狭くなって，側頭骨内にある耳管骨部の出口につながる．

一方，内側端は拡張し，翼状突起の内側板上縁のすぐ後方で［咽頭］鼻部に開口する．

耳管軟骨部は，口蓋帆挙筋の起始部の外側，蝶形骨棘の内側にある．口蓋帆張筋の一部は膜性板から起始する．

### 下顎骨

下顎骨は，下顎をつくる骨で，下顎体と下顎枝からなる（図8.252）．左右の下顎体は正中でつながって一つになっている．下顎体の正中部は**下顎結合（オトガイ結合）**（Mandibular symphysis）といい，左右の骨のつなぎ目が外面に小さな稜線をつくることがある．下顎枝は左右に1つずつある．

下顎体の上面には歯槽弓が並び，下顎歯を入れている（図8.252A）．外面にはオトガイ孔という小孔が開く（図

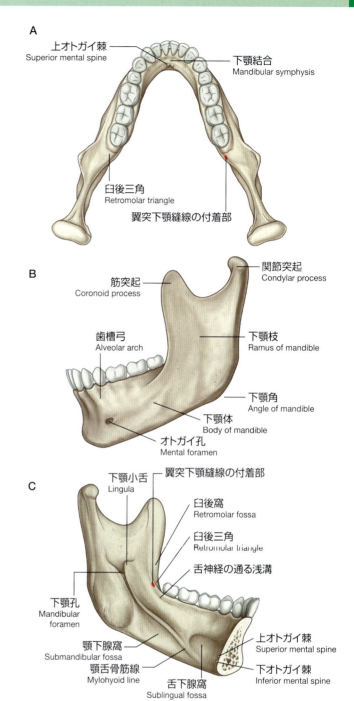

図8.252　下顎骨
A：上面．B：外側面．C：内側面．

8.252B）．

下顎結合の後方にあたる下顎骨内面の正中線上には，骨棘が2対ある．**上オトガイ棘**（Superior mental spine）と**下オトガイ棘**（Inferior mental spine）で，それぞれオトガイ舌筋とオトガイ舌骨筋が付着する（図8.252A，C）．

オトガイ棘の下方から始まり，舌骨体の内面を外側へ上がっていく骨の稜線が**顎舌骨筋線**（Mylohyoid line）である（図8.252C）．この線は大臼歯の高さに達するまで走り，そこで終わる．

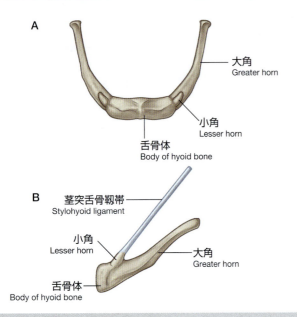

図8.253 舌骨
A：前面．B：外側面．

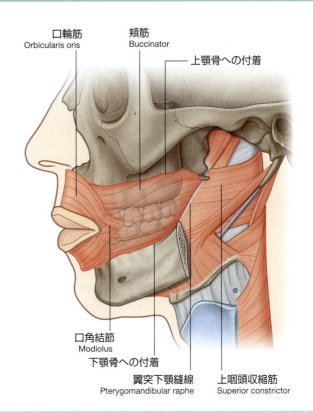

図8.254 頬筋

　正中から顎舌骨筋線の内側1/3の領域に，この線より上方に，舌下腺を入れる**舌下腺窩**(Sublingual fossa)という浅いくぼみがある(**図8.252C**)．一方，顎舌骨筋線の外側2/3の領域では，この線より下方に**顎下腺窩**(Submandibular fossa)がある(**図8.252C**)．
　大臼歯と顎舌骨筋線の間に，舌神経の通る浅い溝がみえる．
　大臼歯のすぐ後方で下顎体の上面の内側部に，**臼後三角**(Retromolar triangle)という三角形の小さなくぼみがある(**図8.252A，C**)．翼突鈎から始まる翼突下顎縫線が，このすぐ内側に付着する．
　左右の下顎枝は四角形で，矢状面内に配置している．内面に**下顎孔**(Mandibular foramen)が大きく開口し，その中を下歯槽神経と同名の動・静脈が通る(**図8.252C**)．

## 舌骨

　舌骨は，頸部の喉頭と下顎の間に位置する小型のU字状の骨である．前方に舌骨体，左右に大角をもつ．大角は舌骨体から後上方にのびる(**図8.253**)．両者の間では，小角という尖った小さい突起が上面に突出する．茎突舌骨靱帯が小角の先端に付着する．
　舌骨は，口腔底を後方の咽頭と下方の喉頭へつなげる，頸部の重要な骨である．

### ▶口腔の側壁：頬部

　頬が，口腔の側壁を構成する．
　頬の内部では，筋膜と1層の筋が，外方の皮膚と内方の口腔粘膜の間に挟まれる．頬筋は頬の主部を占める．

## 頬筋

　**頬筋**(Buccinator)は，顔の表情筋に属するが(**図8.254**)，上咽頭収縮筋と同じ高さに存在する．実際，頬筋の後縁は，翼突下顎縫線において上咽頭収縮筋の前縁と接合する．翼突下顎縫線は，翼突鈎から下顎の臼後三角近傍に向かって張る腱である．
　このように，頬筋と上咽頭収縮筋は，口腔側壁と咽頭腔側壁の間で連続する．
　頬筋は，翼突下顎縫線以外に，上顎骨と下顎骨の歯槽部にも起始部をもつ．
　頬筋の筋線維は前方に進み，口輪筋の筋線維と交じって，口角結節に停止する．口角結節は，口角にあるボタン状の小結節で，口唇の筋と頬筋の合流部の結合組織によって構成される．
　頬筋が収縮すると，頬を歯列に押しつけ，食塊が上下の歯の間にくるようにして，咀嚼を助ける．
　頬筋の支配神経は，顔面神経[Ⅶ]の頬筋枝である．頬の皮膚と粘膜の一般感覚のため，下顎神経[$V_3$]枝の頬神経が分布する．

### ▶口腔底

　固有口腔の底部は，次の構造によって形成される．
■下顎体によって囲まれるU字状の間隙には，左右の顎舌

局所解剖 • 口腔　819

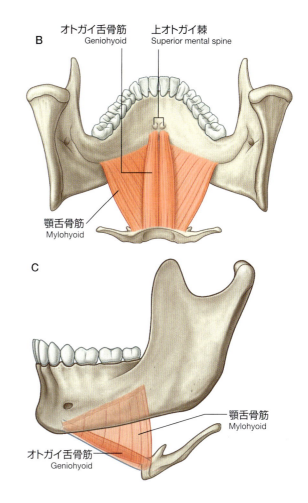

**図 8.255　口腔底の筋**
A：顎舌骨筋．B：オトガイ舌骨筋．C：外側面．

**表 8.20　口腔底の筋**

| 筋 | 起始 | 停止 | 神経支配 | 作用 |
|---|---|---|---|---|
| 顎舌骨筋 | 下顎の顎舌骨筋線 | 正中の縫線と舌骨体 | 下歯槽神経（下顎神経[$V_3$]の枝）の枝の顎舌骨筋神経 | 口腔底を支持し，挙上する<br>舌骨を固定した場合には，下顎骨を下に引く<br>下顎骨を固定した場合には，舌骨を挙上し，前方に引く |
| オトガイ舌骨筋 | 下オトガイ棘 | 舌骨体 | C1 | 舌骨を挙上し，前方に引く<br>舌骨を固定した場合には，下顎骨を下方に引く |

骨筋が隔膜状に張る．
- 2本の細長いオトガイ舌骨筋が，上記の口腔底の隔膜の上で，舌の正面にある下顎骨から張る．
- オトガイ舌骨筋の上には舌がある．

固有口腔底には，さらに唾液腺と腺管がある．これらの唾液腺の中で最大のものが，左右の舌下腺と顎下腺の口腔部である．

## 顎舌骨筋

顎舌骨筋（Mylohyoid）は，隔膜状の薄い筋であり，口腔底の下縁をつくる（図 8.255A，表 8.20）．左右の各筋は三角形で，三角形の先端は前方のオトガイに向く．

筋の外側縁は，下顎骨の内側面の顎舌骨筋線に付着する．下顎骨から起始する筋線維は，正中に向かいながら下方に走行す

る．正中線上には，左右の筋の線維が停止する縫線ができる．縫線は，下顎結合の後面から舌骨まで続く．
顎舌骨筋の後縁は，舌骨体への停止部以外では自由縁となる．
顎舌骨筋は，次のような作用をもつ．
- 口腔底を支持し，保護する．
- 舌骨を挙上し，前方に引く．これに伴って，咀嚼の開始時に舌骨につく喉頭も同じく挙上し，前方に引く．
- 舌骨が固定している場合は，下顎骨を下に引き開口運動を行う．

咀嚼筋と同様に，顎舌骨筋は下顎神経[$V_3$]の支配を受け，下歯槽神経の枝である顎舌骨筋神経が支配する．

## オトガイ舌骨筋

オトガイ舌骨筋（Geniohyoid）は，1対のひも状の筋で，左右の筋が互いに接する（**表8.20**）．下オトガイ棘から起始し，舌骨体の前面に停止する（**図8.255B，C**）．下オトガイ棘は，下顎結合の後面にある骨棘の一つである．オトガイ舌骨筋は顎舌骨筋のすぐ上方を走行するが，さらにその上方には，**オトガイ舌筋**（Genioglossus）が舌に向かって走る．

オトガイ舌骨筋は，次の作用を有する．

- 主に舌骨を前方に引くとともに，それに伴って喉頭も前に引き，嚥下を助ける．
- 下顎骨から後下方に向かって舌骨に停止するため，もし舌骨が固定している場合には，下顎骨を後下方に引いて開口運動を行う．

咀嚼筋とは異なり，オトガイ舌骨筋は第1頸神経（C1）に支配される．本筋に達する第1頸神経の枝は，途中で舌下神経［Ⅻ］に"便乗し"，口腔底に進入する．

## 口腔底の出入口

顎舌骨筋の後縁は自由縁であるため，これを1辺とする大きな三角形の開口部（口峡三角）が左右の口腔底にできる（**図8.256**）．ここが，頸部の上部と側頭下窩を結ぶ大きな通路になる．この三角形の残りの2辺は，上咽頭収縮筋と中咽頭収縮筋の筋縁がつくる．

口峡三角を通るのは，ほとんどが舌に関係する舌骨舌筋，茎突舌筋，舌動脈，舌静脈，舌神経，舌下神経［Ⅻ］，舌咽神経［Ⅸ］，リンパ管等である．

大唾液腺の一つである顎下腺は，鉤状の形をしており，その上部が顎舌骨筋の後縁から口腔底に入り込んでいる．よって，顎下腺もこの開口部を通過するといえる．

## ▶舌

舌（Tongue）は，口腔底と［咽頭］口部前壁の両方に属する筋性の構造である（**図8.257A**）．舌の前2/3である舌の口部は三角形で，前端部は鈍角の**舌尖**（Apex of tongue）となる．舌尖は，切歯のすぐ後方にある．**舌根**（Root of tongue）は，下顎骨と舌骨に付着する．

舌の口腔部は，上面が水平位にある．

一方，舌の後1/3である咽頭部は，咽頭に面した面が下方に曲がって垂直に近くなる．口腔部と咽頭部の境界には，V字形をした**分界溝**（Terminal sulcus of tongue）があって両者を分ける．V字の先端部には，**舌盲孔**（Foramen cecum of tongue）という小さなくぼみが存在する．胚子期に，ここから上皮が嵌入して甲状腺ができる．その名残として，舌盲孔と頸部の甲状腺の間に，**甲状舌管**（Thyroglossal duct）が遺残する場合がある．

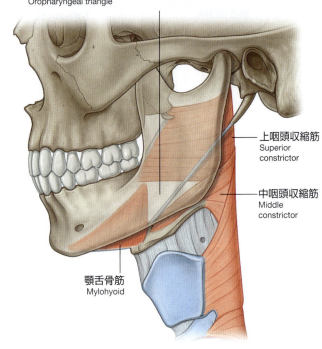

**図8.256** 口腔底の出入口

## 舌乳頭

舌の口腔部の上面（舌背）には，各種の**舌乳頭**（Papilla of tongue）が分布する（**図8.257B**）．

- **糸状乳頭**（Filiform papillae）…細く円錐状をした小型の乳頭で，先端がしばしば分岐する．
- **茸状乳頭**（Fungiform papillae）…円形をした乳頭で，糸状乳頭よりも大きい．舌の辺縁部に集まる傾向がある．
- **有郭乳頭**（Vallate papillae）…最大の乳頭で，浅い円柱型の乳頭の周囲に溝ができる．分界溝のすぐ前方で片側に8〜12個ずつ並び，V字状の列をなす．
- **葉状乳頭**（Foliate papillae）…分界溝近くの舌の外側縁に並ぶ粘膜のヒダである．

各舌乳頭は，一般に，舌の表面と口腔内の飲食物等の内容物との接触面積を大きくしていると考えられる．糸状乳頭を除くすべての乳頭は，その表面に味覚受容器である**味蕾**（Taste bud）をもつ．

## 舌の下面

舌の下面には，舌乳頭はみられず，平行に走る多数の粘膜ヒダが存在する（**図8.268**参照）．**舌小帯**（Frenulum of tongue）という正中部の大きなヒダが，口腔底から舌下面にのびており，舌中隔の下縁とつながる．舌中隔は，舌の左右部を隔てる舌内部の結合組織板である．舌小帯の左右には舌深静脈があり，さらに外方には鋸歯状の**采状ヒダ**（Fimbriated fold）が走る．

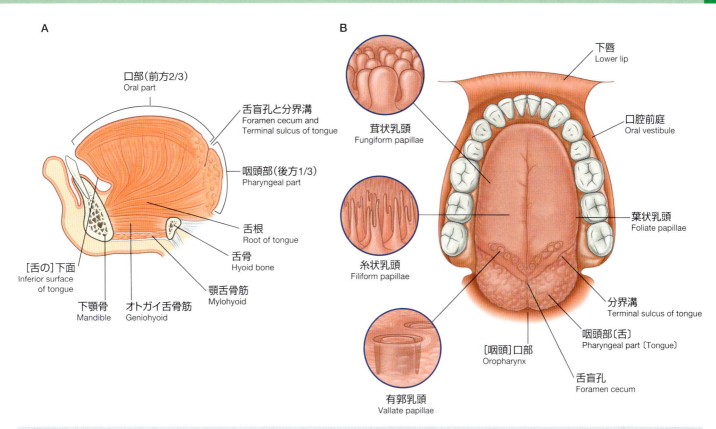

**図8.257 舌**
A：正中傍矢状断面. B：上面.

## 舌の咽頭部

咽頭部の上面を覆う粘膜は起伏に富み，粘膜下に**舌扁桃**（Lingual tonsil）というリンパ様組織を多数含む．

咽頭部の舌表面には舌乳頭はみられない．

## 舌筋

舌は，舌筋によってつくられる（図8.257，表8.21）．

舌の組織は，正中にある舌中隔という結合組織板によって左右に二分されるため，舌筋はすべて有対である．舌筋には内舌筋と外舌筋がある．

迷走神経［X］に支配される口蓋舌筋を除き，すべての舌筋は舌下神経［XII］に支配される．

### 内舌筋

**内舌筋**（Intrinsic muscle of tongue）は，舌の内部に起始，停止をもつ筋である（図8.258）内舌筋には，**上縦舌筋**（Superior longitudinal muscle），**下縦舌筋**（Inferior longitudinal muscle），**横舌筋**（Transverse muscle），**垂直舌筋**（Vertical muscle）があり，次のように舌の形を変える働きがある．

- 舌をのばしたり，縮めたりする．
- 舌尖や舌縁を反らしたり，戻したりする．
- 舌を平たくしたり，丸めたりする．

左右の内舌筋が同時にあるいは片側の内舌筋だけが働くことによって，発語，摂食，嚥下等の際に必要な舌の精密な運動が可能になる．

### 外舌筋

**外舌筋**（Extrinsic muscle of tongue）は，舌の外部に起始し，舌内に停止する筋をいう（図8.258，表8.21）．オトガイ舌筋，舌骨舌筋，茎突舌筋，口蓋舌筋の4筋があり，舌を前方に出す，後方に引く，下制する，挙上する，といった作用をする．

### オトガイ舌筋

**オトガイ舌筋**（Genioglossus）は，扇状の部厚い筋で，舌全体に筋線維を送る．舌中隔を挟んで左右に1対ある．

オトガイ舌筋の起始部は，下顎結合の内面にある上オトガイ棘である（図8.259）．なお，下オトガイ棘は，オトガイ舌骨筋の起始部である．オトガイ舌筋の筋線維は，上方と後方に拡散し，最も下方を走る筋線維は，舌骨に達する．多数の筋線維は，舌の中心部で内舌筋の間を走行し，舌全体に扇状に分布する．

オトガイ舌筋は次の作用をもつ．

- 舌の中心部を下方に引く．
- 舌尖を前方に突き出す．

他の舌筋と同様に，オトガイ舌筋は舌下神経［XII］に支配される．

患者に舌を前方へ出させる検査は，舌下神経［XII］の機能を検査するものである．舌下神経が正常な場合は，舌がまっすぐ前方に出る．片側の舌下神経が障害されると，突き出した舌はそ

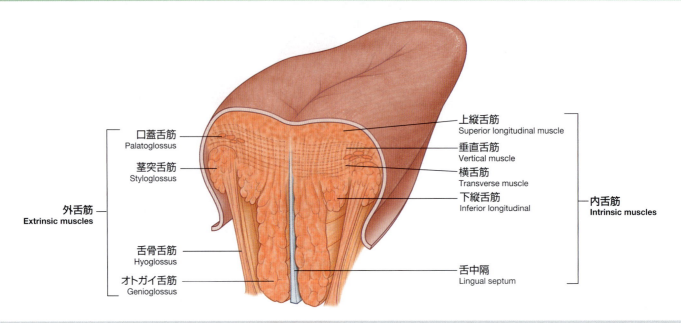

図8.258 舌筋

表8.21 舌筋

| 筋 | 起始 | 停止 | 神経支配 | 作用 |
|---|---|---|---|---|
| **内舌筋** | | | | |
| 上縦舌筋（舌粘膜直下にある） | 舌背の粘膜下結合組織と舌中隔 | 舌尖と舌縁に向かって走行し，粘膜下結合組織に停止する | 舌下神経[XII] | 舌を縮める<br>舌尖と舌縁を上に反らせる |
| 下縦舌筋（オトガイ舌筋と舌骨舌筋の間を通る） | 舌根（筋線維の一部は舌骨から） | 舌尖 | 舌下神経[XII] | 舌を縮める<br>舌尖の上反りを戻し，下方に曲げる |
| 横舌筋 | 舌中隔 | 舌縁の粘膜下結合組織 | 舌下神経[XII] | 舌の幅を狭め，舌をのばす |
| 垂直舌筋 | 舌背の粘膜下結合組織 | 舌の下面の粘膜下結合組織 | 舌下神経[XII] | 舌を平たくし，舌の幅を広げる |
| **外舌筋** | | | | |
| オトガイ舌筋 | 上オトガイ棘 | 舌全体に扇状につく一部は舌骨体にも停止する | 舌下神経[XII] | 舌尖を前方に出す<br>舌の中心部を下方に引く |
| 舌骨舌筋 | 舌骨の大角とその内側の舌骨体 | 舌縁 | 舌下神経[XII] | 舌を下方に引く |
| 茎突舌筋 | 茎状突起（前外側面） | 舌縁 | 舌下神経[XII] | 舌背を挙上する<br>舌を後方に引く |
| 口蓋舌筋 | 口蓋腱膜の下面 | 舌縁 | 迷走神経[X]（咽頭神経叢へ入る咽頭枝が分布する） | 軟口蓋を下げる<br>口蓋舌弓を正中に近づける<br>舌背をもち上げる |

の側に曲がる．

#### 舌骨舌筋

舌骨舌筋（Hyoglossus）は四角形の薄い筋で，オトガイ舌筋よりも外側に位置する（**図8.260**）．

筋の起始部は，舌骨の大角全体とその内側の舌骨体である．大角においては，中咽頭収縮筋がこの筋よりも内側から起始している．舌骨舌筋は前上方に向かって走行し，上・中咽頭収縮筋と顎舌骨筋が囲む三角形の間隙（口峡三角）を通る．オトガイ舌筋の外側，茎突舌筋の内側を通り抜けて，舌の外側部に停止する．

舌骨舌筋は，舌下神経[XII]に支配され，舌を下方に引く．

#### 重要な目印となる筋

舌骨舌筋は，口腔底の動脈や神経の重要な目印となる筋である．

局所解剖・口腔 823

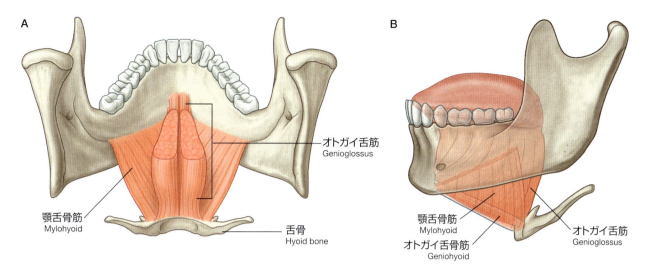

図 8.259　オトガイ舌筋
A：後方から．B：左側面．

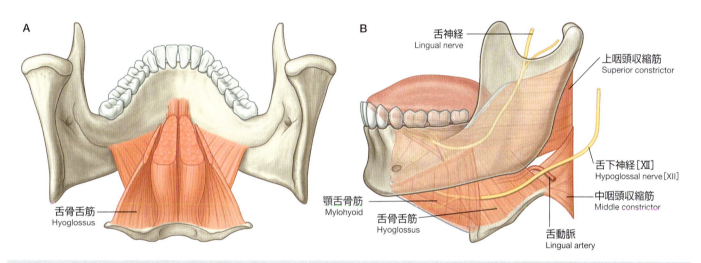

図 8.260　舌骨舌筋
A：後方から．B：左側面．

- 外頸動脈の枝の舌動脈…舌骨舌筋の深部で，オトガイ舌筋の間を通って舌に入る．
- 舌下神経［XII］と下顎神経［V₃］の枝の舌神経…ともに舌骨舌筋の浅層を通って舌に入る．

### 茎突舌筋

茎突舌筋（Styloglossus）は，茎状突起の前外側面から起始する．筋線維は，上・中咽頭収縮筋と顎舌骨筋が囲む三角形の間隙（口峡三角）を通り，舌の外側部に入り停止する．この筋の線維は，舌内で舌骨舌筋や内舌筋と合流する（図 8.261）．

茎突舌筋は，舌を後方へ引くとともに，舌背をもち上げる．舌下神経［XII］に支配される．

### 口蓋舌筋

口蓋舌筋（Palatoglossus）は，軟口蓋と舌の筋である．口蓋腱膜の下面から起始し，舌の外側部に向かって前下方に走行する（図 8.262）．

口蓋舌筋には次の作用がある．

- 舌背をもち上げる．
- 口蓋舌弓を正中に近づける．
- 軟口蓋を下方に引く．

この筋の運動によって口峡峡部の閉鎖が促進され，その結果，口腔と［咽頭］口部が分離される．

他の舌筋とは異なり，口蓋舌筋は軟口蓋の筋と同じく，迷走神経［X］に支配される．

## 血管

### 動脈

舌の主要な動脈は，舌動脈（Lingual artery）である（図 8.263）．

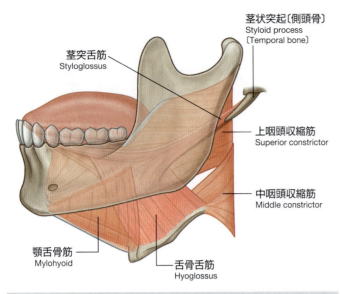

図 8.261　茎突舌筋

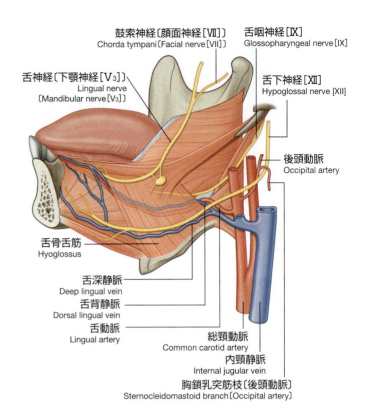

図 8.263　舌の動脈，静脈，神経

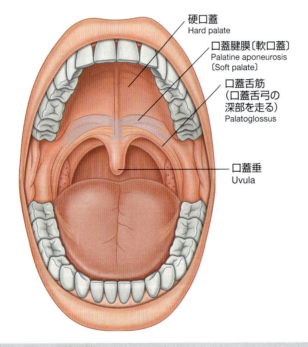

図 8.262　口蓋舌筋

舌動脈は，舌骨の大角の先端部付近で外頸動脈から起始する．はじめ上方に，次に下方に屈曲しながら前方に進み，舌骨舌筋の深部に潜る．顎舌骨筋と上・中咽頭収縮筋によって囲まれる三角形の開口部（口峡三角）を通って，口腔底に入る．

舌動脈は，舌骨舌筋とオトガイ舌筋の間を前進し，舌尖に達する．

舌動脈は，舌の他，舌下腺，歯肉，口腔底粘膜にも分布する．

### 静脈

舌の静脈には，**舌深静脈**（Deep lingual vein）と**舌背静脈**（Dorsal lingual vein）がある（図 8.263）．

舌深静脈は，舌の下面の粘膜下に透けてみえる．舌の前部では舌動脈に伴行しているが，やがて舌骨舌筋よりも浅いところに出るため，舌動脈から離れる．舌深静脈は，舌骨舌筋の浅層を舌下神経[XII]と並走する．後方で顎舌骨筋と上・中咽頭収縮筋が囲む三角形の開口部（口峡三角）を通って口腔底を離れ，内頸静脈に注ぐ．

舌背静脈は，後方に向かって，舌骨舌筋とオトガイ舌筋の間を舌動脈と並走し，舌深静脈と同様に内頸静脈に注ぐ．

### 神経

舌は複数の神経が分布しており，神経の分布は複雑である（図 8.263，8.264）．

#### 舌咽神経[IX]

舌の後 1/3（舌の咽頭部）の味覚と一般感覚は，舌咽神経[IX]が司る．

舌咽神経[IX]は，頸静脈孔を出て茎突咽頭筋の後面を下行する．茎突咽頭筋の外側を回って前方に向きを変えると，顎舌骨筋と上・中咽頭収縮筋が囲む三角開口部（口峡三角）を通って，口蓋扁桃の下端の高さで[咽頭]口部の側壁に入る．茎突舌筋や舌骨舌筋よりも深部を通って，舌の咽頭部に達する．舌咽神経は，舌の後 1/3 の味覚と一般感覚を司る他に，分界溝より前方にも枝をのばし，有郭乳頭の味覚と一般感覚も司る．

局所解剖・口腔 825

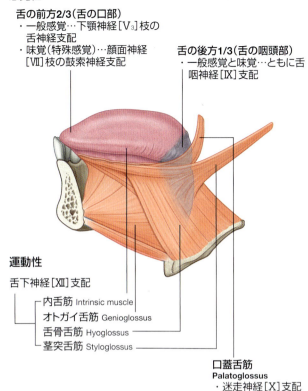

図 8.264 舌の神経支配

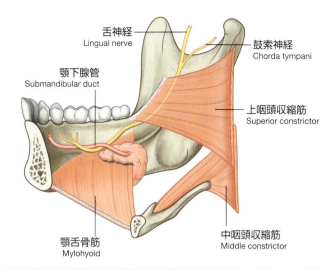

図 8.265 口腔底における舌神経の走行（内側から）

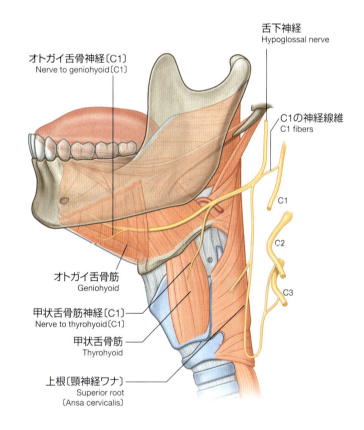

図 8.266 舌下神経と伴行する第1頸神経の神経線維

## 舌神経

下顎神経[V₃]枝の**舌神経**（Lingual nerve）は，舌の口腔部，すなわち前2/3の一般感覚を司る．舌神経は，側頭下窩から起始し，前方に走行した後，顎舌骨筋と上・中咽頭収縮筋が囲む三角形の開口部（口峡三角）を通って口腔底に入る（**図 8.265**）．口峡三角では，舌神経は上咽頭収縮筋の下顎起始部のすぐ下方を通り，続いて大臼歯の歯肉の内側面を前方に進む．この部位で，指を舌側の歯肉と骨にあてて舌神経を触診することができる．

舌神経は，さらに口腔底を内側前方に向かって進む．顎下腺管の下をくぐり抜けて上方に向かい，舌骨舌筋の浅層を通って舌に入る．

舌神経は，舌の口腔部の一般感覚の他に，口腔底の粘膜と下顎歯の歯肉の一般感覚も司る．さらに，舌神経には顔面神経[Ⅶ]の枝の鼓索神経が合流し，鼓索神経成分である副交感神経線維と味覚神経線維も舌神経によって運ばれる．

## 顔面神経[Ⅶ]

舌の口腔部，すなわち前2/3の味覚は顔面神経[Ⅶ]によって中枢に伝えられる．舌の味覚神経線維は，舌神経に交じって舌から出て，やがて鼓索神経に入る．鼓索神経は顔面神経[Ⅶ]の枝であり，側頭下窩で舌神経に合流する（**図 8.265**）．

## 舌下神経[Ⅻ]

舌筋のうち口蓋舌筋だけは迷走神経[Ⅹ]に支配されるが，そ

れ以外のすべての舌筋は舌下神経[Ⅻ]に支配される．

舌下神経[Ⅻ]は，舌下神経管を出ると，頸部をほぼ垂直に下行して，下顎角のやや下方の高さに達する（**図 8.266**）．ここで，舌下神経は後頭動脈の胸鎖乳突筋枝の下をくぐって，急に向きを前方に変える．やがて，外頸動脈を越えてまっすぐ前方に走行し，舌動脈の上をまたいで，舌骨舌筋の表層の下から1/3のところに現れる．

舌下神経[Ⅻ]は，舌骨舌筋の浅層を前方に走りながら，顎舌

骨筋と上・中咽頭収縮筋が囲む三角開口部(口峡三角)を通って舌に到達する.

頸部の上方で，第1頸神経(C1)の前枝が舌下神経[Ⅻ]に伴行する．この神経枝は，すぐに舌下神経を離れて，頸神経ワナ上根をつくる(図8.266)．舌骨舌筋の後縁付近で第1頸神経の前枝は舌下神経[Ⅻ]を離れ，次の2本の神経を出す.
- 甲状舌骨筋枝…頸部を下行して甲状舌骨筋に入る.
- オトガイ舌骨筋枝…口腔底に進入してオトガイ舌骨筋に入る.

## リンパ系

舌のリンパ管は，最終的に内頸静脈に沿う深リンパ節に入る.
- 舌の咽頭部から出るリンパ…咽頭壁を通過し，深リンパ節に属する頸静脈二腹筋リンパ節に流入する.
- 舌の口腔部のリンパ…深リンパ節に直接流入するか，もしくは，最初に顎舌骨筋を越えてオトガイ下リンパ節と顎下リンパ節に入った後に，最終的に深リンパ節に流入する．オトガイ下リンパ節は，顎舌骨筋の下方にあり，左右の顎二腹筋の前腹の間にある．顎下リンパ節は，下顎底の内面の口腔底に並ぶ.

舌尖のリンパは，顎舌骨筋を越えてオトガイ下リンパ節に入り，その後，大部分は頸静脈肩甲舌骨筋リンパ節に流入する.

## ▶ 唾液腺

**唾液腺**(Salivary gland)は，口腔に開口する分泌腺である．その多くは，舌，口蓋，頬，口唇の粘膜下や粘膜内にある小唾液腺で，直接もしくは短い腺管を介して口腔に開口する．小唾液腺の他に，三大唾液腺として**耳下腺**(Parotid gland)，**顎下腺**(Submandibular gland)，**舌下腺**(Sublingual gland)が左右1対ずつある.

### 耳下腺

耳下腺(679～680頁参照)は，口腔底から離れた頭部の側面で，次のような三辺に囲まれた領域の中にある(図8.267).
- 後方の辺…胸鎖乳突筋.
- 前方の辺…下顎枝.
- 上方の辺…外耳道と頬骨弓の後部.

耳下腺は通常，前方の辺が咬筋を後方から覆う．下方の辺は，顎二腹筋後腹を覆う.

耳下腺管は，咬筋の外面を前方に向かって進み，頬筋を貫いて口腔に開口する．頬粘膜における開口部は，上顎の第2大臼歯の歯冠の高さにある.

耳下腺の中を，外頸動脈，下顎後静脈，顔面神経[Ⅶ]とその枝が通る.

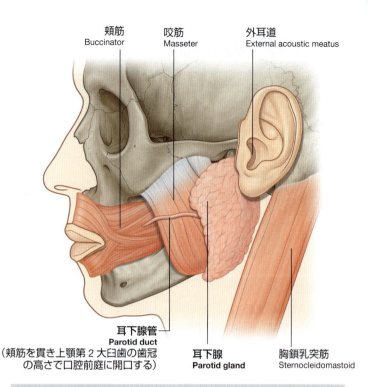

**図8.267 耳下腺**

### 顎下腺

顎下腺は，耳下腺よりも小さいが，舌下腺よりは大きな腺である．楕円形で鈎状をしている(図8.268A，B).
- 顎下腺の浅部…長腕は，顎舌骨筋の下に水平にのびる．つまり口腔の外にある．この浅部は深部よりも大きく，顎舌骨筋線の下にある下顎骨の顎下腺窩に入り込む.
- 顎下腺の深部…短腕は，小さな腺部である．顎舌骨筋の後縁を回って口腔底に入り込む．舌骨舌筋の外側に位置する.

**顎下腺管**(Submandibular duct)は，腺の深部から内側に出て，前方に向かう．開口部は舌小帯の基部の左右にあり，**舌下小丘**(Sublingual caruncle)をつくる(図8.268C，D).

舌神経は，顎下腺管の下を回り込み，交差する．口腔底を内側前方に向かって進み，舌に入る.

### 舌下腺

舌下腺は，三大唾液腺の中で，最小の腺である．アーモンドの実に似た形で，顎下腺管と舌神経のすぐ外側の口腔底に位置する(図8.268).

舌下腺は，下顎骨内面の舌下腺窩に入る．この小窩は，顎舌骨筋線の前1/3のすぐ上方にある.

舌下腺の上縁は，**舌下ヒダ**(Sublingual fold)という粘膜ヒダに覆われている．舌下ヒダは，口腔底の後外側面から始まり，前方の舌小帯の基部にある舌下小丘まで続く(図8.268D).

舌下腺は小導管を多数もち(小舌下腺管)，それらは舌下ヒダ

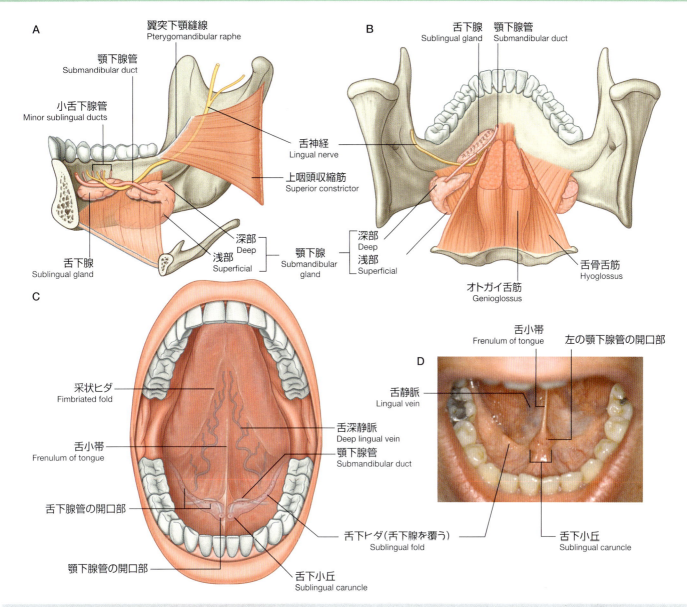

図8.268 顎下腺と舌下腺
A：内側面. B：後方から. C：前方から. D：前上方から.

の稜上に並んで口腔へ開口する．前方では大舌下腺管が，顎下腺管と並んで舌下小丘に開口する．

## 血管

耳下腺には，外頸動脈の枝が分布する．顎下腺と舌下腺には，顔面動脈と舌動脈の枝が分布する．

耳下腺の静脈は外頸静脈に，顎下腺と舌下腺の静脈は舌静脈と顔面静脈に注ぐ．

耳下腺からのリンパは，浅・深耳下腺リンパ節から浅・深リンパ節に還流する．

顎下腺と舌下腺のリンパは，顎下リンパ節に流入し，その後，頸静脈二腹筋リンパ節等の深リンパ節に入る．

## 神経支配
### 副交感神経支配

口腔の唾液腺は，顔面神経[Ⅶ]内の副交感神経線維が支配しており，これらの神経線維は上顎神経[$V_2$]と下顎神経[$V_3$]の各枝に交じって腺に到達する．

口腔の外側にある耳下腺に分布する副交感神経は，舌咽神経[Ⅸ]の線維が側頭下窩で下顎神経[$V_3$]に交じって耳下腺に達する（図8.269）．

### 大錐体神経

口裂の高さよりも上方にある全唾液腺ならびに鼻腺と涙腺は，顔面神経[Ⅶ]の枝の大錐体神経の副交感神経に支配される（図8.269）．大錐体神経には節前線維が含まれており，翼口蓋神経節に入って節後ニューロンにシナプスを形成する．節後線維は，上顎神経[$V_2$]に交じって末梢に運ばれる．例えば，

# 828　第8章　頭頸部

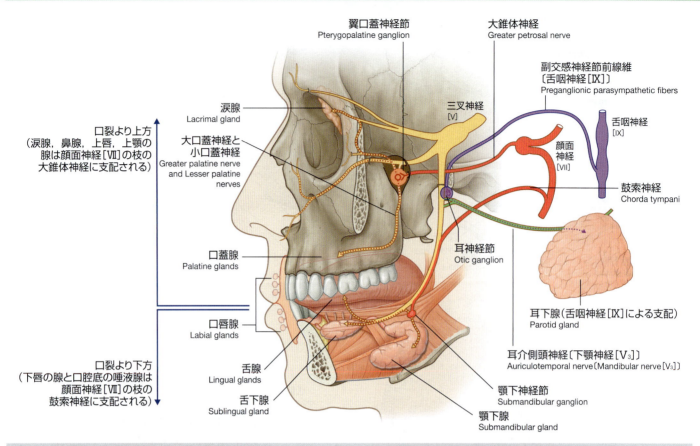

図 8.269　頭部の分泌腺の副交感(分泌運動)神経支配のまとめ

大口蓋神経に交じった副交感神経線維は口蓋腺に達する．

## 鼓索神経

口裂の高さよりも下方の全唾液腺，すなわち口腔底の小唾液腺，下唇の腺，舌腺，顎下腺，舌下腺は，顔面神経［Ⅶ］の枝の鼓索神経の副交感神経に支配される（図 8.269）．

鼓索神経には，副交感神経節前線維が含まれており，側頭下窩で下顎神経［V₃］の枝の舌神経に交じる．節前線維は舌骨舌筋の外面で舌神経の下方に進み，顎下神経節に入って，節後線維とシナプスを形成する．顎下神経節は，舌神経にぶら下がっているようにみえる（図 8.270）．神経節を出た節後線維は，直接顎下腺と舌下腺に向かうか，もしくは再び舌神経に合流して舌腺等に向かう．

## 交感神経

唾液腺への交感神経支配は，第1胸髄（T1）のレベルに起始する．節前交感神経線維は，交感神経幹に入り，上頸部交感神経節でシナプスを形成するように上行する（図 8.271）．節後線維は，隣接する血管や神経に沿って腺に到達する．

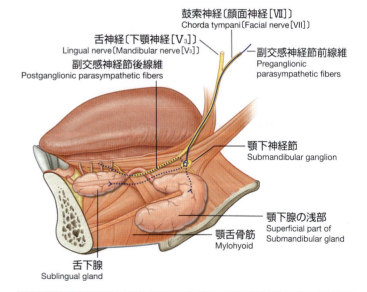

図 8.270　鼓索神経の副交感神経線維による唾液腺支配

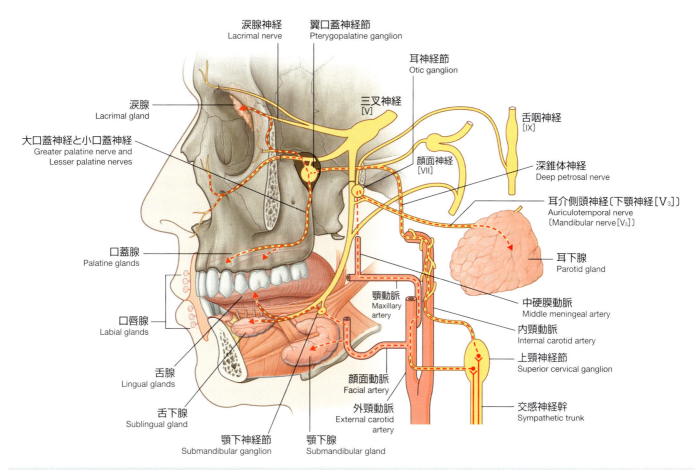

図 8.271 頭部の分泌腺の交感神経支配のまとめ

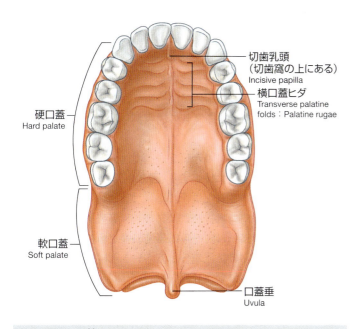

図 8.272 口蓋

## ▶口腔の上壁：口蓋

口腔の上壁には**口蓋**（Palate）があり，これは前方の**硬口蓋**（Hard palate）と後方の**軟口蓋**（Soft palate）に分かれる（図 8.272）．

### 硬口蓋

硬口蓋は，口腔と鼻腔を隔てる骨板からなり，上面と下面はそれぞれ粘膜で覆われる．

- 上面…気道粘膜で覆われ，鼻腔底をつくる．
- 下面…口腔粘膜が強固に密着し，口腔上壁の大半をつくる（図 8.272）．

硬口蓋の前 3/4 は，上顎骨の口蓋突起によってつくられる．後 1/4 は，口蓋骨の水平板がつくる．口腔内では，上歯槽弓が硬口蓋の前縁と外側縁をなしており，硬口蓋の後方は軟口蓋に移行する．

口腔内で，硬口蓋の粘膜には多数の**横口蓋ヒダ**（Transverse palatine folds：Palatine rugae）がみられ，正中には**口蓋縫線**（Palatine raphe）という粘膜の隆起がある．その前端は，**切歯乳頭**（Incisive papilla）という小隆起を形成する．切歯乳頭は，切歯窩の上にある．切歯の後方で左右の口蓋突起の間にできる

## 表 8.22 軟口蓋の筋

| 筋 | 起始 | 停止 | 神経支配 | 作用 |
|---|---|---|---|---|
| 口蓋帆張筋 | 蝶形骨舟状窩,蝶形骨棘,耳管軟骨膜性板 | 口蓋腱膜 | 内側翼突筋神経(下顎神経[V₃]の枝) | 軟口蓋を張る<br>耳管を開く |
| 口蓋帆挙筋 | 頸動脈管下口前方の側頭骨錐体 | 口蓋腱膜の上面 | 咽頭神経叢〔迷走神経[X]の咽頭枝〕 | 軟口蓋を挙上する唯一の筋である |
| 口蓋咽頭筋 | 口蓋腱膜の上面 | 咽頭側壁 | 咽頭神経叢〔迷走神経[X]の咽頭枝〕 | 軟口蓋を引き下げる<br>口蓋咽頭弓を正中に近づける<br>咽頭を挙上する |
| 口蓋舌筋 | 口蓋腱膜の下面 | 舌の外側縁 | 咽頭神経叢〔迷走神経[X]の咽頭枝〕 | 軟口蓋を引き下げる<br>口蓋舌弓を正中に近づける<br>舌背を挙上する |
| 口蓋垂筋 | 後鼻棘 | 口蓋垂の結合組織 | 咽頭神経叢〔迷走神経[X]の咽頭枝〕 | 口蓋垂を挙上し,縮める<br>軟口蓋の中心部を分厚くする |

切歯管が,ここに開口する(**図 8.272**).

# 軟口蓋

軟口蓋は硬口蓋の後方に続き(**図 8.272**),次の作用をもつ弁として働く.

- 下制…口峡峡部を閉める.
- 挙上…[咽頭]鼻部を[咽頭]口部から分離する.

軟口蓋は,5つの筋によってつくられ,これらによって動く.また,軟口蓋の表面は粘膜で覆われるが,この粘膜は咽頭,口腔,鼻腔の粘膜に連続する.

軟口蓋の後端には,正中に**口蓋垂**(Uvula)という涙滴様の筋性突起が垂れ下がる.

## 軟口蓋の筋

5つの筋が軟口蓋に入り,その運動を調節する(**表 8.22**).**口蓋帆張筋**(Tensor veli palatini)と**口蓋帆挙筋**(Levator veli palatini)は,頭蓋底から出て口蓋に入る.**口蓋舌筋**(Palatoglossus)と**口蓋咽頭筋**(Palatopharyngeus)は,それぞれ舌と咽頭から口蓋へ上行する.**口蓋垂筋**(Musculus uvulae)は口蓋垂の筋である.

口蓋帆張筋は下顎神経[V₃]の枝の内側翼突筋神経によって支配されるが,それ以外の4筋はすべて迷走神経[X]によって支配される.

## 口蓋帆張筋と口蓋腱膜

口蓋帆張筋は,2部からなる.垂直に走行する筋性部と水平に近い線維性部であり,後者は**口蓋腱膜**(Palatine aponeurosis)をつくる(**図 8.273A**).

筋性部は細長い三角形の筋からなる.頭蓋底から起始し,三角形の先端を下方に向ける.内側の起始部は蝶形骨の翼状突起の基部にある舟状窩であるが,さらに外側の耳管軟骨の膜性板と蝶形骨棘にも起始部をもつ.

筋性部は,翼状突起の内側板の外面と咽頭側壁に沿って垂直に下行し,翼突鈎のところで筋はまとまって細腱をつくる(**図 8.273A**).

この腱は,翼突鈎を滑車にして90度まわって内側に向きを変えた後,頬筋の起始腱を貫いて扇状に広がり,水平方向に線維性部を形成する.線維性部は,正中で左右が合流して口蓋腱膜をつくる.

口蓋腱膜は,前方が硬口蓋の後縁に付着し,後方は自由縁をつくる.口蓋腱膜は,幅が広く,軟口蓋の中心構造となり,また他の口蓋筋がここに停止する.

口蓋帆張筋の働きは,以下の通りである.

- 軟口蓋の緊張…軟口蓋に付着する他の筋の働きを助ける.
- 耳管の開口…あくびをするときや,食塊を嚥下するときに,軟口蓋を動かし,耳管を開く.これは,この筋が耳管軟骨膜性板に付着しているからである.

口蓋帆張筋は,下顎神経[V₃]の枝である内側翼突筋神経によって支配される.

## 口蓋帆挙筋

口蓋帆挙筋は,頭蓋底から起始し,下行して口蓋腱膜の上面に達する(**図 8.273B**).起始部は,側頭骨の錐体の頸動脈管下口の前部である.隣接する耳管の周辺から起始する筋線維もある.

口蓋帆挙筋は,咽頭壁の筋膜を通って前下方に走り,耳管の内側方に出て口蓋腱膜に停止する(**図 8.273B**).正中では左右の筋線維が編み合わされたようになり,強固な停止部をつくる.

口蓋帆挙筋は,口蓋帆張筋とは異なり,翼突鈎をくぐり抜けることはなく,直接頭蓋底から口蓋腱膜の上面に達する.そのため,軟口蓋を通常の位置から上方へ引き上げる.この運動によって,[咽頭]鼻部と[咽頭]口部の通路を閉じることができる.

口蓋帆挙筋は,迷走神経[X]に支配される.迷走神経の咽頭枝が,咽頭神経叢を経て本筋に達する.口蓋帆挙筋の異常を調べるには,患者に「アー」と発声させる.正常な場合は,発声時に軟口蓋が正中でまっすぐもち上がるが,障害があれば,軟口蓋は健側に引っ張られる.

## 口蓋咽頭筋

口蓋咽頭筋は,口蓋腱膜の上面から起始して左右に走った後,

局所解剖・口腔 831

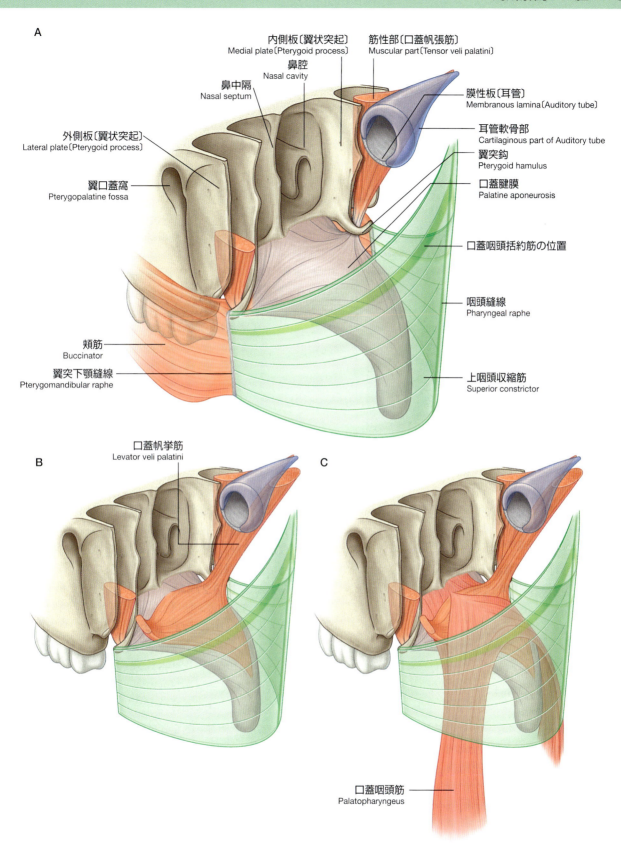

図 8.273 軟口蓋の筋
A：口蓋帆張筋と口蓋腱膜．B：口蓋帆挙筋．C：口蓋咽頭筋．

# 第8章 頭頸部

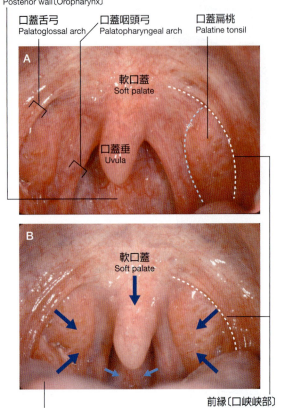

図 8.274 口を開けて軟口蓋をみたところ
A：口峡峡部を開けた状態．B：口峡峡部を狭くした状態．

口峡峡部を狭くする動き
・口蓋舌弓が内側下方に動く
・口蓋咽頭弓が内側下方に動く
・舌が上方に動く
・軟口蓋が下方と前方に動く

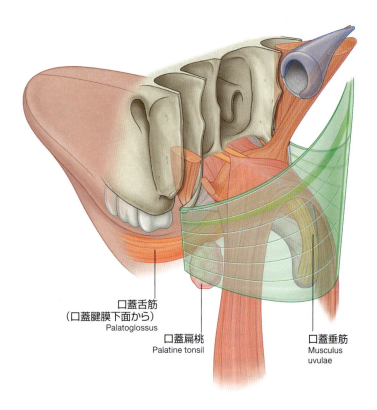

図 8.275 口蓋舌筋と口蓋垂筋

咽頭を囲みながら下行し，咽頭側壁に停止する（図8.273C）．起始部は，口蓋帆挙筋を挟むように前後に二分して口蓋腱膜に付着する．前方の筋線維は，口蓋腱膜の他，硬口蓋の後縁にも付着する．

左右の口蓋咽頭筋を覆うアーチ状の粘膜ヒダが**口蓋咽頭弓**（Palatopharyngeal arch）で，口腔と咽頭の境の側壁にある．その前方の外側寄りに，**口蓋舌弓**（Palatoglossal arch）がある（図8.274）．

口蓋舌弓と口蓋咽頭弓の両アーチの間に，口蓋扁桃がある（図8.274A）．

口蓋咽頭筋の作用は以下の通りである．
- 軟口蓋を下げ，左右の口蓋咽頭弓をちょうど左右のカーテンを閉めるように正中方向に引っ張り，口峡峡部を閉じる．
- 嚥下の際に咽頭を挙上する．

口蓋咽頭筋は，迷走神経［X］の咽頭枝が支配する．この神経は，咽頭神経叢を経由して筋に達する．

## 口蓋舌筋

口蓋舌筋は，口蓋腱膜の下面（口腔側）から起始し，前下方に走行して舌の外側面に達する（図8.275）．

口蓋舌筋は，口蓋舌弓の中を走行する．口蓋舌弓は，口蓋咽頭弓の前方で外側寄りにアーチを形成し，口峡峡部の外側縁の目印となる（図8.274A）．

口蓋舌弓と口蓋咽頭弓の両者に挟まれるようにして，口蓋扁桃が存在する（図8.274，8.275）．

口蓋舌筋は軟口蓋を下げる．また，カーテンを引くように口蓋舌弓を正中の方向に動かし，舌背を上げる．これらの動きは，口峡峡部を狭くするのに役立つ．

口蓋舌筋は，迷走神経［X］によって支配される．迷走神経の咽頭枝が，咽頭神経叢を経てこの筋へ線維を送る．

## 口蓋垂筋

口蓋垂筋は，硬口蓋後端の後鼻棘から起始し，後方へ向かって走行する．口蓋腱膜の上面を後方に進んで，口蓋垂の粘膜下層に停止する（図8.275）．この筋線維は，口蓋帆挙筋の停止部のすぐ上で，口蓋咽頭筋の2束の間を通る．左右の筋線維が正中で癒合する．

口蓋垂筋は，口蓋垂を挙上して後方へ引く．その結果，軟口蓋の中心部が厚みを増す．口蓋垂筋のこの作用は，口蓋帆挙筋が［咽頭］鼻部と［咽頭］口部の間の峡部を閉じるのを助ける．

口蓋垂筋は，迷走神経［X］に支配される．迷走神経の咽頭枝が，咽頭神経叢を経由してこの筋を支配する．

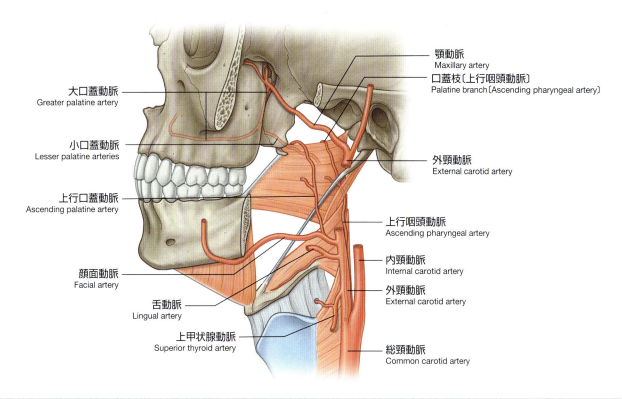

図 8.276 口蓋の動脈

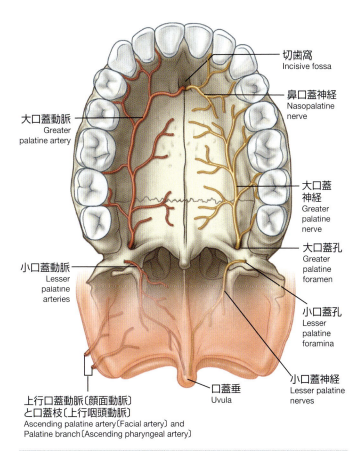

図 8.277 口蓋の神経と動脈

## 血管
### 動脈

口蓋の動脈は，顎動脈からの**大口蓋動脈**(Greater palatine artery)，顔面動脈からの**上行口蓋動脈**(Ascending palatine artery)，ならびに上行咽頭動脈の口蓋枝である．顎動脈，顔面動脈，上行咽頭動脈は，すべて外頸動脈から直接起始する(**図 8.276**)．

### 上行口蓋動脈と上行咽頭動脈の口蓋枝

上行口蓋動脈は，顔面動脈から分かれて咽頭の外面を上行する．上咽頭収縮筋の上縁に達して前方に向きを変え，口蓋帆挙筋とともに咽頭筋膜を通り抜けて，軟口蓋に達する．

**上行咽頭動脈の口蓋枝**(Palatine branch of ascending pharyngeal artery)は，上行口蓋動脈と同じ走行経路をとる．上行口蓋動脈の領域も支配することがある．

### 大口蓋動脈

**大口蓋動脈**(Greater palatine artery)は，翼口蓋窩で顎動脈から起始する．大口蓋管の中を下行し，途中でやや細い**小口蓋動脈**(Lesser palatine arteries)を出す．大口蓋孔を出て硬口蓋下面に達する(**図 8.277**)．さらに，硬口蓋を前方に向かって走行した後，切歯管に入って鼻中隔に達する．大口蓋動脈は，硬口蓋を支配する最大の動脈である．口蓋縁の歯肉にも血液を送る．小口蓋動脈は，大口蓋孔のすぐ後方にある小口蓋孔を通り抜けて，軟口蓋に分布する．

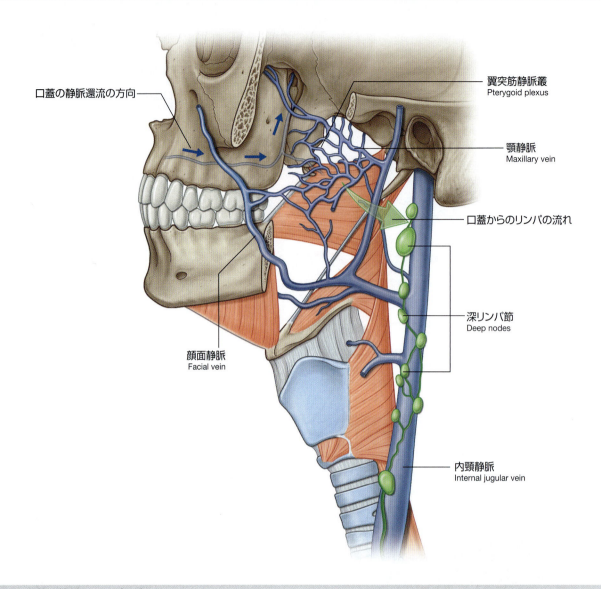

図 8.278　口蓋の静脈とリンパの流れ

## 静脈

口蓋における静脈の分布は，基本的には動脈の分布と同様で，最終的に側頭下窩の翼突筋静脈叢に流入する（図 8.278；741頁参照）．もう一つの経路は，口蓋扁桃の静脈網への流入路である．後者は，咽頭静脈叢に流れ込むか，直接顔面静脈に注ぐ．

## リンパ系

口蓋からのリンパは，深リンパ節に流入する（図 8.278）．

## 神経

口蓋には，大口蓋神経，小口蓋神経，鼻口蓋神経が分布する（図 8.277，8.279）．

これらの3つの神経は，いずれも翼口蓋窩に集まる上顎神経［$V_2$］の枝で，一般体性感覚を司る．

翼口蓋窩においては，これらの神経に，腺を支配する副交感神経線維と特殊感覚（軟口蓋の味覚）神経線維がいずれも顔面神経から加わる．さらに，第1胸髄（T1）のレベルに由来し，主として血管を支配する交感神経線維も，これらの神経に加わる．

### 大口蓋神経と小口蓋神経

**大口蓋神経**（Greater palatine nerve）と**小口蓋神経**（Lesser palatine nerves）は，ともに翼口蓋窩から大口蓋管を下方に走って口蓋に達する（図 8.279）．

- 大口蓋神経…大口蓋孔から出た後，前方に進み，硬口蓋粘膜の他，前方では第1小臼歯付近までの歯肉の感覚神経線維を送る．
- 小口蓋神経…後内側方向に向かって，軟口蓋の感覚神経線維を送る．

### 鼻口蓋神経

**鼻口蓋神経**（Nasopalatine nerve）は，翼口蓋窩から出て内側に向かって進んだ後，そのまま鼻腔の内側壁に入る．次いで，鼻中隔の粘膜下を前方に走行しながら斜め下方に向かう．やが

局所解剖・口腔 835

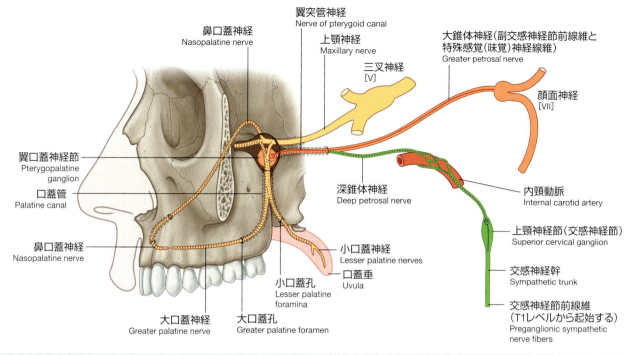

図8.279 口蓋の神経

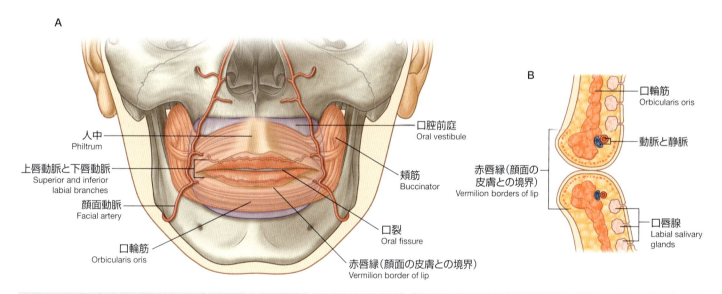

図8.280 口裂と口唇
A：前面. B：口唇の矢状断面.

て，鼻中隔前端の底面に開口する**切歯管**に入り，切歯窩から出て硬口蓋の下面に出る（**図8.279**）．

鼻口蓋神経は，切歯と犬歯の歯肉，および周辺粘膜の感覚を支配する．

### ▶口裂と口唇

**口裂**（Oral fissure）は，上唇と下唇の間の裂隙で，口腔前庭と外界を連絡する（**図8.280**）．口唇周辺部の顔面表情筋や下顎の運動によって，口裂が開閉し，また形を変えることができる．

**口唇**（Lip）は，全体が軟部組織によって構成される（**図8.280B**）．口唇の内面は口腔粘膜，外面は皮膚が，それぞれ覆う．外部では顔を覆う厚い皮膚から唇を覆う薄い皮膚へと移

行する領域があり，そしてさらに口腔粘膜へ移行する．

皮膚が薄い口唇紅部の表面付近に血管が走行しており，そのため紅色の帯域(赤唇部)が口裂をとり囲む．

上唇の正中部には**人中**(Philtrum)という垂直方向に走る溝があり，その両側の皮膚はやや盛り上がる(**図8.280A**)．人中は，発生の過程で，左右の内側鼻隆起が正中部で癒合することによって形成されたものである．

口唇の内面には，上唇，下唇とも，**正中口唇小帯**(Median labial frenulum)(**上唇小帯**(Frenulum of upper lip)と**下唇小帯**(Frenulum of lower lip))という粘膜ヒダがあって，口唇を歯肉につなぎとめる．

口唇には，さらに口輪筋，神経，血管，口唇腺がある(**図8.280B**)．口唇腺は，小さい豆粒状の小唾液腺で，筋層と口腔粘膜面の間に集合しており，口腔前庭に開口する．

口裂の形や大きさは，複数の表情筋の働きによって変化する．このうち働きが最も強い筋は，口裂の括約筋として働く口輪筋である．口輪筋周囲の口唇の領域に配置されている他の表情筋も，口裂の動きを調整するのに関与する．そのような筋には，頬筋，上唇挙筋，大頬骨筋，小頬骨筋，口角挙筋，下唇下制筋，口角下制筋，広頸筋等がある(677～679頁参照)．

## ▶ 口峡峡部

**口峡峡部**(Oropharyngeal isthmus)は，口腔と[咽頭]口部の境をなす開口部をいう(**図8.274**参照)．その境界は次の通りである．

- 外側の境界…口蓋舌弓．
- 上方の境界…軟口蓋．
- 下方の境界…舌の分界溝．分界溝は，舌背にあって，舌の口腔部(前2/3)と咽頭部(後1/3)を区分する．

舌背の後部が上昇すると同時に軟口蓋が下降し，あわせて左右の口蓋舌弓が正中部に向かって接近することによって，口峡峡部が狭くなる．

このときに，口蓋舌弓の後内側にある口蓋咽頭弓も，左右から接近する．口峡峡部を閉鎖することによって，食塊や水分を口腔に入れたまま呼吸することができる．

## ▶ 歯と歯肉

**歯**(Tooth)は，下顎骨と上顎骨の高いアーチ(歯槽弓)に並ぶくぼみ(歯槽)に入って並んでいる．歯が抜けてなくなれば，歯槽骨が吸収されて歯槽弓は消失する．

**歯肉**(Gingiva)は，歯とその周辺の歯槽骨部を覆う口腔粘膜が厚くなったものである．

歯には，形，位置，機能によって，異なる数種のタイプがある(**図8.281**)．

成人の歯は，上下16本ずつ，計32本ある．上下とも，歯

列弓の片側には切歯2本，犬歯1本，小臼歯2本，大臼歯3本の計8本が並ぶ．

- **切歯**(Incisor tooth)…前歯ともよばれ，歯根は1つである．歯冠はノミの形に似て，食塊を切断する．
- **犬歯**(Canine tooth)…切歯の後方に並ぶ最も背の高い歯である．歯冠尖頭を1個もっており，食塊を噛んでしっかり保持する役割を果たす．
- **小臼歯**(Premolar tooth)…2個の歯冠尖頭をもつ．そのうち1つは頬側，もう1つは舌側にある．歯根は1本である(上顎の第1小臼歯は歯根を2つもつ場合がある)．食塊を噛んですりつぶす．
- **大臼歯**(Molar tooth)…小臼歯の後方にあって，3本の歯根をもつ．歯冠尖頭は3～5個ある．食塊を噛んですりつぶす．

発達の過程で，**乳歯**(Deciduous tooth；**図8.281C**)と**永久歯**(Permanent tooth)が生え替わる．乳歯は，生後6ヵ月～2歳頃に，歯肉から萌出する．永久歯は，6歳頃に萌出し始め，乳歯と生え替わる．永久歯の萌出は，成人になる頃まで続く．

乳歯は，切歯2本，犬歯1本，臼歯2本の計5本が左右上下に配列しており，計20本からなる．乳歯は，切歯2本，犬歯1本，小臼歯2本の永久歯と置き換わる．永久歯のうち，大臼歯3本は乳臼歯の後方に萌出する．そのため，顎が前方に伸長して，大臼歯が生えるためのスペースをつくることが必要になる．

## 血管
### 動脈

すべての歯には，顎動脈の枝が直接的または間接的に分布する(**図8.282**)．

#### 下歯槽動脈

**下歯槽動脈**(Inferior alveolar artery)が，下顎歯に分布する．下歯槽動脈は，側頭下窩で顎動脈から起始する．この血管は，まず下顎骨の下顎管に入り，大臼歯に枝を出しながら前方へ走行する．第1小臼歯のところで**切歯への枝**と**オトガイ動脈**(Mental branch)とに二分する．オトガイ動脈はオトガイ孔を通り抜けて，オトガイ部の皮下に血液を送る．一方，切歯への枝は切歯ならびにその周囲に分布する．

#### 前上歯槽動脈と後上歯槽動脈

上顎歯は，前上歯槽動脈と後上歯槽動脈から血流を受ける．

**後上歯槽動脈**(Posterior superior alveolar artery)は，翼口蓋窩で顎動脈から起始する．次いで，翼上顎裂を通って翼口蓋窩を出た後，上顎骨の後外側面を下方へ走る．上顎骨の小管に入って前方へ走行しながら，大臼歯と小臼歯に分布する．

顎動脈は，翼口蓋窩で眼窩下動脈を出す．眼窩下動脈はすぐに下眼窩裂に入り，眼窩底を前方に進み，眼窩下管の中で**前上歯槽動脈**(Anterior superior alveolar arteries)を出す．前上歯槽動脈は，骨の中を下方に向かって走り，切歯と犬歯に分布する．

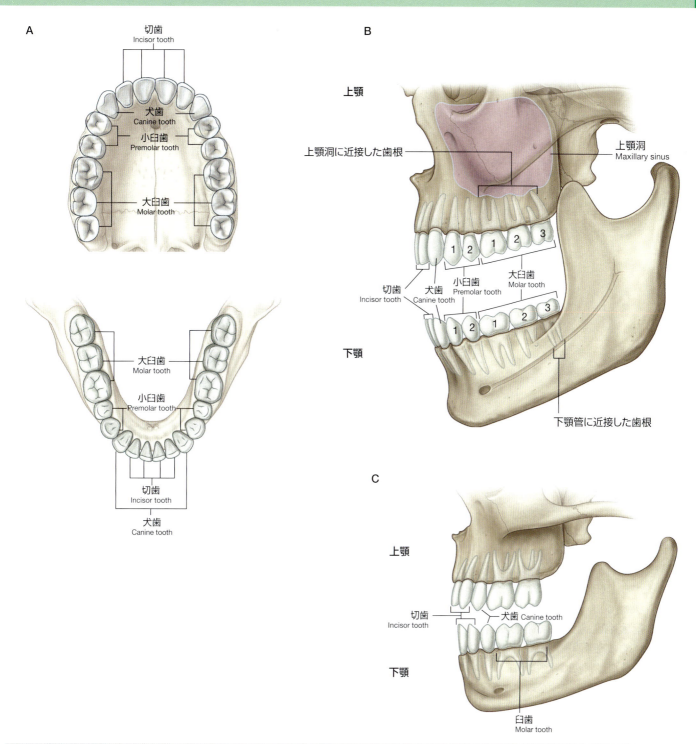

図 8.281 歯
A, B：成人の永久歯. C：乳歯.

## 歯肉の動脈

歯肉は，多数の動脈が分布する．歯肉の部位，すなわち，頬側（口腔前庭に面する側）か口蓋側（舌側）か，上顎か下顎かによって，分布する動脈が大きく異なる．

- 下顎頬側の歯肉…下歯槽動脈の枝が分布する．
- 下顎舌側の歯肉…舌動脈の枝が分布する．
- 上顎頬側の歯肉…前上歯槽動脈と後上歯槽動脈の枝が分布する．
- 上顎舌側の歯肉…前方が鼻口蓋動脈（切歯と犬歯の領域），後方が大口蓋動脈（小臼歯と大臼歯の領域）の各枝が分布する．

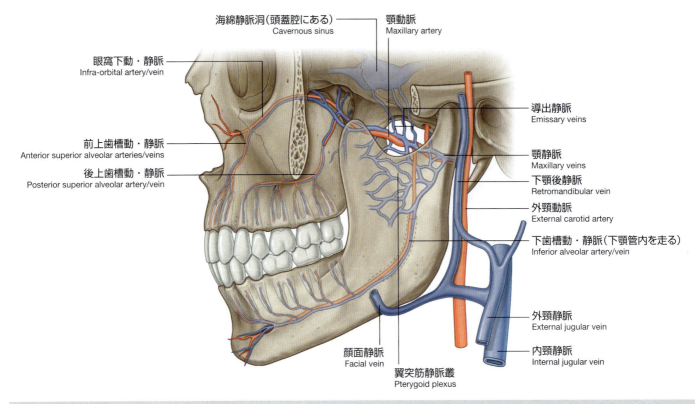

図 8.282　歯の動脈と静脈

## 静脈

　上顎歯と下顎歯の静脈の名称や走行は，ほとんどが動脈のそれらと一致する（図 8.282）．

　下歯槽静脈も上歯槽静脈も，主として側頭下窩の翼突筋静脈叢に流入する．なお，歯列の前方部からは，顔面静脈にも還流する．

　翼突筋静脈叢は，主として顎静脈を経由して下顎後静脈に流入し，最終的に内頸静脈に還流する．この他，翼突筋静脈叢からは，細い導出静脈が頭蓋内の海綿静脈洞と交通する．歯の感染症がこの静脈を介して頭蓋内に波及することがあるので，注意する必要がある．

　歯の静脈には，オトガイ孔を通って顔面静脈へ注ぐものもある．

　歯肉の静脈は，ほとんどが動脈の走行に一致しており，最終的には顔面静脈ないしは翼突筋静脈叢を経て，内頸静脈に還流する．

## リンパ系

　歯と歯肉のリンパは，顎下リンパ節，オトガイ下リンパ節，深リンパ節に注ぐ（図 8.283）．

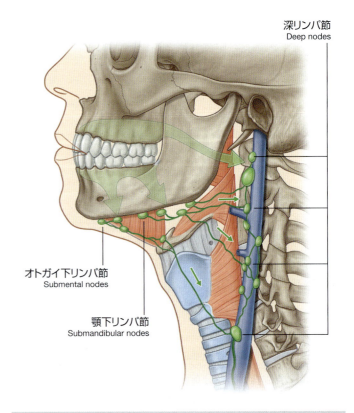

図 8.283　歯と歯肉のリンパの流れ

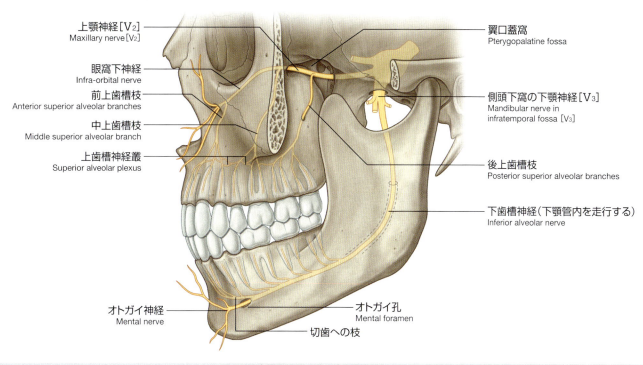

図8.284 歯の神経

## 神経

歯と歯肉に分布する神経は，すべて三叉神経[V]の枝によって行われる（図8.284，8.285）．

### 下歯槽神経

下顎の歯には，**下歯槽神経**（Inferior alveolar nerve）が分布する．下歯槽神経は，側頭下窩で下顎神経[V₃]から分かれる（図8.284，8.285）．下歯槽神経とそれに伴行する血管は，下顎枝の内面にある下顎孔に入り，下顎管内を前方に走る．奥歯への枝は下歯槽神経から直接出る．

下歯槽神経は，第1小臼歯の下で，切歯とオトガイへ向かう2本の神経枝に分かれる．

- **切歯への枝**（Branches to incisive teeth）…第1小臼歯，犬歯，切歯と，それらの歯の頬側歯肉に分布する．
- **オトガイ神経**（Mental nerve）…オトガイ孔から下顎骨の外へ進み，オトガイ部と下唇に分布する．

### 前上歯槽枝，中上歯槽枝，後上歯槽枝

上顎の歯は，前・中・後の**上歯槽神経**（Superior alveolar nerve）が分布する．これらの神経は，上顎神経[V₂]の枝である（図8.284，8.285）．

**後上歯槽枝**（Posterior superior alveolar branches）は，翼口蓋窩で上顎神経から直接枝分かれする．その後，翼上顎裂を通って翼口蓋窩から出て，上顎骨の後外側面を下方に進む．大臼歯までの約半分を走行するあたりで，小孔から上顎洞壁の骨の中に入る．後上歯槽神経は大臼歯に神経を出した後，**中上歯槽枝**（Middle superior alveolar branch）や**前上歯槽枝**（Anterior superior alveolar branches）とともに，上歯槽神経叢を形成する．

中上歯槽枝と前上歯槽枝は，眼窩底を走る上顎神経[V₂]の主枝である眼窩下神経から，順に枝分かれする．

- 中上歯槽枝…眼窩下溝を前方へ走る眼窩下神経から出て，上顎洞外側壁の骨の中を通り抜けて下方に進む．上歯槽神経叢を形成した後，小臼歯に分布する．
- 前上歯槽枝…眼窩下管を前方に進む眼窩下神経から出る．次いで，上顎洞前壁の上顎骨の中を下方に走った後，上歯槽神経叢を形成しながら犬歯と切歯に分布する．

### 歯肉の神経

歯肉に分布する神経は，歯の神経と同じく，すべて三叉神経[V]に由来する（図8.285）．

- 上顎の歯肉…上顎神経[V₂]の枝が分布する．
- 下顎の歯肉…下顎神経[V₃]の枝が分布する．

上顎頬側の歯肉には，近接する歯に分布する前・中・後の3つの上歯槽神経が分布する．一方，上顎口蓋側（舌側）の歯肉に

---

#### 臨床的事項8.59　頭頸部がん

口腔，[咽頭]口部，[咽頭]鼻部，喉頭，副鼻腔，唾液腺のほとんどのがんは，それらを裏打ちする上皮細胞から発生し，扁平上皮がんが生じる．これらの多くは，喫煙やアルコール摂取による細胞の損傷に関連する．ヒトパピローマウイルス（HPV）ならびにEpstein-Barrウイルス（EBV）等のウイルスも，頭頸部がんに関連することが明らかになっている．

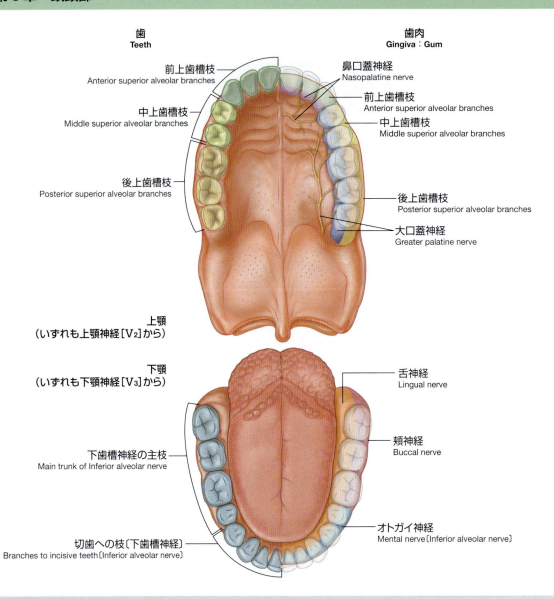

図 8.285　歯と歯肉の神経

は，鼻口蓋神経と大口蓋神経が分布する．
- 鼻口蓋神経…切歯と犬歯の領域の歯肉に分布する．
- 大口蓋神経…小臼歯と大臼歯の領域の歯肉に分布する．

下顎頬側の歯肉には，切歯から小臼歯まではオトガイ神経が分布する．大臼歯の領域の頬側歯肉には，側頭下窩で下顎神経［$V_3$］から分かれた頬神経が分布する．一方，下顎舌側の歯肉には，舌神経が分布する．

# 体表解剖

## ▶頭頸部の体表解剖

　頭頸部の骨格の中で目印となる部位は、重要な血管、分泌腺、筋の位置をみつけるときに用いられる。気道を確保するときにも有用である。

　頭頸部の機能を評価することにより、脳神経や頸神経の機能を神経学的に診断することができる。

　さらに、全身状態を検査するときにも、頭頸部の表面に現れた特徴を調べたり、目と口腔の状態や話し方の特徴を把握したりすることで、重要な情報が得られることが多い。

## ▶解剖学的体位と主要な目印

　解剖学的体位における頭部の基準面は、**フランクフルト水平線（面）**（Frankfort line（Plane）；耳眼平面）である。これは眼窩下縁と外耳道上縁を通る水平面をいう。

　頭部で触診可能な構造は、外耳道や眼窩縁の他、下顎頭、頬骨弓、頬骨、乳様突起、外後頭隆起等である（**図 8.286**）。

　**下顎頭**（Head of mandible）は、外耳の前方で、頬骨弓後端の後下方にあたる。口を開くと下顎頭は前方に移動して関節結節に達し、口を閉じれば下顎窩に戻るので、容易に触知できる。

　**頬骨弓**（Zygomatic arch）は顎関節から前方の頬骨へのび、ちょうど眼窩下縁の外側で骨の隆起を形成する。

　**乳様突起**（Mastoid process）は、外耳道の後方で下向きに大きく突出しており、そこに胸鎖乳突筋の上端が停止する。

　**外後頭隆起**（External occipital protuberance）は、後正中で触れることができる。ここは後頭部が鋭く前方に向かうところである。外後頭隆起は、頭部と後頸部を分ける目印となる。

　これらの他、臨床上有用な目印として、頭頂がある。頭頂は、単に解剖学的体位における頭部の最高点を指すだけでなく、脳神経が支配する頭皮の領域と頸神経が支配する頭皮領域の境界にあたる。すなわち、頭頂の前方から顔面に至る皮膚は**三叉神経[V]**（Trigeminal nerve）によって、頭頂より後方の皮膚は頸神経によって支配される。

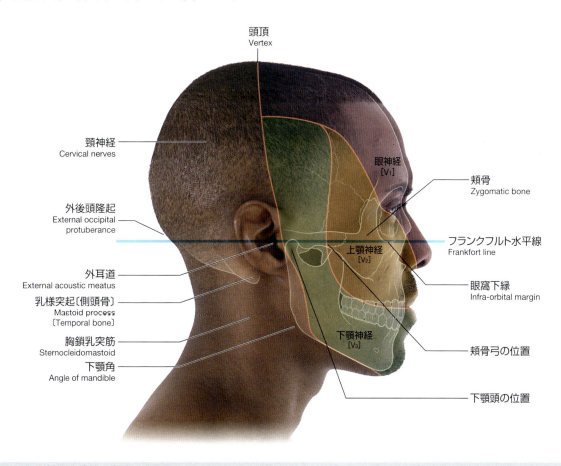

**図 8.286　頭部の解剖学的体位と主要な目印**
男性の頭頸部，側面．

## ▶第 3・4 頸椎間の高さと第 6 頸椎の高さにおける構造の確認

これらの頸椎の高さには，いくつかの重要な構造がみられる（図 8.287）．

第 3・4 頸椎（C III・IV）間の椎間円板は，総頸動脈が内頸動脈と外頸動脈に分岐する頸動脈分岐部の高さに一致する．さらに，甲状軟骨上縁の高さにほぼ一致する．

第 6 頸椎（C VI）の高さには，咽頭と食道の移行部がある．喉頭と気管の移行部も同じ高さにある．したがって，第 6 頸椎は，食道と気管の上端の高さにも一致し，また輪状軟骨下縁とほぼ同じ高さにある．

## ▶前頸三角と後頸三角の位置の決定

左または右の頸部で，**前頸三角**（Anterior triangle）と**後頸三角**（Posterior triangle）の境界線を同定するには，骨と筋の目印を探すのが簡単な方法である（図 8.288）．

前頸三角の底辺にあたるのが，下顎の下縁である．また，前頸三角の前縁は頸部の前正中線，後縁は胸鎖乳突筋前縁に相当する．したがって，前頸三角の頂点は下方にあり，頂点は頸切痕（胸骨上切痕）に一致する．

前頸三角に含まれるものは，気道と消化管，頭部と胸部を行き来する神経と血管，さらに甲状腺，副甲状腺である．

後頸三角の底辺は鎖骨の中央 1/3 である．胸鎖乳突筋後縁が内側の辺を，僧帽筋前縁が外側の辺をつくる．頂点は上方にあり，乳様突起の後下方部に一致する．

後頸三角は，頸部と上肢との間を行き来する神経と血管が通る．

## ▶正中輪状甲状靱帯の位置の決定

頸部で**正中輪状甲状靱帯**（Median cricothiroid ligament）（図 8.289）の位置をみつけるのは，気道を確保するために重要である．声帯ヒダより上部の高さで気道が閉塞したときに，この靱帯に孔を開けると，緊急時に下気道へ空気を導くことができる．

喉頭の目印となる構造を触知できれば，正中輪状甲状靱帯はたやすくみつけることができる．

まず，正中で喉頭の前面に指を触れ，**甲状軟骨**（Thyroid cartilage）の上縁に上甲状切痕を触知する．そこから下方へ指

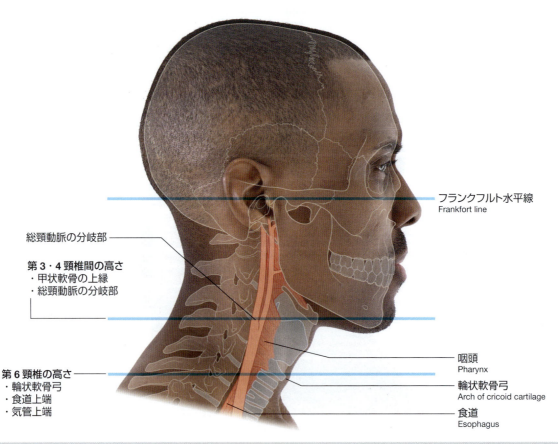

図 8.287　第 3・4 頸椎間の高さと第 6 頸椎の高さにある構造
男性の頭頸部，側面．

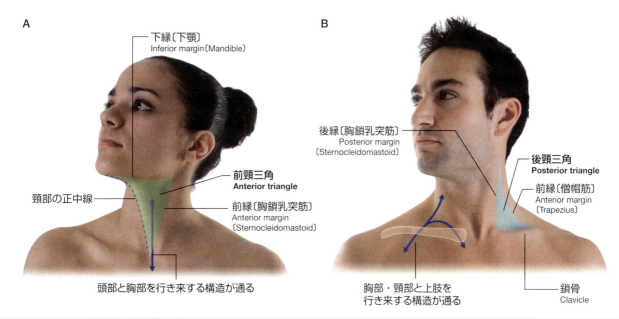

**図 8.288 前頸三角と後頸三角の位置**
A：女性の前外側面．左の前頸三角を示す．B：男性の前外側面．左の後頸三角を前方よりみる．

を進めて，喉頭隆起（喉仏）に触れ，正中を下行すると下甲状切痕と輪状軟骨弓との間のやわらかなくぼみに達する．さらに下行すると硬い輪状軟骨を触れる．

すなわち，甲状軟骨の下縁と輪状軟骨弓との間のやわらかなくぼみに正中輪状甲状靱帯がある．

正中輪状甲状靱帯を貫いてチューブを気道に入れた場合には，喉頭の声帯ヒダよりもやや低い位置からチューブが気道に進む．

正中輪状甲状靱帯と表層の皮膚との間には，正中部に甲状腺の錐体葉と小血管が存在している［訳注：甲状腺の錐体葉は常にあるとは限らない］．

輪状軟骨よりも下方では，甲状腺の峡部が正中で気管の前方を横切る．その上方で，気管軟骨が触知できる場合がある．

正中輪状甲状靱帯を探すための目印は，男性でも女性でも共通である．しかし，男性の甲状軟骨の右板と左板は，女性よりも角度が急であるので，目印となる構造を触知しやすい．

## ▶ 甲状腺の位置の決定

甲状腺（Thyroid gland）の右葉と左葉は，前頸三角の下部にあり，気道と消化管の外側に付着する．その高さは甲状軟骨の斜線の高さよりも低い（図 8.290）．胸骨甲状筋は，甲状腺を覆うように上下方向に走り，筋の上端が斜線に停止する．このため，胸骨甲状筋は，甲状腺が上方に移動するのを防ぐ．

喉頭隆起（Laryngeal prominence）と輪状軟骨弓（Cricoid cartilage）をみつけ，さらに喉頭の後外側方向に指を進めていけば，甲状腺の腺葉を容易に触知できる．

甲状腺の峡部は，気管の上端で正中にまたがっているため，輪状軟骨弓の下方の正中線上で容易に触知できる．

甲状腺の峡部が気管の浅層を横切るため，気管軟骨を触知するのは難しい．また，甲状腺の峡部ならびにそこに出入りする血管が正中をまたぐため，気管を前方から切開するのは非常に困難である．気管切開は外科的な処置である．

## ▶ 中硬膜動脈の位置の決定

中硬膜動脈（Middle meningeal artery）（図 8.291）は，側頭下窩で顎動脈から起始する．棘孔から頭蓋内に入り，頭蓋腔を覆う硬膜に分布する．

側頭部の打撃により中硬膜動脈が破れることがある．その場合は硬膜外血腫を生じ，処置が手遅れになると致命的になることがある．

中硬膜動脈の前頭枝は，最も損傷を受けやすい血管である．この動脈は，眼窩上縁と外耳上部との中間点にあたる側頭部（いわゆる"こめかみ"）にあるプテリオンの領域を通る．プテリオン（Pterion）は，蝶形骨，前頭骨，頭頂骨，側頭骨の 4 つの骨が接合する頭蓋の小領域を指す．

側頭部の打撃による骨折が頭蓋骨の内板にまで及ぶと，骨とそれに密着した硬膜外層（骨膜層）の間を走る中硬膜動脈が破れることがある．その場合，動脈血は圧が高いために血管腔外へ出血し，放置すると，頭蓋骨と硬膜の間に硬膜外血腫ができて徐々に拡大していく．

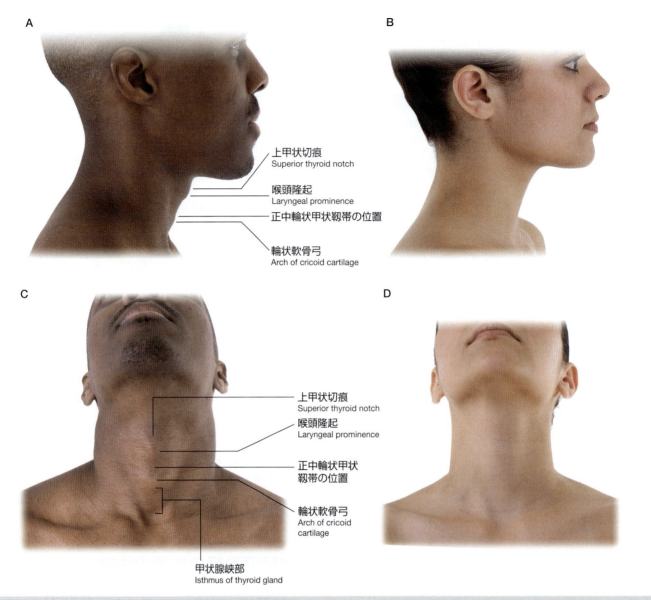

図8.289　正中輪状甲状靱帯の位置
A：男性の頭頸部．側面．B：女性の頭頸部．側面．C：男性の前頸部．オトガイを挙上してある．D：女性の前頸部．オトガイを挙上してある．

### ▶顔の主要な部位

顔の主な部位は，眼窩，鼻腔，口腔である（**図8.292**）．
**眼瞼裂**（Palpebral fissure）は，上眼瞼と下眼瞼の間にできた裂隙で，開閉する．口裂は，上唇と下唇の間の裂隙で，これも開閉する．

眼瞼裂の括約筋は**眼輪筋**（Orbicularis oculi），口裂（Oral fissure）の括約筋は**口輪筋**（Orbicularis oris）である．いずれの筋も，**顔面神経［Ⅶ］**（Facial nerve）によって支配される．

外鼻孔は，鼻腔の前方に常に開口している．

鼻と上唇の間にある正中の溝を人中という．

三叉神経［Ⅴ］の3つの枝は，顔面の異なる領域を支配する．各枝の感覚機能は，額（**眼神経［$V_1$］**（Ophthalmic nerve）），頬部（**上顎神経［$V_2$］**（Maxillary nerve）），下顎体の前面（**下顎神経［$V_3$］**（Mandibular nerve））のそれぞれの皮膚に触れることによって調べることができる．

体表解剖　845

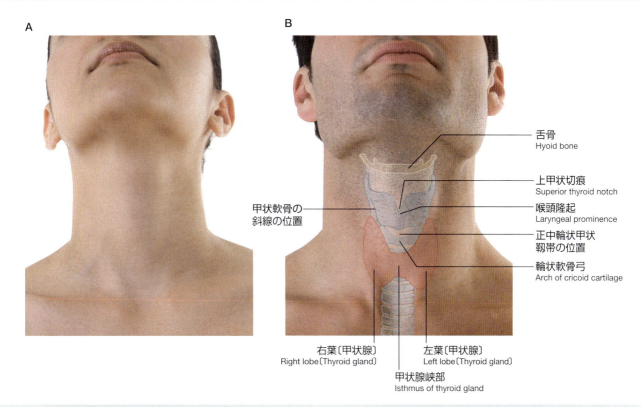

図 8.290　甲状腺の位置
A：女性の頸部前面．B：男性の頸部前面．

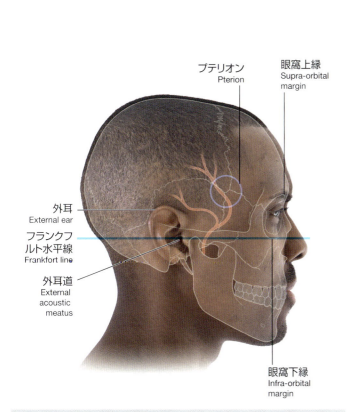

図 8.291　中硬膜動脈の位置
男性の頭頸部，側面．

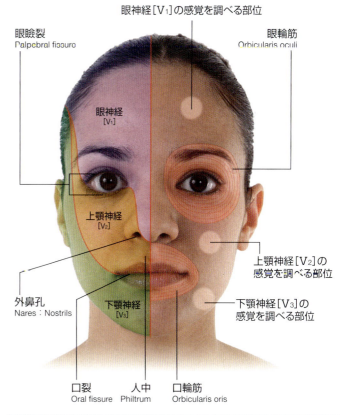

図 8.292　顔の主な部位
女性の頭頸部，前面．

846　第8章　頭頸部

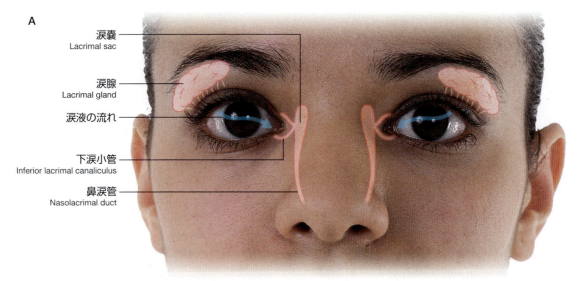

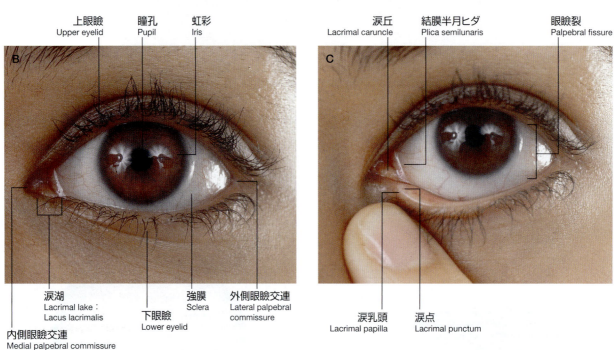

図 8.293　眼と涙器
A：女性の顔．涙器と涙液の経路を示す．B：左の眼と周辺構造．C：左の眼と周辺構造．下眼瞼を下に引いて涙乳頭と涙点を露出してある．

## ▶眼と涙器

眼には，強膜（Sclera），角膜（Cornea），虹彩（Iris），瞳孔（Pupil）がある（図8.293）．角膜は，強膜に連続している透明な円形の領域で，眼の前面を覆い，その奥に瞳孔と虹彩がみえる．強膜は不透明で，通常は白い．

眼瞼裂は，上眼瞼と下眼瞼からなる．上下の眼瞼は，内側と外側の眼瞼交連でつながる．

眼瞼裂の内側端で，内側眼瞼交連の外側に，涙湖（Lacrimal lake）がある．これは，小三角形の軟部組織である．

涙湖の内側の盛り上がった組織を，涙丘（Lacrimal caruncle）という．涙丘と結膜の間には，結膜半月ヒダがある．

涙器は，涙腺と，涙液を溜めて鼻腔へ流す管のシステムから構成される．涙液は角膜に水分を与え，それによって角膜が透明性を保つ．

涙腺（Lacrimal gland）は，上眼瞼の後方にあり，その位置は，眼窩外側壁で，眼窩縁からやや後方の小さなくぼみにある．多数の細い排出管が結膜嚢の上縁に開口する．結膜嚢は，眼瞼結膜と眼球結膜との間にできた腔所をいう．

涙液は，まばたき（瞬目）をすることで内側方向に寄せられる．

体表解剖　847

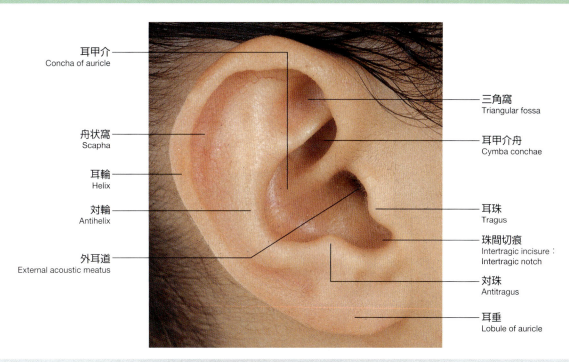

**図 8.294　外耳**
女性の右耳，側面．

涙液は，涙湖に入ると上下の眼瞼の涙点に集められる．

　**涙点**（Lacrimal punctum）は，涙乳頭という眼瞼上の小さな盛り上がった点状の開口部である．そこから涙嚢までは，涙小管が連絡する．

　**涙嚢**（Lacrimal sac）は，眼窩内側端の涙嚢窩に位置している．涙嚢から，鼻涙管が涙液を鼻腔へ流す．

## ▶外耳

　外耳は，**耳介**（Auricle）と外耳道からなる（**図 8.294**）．耳介は，軟骨によって支持され，皮膚に覆われている．外耳道は，耳介の前縁寄りに開口する．

　耳介には，いくつかのくぼみ，隆起，ヒダがある．外周のヒダ状の隆起部を耳輪とよぶ．耳輪は，下方で耳垂に続く．耳輪より内方にある小さなヒダが対輪で，耳輪に平行に走っている．両者の間には，舟状窩というくぼみがある．

　外耳道の前下方には，**耳珠**（Tragus）という小さい隆起がある．耳珠の向かい側には，**対珠**（Antitragus）という隆起がある．対珠は，対輪の下端に位置している．耳珠と対珠の間のくぼみを，**珠間切痕**（Intertragic incisure）という．

　対輪が囲む最も深いくぼみを，耳甲介とよぶ．耳甲介は外耳道に続く．**三角窩**（Triangular fossa）と**耳甲介舟**（Cymba conchae）というくぼみも観察できる．

## ▶動脈の拍動を触知する部位

　頭頸部で，動脈の拍動を触知できる部位は 4 ヵ所ある（**図 8.295**）．

- 頸動脈の拍動…**総頸動脈**（Common carotid artery）または**外頸動脈**（External carotid artery）の脈拍を前頸三角で触れることができる．ここでは，体中で最も強い拍動を触知できる．喉頭の後外側部にある総頸動脈または舌骨の大角と甲状軟骨の中間の高さで咽頭のすぐ外側にある外頸動脈の拍動を触れることができる．
- **顔面動脈**（Facial artery）の拍動…顔面動脈の拍動は，下顎体下縁において，咬筋のやや前方で触知できる．
- **浅側頭動脈**（Superficial temporal artery）の拍動…浅側頭動脈の拍動は，耳の前方，顎関節の後上方で触知できる．
- 浅側頭動脈の前頭枝の拍動…前頭骨の頬骨突起の後方または側頭筋膜から頭皮の前外側部に移行する部位で，拍動を触れる．人によっては，この拍動が頭皮下にみえる場合がある．

848　第8章　頭頸部

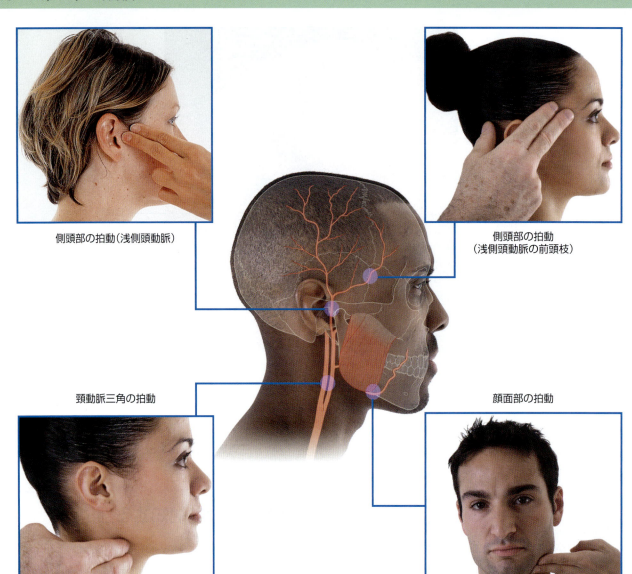

側頭部の拍動（浅側頭動脈）

側頭部の拍動（浅側頭動脈の前頭枝）

頸動脈三角の拍動

顔面部の拍動

図8.295　頭頸部で動脈の拍動を触知する部位

# 和文索引

## 【数字】

1 次弯曲　47, 97
2 次気管支　141
2 次骨化中心　571
2 次弯曲　47, 97
3 次気管支　141
4 領域区分法　214
9 領域区分法　214

## 【アルファベット】

Achilles 腱　468, 506
Adamkiewicz 動脈　88
Allen 試験　606
Auerbach 神経叢　42
Barrett 食道　243
Bartholin 腺　385, 397
Berry 靱帯　801
Bochdalek 孔ヘルニア　285
Camper 筋膜　216
Colles 筋膜　216, 388
Colles 骨折　575
Cooper 靱帯　217
Corti 器　724
De Quervain 病　599
Douglas 窩　364
Drummond 辺縁動脈　272
Dupuytren 拘縮　597
Fallot 四徴症　168
Galeazzi 骨折　575
Guyon 管　606
Hesselbach 三角　230
Horner 症候群　694
Kernig 徴候　650
Kienböck 病　595
Klippel-Feil 症候群　67
Kussmaul 徴候　153
Lachman テスト　463
Langer 線　22
Luschka 孔　649
MR 胆管膵管撮影　263
Magendie 孔　649
McBurney 点　248, 313
Meckel 憩室　245
Meissner 神経叢　42
Monro 孔　649

Monteggia 骨折　575
Morgagni 孔ヘルニア　285
Morton 神経腫　500
Oddi 括約筋　257
Ottawa 足関節ルール　485
Pancoast 腫瘍　181
Purkinje 線維　170
Scarpa 筋膜　216
Schlemm 管　708
Skene 腺　351, 387, 397
Spengel 変形　67
Spigel ヘルニア　233
Struthers 靱帯　568
Sylvius 水道　649
S 状結腸　247
S 状結腸間膜　237
S 状結腸静脈　273
S 状結腸動脈　270
S 状静脈洞　643, 659, 757
S 状洞溝　643
T1 強調画像　8
T2 強調画像　8
Thebesius 静脈　170
Tinel 徴候　595
Towne 投影法　645
Treitz 靱帯　240, 251
Trendelenburg 徴候　433
Vater 乳頭　257
Volkmann 虚血性拘縮　569
Waldeyer 扁桃輪　783
Willis 動脈輪　645, 651, 663
X 線　6

## 【ア】

足　402, 477
亜脱臼　575
アデノイド　783
後　4
アブミ骨　716, 719
アブミ骨筋　719
アブミ骨筋神経　670, 725
アブミ骨底　717, 719
アブミ骨頭　719
鞍隔膜　646
鞍関節　18, 517
鞍結節　642

鞍背　642

## 【イ】

胃　239
胃横隔間膜　237
胃がん　246
胃十二指腸動脈　267
胃体　239
一軸性　18
一過性脳虚血発作　655
一般臓性運動神経線維　666
一般臓性遠心性神経線維　34
一般臓性求心性神経線維　34
一般体性運動神経線維　30, 666
一般体性感覚神経線維　29, 668
胃底　239
イニオン　637
胃瘻設置術　254
陰核　357, 383
陰核海綿体　382
陰核亀頭　382, 383
陰核脚　382, 399
陰核根　383, 399
陰核小帯　387
陰核深動脈　392
陰核体　383, 399
陰核背神経　390
陰核背動脈　392
陰核包皮　387
陰茎　383, 388
陰茎海綿体　382
陰茎海綿体神経　373
陰茎亀頭　384
陰茎脚　382
陰茎形成術　329, 388
陰茎根　383, 399
陰茎深動脈　390
陰茎体　384
陰茎体のみの陰茎形成術　388
陰茎提靱帯　384
陰茎背神経　390
陰茎背動脈　390
陰茎縫線　388
陰茎ワナ靱帯　217, 384
陰唇小帯　387
インターセックス　4, 362, 388

咽頭 621, 777
咽頭陥凹 783
咽頭結節 639
咽頭後隙 750
[咽頭]喉頭部 622, 783
[咽頭]口部 622, 783
咽頭後リンパ節 786
咽頭枝 747, 786
咽頭静脈 757
咽頭神経 745
咽頭神経叢 786
咽頭頭底板 781
[咽頭]鼻部 622, 782
咽頭壁 780
咽頭扁桃 783
陰嚢 387, 399
陰嚢形成術 329
陰部枝 306
陰部神経 328, 367, 435
陰部神経管 390
陰部神経ブロック 370
陰部大腿神経 304, 424

## 【ウ】

右胃静脈 272
右胃大網静脈 236, 273
右胃大網動脈 236, 267
右胃動脈 267
右縁 153
右縁枝 165
右下肋部 215
右肝管 260
右冠状動脈 162
右気管支縦隔リンパ本幹 149, 775
右脚 170, 283
右胸心 178
右頸リンパ本幹 775
右結腸曲 246
右結腸動脈 267
烏口鎖骨靱帯 524, 527
烏口上腕靱帯 529
烏口突起 524, 525, 610
烏口腕筋 546, 562
右鎖骨下リンパ本幹 775
右三角間膜 256
右主気管支 141
右上肋間静脈 129, 185
右心耳 156
右心室 137, 158
右心房 110, 156
右線維三角 162
右側腹部 215

右鼠径部 215
右大動脈洞 161
右肺 138
右肺動脈 142
右肺面 153
右半月弁 159
右副腎静脈 295
右辺縁静脈 170
右房室口 156
右房室弁 158
右葉 27, 256
右腕頭静脈 175
運動ニューロン 29

## 【エ】

鋭縁 153
永久歯 836
会陰 318, 323, 340, 379
会陰曲 343, 344
会陰神経 390
会陰体 328, 344
会陰動脈 390
会陰皮下層 216
腋窩 512, 538
腋窩入口 108, 610
腋窩鞘 749
腋窩静脈 548, 772
腋窩神経 537, 557
腋窩動脈 546, 767, 771
腋窩突起 519, 559
腋窩の床 545
腋窩部 109
腋窩リンパ節 115, 130, 224, 559
腋窩リンパ節郭清 559
壊疽 24
遠位 4
遠位手根皮線 616
円回内筋 572, 578, 581
遠心性神経線維 30
延髄 28, 651
円錐靱帯 527
円錐靱帯結節 524

## 【オ】

横隔下陥凹 255
横隔神経 114, 133, 180, 286, 768
横隔部 135
横隔膜 107, 132, 201, 308
横隔面 152, 255
横隔リンパ節 129
横筋筋膜 22, 220

横口蓋ヒダ 829
横行結腸 246
横行結腸間膜 237
横行部 240
横枝 449
横静脈洞 659
黄色骨髄 15
黄色靱帯 71
横靱帯 529
横舌筋 821
横走線維 597
横束 597
横足弓 489
横足根関節 484
黄疸 264
横断面 2
横頭 496, 602
横突間筋 80, 85
横突起 50, 58, 118
横突棘筋 80, 83
横突孔 56, 59, 623
横突肋骨窩 61, 118
黄斑 711
横披裂筋 795
横部 676
オトガイ下三角 752
オトガイ下リンパ節 686, 777
オトガイ筋 678
オトガイ結合 817
オトガイ結節 634
オトガイ孔 634
オトガイ神経 682, 738, 839
オトガイ舌筋 820, 821
オトガイ舌骨筋 754, 820
オトガイ動脈 685, 836
オトガイ隆起 634

## 【カ】

外陰形成術 329, 389
外陰部静脈 393
外陰部動脈 392
外果 467
回外 514
回外筋 578, 587
回外筋稜 562, 578
外果窩 467
外眼筋 698
外頸静脈 750, 766
外頸動脈 755, 847
回結腸動脈 243, 267
外後頭隆起 637, 841
外後頭稜 637, 639

和文索引　851

外肛門括約筋　379
外枝　786, 800
外耳　712
外痔核　378, 382
外子宮口　361, 399
外耳孔　635
外耳道　635, 712
外精筋膜　227
外生殖器　318, 387
外舌筋　821
回旋　47
外旋　513
回旋筋　83
回旋筋腱板　517
回旋枝　165
外側　4
外側[腋窩]リンパ節　559
外側縁　524, 560
外側顆　438, 439
外側顆間結節　439
外側角　524
外側下後鼻枝　813
外側顆上線　438
外側顆上稜　560
外側眼瞼靱帯　692
外側脚　227
外側弓状靱帯　201, 284
外側胸筋神経　541, 551
外側胸動脈　546
外側距踵靱帯　485
外側筋間中隔　574
外側楔状骨　481
外側広筋　443
外側甲状舌骨靱帯　789, 790
外側後鼻枝　811
外側骨半規管　722
外側根　553
外側手根側副靱帯　593
外側上顆　439, 561
外側上後鼻枝　813
外側上腕筋間中隔　518
外側神経束　550
外側靱帯　729
外側仙骨動脈　373
外側前腕皮神経　553, 567, 574
外側足底神経　499
外側足底動脈　497, 507
外側側副靱帯　458, 483, 571
外側足根動脈　498
外側大腿回旋動脈　449
外側大腿皮神経　304, 425
外側大動脈リンパ節　130, 300, 394
外側直筋　698

外側直筋制動靱帯　698
外側頭　468, 495, 564
外側突起　478, 519, 559, 715, 719, 803
外側板　639
外側半規管隆起　717
外側半月　456
外側皮枝　305
外側腓腹皮神経　475
外側壁　692
外側面　441, 466, 575
外側腰リンパ節　290
外側翼突筋　733
外側翼突筋神経　736
外側輪状披裂筋　795
外側裂孔　651
外側肋横突靱帯　122
回腸　240
回腸口　241
外腸骨動脈　224
外腸骨リンパ節　224, 394, 425
回腸枝　270
回腸導管造設術　254
回腸動脈　243, 267
回腸瘻造設術　254
外直腸静脈叢　378
外転　513
回転異常　251
外転神経[Ⅵ]　669
回内　514
外尿道括約筋　344, 354
外尿道口　351
灰白交通枝　37, 187, 366, 550
灰白質　27
外鼻　803
外鼻孔　620, 809
外鼻枝　681, 813
外腹斜筋　217
開腹術　215
外閉鎖筋　446
解剖　2
解剖学　2
解剖学的位置　2
解剖学的嗅ぎタバコ入れ　522, 597
解剖学的姿勢　2
解剖学的体位　2
解剖頸　525
外膜　23, 150
蓋膜　71
海綿質　13
海綿体　382
海綿体部　354
回盲ヒダ　241
外来の筋　47

外リンパ　720
外肋間筋　124
外肋間膜　124
カイロミクロン　25
下咽頭収縮筋　781
下縁　138, 153
顔　621
下横隔動脈　133, 286, 295, 297
下オトガイ棘　817
顆窩　639
下外側上腕皮神経　568
下外側面　349
下角　524, 789
下顎縁枝　679
下顎窩　639
下顎角　634, 728
下顎頸　728
下顎結合　817
下顎孔　728, 818
下顎後静脈　679, 751
下顎骨　634, 636
下顎骨の歯槽部　634
下顎枝　634, 728
下顎小舌　728
下顎神経[Ⅴ₃]　668, 844
下顎切痕　728
下顎体　634
下顎底　634
下顎頭　728, 841
下下腹神経叢　277, 328, 373
顆管　639, 643
顆間窩　438
下眼窩裂　697
下眼瞼　692
下眼静脈　704
下関節上腕靱帯　529
下関節突起　50, 58, 118
下関節面　59
顆間隆起　439
蝸牛　716, 720
蝸牛管　720
蝸牛孔　722
蝸牛枝　724
蝸牛軸　722
蝸牛小管　723
蝸牛神経　725
蝸牛神経節　725
蝸牛窓　717
蝸牛底　722
下極　287
額　633
核医学　9, 295
顎下三角　752

顎関節 728
拡散強調画像 8
顎静脈 679,751
顎舌骨筋 753,819
顎舌骨筋神経 728,738
顎舌骨筋神経溝 728
顎舌骨筋線 736,817
角切痕 239
拡張期血圧 566
顎動脈 648,679,685,738,747,757
顎二腹筋 752
角膜 707,846
隔膜部 354
下頸神経節 774
下頸心臓神経 775
下結膜円蓋 693
下肩甲下神経 543,557
下瞼板 693
下後鋸筋 79,124
下行結腸 246
下行肩甲動脈 767
下行枝 449
下甲状結節 789
下甲状切痕 789
下甲状腺静脈 762
下甲状腺動脈 761,772
下項線 637,639
下行大動脈 177
下後腸骨棘 331
下喉頭静脈 798
下喉頭動脈 798
下後鼻枝 744
下行部 240
仮骨 16
下根 759
下矢状静脈洞 659
下歯槽神経 738,839
下歯槽動脈 740,836
下斜筋 698
下尺側側副動脈 566
下縦隔 150
下縦舌筋 821
顆状関節 18,517
顆上骨折 569
渦静脈 708
下唇下制筋 678
下伸筋支帯 489
下神経幹 770
下神経節 670,671,786
下唇小帯 836
下唇動脈 684
下垂手 568,609
下膵十二指腸動脈 267

下垂足 477
下垂体窩 642
下錐体静脈洞 660,757
下錐体洞溝 643
仮声帯 791
下前腸骨棘 331,413
下双子筋 370,432
鷲足 443
肩 512
下腿 402,466
下腿骨間膜 467
下大静脈 110,173,298,299
下大静脈の開口部 156
下大静脈弁 157
下恥骨靱帯 336,344
下腸間膜静脈 273
下腸間膜動脈 210,265,270
下腸間膜動脈神経節 304
下腸間膜動脈リンパ節 275
下直腸静脈 376
下直腸神経 390
下直腸動脈 390
下直筋 698
下椎切痕 58
滑液 18
滑液包 18
顎下神経節 738
顎下腺 826
顎下腺窩 818
顎下腺管 826
顎下リンパ節 686,777
滑車 703
滑車下神経 681,706
滑車上静脈 686,690
滑車上神経 681,688
滑車上動脈 686,703
滑車神経[Ⅳ] 668
滑車切痕 561
滑膜 17,457,729
滑膜性の連結 17,69
括約筋間瘻管 382
下殿筋線 413
下殿神経 370,424,435
下殿動脈 374,425,436
下頭 733
下頭斜筋 85
下橈尺関節 577
下尿生殖隔膜筋膜 318,321,344,356,379
下肺静脈 143
下鼻甲介 634,802
下腓骨筋支帯 489
下鼻道 802
下部 725

下腹 754
下腹神経 278,371
下副腎動脈 295
下腹部 215
下腹壁動脈 224
下分節由来の筋 29
下壁 692
下[方] 4
下膀胱動脈 374
[肝]鎌状間膜 255,256
下葉 139
仮肋 119
下肋骨窩 61,118
肝胃間膜 236,256
肝円索 211
眼窩 620,691
眼窩下管 697
眼窩隔膜 692,697
眼窩下孔 634,697
眼窩下溝 697
眼窩下静脈 747
眼窩下神経 682,745
眼窩下動脈 685,747
眼角静脈 686
感覚神経節 29
眼角動脈 684
感覚ニューロン 29
眼窩骨膜 697
眼窩枝 744
眼窩上孔 634
眼窩上静脈 686,690
眼窩上神経 681,688
眼窩上切痕 634
眼窩上動脈 686,703
眼窩板 803
眼窩部 641,676,692,694
[肝]鎌状間膜 255,256
[肝]冠状間膜の後葉 256
[肝]冠状間膜の前葉 256
眼球 707
眼球鞘 697
眼球提靱帯 697
ガングリオン 606
間欠性跛行 452
眼瞼部 676,692,695
眼瞼裂 692,844
肝後性黄疸 264
肝硬変 274
寛骨 331,404
寛骨臼 331,414
寛骨臼横靱帯 419
寛骨臼窩 414
寛骨臼切痕 414

和文索引　853

環軸関節　61
肝十二指腸間膜　236,256
［肝］冠状間膜の後葉　256
［肝］冠状間膜の前葉　256
冠状溝　153
冠状静脈口　156
冠状静脈洞　168
冠状静脈弁　157
冠状縫合　635
肝静脈　211
冠状面　2
肝腎陥凹　255
眼神経［$V_1$］　668,844
胆膵管膨大部　257
肝性黄疸　264
関節　17
関節円板　18,728
関節下結節　524
関節間部　73
関節鏡　21
関節鏡検査　463
関節腔　17
関節結節　639
関節上結節　524
関節唇　527
間接鼠径ヘルニア　230,232
関節置換術　21
関節突起　636,728
関節軟骨　14
関節包　17
関節リウマチ　71,595
肝前性黄疸　264
肝臓　255
杆体細胞　711
環椎　59
環椎横靱帯　61
環椎後頭関節　59
貫通枝　472,606
貫通動脈　451
貫通皮神経　370,425,435
肝動脈　267
眼動脈　654,685
間脳　28,651
眼房水　708
顔面横静脈　686
顔面横動脈　679,684
顔面静脈　686,751,757
顔面神経［Ⅶ］　669,844
顔面神経管隆起　717
顔面頭蓋　633
顔面動脈　684,757,847
肝門　255
［肝］門脈　211,272

間葉系幹細胞　15
岩様部　635
眼輪筋　676,692,844
関連痛　44,172
肝弯曲　246

## 【キ】

気管　140,178
気管気管支リンパ節　146,170
器官系　2
気管支鏡検査　147
気管支縦隔リンパ本幹　130
気管支静脈　143
気管支動脈　143
気管切開　628,798
気管前隙　750
気管前葉　748
気管傍リンパ節　786
気胸　137
奇静脈　129,185
基靱帯　362
基節骨　481,593
基底板　724
亀頭冠　388
亀頭頸　388
亀頭小帯　388
キヌタ骨　716,719
キヌタ骨体　719
機能的画像診断　12
亀背　66
球海綿体筋　386
球関節　18
球形嚢　720
球形嚢斑　724
臼後三角　818
臼状関節　18
弓状線　221,331
弓状動脈　498
弓状隆起　643
嗅神経［Ⅰ］　666,812
求心性神経線維　29
急性虫垂炎　249
球部　354
嗅部　802
橋　28
頬咽頭筋膜　781
胸横筋　127
胸外側皮枝　130
胸郭　104
胸郭下口　104,105,118,198
胸郭上口　104,105,118,518,627
胸郭出口症候群　124

胸管　130,180,301,775
頬筋　677,818
胸筋枝　547
頬筋枝　679
胸筋部　109,115
胸腔　104
胸腔チューブ　131
胸肩峰動脈　546
胸骨　13,105,121,515
頬骨　634
胸骨角　105,123,189
頬骨顔面孔　636
頬骨顔面枝　682,745
頬骨顔面動脈　685
頬骨弓　635,841
胸骨剣結合　123
胸骨甲状筋　755
頬骨枝　679
胸骨上切痕　121
頬骨神経　682,745
胸骨心膜靱帯　150
胸骨舌骨筋　754
頬骨側頭孔　636
頬骨側頭枝　682,689,745
頬骨側頭動脈　685
胸骨体　105,121
頬骨突起　634,635
胸骨分節　121
胸骨柄　105,121,515,527
胸骨柄結合　105,123
胸骨傍リンパ節　129,224
胸鎖関節　512,526
狭窄　162
胸神経　50,94
頬神経　682,735
胸水　137
胸腺　175
胸前皮枝　130
胸大動脈　111,177,185,285
強調　8
胸椎　48,61,118
橋動脈　654
頬動脈　685
胸内筋膜　22,123
胸内臓神経　277
胸背神経　557
胸背動脈　547
峡部　760
胸部X線撮影　10
胸部男性化手術　116
胸壁　105,118
胸膜　107,134
強膜　693,708,846

## 854 和文索引

胸膜腔 104, 107, 134
胸膜上膜 135
強膜静脈洞 708
胸膜頂 135
胸膜洞 136
胸腰筋膜 80
胸肋関節 122
胸肋部 540
胸肋面 153
挙筋隆起 783
棘横突筋 81
棘下窩 524
棘下筋 517
棘窩切痕 524
棘間筋 80, 85
棘間靱帯 72
棘筋 82
棘孔 642
棘上窩 524
棘上筋 517
棘上靱帯 72, 533
局所解剖学 2
棘突起 50, 58
距骨 477
距骨下関節 485
距骨頸 477
距骨溝 478
距骨頭 477
距舟靱帯 485
鋸状縁 710
距踵舟関節 485
距腿関節 482, 506
近位 4
筋萎縮 23
近位手掌皮線 616
筋横隔動脈 128, 224, 285
筋間中隔 22
筋系 22
筋枝 585, 703
筋性部 160
筋節 30
筋層間神経叢 41, 280
緊張性気胸 137
緊張部 715
筋突起 636, 728
筋肉内注射 435
筋皮神経 553
筋膜 22, 362
筋麻痺 22

### 【ク】

区域気管支 141
空腸 240
空腸動脈 267
空腸瘻造設術 254
嘴状変形 482
屈曲 47, 513
屈筋区画 518
屈筋支帯 488, 595, 614
クモ膜 28, 50, 91, 646
クモ膜下腔 28, 50, 91, 651
クモ膜下出血 663
クモ膜下槽 651
クモ膜顆粒 651
クモ膜顆粒小窩 640
クモ膜絨毛 651
クモ膜小柱 91
グラスゴー昏睡尺度 664

### 【ケ】

頸横静脈 751
頸横神経 758, 769
頸横動脈 767
鶏冠 641, 803
頸基部 621
頸胸神経節 774
頸鼓神経 720
脛骨 405, 439, 466
脛骨高原 439
脛骨後方落ち込み徴候 462
脛骨神経 454, 472, 499
脛骨粗面 439, 440
脛骨体 440
脛骨プラトー 439
頸索 124
頸枝 679
憩室 254
脛舟部 483
茎状突起 575, 636
脛踵部 483
頸静脈弓 752
頸静脈結節 643
頸静脈肩甲舌骨筋リンパ節 777
頸静脈孔 639
頸静脈上球 757
経静脈性尿路造影 7, 11, 295
頸静脈切痕 639, 640
頸静脈二腹筋リンパ節 777
頸静脈壁 716
頸神経 50, 94, 628
頸神経叢 44, 628, 768

頸神経ワナ 758
頸切痕 121, 189
頸椎 48, 58, 623
系統解剖学 2
頸動脈管 639, 642
頸動脈三角 752
頸動脈鞘 748
頸動脈小体 756
頸動脈洞 756
頸動脈壁 716
軽度外傷性脳損傷 664
茎突咽頭筋 781
茎突下顎靱帯 729
茎突舌筋 823
茎突舌骨筋 752
頸板状筋 80
脛腓関節 464
経皮的冠動脈形成術 166
頸部 621, 748
頸部下端部 770
頸部胸膜 135
頸部交感神経幹 773
頸膨大 86
頸肋 124, 623
外科頸 522, 525, 526
血圧 566
血圧計 566
血液透析 235
血管 23
血管吻合 24
結合腱 227
結合組織 687
楔状骨 481
月状骨 591
楔状軟骨 787
月状面 414
結節間溝 526
結節間平面 215
結腸 246
結腸がん 346
結腸枝 270
結腸ヒモ 247
結腸辺縁動脈 250, 272
結腸膨起 247
結腸傍溝 249
結腸瘻造設術 254
血尿 291
結膜 693
結膜嚢 693
腱 18
腱画 220
腱下包 527
肩関節 513, 526

肩甲回旋動脈　538, 547
肩甲下窩　524
肩甲下筋　517, 524, 543
肩甲下筋の腱下包　527
肩甲下動脈　546
肩甲挙筋　78, 517, 532
肩甲棘　524
肩甲骨　515
肩甲鎖骨三角　765
肩甲上孔　537
肩甲上静脈　537, 751
肩甲上神経　537, 551, 770
肩甲上動脈　537, 767, 772
肩甲舌骨筋　754, 765
肩甲切痕　525, 537
肩甲背神経　550, 770
肩甲背動脈　547, 767
肩鎖関節　526
腱索　158
肩鎖靱帯　527
犬歯　836
腱鞘　18
腱鞘炎　599
剣状突起　121
腱中心　107
肩峰　515, 524
肩峰下包　528
肩峰枝　547
腱膜層　687
腱膜瘤　487

## 【コ】

後陰唇交連　387
後陰唇神経　390
後陰嚢神経　390
後腋窩ヒダ　544, 610
後［腋窩］リンパ節　559
後縁　138, 441, 575, 576
口蓋　829
口蓋咽頭括約筋　781
口蓋咽頭弓　781, 832
口蓋咽頭筋　781, 830
口蓋咽頭筋の後束　781
後外頸静脈　751
口蓋腱膜　830
口蓋骨　638
口蓋骨鞘突管　742
口蓋骨錐体突起　638
口蓋枝　833
口蓋上顎縫合　638
口蓋垂　830
口蓋垂筋　830

口蓋舌弓　832
口蓋舌筋　823, 830
高解像度CT　147
後外側溝　87
口蓋突起　638
口蓋帆挙筋　830
口蓋帆張筋　830
口蓋扁桃　781
口蓋縫線　829
後海綿間静脈洞　660
岬角　320, 334, 716
口角下制筋　678
口角挙筋　678
口角結節　677
後下行枝　166
後下小脳動脈　652
後下膵十二指腸静脈　273
交感神経　35
交感神経幹　36, 276, 303
交感神経系　34
交感神経節　36
交感神経節後線維　277
交感神経節前線維　277
睾丸摘出術　329
後眼房　708
後脚　719
後弓　59
口峡峡部　620, 836
後胸鎖靱帯　527
後距骨関節面　479
後距踵靱帯　485
後距腓靱帯　484
咬筋　729
咬筋神経　736
咬筋の深部　729
咬筋の浅部　729
口腔　620, 814
口腔前庭　814
後区画　518, 559
後脛距部　483
広頸筋　678, 748
後脛骨筋　470
後脛骨動脈　471, 507
後脛骨動脈の拍動　509
後頸三角　550, 632, 748, 842
後脛腓靱帯　467
硬口蓋　620, 638, 829
後交通動脈　654
後硬膜動脈　648
後骨間神経　590
後骨間動脈　584, 589

後骨半規管　722
後根　50, 93
後根糸　93
後根動脈　88
虹彩　708, 846
後枝　50, 93, 307, 451, 454, 584
後耳介筋　679
後耳介静脈　690, 751
後耳介神経　682
後耳介動脈　679, 690, 757
後篩骨孔　691, 697
後篩骨神経　706, 805, 813
後篩骨動脈　703, 812
後室間溝　153
後室間枝　165
後室間静脈　168
後縦隔　150, 181
後十字靱帯　439, 459
後縦靱帯　71
甲状頸動脈　538, 761, 771
甲状喉頭蓋靱帯　789
甲状喉頭蓋部　796
後踵骨関節面　478
後上歯槽枝　745, 839
後上歯槽動脈　747, 836
甲状舌管　820
甲状舌骨筋　755
甲状舌骨膜　790
甲状腺　760, 843
甲状腺切除　763
甲状腺提靱帯　801
後床突起　642
鈎状突起　70, 257, 561, 803
甲状軟骨　787, 842
甲状披裂筋　796
後上腕回旋動脈　537, 546
後上腕皮神経　558
口唇　835
後神経束　550
後心臓静脈　168
項靱帯　72
光錐　715
後正中溝　87
後脊髄静脈　89
後脊髄動脈　88, 652
後尖　158, 161
後仙骨孔　62, 334
後腺枝　760
後仙腸靱帯　336
後前腕皮神経　568
後束　781
後大腿皮神経　370, 425, 434
後大動脈洞　161

後大脳動脈　654
後腸　205, 265
後腸間膜　201
鈎椎関節　70
後ツチ骨ヒダ　715
後殿筋線　414
喉頭　621, 787
後頭顆　59, 639
喉頭蓋　787, 789
後頭蓋窩　643
喉頭蓋結節　789
喉頭蓋谷　783
後頭下筋　85
後頭下三角　86
喉頭筋　793
喉頭口　622
後頭骨　636
後頭骨の頸静脈切痕　639
後頭三角　765
喉頭室　793
喉頭小嚢　793
後頭静脈　690, 757
喉頭前庭　793
［喉頭］前庭ヒダ　791
［喉頭］前庭裂　793
後頭前頭筋　678
喉頭弾性膜　791
後頭動脈　648, 690, 757
後頭乳突縫合　635, 636
［咽頭］喉頭部　622, 783
喉頭隆起　789, 843
後頭鱗　636, 639, 643
後頭リンパ節　777
鈎突窩　561
後突起　478
後乳頭筋　158, 160
後脳　651
広背筋　78, 101, 517, 543, 610
後肺神経叢　145
後鼻棘　638, 815
後鼻孔　620, 809
肛尾神経　370
後部　550
［咽頭］口部　622, 783
後腹　752
後方移動　513
後方の柱　73
後方引き出しテスト　463
硬膜　28, 50, 91, 646
硬膜外腔　50, 92, 651
硬膜外血腫　663
硬膜外麻酔　93
硬膜下血腫　663

硬膜枝　735
硬膜静脈洞　640, 658
巧妙な握り　599
後迷走神経幹　183, 237, 278
後面　441, 466, 560, 575, 576
後盲腸動脈　248, 270
肛門管　246, 348
肛門挙筋　320, 342
肛門挙筋腱弓　343
肛門三角　323, 379, 397
肛門櫛　348
肛門柱　348
肛門洞　348
肛門尾骨靱帯　343
肛門皮膚線　348
肛門弁　348
絞扼　232
後葉　81, 220, 256
口輪筋　677, 844
後輪状披裂筋　795
後涙嚢稜　691
口裂　620, 835, 844
交連　158
後弯症　66
股関節　418
呼吸部　802
鼓索神経　670, 725
鼓室　716
鼓室階　722
鼓室蓋　643, 716
鼓室上陥凹　716
鼓室神経　670, 720
鼓室神経叢　670, 716, 720
鼓室部　635
鼓室鱗裂　727
骨格筋　22
骨間縁　441, 575, 576
骨間距踵靱帯　485
骨間筋　599
骨関節炎　572
骨間仙腸靱帯　336
骨棘　20, 70
骨髄　13
骨髄移植　15
骨髄生検　333
骨性眼窩　691
骨折　16
骨粗鬆症　16, 68
骨年齢　15
骨盤　318, 331
骨盤隔膜　320
骨盤下口　318, 320
骨半規管　720

骨盤腔　318, 322
骨盤上口　198, 320, 338
骨盤静脈叢　376
骨盤神経叢　277, 328, 373
骨盤底　320
骨盤内筋膜　220
骨盤内臓神経　39, 277, 278, 366
骨盤壁　320, 338
骨鼻中隔　634
骨部　718
骨膜　14
骨膜層　646
骨迷路　720
骨ラセン板　722
鼓膜　714
鼓膜臍　715
鼓膜張筋　719
鼓膜壁　716
固有感覚　29
固有肝動脈　267
固有口腔　814
固有掌側指動脈　605
固有心房　156
固有底側趾神経　499
固有の筋　47, 518, 599
固有背筋　47
固有卵巣索　364
ゴルフ肘　572
根　770
コンパートメント症候群　442
コンピューター断層撮影　8, 11, 645

## 【サ】

最下甲状腺動脈　178, 761
最下内臓神経　38, 187, 277
細気管支　141
鰓弓性運動神経線維　666, 668
載距突起　479
［最］上胸動脈　546
細小静脈孔　157
最小心臓静脈　170
采状ヒダ　820
左胃静脈　272
最上肋間動脈　128, 772
砕石位　395
左胃大網静脈　236, 273
左胃大網動脈　236, 267
最長筋　82
左胃動脈　266
臍動脈　373
催吐反射　787
最内肋間筋　124, 127

臍部　215
臍傍静脈　273
左縁　153
左縁枝　165
左下肋部　215
左肝管　260
左冠状動脈　165
左気管支縦隔リンパ本幹　149,775
左脚　170,284
左頸リンパ本幹　187,775
左結腸曲　246
左結腸静脈　273
左結腸動脈　270
鎖骨　515
坐骨　331,413
坐骨海綿体筋　386
鎖骨下筋　117,540
鎖骨下筋神経　551,770
鎖骨下三角　765
鎖骨下静脈　751,768
鎖骨下動脈　177,178,652,771
鎖骨下動脈第1部　767
鎖骨下動脈第2部　767
鎖骨下動脈第3部　767
鎖骨下リンパ本幹　559
鎖骨間靱帯　527
鎖骨胸筋筋膜　117,540,542
坐骨棘　320,331,334
坐骨結節　320,331,334,395,414
坐骨孔　320
坐骨肛門窩　379
鎖骨枝　547
坐骨枝　334
鎖骨上神経　769
坐骨神経　367,424,433,454,502
鎖骨切痕　527
坐骨体　334
坐骨大腿靱帯　419
[坐骨]尾骨筋　320,343
鎖骨部　540
左鎖骨下リンパ本幹　187,775
左三角間膜　256
左主幹動脈　166
左主気管支　141
左上肋間静脈　129,176,186
左心室　153,159
左心房　159
左線維三角　162
左前下行枝　166
左側腹部　215
左鼠径部　215
左大動脈洞　161
左肺　139

左肺動脈　143
左肺面　153
左半月弁　159
サーファーズイヤー　715
左副腎静脈　295
サブトラクション(減算)血管造影　7
左房室口　160
左房室弁　160
左葉　27,256
左腕頭静脈　175
三角窩　847
三角筋　517,610
三角筋下包　528
三角筋胸筋三角　522
三角筋枝　547
三角筋粗面　526,560
三角隙　537,544
三角骨　14,591
三角靱帯　483
三角裂　537,545
三叉神経[Ⅴ]　668,841
三叉神経圧痕　642
三叉神経腔　668
三叉神経節　668
三叉神経痛　687
三尖弁　158
霰粒腫　693

## 【シ】

痔　382
耳介　712,847
耳介筋　678
耳介前リンパ節　686,777
耳介側頭神経　679,682,689,736
四角隙　537,544
耳下腺　679,826
耳下腺管　679
耳下腺結石　681
耳管　639,718
耳管咽頭筋　781
耳管咽頭ヒダ　783
耳管軟骨部　817
弛緩部　715
耳眼平面　841
耳管隆起　783
磁気共鳴画像法　8,11,463,645
磁気共鳴血管造影法　645
色素[上皮]層　710
子宮　357
指球　515
子宮円索　208,226,229,364
子宮円索動脈　392

子宮間膜　364
子宮頸　360,361,399
子宮頸横靱帯　362
子宮頸がん　361
子宮広間膜　360,364
子宮仙骨靱帯　362,364
子宮体　357
子宮体がん　361
子宮腟神経叢　373
子宮底　360
子宮摘出術　360
子宮動脈　374
子宮卵巣摘出術　329
軸骨格　13
軸椎　59
軸捻　252
軸平面　2
刺激伝導系　170
耳垢　714
耳甲介　712
耳甲介舟　847
篩骨　641,803
篩骨切痕　803
篩骨胞　803
篩骨蜂巣　803
篩骨迷路　803
篩骨漏斗　803
示指　517,591
示指伸筋　587
示指橈側動脈　606
四肢麻痺　90
耳珠　712,847
耳小骨　719
歯状靱帯　92
糸状乳頭　820
茸状乳頭　820
矢状面　2
[総]指伸筋　585
視神経[Ⅱ]　666
視神経円板　711
視神経管　641,696
耳垂　712
趾節間関節　488
指節間関節　517,595
趾[節]骨　405,477,481
指[節]骨　517,591
指[節]骨体　593
指[節]骨底　593
指[節]骨頭　593
歯槽突起　634,637
舌　820
支帯　22
膝窩　402,464,503

膝蓋下滑膜ヒダ　457
膝蓋下脂肪体　457
膝蓋骨　439,503
膝蓋上包　457
膝蓋靱帯　440,442,443,458,503
室蓋壁　716
膝窩筋　470
膝窩筋下陥凹　457
膝窩静脈　465
膝窩動脈　464,471
膝窩動脈の拍動　509
膝窩動脈瘤　465
膝窩リンパ節　427
膝関節　455
膝関節筋　443
櫛状筋　156
櫛状線　348
室靱帯　791
歯突起　61
歯肉　836
趾背腱膜腱帽　491
指背腱膜腱帽　587,599
篩板　641,803
脂肪体　18
脂肪体サイン　572
脂肪被膜　287
尺骨　515,559
尺骨神経　555,585
尺骨粗面　561
尺骨頭　513
尺骨動脈　565,583,604
尺側手根屈筋　579
尺側手根伸筋　585,587
尺側反回動脈　584
尺側皮静脈　522
車軸関節　18
斜膝窩靱帯　458
射精管　356
斜線　634,728,789
斜台　643
斜頭　496,602
斜披裂筋　795
斜部　794
斜裂　139
シャント　168
縦隔　104,107,149
縦隔部　135
縦隔面　138
終糸　86
十字部　598
収縮期血圧　566
収縮性心膜炎　153
舟状窩　354,639,817

舟状骨　481,591
舟状骨結節　591
重症肢虚血　452
重心線　47
縦足弓　489
十二指腸　240
十二指腸潰瘍　243
十二指腸空腸曲　240
十二指腸上動脈　267
十二指腸提筋　240,251
終脳　651
皺眉筋　676
自由ヒモ　248
柔膜　650
珠間切痕　847
粥腫　24
手根　591
手根管　512,595
手根間関節　594
手根管症候群　568,585,595
手根骨　517,591
手根中手関節　517,594
種子骨　14
手掌　591
手掌腱膜　597
[主]膵管　257
手背　591
手背枝　585
手背静脈網　522
主平面　262
循環器系　23
上胃部　215
小陰唇　387,399
上咽頭収縮筋　781
上[腋窩]リンパ節　559
上縁　524
小円筋　517
上横隔動脈　133,285
上オトガイ棘　817
上顎　560
上外側上腕皮神経　557
消化管X線造影　10
上角　524,789
上顎間縫合　638
上顎骨　634
上顎神経[V₂]　668,844
上顎体　634
上顎洞　620,803
上顎洞裂孔　803
上顎突起　727
小角軟骨　787
上下腹神経叢　277,303,373
上眼窩裂　642,696

上眼瞼　692
上眼瞼挙筋　693,698
上眼静脈　704
上関節上腕靱帯　529
上関節突起　50,58,118
上関節面　59
小臼歯　836
小胸筋　117,517,540
小頬骨筋　678
[最]上胸動脈　546
上極　287
笑筋　678
上頸神経節　38,705,746,774
上頸心臓神経　774
小結節　525
上結膜円蓋　693
上肩甲横靱帯　537
上肩甲下神経　543,557
上瞼板　693
上瞼板筋　693
上行咽頭動脈　648,718,757
上行咽頭動脈の口蓋枝　833
小口蓋管　638
小口蓋孔　638
小口蓋神経　744,834
小口蓋動脈　747,833
上後鋸筋　79,124
上行頸動脈　772
上行結腸　246
上行口蓋動脈　833
上行枝　449
上甲状結節　789
上甲状切痕　789
上甲状腺静脈　757,762
上甲状腺動脈　757,760
上項線　637
上行大動脈　172,177
上後腸骨棘　331,413
上喉頭静脈　798
小後頭神経　689,769
上喉頭神経　786,800
小後頭直筋　85
上喉頭動脈　798
上行部　240
上行腰静脈　185,186,299
踵骨　477,478
踵骨結節　479
踵骨腱　468,506
踵骨溝　480
小骨盤　318,338
踵骨隆起　478
上根　759
小坐骨孔　323,339,422

小坐骨切痕　320,331
小指　517,591
掌枝　585
上肢　512
上耳介筋　678
小趾外転筋　493
小指外転筋　603
小指球　603
小指球筋　599
上矢状静脈洞　659
上矢状洞血栓症　665
上矢状洞溝　640
小指伸筋　585,587
上歯神経叢　745
上歯槽神経　839
上歯槽神経叢　745
硝子体　708
上肢帯　524
硝子体眼房　708
小指対立筋　603
硝子軟骨　13
上斜筋　698
上尺側側副動脈　566
上縦隔　149,173
踵舟靱帯　486
上縦舌筋　821
小十二指腸乳頭　240,257
鞘状突起　208
上小脳動脈　654
上唇挙筋　678
上伸筋支帯　489
上神経幹　770
上神経節　670,671
上唇小帯　836
小心臓静脈　168
上唇動脈　684,812
小腎杯　289
上唇鼻翼挙筋　678
上錐体静脈洞　660
小錐体神経　670,738
小錐体神経管裂孔　642
小錐体神経溝　642
小舌　139
上前腸骨棘　308,331,413
上双子筋　370,432
掌側骨間筋　601
掌側指動脈　605
掌側尺骨手根靱帯　593
掌側手根枝　583,584
掌側靱帯　594,595,598
掌側中手動脈　606
掌側橈骨手根靱帯　593
上大静脈　110,173,177

小帯線維　709
上恥骨靱帯　336
小腸　239
[小]腸間膜　237
上腸間膜静脈　272,273
上腸間膜動脈　210,265,267
上腸間膜動脈神経節　304
上腸間膜動脈リンパ節　275
上直筋　698
上直腸静脈　273,376
上直腸動脈　270
上椎切痕　58
小殿筋　370,432
小転子　415
上殿神経　370,424,433
上殿動脈　373,425,436
上頭　733
上頭斜筋　85
上橈尺関節　568
小内臓神経　38,187,277
上尿生殖隔膜筋膜　344
小脳　27
小脳鎌　646
小脳テント　641,646
上肺静脈　143
上鼻甲介　802
上腓骨筋支帯　489
上皮小体　760
踵腓靱帯　484
上鼻道　802
小鼻翼軟骨　803
上部　240,725
上腹　754
小伏在静脈　412,425,498
上副腎動脈　295
上腹壁動脈　128,224
上分節由来の筋　29
上壁　691
上[方]　4
上膀胱動脈　374
漿膜性心膜　150
静脈　23
静脈角　559
静脈洞交会　659
静脈瘤　24,412,426
小網　207,234
上葉　139
小腰筋　282
小翼　639
踵立方関節　486
踵立方靱帯　486
小菱形筋　78,532
小菱形骨　591

上肋横突靱帯　122
上肋骨窩　61,118
小弯　239
上腕　512
上腕筋　562
上腕骨　515,559
上腕骨栄養動脈　566
上腕骨顆　560
上腕骨滑車　561
上腕骨小頭　561
上腕三頭筋　543,562,612
上腕三頭筋の長頭　535
上腕尺骨頭　581
上腕静脈　567,584
上腕深動脈　537,566
上腕動脈　546,565,611
上腕二頭筋　545,562
上腕二頭筋腱膜　562
食道　178,182
食道がん　184
食道枝　266
食道静脈瘤　275
食道神経叢　183
食道裂孔ヘルニア　286
鋤骨　639
処女膜　387
除皺術　678
自律神経系　34
耳輪　712
深　4
腎移植　294
深陰核背静脈　378,393
深陰茎背静脈　378,393
腎盂　289
深会陰横筋　344
深会陰隙　321,344,379
深横中手靱帯　594
深横中足靱帯　406,488
深外陰部動脈　392,449
心外膜　150
心外膜炎　153
心窩部　215
心筋　22
伸筋区画　518
伸筋腱膜　599
心筋梗塞　167
伸筋支帯　489
心筋層　160
深筋膜　22
腎筋膜　287
神経管　27,29
神経幹　550,770
神経根　550

神経上膜　91
神経節　34, 187
神経叢　42, 50
神経層　710
神経束　550
神経堤細胞　27, 29
深頸動脈　772
神経ヒダ　29
深枝　585, 606, 767
深耳下腺リンパ節　686, 777
深指屈筋　579, 581, 582
心室中隔　158
心室中隔欠損　168
深掌枝　605
深掌動脈弓　605, 616
腎静脈　289
[腎]髄質　289
腎錐体　289
深錐体神経　746
真声帯　791
心尖　153
心臓　23, 152
腎臓　286, 315
心臓血管系　23
心臓骨格　161
心臓神経叢　44, 170
深足底動脈弓　497
深側頭神経　736
深鼠径輪　226
深鼠径リンパ節　394, 427
靱帯　71
靱帯結合　20
心タンポナーデ　152
腎柱　289
人中　836
深腸骨回旋動脈　224
心底　153
伸展　47, 513
深頭　733
腎洞　289
腎透析　574
腎動脈　289, 297
腎乳頭　289
心嚢　149
心嚢液　152
真の精巣上体　356
深背静脈　378
腎盤　289
腎盤尿管移行部　290
真皮　22
深腓骨神経　477, 500
[腎]皮質　289
深部　170

深部静脈血栓症　427
腎不全　574
心房枝　165
腎傍脂肪体　289
心房中隔　157
心房中隔欠損　168
心膜　150
心膜炎　150
心膜横隔静脈　151
心膜横隔動脈　151, 285
心膜横洞　151
心膜腔　150
心膜斜洞　151, 173
腎門　289
深リンパ節　777
腎瘻造設術　293
真肋　119

## 【ス】

髄核　69
[主]膵管　257
膵頸　257
[腎]髄質　289
水晶体　708
水晶体の支持靱帯　709
膵静脈　273
髄節動脈　88
膵臓　257
膵臓がん　262
膵体　257
錐体筋　217, 220
錐体鼓室裂　725, 727
錐体細胞　711
錐体尖　639
垂直舌筋　821
垂直板　803
膵頭　257
水頭症　649
髄脳　651
膵尾　257
水平板　638
水平面　2
水平裂　139
髄膜　28, 50, 646
髄膜炎　650
髄膜層　646
髄膜瘤　63
スイマーズイヤー　715
ステント　166

## 【セ】

正円孔　642, 742
正円窓　717
精管　208, 356
精管切除　356
精丘　353
精索　208, 226, 228, 354, 356
星状神経節　774
正常範囲の変異（破格）　10
生殖器系　354
精巣　354
精巣挙筋　227
精巣挙筋動脈　392
精巣挙筋反射　229
精巣挙筋膜　227
精巣縦隔　354
精巣腫瘍　354
精巣上体　356
[精巣上体]体　356
[精巣上体]頭　356
[精巣上体]尾　356
精巣鞘膜　208, 354
精巣動脈　297, 392
精巣網　354
精巣輸出管　354, 356
声帯筋　796
声帯靱帯　791
声帯突起　790
声帯ヒダ　791
正中弓状靱帯　203, 284
正中口蓋縫合　638
正中甲状舌骨靱帯　790
正中口唇小帯　836
正中臍索　348
正中臍ヒダ　364
正中神経　556, 584
正中仙骨静脈　378
正中仙骨動脈　297, 376
正中部　27
正中面　2
正中輪状甲状靱帯　628, 791, 842
成長板　16, 20
制動靱帯　698
精囊　356
性別適合治療　329
声門下腔　793
声門裂　793
赤色骨髄　15
脊髄　27, 50, 86
脊髄円錐　86
脊髄神経　50
脊髄神経節　93

和文索引　861

脊髄髄膜瘤　63
脊髄分節　93
脊柱　13
脊柱管　48, 50, 58
脊柱起立筋　80, 81
脊柱側弯症　65
脊椎管狭窄症　72
脊椎固定術　74
脊椎すべり症　73
舌咽神経[IX]　670
切開創ヘルニア　233
舌下小丘　826
舌下神経[XII]　674
舌下神経管　639, 643
舌下腺　826
舌下腺窩　818
舌下ヒダ　826
節後運動ニューロン　34
節後線維　34
舌骨　625
舌骨下筋　752
舌骨下リンパ節　786
舌骨喉頭蓋靱帯　790
舌骨上筋　752
舌骨舌筋　822
舌骨体　625
舌根　820
切歯　836
切歯窩　638
切歯管　638, 810, 811
切歯孔　638
切歯神経　738
切歯乳頭　829
舌小帯　820
舌静脈　757
舌神経　736, 825
舌深静脈　824
舌尖　820
節前運動ニューロン　34
節前線維　34
舌動脈　757, 823
舌乳頭　820
舌背静脈　824
舌扁桃　783, 821
舌盲孔　820
浅　4
線維性心膜　150
線維性の連結　19
線維軟骨　13
線維軟骨結合　20, 123
線維軟骨輪　714
線維膜　17, 458, 729
線維輪　69, 161

浅陰核背静脈　393
浅陰茎背静脈　393
浅会陰横筋　386
浅会陰隙　382
前腋窩ヒダ　540, 610
前[腋窩]リンパ節　559
前縁　138, 441, 560, 575, 576
浅外陰部動脈　392, 449
前外果動脈　476
前外側靱帯　464
前外側面　560, 789
前海綿間静脈洞　660
前下小脳動脈　654
前下膵十二指腸静脈　273
前陥凹　379
前眼房　708
前脚　719
前弓　59
前胸鎖靱帯　527
前鋸筋　543
仙棘靱帯　320, 338
前距骨関節面　479
前距腓靱帯　483
浅筋膜　22, 216, 748
前区画　518, 559
前屈　47
前脛距部　483
前脛骨筋　475
前脛骨動脈　471, 476
前頸三角　632, 748, 842
前頸静脈　750, 752
前脛腓靱帯　467
前結節　623
仙結節靱帯　320, 338
前硬膜動脈　646
前鼓室動脈　720
仙骨　48, 62, 334
仙骨化　67
仙骨管　334
前骨間神経　584
前骨間動脈　584, 589
仙骨神経　50, 94
仙骨神経叢　44, 364, 410, 423
仙骨尖　62
仙骨内臓神経　38, 277, 371
前骨半規管　722
仙骨翼　320, 334
仙骨裂孔　334
前根　50, 93
前根糸　93
前根動脈　88
潜在性二分脊椎　63
浅枝　585, 767

前枝　50, 93, 307, 451, 454, 550, 584
前耳介筋　678
浅耳下腺リンパ節　686, 777
浅指屈筋　581
前視交叉溝　641
前篩骨孔　691, 697
前篩骨神経　706, 805, 812
前篩骨動脈　648, 703, 812
前室間溝　153
前室間枝　165
前室間静脈　168
前斜角筋結節　120
前縦隔　150
前十字靱帯　439, 458
前縦靱帯　71
浅掌枝　583
前上歯槽枝　745, 839
前上歯槽動脈　747, 836
前上膵十二指腸動脈　267
浅掌動脈弓　583, 604, 616
前床突起　641
浅静脈　412
前上腕回旋動脈　546
前心臓静脈　170
前正中裂　87
前脊髄静脈　89
前脊髄動脈　88, 654
前尖　158, 161
前仙骨孔　62, 334
前腺枝　760
前仙腸靱帯　335
浅側頭静脈　679, 690, 751
浅側頭動脈　679, 690, 757, 847
浅鼠径輪　227, 309
浅鼠径リンパ節　224, 394, 425
前大脳動脈　654
前腸　205, 265
仙腸関節　331, 335
前腸間膜　201
浅腸骨回旋動脈　224, 449
仙椎　48, 58, 62
前ツチ骨ヒダ　715
前庭　720
前庭階　722
前庭蝸牛神経　670
前庭球　382, 399
前庭枝　725
前庭神経　725
前庭神経節　725
前庭靱帯　791
前庭水管　722
前庭窓　717
[喉頭]前庭ヒダ　791

前庭膜　724
［喉頭］前庭裂　793
前殿筋線　413
浅頭　733
蠕動運動　280
前頭蓋窩　640
前頭骨　633
前頭神経　706
前頭洞　803
前頭突起　634, 727
前頭鼻骨縫合　634
前頭部　633
前頭面　2
前頭稜　640
前突起　719
前内果動脈　476
前内側面　560
前乳頭筋　158, 160
前肺神経叢　145
前半月弁　159
前鼻棘　634
浅腓骨神経　474, 500
前皮枝　306
浅部　170
前部　550
前腹　752
浅腹壁動脈　224, 449
前壁　540
前方移動　513
前方の柱　73
前方引き出しテスト　463
前迷走神経幹　183, 237, 278
前面　575, 576
前盲腸動脈　248, 270
［頭蓋］泉門　623
浅葉　748
前葉　81, 220, 256
前立腺　326, 356
前立腺がん　357
前立腺挙筋　343
前立腺筋膜　363
前立腺小室　354
前立腺神経叢　373
前立腺切除　371
前立腺前部　353
前立腺洞　353
前立腺部　353
前立腺壁内部　353
浅リンパ節　775, 777
前涙嚢稜　692
前肋間枝　127, 128
前腕　512, 574
前腕骨間膜　574, 577

前弯症　66

# 【ソ】

双顆関節　18
総肝管　260
総肝動脈　266, 267
総頸動脈　177, 178, 627, 755, 847
造血幹細胞　15
総腱輪　697
総骨間動脈　584
［総］指伸筋　585
双手診　326
爪床　608
総掌側指神経　608
総掌側指動脈　605
臓性運動ニューロン　34
臓性感覚ニューロン　34
臓性求心性線維　277
臓性神経　27, 28
臓側胸膜　107, 134, 135
臓側板　150
臓側腹膜　201, 222
臓側面　255
総胆管　260
総腸骨動脈　265, 295
総底側趾神経　499
総腓骨神経　454, 503
僧帽筋　76, 101, 517, 610
僧帽弁　160
側臥位　93
足弓　489
足根管　488, 505
足底　477, 492
足底筋　468
足底腱膜　490
足底動脈弓　507
足底方形筋　493
側頭窩　726
側頭下窩　621, 726
側頭下稜　727
側頭筋　731
側頭筋膜　731
側頭骨　635
側頭骨の頸静脈切痕　640
側頭枝　679
側頭突起　727
足背　477
足背動脈　497, 507
足背動脈の拍動　509
側副血管　24
側副循環　24
側副靱帯　487, 488, 594, 595

鼠径鎌　227
鼠径管　208, 226
鼠径三角　230
鼠径靱帯　217
鼠径部　224
鼠径ヘルニア　229, 232
組織学　2
疎性結合組織　687
粗線　417, 438
側屈　47
足根骨　405, 477
足根中足関節　406, 487
足根洞　480
粗面　481

# 【タ】

［精巣上体］体　356
第1〜5中足骨　477
第1指　517, 591
第1背側中足動脈　498
第1肋骨　120
第2指　517, 591
第2肋骨　120
第3後頭神経　689
第3指　517, 591
第3腓骨筋　476
第4指　517, 591
第4脳室外側口　649
第4脳室正中口　649
第5指　517, 591
第10肋間動脈　224
第10肋骨　121
第11肋間動脈　224
第11肋骨　121
第12肋骨　121
大陰唇　387, 399
大円筋　517, 543, 610
大角　625
対角枝　165
大臼歯　836
大胸筋　117, 517, 540
大頬骨筋　678
体腔内超音波診断　7
大結節　525
大口蓋管　638
大口蓋孔　638
大口蓋神経　744, 834
大口蓋動脈　747, 811, 833
大後頭孔　639
大後頭神経　689
大後頭直筋　85
大骨盤　318

和文索引　　863

大根動脈　88
大坐骨孔　323, 339, 422
大坐骨切痕　320, 331
大耳介神経　689, 769
対珠　712, 847
大十二指腸乳頭　240, 257
帯状疱疹　94
大静脈洞　156
大心臓静脈　168
大腎杯　289
大錐体神経　670, 746
大錐体神経管裂孔　642
大錐体神経溝　642
体性運動神経線維　30
体性運動ニューロン　29
体性感覚神経線維　29
体性感覚ニューロン　29
体性神経　27, 28
大前庭腺　357, 385, 397, 399
大腿　402, 437
大腿管　430
大腿筋膜　216, 427
大腿筋膜張筋　370, 433
大腿骨　404, 415, 437
大腿骨頸　415
大腿骨体　415, 417
大腿骨頭　415
大腿骨頭窩　415
大腿骨頭靱帯　419
大腿三角　402, 428, 502
大腿枝　306
大腿四頭筋　442
大腿鞘　429
大腿静脈　425
大腿神経　304, 423, 453
大腿深動脈　449
大腿直筋　443
大腿動脈　425, 449, 502
大腿動脈の拍動　509
大腿二頭筋　447
大腿の後区画　437, 441
大腿の前区画　437, 441
大腿の内側区画　437, 441
大腿ヘルニア　232, 233, 408
大腿方形筋　370, 432
大腿方形筋神経　370, 425, 434
大腿輪　430
大腸　246
大殿筋　370, 432
大転子　415
大動脈解離　178
大動脈弓　173, 177, 178
大動脈縮窄症　177

大動脈腎動脈神経節　304
大動脈前庭　160
大動脈前リンパ節　275, 300, 394
大動脈洞　173
大動脈肺動脈窓　181
大動脈弁　161
大動脈傍リンパ節　300
大内臓神経　38, 187, 277
大内転筋　446
大脳　651
大脳鎌　640, 646
大脳鎌ヘルニア　664
大脳動脈輪　651, 663
大脳半球　27
大鼻翼軟骨　803
大伏在静脈　412, 425, 452, 498
大[腹膜]囊　207, 234
大網　207, 234
大網ケーキ　237
大腰筋　282, 442
大翼　639
対立　523
大菱形筋　78, 532
大菱形骨　591
大菱形骨結節　591
対輪　712
大弯　239
唾液腺　826
楕円関節　18, 517
多結節性甲状腺腫　763
多軸性　18
多裂筋　83
短胃静脈　273
単一光子放射断層撮影　10, 12
短胃動脈　267
短回旋筋　83
短脚　719
短後毛様体動脈　703
短骨　14
短趾屈筋　492
短趾伸筋　491
単純X線撮影　10, 463
短掌筋　597
短小趾屈筋　496
短小指屈筋　603
弾性軟骨　13
胆石　263
短足底靱帯　486
短頭　447, 545, 562
短橈側手根伸筋　585
短内転筋　444
胆囊　257
胆囊炎　263

胆囊窩　255
胆囊管　260
胆囊頸　257
胆囊静脈　273
胆囊切除術　263
胆囊体　257
胆囊底　257
胆囊動脈　267
短腓骨筋　474
短母指外転筋　602
短母趾屈筋　495
短母指屈筋　602
短母指伸筋　587
短毛様体神経　704
短絡　168

【チ】

恥丘　387
恥骨　331, 413
恥骨下枝　334
恥骨筋　443
恥骨筋線　417
恥骨頸靱帯　362
恥骨結合　20, 333, 336, 395
恥骨結節　308, 331, 333
恥骨肛門筋　343
恥骨櫛　217, 333
恥骨櫛靱帯　217
恥骨上枝　333
恥骨上部　215
恥骨前立腺筋　343
恥骨前立腺靱帯　349
恥骨体　333
恥骨大腿靱帯　419
恥骨腟筋　343
恥骨直腸筋　343
恥骨尾骨筋　343
恥骨膀胱靱帯　349
恥骨稜　333
腟　357, 361
腟円蓋　362
腟形成術　329, 389
腟口　362
腟前庭　387
腟前庭球動脈　392
腟動脈　374
緻密質　13
中咽頭収縮筋　781
肘窩　512, 559, 612
中隔縁柱　158
中隔後鼻枝　811
中隔尖　158

中隔乳頭筋 158
中間楔状骨 481
中間広筋 443
中間神経 670
中関節上腕靱帯 529
中間の柱 73
中距骨関節面 479
肘筋 579, 585
中頸神経節 774
中頸心臓神経 774
中結腸動脈 267
中甲状腺静脈 757, 762
中硬膜動脈 648, 740, 843
中指 517, 591
中耳 712
中耳炎 715
中手 591
中縦隔 150
中手骨 517, 591
中手骨体 593
中手骨底 593
中手骨頭 593
中手指節関節 517, 594
中上歯槽枝 745, 839
中床突起 642
中心[腋窩]リンパ節 559
中心窩 711
中神経幹 770
中心臓静脈 168
虫垂 246
虫垂間膜 248
虫垂静脈 248
虫垂動脈 248, 270
中枢神経系 27, 93
肘正中皮静脈 522, 574
中節骨 481, 593
中足骨 405, 481
中足趾節関節 406, 487
中側頭動脈溝 727
中大脳動脈 654
中腸 205, 265
中直腸静脈 376
中直腸動脈 374
中殿筋 370, 432
肘頭 561
肘頭窩 561
中頭蓋窩 641
肘内障 569
中脳 28, 651
中皮 201
中鼻甲介 802
中鼻道 802
肘部管 572

中副腎動脈 295, 297
中膜 22, 23
中葉 81, 139
虫様筋 495, 599, 603
超音波気管支鏡 147
超音波検査 7
超音波ドップラー 7
超音波内視鏡検査 246
長回旋筋 83
蝶下顎靱帯 729
腸管神経系 276
腸間膜 201, 233, 236
[小]腸間膜 237
長脚 719
長胸神経 551, 770
蝶形骨 639
蝶形骨棘 727
蝶形骨洞 803
蝶形骨の大翼 635
腸脛靱帯 428, 503
蝶口蓋孔 810
蝶口蓋動脈 747, 811
長後毛様体動脈 703
長骨 13
腸骨 282, 331, 413
腸骨窩 282, 331
腸骨下腹神経 223, 304
腸骨筋 282, 442
腸骨結節 413
腸骨鼠径神経 223, 304, 424
腸骨粗面 331
腸骨大腿靱帯 419
腸骨恥骨靱帯 230
腸骨尾骨筋 343
腸骨翼 331
腸骨稜 308, 331, 413
蝶篩陥凹 802
長趾屈筋 470
長趾伸筋 476
長掌筋 579
聴診器 566
腸神経系 27, 41
調節帯 158
長足底靱帯 486
腸恥隆起 413
長頭 447, 535, 562, 564
長橈側手根伸筋 585
蝶頭頂縫合 635
長内転筋 444
蝶番関節 18, 517
長腓骨筋 473
長母指外転筋 587
長母趾屈筋 470

長母指屈筋 581, 582
長母趾屈筋腱溝 478
長母趾伸筋 476
長母指伸筋 587
長毛様体神経 706
長頭 546
腸腰筋 283, 442
腸腰静脈 299
腸腰靱帯 62
腸腰動脈 373
蝶鱗縫合 635
腸肋筋 82
直静脈洞 659
直接鼠径ヘルニア 230, 232
直腸 246, 344
直腸がん 346
直腸子宮窩 364
直腸子宮ヒダ 364
直腸指診 344
直腸静脈叢 275
直腸神経叢 373
直腸腟中隔 362
直腸膀胱窩 364
直腸膀胱中隔 363
直腸膨大部 344
直頭 443
直動脈 241, 269
直部 794

## 【ツ】

椎間円板 48, 58, 69
椎間関節 70, 73, 335
椎間孔 53, 58
椎間板切除術 74
椎間板ヘルニア 70
椎弓 48, 58
椎弓根 48, 58
椎弓板 48, 58, 118
椎弓板切除術 74
椎孔 58, 118
椎骨 48
椎骨動脈 648, 651, 771
椎前隙 750
椎前神経節 304
椎前神経叢 44, 303, 371
椎前葉 748
椎体 48, 58, 118
椎体形成術 64
椎板 58
椎傍交感神経幹 37
椎傍交感神経節 303
椎傍神経節 37

対麻痺 90
ツチ骨 716,719
ツチ骨頸 719
ツチ骨頭 719
ツチ骨柄 715,719

## 【テ】

手 512
釘植 19
底側骨間筋 497
底側踵立方靱帯 486
底側靱帯 487,488
テニス肘 572
手の指節間関節 595
転子窩 415
転子間骨折 418
転子間線 417
転子間稜 417
テント切痕 646
殿部 402,430

## 【ト】

[精巣上体]頭 356
頭蓋 13,623,633
頭蓋冠 633
頭蓋腔 620,640
頭蓋骨膜 687
[頭蓋]泉門 623
頭蓋底 633
頭蓋帽 637
動眼神経[Ⅲ] 666
動眼神経[Ⅲ]の下枝 701
動眼神経[Ⅲ]の上枝 701
瞳孔 708,710,846
瞳孔括約筋 698,710
瞳孔散大筋 698,710
豆鈎靱帯 579
橈骨 513,515,559
橈骨窩 561
橈骨頸 561,575
橈骨手根関節 512,593
橈骨神経 557,585,590,612
橈骨神経溝 560
橈骨切痕 561
橈骨粗面 561,575
橈骨頭 561,581
橈骨動脈 565,583,589
橈骨輪状靱帯 571
導出静脈 658,664
豆状骨 591
動静脈瘻 548

透析用動静脈瘻 574
頭側 4
橈側手根屈筋 579,581
橈側反回動脈 583
橈側皮静脈 522,548,611
導帯 208,364
豆中手靱帯 579
頭頂乳突縫合 635
頭低位 93
頭半棘筋 83
頭板状筋 80
頭皮 621,687
橙皮状皮膚 117
頭部 620
頭部外傷 663
頭方 4
洞房結節 170
洞房結節枝 165
動脈 23
動脈円錐 158
動脈管 168,178
動脈管開存 168
動脈管索 178
動脈硬化 24
動揺胸郭 124
特殊感覚神経線維 666
特殊臓性運動神経線維 666
突背 66
トランスジェンダー 4
トルコ鞍 642
鈍縁 153

## 【ナ】

内陰部静脈 393
内陰部動脈 374,390
内果 466
内眼筋 698
内胸静脈 129
内胸動脈 111,128,224,285,771
内胸動脈の前肋間枝 127,128
内頸静脈 658,757
内頸動脈 651,755
内頸動脈神経 746
内枝 800
内耳 712
内痔核 378,382
内子宮口 361
内視鏡検査 244
内視鏡的逆行性胆管膵管造影 263
内耳神経[Ⅷ] 670
内耳道 643
内精筋膜 226

内舌筋 821
内旋 513
内臓逆位 178
内臓神経 27,38
内臓性神経 27
内臓頭蓋 633
内側 4
内側縁 441,524,560
内側顆 438,439
内側顆間結節 439
内側顆上線 438
内側顆上稜 560
内側眼瞼靱帯 692
内側眼瞼動脈 703
内側脚 227
内側弓状靱帯 132,201,284
内側胸筋神経 541,553
内側距踵靱帯 485
内側楔状骨 481
内側広筋 442
内側根 555
内側臍索 374
内側臍ヒダ 364,374
内側手根側副靱帯 593
内側上顆 439,561
内側上後鼻枝 813
内側踵骨枝 472,499
内側踵骨神経 472
内側上腕筋間中隔 518
内側上腕皮神経 553
内側神経束 550
内側靱帯 483
内側前腕皮神経 554,574
内側足底神経 499
内側足底動脈 497,507
内側側副靱帯 458,571
内側足根動脈 498
内側大腿回旋動脈 451
内側直筋 698
内側頭 468,495,564
内側板 639
内側半月 456
内側腓腹皮神経 472
内側壁 691
内側面 441,466,576,789
内側翼突筋 733
内側翼突筋神経 735
内側稜 467
内腸骨静脈 393
内腸骨動脈 373
内腸骨リンパ節 394
内直腸静脈叢 378
内椎骨静脈叢 89

内転 513
内転筋管 429
内転筋結節 438
内転筋腱裂孔 446
内尿道括約筋 353
内尿道口 349
内反足 501
内腹斜筋 217
内閉鎖筋 320, 339, 370, 431
内閉鎖筋神経 370, 425, 434
内膜 23
内リンパ 722
内リンパ管 722, 724
内リンパ嚢 724
内肋間筋 124
内肋間膜 124
ナジオン 634
軟口蓋 620, 626, 829
軟骨 13
軟骨間関節 123
軟骨結合 20
軟骨性の連結 20
軟骨内骨化 14
軟骨部 718
軟膜 28, 50, 91, 646

## 【ニ】

肉眼解剖学 2
肉柱 158, 160
肉様膜 216
二軸性 18
二軸性顆状関節 18
二重光子X線吸光光度定量法 68
二重造影法 6
二分靱帯 485
二分脊椎 63
乳管 115
乳がん 117
乳歯 836
乳腺 109, 115, 559
乳頭 115
乳頭筋 158
乳突枝 720
乳突上稜 727
乳突切痕 637
乳突洞 717
乳突洞口 716
乳突壁 716
乳突蜂巣 717
乳突リンパ節 690, 777
乳ビ 25
乳ビ管 25

乳ビ槽 186, 275
乳房 109, 115, 189
乳房後隙 115
乳房切除術 117, 559
乳房提靱帯 115
乳様突起 636, 841
乳輪 115
ニューロン 29
尿管 290, 315, 348
尿生殖隔膜 344
尿生殖三角 323, 379, 397, 399
尿生殖裂孔 343, 379
尿道 351
尿道圧迫筋 344
尿道海綿体 354, 382, 399
尿道球 383
尿道球腺 356
尿道球動脈 390
尿道腔括約筋 344
尿道動脈 390
尿道破裂 389
尿道傍腺 351, 387, 397
尿道稜 353
尿路結石 291

## 【ネ】

粘液水腫 763
粘膜下神経叢 42, 280

## 【ノ】

脳 27
脳幹 27
脳血管障害 655
脳室 27
脳腫瘍 650
嚢状陥凹 572
脳静脈洞血栓症 665
脳神経 628, 666
脳震盪 664
脳脊髄液 8, 27, 50
脳脊髄液漏 650
脳卒中 655
脳底静脈叢 661
脳底動脈 651
脳動脈瘤 657
脳ヘルニア 664
嚢胞 131
喉仏 789
ノン・バイナリー 4, 388

## 【ハ】

歯 836
肺 137
肺がん 148
肺間膜 138
肺区域 141
肺根 135, 138
肺神経叢 44
肺尖 137
背側 4
背側結節 575
背側骨間筋 496, 600
背側趾神経 500
背側趾動脈 498
背側指動脈 605
背側手根枝 584, 605
背側手根動脈網 605
背側膵芽 259
背側中手動脈 605
背側中足動脈 498
背側腸間膜 201
背側橈骨手根靱帯 593
背側面 524
肺底 137
肺動脈幹 142, 172
肺動脈洞 159
肺動脈弁 159
背部 46
背部痛 70, 96
背部の筋 75
排便 343
肺門 135, 138
薄筋 443
白交通枝 37, 187
白質 27
白線 217, 348
白内障 708
白膜 354
麦粒腫 693
麦粒軟骨 790
パッド 515
ばね指 599
馬尾 93
ハムストリング 441
ハムストリング筋 447
ハムストリング部 446
バリウム注腸二重造影法 10
針刺しテスト 471
破裂孔 639, 642
反回骨間動脈 589
反回枝 608
反回神経 180, 762, 772, 773, 801

板間静脈　658
板間層　637
半規管　720
半奇静脈　185, 186
半棘筋　83
半月弁　159, 161
半月弁結節　159
半月弁半月　159
半月裂孔　805
半腱様筋　447
半椎　67
反転頭　443
半膜様筋　448

## 【ヒ】

[精巣上体]尾　356
鼻外側枝　684, 812
皮下組織　22
非冠状動脈洞　161
非冠状動脈弁　161
眉弓　633
鼻筋　676
皮筋板　29
鼻腔　620, 801
鼻口蓋神経　745, 813, 834
腓骨　405, 441, 466
尾骨　48, 62, 334
鼻骨　634
腓骨回旋枝　471
尾骨角　335
[坐骨]尾骨筋　320, 343
腓骨筋滑車　473, 479
腓骨頸　441
尾骨神経　50, 94
尾骨神経叢　44, 364, 370
腓骨切痕　466
腓骨体　441
腓骨頭　441, 503
腓骨動脈　471
鼻根筋　676
鼻根点　634
膝神経節　670, 725, 746
肘関節　512, 568
[腎]皮質　289
脾腫　264
鼻出血　812
脾静脈　272
尾状葉　256
脾腎ヒダ　237
皮節　30
鼻前庭　802
脾臓　260, 315

脾臓破裂　264
尾側　4
腓側(腓腹)交通枝　474
左下肋部　215
左側腹部　215
左鼠径部　215
鼻中隔下制筋　676
鼻中隔軟骨　805
鼻中隔軟骨の外側突起　803
尾椎　48, 62
ビデオ補助下胸部手術　131
脾動脈　266
鼻背動脈　686, 703
皮膚　22, 687
[咽頭]鼻部　622, 782
鼻部　633
腓腹筋　468
被覆筋膜　22
腓腹神経　472, 501
皮膚分節　30
尾方　4
ピボットシフトテスト　463
鼻毛様体神経　706
脾門　261
描円運動　513
表皮　22
[鼻]翼部　676
ヒラメ筋　468
ヒラメ筋腱弓　469
ヒラメ筋線　441, 466, 468
鼻稜　634
鼻涙管　694
披裂間切痕　793
披裂喉頭蓋ヒダ　793
披裂喉頭蓋部　796
披裂軟骨　787
披裂軟骨尖　789
披裂軟骨底　789
脾弯曲　246

## 【フ】

部　550
不規則骨　14
腹横筋　217
腹臥位　93
腹腔　201, 214
腹腔鏡視下手術　215
腹腔神経節　304
腹腔神経叢　277, 303
腹腔動脈　210, 265
腹腔リンパ節　275
副交感神経　35

副交感神経系　34
副甲状腺　760
副硬膜枝　648
腹骨盤腔ヘルニア　233
伏在神経　307, 453, 501
伏在裂孔　428
副舟状骨　14
副腎　39, 295
副神経[XI]　671
副腎髄質　39
副膵管　257
腹側　4
腹側膵芽　259
腹側腸間膜　201
腹大動脈　265, 286, 295
腹大動脈神経叢　277, 303
腹直筋　217, 220
腹直筋鞘　220
副半奇静脈　176, 185, 186
副鼻腔　620, 803
腹部　198
腹部X線撮影　10
腹部アンギーナ　272
腹部食道　237
腹壁　199, 216
腹膜　201, 222, 233
腹膜外筋膜　22, 221
腹膜腔　198, 214, 222, 234
腹膜後器官　201, 222, 233
腹膜後筋膜　222
腹膜垂　247
腹膜前筋膜　222
腹膜透析　235
腹膜内器官　201, 233
ふくらはぎ　468
不幸の3徴候　461
不全脱臼　575
付属肢骨格　13
不対神経節　36, 276, 371
プテリオン　635, 843
不動性の連結　17
浮遊肋　105, 119
プラーク　24
フランクフルト水平線(面)　841
フルオロデオキシグルコース　10
ブレグマ　637
分界溝　156, 820
分界線　331
分界稜　156
吻側　4
分回し運動　513
噴門　239
噴門切痕　239

868 和文索引

## 【ヘ】

平滑筋 22
閉鎖管 323, 331, 420
閉鎖孔 323, 331
閉鎖溝 334, 420
閉鎖神経 304, 370, 423, 453
閉鎖動脈 374, 425, 451
閉鎖不全 162
閉鎖膜 331
平面関節 18
壁側胸膜 107, 134, 135
壁側骨盤筋膜 220
壁側板 150
壁側腹膜 201, 222
臍周囲ヘルニア 233
臍ヘルニア 233
ヘリコバクター・ピロリ 243
変形性関節疾患 462
変形性関節症 20
扁桃 783
扁平骨 14

## 【ホ】

方形回内筋 578, 581, 582
方形結節 417
方形葉 256
縫合 19, 623
膀胱 348
膀胱がん 351
縫工筋 443
膀胱頸 349
膀胱結石 350
縫合骨 636
膀胱三角 349
膀胱子宮窩 364
膀胱神経叢 373
縫合靭帯 20
膀胱尖 348
膀胱底 348
房室結節 170
房室束 170
房室中隔 160
放射性同位元素 9, 295
帽状腱膜 687
縫線 388
膨大 86
膨大部 722
膨大部括約筋 257
膨大部稜 724
包皮 388
母指 517, 591

母趾外転筋 492
母指球 518, 602
母指球筋 518, 599
母指主動脈 606
母指対立筋 602
母趾内転筋 496
母指内転筋 599, 601
勃起 384
勃起不全 385
ボツリヌス菌 678
骨 13
ポパイ徴候 562

## 【マ】

前 4
膜性板 817
膜性部 160
膜内骨化 14
膜迷路 720
末梢神経系 27
末節骨 481, 593

## 【ミ】

右下肋部 215
右側腹部 215
右鼠径部 215
眉間 633
密性結合組織 687
耳 620, 712
脈絡膜 708
味蕾 820

## 【ム】

無菌性リンパ球優位性血管炎関連病変 21
無血管性骨壊死 16
無漿膜野 256

## 【メ】

迷走神経[X] 179, 278, 628, 670
迷路静脈 725
迷路動脈 724
迷路壁 716
メズサの頭 212, 275

## 【モ】

網 234
盲孔 641
毛細血管 23

盲腸 246
盲点 711
網囊 207, 234
網囊孔 207, 234, 260
網膜 708
網膜視部 710
網膜中心動脈 703
網膜盲部 710
毛様体 708
毛様体筋 698, 709
毛様体神経節 706
毛様体神経節への枝 704
毛様体突起 709
門外動脈 289
門静脈 211, 272
[肝]門脈 211, 272
門脈圧亢進 274

## 【ヤ】

薬指 517, 591

## 【ユ】

有郭乳頭 820
有鉤骨 591
有鉤骨鉤 591
有頭骨 591
幽門 239
幽門括約筋 239
幽門管 239
幽門狭窄部 239
幽門口 239
幽門洞 239
幽門部 239
幽門平面 214, 239
指 591

## 【ヨ】

葉 138, 760
葉気管支 141
腰筋筋膜 22
葉状乳頭 820
腰神経 50, 94
腰神経叢 44, 304, 410, 423
羊水過多 260
腰仙関節 335
腰仙骨神経幹 364, 423
腰仙骨神経叢 423
腰[仙]膨大 86
ヨウ素 6
腰椎 48, 62, 310

腰椎化　67
腰椎穿刺　92
陽電子放出断層撮影　9, 12
陽電子放出断層撮影／CT　117
腰動脈　297
腰内臓神経　38, 277, 303
腰方形筋　282
腰方形筋筋膜　81
腰リンパ節　224, 300
翼口蓋窩　621, 741
翼口蓋神経節　746
翼上顎裂　740, 742
翼状肩甲(骨)　543
翼状靱帯　61
翼状突起　639
翼状ヒダ　457
翼突窩　639
翼突下顎縫線　677, 779
翼突管　639, 742
翼突管神経　695, 746
翼突管動脈　747
翼突筋窩　728
翼突筋静脈叢　741, 747
翼突鉤　639
［鼻］翼部　676
鎧状がん　117
四角膜　791

## 【ラ】

ラセン器　724
ラセン神経節　725
ラセン靱帯　724
ラムダ　637
ラムダ[状]縫合　635
卵円窩　157
卵円窩縁　157
卵円孔　157, 642
卵円孔弁　159
卵円窓　717
卵管　360
卵管間膜　360, 364
卵管峡部　361
卵管采　361
卵管膨大部　361
卵管漏斗　360
卵形嚢　720
卵形嚢斑　724
卵子形成　357
卵巣　357
卵巣がん　359
卵巣間膜　357, 364
卵巣静脈　378

卵巣提索　364, 376
卵巣提靱帯　364, 376
卵巣動脈　297, 376

## 【リ】

梨状陥凹　783
梨状筋　320, 339, 430
梨状筋下孔　340, 422
梨状筋上孔　340, 422
梨状筋神経　370
梨状口　634
立方骨　481
硫酸バリウム(懸濁液)　6
隆椎　99
菱形筋　517
菱形靱帯　527
菱形靱帯線　524
緑内障　708
輪状気管靱帯　790
輪状甲状関節　792
輪状甲状筋　793
輪状甲状膜切開　627
輪状膵　260
輪状声帯膜　791
輪状軟骨　787
輪状軟骨弓　788, 843
輪状軟骨板　788
輪状ヒダ　241
輪状披裂関節　792
輪状部　598
鱗状縫合　635
リンパ　25
リンパ管　25
リンパ節　25
鱗部　635

## 【ル】

涙器　694
涙丘　846
涙湖　695, 846
涙小管　694
涙腺　694, 846
涙腺神経　681, 705
涙腺動脈　703
涙点　695, 847
涙嚢　694, 847
涙嚢溝　691

## 【レ】

裂　138

裂孔靱帯　217
連嚢管　724

## 【ロ】

漏斗　158, 646
肋横突関節　122
肋横突靱帯　122
肋下筋　127
肋下静脈　185, 186
肋下神経　130, 223
肋下動脈　224
肋頸動脈　128, 771
肋鎖靱帯　527
肋軟骨　105
ロータリーアブレーション　166
肋間筋　124
肋間隙　123
肋間静脈　129
肋間上腕神経　130, 543, 553
肋間神経　130
肋間動脈　127
肋間リンパ節　129
肋骨　13, 105
肋骨横隔洞　108, 136
肋骨角　120
肋骨下平面　214
肋骨弓　308
肋骨挙筋　85, 124
肋骨頸　120
肋骨結節　120
肋骨溝　120, 123
肋骨縦隔洞　136
肋骨頭　119, 120
肋骨頭関節　122
肋骨頭稜　120
肋骨突起　49, 50
肋骨部　135
肋骨面　138, 524

## 【ワ】

若木骨折　16
鷲手　607
腕尺関節　568
腕神経叢　44, 519, 550, 630, 770
腕橈関節　568
腕橈骨筋　572, 585, 612
腕頭静脈　129, 757
腕頭動脈　177
腕頭リンパ節　130, 170

# 欧文索引

## 【数字】

1 st dorsal metatarsal artery　498
1 st part of subclavian artery　767
2 nd part of subclavian artery　767
3 rd occipital nerve　689
3 rd part of subclavian artery　767
10 th intercostal artery　224
11 th intercostal artery　224

## 【A】

Abdomen　198
Abdominal angina　272
Abdominal aorta　265, 286, 295
Abdominal aortic plexus　277, 303
Abdominal cavity　201, 214
Abdominal esophagus　237
Abdominal radiography　10
Abdominal wall　199, 216
Abdominopelvic cavity hernia　233
Abducent nerve[Ⅵ]　669
Abduction　513
Abductor digiti minimi　493, 603
Abductor hallucis　492
Abductor pollicis brevis　602
Abductor pollicis longus　587
Accessory branch　648
Accessory hemi-azygos vein　176, 185, 186
Accessory navicular　14
Accessory nerve[Ⅺ]　671
Accessory pancreatic duct　257
Acetabular fossa　414
Acetabular notch　414
Acetabulum　331, 414
Achilles tendon　468
Acromial branch　547
Acromioclavicular joint　526
Acromioclavicular ligament　527
Acromion　515, 524
Acute appendicitis　249
Acute margin　153
Adam's apple　789
Adduction　513
Adductor brevis　444
Adductor canal　429
Adductor hallucis　496

Adductor hiatus　446
Adductor longus　444
Adductor magnus　446
Adductor pollicis　599, 601
Adductor tubercle　438
Adenoid　783
Aditus to mastoid antrum　716
Adrenal gland　39
Adrenal medulla　39
Adventitia　150
Ala of sacrum　320, 334
Alar folds　457
Alar ligament　61
Alar part　676
Allen's test　606
Alveolar part of mandible　634
Alveolar process　634, 637
Ampulla　361, 722
Ampullary crest　724
Anal canal　246, 348
Anal column　348
Anal pecten　348
Anal sinus　348
Anal triangle　323, 379
Anal valve　348
Anatomical neck　525
Anatomical position　2
Anatomical snuffbox　522, 597
Anatomy　2
Anconeus　579, 585
Angle of mandible　634, 728
Angle of rib　120
Angular artery　684
Angular incisure　239
Angular vein　686
Ankle joint　482
Annular ligament　598
Annular pancreas　260
Anococcygeal ligament　343
Anococcygeal nerve　370
Anocutaneous line　348
Ansa cervicalis　758
anterior　4
Anterior arch　59
Anterior axillary fold　540
Anterior belly　752
Anterior bending　47

Anterior border　138, 441, 560, 575, 576
Anterior branch　307, 451, 454, 584
Anterior cardiac vein　170
Anterior cecal artery　248, 270
Anterior cerebral artery　654
Anterior chamber　708
Anterior circumflex humeral artery　546
Anterior clinoid process　641
Anterior compartment　518, 559
Anterior compartment of thigh　437, 441
Anterior cranial fossa　640
Anterior cruciate ligament：ACL　439, 458
Anterior cusp　158, 161
Anterior cutaneous branch　130, 306
Anterior division　550
Anterior drawer test　463
Anterior ethmoidal artery　648, 703, 812
Anterior ethmoidal foramen　691, 697
Anterior ethmoidal nerve　706, 805, 812
Anterior fold of malleus　715
Anterior glandular branch　760
Anterior gluteal line　413
Anterior inferior cerebellar artery　654
Anterior inferior iliac spine　331, 413
Anterior inferior pancreaticoduodenal vein　273
Anterior intercavernous sinus　660
Anterior intercostal branches　127, 128
Anterior interosseous artery　584, 589
Anterior interosseous nerve　584
Anterior interventricular branch　165
Anterior interventricular sulcus　153
Anterior interventricular vein　168
Anterior jugular vein　750, 752
Anterior lacrimal crest　692
Anterior lateral malleolar artery　477
Anterior layer　81, 220
Anterior layer of coronary ligament　256
Anterior limb　719
Anterior longitudinal ligament　71
Anterior medial malleolar artery　476
Anterior median fissure　87
Anterior mediastinum　150
Anterior meningeal branch　646
Anterior nasal spine　634
Anterior nodes　559
Anterior papillary muscle　158, 160
Anterior process　719

欧文索引　871

Anterior radicular artery　88
Anterior ramus　50, 93, 550
Anterior recesses　379
Anterior root　50, 93
Anterior rootlet　93
Anterior sacral foramina　62, 334
Anterior sacro-iliac ligament　335
Anterior semicircular canal　722
Anterior semilunar cusp　159
Anterior spinal artery　88, 654
Anterior spinal veins　89
Anterior sternoclavicular ligament　527
Anterior superior alveolar arteries　747, 836
Anterior superior alveolar branches　745, 839
Anterior superior iliac spine　331, 413
Anterior superior pancreaticoduodenal artery　267
Anterior surface　575, 576
Anterior talar articular surface　479
Anterior talofibular ligament　483
Anterior tibial artery　471, 476
Anterior tibiofibular ligament　467
Anterior tibiotalar part　483
Anterior triangle　632, 748, 842
Anterior tubercle　623
Anterior tympanic artery　720
Anterior vagal trunk　183, 237, 278
Anterior wall　540
Anterolateral ligament：ALL　464
Anterolateral surface　560, 789
Anteromedial surface　560
Antihelix　712
Antitragus　712, 847
Anular ligament of radius　571
Anulus fibrosus　69, 161
Aortic arch　173, 177
Aortic dissection　178
Aortic sinus　173
Aortic valve　161
Aortic vestibule　160
Aorticorenal ganglia　304
Aortopulmonary window　181
Apex　62
Apex of arytenoid cartilage　789
Apex of bladder　348
Apex of heart　153
Apex of lung　137
Apex of petrous part　639
Apex of tongue　820
Apical nodes　559
Aponeurotic layer　687
Appendicular artery　248, 270
Appendicular skeleton　13

Appendicular vein　248
Appendix　246
Aqueduct of Sylvius　649
Aqueous humor　708
Arachnoid granulations　651
Arachnoid mater　28, 50, 91, 646
Arachnoid trabecula　91
Arachnoid villi　651
Arch of aorta　173, 177, 178
Arch of cricoid cartilage　788
Arch of foot　489
Arcuate artery　498
Arcuate eminence　643
Arcuate line　221, 331
Areola　115
Arm　512
Arteria radicularis magna　88
Arteriovenous fistula　548
Artery　23
Artery of Adamkiewicz　88
Artery of bulb of penis　390
Artery of bulb of vestibule　392
Artery of pterygoid canal　747
Artery of round ligament of uterus　392
Arthroscopy　21, 463
Articular capsule　17
Articular cartilage　14
Articular cavity　17
Articular disc　18, 728
Articular tubercle　639
Articularis genus　443
Ary-epiglottic fold　793
Ary-epiglottic part　796
Arytenoid cartilage　787
Ascending aorta　172, 177
Ascending branch　449
Ascending cervical artery　772
Ascending colon　246
Ascending lumbar vein　185, 186, 299
Ascending palatine artery　833
Ascending part　240
Ascending pharyngeal artery　648, 718, 757
Aseptic lymphocyte-dominated vasculitis-associated lesion：ALVAL　21
Atherosclerosis　24
Atlanto-axial joint　61
Atlanto-occipital joint　59
Atlas　59
Atrial branch　165
Atrial septal defect：ASD　168
Atrioventricular bundle　170
Atrioventricular node　170
Atrioventriculat septum　160

Atrium proper　156
Auditory ossicle　719
Auditory tube　639, 718
Auerbach's plexus　42
Auricle　712, 847
Auricular　678
Auricularis anterior　678
Auricularis posterior　679
Auricularis superior　679
Auriculotemporal nerve　679, 682, 689, 736
Autonomic nervous system　34
Avascular necrosis　16
Axial plane　2
Axial skeleton　13
Axilla　512, 538
Axillary artery　546, 767
Axillary inlet　108
Axillary lymph nodes　115, 130, 224, 559
Axillary nerve　537, 557
Axillary nodal clearance　559
Axillary process　519, 559
Axillary region　109
Axillary sheath　749
Axillary tail　519, 559
Axillary vein　548, 772
Axis　59
Azygos vein　129, 185

【B】

Back　46
Back masculature　75
Back pain　70, 96
Ball and socket joint　18
Bare area　256
Barium sulfate　6
Barium sulfate suspension　6
Barrett's esophagus　243
Bartholin's gland　385
Basal lamina　724
Base of arytenoid cartilage　789
Base of bladder　348
Base of cochlea　722
Base of heart　153
Base of lung　137
Base of mandible　634
Base of metacarpal　593
Base of neck　621
Base of phalanx　593
Base of stapes　717, 719
Base of the cranium　633
Basilar artery　651
Basilar plexus　661

Basilic vein 522
biaxial 18
Biceps brachii 545, 562
Biceps femoris 447
Bicipital aponeurosis 562
Bicipital groove 526
Bicondylar joint 18
Bifurcate ligament 485
Bile duct 260
Bimanual examination 326
Blind spot 711
Blood pressure 566
Blood vessel 23
Bochdalek's hernia 285
Body of clitoris 383
Body of epididymis 356
Body of femur 415, 417
Body of fibula 441
Body of gallbladder 257
Body of hyoid bone 625
Body of incus 719
Body of ischium 334
Body of mandible 634
Body of maxilla 634
Body of metacarpal 593
Body of pancreas 257
Body of penis 384
Body of phalanx 593
Body of pubis 333
Body of sternum 105, 121
Body of stomach 239
Body of tibia 440
Body of uterus 357
Bone 13
Bone age 15
Bone fracture 16
Bone marrow 13
Bone marrow biopsy 333
Bone marrow transplantation 15
Bony labyrinth 720
Bony nasal septum 634
Bony orbit 691
Bony part 718
Border of oval fossa 157
Brachial artery 546, 565
Brachial plexus 44, 519, 550, 630, 770
Brachial veins 567, 584
Brachialis 562
Brachiocephalic nodes 130, 170
Brachiocephalic trunk 177
Brachiocephalic vein 129, 757
Brachioradialis 572, 585
Brain 27

Brain tumor 650
Brainstem 27
Branch to ciliary ganglion 704
Branchial efferent fiber：BE 666, 668
Breast 109, 115, 189
Breast cancer 117
Bregma 637
Broad ligament of uterus 360, 364
Bronchial branch 143
Bronchial veins 143
Bronchioles 141
Bronchomediastinal trunk 130
Bronchopulmonary segment 141
Bronchoscopy 147
Buccal artery 685
Buccal branches 679
Buccal nerve 682, 735
Buccinator 677, 818
Buccopharyngeal fascia 781
Bulb 354
Bulb of penis 383
Bulb of vestibule 382
Bulbospongiosus 386
Bulbo-urethral gland 356
bulla 131
Bunion 487

## [C]

Calcaneal sulcus 480
Calcaneal tendon 468
Calcaneal tubercle 479
Calcaneal tuberosity 478
Calcaneocuboid joint 486
Calcaneocuboid ligament 486
Calcaneofibular ligament 484
Calcaneonavicular ligament 486
Calcaneus 477, 478
Calculus 291
Calf 468
Callus 16
Calva 637
Calvaria 633
Camper's fascia 216
Cancer en cuirasse 117
Canine tooth 836
Capillary 23
Capitate 591
Capitulum of humerus 561
Caput Medusae 212, 275
Carcinoma of cervix 361
Carcinoma of uterine body 361
Cardia 239

Cardiac Conduction system 170
Cardiac muscle 22
Cardiac plexus 44, 170
Cardiac skeleton 161
Cardiac tamponade 152
Cardial notch 239
Cardinal ligament 362
Cardiovascular system 23
Caroticotympanic nerve 720
Carotid body 756
Carotid canal 639, 642
Carotid sheath 748
Carotid sinus 756
Carotid triangle 752
Carotid wall 716
Carpal bones 517, 591
Carpal tunnel 512, 595
Carpal tunnel syndrome 568, 585, 595
Carpometacarpal joint 517, 594
Cartilage 13
Cartilaginous joint 20
Cartilaginous part 718
Cartilaginous part of Auditory tube 817
Cataract 708
Cauda equina 93
Caudal 4
Caudate lobe 257
Cavernous nerves of penis 373
Cecum 246
Celebellar tentorium 641, 646
Celiac ganglia 304
Celiac nodes 275
Celiac plexus 277, 303
Celiac trunk 210, 265
Central nervous system：CNS 27, 93
Central nodes 559
Central retinal artery 703
Central tendon 107
Cephalic vein 522, 548
Cerebellar falx 646
Cerebellum 27
Cerebral arterial circle 651
Cerebral falx 640, 646
Cerebral hemisphere 27
Cerebral herniation 664
Cerebral venous sinus thrombosis：CVST
　　665
Cerebrospinal fluid：CSF 8, 50
Cerebrospinal fluid leak 650
Cerebrovascular accident：CVA 655
Cerebrum 651
Cerumen 714
Cervical band 124

欧文索引　873

Cervical branch　679
Cervical enlargement　86
Cervical nerve　50, 94, 628
Cervical part of sympathetic trunk　773
Cervical pleura　135
Cervical plexus　44, 628, 768
Cervical rib　124, 623
Cervical vertebra　48, 58, 623
Cervicothoracic ganglion　774
Cervix of uterus　360, 361
Chalazion　693
Check ligament　698
Check ligament of lateral rectus muscle　698
Chest masculinization Surgery　116
Chest radiography　10
Chest tube　131
Choanae　620, 809
Cholecystectomy　263
Cholecystitis　263
Chorda tympani　670, 725
Chordae tendineae　158
Choroid　708
Chyle　25
Chylomicron　25
Ciliary body　708
Ciliary ganglion　706
Ciliary muscle　698, 709
Ciliary processes　709
Circle of Willis　645, 651
Circular folds　241
Circumduction　513
Circumflex branch　165
Circumflex fibular(peroneal) branch　471
Circumflex scapular artery　538, 547
Cisterna chyli　186, 275
Clavicle　515
Clavicular branch　547
Clavicular notch　527
Clavicular part　540
Clavipectoral fascia　117, 540, 542
Claw hand　607
Clawing　607
Clitoris　357, 383
Clivus　643
Clostridium botulinum　678
Clubfoot　501
Coarctation of aorta　177
Coccygeal cornu　335
Coccygeal nerve　50, 94
Coccygeal plexus　44, 364, 370
Coccygeal vertebra　48, 62
Coccygeus　320, 343
Coccyx　48, 62, 334

Cochlea　716, 720
Cochlear branch　724
Cochlear canaliculus　723
Cochlear duct　720
Cochlear ganglion　725
Cochlear nerve　725
Colic branch　270
Collateral circulation　24
Collateral ligaments　487, 488, 594, 595
Collateral vessel　24
Colles' fascia　216, 388
Colles' fracture　575
Colon　246
Colostomy　254
Commissure　158
Common carotid artery　177, 178, 627, 755, 847
Common fibular(peroneal) nerve　454
Common hepatic artery　266
Common hepatic duct　260
Common iliac artery　265, 295
Common interosseous artery　584
Common palmar digital arteries　605
Common palmar digital nerves　608
Common plantar digital nerves　499
Common tendinous ring　697
Compact bone　13
Compartment syndrome　442
Compressor urethrae　344
Computed tomography：CT　8, 645
Concha of auricle　712
Conducting system of heart　170
Condylar canal　639, 643
Condylar fossa　639
Condylar joint　18, 517
Condylar process　636, 728
Condyle of humerus　560
Cone of light　715
Cones　711
Confluence of sinuses　659
Conjoint tendon　227
Conjunctiva　693
Conjunctival sac　693
Connective tissue　687
Conoid ligament　527
Conoid tubercle　524
Constrictive pericarditis　153
Conus arteriosus　158
Conus medullaris　86
Cooper's ligament　217
Coracobrachialis　546, 562
Coracoclavicular ligament　524, 527
Coracohumeral ligament　529
Coracoid process　524, 525

Cord　550
Cornea　707, 846
Corniculate cartilage　787
Corona of glans　388
Coronal plane　2
Coronal suture　635
Coronary sinus　168
Coronary sulcus　153
Coronoid fossa　561
Coronoid process　561, 636, 728
Corpus cavernosum　382
Corpus spongiosum　354, 382
Corrugator supercilii　676
Costal cartilage　105
Costal groove　120, 123
Costal part　135
Costal process　49, 50
Costal surface　138, 524
Costocervical trunk　128, 771
Costoclavicular ligament　527
Costodiaphragmatic recess　108, 136
Costomediastinal recess　136
Costotransverse joint　122
Costotransverse ligament　122
Cotyloid joint　18
cranial　4
Cranial cavity　620, 640
Cranial nerve　628, 666
Cranium　13, 623, 633
Cremaster　227
Cremasteric artery　392
Cremasteric fascia　227
Cremasteric reflex　229
Crest of head of rib　120
Cribriform plate　641, 803
Crico-arytenoid joint　792
Cricoid cartilage　787, 843
Cricothyroid　793
Cricothyroid joint　792
Cricothyrotomy　628
Cricotracheal ligament　790
Cricovocal membrane　791
Crista galli　641, 803
Crista terminalis　156
Critical limb ischemia　452
Cruciate ligament　598
Crus of clitoris　382
Crus of penis　382
CSF　27
CT　11
Cubital fossa　512, 559
Cubital tunnel　572
Cuboid　481

Cuneiform cartilage　787
Cuneiforms　481
Cymba conchae　847
Cystic artery　267
Cystic duct　260
Cystic vein　273

## 【D】

Dartos fascia　216
De Quervain's disease　599
Deciduous tooth　836
deep　4
Deep artery of clitoris　392
Deep artery of penis　390
Deep artery of thigh　449
Deep branch　585, 606, 767
Deep cervical artery　772
Deep circumflex iliac artery　224
Deep dorsal vein of clitoris　378, 393
Deep dorsal vein of penis　378, 393
Deep external pudendal artery　392, 449
Deep fascia　22
Deep fibular (peroneal) nerve　477, 500
Deep head　733
Deep inguinal nodes　394, 427
Deep inguinal ring　226
Deep lingual vein　824
Deep nodes　777
Deep palmar arch　605
Deep palmar branch　605
Deep parotid nodes　686, 777
Deep part　170
Deep part of masseter　729
Deep perineal space　321, 344
Deep petrosal nerve　746
Deep plantar arch　497
Deep temporal nerve　736
Deep transverse metacarpal ligament　594
Deep transverse metatarsal ligament　406, 488
Deep transverse perineal muscle　344
Deep vein thrombosis：DVT　427
Defecation　343
Degenerative joint disease　462
Deltoid　517
Deltoid branch　547
Deltoid ligament　483
Deltoid tuberosity　526, 560
Deltopectoral triangle　522
Dens　61
Dense connective tissue　687
Denticulate ligament　92

Depressor anguli oris　678
Depressor labii inferioris　678
Depressor septi nasi　676
Dermatome　30
Dermis　22
Dermomyotome　29
Descending aorta　177
Descending branch　449
Descending colon　246
Descending part　240
Dextrocardia　178
Diagonal branch　165
Dialysis fistula　574
Diaphragm　107, 132, 201
Diaphragma sellae　646
Diaphragmatic nodes　129
Diaphragmatic part　135
Diaphragmatic surface　152, 255
Diastolic blood pressure　566
Diencephalon　28, 651
Diffusion-weighted imaging　8
Digastric　752
Digit　591
Digital rectal examination：DRE　344
Dilator pupillae　698, 710
Diploe　637
Diploic veins　658
Direct inguinal hernia　230, 232
Discectomy　74
Dissection　2
distal　4
Distal phalanx　481, 593
Distal radio-ulnar joint　577
Distal wrist skin crease　616
Diverticulum　254
Division　550
Dome of pleura　135
Doppler ultrasound　7
dorsal　4
Dorsal artery of clitoris　392
Dorsal artery of penis　390
Dorsal branch　585
Dorsal carpal arch　605
Dorsal carpal branch　584, 605
Dorsal digital arteries　498, 605
Dorsal digital nerve　500
Dorsal interossei　496, 600
Dorsal lingual vein　824
Dorsal mesentery　201
Dorsal metacarpal arteries　605
Dorsal metatarsal arteries　498
Dorsal nasal artery　686, 703
Dorsal nerve of clitoris　390

Dorsal nerve of penis　390
Dorsal pancreatic bud　259
Dorsal radiocarpal ligament　593
Dorsal ramus　50
Dorsal root　50, 93
Dorsal scapular artery　547, 767
Dorsal scapular nerve　550, 770
Dorsal tubercle　575
Dorsal venous network of hand　522
Dorsalis pedis artery　497
Dorsalis pedis pulse　509
Dorsum of foot　477
Dorsum of hand　591
Dorsum sellae　642
Double-contrast barium enema　10
Double-contrast study　6
Drop hand　568, 609
Dual-photon X-ray absorptiometry：DXA　68
Ductus arteriosus　168, 178
Ductus deferens　208, 356
Duodenal ulcer　243
Duodenojejunal flexure　240
Duodenum　240
Dura mater　28, 50, 91, 646
Dural venous sinuses　640, 658

## 【E】

Ear　620, 712
Efferent ductules　356
Ejaculatory duct　356
Elastic cartilage　13
Elbow joint　512, 568
Ellipsoid joint　18, 517
Emissary veins　658, 664
Endobronchial ultrasound：EBUS　147
Endocavity ultrasound　7
Endochondral ossification　14
Endolymph　722
Endolymphatic duct　722, 724
Endolymphatic sac　724
Endopelvic fascia　220
Endoscopic retrograde cholangiopancreatography：ERCP　263
Endoscopic ultrasound：EUS　246
Endoscopy　244
Endothoracic fascia　22, 123
Enlargement　86
Enteric nervous system　27, 41, 276
Epaxial muscles　29
Epicardium　150
Epicondyle　560
Epicranial aponeurosis　687

欧文索引　875

Epidermis　22
Epididymis　356
Epigastrium　215
Epiglottic tubercle　789
Epiglottic vallecula　783
Epiglottis　787, 789
Epineurium　91
Epiploic foramen　207, 234
Epistaxis　812
Epitympanic recess　716
Erectile dysfunction：ED　385
Erection　384
Erector spinae　80, 81
Esophageal branches　266
Esophageal cancer　184
Esophageal plexus　183
Esophageal varix　275
Esophagus　178, 182
Ethmoid　641, 803
Ethmoidal bulla　803
Ethmoidal cells　803
Ethmoidal infundibulum　803
Ethmoidal labyrinth　803
Ethmoidal notch　803
Extension　47, 513
Extensor carpi radialis brevis　585
Extensor carpi radialis longus　585
Extensor carpi ulnaris　585, 587
Extensor digiti minimi　585, 587
Extensor digitorum　585
Extensor digitorum brevis　491
Extensor digitorum longus　476
Extensor hallucis longus　476
Extensor hood　491, 587, 599
Extensor indicis　587
Extensor pollicis brevis　587
Extensor pollicis longus　587
Extensor retinacula　489
External acoustic meatus　635, 712
External acoustic opening　635
External anal sphincter　379
External branch　786, 800
External carotid artery　755, 847
External ear　712
External genitalia　318
External hemorrhoid　378, 382
External iliac artery　224
External iliac nodes　224, 394, 425
External intercostal membrane　124
External intercostal muscle　124
External jugular vein　750, 766
External nasal nerve　681, 813
External nose　803

External oblique　217
External occipital crest　637, 639
External occipital protuberance　637, 841
External os of uterus　361
External pudendal arteries　392
External pudendal veins　393
External rotation　513
External spermatic fascia　227
External urethral orifice　351
External urethral sphincter　344, 354
External venous plexus　378
Extradural anesthesia　93
Extradural hematoma　663
Extradural space　50, 92, 651
Extrahilar artery　289
Extra-ocular muscles　698
Extraperitoneal fascia　22, 221
Extrinsic muscle　47
Extrinsic muscle of tongue　821
Eyeball　707

【F】

Face　621
Facial artery　684, 757, 847
Facial nerve〔Ⅶ〕　669, 844
Facial vein　686, 751, 757
Falciform ligament　255, 256
Falcine herniation　664
False ribs　119
False vocal cord　791
Falx cerebelli　646
Falx cerebri　640, 646
Fascia　22, 362
Fascia lata　216, 427
Fascial sheath of eyeball　697
Fascial space within prevertebral layer　750
Fat pad　18
Fat pad sign　572
Femoral artery　425, 449
Femoral branch　306
Femoral canal　430
Femoral hernia　232, 233, 408
Femoral nerve　304, 423, 453
Femoral pulse　509
Femoral ring　430
Femoral sheath　429
Femoral triangle　402, 428
Femoral vein　425
Femur　404, 415, 437
Fibrocartilage　13
Fibrocartilaginous ring　714
Fibro-elastic membrane of larynx　791

Fibrous joint　19
Fibrous membrane　17, 458, 729
Fibrous pericardium　150
Fibula　405, 441, 466
Fibular artery　471
Fibular collateral ligament　458
Fibular notch　466
Fibular trochlea　474, 479
Fibularis brevis　474
Fibularis longus　473
Fibularis tertius　476
Filiform papillae　820
Filum terminale　86
Fimbriae　361
Fimbriated fold　820
Fissure　138
Flail chest　124
Flat bone　14
Flexion　47, 513
Flexor accessorius　493
Flexor carpi radialis　579, 581
Flexor carpi ulnaris　579
Flexor digiti minimi brevis　496, 603
Flexor digitorum brevis　492
Flexor digitorum longus　470
Flexor digitorum profundus　579, 581, 582
Flexor digitorum superficialis　581
Flexor hallucis brevis　495
Flexor hallucis longus　470
Flexor pollicis brevis　602
Flexor pollicis longus　581, 582
Flexor retinaculum　488, 595
Floating rib　105, 119
Floor　692
Floor of axilla　545
Fluorodeoxyglucose：FDG　10
Foliate papillae　820
Fontanelles　623
Foot　402, 477
Footdrop　477
Foramen cecum　641
Foramen cecum of tongue　820
Foramen lacerum　639, 642
Foramen magnum　639
Foramen of Luschka　649
Foramen of Magendie　649
Foramen ovale　157, 642
Foramen rotundum　642, 742
Foramen spinosum　642
Foramen transversarium　56, 59, 623
Foramina of Monro　649
Forearm　512, 574
Foregut　205, 265

Forehead 633
Fossa for gallbladder 255
Fossa ovalis 157
Fourchette 387
Fovea centralis 711
Fovea for ligament of head 415
Frankfort line(plane) 841
Free taenia 248
Frenulum of clitoris 387
Frenulum of glans 388
Frenulum of labia minora 387
Frenulum of lower lip 836
Frenulum of tongue 820
Frenulum of upper lip 836
Frontal bone 633
Frontal crest 640
Frontal nerve 706
Frontal plane 2
Frontal process 634, 727
Frontal sinus 803
Frontonasal suture 634
Functional imaging 12
Fundiform ligament of penis 217, 384
Fundus of gallbladder 257
Fundus of stomach 239
Fundus of uterus 360
Fungiform papillae 820

## 【G】

Gag reflex 787
Galeazzi's fracture 575
Gallbladder 257
Gallstone 263
Ganglion 34, 187, 606
Ganglion impar 36, 276, 371
Gangrene 24
Gastrocnemius 468
Gastroduodenal artery 267
Gastrophrenic ligament 237
Gastrostomy 254
Gemellus inferior 370, 432
Gemellus superior 370, 432
Gender-affirming care 329
General somatic afferent fiber：GSA 29, 668
General somatic efferent fiber：GSE 30, 666
General visceral afferent fiber：GVA 34
General visceral efferent fiber：GVE 34, 666
Geniculate ganglion 670, 725, 746
Genioglossus 820, 821
Geniohyoid 754, 820
Genital branch 306
Genitofemoral nerve 304, 424

Gibbus 66
Gingiva 836
Glabella 633
Glans of clitoris 382, 383
Glans penis 384
Glasgow coma scale 664
Glaucoma 708
Glenohumeral joint 526
Glenoid labrum 527
Glossopharyngeal nerve[IX] 670
Gluteal region 402, 430
Gluteus maximus 370, 432
Gluteus medius 370, 432
Gluteus minimus 370, 432
Golfer's elbow 572
Gomphosis 20
Gracilis 443
Granular foveola 640
Gravity line 47
Gray matter 27
Gray ramus communicans 37, 187, 366, 550
Great auricular nerve 689, 769
Great cardiac vein 168
Great saphenous vein 412, 425, 452, 498
Greater curvature 239
Greater horn 625
Greater occipital nerve 689
Greater omentum 207, 234
Greater palatine artery 747, 811, 833
Greater palatine canal 638
Greater palatine foramen 638
Greater palatine nerve 744, 834
Greater pelvis 318
Greater petrosal nerve 670, 746
Greater sac 207, 234
Greater sciatic foramen 323, 339, 422
Greater sciatic notch 320, 331
Greater splanchnic nerve 38, 187, 277
Greater trochanter 415
Greater tubercle 525
Greater vestibular gland 357, 385
Greater wing 639
Greater wing of sphenoid 635
Greenstick fracture 16
Groin 224
Groove for greater petrosal nerve 642
Groove for inferior petrosal sinus 643
Groove for lesser petrosal nerve 642
Groove for middle temporal artery 727
Groove for radial nerve 560
Groove for sigmoid sinus 643
Groove for superior sagittal sinus 640
Groove for tendon of flexor hallucis longus

478
Gross anatomy 2
Growth plate 16, 20
Gubernaculum 208, 364
Guyon's canal 606

## 【H】

Hamate 591
Hamstring 441, 447
Hamstring part 446
Hand 512
Handle of malleus 715, 719
Hard palate 620, 638, 829
Haustra of colon 247
Head 620
Head-down position 93
Head injury 663
Head of epididymis 356
Head of femur 415
Head of fibula 441
Head of malleus 719
Head of mandible 728, 841
Head of metacarpal 593
Head of pancreas 257
Head of phalanx 593
Head of radius 561
Head of rib 120
Head of stapes 719
Head of talus 477
Head of ulna 513
Heart 23, 152
*Helicobacter pylori* 243
Helicotrema 722
Helix 712
Hematuria 291
Hemi-azygos vein 185, 186
Hemivertebra 67
Hemodialysis 235
Hemopoietic stem cell 15
Hemorrhoid 382
Hepatic arteries 267
Hepatic artery proper 267
Hepatic cirrhosis 274
Hepatic flexure 246
Hepatic jaundice 264
Hepatic portal vein 211, 272
Hepatic veins 211
Hepatoduodenal ligament 236, 256
Hepatogastric ligament 236, 256
Hepatopancreatic ampulla 257
Hepatorenal recess 255
Herniation of intervertebral discs 70

欧文索引　877

Herpes zoster　94
Hesselbach's triangle　230
Hiatal hernia　286
Hiatus for greater petrosal nerve　642
Hiatus for lesser petrosal nerve　642
High resolution CT　147
Hilum of kidney　289
Hilum of lung　135, 138
Hindgut　205, 265
Hinge joint　18, 517
Hip joint　418
Histology　2
Hook of hamate　591
Horizontal fissure　139
Horizontal plane　2
Horizontal plate　638
Horner's syndrome　694
Humeral nutrient arteries　566
Humeroradial joint　568
Humero-ulnar head　581
Humero-ulnar joint　568
Humerus　515, 559
Hunchback　66
Hyaline cartilage　13
Hydrocephalus　649
Hymen　387
Hyo-epiglottic ligament　790
Hyoglossus　822
Hyoid bone　625
Hypaxial muscles　29
Hypertension　566
Hypogastric nerve　278, 371
Hypogastrium　215
Hypoglossal canal　639, 643
Hypoglossal nerve[XII]　674
Hypopharynx　622, 783
Hypophysial fossa　642
Hypothenar eminence　603
Hypothenar muscles　599
Hysterectomy　360
Hysterectomy with bilateral salpingo-
　oophorectomy　329

**[I]**

Ileal artery　243, 267
Ileal branch　270
Ileal conduit diversion　254
Ileal orifice　241
Ileocecal fold　241
Ileocolic artery　243, 267
Ileostomy　254
Ileum　240

Iliac crest　331, 413
Iliac fossa　282, 331
Iliac tuberosity　331
Iliacus　282, 442
Iliococcygeus　343
Iliocostalis　82
Iliofemoral ligament　419
Iliohypogastric nerve　223, 304
Ilio-inguinal nerve　223, 304, 424
Iliolumbar artery　373
Iliolumbar ligament　62
Iliolumbar vein　299
Iliopsoas　283, 442
Iliopubic eminence　413
Iliopubic tract　230
Iliotibial tract　428
Ilium　282, 331, 413
Incisional hernia　233
Incisive canal　638, 810, 811
Incisive foramina　638
Incisive fossa　638
Incisive nerve　738
Incisive papilla　829
Incisor tooth　836
Incisura of tentorium　646
Incompetence　162
Incus　716, 719
Index finger(II)　517, 591
Indirect inguinal hernia　230
indirect inguinal hernia　232
inferior　4
Inferior alveolar artery　740, 836
Inferior alveolar nerve　738, 839
Inferior angle　524
Inferior articular process　50, 58, 118
Inferior articular surface　59
Inferior belly　754
Inferior border　138
Inferior branch of oculomotor nerve[III]　701
Inferior cervical cardiac nerve　775
Inferior cervical ganglion　774
Inferior conjunctival fornix　693
Inferior constrictor　781
Inferior costal facet　61, 118
Inferior epigastric artery　224
Inferior extensor retinaculum　489
Inferior fibular(peroneal) retinaculum　489
Inferior ganglion　670, 671, 786
Inferior glenohumeral ligament　529
Inferior gluteal artery　374, 425, 436
Inferior gluteal line　413
Inferior gluteal nerve　370, 424, 435
Inferior horn　789

Inferior hypogastric plexus　277, 328, 373
Inferior labial branch　684
Inferior laryngeal artery　798
Inferior laryngeal vein　798
Inferior lateral brachial cutaneous nerve　568
Inferior lateral cutaneous nerve of arm　568
Inferior lobe　139
Inferior longitudinal muscle　821
Inferior margin　153
Inferior mediastinum　150
Inferior mental spine　817
Inferior mesenteric artery　210, 265
Inferior mesenteric ganglion　304
Inferior mesenteric nodes　275
Inferior mesenteric vein　273
Inferior messentric artery　270
Inferior nasal concha　634, 802
Inferior nasal meatus　802
Inferior nuchal line　637, 639
Inferior oblique　698
Inferior ophthalmic vein　704
Inferior orbital fissure　697
Inferior pancreaticoduodenal artery　267
Inferior part　725
Inferior petrosal sinus　660, 757
Inferior phrenic artery　133, 286, 295, 297
Inferior pole　287
Inferior pubic ligament　336, 344
Inferior pubic ramus　334
Inferior pulmonary vein　143
Inferior rectal artery　390
Inferior rectal nerves　390
Inferior rectal veins　376
Inferior rectus　698
Inferior root　759
Inferior sagittal sinus　659
Inferior subscapular nerve　543, 557
Inferior suprarenal artery　295
Inferior tarsus　693
Inferior thoracic aperture　104, 105, 198
Inferior thyroid artery　761, 772
Inferior thyroid notch　789
Inferior thyroid tubercle　789
Inferior thyroid vein　762
Inferior ulnar collateral artery　566
Inferior urogenital diaphragmatic fascia　318,
　321, 344
Inferior vena cava　110, 173, 298, 299
Inferior vertebral notch　58
Inferior vesical artery　374
Inferolateral surface　349
Infraglenoid tubercle　524
Infraglottic cavity　793

Infrahyoid muscle 752
Infrahyoid nodes 786
Infra-orbital artery 685, 747
Infra-orbital canal 697
Infra-orbital foramen 634, 697
Infra-orbital groove 697
Infra-orbital nerve 682, 745
Infra-orbital vein 747
Infrapatellar fat pad 457
Infrapatellar synovial fold 457
Infrapiriform foramen 340, 422
Infraspinatus 517
Infraspinous fossa 524
Infratemporal crest 727
Infratemporal fossa 621, 726
Infratrochlear nerve 681, 706
Infundibulum 158, 361, 646
Inguinal canal 208, 226
Inguinal falx 227
Inguinal hernia 229, 232
Inguinal ligament 217
Inguinal region 224
Inguinal triangle 230
Inion 637
Innermost intercostal muscle 124
Insufficiency 162
Interarytenoid notch 793
Interatrial septum 157
Intercarpal joint 594
Interchondral joint 123
Interclavicular ligament 527
Intercondylar eminence 439
Intercondylar fossa 438
Intercostal muscle 124
Intercostal nerves 130
Intercostal nodes 129
Intercostal space 123
Intercostobrachial nerve 130, 543, 553
Intermaxillary suture 638
Intermediate cuneiform 481
Intermediate nerve 670
Intermittent claudication 452
Intermuscular septum 22
Internal acoustic meatus 643
Internal branch 800
Internal carotid artery 651, 755
Internal carotid nerve 746
Internal ear 712
Internal hemorrhoid 378, 382
Internal iliac artery 373
Internal iliac node 394
Internal iliac vein 393
Internal intercostal membrane 124

Internal intercostal muscle 124
Internal jugular vein 658, 757
Internal oblique 217
Internal os of uterus 361
Internal pudendal artery 374, 390
Internal pudendal vein 393
Internal rectal venous plexus 378
Internal rotation 513
Internal spermatic fascia 226
Internal thoracic artery 111, 128, 224, 285, 771
Internal thoracic veins 129
Internal urethral orifice 349
Internal urethral sphincter 353
Internal vertebral plexus 89
Interossei 599
Interosseous border 441, 575, 576
Interosseous membrane of forearm 574, 577
Interosseous membrane of leg 467
Interosseous sacro-iliac ligament 336
Interphalangeal joint 517
Interphalangeal joint of foot 488
Interphalangeal joint of hand 595
Intersex 388
intersex 4, 362
Intersphincteric fistula 382
Interspinalis 80, 85
Interspinous ligament 72
Intertragic incisure 847
Intertransversarii 80, 85
Intertrochanteric crest 417
Intertrochanteric fractures 418
Intertrochanteric line 417
Intertubercular plane 215
Intertubercular sulcus 526
Interventricular septum 158
Intervertebral disc 48, 58, 69
Intervertebral foramen 53, 58
Intracerebral aneurysms 657
Intramembranous ossification 14
Intramural part 353
Intramuscular injection 435
Intra-ocular muscles 698
Intraperitoneal organ 201, 233
Intravenous urography : IVU 7, 11, 295
Intrinsic muscle 47, 518, 599
Intrinsic muscle of tongue 821
Investing fascia 22
Investing layer 748
Iodine 6
Iris 708, 846
Irregular bone 14
Ischial spine 320, 331, 334

Ischial tuberosity 320, 331, 334, 414
Ischio-anal fossa 379
Ischiocavernosus 386
Ischiococcygeus 320, 343
Ischiofemoral ligament 419
Ischium 331, 413
Isthmus 361, 760

## 【J】

Jaundice 264
Jejunal artery 267
Jejunostomy 254
Jejunum 240
Joint 17
Joint capsule 17
Joint of head of rib 122
Joint replacement 21
Jugular foramen 639
Jugular notch 121, 189
Jugular notch of occipital bone 639
Jugular notch of temporal bone 640
Jugular tubercle 643
Jugular venous arch 752
Jugular wall 716
Jugulodigastric node 777
Jugulo-omohyoid node 777

## 【K】

Kernig's sign 650
Kidney 286
Kidney failure 574
Kidney transplant 294
Kienbock's disease 595
Klippel-Feil syndrome 67
Knee joint 455
Kussmaul's sign 153
Kyphosis 66

## 【L】

Labelling 12
Labium majus 387
Labium minus 387
Labyrinthine artery 724
Labyrinthine vein 725
Labyrinthine wall 716
Lachman's test 463
Lacrimal apparatus 694
Lacrimal artery 703
Lacrimal canaliculus 694
Lacrimal caruncle 846

欧文索引　879

Lacrimal gland　694, 846
Lacrimal groove　691
Lacrimal lake　695, 846
Lacrimal nerve　681, 705
Lacrimal punctum　695, 847
Lacrimal sac　694, 847
Lacteal　25
Lactiferous duct　115
Lacunar ligament　217
Lacus lacrimalis　695
Lambda　637
Lambdoid suture　635
Lamina　48, 58, 118
Lamina of cricoid cartilage　788
Laminectomy　74
Langer's lines　22
Laparoscopic surgery　215
Laparotomy　215
Large intestine　246
Laryngeal inlet　622
Laryngeal muscles　793
Laryngeal prominence　789, 843
Laryngeal saccule　793
Laryngeal ventricle　793
Laryngeal vestibule　793
Laryngopharynx　622, 783
Larynx　621, 787
lateral　4
Lateral angle　524
Lateral antebrachial cutaneous nerve　553, 567, 574
Lateral aortic nodes　130, 300, 394
Lateral aperture　649
Lateral arcuate ligament　201, 284
Lateral border　524, 560
Lateral circumflex femoral artery　449
Lateral collateral ligament　483
Lateral condyle　438, 439
Lateral cord　550
Lateral costotransverse ligament　122
Lateral crico-arytenoid　795
Lateral crus　227
Lateral cuneiform　481
Lateral cutaneous branch　130, 305
Lateral cutaneous nerve of forearm　553, 567, 574
Lateral epicondyle　439, 561
Lateral femoral cutaneous nerve　304, 425
Lateral flexion　47
Lateral head　468, 495, 564
Lateral intercondylar tubercle　439
Lateral intermuscular septum　574
Lateral intermuscular septum of arm　518

Lateral lacunae　651
Lateral ligament　729
Lateral malleolus　467
Lateral meniscus　456
Lateral nasal branch　684, 812
Lateral nodes　290, 559
Lateral palpebral ligament　692
Lateral pectoral nerve　541, 551
Lateral plantar artery　497
Lateral plantar nerve　499
Lateral plate　639
Lateral position　93
Lateral process　478, 715, 719
Lateral process of septal cartilage　803
Lateral pterygoid　733
Lateral rectus　698
Lateral root　553
Lateral rotation　513
Lateral sacral arteries　373
Lateral semicircular canal　722
Lateral supracondylar line　438
Lateral supracondylar ridge　560
Lateral sural cutaneous nerve　475
Lateral surface　441, 466, 575
Lateral talocalcaneal ligament　485
Lateral tarsal artery　498
Lateral thoracic artery　546
Lateral thyrohyoid ligament　789, 790
Lateral wall　692
Latissimus dorsi　78, 517, 543
Least splanchnic nerve　38, 187, 277
Left anterior descending branch：LAD　166
Left aortic sinus　161
Left atrioventricular orifice　160
Left atrioventricular valve　160
Left atrium　159
Left brachiocephalic vein　175
Left bronchomediastinal trunk　149, 775
Left bundle　170
Left colic artery　270
Left colic flexure　246
Left colic vein　273
Left coronary artery　165
Left crus　284
Left fibrous trigone　162
Left flank　215
Left gastric artery　266
Left gastric vein　272
Left gastro-epiploic artery　236, 267
Left gastro-epiploic vein　236, 273
Left gastro-omental artery　236, 267
Left gastro-omental vein　236, 273
Left groin　215

Left hepatic duct　260
Left hypochondrium　215
Left inguinal region　215
Left jugular trunk　187, 775
Left lobe　27, 256
Left lumbar region　215
Left lung　139
Left main bronchus　141
Left main stem artery　166
Left margin　153
Left marginal artery　165
Left pulmonary artery　143
Left pulmonary surface　153
Left semilunar cusp　159
Left subclavian trunk　187, 775
Left superior intercostal vein　129, 176, 186
Left suprarenal vein　295
Left triangular ligament　256
Left ventricle　153, 159
Leg　402, 466
Lens　708
Leptomeninx　650
Lesser curvature　239
Lesser occipital nerve　689, 769
Lesser omentum　207, 234
Lesser palatine arteries　747, 833
Lesser palatine canal　638
Lesser palatine foramina　638
Lesser palatine nerves　744, 834
Lesser pelvis　318, 338
Lesser petrosal nerve　670, 738
Lesser sac　207
Lesser sciatic foramen　323, 339, 422
Lesser sciatic notch　320, 331
Lesser splanchnic nerve　38, 187, 277
Lesser trochanter　415
Lesser tubercle　525
Lesser wing　639
Levator anguli oris　678
Levator ani　320, 342
Levator labii superioris　678
Levator labii superioris alaeque nasi　678
Levator palpebrae superioris　693, 698
Levator prostatae　343
Levator scapulae　78, 517, 532
Levator veli palatini　830
Levatores costarum　85, 124
Ligament　71
Ligament of head of femur　419
Ligament of ovary　364
Ligament of Struthers　568
Ligament of Treitz　240, 251
Ligamenta flava　71

Ligamentum arteriosum 178
Linea alba 217
Linea aspera 417, 438
Linea terminalis 331
Lingual artery 757, 823
Lingual nerve 736, 825
Lingual tonsil 783, 821
Lingual vein 757
Lingula 139, 728
Lip 835
Lithotomy position 395
Little finger(V) 517, 591
Liver 255
Lobar bronchus 141
Lobe 138, 760
Lobule of auricle 712
Long bone 13
Long ciliary nerves 706
Long head 447, 546, 562, 564
Long head of triceps brachii 535
Long limb 719
Long plantar ligament 486
Long posterior ciliary arteries 703
Long rotatores 83
Long thoracic nerve 551, 770
Longissimus 82
Longitudinal arch of foot 489
Loose connective tissue 687
Lordosis 66
Lower eyelid 692
Lower head 733
Lower trunk 770
Lumbar arteries 297
Lumbar nerve 50, 94
Lumbar nodes 224, 290, 300
Lumbar plexus 44, 304, 410, 423
Lumbar puncture 92
Lumbar splanchnic nerves 38, 277, 303
Lumbar vertebra 48, 62
Lumbosacral enlargement 86
Lumbosacral joint 335
Lumbosacral plexus 423
Lumbosacral trunk 364, 423
Lumbricals 495, 599, 603
Lunate 591
Lunate surface 414
Lung 137
Lung cancer 148
Lunules of semilunar cusp 159
Lymph 25
Lymph node 25
Lymphatic vessel 25

## 【M】

Macroscopic anatomy 2
Macula lutea 711
Macula of saccule 724
Macula of utricle 724
Magnetic resonance angiography 645
Magnetic resonance cholangiopancreatography：MRCP 263
Magnetic resonance imaging：MRI 8, 11, 463, 645
[Main] pancreatic duct 257
Major alar cartilage 803
Major calyx 289
Major duodenal papilla 240, 257
Malleolar fossa 467
Malleus 716, 719
Malrotation 251
Mammary gland 109, 115, 559
Mandible 634, 636
Mandibular foramen 728, 818
Mandibular fossa 639
Mandibular nerve[$V_3$] 668, 844
Mandibular notch 728
Mandibular symphysis 817
Manubriosternal joint 105, 123
Manubrium of sternum 105, 121, 515, 527
Marginal artery 250, 272
Marginal artery of Drummond 272
Marginal mandibular branch 679
Masseter 729
Masseteric nerve 736
Mastectomy 117, 559
Mastoid air cell 717
Mastoid antrum 717
Mastoid branch 720
Mastoid nodes 690, 777
Mastoid notch 637
Mastoid process 636, 841
Mastoid wall 716
Maxilla 634
Maxillary artery 648, 679, 685, 738, 747, 757
Maxillary hiatus 803
Maxillary nerve[$V_2$] 668, 844
Maxillary process 727
Maxillary sinus 620, 803
Maxillary vein 679, 751
McBurney's point 248, 313
Meckel's diverticulum 245
medial 4
Medial antebrachial cutaneous nerve 554, 574
Medial arcuate ligament 132, 201, 284

Medial border 441, 524, 560
Medial brachial cutaneous nerve 553
Medial calcaneal branch 472, 499
Medial calcaneal nerve 472
Medial circumflex femoral artery 451
Medial compartment of thigh 437, 441
Medial condyle 438, 439
Medial cord 550
Medial crest 467
Medial crus 227
Medial cuneiform 481
Medial cutaneous nerve of arm 553
Medial cutaneous nerve of forearm 554, 574
Medial epicondyle 439, 561
Medial head 468, 495, 564
Medial intercondylar tubercle 439
Medial intermuscular septum of arm 518
Medial ligament 483
Medial malleolus 466
Medial meniscus 456
Medial palpebral artery 703
Medial palpebral ligament 692
Medial pectoral nerve 541, 553
Medial plantar artery 497
Medial plantar nerve 499
Medial plate 639
Medial pterygoid 733
Medial rectus 698
Medial root 555
Medial rotation 513
Medial supracondylar line 438
Medial supracondylar ridge 560
Medial sural cutaneous nerve 472
Medial surface 441, 466, 576, 789
Medial talocalcaneal ligament 485
Medial tarsal artery 498
Medial umbilical fold 364, 374
Medial umbilical ligament 374
Medial wall 691
Median aperture 649
Median arcuate ligament 203, 284
Median cricothiroid ligament 842
Median cricothyroid ligament 628, 791
Median cubital vein 522, 574
Median labial frenulum 836
Median nerve 556, 584
Median palatine suture 638
Median plane 2
Median sacral artery 297, 376
Median sacral vein 378
Median thyrohyoid ligament 790
Median umbilical fold 364
Median umbilical ligament 348

Mediastinal part　135
Mediastinal surface　138
Mediastinum　104, 107, 149
Mediastinum testis　354
Medulla　28
Medulla oblongata　651
Meissner's plexus　42
Membranous labyrinth　720
Membranous lamina　817
Membranous part　160, 354
Membranous wall　716
Meningeal branch　735
Meningeal layer　646
Meninges　28, 50, 646
Meningitis　650
Meningocele　63
Mental branch　685, 836
Mental foramen　634
Mental nerve　682, 738, 839
Mental protuberance　634
Mental tubercle　634
Mentalis　678
Mesencephalon　28, 651
Mesenchymal stem cell　15
Mesentery　201, 233, 236
Mesentery proper　237
Meso-appendix　248
Mesometrium　364
Mesosalpinx　360, 364
Mesothelium　201
Mesovarium　357, 364
Metacarpals　517, 591
Metacarpophalangeal joint　517, 594
Metacarpus　591
Metatarsal　405, 477, 481
Metatarsophalangeal joint　406, 487
Metencephalon　651
Metoidioplasty　329, 388
Midbrain　28, 651
Middle cardiac vein　168
Middle cerebral artery　654
Middle cervical cardiac nerve　774
Middle cervical ganglion　774
Middle clinoid process　642
Middle colic artery　267
Middle constrictor　781
Middle cranial fossa　641
Middle ear　712
Middle finger（III）　517, 591
Middle glenohumeral ligament　529
Middle layer　81
Middle lobe　139
Middle mediastinum　150

Middle meningeal artery　648, 740, 843
Middle nasal concha　802
Middle nasal meatus　802
Middle phalanx　481, 593
Middle rectal artery　374
Middle rectal veins　376
Middle superior alveolar branch　745, 839
Middle suprarenal artery　295, 297
Middle talar articular surface　479
Middle thyroid vein　757, 762
Middle trunk　770
Midgut　205, 265
Midline portion　27
Mild traumatic brain injury：MTBI　664
Minor alar cartilage　803
Minor calyx　289
Minor duodenal papilla　240, 257
Mitral valve　160
Moderator band　158
Modiolus　677, 722
Molar tooth　836
Mons pubis　387
Monteggia's fracture　575
Morgagni's hernia　285
Morton's neuroma　500
Motor neuron　29
multiaxial　18
Multifidus　83
Multinodular goiter　763
Muscle atrophy　23
Muscle paralysis　22
Muscles of back proper　47
Muscular artery　703
Muscular branch　585
Muscular part　160
Muscular system　22
Muscular triangle　752
Musculocutaneous nerve　553
Musculophrenic artery　128, 224, 285
Musculus uvulae　830
Myelencephalon　651
Myelomeningocele　63
Myenteric plexus　42, 280
Mylohyoid　753, 819
Mylohyoid groove　728
Mylohyoid line　736, 817
Myocardial infarction　167
Myocardium　160
Myotome　30
Myxedema　763

## 【N】

Nailbed　608
Nares　620, 809
Nasal bone　634
Nasal cavity　620, 801
Nasal crest　634
Nasal region　633
Nasal vestibule　802
Nasalis　676
Nasion　634
Nasociliary nerve　706
Nasolacrimal duct　694
Nasopalatine nerve　745, 813, 834
Nasopharynx　622, 782
Navicular　481
Navicular fossa　354
Neck　621, 748
Neck of bladder　349
Neck of femur　415
Neck of fibula　441
Neck of gallbladder　257
Neck of glans　388
Neck of malleus　719
Neck of mandible　728
Neck of pancreas　257
Neck of radius　561, 575
Neck of rib　120
Neck of talus　477
Nephrostomy　293
Nerve of pterygoid canal　695, 746
Nerve to lateral pterygoid　736
Nerve to medial pterygoid　735
Nerve to mylohyoid　728, 738
Nerve to obturator internus　370, 425, 434
Nerve to piriformis　370
Nerve to quadratus femoris　370, 425, 434
Nerve to stapedius　670, 725
Neural crest cell　27, 29
Neural fold　29
Neural layer　710
Neural tube　27, 29
Neuron　29
Nipple　115
Nodules of semilunar cusp　159
Non-binary　4, 388
Noncoronary cusp　161
Noncoronary sinus　161
Nonvisual part of retina　710
Normal variation　10
Nose bleeding　812
Nostrils　620, 809
Nuchal ligament　72

Nuclear medicine 9, 295
Nucleus pulposus 69

## 【O】

Oblique arytenoid 795
Oblique fissure 139
Oblique head 496, 602
Oblique line 634, 728, 789
Oblique part 794
Oblique pericardial sinus 151, 173
Oblique popliteal ligament 458
Obliquus capitis inferior 85
Obliquus capitis superior 85
Obturator artery 374, 425, 451
Obturator canal 323, 331, 420
Obturator externus 446
Obturator foramen 323, 331
Obturator groove 334, 420
Obturator internus 320, 339, 370, 431
Obturator membrane 331
Obturator nerve 304, 370, 423, 453
Obtuse margin 153
Occipital artery 648, 690, 757
Occipital bone 636
Occipital condyle 59, 639
Occipital nodes 777
Occipital triangle 765
Occipital vein 690, 757
Occipitofrontalis 678
Occipitomastoid suture 635, 636
Oculomotor nerve[III] 666
Olecranon 561
Olecranon fossa 561
Olfactory nerve[I] 666, 812
Olfactory region 802
Omental appendices 247
Omental bursa 207, 234
Omental cake 237
Omental foramen 207, 234, 260
Omentum 234
Omoclavicular triangle 765
Omohyoid 754, 765
Omotracheal triangle 752
Oogenesis 357
Opening of coronary sinus 156
Opening of inferior vena cava 156
Openings of smallest cardiac veins 157
Ophthalmic artery 654, 685
Ophthalmic nerve[$V_1$] 668, 844
Opponens digiti minimi 603
Opponens pollicis 602
Opposition 523

Optic canal 641, 696
Optic disc 711
Optic nerve[II] 666
Optic part of retina 710
Ora serrata 710
Oral cavity 620, 814
Oral cavity proper 814
Oral fissure 620, 835, 844
Oral vestibule 814
Orbicularis oculi 676, 692, 844
Orbicularis oris 677, 844
Orbit 620, 691
Orbital branch 744
Orbital part 641, 676, 692, 694
Orbital plate 803
Orbital septum 692, 697
Orchiectomy 329
Organ of Corti 724
Organ system 2
Oropharyngeal isthmus 620, 836
Oropharynx 622, 783
Os trigonum 14
Osseous spiral lamina 722
Osteoarthritis 20, 572
Osteoarthrosis 20
Osteophyte 20, 70
Osteoporosis 16, 68
Otitis media 715
Ottawa Ankle Rules 485
Oval fossa 157
Oval window 717
Ovarian artery 297, 376
Ovarian cancer 359
Ovarian vein 378
Ovary 357

## 【P】

Pad 515
Palate 829
Palatine aponeurosis 830
Palatine bone 638
Palatine branch of ascending pharyngeal artery 833
Palatine process 638
Palatine raphe 829
Palatine ruga 829
Palatine tonsil 781
Palatoglossal arch 832
Palatoglossus 823, 830
Palatomaxillary suture 638
Palatopharyngeal arch 781, 832
Palatopharyngeal sphincter 781

Palatopharyngeus 781, 830
Palatovaginal canal 742
Palm 591
Palmar aponeurosis 597
Palmar branch 585
Palmar carpal branch 583, 584
Palmar digital artery 605
Palmar interossei 601
Palmar ligament 594, 595, 598
Palmar metacarpal arteries 606
Palmar radiocarpal ligament 593
Palmar ulnocarpal ligament 593
Palmaris brevis 597
Palmaris longus 579
Palpebral fissure 692, 844
Palpebral part 676, 692, 695
Pancoast's tumor 181
Pancreas 257
Pancreatic cancer 262
Pancreatic duct 257
Pancreatic vein 273
Papilla of tongue 820
Papilla of Vater 257
Papillary muscle 158
Para-aortic nodes 300
Paracolic gutter 249
Paranasal sinuses 620, 803
Paraplegia 90
Pararenal fat body 289
Parasternal nodes 129, 224
Parasympathetic nervous system 34
Parasympathetic part 35
Parathyroid gland 760
Paratracheal nodes 786
Para-umbilical hernia 233
Para-umbilical vein 273
Para-urethral gland 351, 387
Paravertebral ganglion 37
Paravertebral sympathetic trunk 37
Parietal layer 150
Parietal pelvic fascia 220
Parietal peritoneum 201, 222
Parietal pleura 107, 134
Parietomastoid suture 635
Parotid duct 679
Parotid gland 679, 826
Parotid gland stone 681
Pars flaccida 715
Pars interarticularis 73
Pars tensa 715
Partial dislocation 575
Patella 439
Patellar ligament 440, 442, 443, 458

Patent ductus arteriosus：PDA　168
Peau d'orange　117
Pecten pubis　217, 333
Pectinate line　348
Pectinate muscles　156
Pectineal ligament　217
Pectineal line　417
Pectineus　443
Pectoral branch　547
Pectoral girdle　524
Pectoral region　109
Pectoralis major　117, 517, 540
Pectoralis minor　117, 517, 540
Pedicle　48, 58
Pelvic bone　331, 404
Pelvic cavity　318, 322
Pelvic diaphragm　320
Pelvic floor　320
Pelvic inlet　198, 320, 338
Pelvic outlet　318, 320
Pelvic plexus　277, 328, 373
Pelvic splanchnic nerves　39, 277, 278, 366
Pelvic venous plexus　376
Pelvic wall　320, 338
Pelvis　318, 331
Penis　383, 388
Percutaneous coronary intervention　166
Perforating arteries　451
Perforating branch　472, 606
Perforating cutaneous nerve　370, 425, 435
Pericardiacophrenic artery　151, 285
Pericardiacophrenic veins　151
Pericardial cavity　150
Pericardial effusion　152
Pericardial sac　149
Pericarditis　150
Pericardium　150
Pericranium　687
Perilymph　720
Perineal artery　390
Perineal body　328, 344
Perineal flexure　343, 344
Perineal nerves　390
Perineum　318, 323, 340, 379
Periorbita　697
Periosteal layer　646
Periosteum　14
Peripheral nervous system：PNS　27
Perirenal fat capsule　287
Peristalsis　280
Peritoneal cavity　198, 214, 222, 234
Peritoneal dialysis　235
Peritoneum　201, 222, 233

Permanent tooth　836
Peroneal artery　471
Peroneal trochlea　474, 479
Peroneus brevis　474
Peroneus longus　473
Peroneus tertius　476
Perpendicular plate　803
Persisitent ductus arteriosus：PDA　168
Pes anserinus　443
Petrotympanic fissure　725, 727
Petrous part　635
Phalanx　405, 477, 481, 517, 591
Phalloplasty　329, 388
Pharyngeal branch　747, 786
Pharyngeal nerve　745
Pharyngeal plexus　786
Pharyngeal recess　783
Pharyngeal tonsil　783
Pharyngeal tubercle　639
Pharyngeal vein　757
Pharyngeal wall　780
Pharyngobasilar fascia　781
Pharyngotympanic tube　639, 718
Pharynx　621, 777
Philtrum　836
Phrenic nerve　114, 133, 180, 286, 768
Pia mater　28, 50, 91, 646
Pigmented layer　710
Pinna　712
Piriform aperture　634
Piriform fossa　783
Piriform recess　783
Piriformis　320, 339, 430
Pisiform　591
Pisohamate ligament　579
Pisometacarpal ligament　579
Pivot joint　18
Pivot shift test　463
Plain radiography　10, 463
Plane joint　18
Plantar aponeurosis　490
Plantar calcaneocuboid ligament　486
Plantar interossei　497
Plantar ligaments　487, 488
Plantaris　468
Plaque　24
Platysma　678, 748
Pleura　107, 134
Pleural cavity　104, 107, 134
Pleural cupola　135
Pleural effusion　137
Pleural recess　136
Plexus of nerves　42, 50

Pneumothorax　137
Polyhydramnios　260
Pons　28
Pontine artery　654
Popeye sign　562
Popliteal artery　464, 471
Popliteal artery aneurysm　465
Popliteal fossa　402, 464
Popliteal nodes　427
Popliteal pulse　509
Popliteal vein　465
Popliteus　470
Porta hepatis　255
Portal hypertension　274
Positron emission tomography：PET　9, 12
Positron emission tomography/CT：PET/CT
　117
Posteior layer　220
posterior　4
Posterior antebrachial cutaneous nerve　568
Posterior aortic sinus　161
Posterior arch　59
Posterior auricular artery　679, 690, 757
Posterior auricular nerve　682
Posterior auricular vein　690, 751
Posterior axillary fold　544
Posterior belly　752
Posterior border　138, 441, 575, 576
Posterior brachial cutaneous nerve　558
Posterior branch　307, 451, 454, 584
Posterior calcaneal articular facet　478
Posterior cardiac vein　168
Posterior cecal artery　248, 270
Posterior cerebral artery　654
Posterior chamber　708
Posterior circumflex humeral artery　537, 546
Posterior clinoid process　642
Posterior commissure　387
Posterior communicating artery　654
Posterior compartment　518, 559
Posterior compartment of thigh　437, 441
Posterior cord　550
Posterior cranial fossa　643
Posterior crico-arytenoid　795
Posterior cruciate ligament：PCL　439, 459
Posterior cusp　158, 161
Posterior cutaneous nerve of arm　558
Posterior cutaneous nerve of forearm　568
Posterior descending artery：PDA　166
Posterior division　550
Posterior drawer test　463
Posterior ethmoidal artery　703, 812
Posterior ethmoidal foramen　691, 697

Posterior ethmoidal nerve　706, 805, 813

Posterior external jugular vein　751

Posterior fascicle of palatopharyngeus　781

Posterior femoral cutaneous nerve　370, 425, 434

Posterior fold of malleus　715

Posterior glandular branch　760

Posterior gluteal line　414

Posterior inferior cerebellar artery　652

Posterior inferior iliac spine　331

Posterior inferior lateral nasal branches　813

Posterior inferior nasal nerve　744

Posterior inferior pancreaticoduodenal vein　273

Posterior intercavernous sinus　660

Posterior intercostal artery　127

Posterior intercostal vein　129

Posterior interosseous artery　584, 589

Posterior interosseous nerve　590

Posterior interventricular branch　165

Posterior interventricular sulcus　153

Posterior interventricular vein　168

Posterior labial nerves　390

Posterior lacrimal crest　691

Posterior lateral nasal arteries　811

Posterior layer　81

Posterior layer of coronary ligament　256

Posterior limb　719

Posterior longitudinal ligament　71

Posterior median sulcus　87

Posterior mediastinum　150, 181

Posterior meningeal artery　648

Posterior nasal apertures　620, 809

Posterior nasal spine　638, 815

Posterior nodes　559

Posterior papillary muscle　158, 160

Posterior process　478

Posterior radicular artery　88

Posterior ramus　50, 93

Posterior root　50, 93

Posterior rootlet　93

Posterior sacral foramina　62, 334

Posterior sacro-iliac ligament　336

Posterior scrotal nerves　390

Posterior semicircular canal　722

Posterior septal branches　811

Posterior spinal artery　88, 652

Posterior spinal veins　89

Posterior sternoclavicular ligament　527

Posterior superior alveolar artery　747, 836

Posterior superior alveolar branches　745, 839

Posterior superior iliac spine　331, 413

Posterior superior lateral nasal branches　813

Posterior superior medial nasal branches　813

Posterior surface　441, 466, 524, 560, 575, 576

Posterior talar articular surface　479

Posterior talocalcaneal ligament　485

Posterior talofibular ligament　484

Posterior tibial artery　471

Posterior tibial pulse　509

Posterior tibiofibular ligament　467

Posterior tibiotalar part　483

Posterior triangle　550, 632, 748, 842

Posterior tubercle　623

Posterior vagal trunk　183, 237, 278

Posterolateral sulcus　87

Postganglionic fiber　34

Postganglionic motor neuron　34

Postganglionic sympathetic fiber　277

Post-hepatic jaundice　264

Pouch of Douglas　364

Pre-aortic nodes　275, 300, 394

Pre-auricular nodes　686, 777

Prechiasmatic sulcus　641

Precision grip　599

Preganglionic fiber　34

Preganglionic motor neuron　34

Preganglionic sympathetic fiber　277

Prehepatic jaundice　264

Premolar tooth　836

Preperitoneal fascia　222

Preprostatic part　353

Prepuce　388

Prepuce of clitoris　387

Pretracheal layer　748

Pretracheal space　750

Prevertebral ganglia　304

Prevertebral layer　748

Prevertebral plexus　44, 303, 371

Primary curvature　47

Princeps pollicis artery　606

Principal plane　262

Procerus　676

Processus vaginalis　208

Profunda brachii artery　537, 566

Prominence of facial canal　717

Prominence of lateral semicircular canal　717

Promontory　320, 334, 716

Pronation　514

Pronator quadratus　578, 581, 582

Pronator teres　572, 578, 581

Prone position　93

Proper palmar digital arteries　605

Proper plantar digital nerves　499

Properitoneal fascia　222

Proprioception　30

Prostate　326, 356

Prostate cancer　357

Prostatectomy　371

Prostatic fascia　363

Prostatic part　353

Prostatic plexus　373

Prostatic sinus　353

Prostatic utricle　354

Protraction　513

proximal　4

Proximal phalanx　481, 593

Proximal radioulnar joint　568

Proximal transverse skin crease of palm　616

Psoas fascia　22

Psoas major　282, 442

Psoas minor　282

Pterion　635, 843

Pterygoid canal　639, 742

Pterygoid fossa　639

Pterygoid fovea　728

Pterygoid hamulus　639

Pterygoid plexus　741, 747

Pterygoid process　639

Pterygomandibular raphe　678, 779

Pterygomaxillary fissure　740, 742

Pterygopalatine fossa　621, 741

Pterygopalatine ganglion　746

Pubic crest　333

Pubic symphysis　20, 333, 336

Pubic tubercle　331, 333

Pubis　331, 413

Pubo-analis　343

Pubocervical ligament　362

Pubococcygeus　343

Pubofemoral ligament　419

Puboprostatic ligament　349

Puboprostaticus　343

Puborectalis　343

Pubovaginalis　343

Pubovesical ligament　349

Pudendal block　370

Pudendal canal　390

Pudendal nerve　328, 367, 435

Pulled elbow　569

Pulmonary ligament　138

Pulmonary plexus　44

Pulmonary sinus　159

Pulmonary trunk　142, 172

Pulmonary valve　159

Pulorus　239

Pupil　708, 710, 846

Purkinje fiber　170

欧文索引　885

Pyloric antrum　239
Pyloric canal　239
Pyloric constriction　239
Pyloric orifice　239
Pyloric part　239
Pyloric sphincter　239
Pyramidal process of palatine bone　638
Pyramidalis　217, 220

## [Q]

Quadrangular membrane　791
Quadrangular space　537, 544
Quadrate lobe　256
Quadrate tubercle　417
Quadratus femoris　370, 432
Quadratus lumborum　282
Quadratus lumborum fascia　81
Quadratus plantae　493
Quadriceps femoris　442
Quadriplegia　90

## [R]

Radial artery　565, 583, 589
Radial collateral ligament　571
Radial collateral ligament of wrist joint　593
Radial fossa　561
Radial head　581
Radial nerve　557, 585, 590
Radial notch　561
Radial recurrent artery　583
Radial tuberosity　561, 575
Radialis indicis artery　606
Radiocarpal joint　593
Radioisotope　9
Radius　513, 515, 559
Ramus of ischium　334
Ramus of mandible　634, 728
Raphe　388
Raphe of penis　388
Rectal ampulla　344
Rectal plexus　373
Rectal venous plexus　275
Recto-uterine fold　364
Recto-uterine pouch　364
Rectovaginal septum　362
Rectovesical pouch　364
Rectovesical septum　363
Rectum　246, 344
Rectus abdominis　217, 220
Rectus capitis posterior major　85
Rectus capitis posterior minor　85

Rectus femoris　443
Rectus sheath　220
Recurrent branch　608
Recurrent interosseous artery　589
Recurrent laryngeal nerve　180, 762, 772, 773, 801
Red marrow　15
Referred pain　44, 172
Reflected head　443
Regional anatomy　2
Renal artery　289, 297
Renal column　289
Renal cortex　289
Renal dialysis　574
Renal fascia　287
Renal medulla　289
Renal papilla　289
Renal pelvis　289
Renal pyramid　289
Renal sinus　289
Renal veins　289
Reproductive system　354
Respiratory region　802
Rete testis　354
Retina　708
Retinaculum　22
Retraction　513
Retromammary space　115
Retromandibular vein　679, 751
Retromolar triangle　818
Retroperitoneal fascia　222
Retroperitoneal organ　201, 222, 233
Retropharyngeal nodes　786
Retropharyngeal space　750
Rheumatoid arthritis　71, 595
Rhomboid major　78, 532
Rhomboid minor　78, 532
Rhomboids　517
Rhytidectomy　678
RI　295
Rib　13, 105
Rib I　120
Rib II　120
Rib X　121
Rib XI　121
Rib XII　121
Right aortic sinus　161
Right atrioventricular orifice　156
Right atrioventricular valve　158
Right atrium　110, 156
Right auricle　156
Right brachiocephalic vein　175
Right bronchomediastinal trunk　149, 775

Right bundle　170
Right colic artery　267
Right colic flexure　246
Right coronary artery　162
Right crus　283
Right fibrous trigone　162
Right flank　215
Right gastric artery　267
Right gastric vein　272
Right gastro-epiploic artery　236, 267
Right gastro-epiploic vein　236, 273
Right gastro-omental artery　236, 267
Right gastro-omental vein　236, 273
Right groin　215
Right hepatic duct　260
Right hypochondrium　215
Right inguinal region　215
Right jugular trunk　775
Right lobe　27, 256
Right lumbar region　215
Right lung　138
Right main bronchus　141
Right margin　153
Right marginal branch　165
Right marginal vein　170
Right pulmonary artery　142
Right pulmonary surface　153
Right semilunar cusp　159
Right subclavian trunk　775
Right superior intercostal vein　129, 185
Right suprarenal vein　295
Right triangular ligament　256
Right ventricle　137, 158
Rima glottidis　793
Rima vestibuli　793
Ring finger (IV)　517, 591
Risorius　678
Rods　711
Roof　691
Root　550, 770
Root of clitoris　383
Root of lung　135, 138
Root of neck　770
Root of penis　383
Root of tongue　820
rostral　4
Rotary ablation　166
Rotation　47
Rotator cuff　517
Rotatores　83
Round ligament of liver　211
Round ligament of uterus　208, 226, 229, 364
Round window　717

## 【S】

Sacciform recess 572
Saccule 720
Sacral canal 334
Sacral hiatus 334
Sacral nerve 50, 94
Sacral plexus 44, 364, 410, 423
Sacral splanchnic nerves 38, 277, 371
Sacral vertebra 48, 58, 62
Sacro-iliac joint 331, 335
Sacrospinous ligament 320, 338
Sacrotuberous ligament 320, 338
Sacrum 48, 62, 334
Saddle joint 18, 517
Sagittal plane 2
Salivary gland 826
Salpingopharyngeal fold 783
Salpingopharyngeus 781
Saphenous nerve 307, 453, 501
Saphenous opening 428
Sartorius 443
Scala tympani 722
Scala vestibuli 722
Scalene tubercle 120
Scalp 621, 687
Scaphoid 591
Scaphoid fossa 639, 817
Scapula 515
Scarpa's fascia 216
Sciatic foramen 320
Sciatic nerve 367, 424, 433, 454
Sclera 693, 708, 846
Scleral venous sinus 708
Sclerotome 58
Scoliosis 65
Scrotum 387
Secondary bronchus 141
Secondary curvature 47
Secondary ossification center 571
Segmental bronchus 141
Segmental medullary artery 88
Sella turcica 642
Sellar diaphragm 646
Semicircular canal 720
Semicircular duct 720
Semilunar cusp 159, 161
Semilunar hiatus 805
Semimembranosus 448
Seminal colliculus 353
Seminal vesicle 356
Semispinalis 83
Semispinalis capitis 83

Semitendinosus 447
Sensory ganglion 29
Sensory neuron 29
Septal cusp 158
Septal nasal cartilage 805
Septal papillary muscle 158
Septomarginal trabecula 158
Serous pericardium 150
Serratus anterior 543
Serratus posterior inferior 79, 124
Serratus posterior superior 79, 124
Sesamoid bone 14
Shaft of fubula 441
Shaft of metacarpal 593
Shaft of phalanx 593
Shaft of tibia 440
Shaft-only phalloplasty 388
Short bone 14
Short ciliary nerves 704
Short gastric arteries 267
Short gastric veins 273
Short head 447, 546, 562
Short limb 719
Short plantar ligament 486
Short posterior ciliary arteries 703
Short rotatores 83
Shoulder 512
Shoulder girdle 524
Shoulder joint 513, 526
Shunt 168
Sigmoid arteries 270
Sigmoid colon 247
Sigmoid mesocolon 237
Sigmoid sinus 643, 659, 757
Sigmoid vein 273
Single-photon emission computed tomography :
      SPECT 10, 12
Sinuatrial nodal branch 165
Sinu-atrial node 170
Sinus of venae cavae 156
Situs inversus 178
Skeletal muscle 22
Skene's gland 351, 387
Skin 22, 687
Small cardiac vein 168
Small intestine 239
Small saphenous vein 412, 425, 498
Smooth muscle 22
Soft palate 620, 626, 829
Sole 477, 492
Soleal line 441, 466, 468
Soleus 468
Solid joint 17

Somatic motor (efferent) fiber 30
Somatic motor neuron 29
Somatic nerve 27, 28
Somatic sensory (afferent) fiber 29
Somatic sensory neuron 29
Special afferent fiber : SA 666
Special visceral efferent fiber : SVE 666
Spermatic cord 208, 226, 228, 354, 356
Spheno-ethmoidal recess 802
Sphenoid 639
Sphenoidal sinus 803
Sphenomandibular ligament 729
Sphenopalatine artery 747, 811
Sphenopalatine foramen 810
Sphenoparietal suture 635
Sphenosquamous suture 635
Sphincter of ampulla 257
Sphincter of Oddi 257
Sphincter pupillae 698, 710
Sphincter urethrovaginalis 344
Sphygmomanometer 566
Spigelian hernia 233
Spina bifida 63
Spina bifida occulta 63
Spinal cord 27, 50, 86
Spinal fusion 74
Spinal ganglion 93
Spinal nerve 50
Spinal segment 93
Spinal stenosis 72
Spinal tap 92
Spinalis 82
Spine of scapula 524
Spine of sphenoid 727
Spinoglenoid notch 524
Spinotransversales 81
Spinous process 50, 58
Spiral ganglion 725
Spiral ligament 724
Spiral organ 724
Splanchnic nerve 38
Spleen 260
Splenic artery 266
Splenic flexure 246
Splenic hilum 261
Splenic rupture 264
Splenic vein 272
Splenius capitis 80
Splenius cervicis 80
Splenomegaly 264
Splenorenal ligament 237
Spondylolisthesis 73
Spongy bone 13

欧文索引　**887**

Spongy urethra　354
Squamous part　635
Squamous part of occipital bone　636, 639, 643
Squamous suture　635
Stapedius　719
Stapes　716, 719
Stellate ganglion　774
Stenosis　162
Stent　166
Sternal angle　105, 123
Sternebra　121
Sternoclavicular joint　512, 526
Sternocostal joint　122
Sternocostal part　540
Sternocostal surface　153
Sternohyoid　754
Sternopericardial ligament　150
Sternothyroid　755
Sternum　13, 105, 121, 515
Stethoscope　566
Stomach　239
Stomach cancer　246
Straight head　443
Straight part　794
Straight sinus　659
Strangulation　232
Stroke　655
Stye　693
Styloglossus　823
Stylohyoid　752
Styloid process　575, 636
Stylomandibular ligament　729
Stylopharyngeus　781
Subacromial bursa　528
Subarachnoid cistern　651
Subarachnoid hemorrhage　663
Subarachnoid space　28, 50, 91, 651
Subclavian artery　177, 178, 652, 771
Subclavian nerve　551, 770
Subclavian triangle　765
Subclavian trunk　559
Subclavian vein　751, 768
Subclavius　117, 540
Subcostal artery　224
Subcostal nerve　130, 223
Subcostal plane　214
Subcostal vein　185, 186
Subcostales　127
Subcutaneous tissue　22
Subcutaneous tissue of perineum　216
Subdeltoid bursa　528
Subdural hematoma　663

Sublingual caruncle　826
Sublingual fold　826
Sublingual fossa　818
Sublingual gland　826
Subluxation　575
Submandibular duct　826
Submandibular fossa　818
Submandibular ganglion　738
Submandibular gland　826
Submandibular nodes　686, 777
Submandibular triangle　752
Submental nodes　686, 777
Submental triangle　752
Submucous plexus　42, 280
Suboccipital muscles　85
Suboccipital triangle　86
Subphrenic recess　255
Subpopliteal recess　457
Subscapular artery　546
Subscapular fossa　524
Subscapularis　517, 524, 543
Subtalar joint　485
Subtendinous bursa of subscapularis　527
Subtraction angiography　7
Sulcus tali　478
Sulcus terminalis cordis　156
Superciliary arch　633
superficial　4
Superficial branch　585, 767
Superficial circumflex iliac artery　224, 449
Superficial dorsal vein of clitoris　393
Superficial dorsal vein of penis　393
Superficial epigastric artery　224, 449
Superficial external pudendal artery　392, 449
Superficial fascia　22, 216, 748
Superficial fibular(peroneal) nerve　474, 500
Superficial head　733
Superficial inguinal nodes　224, 394, 425
Superficial inguinal ring　227
Superficial nodes　775
Superficial palmar arch　583, 604
Superficial palmar branch　583
Superficial parotid nodes　686, 777
Superficial part　170
Superficial part of masseter　729
Superficial perineal pouch　382
Superficial temporal artery　679, 690, 757, 847
Superficial temporal veins　679, 690, 751
Superficial transverse perineal muscle　386
superficial vein　412
superior　4
Superior alveolar nerve　839

Superior alveolar plexus　745
Superior angle　524
Superior articular process　50, 58, 118
Superior articular surface　59
Superior belly　754
Superior border　524
Superior branch of oculomotor nerve[III]　701
Superior bulb of jugular vein　757
Superior cerebellar artery　654
Superior cervical cardiac nerve　774
Superior cervical ganglion　38, 705, 746, 774
Superior conjunctival fornix　693
Superior constrictor　781
Superior costal facet　61, 118
Superior costotransverse ligament　122
Superior dental plexus　745
Superior epigastric artery　128, 224
Superior extensor retinaculum　489
Superior fibular(peroneal) retinaculum　489
Superior ganglion　670, 671
Superior glenohumeral ligament　529
Superior gluteal artery　373, 425, 436
Superior gluteal nerve　370, 424, 433
Superior horn　789
Superior hypogastric plexus　277, 303, 373
Superior labial branch　684, 812
Superior laryngeal artery　798
Superior laryngeal nerve　786, 800
Superior laryngeal vein　798
Superior lateral cutaneous nerve of arm　557
Superior lobe　139
Superior longitudinal muscle　821
Superior mediastinum　149, 173
Superior mental spine　817
Superior mesenteric artery　210, 265, 267
Superior mesenteric ganglion　304
Superior mesenteric nodes　275
Superior mesenteric vein　272
Superior nasal concha　802
Superior nasal meatus　802
Superior nuchal line　637
Superior oblique　698
Superior ophthalmic vein　704
Superior orbital fissure　642, 696
Superior part　240, 725
Superior petrosal sinus　660
Superior phrenic artery　133, 285
Superior pole　287
Superior pubic ligament　336
Superior pubic ramus　333
Superior pulmonary vein　143
Superior rectal artery　272
Superior rectal vein　273, 376

Superior rectus　698
Superior root　759
Superior sagittal sinus　659
Superior sagittal sinus thrombosis　665
Superior subscapular nerve　543, 557
Superior suprarenal arteries　295
Superior tarsal muscle　693
Superior tarsus　693
Superior thoracic aperture　104, 105, 518, 627
Superior thoracic artery　546
Superior thyroid artery　757, 760
Superior thyroid notch　789
Superior thyroid tubercle　789
Superior thyroid vein　757, 762
Superior transverse scapular ligament　537
Superior ulnar collateral artery　566
Superior urogenital diaphragmatic fascia　344
Superior vena cava　110, 173, 177
Superior vertebral notch　58
Superior vesical arteries　374
Supination　514
Supinator　578, 587
Supinator crest　562, 578
Supraclavicular nerves　769
Supracondylar fracture　569
Supraduodenal artery　267
Supraglenoid tubercle　524
Suprahyoid muscle　752
Supramastoid crest　727
Supra-orbital artery　686, 703
Supra-orbital foramen　634
Supra-orbital nerve　681, 688
Supra-orbital notch　634
Supra-orbital vein　686, 690
Suprapatellar bursa　457
Suprapiriform foramen　340, 422
Suprapleural membrane　135
Suprapubic region　215
Suprarenal gland　39, 295
Suprascapular artery　537, 767, 772
Suprascapular foramen　537
Suprascapular nerve　537, 551, 770
Suprascapular notch　525, 537
Suprascapular vein　537, 751
Supraspinatus　517
Supraspinous fossa　524
Supraspinous ligament　72, 533
Suprasternal notch　121
Supratrochlear artery　686, 703
Supratrochlear nerve　681, 688
Supratrochlear vein　686, 690
Supreme intercostal artery　128, 772

Sural communicating branch　474
Sural nerve　472, 501
Surfer's ear　715
Surgical neck　522, 525, 526
Suspensory ligament of breast　115
Suspensory ligament of duodenum　240
Suspensory ligament of eyeball　697
Suspensory ligament of lens　709
Suspensory ligament of ovary　364, 376
Suspensory ligament of penis　384
Suspensory ligament of thyroid gland　801
Suspensory muscle of duodenum　240, 251
Suspensory retinaculum of breast　115
Sustentaculum tali　479
Sutural bone　636
Sutural ligament　20
Suture　19, 623
Swimmer's ear　715
Sympathetic ganglion　36
Sympathetic nervous system　34
Sympathetic paravertebral ganglia　303
Sympathetic part　35
Sympathetic trunk　36, 276, 303
Symphysis　20, 123
Synchondrosis　20
Syndesmosis　20
Synovial bursa　18
Synovial fluid　18
Synovial joint　17
Synovial membrane　17, 457, 729
Systemic anatomy　2
Systolic blood pressure　566

## 【T】

T1-weighted image　8
T2-weighted image　8
Taenia coli　247
Tail of epididymis　356
Tail of pancreas　257
Talar beak　482
Talocalcaneal interosseous ligament　485
Talocalcaneonavicular joint　485
Talonavicular ligament　485
Talus　477
Tarsal bone　405, 477
Tarsal sinus　480
Tarsal tunnel　488
Tarsometatarsal joint　406, 487
Taste bud　820
Tectorial membrane　71
Tegmen tympani　643, 716
Tegmental wall　716

Telencephalon　651
Temporal bone　635
Temporal branches　679
Temporal fascia　731
Temporal fossa　726
Temporal process　727
Temporalis　731
Temporomandibular joint　728
Tendinous arch of levator ani　343
Tendinous arch of soleus　469
Tendinous intersection　220
Tendon　18
Tendon sheath　18
Tennis elbow　572
Tenosynovitis　599
Tension pneumothorax　137
Tensor fasciae latae　370, 433
Tensor tympani　719
Tensor veli palatini　830
Tentorial notch　646
Tentorium cerebelli　641, 646
Teres major　517, 543
Teres minor　517
Terminal sulcus of tongue　820
Tertiary bronchus　141
Testicular artery　297, 392
Testicular tumors　354
Testis　354
Tetralogy of Fallot　168
Tetraplegia　90
Thenar eminence　518, 602
Thenar muscles　518, 599
Thigh　402, 437
Thoracic aorta　111, 177, 185, 285
Thoracic cavity　104
Thoracic duct　130, 180, 301, 775
Thoracic nerve　50, 94
Thoracic outlet syndrome　124
Thoracic splanchnic nerve　277
Thoracic vertebra　48, 61, 118
Thoracic wall　105
Thoraco-acromial artery　546
Thoracodorsal artery　547
Thoracodorsal nerve　557
Thoracolumbar fascia　80
Thorax　104
Thumb（I）　517, 591
Thymus　175
Thyro-arytenoid　796
Thyrocervical trunk　538, 761, 771
Thyro-epiglottic ligament　789
Thyro-epiglottic part　796
Thyroglossal duct　820

欧文索引　889

Thyrohyoid 755
Thyrohyoid membrane 790
Thyroid cartilage 787, 842
Thyroid gland 760, 843
Thyroid ima artery 178, 761
Thyroidectomy 763
Tibia 405, 439, 466
Tibial collateral ligament 458
Tibial nerve 454, 472, 499
Tibial posterior sag sign 462
Tibial tuberosity 439, 440
Tibialis anterior 475
Tibialis posterior 470
Tibiocalcaneal part 483
Tibiofibular joint 464
Tibionavicular part 483
Tinel's sign 595
Tongue 820
Tonsil 783
Tooth 836
Torus levatorius 783
Torus tubarius 783
Towne's view 645
Trabeculae carneae 158, 160
Trachea 140, 178
Tracheobronchial node 146, 170
Tracheostomy 628, 798
Tragus 712, 847
transgender 4
Transient ischemic attack：TIA 655
Transpyloric plane 214, 239
Transversalis fascia 22, 220
Transverse acetabular ligament 419
Transverse arch of foot 489
Transverse arytenoid 795
Transverse branch 449
Transverse cervical artery 767
Transverse cervical nerve 758, 769
Transverse cervical veins 751
Transverse colon 246
Transverse costal facet 61, 118
Transverse facial artery 679, 684
Transverse facial vein 686
Transverse fascicles 597
Transverse head 496, 602
Transverse ligament 529
Transverse ligament of atlas 61
Transverse mesocolon 237
Transverse muscle 821
Transverse palatine folds 829
Transverse part 240, 676
Transverse pericardial sinus 151
Transverse plane 2

Transverse process 50, 58, 118
Transverse sinus 659
Transverse tarsal joint 484
Transversospinales 80, 83
Transversus abdominis 217
Transversus thoracis 127
Trapezium 591
Trapezius 76, 517
Trapezoid 591
Trapezoid ligament 527
Trapezoid line 524
Trendelenburg's sign 433
Triangular fossa 847
Triangular interval 537, 545
Triangular space 537, 544
Triceps brachii 543, 562
Tricuspid valve 158
Trigeminal cave 668
Trigeminal ganglion 668
Trigeminal impression 642
Trigeminal nerve[V] 668, 841
Trigeminal neuralgia 687
Trigger finger 599
Trigone of bladder 349
Triquetrum 591
Triticeal cartilage 790
Trochanteric fossa 415
Trochlea 703
Trochlea of humerus 561
Trochlear nerve[IV] 668
Trochlear notch 561
True epididymis 356
True ribs 119
True vocal cord 791
Trunk 550, 770
Tubercle of rib 120
Tubercle of scaphoid 591
Tubercle of trapezium 591
Tuberculum of iliac crest 413
Tuberculum sellae 642
Tuberosity 481
Tuberosity of ulna 561
Tunica albuginea 354
Tunica externa 23
Tunica intima 23
Tunica media 22, 23
Tunica vaginalis 208, 354
Tympanic cavity 716
Tympanic membrane 714
Tympanic nerve 670, 720
Tympanic part 635
Tympanic plexus 670, 716, 720
Tympanosquamous fissure 727

【U】

Ulna 515, 559
Ulnar artery 565, 583, 604
Ulnar collateral ligament 571
Ulnar collateral ligament of wrist joint 593
Ulnar nerve 555, 585
Ulnar recurrent artery 584
Ultrasonography 7
Umbilical artery 373
Umbilical hernia 233
Umbilical region 215
Umbo of tympanic membrane 715
Uncinate process 70, 257, 803
Uncovertebral joint 70
Unhappy triad 461
uniaxial 18
Upper eyelid 692
Upper head 733
Upper limb 512
Upper trunk 770
Ureter 290, 348
Ureteropelvic junction 290
Urethra 351
Urethral artery 390
Urethral crest 353
Urethral rupture 389
Urinary bladder 348
Urinary tract stone 291
Urogenital diaphragm 344
Urogenital hiatus 343, 379
Urogenital triangle 323, 379
Uterine artery 374
Uterine tube 360
Uterosacral ligament 362, 364
Uterovaginal plexus 373
Uterus 357
Utricle 720
Utriculosaccular duct 724
Uvula 830

【V】

Vagina 357, 361
Vaginal artery 374
Vaginal fornix 362
Vaginal orifice 362
Vaginoplasty 329, 389
Vagus nerve[X] 179, 278, 628, 670
Vallate papillae 820
Valve of coronary sinus 157
Valve of foramen ovale 159
Valve of inferior vena cava 157

Varix 24, 412, 426
Vas deferens 356
Vasa recta 241, 269
Vascular anastomosis 24
Vasectomy 356
Vastus intermedius 443
Vastus lateralis 443
Vastus medialis 442
Vein 23
Veins of Thebesius 170
Venae cordis minimae 170
Venous angle 559
ventral 4
Ventral mesentery 201
Ventral pancreatic bud 259
Ventral ramus 50, 93
Ventral root 50, 93
Ventricle 27
Ventricular septal defect：VSD 168
Vertebra 48
Vertebra prominens 99
Vertebral arch 48, 58
Vertebral artery 648, 651, 771
Vertebral body 48, 58, 118
Vertebral canal 50, 58
Vertebral column 13
Vertebral foramen 58, 118
Vertebroplasty 64
Vertical muscle 821
Vesical plexus 373
Vesico-uterine pouch 364
Vestibular aqueduct 722
Vestibular branch 725
Vestibular fold 791
Vestibular ganglion 725

Vestibular ligament 791
Vestibular membrane 724
Vestibular nerve 725
Vestibule 387, 720
Vestibulocochlear nerve[VIII] 670
Video-assisted thoracic surgery：VATS 131
Visceral afferent fiber 277
Visceral layer 150
Visceral nerve 27, 28
Visceral peritoneum 201, 222
Visceral pleura 107, 134
Visceral surface 255
Viscerocranium 633
Vitreous body 708
Vitreous chamber 708
Vocal fold 791
Vocal ligament 791
Vocal process 790
Vocalis 796
Volkmann's ischemic contracture 569
Volvulus 252
Vomer 639
Vorticose vein 708
Vulva 387
Vulvoplasty 329, 389

## 【W】

Waldeyer's tonsillar ring 783
weighting 8
White line 348
White matter 27
White ramus communicans 37, 187
Wing of ilium 331
Winging of scapula 543

Wormian bone 636
Wrist 591
Wrist drop 568, 609
Wrist joint 512, 593

## 【X】

X-rays 6
Xiphisternal joint 123
Xiphoid process 121

## 【Y】

Yellow marrow 15

## 【Z】

Zonular fiber 709
Zygapophysial joint 70, 73, 335
Zygomatic arch 635, 841
Zygomatic bone 634
Zygomatic branches 679
Zygomatic nerve 682, 745
Zygomatic process 634, 635
Zygomaticofacial artery 685
Zygomaticofacial branch 682, 745
Zygomaticofacial foramen 636
Zygomaticotemporal artery 686
Zygomaticotemporal branch 682, 745
Zygomaticotemporal foramen 636
Zygomaticotemporal nerve 689
Zygomaticus major 678
Zygomaticus minor 678

## 訳者略歴

秋田　恵一（あきた　けいいち）

1987年　札幌医科大学医学部卒業

1991年　東京医科歯科大学大学院医学研究科博士課程修了

同　年　東京医科歯科大学医学部助手

1993〜95年　University College London解剖学・発生生物学講座研究員

1996年　東京医科歯科大学医学部講師

1999年　東京医科歯科大学大学院助教授

2010年　東京医科歯科大学大学院教授（臨床解剖学分野）

2024年　東京科学大学大学院教授（臨床解剖学分野）

　　　　（東京医科歯科大学から名称変更）

## グレイ解剖学 歴代訳者一覧

### 原著第1版

塩田　浩平（京都大学副学長）

瀬口　春道（神戸女子大学教授）

大谷　　浩（島根大学教授）

杉本　哲夫（関西医科大学教授）

（所属は第1刷刊行時（2007年9月）現在）

### 原著第2版

塩田　浩平（京都大学副学長）

瀬口　春道（神戸女子大学特任教授）

大谷　　浩（島根大学副学長）

杉本　哲夫（関西医科大学教授）

（所属は第1刷刊行時（2011年8月）現在）

### 原著第3版

塩田　浩平（滋賀医科大学学長）

秋田　恵一（東京医科歯科大学教授）

（所属は第1刷刊行時（2016年2月）現在）

### 原著第4版

秋田　恵一（東京医科歯科大学教授）

（所属は第1刷刊行時（2019年9月）現在）

# グレイ解剖学 原著第 5 版
### Gray's Anatomy for Students, Fifth Edition

2007 年 9 月 15 日　原著第 1 版第 1 刷発行
2011 年 8 月 31 日　原著第 2 版第 1 刷発行
2016 年 2 月 29 日　原著第 3 版第 1 刷発行
2019 年 9 月 25 日　原著第 4 版第 1 刷発行
2025 年 1 月 10 日　原著第 5 版第 1 刷発行

訳　　者：秋田　恵一

発　行　人：コッケン・リム

発　行　所：エルゼビア・ジャパン株式会社

　　　　　　〒 106-0044　東京都港区東麻布 1-9-15　東麻布 1 丁目ビル

　　　　　　電話 03-3589-5024（編集）　03-3589-5290（営業）

　　　　　　URL https://www.elsevier.com/promotions/japanese-local-books

組版・印刷・製本：株式会社アイワード

© 2025 Elsevier Japan K.K.

本書の複製権・翻訳権・上映権・譲渡権・公衆送信権(送信可能化権を含む)はエルゼビア・ジャパン株式会社が保有します.

本書のコピー，スキャン，デジタル化等の無断複製は著作権法上の例外を除き禁じられています．違法ダウンロードはもとより，代行業者等の第三者によるスキャンやデジタル化はたとえ個人や家庭内での利用でも一切認められていません．著作権者の許諾を得ないで無断で複製した場合や違法ダウンロードした場合は，著作権侵害として刑事告発，損害賠償請求などの法的措置をとることがあります.

**JCOPY** 〈(一社)出版者著作権管理機構委託出版物〉

本書の無断複写は著作権法上での例外を除き禁じられています．複写される場合は，そのつど事前に，(一社)出版社著作権管理機構
(電話 03-5244-5088，FAX 03-5244-5089，e-mail：info@jcopy.or.jp)の許諾を得てください.

落丁・乱丁はお取り替え致します.　　　　　　　　　　　　　　　　　　　　　　ISBN978-4-86034-926-4